U0395960

临床外科常见病诊断与治疗

◆ 主编 任珊珊 吴海燕 刘治祥 孙伟
王洪峰 张东霞 靳健

上海科学普及出版社

图书在版编目（CIP）数据

临床外科常见病诊断与治疗／任珊珊等主编. —上海：上海科学普及出版社，2023.5
ISBN 978-7-5427-8447-6

Ⅰ.①临… Ⅱ.①任… Ⅲ.①外科–常见病–诊疗 Ⅳ.①R6

中国国家版本馆CIP数据核字（2023）第076835号

统　　筹　张善涛
责任编辑　陈星星
整体设计　宗　宁

临床外科常见病诊断与治疗

主编　任珊珊　吴海燕　刘治祥　孙　伟
王洪峰　张东霞　靳　健

上海科学普及出版社出版发行

（上海中山北路832号　邮政编码200070）

http://www.pspsh.com

各地新华书店经销　　山东麦德森文化传媒有限公司印刷

开本 787×1092 1/16　印张 30.75　插页 2　字数 794 000

2023年5月第1版　　2023年5月第1次印刷

ISBN 978-7-5427-8447-6　定价：168.00元

本书如有缺页、错装或坏损等严重质量问题
请向工厂联系调换

联系电话：0531-82601513

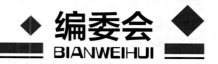

主 编

任珊珊　吴海燕　刘治祥　孙　伟

王洪峰　张东霞　靳　健

副主编

解西菁　王晓东　冯　健　夏菊华

刘刚成　赵培龙

编 委（按姓氏笔画排序）

王洪峰（滨州市沾化区中医院）

王晓东（山东省栖霞市中医医院）

冯　健（天津市中西医结合医院）

任珊珊（潍坊医学院附属医院）

刘永红（沧州市中心医院）

刘刚成（三峡大学附属仁和医院）

刘治祥（淄博市周村区人民医院）

孙　伟（邹城市峄山镇卫生院）

吴海燕（山东省邹平市人民医院）

张东霞（山东省济宁市第二人民医院）

赵培龙（广西省河池市宜州区中医医院）

夏菊华（黔东南苗族侗族自治州人民医院）

靳　健（沧州市中心医院）

解西菁（济南市第五人民医院）

前 言 FOREWORD

　　社会的发展推动了各学科的进步，信息化的环境又让国内外学术交流极为快捷。在这种良好的氛围下，临床外科领域近年来得到了非常迅速的发展，可谓日新月异。在此期间，许多外科理念发生了变化，更有不少新技术成功地应用于临床。再加上医药卫生科技领域工作者在医学基础理论方面的实验研究成果和临床一线专家在疾病诊疗实践中总结出的成功经验的不断涌现，都促进了医疗水平的不断提高，使我们对各种疾病的诊断和鉴别更加准确，对各种疾病的治疗和预防更加有效。而这种在不断研究和实践中，提高认识疾病的能力和钻研更多防治方法的过程，永远不会终止。所以，临床医务工作者除了完成十分繁重的日常工作外，还必须加强对临床医学新知识的学习，不断充实和提高诊疗能力，方能顺应时代发展的潮流，更好地适应临床工作。在这样的背景下，我们组织了一批长期从事临床外科工作的专家，编写了这本《临床外科常见病诊断与治疗》。

　　本书从临床实用的角度出发，首先介绍了外科手术基础和外科手术麻醉；然后从疾病概述、临床表现、辅助检查、诊断与鉴别诊断、治疗、预后等方面对神经外科、两腺外科、胃肠外科、肝胆外科、泌尿外科等临床科室常见疾病做了详细论述；最后还讲解了外科护理的部分内容。全书注重科学性、实用性的有机统一，总体上实现了理论与实践、局部与系统的高度结合，可以很好地提高外科临床工作者的专业理论水平和临床实践能力，对现代外科临床工作具有指导作用。本书可作为培养临床外科医师诊疗思维和提高其诊治水平的参考用书，亦可供医学院校学生阅读使用。

　　本书由多人执笔，编者们编撰能力和水平存在差异，再加上时间仓促、篇幅有限，若存在疏漏之处，敬请广大读者批评指正。

《临床外科常见病诊断与治疗》编委会

2023 年 1 月

目 录 CONTENTS

第一章 外科手术基础 …………………………………………………………… (1)

  第一节 外科手术基本技术 ……………………………………………………… (1)

  第二节 外科切口愈合与外科手术感染 ………………………………………… (16)

第二章 外科手术麻醉 …………………………………………………………… (31)

  第一节 甲状腺手术麻醉 ………………………………………………………… (31)

  第二节 甲状旁腺手术麻醉 ……………………………………………………… (36)

  第三节 急腹症手术麻醉 ………………………………………………………… (39)

  第四节 门静脉高压症手术麻醉 ………………………………………………… (46)

  第五节 胆道手术麻醉 …………………………………………………………… (51)

  第六节 周围血管手术麻醉 ……………………………………………………… (63)

  第七节 脊柱手术麻醉 …………………………………………………………… (72)

第三章 神经外科疾病 …………………………………………………………… (85)

  第一节 原发性颅脑损伤 ………………………………………………………… (85)

  第二节 硬脑膜外血肿 …………………………………………………………… (95)

  第三节 硬脑膜下血肿 …………………………………………………………… (98)

  第四节 颅内压增高与脑疝 ……………………………………………………… (103)

  第五节 脑膜瘤 …………………………………………………………………… (117)

第四章 两腺外科疾病 …………………………………………………………… (127)

  第一节 急性甲状腺炎 …………………………………………………………… (127)

  第二节 慢性淋巴细胞性甲状腺炎 ……………………………………………… (130)

  第三节 单纯性甲状腺肿 ………………………………………………………… (134)

  第四节 结节性甲状腺肿 ………………………………………………………… (141)

  第五节 甲状腺癌 ………………………………………………………………… (144)

  第六节 急性乳腺炎 ……………………………………………………………… (149)

　　第七节　乳腺单纯性增生症 ……………………………………………………（152）

　　第八节　乳腺囊性增生病 …………………………………………………………（154）

　　第九节　乳腺癌 ……………………………………………………………………（158）

第五章　胃肠外科疾病………………………………………………………………………（167）

　　第一节　消化性溃疡 ………………………………………………………………（167）

　　第二节　胆汁反流性胃炎 …………………………………………………………（175）

　　第三节　肥厚性幽门狭窄 …………………………………………………………（178）

　　第四节　胃恶性淋巴瘤 ……………………………………………………………（181）

　　第五节　急性阑尾炎 ………………………………………………………………（184）

　　第六节　肠梗阻 ……………………………………………………………………（194）

　　第七节　小肠腺癌 …………………………………………………………………（202）

第六章　肝胆外科疾病………………………………………………………………………（209）

　　第一节　肝脏外伤 …………………………………………………………………（209）

　　第二节　肝脓肿 ……………………………………………………………………（212）

　　第三节　肝血管瘤 …………………………………………………………………（221）

　　第四节　肝细胞腺瘤 ………………………………………………………………（227）

　　第五节　急性胆囊炎 ………………………………………………………………（228）

　　第六节　胆石症 ……………………………………………………………………（233）

　　第七节　胆囊癌 ……………………………………………………………………（246）

　　第八节　急性胰腺炎 ………………………………………………………………（250）

　　第九节　胰腺囊肿 …………………………………………………………………（255）

第七章　泌尿外科疾病………………………………………………………………………（259）

　　第一节　肾损伤 ……………………………………………………………………（259）

　　第二节　前列腺炎 …………………………………………………………………（267）

　　第三节　尿道狭窄 …………………………………………………………………（274）

第八章　肛肠外科疾病………………………………………………………………………（281）

　　第一节　溃疡性结肠炎 ……………………………………………………………（281）

　　第二节　结肠扭转 …………………………………………………………………（290）

　　第三节　结肠憩室 …………………………………………………………………（294）

　　第四节　结直肠息肉 ………………………………………………………………（296）

第五节　结肠癌…………………………………………………（301）

第六节　直肠肛管损伤……………………………………………（318）

第七节　直肠内脱垂………………………………………………（322）

第八节　直肠外脱垂………………………………………………（327）

第九节　直肠癌……………………………………………………（330）

第九章　血管外科疾病…………………………………………………（339）

第一节　颈动脉狭窄………………………………………………（339）

第二节　锁骨下动脉狭窄…………………………………………（345）

第三节　肾动脉狭窄………………………………………………（349）

第四节　主髂动脉闭塞……………………………………………（353）

第五节　急性下肢动脉栓塞………………………………………（358）

第六节　下肢浅静脉曲张…………………………………………（362）

第十章　骨科疾病………………………………………………………（371）

第一节　肩胛骨骨折………………………………………………（371）

第二节　肱骨髁间骨折……………………………………………（376）

第十一章　整形外科疾病………………………………………………（383）

第一节　鳃囊肿及瘘管的整形修复………………………………（383）

第二节　甲状腺舌管囊肿及瘘管的整形修复……………………（385）

第三节　先天性肌性斜颈的整形修复……………………………（387）

第四节　先天性颈蹼的整形修复…………………………………（389）

第五节　头皮缺损的整形修复……………………………………（390）

第六节　颅骨缺损的整形修复……………………………………（397）

第七节　鞍鼻的整形修复…………………………………………（401）

第八节　唇裂和腭裂的整形修复…………………………………（403）

第九节　面正中裂的整形修复……………………………………（432）

第十节　面横裂的整形修复………………………………………（433）

第十一节　面颊部组织缺损和畸形的整形修复…………………（435）

第十二节　耳郭切割伤与撕裂伤的整形修复……………………（443）

第十三节　招风耳畸形的整形修复………………………………（444）

第十二章　外科护理···（447）

　　第一节　外科基础护理技术···（447）

　　第二节　门静脉高压症···（459）

　　第三节　脾破裂···（464）

　　第四节　小肠破裂··（467）

　　第五节　急性腹膜炎···（470）

　　第六节　腹外疝···（472）

　　第七节　气性坏疽··（477）

参考文献···（483）

第一章 外科手术基础

第一节 外科手术基本技术

一、手术基本原则

手术是外科治疗的主要方式,它在去除病灶的同时不可避免地带来局部和全身的伤害,外科手术应遵循损害控制的基本法则。从手术操作层面应遵循以下基本原则。

(1)选择能充分显露手术野的最小切口和最短路径。

(2)使用精良器械和轻柔手法,按照解剖层次精细分离。

(3)有效及时止血,保持清晰无血的手术野,减少输血量。

(4)在根除病变的前提下尽可能保护周围健康组织,减少体内异物存留。

(5)采取合适的缝合材料和缝合方法,促进组织愈合,遗留最少的瘢痕。

(6)以简约规范的手术流程和娴熟快捷的操作技法,缩短手术时间,手术处理到位。

二、常用手术器械及用法

(一)手术刀

常规手术刀由刀片和刀柄两部分组成。刀片有圆、尖、弯等形状,并分为不同型号,大刀片适于大幅度切开,小刀片适于精细切割,尖刃刀片用于皮肤戳孔和细小管道的切开。刀片的安放应使用持针器。手术刀主要用于切割组织,刀柄可用于组织的钝性分离。

根据手术需要采用不同的执刀法(图 1-1)。

1.执笔式

如同握笔写字,主要靠手指的动作完成切割,动作轻巧精细,适用于精细及小的切口,如解剖血管、神经等。这是最常用的一种执刀方式。

2.执弓式

如同拉琴弓,主要靠腕部用力,力量及动作幅度均较大,适用于较大切口的皮肤切开。

3.反挑式

执刀方法同执笔式,只是刀刃朝上,从下向上切割,可避免损伤深部组织,用于管道器官或脓肿的切开等。

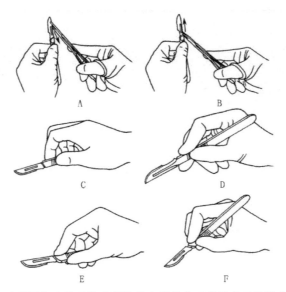

A.安刀片；B.取刀片；C.抓持式；D.反挑式；E.执弓式；F.执笔式

图 1-1　手术刀片的安装及执刀法

4.抓持式

全手握持刀柄，主要靠肩关节活动，控刀比较稳定，用于切割范围大、组织坚厚的切开，如截肢等手术。

高频电刀：目前高频电刀使用广泛，工作原理是通过电极尖端产生的高频高压电流与机体接触时产生热效应，导致组织脱水、崩解、凝结，起到切割及止血作用。常用的高频电刀有单极电刀、双极电刀、氩气刀等。双极电刀用于精细部位操作。氩气刀适用于开放手术、腔镜手术、内镜手术。电刀的潜在风险是局部烧伤、副损伤、局部坏死等，使用时应注意：①事先检查电气元件有无故障；②手术室不能有易燃物质及氧气泄漏；③安放好患者身体上的负极板，使之最靠近手术部位，且保持负极板干燥；④电凝器的功率不应超过 250 W，不能用电凝功能进行一般组织切割，不能在积血中进行电凝；⑤切割或电凝时电刀不应接触止血点以外的组织，尽量减少组织烧伤；⑥随时清除电刀上的焦痂，使之有良好的导电性；⑦重要组织或器官附近慎用或禁用电刀。

超声刀对组织的热损伤小，广泛用于肝切除手术。激光刀能量密度高、方向性强，用于皮肤、血管的手术。

其他手术刀还有骨刀、截肢刀、取皮刀等。

（二）手术剪

手术剪种类繁多，大致分为组织剪和线剪两大类（图 1-2）。组织剪尖端薄而钝，剪锋锐利，有弯直之分，用于剪开及分离组织。线剪尖端圆钝、刃厚而直，用于剪断缝线、剪开敷料及引流物等。

手术剪的执剪方式是将拇指和环指分别扣入剪刀柄的两环内，中指放在环指的剪刀柄的前方，示指压在轴节处起稳定和导向作用。剪割组织时一般用正剪法，为了增加稳定性还可用扶剪法（图 1-3）。使用时剪刀不能张开过大。

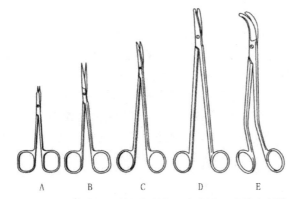

A.血管剪；B.外科剪；C.精细解剖剪；D.解剖剪；E.深部解剖剪

图 1-2 常用的手术剪

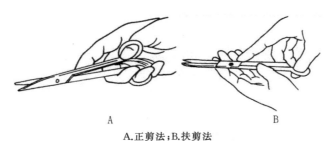

A.正剪法；B.扶剪法

图 1-3 手术剪的把持法

（三）手术镊

手术镊用于夹持和提起组织,协助另一器械的操作,如分离、剪开、缝合等。手术镊分为有齿、无齿两类,有齿镊用于夹持较坚韧的组织,对组织有一定的损伤作用。无齿镊用于夹持较脆弱的组织,对组织损伤较轻。正确的持镊方法是用拇指对示指、中指,拿住镊子中部(图 1-4)。在分离及缝合皮肤时最好不用镊子直接夹持皮肤,用镊子的推挡作用有助于顺利缝合(图 1-5)。

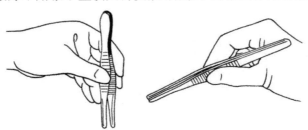

图 1-4 持镊法

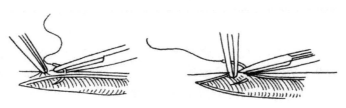

图 1-5 手术镊的使用方法

3

（四）血管钳

血管钳又称止血钳，是术中用于止血和分离的主要器械，也可用于牵引缝线、拔出缝针或代镊使用，但普通血管钳不能用来夹持皮肤、脏器及脆弱组织。临床常见的止血钳有以下几种（图 1-6）。①直止血钳：用以夹持皮下及浅层组织出血，协助拔针等。②弯止血钳：用以夹持深部组织或内脏血管出血。③有齿止血钳：用以夹持较厚组织及易滑脱组织内的血管出血，如肠系膜、大网膜等，也可用于切除组织的夹持牵引。有齿止血钳对组织的损伤较大，不能用于一般的止血夹持。④蚊式止血钳：可做微细组织分离或钳夹小血管，不宜用于大块组织的夹持。

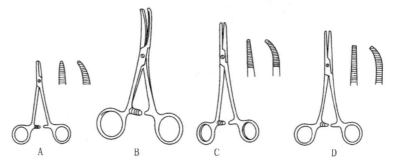

A.直止血钳；B.弯止血钳；C.有齿止血钳；D.蚊式止血钳

图 1-6 各种止血钳

正确的执钳方法同手术剪，也可用掌握法。右手松钳时拇指与环指相对捏紧挤压即可松开，左手松钳时拇指及示指捏住一环柄、中指及环指顶挤另一环柄即可松开（图 1-7）。

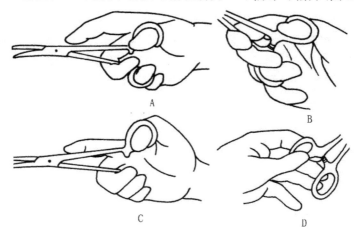

A.一般执法；B.一般执法松钳法；C.掌握法；D.掌握法松钳法

图 1-7 止血钳执钳及松钳法

（五）持针器

持针器用于夹持缝合针，有时也用于器械打结。缝合时持针器应夹持缝合针的中后 1/3（图 1-8）。持针器的握持方法有 3 种。①掌握法：各指均不在环柄中，满手握住持针器灵活方便，缝合时快速有力，便于皮肤、筋膜、肌肉的缝合。②指套法：与血管钳握持方法一样，这种方法运针稳健准确，对缝合组织的牵扯小，用于较精细的缝合，是最常用方法。③掌拇法：拇指套入钳环内，示指压在钳的前半部作支撑，其余三指握钳环，靠拇指上下活动开闭持针器（图 1-9）。

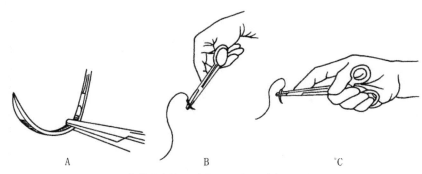

A.夹持缝合针；B.掌拇法缝合；C.掌握法缝合

图1-8　持针器使用法

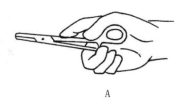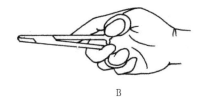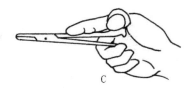

A.掌握法；B.指套法；C.掌指法

图1-9　持针器的握持方法

(六)缝合针及缝线

缝合针的针尖形状分为圆针和三角针,圆针对组织损伤小,可用于软组织、血管、神经、内脏的各种缝合。三角针针尖侧锋锐利,容易穿透组织,对组织的损伤大,用于缝合皮肤及坚韧的瘢痕等。直针适用于宽敞或浅部操作时的缝合,如皮肤或胃肠道的缝合,但目前已较少使用。目前临床上几乎所有的组织或器官均使用弯针进行缝合。针线一体的无损伤缝合针,其针线粗细相同,连为一体,对组织造成的损伤小,缝合时不必担心线针脱落,可节省手术时间。

缝线应基本具备:抗张强度大,柔韧性强,打结牢靠。平滑穿越组织,对组织损伤小。组织反应轻微,或组织愈合后能被吸收。目前缝线大致分为两类。①非吸收线:由蚕丝编织而成的丝线,以及人工合成的聚丙烯线、尼龙线、聚酯线。②可吸收线:天然肠线及人工合成的聚糖乳酸线、聚糖乙内酰酯线等。选择缝线最重要的是遵循促进伤口愈合的原则。

(七)拉钩

拉钩又称牵开器,有手动拉钩和固定牵开器两种,在手术中用于牵开组织,显露术野,便于手术操作。拉钩分为有齿和无齿两类,有齿拉钩不易滑脱,适于牵开紧密坚韧的组织。无齿拉钩对组织损伤小,术中大多数情况下使用无齿拉钩。拉钩一般由助手把握,根据手术需要随时调整方向、深浅和力量,需要助手和术者的协调配合。在不太需要频繁变换显露状况的情况下,使用相应的固定牵开器,省时省力,保持显露的稳定(图1-10)。

(八)巾钳

巾钳主要用于固定覆盖皮肤的敷布,也可用于牵引及临时固定组织。巾钳的握持方法同血管钳(图1-11)。

(九)组织钳

组织钳又称爱立斯钳,用于夹持皮肤或较有韧性的脏器,对组织的损伤小(图1-12)。

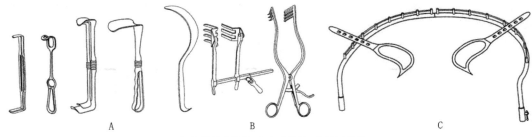

A.各种手动拉钩；B.自动拉钩；C.框架拉钩

图 1-10　常见拉钩

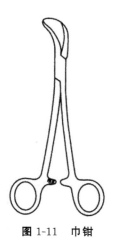

图 1-11　巾钳

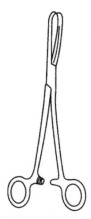

图 1-12　组织钳

（十）卵圆钳

卵圆钳用于夹持纱布球进行皮肤消毒或提拉肠管等。

三、外科手术基本操作

外科手术从操作本身来说，都必须用刀、剪、钳、镊、针、线等这些必不可缺少的基本器械，来进行切开、止血、结扎、分离、暴露、缝合等这些基本操作，这些是外科医师必须掌握的基本技术。外科手术操作是技巧性很高的技术。良好的外科医师应具有鹰眼、狮心和女性的手。

（一）切口

理想的手术切口最基本的要求：①接近病变部位、显露充分、便于操作、根据术中需要延长及扩大切口方便。②不损伤重要的解剖结构，术后对功能恢复有利。③兼顾美观的要求。切口选择应根据病情需要决定，切口过大则组织损伤大，切口过小则可能影响显露。

（二）切开

切开是手术的第一步，根据手术的部位选择适当的手术刀及执刀方法。切开时最好是一刀完成，切口平齐，深浅合适，避免拉锯式。在手术操作过程中根据需灵活应用手术刀的各个部分，刀刃是最锋利最主要的部分，用于切开切断时。刀尖在挑刀、刺穿和锐性剥离时用，刀柄用作钝性剥离。

皮肤切开时应将皮肤绷紧，有单手法、双手指压法、双手掌压法（图 1-13），这样使皮肤切开容易，有利于控制切口的平直，控制切口的长度和深度，也便于止血。切开时刀片与皮肤垂直不偏斜,先垂直下刀,然后刀柄与皮肤成 45°走行,再垂直出刀(图 1-14)。尽可能将皮肤和皮下组织在同一深度全层切开,使切缘整齐。皮肤切口的大小应以方便手术操作为原则。

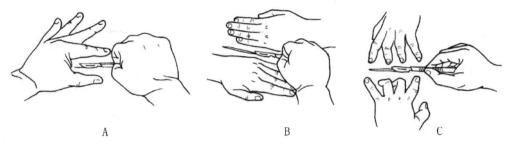

图 1-13　皮肤切开时绷紧皮肤的方法

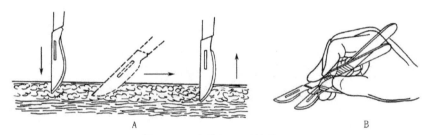

图 1-14　皮肤切开时的运刀

筋膜和腱膜组织可直接用刀切开,也可先用刀切一个小口,然后用组织剪深入筋膜下进行分离后剪开,切开操作时应防止损伤深部组织器官(图 1-15)。作胃、肠、胆管和输尿管等空腔切开时,需用纱布保护准备切开脏器或组织的四周,在拟作切口的两侧各缝一牵引线并保持张力,逐层切开。

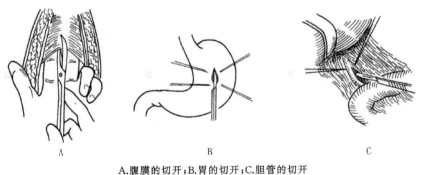

A.腹膜的切开;B.胃的切开;C.胆管的切开

图 1-15　腹膜及管腔的切开

高频电刀具有良好的止血功能,可用于皮肤、神经、胆管等以外组织的切割和游离。要先用手术刀切开皮肤,擦去血液后用电刀切割,较大的小血管可先在预定要切割的两边组织电凝后再切断。

(三)显露

良好的显露是手术质量的前提,涉及患者体位、麻醉效果、照明、牵开器及手术切口的选择。合适的体位有助于深部手术野的良好显露,根据手术路径、病变部位、手术的性质选择合适体位。麻醉要求镇痛完善和良好的肌松。手术野的照明有利于显露,空间狭小的手术应选用头灯或冷光源照明。拉钩和自动牵开器要有效显露术野,拉钩的动作要轻柔,手心向上把持拉钩,根据手术进展及时调整位置。将附近组织或脏器牵开时,拉钩下方应垫湿盐水纱布。充分的显露使手术在直视下进行,能保证手术的安全。

(四)分离

分离是显露和切除的基础,是外科手术技术的重要组成部分。手术中根据病灶及解剖特点选择分离方法,达到显露、游离、切除的目的。疏松组织间隙可用血管钳、纱布球、剥离器、手指等进行钝性分离,钝性分离损伤较大(图1-16)。致密坚韧组织使用刀、剪进行锐性分离,锐性分离对组织损伤较小,需在直视下进行(图1-17)。锐性分离时必须认清解剖关系,确定刀或剪所达到的组织层次,防止意外损伤。分离时辨别解剖结构极其重要,在组织间隙或疏松结缔组织层内进行钝性分离比较容易且损伤较小。分离范围以需要为度,避免不必要的分离。在手术中往往两种分离方法组合使用。使用电刀进行锐性分离同时有凝血作用,适用于易出血的软组织切割。

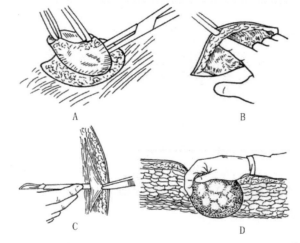

A.血管钳分离;B.手指分离;C.刀柄分离;D.手指钝性分离

图1-16　钝性分离

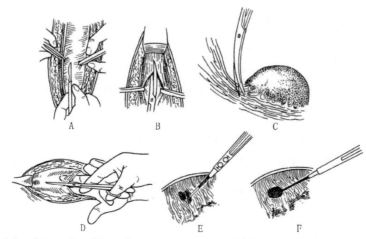

A.手术刀分离;B.剪刀分离;C.辨认解剖结构;D.分离时保护组织结构;E、F.使用电刀分离

图1-17　锐性分离

(五)结扎

结扎是手术最主要的基本功,熟练可靠的结扎可提高手术速度及保证手术安全。打结应在直视下进行,保证结扎的可靠。剪线残端要尽可能短,以不松脱为原则。皮下组织尽量少结扎,或钳夹后不结扎以减少异物反应。手术中常用和可靠的结扎方法有3种:方结、外科结、三重结。①方结:由两个相反方向的单结重叠而成,方结结扎可靠,是最常用的一种结扎方法,适用于较少的组织、较小的血管及各种缝合的结扎。②外科结:在做第一个结时结扎线绕两次以增加线间的摩擦力,再做第二个结时不易松脱,适用于结扎较大血管或有张力的缝合。③三重结:在方结的基础上再重复第一个单结,使结扣更加牢固,三重结用于较大血管结扎或尼龙线等易松脱线的结扎。④滑结:类似方结,但在打结时拉线用力不均,一紧一松,此结操作快,但易松脱。(图1-18)

打结法有3种:单手打结法、双手打结法、器械打结法。

单手打结法操作简便,速度快,是最常用的一种方法。左手捏住缝合线的一端,右手捏住另一端,双手配合打结。打结时两端线成180°,手指在靠线结较近处用力拉紧,使结扎紧而牢固,不容易把组织撕脱,也不易断线。(图1-19)

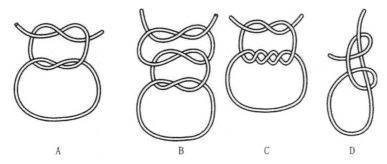

A.方结;B.三重结;C.外科结;D.滑结

图1-18 常见的几种结

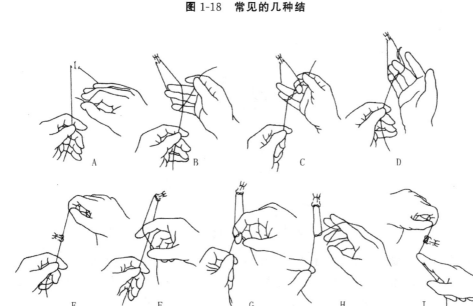

图1-19 右手单手打结法

双手打结法牢靠,主要用于深部或组织张力较大的结扎(图 1-20)。

深部打结时的关键在右手示指的压线,要将线的一头缠绕在环指上,以中指固定,这样使夹线牢固,当示指向下压线时不易滑脱(图 1-21)。

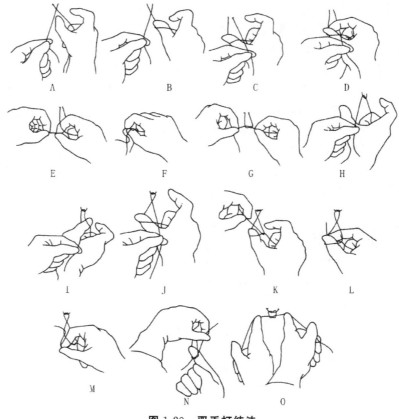

图 1-20　双手打结法

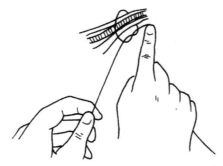

图 1-21　深部打结法

器械打结法用于浅部组织或精细结扎。用持针器或止血钳打结主要优点是节省线,节省护士递线操作,可以省人省时间。缺点是缝合组织张力大时不易扎紧。(图 1-22)

无论用何种方法打结,相邻两个单结的方向不能相同,否则成假结而松脱。打结时两手用力点和结扎点应成一条直线,如果三点形成夹角,则用力拉紧时易断线。打结时两手用力要均匀,否则易形成滑结。

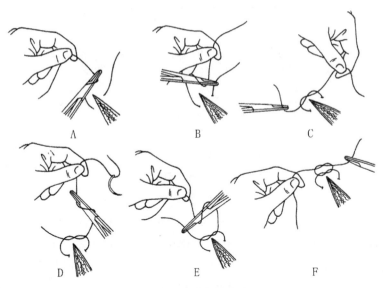

图 1-22　器械打结法

(六)止血

在外科手术中止血是重要的基本操作,完善的止血可防止血液丢失,使术野清晰,保证手术安全及有利切口愈合。

1.压迫止血法

压迫止血法是手术中最常用的止血方法,常用于皮肤、皮下组织及组织分离中创面的小血管出血或渗血的止血,可单纯用手指压迫或用纱布压迫。压迫止血时须有适当压力,压力不足则纱布形成引流不起止血作用。

创面渗血的可用干纱布压迫止血,也可用过氧化氢喷洒创面止血,温盐水纱布可较快控制创面渗血。

手术中发生的意外大出血最快捷有效的方法是紧急压迫止血,在可视范围内用手指捏住出血部位,起到临时止血作用,为进一步彻底止血创造有利条件。在出血部位看不清又无法手捏止血的情况下,可临时填塞纱布压迫止血,数小时或数天后酌情取出。在指压及纱布压迫无效的情况下,可用拳头压迫止血。紧急压迫止血是为临时措施,在出血得到初步控制情况下制定方案,充分显露寻找出血部位进行彻底止血。

2.钳夹止血法

钳夹止血法是最主要的止血方法,用于明显的小血管出血,止血准确、可靠。一般钳夹数分钟后可奏效,若无效可加做结扎或电凝止血。止血钳要看清、夹准,钳夹组织不宜过多,钳夹位置方便打结。

3.结扎止血法

结扎止血法包括单纯结扎法和缝合结扎法,用于明确的血管出血止血。结扎时用血管钳夹住出血点,将血管及周围少许组织一并结扎。对于单纯结扎有困难或粗大血管还应同时或单独进行缝合结扎。结扎重要手术脏器的供应动脉,可有效减少手术出血量,便于手术操作。(图 1-23)

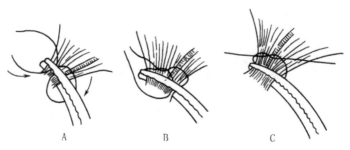

A.结扎止血；B.单纯缝扎止血；C."8"字缝扎止血

图 1-23　结扎及缝扎止血法

4.电凝止血法

用于切开及游离过程中细小血管的止血,具有止血可靠、术野清晰的特点。可先用血管钳将出血点夹住,电刀通过血管钳通电止血。也可直接用电刀接触出血点止血。在空腔脏器、大血管、神经和皮肤附近应慎用电凝止血,以免损伤重要组织结构。较大血管出血、创面深部的出血及凝血功能障碍者,电凝止血效果差。电凝止血包括普通电刀及双极电凝器。对于较大范围的创面渗血可使用氩气刀止血。(图 1-24)

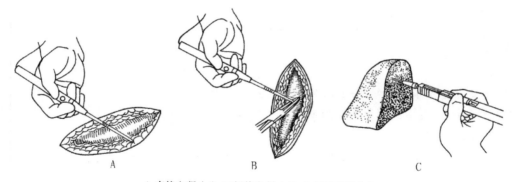

A.直接电凝止血；B.间接电凝止血；C.氩气喷凝止血

图 1-24　电凝止血法

5.药物止血法

主要用于广泛渗血的创面,有生物蛋白胶、吸收性明胶海绵等。

6.止血带止血法

用于四肢的手术,止血范围大,包括整个术野处于无血状态。无血术野无疑使手术更方便,但术野内组织处于缺血状态也带来风险,止血时间应严格掌握。首次止血时间不应超过90 分钟,若手术需要继续,则需松开止血带 5～10 分钟使组织供血,然后再重新上止血带,但再次止血不应超过 60 分钟。使用充气式止血带时,先驱血后充气,但肢体感染、肿瘤等不驱血。根据肢体粗细选择合适压力。使用橡皮止血带时,应注意压力适中。

7.其他止血法

银夹止血法用于脑组织止血,骨蜡压迫止血法用于骨创面出血。

(七)缝合

缝合是促进组织修复的主要方法,缝合的根本目的是良好的愈合与吻合。缝合时既要保证组织足够的拉力，又要减少异物反应，故应该尽量少缝、少用粗线、少用连续缝合。缝合过紧将影响血运。良好的缝合应达到：①使组织对合，并保持足够的张力强度。②组织能顺利修复直至愈合。③缝合处愈合后不影响功能。

缝合的基本方法有间断缝合与连续缝合两类，每类又有单纯缝合、外翻缝合、内翻缝合3种。

1.间断缝合法

利用多根缝线闭合切口，每根缝线分别结扎。此种缝合牢固可靠，即使有的缝线断裂，其他缝线仍能维持组织的对合。单纯间断缝合法最常用，可用于各种组织的缝合，皮肤、皮下组织、筋膜、肌肉等一般用单纯缝合法。间断内翻缝合法常用于胃肠道的吻合。间断外翻缝合法常用于血管吻合、松弛皮肤的缝合、腹壁的减张缝合。（图1-25）

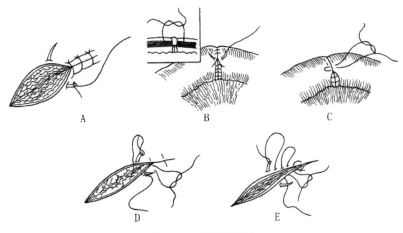

图1-25　间断缝合法

2.连续缝合法

连续缝合法是用一根线做同一层次的全部缝合，缝线在其两端打结。连续缝合法具有组织对合严密、止血好、缝合快的特点，常用于腹膜、筋膜的关闭及消化道、血管的吻合及闭合。单纯连续缝合法用于血管、胃肠、胆管的吻合及闭合以及筋膜的缝合。褥式缝合法适用于皮下组织少的松弛皮肤及腹膜的缝合。"8"形缝合法常用于止血、关闭腹膜及某些组织容易撕开的缝合。减张缝合法用于张力较大的组织缝合。荷包缝合法是围绕管腔所作缝合，主要用于包埋阑尾残端、固定消化道或膀胱的造瘘管。皮内缝合法从切口的一端进针，然后交替地经过两侧切口边缘的皮内穿过，一直缝到切口的另一端穿出，然后抽紧，皮肤则能对合，此方法主要优点是切口瘢痕小。（图1-26）

一般伤口缝合的层次是深筋膜、肌膜、腱膜、皮下组织和皮肤。缝合进针时应注意针体前部与组织垂直，靠腕部及前臂旋转力量进针，旋力是进针的技巧。出针时可用手术镊夹针的前部外拔，持针器从针后部前推，顺针弧度迅速拔出，当针要完全拔出时，可松开持针器，单用镊子夹持针前部将针继续外拔，用持针器再夹针的后1/3将针完全拔出。或由助手协助拔针。缝合时要注意认清组织，按层次缝合，组织对合良好。缝合方法选择恰当，不留无效腔。针距、边距适当。缝线选择合理，松紧合适，缝线与皮肤切口纵轴垂直。浅层缝合不能超越已缝合的深层，以免损伤深部组织。（图1-27）

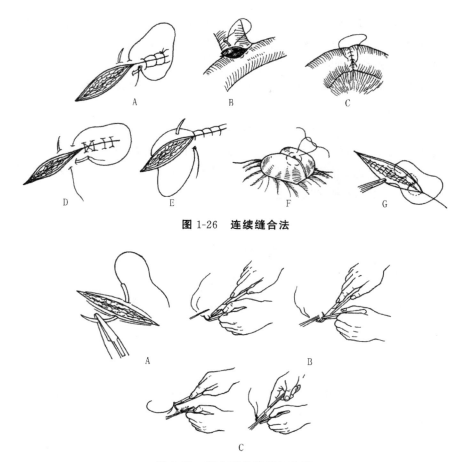

图 1-26　连续缝合法

图 1-27　缝合时的进针与出针

目前有各种类型的皮肤和内部组织缝合器用于外科缝合,其所用缝合材料主要是钛合金。缝合器具有组织对合整齐、组织反应轻微、节省手术时间等特点,用于消化管、皮肤及其他组织器官的缝合。

皮肤黏合剂使用最广泛的是纤维蛋白黏合剂,主要用于强化消化道吻合口,预防吻合口漏。用于封闭组织创面,控制创面渗血渗液,促进伤口愈合。氰基丙烯酸聚合物具有较好的强度,用于低张力创缘可替代缝线。使用黏合剂时伤口必须彻底清创和止血,创缘及附近皮肤必须干燥。

(八)剪线及拆线

手术中剪线必须在直视下进行,剪刀开口不要太大,剪刀钝头在下,以免损伤周围组织。线头长度应适当,剪线时将剪刀沿缝线下滑至线结,再侧翻转 15°～30°剪断,线头长度随翻转角度而异,皮下结扎止血应尽量剪短,以不剪断线结为准。血管结扎要留 0.2～0.3 cm,皮肤缝线应以 0.5 cm 为宜。(图 1-28)

皮肤切口拆线时间根据切口位置、切口性质、组织愈合情况等决定,一般头颈部术后 4～5 天拆线,躯干部 7 天左右拆线,四肢 10～14 天拆线。年老体弱者可适当延长拆线时间,切口感染时应随时拆除缝线。拆线时应遵守无菌原则,不能将暴露在皮外的线段拉进皮内。拆线时用镊子提起线结,使埋入皮内的线段部分露出,用剪刀贴皮肤将露出的皮下线段剪断,然后向切口中线方向抽出。(图 1-29)

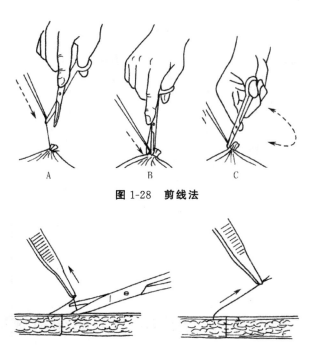

图 1-28　剪线法

图 1-29　拆线法

(九)引流

外科引流是指将组织间或体腔内积聚的液体引流至体外的方法,引流的目的是有效地排除积聚物。因此,引流的基本原则是通畅、彻底、损伤小。影响通畅的因素包括引流切口的大小、引流口的位置、体位等,在做引流时必须考虑。较大或较深在的病灶有时存在分隔,使引流不彻底,引流时需注意切开分隔,并采用对口引流、多管引流、负压引流等方法,对不断出现的继发性坏死灶可多次引流。切开引流口时要避免损伤重要血管、神经、关节腔及脏器。应该认识到并不是所有手术都需要引流,引流可以预防感染,引流也可引起继发感染。

引流物放置的位置必须正确,引流液体时应放置在最低位置;引流气体则应放在高位。引流管不经过手术切口而另戳口引出,以保切口一期愈合。引流管应用丝线固定在皮肤上以防脱落。引流孔径应与引流管径粗细相当,防止漏液或引流管受压变形。引流管应剪侧孔以利引流。引流物不应直接放在吻合口或修补缝合处,以防使缝合或吻合处破裂。较硬的管状引流物不可放在大血管、神经或肠管旁,以防损伤组织。

引流物放置的时间应视引流的特征、引流液性质和量、有无异物存留和患者的全身情况而定。对于治疗性引流,当出血停止、感染控制、漏口愈合、积液清除即应拔除。对于预防性引流,术后出血或渗漏的主要危险已经解除后即应拔除引流物。若引流量很少或已无引流液,引流管可在放置后 24～48 小时拔出。若仍有一定的引流量根据需要可放置更长时间。引流管放置时间越长,引流口越不易愈合。

常用的引流材料有纱布引流条、橡胶引流条、卷烟式引流条、橡胶引流管及特制引流管等,用于不同需要的引流病灶。引流期间要注意观察引流液体的性质及数量,判断引流效果及出现的问题并及时处理。要防止引流瓶或引流袋内的液体倒流入切口内。引流管内口的侧孔应置于创腔内而非引流管行经的正常组织内。(图 1-30)

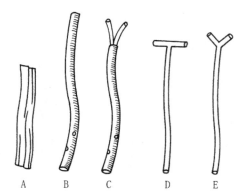

A.乳胶片；B.橡胶引流管；C.双套管；D.T形管；E.Y形管

图1-30 常见的引流物

（孙 伟）

第二节 外科切口愈合与外科手术感染

一、外科切口愈合

外科手术切口或创伤愈合是指手术切口或外伤过程造成组织缺损后，局部组织通过增生或再生方式来进行修补的一系列病理生理过程。本质上它是生物在长期进化过程中所获得的一种保护与更新方式的具体表现。从内容上来讲，愈合强调组织修复（愈合）发生时自身的病理生理过程，而修复的含义则更广些，还包括许多在处理创面过程中的人工技巧等，如对缺损创面采用手术方式修补的方式方法等。尽管不同组织接受手术或遭受创伤后都有各自的修复特征与规律，但皮肤组织切开或创伤后的修复过程与规律则最具代表性，是目前人们研究最多的一类组织修复形式。

（一）对切口创伤修复现代认识

手术切口或创伤后组织修复过程从凝血开始，由许多细胞相互协作共同参与完成。最初，血小板、中性粒细胞和巨噬细胞大量进入切口和创伤区，以清除受损组织和污染的微生物，其中血小板和巨噬细胞还分泌一些与成纤维细胞和内皮细胞有关的生长因子，接着成纤维细胞和内皮细胞逐渐取代受损基质。同时，上皮细胞也从创缘向内生长，直至覆着伤口。因此，切口和创伤修复的快慢取决于上述细胞进入伤口并在此增生的速度，而细胞的进入和增生又依赖于趋化因子和生长因子的参与。

趋化因子通常是肽类、蛋白质和蛋白质片段。它可引起细胞向一定方向移动，如从低浓度向高浓度方向移动。细胞对趋化因子的反应取决于其拥有的相应生长因子的受体数目。不同细胞对不同的趋化因子有不同的反应。

生长因子也是蛋白质和肽类，它们单独或几种生长因子协同作用，诱导细胞DNA的合成和分裂。目前已有许多生长因子被人们所认识：如血小板源性生长因子、酸性或碱性成纤维细胞生长因子、表皮细胞生长因子、转化生长因子、TGF-α、TGF-β、胰岛素样生长因子等。在低浓度下，细胞对生长因子的反应也取决于细胞上是否存在相应受体，如 PDGF 只对成纤维细胞起作用，而 FGFs 对成纤维细胞和内皮细胞均有作用。需要指出的是，某些生长因子也有趋化作用，这种双重作用对创伤愈合具有特别的意义。因此，有时也将它们称为分裂趋化因子。在切口和愈合早期的细胞间作用就需要这种双重作用的因子，而在后期，如 DNA 合成时，就不再需要趋化作用的存在了。

趋化因子产生于凝血过程，聚集的血小板是其主要来源。因此，有些能减少循环血小板数量的细胞毒性药物，同时也会影响到切口和创伤愈合，如抗巨噬细胞抗体。另外，巨噬细胞、成纤维细胞和内皮细胞本身也会产生一些趋化因子和分裂因子。

在手术切口或创伤部位加入某些组织内提取的物质来促进其愈合已有相当长的历史。特别是近几年来，随着人们对生长因子研究的深入，已有许多利用生长因子促进创面愈合的报道。由于局部加入生长因子后其有效浓度难以维持，往往需要给予大剂量的生长因子。为了解决这一难题，目前可以采用转基因方法解决这一问题。至今未见大剂量应用生长因子后产生全身毒副反应和某些局部不良反应的报道。虽然生长因子水平的升高是增生性瘢痕形成的原因之一，但未见有注射了生长因子后形成增生性瘢痕的报告。

手术切口或创伤后，瘢痕张力大小取决于胶原的合成和沉积。而后者与成纤维细胞数量有关，还与切口张力、维生素水平和营养状况有关。而生长因子通过增强细胞分裂来促进胶原的合成。大多数生长因子同时还促进胶原酶的产生，从而使胶原降解加强。相反，TGF-β 虽然也促进胶原合成，但它同时又抑制胶原降解。因此，人们认为 TGF-β 可能与某些纤维化疾病的发生有关。

(二)切口或创伤愈合病理生理过程

现代高新生物技术的发展已从细胞、分子甚至基因水平揭示了创伤修复的许多奥秘，但传统上人们在描述组织修复的病理生理过程时仍局限在病理学领域。尽管在切口和创面愈合的分期上不同学者有不同的区分方法，但一般来讲比较公认的分期法仍习惯将切口和创伤愈合的基本病理生理过程大致分成创伤后早期炎症反应、肉芽组织增生和瘢痕形成 3 个阶段，当然它们之间并无明确的分界线，既相互联系，又各具特征。

1.炎症反应期

手术切口或创伤后的炎症反应期从时间上来讲主要发生于伤后即刻至 48 小时。在此期间，组织变化的特征是炎症反应，受创组织出现水肿、变性、坏死、溶解及清除等。最新的研究表明，炎症反应期的本质与核心是生长因子的调控及其结果。组织受伤后，出血与凝血等过程可释放出包括 PDGF、FGF 以及 TGF 等在内的多种生长因子，这些生长因子在炎症反应期可以发挥如下作用：①聚集的白细胞能吞噬和清除异物与细胞碎片；②局部渗出物能稀释存在于局部的毒素与刺激物；③血浆中的抗体能特异性中和毒素；④渗出的纤维蛋白凝固后形成局部屏障；⑤激活的巨噬细胞等不仅释放多种生长因子，能进一步调控炎症反应，同时也影响后期肉芽组织中胶原的形成。这一阶段的变化是为后期的修复打下基础。

2.肉芽组织增生期

约在手术切开或伤后第 3 天，随着炎症反应的消退和组织修复细胞的逐渐增生，创面出现以肉芽组织增生和表皮细胞增生移行为主的病理生理过程。此时组织形态学的特征为毛细血管胚芽形成和成纤维细胞增生，并产生大量的细胞外基质。通常，增生的成纤维细胞可以来自受创部位,即"就地"增生,也可以通过炎症反应的趋化,来自创面邻近组织。而新生的毛细血管则主要以"发芽"方式形成。首先,多种生长因子作用于创面底部或邻近处于"休眠"状态的血管内皮细胞(特别是静脉的血管内皮细胞),使其"活化"并生成毛细血管胚芽,在形成毛细血管胚芽后呈襻状长入创区,最后相互连接形成毛细血管网。细胞外基质主要由透明质酸、硫酸软骨素、胶原以及酸性黏多糖等组成,其主要成分来自成纤维细胞。肉芽组织形成的意义在于填充切口创面缺损,保护创面防止细菌感染,减少出血,机化血块坏死组织和其他异物,为新生上皮提供养料,为再上皮化创造进一步的条件。

3.瘢痕形成期

切口和瘢痕的形成是软组织创伤修复的最终结局之一。对创面缺损少、对合整齐、无感染的创面(清洁的手术切口),伤后 2~3 周即可完成修复(愈合),此时的瘢痕如划线样,不明显,对功能无影响。而对缺损大、对合不整齐或伴有感染的创面,常需要 4~5 周时间才能形成瘢痕,且瘢痕形成较广,有碍观瞻,甚至对功能产生影响。瘢痕的形态学特征为大量的成纤维细胞与胶原纤维的沉积,其生化与分子生物学特征为成纤维细胞产生胶原代谢异常所致。有研究表明,异常瘢痕成纤维细胞中的 Ⅰ、Ⅲ 型胶原前体 mRNA 之比高达 22:1,而正常皮肤仅为 5:1,表明 Ⅰ 型胶原前体 mRNA 转录选择性增强,而这种基因学的改变又与局部创面生长因子(TGF、TNF)、局部免疫(IgG、IgA、IgM)改变有关。瘢痕的形成与消退常取决于胶原纤维合成与分解代谢之间的平衡。在切口和创面愈合初期或纤维增生期,由于合成作用占优势,局部的胶原纤维会不断增加。当合成与分解代谢平衡时,则瘢痕大小无变化。当胶原酶对胶原的分解与吸收占优势时,瘢痕会逐渐变软、缩小,其时间视瘢痕的大小而异,通常需数月之久。

(三)切口和创伤愈合基本类型

切口和创伤愈合的基本类型取决于创伤本身以及治疗方法等多种因素。过去 Galen 主要将其分成一期愈合与二期愈合两类。但现代医学的发展,又出现了一些更细的分类法。以皮肤切开和创伤愈合为例,其修复的基本类型有一期愈合、二期愈合以及痂下愈合 3 类。

1.一期愈合

一期愈合是最简单的伤口愈合类型,也是组织的直接结合所致。这类愈合主要发生于组织缺损少、创缘整齐、无感染,经过缝合或黏合的手术切口。其基本过程是,在组织损伤后,血液在创面形成血凝块,使断端两侧连接,并有保护创面作用。伤后早期(24 小时以内),创面的变化主要是炎症反应,渗出以及血凝块的溶解等。之后,创面浸润的巨噬细胞能清除创面残留的纤维蛋白、红细胞和细胞碎片。从伤后第 3 天开始,可见毛细血管每天以 2 mm 的速度从伤口边缘和底部长入,形成新的血循环。同时,邻近的成纤维细胞增生并移行进入伤口,产生基质和胶原。伤后 1 周,胶原纤维可跨过伤口,将伤口连接。之后伤口内的胶原继续增加并进行改造,使伤口张力增加。过去曾长期认为此类愈合是两侧新生的表皮细胞、毛细血管内皮细胞和结缔组织在短时间内越过(长过)伤口所致,无肉芽组织形成。近来的研究表明,这一过程同样也有肉芽组织参与,其过程与其他软组织损伤修复类似,只是由于创缘损伤轻,炎症反应弱,所产生的肉芽组织量少,在修复后仅留一条线状瘢痕而已。

2.二期愈合

二期愈合又称间接愈合,它指切口边缘分离、创面未能严密对合的开放性伤口所经历的愈合过程。人们一般认为,由于创面缺损较大,且常伴有感染,因而愈合过程通常先由肉芽组织填充创面,继而再由新生的表皮将创面覆盖,从而完成修复过程。这种理论把创面肉芽填充与再上皮化过程看成是同步进行的。但也有学者的观点认为此类创面的修复首先为表皮细胞的再生,继之再刺激肉芽组织的形成,最终使创面得以修复,这种理论即所谓的"两步"法。尽管目前人们对二期愈合中创面再上皮化与肉芽组织生成的先后顺序存在争议,但对肉芽组织中新生血管的形成却有相对一致的看法。这一过程首先来自多种生长因子(TGF/FGF)刺激创面底部或创缘"休眠"的血管内皮细胞,使之激活,再通过"发芽"方式产生的新毛细血管胚芽,经相互沟通而形成新生肉芽组织中的毛细血管网。与一期愈合相比,二期愈合的特点是:由于创面缺损较大,且坏死组织较多,通常伴有感染,因而上皮开始再生的时间推迟;由于创面大,肉芽组织多,因而形成的瘢痕较大,常给外观带来一定影响;由于伤口大、感染等因素的影响,常导致愈合时间较长,通常需要4～5周。

3.痂下愈合

痂下愈合是一种在特殊条件下的伤口修复愈合方式。主要指伤口表面由渗出液、血液及坏死脱落的物质干燥后形成一层黑褐色硬痂下所进行的二期愈合方式。如小面积深二度烧伤创面的愈合过程便属此类。其愈合过程首先也是创缘的表皮基底细胞增生,在痂下生长的同时向创面中心移行,同时创面肉芽组织也发生增生。痂下愈合的速度较无痂皮创面愈合慢,时间长。硬痂的形成一方面有保护创面的作用,同时也阻碍创面渗出液的流出,易诱发感染,延迟愈合。因而临床上常需采用"切痂"或"削痂"手术,以暴露创面,利于修复。

(四)影响切口或创伤愈合因素

影响切口或创伤愈合的因素众多,主要有全身与局部因素两方面。

1.全身因素

患者营养缺乏,严重贫血,年老或患有全身性疾病,如糖尿病、动脉粥样硬化等,不仅延缓愈合过程,而且某些疾病还会成为局部慢性难愈合创面形成的真正原因,如糖尿病诱发的溃疡。过去有关药物对修复抑制效应的研究以类固醇类为主,这类药物主要通过抑制炎症反应和促进蛋白质分解来抑制修复过程。近来,随肿瘤治疗的进展,高剂量射线照射和一些抗肿瘤药物如阿霉素类应用后对修复的影响也已引起人们高度的重视。据研究,阿霉素类药物抑制修复是通过影响组织修复细胞周期来实现的。从预防角度来讲,人们推荐以手术后2周放射治疗(以下简称放疗)为佳。而对于由放疗或化学治疗(以下简称化疗)造成的溃疡,有报告外源性应用生长因子类制剂有很好的促修复作用。此外,创伤后神经内分泌失调和免疫功能紊乱对修复的不利影响也是人们关注的重点。

(1)年龄因素:衰老是影响创伤愈合的主要全身因素。老年人由于各种组织细胞本身的再生能力减弱,加之血管老化导致血供减少,因而创伤后修复显著延迟。儿童和青年人代谢旺盛,组织再生力强,伤口愈合上皮再生时间均比老年人短。

(2)低血容量休克或严重贫血:严重创伤后低血容量休克或容量复苏不完全的患者,为保证心脑等生命器官功能,机体首先代偿性减少皮肤和软组织的血液供应。严重贫血的患者,氧供不能满足组织代谢旺盛的要求,这些因素都影响创伤愈合。容量复苏充分与否,可通过皮温、皮肤颜色、血压、脉率和尿量加以判定。贫血患者可以补充新鲜血液和吸氧。低血容量和贫血患者全身抵抗力较低,术后易于发生局部或全身感染,应予警惕。水、钠补充要适量,过量则容易造成血液稀释,影响创伤愈合。

(3)糖尿病:糖尿病患者易发生创伤感染。当血糖＞200 mg/dL 时,白细胞吞噬细菌的功能受到抑制,在创伤愈合过程中必须控制糖尿病患者的血糖水平。

(4)动脉粥样硬化:动脉粥样硬化影响创面的供血和对局部感染的抵抗能力。

(5)细胞毒性药物和放疗:多数细胞毒性药物能抑制成纤维细胞生长、分化和胶原合成,从理论上讲有延迟伤口愈合的作用,但在临床实践上未能得到充分证实。放疗也干扰成纤维细胞的生长和分化。任何种类的照射(包括 γ 射线、X 线、α 及 β 线、电子束等)一方面能直接造成难愈合的皮肤溃疡,另一方面也能妨碍其他原因引起创面的愈合过程。其机制在于射线损伤小血管,抑制成纤维细胞增生和胶原蛋白的合成与分泌等。由于高剂量照射能显著延迟愈合伤口抗张力强度的增加,因此人们推荐以术后 2 周放疗比较安全。

(6)非甾体抗炎药物:炎症是创伤愈合的先导,没有炎症就不会有纤维组织增生和血管生成。抗炎药物是临床应用得最普遍的一种抗炎药物,有明显的抑制创伤愈合的作用。其主要机制是抑制炎症过程和促进蛋白质分解。临床证明,术前或术中使用类固醇的病例,其并发症明显增高,全身使用维生素 A 可拮抗非甾体抗炎药对炎症的抑制效应。近来也有研究表明,掌握好创伤后非甾体抗炎药的应用时间与用量,对创伤修复有时也有促进作用。其他抗炎药物对创伤愈合影响较小,但超过药理剂量的阿司匹林有延缓创伤愈合的作用。

(7)神经内分泌和免疫反应:任何致伤因子作用于机体只要达到足够的时间和强度均可激起全身非特异性反应,产生一系列神经内分泌和免疫功能的改变,如糖皮质激素的增加,导致那些依赖胰岛素的组织(骨骼肌)糖利用障碍,蛋白质分解增强;交感神经兴奋能明显抑制全身免疫反应。非致伤因子如社会因素,职业的不稳定和精神情绪焦虑,通过对神经内分泌免疫功能的影响而间接影响正常的创伤愈合过程。

2.局部因素

(1)切口内异物:在影响创伤愈合的局部因素中,首当其冲的是切口创面或伤道内异物存留对修复的影响。通常较大的异物肉眼可以看见或通过 X 线透视可以发现,但毫米级以下的异物肉眼很难发现。异物对创面愈合的影响主要来自以下方面:①异物本身带有大量细菌,容易引起局部创面感染;②有些异物,如火药微粒、磷粒、铅粒等,本身具有一定的组织毒性,可对周围组织造成直接损伤;③异物刺激周围组织,加重急性炎症期的反应过程。因此,对外伤造成的创面,清创时应将异物尽量摘除。深部组织内的异物,如果不影响生理功能,也不必勉强摘取,以免造成较大的组织损伤。紧邻神经、血管外侧的锐性异物一般均应及时摘除。游离的较大骨碎片亦应摘除。手术时,结扎线和缝合线也都是异物,保留得越短、越少则越好,以减轻局部炎症反应。

(2)切口内坏死、失活组织和凝血块:高速投射物伤或大面积组织挫伤的切口内都积存有大量凝血块、坏死组织碎片,切口周围也有较大范围的组织挫伤区。特别在高速投射物致伤时,大量能量传递给组织,故伤道周围的组织在反复脉动和震荡后更易造成小血管堵塞,微循环障碍。在人体的防御功能达不到的地方,坏死组织也无法被清除掉。外科处理时可通过组织的颜色、紧张度、收缩性和毛细血管出血来判定是否为失活组织,凡是失活组织在清创时均应尽可能切除。同时,清除切口内的失活组织、凝血块也是预防伤口感染等的必要措施。

(3)局部感染:对切口修复过程不会产生重大的影响。当切口发生感染时,切口内微生物在生命活动过程中和在破坏时分泌出来的外毒素,如金黄色葡萄球菌 α 毒素不仅引起红细胞及血小板的破坏,而且还促使小血管平滑肌收缩、痉挛,导致毛细血管阻滞和局部组织缺血坏死。葡萄球菌的杀白细胞素通过作用于靶细胞膜上的溶细胞效应,使之溶解死亡并丧失吞噬细菌的能力。同时巨噬细胞破坏后,处理抗原及传递抗原信息的能力受到极大限制,故在葡萄球菌感染中,常不能建立有效的特异性免疫。同时能产生杀白细胞素的菌株具有抗吞噬能力,并在吞噬细胞中增殖,以致造成易感部位的反复感染。

近年来发现从人体内分离出来的大肠埃希菌的部分纯化制品,能溶解红细胞,导致细胞内铁离子的释放。铁离子一方面能助长大肠埃希菌的生长而加重感染程度,另一方面在体外对人类白细胞及成纤维细胞也具有细胞毒作用,进一步使组织修复延缓。

绿脓杆菌对组织修复的影响与菌体外分泌的代谢产物有关。绿脓杆菌外毒素 A 不仅对巨噬细胞吞噬功能有明显的抑制作用(细胞毒作用),也使易感细胞蛋白质合成受阻。绿脓杆菌分泌的溶解弹性蛋白层发生溶解而导致坏死性血管炎。临床分离的菌株,约 85% 出现弹性蛋白酶和蛋白酶阳性,动物肌内注射后可引起皮肤溶解和出血性坏死,滴入角膜可引起角膜溃疡和穿孔。

切口感染后大量细菌外毒素、内毒素和蛋白水解酶的综合作用,并通过它们的细胞毒作用引起细胞因子的生物学效应及自由基损伤,造成组织消肿、出血、脓性分泌物数量增多,蛋白质由创面大量丧失和电解质急剧增加,化脓性伤口的肉芽组织中蛋白质大量水解,细菌大量侵入周围组织,使肉芽组织生长缓慢或因肉芽的过度增生严重影响上皮形成,影响了切口修复的速度。

(4)血肿和无效腔:血肿和无效腔都有增加感染的趋势,将直接或间接影响切口愈合。无污染的手术切口,在关闭切口时应彻底止血,分层缝合不留无效腔。对有污染的伤口,清创时应尽可能少用结扎的方法止血,电灼或压迫止血应列为首选。关闭切口时应放置引流条,视情况在伤后 48～72 小时取出。

(5)局部血液供应障碍:切口周围局部缺血既有全身性原因也有局部因素。局部因素中既有血管本身因素的影响,也有血管外组织出血消肿压迫血管壁造成的缺血。在致伤因子作用上,局部出现不同程度的细胞和组织损伤,启动了炎症过程,微动脉出现一过性的挛缩,时间约数秒至数分钟不等,紧接着出现血流动力学和流变学改变的 3 个时相:高流动相→低流动相→血流淤滞相。如果损伤因子过于强烈或持久,则低流动相延长,血浆外渗增多,血液黏度增加,血流淤滞。另外,白细胞自血管游出,在损伤区大量聚集,吞噬坏死组织和异物,氧耗量显著增加,代谢活动增强,这样,在损伤区可导致血液供应的相对不足。切口周围组织内出血、水肿、张力增加,压迫血管,也是伤口周围组织缺血的另一主要原因。创伤修复必须要有充分的血流,一方面是向创伤区提供充足的氧和必要的营养物质,另一方面要将局部产生的毒性产物、代谢废物、细菌和异物运出损伤区。

另外,切口缝合(特别是连续缝合)时张力要适度,缝合时张力过大,加之术后切口出血、水肿势必压迫血管,造成供血不全,影响切口愈合。

(6)局部固定不良:邻近关节的切口,伤后早期应该制动。过早活动容易加重炎症过程中的渗出反应,加重局部肿胀,影响供血。新生的肉芽组织非常脆弱,牵扯易于损伤出血,影响成纤维细胞的分化和瘢痕组织的形成。骨折部分过早活动也容易出现骨不连接和假关节形成。

(7)局部用药:在清创过程中,有些医师为了减少创面出血,在局麻药中加进了缩血管类药物和肾上腺素,这一举措的弊端在于加重了局部组织缺血和继发性伤口内出血。

(8)创面局部外环境:相对于保持创面干燥而言,采用保温敷料使局部创面保持潮湿将有利于形成一个局部低氧环境,从而刺激成纤维细胞生长与毛细血管胚芽形成。在这种潮湿、低氧与微酸环境中,坏死组织的溶解增强,与组织修复密切相关的多种生长因子释放增多,且不增加感染率并能明显减轻创面疼痛。大量临床研究表明,采用保湿敷料对许多慢性难愈合的切口创面,如糖尿病溃疡、下肢动静脉疾病所致溃疡及压疮等已取得明显效果。

二、外科手术感染

外科感染是指单独使用抗菌药物解决不了而需外科治疗的以及与外科手术和操作相关的感染。其主要特点是皮肤或黏膜屏障破损,多种致病微生物从破损部位入侵致病。

目前,手术患者获得性感染率将近 2%～3%,其中择期手术患者 1.09%发展为术后脓毒症,0.52%出现严重脓毒症,而非择期手术患者分别为 4.24%和 2.28%。院内发生的外科感染最常见的是外科切口部位感染(SSI),以及发生在外科患者中的导管相关血循感染(CRBSI),肺炎和泌尿系统感染。这也反映了近年来外科感染中,院内感染已多于社区感染,内源性感染已超出外源性感染。

(一)外科感染发病机制

1.引起外科感染的危险因素

造成外科感染的高危因素中,不合理使用抗生素是重要原因,滥用抗生素使许多病原菌对抗生素的耐药性增加,耐药菌株感染日益增多。免疫抑制剂的使用,也增加患者对细菌的易感性。麻醉药物会作用于患者机体的免疫系统,影响围术期的免疫机制。手术操作所致的应激反应能增加外科感染的危险。此外手术室和病房的环境、空气污染情况;创口有无血肿、异物、无效腔和坏死无生机组织;患者原有疾病和营养免疫状态;手术的时间等,也都是重要的危险因素。

2.全身炎症反应综合征(SIRS)

在宿主抗感染防御机制方面,手术创伤引起的炎症反应,宿主免疫防御会进一步放大天然和获得性免疫系统的作用,产生炎症反应。而这种炎症刺激造成的"第二次打击"是重要的机体损伤模式,它所致的全身炎症反应综合征(SIRS),可造成机体免疫监控丧失,引起免疫应答障碍,使炎症加剧,细菌更易入侵致外科感染。从临床角度看,当以下各指标有两项时即为 SIRS:①体温>38 ℃或<36 ℃;②wbc>12 000/nm³;或<4 000/nm³,杆状核>10%;③脉搏>90 次/分;④呼吸增快>20 次/分,或 $PaCO_2$<4.3 kPa(32 mmHg)。如 SIRS 合并致病细菌入侵,即发展为脓毒症,加剧者进一步发展为严重脓毒症、脓毒性休克甚至 MODS,约有 26%的 SIRS 发展为败血症,死亡率为 7%。

3.脓毒症

外科手术后由于细菌感染、出血、输血或麻醉可使机体产生全身性炎症反应,发生严重免疫抑制,促进脓毒症的发生与发展。外科脓毒症占所有脓毒症近 30%。脓毒症会伴有显著的天然和获得性免疫功能紊乱,脓毒症所致的死亡常发生在长期的免疫抑制状态,而不是在亢进的炎症反应阶段。在脓毒症后期,宿主的免疫功能严重受抑,病理表现为 T 细胞的无反应性和进行性免疫细胞的丢失。创伤或烧伤患者血中 T 细胞数量下降,而存活的 T 细胞也呈现无反应状态,即在特异性抗原刺激下,不能有效增殖或分泌细胞因子。同时,T 细胞和 B 细胞数量由于凋亡而明显减少,单核细胞和滤泡样树突状细胞(DC)功能发生免疫麻痹,淋巴细胞和 DC 的减少对免疫抑制尤为重要,因为这两种细胞的减少常发生在机体遭受致命性感染时。DC 是体内抗原提呈能力最强的免疫调节细胞,在介导宿主对微生物的天然和获得性免疫反应中起重要作用。脓毒症早期血中 DC 减少,脾脏 DC 凋亡增加,并与疾病的严重程度和死亡率升高有关;此外,血中 DC 和单核细胞(MDSC)出现持续性、功能性障碍,也造成脓毒症时宿主防御能力的降低。此外,小鼠髓系抑制细胞作为髓样前体细胞的代表,可被内源性或外源性因子激活,导致免疫反应的抑制。MDSC 在脓毒症中的作用逐渐引起关注。脓毒症能引起骨髓、脾脏和淋巴结中 MDSC

大量扩增,表达IL-10、TNF-α和其他细胞因子。在这种情况下 MDSC 通过对 IFN-γ 的抑制作用,使 CD8、T 细胞耐受,诱发脓毒症逐渐加重。

4.宿主抗感染防御机制

(1)神经内分泌应激反应:外科手术能激活机体神经内分泌应激反应,涉及下丘脑-垂体-肾上腺皮质(HPA)轴和交感神经系统。大手术是激活 HPA 轴,促进皮质醇分泌的最强的诱发因素之一,手术开始后几分钟血浆皮质醇水平即显著升高。皮质醇具有显著的抗炎作用,能抑制巨噬细胞和中性粒细胞聚集到炎症部位,干扰炎性介质的合成。而交感神经系统的激活,还能促进肾上腺髓质和突触前神经末梢分泌去甲肾上腺素,从而产生促炎效应。

(2)细胞介导免疫反应:免疫防御在宿主抗感染中发挥重要作用。组织损伤能引起天然的和获得性免疫反应,天然免疫系统产生最初的免疫应答,涉及巨噬细胞、自然杀伤细胞和中性粒细胞;而获得性免疫系统可由于外源性抗原提呈给 CD4$^+$T 和 CD8$^+$T 细胞而被激活。激活的 CD4$^+$T 细胞能分泌两种截然不同的、相互拮抗的细胞因子,一类为促炎细胞因子,包括肿瘤坏死因子和白介素;另一类是抗炎性细胞因子,如 IL-4 和 IL-10。激活的 CD4$^+$T 细胞可产生大量细胞因子,进一步放大天然和获得性免疫反应,产生炎症反应。免疫系统对任何损伤,包括手术创伤,都能迅速产生促炎细胞因子和其他炎性递质。在最初的炎症反应之后,接着发生代偿性的抗炎反应,这些抗炎细胞因子也具有强烈的免疫抑制作用。因此,外科感染会出现不同程度的细胞免疫反应下调,引起术后感染并发症。

5.外科手术感染的炎症和免疫病理机制

(1)二次打击学说:炎症刺激的"二次打击学说"是目前普遍接受的应激损伤模式。原发性损伤,如疼痛、外科手术、组织损伤或病原菌侵入,能使宿主免疫系统致敏,继而对随后即使相对较轻的打击也能产生非常强烈的宿主炎症及免疫反应,进一步发展为多器官衰竭甚至死亡。

对第一次打击的反应:SIRS 是应激引起的全身炎症反应,是外科大手术感染患者共同的临床表现。如果持续时间过长,会出现促炎症反应状态,包括凝血系统和补体级联反应的激活,以及中性粒细胞和内皮细胞的激活。

对第二次打击的反应:长期应激和感染的共同作用,会导致患者出现各种不同的临床表型和转归。持续性促炎反应表现为凝血系统的广泛激活,以及天然和获得性免疫防御能力的改变。SIRS 能引起获得性免疫监控的丧失,从而提高机体对病原微生物感染的敏感性;而继发性感染可能激发免疫细胞特征性基因表达,从而引起宿主的免疫应答发生障碍。

(2)免疫平衡失调:外科感染后机体获得性免疫反应发生改变,主要影响 T 辅助细胞。Ⅰ型 T 辅助细胞(Th1)型细胞因子介导的通路暂时受抑,而 Th2 型细胞因子反应不受影响,导致外科大手术后 Th1/Th2 比值失衡。不同的病情可造成不同的 T 细胞反应,从而影响手术后感染的发病率。如肿瘤患者在手术前免疫系统即已受损,如食管癌患者 Th2 产生 IL-4 减少。此外,长期饮酒患者,术前 Th1/Th2 比值即已变化,与手术后感染增加有关。严重外科感染时抗炎细胞因子水平显著升高,T 细胞从 Th1 向 Th2 漂移,从而导致脓毒症的免疫失调。Th1 反应受抑,表现为 IL-1、IFN-γ 和 IL-12 水平下降,Th1 反应增强则以 IL-10 和 IL-4 水平升高为特征。

(3)影响机体免疫反应的因素。①年龄:一半以上的重症监护病房患者年龄超过 65 岁,年龄的增长显然与感染发病率及病死率增加有关。②性别:对感染性别差异的认识一直存在不同看法。有研究证实,性别能影响早期免疫应答以及对损伤的风险预测,但是临床观察中还没有一致的报道。③所患疾病和治疗措施:如近期手术、抗生素治疗、既往是否有心源性休克或复苏等。

全身炎症反应状态可能使机体对感染的敏感性增强,是大手术患者术后感染并发症风险增加的主要原因。④遗传因素:人类因感染性疾病死亡存在明显的遗传倾向,在单卵双胞胎,细胞因子的产生和遗传因素有着密切的关系。通过基因操纵使动物免疫反应过程中的主要基因发生缺失,则能够显著影响全身免疫反应。

(二)外科切口部位感染

外科切口部位感染(SSI)是最常见的一种外科手术感染,是近年美国疾病控制中心(CDC)提出和发展的一种概念,它包括了任何一种发生在手术部位的感染。主要分为 3 类:①浅表 SSI,发生在切口皮肤和皮下组织,最常见,占 47%;②深层 SSI,感染扩展到肌肉和筋膜,占 23%;③器官/间隙 SSI,如腹腔脓肿、脓胸、关节间隙感染,占 32%。对 SSI 的诊断并非易事,仅有 46%的在住院期诊断出;16%在出院时诊出;还有 38%在再入院或随诊时做出诊断。SSI 的发生与外科切口种类密切相关,按照手术过程中创口可能被致病细菌污染的机会和情况,手术切口可分为Ⅰ(清洁)、Ⅱ(清洁-污染)、Ⅲ(污染)和Ⅳ(污秽)4 类,这种分类可粗略估计出不同切口发生感染危险性的概率,4 类切口的感染率分别约为 2.1%、3.3%、6.4%和 7.1%(见表 1-1)。

表 1-1　外科切口的种类

分类	标准
Ⅰ类(清洁)切口	手术未进入炎症区,未进入呼吸道及泌尿生殖道,以及闭合性创伤手术符合上述条件者
Ⅱ类(清洁-污染)切口	手术进入呼吸道及泌尿生殖道但无明显污染,如无感染且顺利完成的胆道、胃肠道、阴道、口咽部手术
Ⅲ类(污染)切口	新鲜开放性创伤手术;手术进入急性炎症但未化脓区域,胃肠道内容物有明显溢出污染,无菌技术有明显缺陷(如紧急开胸心脏按压)者
Ⅳ类(污秽)切口	有失活组织的陈旧创伤手术,已有临床感染或脏器穿孔的手术

不同种类的外科切口有着不同的感染危险指数,如表 1-2 所示。

表 1-2　切口分类与 NNIS 系统对 SSIN 危险估计比较

创口分类	NNIS 危险指数				
	0	1	2	3	全部
清洁	1.0	2.3	5.4	—	2.1
清洁-污染	2.1	4.0	9.5	—	3.3
污染	—	3.4	6.8	13.2	6.4
污秽	—	3.1	8.1	12.8	7.1
全部	1.5	2.9	6.8	13.0	2.8
最大比值	2.1	1.7	1.8	1.0	

注:NNIS(National Nosocomial Infection Surveillance System)

对于 SSI 的预防可从 3 个方面着手,一是患者本身,在术前将宿主的抵抗力提高到最佳境地;二是手术操作要轻柔细致,减少操作,降低病原菌入侵机会;三是加强围术期处理,包括预防性抗生素、防止异物和无生机组织残留、缩短手术时间、减少输血、合理准备消毒切口、术中维持患者巨噬细胞的功能、禁烟及做好手术室环境管理等。

(三)导管相关血液循环感染

在围术期,中心静脉(CVC)导管的功用十分重要,它可进行血流动力学监测、补液、输注药物、输血、给予肠外营养(TPN)等,这些都是周围静脉导管不能替代的。但 CVC 也会带来 15% 的各种并发症,包括置入和取出时的机械性损害(穿破动静脉、血肿、血胸、气胸等)、栓塞、感染等。其中最常见的感染并发症是导管相关血流感染(CRBSI),这种院内感染与外科切口感染、肺炎及泌尿系统感染一并成为外科危重患者的 4 种最常见感染。在过去的 20 年中,CRBSI 的发生率增加 3～5 倍,死亡率也高达 10% 左右,且延长患者住院和 ICU 停留时间,增加医疗开支,是一个值得重视的临床问题。

1.定义

发生 CRBSI 前,先有导管的菌株定植,其定义是导管的尖端、皮下段或中间段内,产生了多于 15 个菌落形成单位;而 CRBSI 的定义是指在 48 小时内,同时发生了导管菌株定植和至少 1 次的周围静脉血内同一菌株培养阳性。CDC 对 CRBSI 定义,除菌株培养阳性外,还包括临床特点,如发热、畏寒和(或)低血压,但无其他原因的菌血症;而对凝固酶阳性金黄色葡萄球菌的培养需 2 次阳性。更为严格的定义是美国传染病协会(IDSA)所制定的,认为有以下几种情况的一项者即为 CRBSI:①导管半定量或定量培养导管菌落阳性;②从中心静脉和周围静脉按 5:1 比例取血样半定量培养菌株阳性或培养菌株计数呈大幅度增加;③在不同时间内中心静脉和周围静脉血样两者同时培养均阳性。

2.流行病学

许多类型的导管装置均可导致菌株定植和 CRBSI,其中周围血管导管感染率为 0.5/1 000 导管日,动脉导管为 1.7/1 000 导管日,周围血管透析导管为 2.4/1 000 导管日,长期外科插入血管装置为 0.1～1.6/1 000 导管日,但其中以 CVC 最为常见,占到全部 CRBSI 的 90% 以上。据统计,美国各医院的 ICU 中,每年有 1 500 人行 CVC 插管,其中有 25 万人发生 CRBSI。一般在 CVC 插管患者中有 25% 会发生菌株定植,平均在 8 天后会发生 CRBSI;ICU 的外科危重患者几乎有一半都行 CVC 插管,所以发生 CRBSI 的概率达 2.9%～12.8%。最近的研究还显示,CRBSI 的死亡率增加了 3 倍以上;Maki 等对一组在 ICU 停留 14 天的患者的观察结果显示,行 CVC 插管 121 例,发生 CRBSI 的比率为 6/1 000 导管日,而周围静脉插管为 2.2/1 000 导管日,结论是周围静脉插管更为可行。

3.危险因素和发病机制

引发 CRBSI 的各种危险因素中,医师、护士的操作经验不足是最主要的,其他还包括 ICU 中护士接触患者次数多、在插管过程中使用全消毒屏障失败、插管部位选择不合宜、插入导管后有严重污染发生、导管放置时间超过 7 天等。另外的危险因素还包括:插管时患者所处位置(门诊、住院部或 ICU)、插管类型、插管数量、患者每天接受操作的次数、使用 TPN 插管等。在外科病房常见的 CRBSI 危险因素:插管数量多,超过 3 个;插管时间过长等。Johns Hopkins 大学外科的一组临床试验研究结果显示,若组织专业团组执行严格的导管插管规则,使用单一通道和仔细护理,结果比一般输液和输注药物的插管导管发生 CRBSI 的概率减少 5 倍。最近还发现,若患者导管留置时间超过 14 天,发生 CRBSI 的概率会增加 5 倍。此外,肥胖也是一项危险因素,最近一组 2 037 例 ICU 患者的研究,在 1 538 例次发生 CRBSI 的分析中,发现肥胖也是一项独立危险因素。

4.防范措施

近年许多学者致力于探讨各种防范 CRBSI 的策略和措施,其中 CDC 发表的 CRBSI 预防指南比较详尽地阐述了预防 CRBSI 的具体措施,其主要内容包括一般干预和 CVC 插管维护两个主要方面。一般干预包括加强医护人员培训、学习指南、ICU 加强专护力量、严格把握 CVC 插管指征等;在 CVC 插管维护中有严格遵守肥皂和酒精洗手的规定,在插管时保持无菌操作原则,选好穿刺部位(最好是锁骨下静脉),操作时戴无菌手套,用双氯苯双胍乙烷(洗必泰)液处理患者皮肤,一般不使用全身预防性和局部用抗生素,培训精通专业团组,及时取除不需要的导管,插管时间最好勿超过 72 小时,尽量不使用导丝等。现将最为重要的几项措施分别叙述如下。

(1)手的卫生:保持医护人员手部清洁是非常重要的预防措施。最近的研究指出,保持洗手和手部卫生,与降低 CRBSI 的危险直接相关。除继续教育外,应严格执行操作前洗手的常规。

(2)插管时保持完整的无菌屏障:执行无菌插管操作十分重要,如操作前戴帽子、口罩、手术衣等。研究显示,使用完整无菌屏障可使肺动脉导管插管感染率下降 2 倍以上;如果严格执行完整的无菌屏障,可使每 270 例次插管患者中减少 7 例 CRBSI 发生和 1 例死亡。

(3)使用洗必泰:插管部位的皮肤消毒可有效避免菌株定植和 CRBSI 的发生。全球各地最常使用的消毒剂是聚维酮碘,但更多的研究显示 2% 的洗必泰消毒皮肤会更好些。一组荟萃分析显示,相比于碘,使用洗必泰消毒皮肤可降低 50% 的 CRBSI 发生率。

(4)使用抗感染封闭导管:使用抗感染封闭导管抗感染封闭导管是一种预防 CRBSI 的有效措施,抗感染导管用洗必泰醋酸盐与磺胺嘧啶进行导管涂层,并采用肝素＋头孢唑啉(或其他抗生素)联合封闭导管,这样可有效预防 G^+ 菌所致的 CRBSI。

(5)导管的插管部位 CRBSI 发生的危险因素还包括插管部位处皮肤的菌落数量。研究发现,颈内静脉和股静脉插管的 DRBSI 发生率要比锁骨下静脉插管高 2～3 倍;特别更易于发生在 IUC 内行呼吸机换气的患者中。

(四)腹腔内感染

腹腔感染是常见、多发的疾病和手术并发症,临床上尽快地明确诊断和采取有效的治疗措施是外科医师必须重视的问题。

1.分类

腹腔感染包括原发性腹腔感染和继发性腹腔感染。原发性腹腔感染是指腹腔内无原发病灶,病原体来自腹腔以外的部位,通过血行播散、腹腔外脏器和组织感染的直接扩散或透壁性扩散等引起的腹腔感染。继发性腹腔感染是指感染的病原菌来自腹腔内,多为急性腹腔内脏器的坏死、破裂、穿孔或炎性病变的直接扩散而引起腹膜腔和邻近脏器的感染。腹腔感染还可分为外科性和内科性腹腔感染。

2.特点

外科性腹腔感染主要有以下特点:①大部分感染是由几种细菌的混合感染;②大多有明显的局部症状和体征;③常引起化脓、坏死等器质性病变,致使组织结构破坏;④常需手术引流或穿刺引流等治疗。

复杂性腹腔感染:①弥漫性或局限性化脓性腹膜炎;②急性胰腺炎伴坏死感染;③阑尾穿孔或阑尾周围脓肿;④胃十二指肠穿孔;⑤外伤性和非外伤性小肠结肠穿孔;⑥腹腔脓肿;⑦腹部手术后腹腔内感染等。

3.发病机制

腹腔感染的致病菌种均为人体肠道的正常菌种。致病菌可以是外源性的,也可以是内源性的。腹腔感染常常是需氧菌和厌氧菌的混合感染。需氧菌从所处的环境中摄取了氧,为厌氧菌的生长繁殖创造了缺氧环境;而厌氧菌释放出一些酶、生长因子、宿主反应抑制因子等,则有利于需氧菌的繁殖。所以两者具有协同作用,增强了其毒力和致病性。病原菌中前5位分别为大肠埃希菌、肺炎克雷伯菌、铜绿假单胞菌、屎肠球菌和金黄色葡萄球菌。

真菌感染也是当前常见腹腔感染之一,其中念珠菌属感染是所有真菌感染的首位病原菌。深部真菌感染的诊断及治疗问题日益严峻。

4.诊断

症状明显及全身性中毒症状的腹腔感染一般不难诊断,某些部位深在的局限性感染,则诊断有时较为困难。因此,临床上早期诊断、正确定位对预后至关重要。临床上腹部症状持续者应警惕腹腔感染的可能。诊断的要点:①结合手术情况,如有腹膜炎者及术中肠管间有脓苔粘连或有炎性大网膜存在者,则术后残余感染机会较多;②需排除切口部位感染;③注意腹部有无固定压痛部位或包块,盆腔脓肿时肛门指检常会提示腹膜炎;④膈下脓肿病例的X线检查常会提示胸膜炎性改变;⑤超声检查对腹腔脓肿诊断和定位灵敏度较高,是一种较好的诊断手段。对可疑的感染还可在超声或CT指引下进行诊断性穿刺。穿刺如抽得脓液不仅可明确诊断,还可进行细菌培养,有助于明确病原菌的种类和选择合适的抗菌药物。用评分方法评估腹腔感染的严重程度,不仅有助于准确、客观地判断病情和预测预后,还有助于治疗方式的选择和不同单位的资料交流和对比。腹腔感染的评分系统和分级系统多种多样,临床上应用最多的是APACHE Ⅱ评分。APACHE Ⅱ评分不仅能较为准确地预测腹腔感染患者的术后死亡率,还可指导腹腔感染的手术治疗。APACHE Ⅲ评分在预测死亡率的精确性方面优于APACHE Ⅱ评分,对创伤患者的预测价值优于APACHE Ⅱ评分。另外,还有Goris评分、腹膜炎严重度评分、腹部再手术预测指数、简化的腹膜炎评分等,各有其优缺点。

5.治疗

(1)抗生素治疗:抗菌药物治疗是治疗外科性腹腔感染不可缺少的重要措施。复杂性腹腔感染时,选择恰当的抗菌药物作起始治疗具有重要意义。一项针对继发性腹腔感染患者的回顾性队列研究显示,不恰当的起始治疗可导致严重腹腔感染患者更高的临床治疗失败率,对患者的预后产生不利影响。另一项针对社区获得性腹腔感染患者的前瞻性研究显示,恰当的起始治疗可显著提高临床治疗成功率。同时,腹腔感染药物治疗的标准是抗菌谱能够覆盖腹腔感染最常见的病原菌,同时掌握恰当的用药时机和用药剂量,贯彻"全面覆盖、重拳出击、一步到位"的方针,不宜常规逐步升级。在药物选择上,要考虑药物的药效学和药代动力学特点,以及我国当前细菌的耐药情况,从而经验性选择抗菌药物。细菌培养及药物敏感性报告后,便应重新评估原有用药方案。但是在进行抗生素针对性治疗时,决不能简单地按照细菌培养和药物敏感性报告结果对号入座,而要根据病情和患者的特点,对照实验室报告,进行综合分析,抓住重点,选定用药方案。

(2)手术治疗:外科处理腹腔感染的常用方法是剖腹手术。剖腹手术治疗腹腔感染的目的是控制感染源、清创与充分引流。在清创时,希望清除所有坏死组织。但外科处理腹腔感染往往会导致腹腔污染的面积进一步扩大,腹腔受细菌毒素污染的时间更长。这将引起细菌与毒素大量入血,损害呼吸与循环系统,严重者可致脓毒症和脓毒症休克。故临床清创时,要密切监测全身生命体征,适当而止。在治疗严重腹腔感染的过程中,一条珍贵的经验教训:不能满足于一个感染源的发现,还应积极防止与处理残余感染的发生。对于常规外科处理不能控制的腹腔感染,腹腔开放是治疗腹腔感染的杀手铜,多能最终控制住腹腔与全身的感染症状。外科处理急性腹膜炎多于术中用大量生理盐水冲洗腹腔,而对于腹腔感染较重、全身情况差的患者,满意地去除感染源,清理腹腔内的污染物并非易事。故开腹探查手术时应放置腹腔灌洗管,术后不断行腹腔灌洗。

(3)微创治疗包括以下几项。

腹腔镜治疗:常见的腹腔感染大多数通过临床常规手段可以得到正确诊断和及时治疗,但仍有部分病例因多种因素而未能确立诊断。当患者的症状、体征及辅助检查不能提供有价值的诊断依据时,腹腔镜技术则可解决这一难题。对于术前无法明确诊断的病例,直接进行腹腔镜检查,一方面可以达到诊断病因的目的,同时进行有效的治疗;另一方面,还可以避免一些可能造成过度治疗的开腹探查。目前,腹腔镜技术已取代了过去的常规开腹,如消化性溃疡穿孔、急性胆囊炎、急性阑尾炎、肠憩室炎、肠坏死、妇科急腹症等,都已经可以采用腹腔镜方式治疗。另外,当发生感染性积液或脓肿时,也可通过腹腔镜进行脓肿引流或坏死组织清创术,腹腔镜技术在腹部外伤和腹腔感染治疗中已广泛应用。

穿刺置管引流:随着医学的发展,外科感染引流的概念在不断地发生改变。传统的观点是"哪里有脓液,就应该引流哪里",现在认为对腹腔感染需常规引流的概念须加以改变。穿刺引流是微创和能达到良好引流效果的治疗手段,腹腔穿刺引流的理论依据为外科引流将被感染的腹水放出,可以减少对腹膜的炎性刺激和毒素吸收。但实践证明,全腹膜炎甚或是局限性腹膜炎常规引流是无效,甚至是有害的。

为达充分引流目的,外科感染的引流应遵循以下原则:①建立有效的引流通道,引流管的放置应尽可能顺应解剖生理的要求,引流距离要短而直接,避免引流管扭曲、受压;②避免引流管周围组织的损伤,引流管勿直接压迫肠管等;③尽可能避免逆行性感染,多选用封闭式引流;④与腹腔隔绝又有便捷入路的脓肿或感染性积液,尽量选择腹膜外径路。

(4)血液净化治疗:持续血液净化逐渐用于治疗严重腹腔感染,可有助于控制感染。血液净化治疗可调节感染所致的免疫功能失常,在清除部分炎性因子的同时还能改善单核细胞和内皮细胞的功能,有助于重建机体的免疫内稳态。每天血液透析能显著降低腹腔感染患者的死亡率。

(五)外科感染抗生素防治

使用各种抗生素防治外科感染是一种重要手段,对它的评价可从临床介绍青霉素应用的效果加以认识,那就是抗生素防治是降低外科感染最有希望的措施之一。但对它的使用经历了一个逐渐加深认识的过程,早在 20 世纪 60 年代,多在手术后才开始使用抗生素,显然是无效的;接着,又将一些抗生素用于有特殊感染危险概率的患者,结果发生感染的机会反而增多;后来通过大量动物试验和患者试验发现只有在创口发生污染前(手术切口前)给予抗生素才会降低外科感染,特别是 SSI;进一步深入发现预防性抗生素的理想给药时间是手术开始前不久,这样才会使手术时血内和组织内抗生素浓度达到最高值,起到预防性作用。所以目前推荐的给药时间是手术开始前半小时内,至完成手术后 24 小时停药。给药的办法是一次静脉滴入。如手术时间过长、患者体重超重还要重复给药。

预防抗生素的适应证为Ⅱ、Ⅲ类切口,对于Ⅰ类切口的使用仍有争议。有人认为清洁创口使用抗生素也可能降低感染率,但这类患者的感染率底线也是低的,再加上经济上的负担和出现耐药菌株及药物不良反应,相比之下并不合算。但也有一些Ⅰ类手术如发生感染后果严重,如心脏开放手术、关节置换、血管置换和开颅手术等,宜应用预防性抗生素。对于Ⅱ类手术可考虑使用,Ⅲ类切口则必须使用。

所选择的抗生素必须对熟知的病源菌有作用,如下消化道手术就需要对抗革兰阴性菌和厌氧细菌的抗生素。此外,应注意预防性抗生素与第一线治疗性抗生素有所不同,如亚胺培南对革兰阴性菌和厌氧菌有治疗效用,但不能推荐作为预防用药。一般来说,选择一代头孢菌素用于非厌氧菌污染手术的预防,而二代头孢菌素用于可能被厌氧菌污染的手术。

如何正确把握围术期抗生素的合理应用也是一重要问题,必须从学术和管理两个方面认真把握好抗生素的合理应用,加强围术期抗生素应用的管理,及时纠正其中存在的问题。对于病例的选择:围术期抗生素的使用需要考虑很多的因素,依据患者的疾病是感染性、非感染性或者存在潜在感染的危险,可分为治疗性与预防性;依据疾病与手术的种类,如胆道结石比单纯的肝胆肿瘤更有感染的危险,肠道手术比胆道手术更容易发生感染;患者的机体状况、手术的大小、创伤的严重程度和手术的时机(急诊、择期)都是围术期抗生素使用必须考虑的因素。但是精细的手术操作、严格的无菌观念常常可以降低感染的危险,从而减少抗生素的应用。

围术期抗生素的选择还受到多方面的影响,不同地区、医院、科室和主管医师都有其用药习惯。对于治疗感染性疾病的抗生素应用,更要关注抗生素的有效性,在选用国产与进口抗生素时,重要的是质量把关。在未获得病原菌检验依据前,不得不靠医师的以往经验进行选择。抗生素的使用时间,在严格把握基本原则的前提下,还必须注意个体差异。同时应注意患者术后的综合处理。

重视外科病灶的妥善处理,外科引流是外科感染的最佳治疗方式,有效的外科引流比单独使用抗生素疗效更好;术后发热的处理并不应立即使用抗生素,及时的换药可发现有无切口感染,必要的腹部超声等影像学检查可了解有无和积液或感染病灶,有效的感染切口引流和处理残余病灶是正确的术后处理方式。成功的外科手术不能忽略围术期的相关处理,合理的抗生素应用预防感染对手术起到了保驾护航作用,术前、术中和术后的使用必须严格掌握指征。

(六)耐甲氧西林金黄色葡萄球菌感染处理

外科感染的另一重要问题是耐甲氧西林金黄色葡萄球菌(MRSA)所引起的严重感染。多年来,由于抗生素尤其是广谱抗生素的滥用,MRSA造成的院内与院外感染均呈上升趋势。中国国内主要地区12所教学医院MRSA平均检出率为55.9%,最高为77.5%,是MRSA感染的严重国家之一。目前MRSA感染已与HBV/AIDS并列世界范围内三大最难解决的感染性疾病。MRSA具有多重耐药性,病死率较高,治疗极为棘手,MRSA严重的耐药性是导致它广泛传播的主要因素。它几乎对所有正在使用的β-内酰胺类抗生素耐药,通过从某些肠球菌处获得质粒来扩大其耐药谱或增强其耐药性。

所幸截至2008年,国内CHINET细菌耐药监测尚未发现对万古霉素、替考拉宁的耐药株。决定MRSA的高度耐药是其染色体上存在一段DNA序列(*mecA*基因),除了能产生正常的青霉素结合蛋白(PBPs)外,还编码一种特殊的替代性青霉素结合蛋白(PBP2α)。它与β-内酰胺类抗生素的亲和力低,而正常PBPs与β-内酰胺类抗生素的亲和力高。但当细菌表面PBPs分子皆被抗生素抑制时,PBP2α可替代4种PBPs的功能,作为替代酶完成细胞壁的合成,从而导致耐药。

此外,MRSA的广泛传播是由其接触传播的途径和耐药基因的转移传播途径决定的。如果住院患者大量使用抗生素，以及放化疗法、机体毒性药物、原发疾病、有创诊断和治疗措施使得机体抵抗力极其低下，MRSA 可经患者→医护人员→患者的途径传播，临床特点：有手术、深部动静脉导管装置、气管切开机械辅助通气、ICU 入住或继往 ICU 入住史，且患者病情危重、病程长、免疫力低下，多伴有长期的基础疾病史，具备这些因素的患者极易 MRSA 感染。

对 MRSA 感染的治疗：应根据感染程度制订个体化治疗方案，及早、足程、足量选用抗MRSA 感染药物，并积极增强患者的免疫功能，以提高患者的生存率。对 MRSA 的治疗应当采取防治结合的综合策略，包括合理使用抗生素、监测 MRSA 环境污染和医院内人员携带情况、加强对物体表面和手的消毒；对明确为 MRSA 感染的患者，应当隔离并在药敏试验的基础上治疗MRSA 感染等。

无论 MRSA 菌株对 β-内酰胺类抗菌药物体外药敏试验结果是否敏感，均视为耐药。因此，在临床治疗 MRSA 时，应注意：①不应选用 β-内酰胺类抗生素，包括青霉素类、头孢菌素、单环菌素类、碳青霉烯类等药物。②抗生素轮流使用：这使细菌在一定时间内与一部分抗生素脱离接触，使耐药菌恢复为敏感菌。③联合用药：万古霉素与利福平或小剂量庆大霉素（2 mg/kg）联用治疗深部组织 MRSA 感染效果良好；MRSA 感染用夫西地酸和利福平与阿米卡星或奈替米星联合用药，发生耐药的可能性明显减少。

对于疑似 MRSA 感染患者，若一味等药敏结果报告后再选药，而没有及时经验用药，可使患者病情加重，错过最佳抢救时机。因此，对于 MRSA 感染高发区域患者或易感人群，早期可经验性试用利福平、复方新诺明、利奈唑胺等药。对于疑似 MRSA 重度感染患者，则建议试用万古霉素、替考拉宁、阿贝卡星等药。若后续的药敏试验证实不是 MRSA 感染，再果断停用上述药物。早期经验性应用万古霉素、利奈唑胺治疗 MRSA 感染，可避免重度感染所致的长期住院或死亡的严重后果。

对确认为严重 MRSA 感染的患者，肾功能正常的患者，首选万古霉素治疗，发挥时间依赖性杀菌作用。对需要联合用药的 MRSA 感染患者，应尽量合理搭配使用抗生素，如万古霉素和利福平或庆大霉素联合使用可以提高疗效。对肾功不全者，则选用利奈唑胺或者在严密监测肾功能、血药浓度的情况下应用万古霉素等。

外科手术患者一般不考虑 MRSA 感染的预防用药。对于以往有 MRSA 定植或感染史但未知是否清除，却需要接受手术的患者，则需接受糖苷肽类抗生素的预防用药，或联合应用对其他病原菌有效的抗生素。如果患者有重新出现 MRSA 带菌的危险或患者来自 MRSA 高度流行的机构，也建议使用糖苷肽类抗生素。

（冯　健）

第二章 外科手术麻醉

第一节 甲状腺手术麻醉

甲状腺是重要的内分泌腺之一,主要分泌甲状腺激素,对机体的代谢、生长发育、神经系统、心血管系统和消化系统等具有重要的作用。甲状腺的功能受诸多因素的调节,甲状腺激素分泌增加或减少均可导致机体内分泌代谢紊乱。一些甲状腺疾病可通过手术治疗,许多手术患者也可伴随甲状腺功能障碍,故应了解甲状腺解剖生理特点和甲状腺手术的麻醉特点,选择适当的麻醉方法和麻醉药物,保证患者术中安全,防止各种并发症发生。

一、甲状腺手术麻醉的特点

(一)甲状腺的解剖和生理特点

人类甲状腺起源于第一对咽囊之间的内胚层,胚胎第5周在咽底壁出现一正中突起,即为甲状腺原基,以后逐渐向下凹陷形成甲状腺囊,并向下发展至颈前方。甲状腺位于颈前下方软组织内,大部分位于喉及气管上段两侧,其峡部覆盖于第2~4气管软骨环的前面。有时甲状腺向下深入胸腔,称为胸骨后甲状腺,当其肿大时,常压迫气管引起呼吸困难。甲状腺由许多球形的囊状滤泡构成。滤泡衬以单层上皮细胞,滤泡细胞分泌甲状腺素和三碘甲状腺原氨酸,二者释放进入血液后,即组成甲状腺激素。而滤泡旁细胞则分泌降低血钙水平的激素,即降钙素。

甲状腺激素的主要生理功能:①促进细胞内氧化,提高基础代谢率,使组织产热增加。甲状腺激素能促进肝糖原酵解和组织对糖的利用;促进蛋白质的分解,如骨骼肌蛋白质分解,出现消瘦和乏力;并增加脂肪组织对儿茶酚胺和胰高血糖素的脂解作用,加快胆固醇的转化和排泄。正常的基础代谢率为±10%。②维持正常生长发育,特别对脑和骨骼发育尤为重要。甲状腺功能低下的儿童,表现为智力下降和身材矮小为特征的呆小病。③对心血管系统影响:甲状腺激素能增强心肌对儿茶酚胺的敏感性。④对神经系统的影响:甲状腺功能亢进时可出现易激动,注意力不集中等中枢神经系统兴奋症状。⑤对消化系统影响:甲亢时食欲亢进,大便次数增加,此与胃肠蠕动增强及胃肠排空加快有关。

(二)甲状腺手术麻醉特点

甲状腺手术麻醉方法的选择应考虑以下几个因素:①甲状腺疾病的性质和手术范围;②甲状腺功能状况;③有无声带麻痹,气管、大血管和神经受压及对通气功能影响;④患者全身状况及其他并发症;⑤患者的精神状况和合作程度。

对于不伴有呼吸道压迫症状的甲状腺功能亢进的患者,可采用局部浸润麻醉或颈丛神经阻滞,对病情复杂或伴有全身器质性疾病或不合作者选用气管内全身麻醉。

二、甲状腺肿瘤手术

甲状腺肿瘤包括甲状腺囊肿、甲状腺良性肿瘤及恶性肿瘤。甲状腺良性肿瘤包括甲状腺腺瘤、良性畸胎瘤等,多发生于 20～40 岁的女性,病理变化主要包括滤泡性和乳突状瘤及不典型腺瘤,以滤泡性腺瘤最常见。多数患者无任何症状或稍有不适而被发现颈部肿物,多数为单个、表面光滑、边界清楚、无压痛、可随吞咽上下移动,罕见巨大瘤体可产生邻近组织器官受压。部分甲状腺腺瘤可发生癌变,癌变率为 10％～20％,因此,主张早期手术治疗。对于单个小瘤体,可采用局部浸润或颈丛神经阻滞,或颈部硬膜外阻滞,必要时静脉辅助镇静或镇痛药物。术中保持患者清醒以利于配合手术医师检查声带功能,避免喉返神经损伤。

甲状腺恶性肿瘤主要包括:①乳头状腺癌(60％～70％),好发于年轻女性,且易发生颈部淋巴结转移,患者多无自觉症状,且生长缓慢,故一般就诊较晚。②滤泡状腺癌(约占 20％),可发生于任何年龄,但以年龄较大者多见。多为单发,边界不清,较少发生淋巴结转移,多经血液转移到肺和骨骼。此类患者需行原发病灶切除及颈部淋巴结清除术,故常选用气管内麻醉。③未分化癌(10％～15％),常见于老年人,恶性程度甚高,极易发生颈部淋巴结和血液转移。可广泛侵犯周围邻近组织和器官,患者常伴有呼吸困难、吞咽困难、颈静脉怒张等。一般选择放射治疗。对某些晚期患者,由于局部压迫症状严重,如出现严重呼吸困难,需要手术治疗以解除气管压迫,一般在表面麻醉下行清醒气管插管,保持呼吸道通畅后再施行手术。

三、甲状腺功能亢进症手术

甲状腺功能亢进症是由各种原因导致正常甲状腺素分泌的反馈机制失控,导致循环中甲状腺素异常增多而出现以全身代谢亢进为主要特征的疾病总称。根据引起甲状腺功能亢进的原因可分为原发性、继发性、高功能腺瘤 3 类。原发性甲状腺功能亢进症最常见,其发病机制目前认为可能是一种自身免疫性疾病。患者年龄多在 20～40 岁,甲状腺弥漫性肿大,两侧对称,且常伴有眼球突出。

(一)麻醉前评估

麻醉前访视患者时,可根据其症状、体征及实验室检查评估其甲状腺功能亢进症的严重程度。

1.临床表现

(1)性情急躁,容易激动,失眠,双手平行伸出时出现震颤。

(2)食欲亢进,但却体重减轻、怕热、多汗、皮肤潮湿。

(3)脉搏快而有力(休息及睡眠时仍快)、脉压增大、病程长者可出现甲亢性心脏病,严重病例可出现心房颤动,甚至充血性心力衰竭。

(4)突眼征常发生于原发性甲状腺功能亢进症患者,双侧眼球突出、眼裂开大,上下眼睑不能完全闭合,以致角膜受损,严重者可发生溃疡甚至失明。

(5)甲状腺弥漫性对称性肿大,严重者可压迫气管等,但较少见,可扪及震颤,并闻及血管杂音。

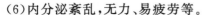

(6)内分泌紊乱,无力、易疲劳等。

2.特殊检查

(1)基础代谢率。常用计算公式:基础代谢率＝(脉率＋脉压)－111。测定时应在完全安静、空腹时进行(一般是早晨清醒后未起床时),正常值为±10％,增高20％～30％为轻度甲亢,30％～60％为中度,60％以上为重度。

(2)甲状腺摄^{131}I率测定:正常甲状腺24小时内摄取^{131}I量为人体总量的30％～40％,如果2小时内甲状腺摄取^{131}I量超过人体总量的25％,或24小时超过人体总量的50％,且摄^{131}I高峰提前出现,均可诊断甲亢。

(3)血清T_3、T_4含量测定:甲亢时,血清T_3可高于正常4倍左右,而T_4仅为正常值的2倍半。

(4)促甲状腺素释放激素(TRH)兴奋试验,静脉注射TRH后,促甲状腺激素不增高,则有诊断意义。

3.病情评估

根据上述临床表现及特殊检查,以及是否曾发生甲状腺危象等可以对病情严重程度做一评估。一般应经过一段时间抗甲状腺功能亢进药物治疗,待病情稳定后才考虑手术,否则,围术期间易发生甲状腺危象。如果甲状腺功能亢进症状得到基本控制,则可考虑手术,具体为:①基础代谢率小于＋20％;②脉率小于90次/分,脉压减小;③患者情绪稳定,睡眠良好,体重增加等。

(二)麻醉前准备

1.药物准备

药物准备是术前降低基础代谢率的重要措施。有两种方法:①先用硫脲类药物降低甲状腺素的合成,并抑制机体淋巴细胞自身抗体产生,从而控制因甲状腺素升高而引起的甲亢症状。待甲亢症状被基本控制后,改用碘剂(Logul液)1～2周,再行手术。②开始即服用碘剂,2～3周后甲亢症状得到基本控制,便可进行手术。

硫氧嘧啶类药物包括甲硫氧嘧啶和丙硫氧嘧啶,每天200～400 mg,分次口服,咪唑类药物,如他巴唑、卡比马唑每天20～40 mg,分次口服。碘剂含5％碘化钾,每天3次,第1天每次3滴,以后每天每次增加1滴,至每次16滴为止。由于抗甲状腺药物能引起甲状腺肿大和动脉性充血,手术时易出血,增加了手术的困难和危险,因此服用后必须加用碘剂2周,使甲状腺缩小变硬,有利于手术操作。必须说明的是,碘剂的作用在于抑制蛋白水解酶,减少甲状腺球蛋白的分解,从而抑制甲状腺素的释放,并减少甲状腺的血流量。但停用碘剂后甲状腺功能亢进症状可重新出现,甚至比原来更严重,因此,凡不准备实施手术者,不要服用碘剂。对于上述两种药物准备无效者或不能耐受者,现主要加用β受体阻断药,如普萘洛尔。普萘洛尔能选择性地阻断各种靶器官组织上的β受体对儿茶酚胺的敏感性,而改善甲状腺功能亢进症的症状,剂量为每6小时口服一次,每次20～60 mg,一般1周后心率降至正常水平,即可施行手术。由于普萘洛尔在体内的有效半衰期不足8小时,所以最后一次口服应在术前1～2小时,手术后继续服用1周左右。对于患哮喘、慢性气管炎等患者忌用。

2.麻醉前用药

根据甲状腺功能亢进症状控制的情况和将采用的麻醉方法综合考虑,一般来说,镇静药用量较其他病种要大。可选用巴比妥类或苯二氮䓬类药物,如咪达唑仑0.07～0.15 mg/kg。对某些精神高度紧张拟选择气管内麻醉的患者,可加用芬太尼0.1 mg、氟哌利多5 mg肌内注射,具有增强镇静、镇痛、抗呕吐的作用。为了减少呼吸道分泌物,可以选用 M 受体阻滞药,一般选用东莨菪碱。应该强调的是,对于有呼吸道压迫或梗阻症状的患者,麻醉前镇静或镇痛药应减少用量或避免使用。

(三)麻醉方法的选择

1.局部浸润麻醉

局部浸润麻醉对于症状轻,病程短或经抗甲状腺药物治疗后,病情稳定,无气管压迫症状,且合作较好的患者可采用局部浸润麻醉,特别适应于微创手术。选择恰当浓度的局麻药,一般不加肾上腺素,以免引起心率增快,甚至心律失常。充分皮内、皮下浸润注射,虽然可完全消除手术所致疼痛刺激,但由于甲状腺功能亢进症患者精神紧张状态确非一般,加上甲状腺手术体位和术中牵拉甲状腺组织引起不适反应,术中必须静脉注射镇痛或镇静药,故现在已极少采用局部浸润麻醉于甲状腺功能亢进症患者。

2.颈丛神经阻滞或连续颈部硬膜外阻滞

颈丛神经阻滞的麻醉效果较局部浸润麻醉优良,一般可获得较好的麻醉效果,但仍未摆脱局部麻醉的缺点,如手术牵拉甲状腺时患者仍感不适,此外,若手术时间较长者,麻醉作用逐渐消退,需要加用局部浸润麻醉或重新神经阻滞等。颈部硬膜外阻滞能提供最完善的镇痛效果,同时因阻滞心脏交感神经更利于甲状腺功能亢进患者,可用于防治甲状腺危象,更适应于手术前准备不充分的患者。术中可适量辅以镇痛药及镇静药,如芬太尼及氟哌利多等,以减轻术中牵拉甲状腺所致的不适反应。手术中可能因硬膜外阻滞平面过广、静脉辅助药作用等出现呼吸抑制。故麻醉期间需严密观察患者呼吸功能变化,避免呼吸道梗阻及窒息发生,同时准备气管插管用具。

3.气管内麻醉

气管内麻醉是目前采用最广泛的麻醉方法。适合于甲状腺较大或胸骨后甲状腺肿,伴有气管受压、移位、术前甲状腺功能亢进症状尚未完全控制或精神高度紧张不合作的患者。气管内麻醉能确保患者呼吸道通畅,完全消除手术牵拉所致的不适,增加了手术和麻醉安全性。不足之处是术中无法令患者配合以确定是否损伤喉返神经,此外,若患者术中发生甲状腺危象则体征可能不够明显,必须予以重视。总之,应根据病情选择合理的麻醉药物和麻醉诱导方式并完成气管内插管术,且采用必要的监测技术,使患者平稳渡过手术期。

(1)全身麻醉诱导和气管插管术:困难气管内插管常发生于甲状腺手术患者,麻醉前应有足够的思想和技术准备,包括准备不同内径的气管导管、不同型号的喉镜,甚至纤维支气管镜。对于有呼吸道压迫症状者,宜选择表面麻醉下清醒气管内插管。对于大多数甲状腺功能亢进症患者,若症状控制较好,且不伴有呼吸道压迫症状者,可采用快速诱导气管内插管。但必须注意,凡具有拟交感活性或不能与肾上腺素配伍的全麻药,如乙醚、氟烷、氯胺酮均不宜用于甲状腺功能亢进患者。其他药物,如硫喷妥钠、异丙酚、琥珀胆碱、恩氟烷、异氟烷等均可选用。麻醉诱导过程中充分吸氧去氮,诱导务必平稳,避免屏气、呛咳,插管困难者可借助插管钳、带光源轴芯或纤维支气管镜等完成气管插管。有气管受压、扭曲、移位的患者,宜选择管壁带金属丝的气管导管,且气管导管尖端必须越过气管狭窄平面。完成气管插管后,应仔细检查气管导管是否通畅,防止导管受压、扭曲。甲状腺手术操作不仅可使声带及气管与气管导管壁彼此摩擦,而且可直接损伤气管壁,易引起喉头气管炎症,导致声嘶、喉痛,甚至喉痉挛、喉水肿而窒息。另一方面术后创面出血也可压迫呼吸道,这些因素均可导致患者术后呼吸道梗阻。

(2)全身麻醉维持:恩氟烷、异氟烷、地氟烷、七氟烷、芬太尼、维库溴铵、罗库溴铵等,对甲状腺功能几乎无影响,且对心血管功能干扰小,对肝、肾功能影响小,可优先考虑使用。至于麻醉作用较弱的药物,如氧化亚氮、普鲁卡因,对甲状腺功能亢进的患者可能有麻醉难以加深的可能,必须增加其他药物或复合以恩氟烷或异氟烷吸入或异丙酚静脉点滴。一组来自因垂体瘤所致的继发性甲状腺功能亢进症的研究表明,麻醉维持选择较高浓度异丙酚 8～10 mg/(kg・h),可达到较恰当的动脉血浓度(2～4 μg/mL),此时异丙酚的清除率也较高(2.8 L/min)。而乙醚、氟烷和氯胺酮则禁用或慎用于甲状腺功能亢进患者。

(3)气管拔管:手术结束后待患者完全清醒,咽喉保护性反射业已恢复后方可考虑拔除气管导管。由于出血、炎症、手术等诸因素,拔除气管导管后,患者可突然发生急性呼吸道梗阻。为预防此严重并发症,必须等患者完全清醒后,首先将气管导管退至声门下,并仔细观察患者呼吸道是否通畅,呼吸是否平稳,如果情况良好,则可考虑完全拔除气管导管,并继续观察是否出现呼吸道梗阻。如果一旦出现呼吸道梗阻,则应立即再施行气管插管术,以保证呼吸道通畅。

四、并发症防治

(一)呼吸困难和窒息

呼吸困难和窒息多发生于手术后 48 小时内,是最危急的并发症。常见原因:①手术切口内出血或敷料包扎过紧而压迫气管;②喉头水肿,可能是手术创伤或气管插管引起;③气管塌陷,由于气管壁长期受肿大甲状腺压迫而发生软化,切除大部分甲状腺后,软化之气管壁失去支撑所致;④喉痉挛、呼吸道分泌物等;⑤双侧喉返神经损伤。临床表现为进行性呼吸困难,发绀甚至窒息。对疑有气管壁软化的患者,手术结束后一定待患者完全清醒,先将气管导管退至声门下,观察数分钟,如果没有呼吸道梗阻出现,方可拔管气管导管。如果双侧喉返神经损伤所致呼吸道梗阻,则应行紧急气管造口术。此外在手术间或病房均应备有紧急气管插管或气管造口的急救器械,一旦发生呼吸道梗阻甚至窒息,可以及时采取措施以确保呼吸道通畅。

(二)喉返神经或喉上神经损伤

喉返神经或喉上神经损伤手术操作可因切断、缝扎、牵拉或钳夹喉返神经后造成永久性或暂时性损伤。若损伤前支则该侧声带外展,若损伤后支则声带内收,如两侧喉返神经主干被损伤,则可出现呼吸困难甚至窒息,需立即行气管造口以解除呼吸道梗阻。如为暂时性喉返神经损伤,经理疗及维生素等治疗,一般 3～6 个月可逐渐恢复。喉上神经内支损伤使喉部黏膜感觉丧失而易发生呛咳,而外支损伤则使环甲肌瘫痪而使声调降低,一般经理疗或神经营养药物治疗后可自行恢复。

(三)手足抽搐

手足抽搐因手术操作误伤甲状旁腺或使其血液供给受累所致,血钙浓度下降至 2.0 mmol/L 以下,导致神经肌肉的应激性增高而在术中或术后发生手足抽搐,严重者可发生喉和膈肌痉挛,引起窒息甚至死亡。发生手足抽搐后,应立即静脉注射 10%葡萄糖酸钙 10～20 mL,严重者需行异体甲状旁腺移植。

(四)甲状腺危象

在甲亢未经控制或难以良好控制的患者,由于应激使甲亢病情突然加剧的状态即为甲亢危象。可发生于各个年龄组的患者,以老年人多见。甲亢危象是一种危重综合征,危及甲亢患者的生命,常因内科疾病、感染、精神刺激、分娩、手术、创伤、^{131}I 治疗、甲状腺受挤压等原因而诱发。其发生率可占甲亢患者的 2%～8%,死亡率高达 20%～50%。围术期出现高热(>39 ℃)、心动过速(＞140 次/分,与体温升高不成比例)、收缩压增高、中枢神经系统症状(激动、谵妄、精神病、癫痫发作、极度嗜睡、昏迷)及胃肠道症状(恶心、呕吐、腹泻、黄疸)等,应警惕甲亢危象的发生。与手术有关的甲亢危象可发生于术中或术后,多见于术后 6～18 小时。由于甲状腺危象酷似恶性高热、神经安定药恶性综合征、脓毒症、出血及输液或药物反应,应注意鉴别。术后甲亢危象的患者临床常表现为烦躁不安、神志淡漠,甚至发生昏迷。少数患者临床表现不典型,可表现为表情淡漠、乏力、恶病质、心动过缓,最后发展为昏迷,称为淡漠型甲亢危象,临床应高度警惕。

(1)预防措施:充分有效的术前准备是预防围术期甲亢危象的关键。应用抗甲状腺药物进行对症治疗和全身支持疗法。

(2)静脉滴注 10% 葡萄糖液和氢化可的松 300～500 mg。

(3)明确诊断后即经胃管注入甲巯咪唑,首剂 60 mg,继用 20 mg,每 8 小时 1 次。抗甲状腺药物 1 小时后使用复方碘溶液(Lugol 液)5 滴,每 6 小时 1 次,或碘化钠 1.0 g,溶于 500 mL 液体中静脉滴注,每天1～3 g。

(4)有心动过速者给予普萘洛尔 20～40 mg 口服,每 4 小时 1 次。艾司洛尔为超短效 β 受体阻断药,0.5～1 mg/min 静脉缓慢注射,继之可根据心率监测,泵注维持治疗。严重房室传导阻滞、心源性休克、严重心力衰竭、哮喘或慢性阻塞性肺疾病患者忌用。有心力衰竭表现者可使用毛花苷 C 静脉注射,快速洋地黄化有助于治疗心动过速和心力衰竭,亦可应用利尿剂和血管扩张药(如尼卡地平、乌拉地尔)降压和降低心脏负荷。

(5)对症处理:保持呼吸道通畅,增加吸入氧浓度,充分给氧。高热者积极降温,必要时进行人工冬眠,抑制中枢及自主神经系统兴奋性,稳定甲状腺功能,降低基础代谢率。冬眠药物可强化物理降温效果,但应避免水杨酸盐降温,因大量水杨酸盐也会增加基础代谢率。纠正水、电解质和酸碱平衡。注意保证足够热量及液体补充(每天补充液体 3 000～6 000 mL)。

(6)若应用上述治疗措施仍不见效,病情恶化时,可考虑施行换血疗法、腹膜透析或血液透析。

(五)颈动脉窦反射

颈动脉窦是颈内动脉起始处的梭形膨出,在窦壁内富含感觉神经末梢,称之为压力感受器。甲状腺手术刺激该部位时,可引起血压降低,心率变慢,甚至心搏骤停。术中为了避免该严重并发症发生,可采用局麻药少许在颈动脉窦周围行浸润阻滞,否则一旦出现,则应暂停手术并立即静脉注射阿托品,必要时采取心肺复苏措施。

(吴海燕)

第二节　甲状旁腺手术麻醉

一、甲状旁腺的解剖和生理

甲状旁腺来源于内胚层,上下甲状旁腺分别发生于第Ⅳ和第Ⅲ咽囊。一般情况下,共 4 个甲状旁腺,它们通常位于甲状腺的外科囊内,紧密附着于左右两叶甲状腺背面的内侧。每个甲状旁腺的体积长5～6 mm,宽 3～4 mm,厚 2 mm,重 30～45 mg。甲状旁腺的血液供应一般来自甲状腺下动脉。甲状旁腺分泌甲状旁腺素,其生理作用是调节体内钙磷代谢,与甲状腺滤泡旁细胞分泌的降钙素一起维持体内钙磷平衡。

二、甲状旁腺的病理生理

引起原发性甲状旁腺功能亢进的甲状旁腺病变有腺瘤(约占 85％),增生(约占 14％),腺癌(约占 1％)。甲状旁腺功能亢进在临床上可分为 3 种类型:①肾型甲状旁腺功能亢进,约占 70％,主要表现为尿路结石,与甲状旁腺功能亢进时尿中磷酸盐排出较多,有利于尿石形成有关。②骨型甲状旁腺功能亢进,约占 10％。表现为全身骨骼广泛脱钙及骨膜下骨质吸收。X 线片显示骨质疏松、变薄、变形及骨内多个囊肿。患者病变骨常感疼痛,易发生病理性骨折。③肾骨型甲状旁腺功能亢进,约占 20％,为二者的混合型。表现为尿路结石和骨质脱钙病变。此外,有部分患者可合并消化性溃疡、胰腺炎和胆石症,严重者可出现甲状旁腺危象。

三、甲状旁腺功能亢进手术的麻醉

(一)病因及分类

PTH 的分泌量主要受血钙水平的反馈调节。甲状旁腺功能亢进症(甲旁亢)是指由 PTH 分泌量过多导致高钙血症、低磷血症、骨质损害和肾结石等综合病症,可分原发性和继发性两种。原发性甲旁亢由甲状旁腺本身病变引起的 PTH 过度分泌,以高钙血症和低磷血症为特征。甲状旁腺本身病变包括甲状旁腺腺瘤(80％)和增生(15％),甲状旁腺癌罕见,其中 90％以上伴发甲旁亢。甲状旁腺囊肿更罕见,占甲状旁腺肿瘤的 1.5％～3.2％。多见于 35～65 岁人群,女性为男性 2～3 倍,尤其是绝经后女性更易发生。继发性甲旁亢是由于各种原因所致的低钙血症,刺激甲状旁腺,使之增生肥大,分泌过多 PTH,常见于慢性肾功能不全、维生素 D 缺乏、骨软化症等。尚有异位甲旁亢,由甲状旁腺以外的组织分泌 PTH 或类似活性物质而引起。肺、胰腺、乳腺癌和淋巴组织增生性疾病的组织是常见的异位病灶。

(二)临床表现、诊断及治疗

常见的甲旁亢症状有倦怠、四肢无力等神经肌肉系统症状;食欲缺乏、恶心、呕吐、便秘、胃十二指肠溃疡等消化系统症状;烦渴、多尿、肾结石、血尿等泌尿系统症状;骨痛、背痛、关节痛、骨折等骨骼系统症状。伴随症状有皮肤瘙痒,痛风,贫血,胰腺炎和高血压。但也有少数患者无症状。

甲旁亢起病缓慢,早期往往无症状或仅有非特异的症状,诊断主要依据临床表现和实验室检查,高钙血症、低磷血症和高尿钙是诊断甲旁亢的主要依据。近年来,采用 PTH 的测定有助于判断高钙血症是否由甲状旁腺功能亢进所引起。

手术切除过多分泌 PTH 的肿瘤或增生的甲状旁腺组织是治疗甲旁亢最有效的手段。

(三)术前评估与准备

(1)肾脏功能损害是甲旁亢患者常见的严重并发症。约 65％的甲旁亢患者合并肾结石(磷酸盐或草酸盐),约 10％的甲旁亢患者有肾钙盐沉着症。因此,有 80％～90％的甲旁亢患者均有不同程度的肾功能损害。术前应注意血尿素氮、肌酐及尿比重,以评估肾功能损伤情况及相应的电解质失衡对心血管系统的影响,如高血压、室性心律失常、QT 间期缩短等。

(2)甲状旁腺功能亢进患者多因长期厌食、恶心、呕吐和多尿等原因导致严重脱水和酸中毒,术前应尽可能予以纠正。

(3)术前应注意预防和处理高钙血症危象,通常甲旁亢患者必须先行内科治疗,给予低钙、高磷饮食,控制高钙血症,将血钙降至 3.5 mmol/L 以下的安全水平,并以钠制剂拮抗钙的作用。高钙血症易导致心律失常,在降低钙浓度的同时应给予相应治疗。

(4)由于 PTH 可动员骨钙进入血液循环,造成骨组织内钙含量下降,引起骨质疏松,同时患者亦可能存在病理性骨折,因此在搬运、安置患者体位及麻醉插管操作时,应注意操作轻柔,避免给患者造成意外伤害。

(四)麻醉选择与术中管理

甲旁亢患者手术麻醉对麻醉药物和麻醉方法的选择没有特殊要求,主要应根据患者自身的病理生理改变和手术情况决定。对定位明确、无异位甲状旁腺、无气管压迫患者,身体状况较好可选用局麻或颈神经丛阻滞。对于全身情况差、严重肾功能不全、电解质紊乱或心功能障碍患者,局麻和颈丛阻滞影响更小。对探查性手术或多发性肿瘤,以及有气管压迫与恶心、呕吐的患者,宜选择全身麻醉。气管内插管全身麻醉具有保持气道通畅,充分给氧和防止二氧化碳蓄积的优点。

麻醉方法和管理基本类同于甲状腺手术,但应考虑此类患者多有肾功能不全,因此在选择麻醉药物时应注意到患者的肾功能状态,由于氟元素对肾脏有毒害作用,不宜使用异氟烷、七氟烷。甲旁亢患者多有肌无力症状,由于高钙血症可引起神经肌肉接头对去极化肌松药敏感,对非去极化肌松药存在抵抗现象,故有肌张力降低的患者,应酌情减少肌肉松弛药的使用剂量。首次肌松效应不易预测,可以小剂量用药并根据肌松效应来决定临床用量,建议使用周围神经刺激器监测神经肌肉接头功能,以指导肌松剂的应用。因为术中需仔细分离和鉴别甲状旁腺腺体或肿瘤,有时甚至需打开纵隔探查和等待病理报告,时间冗长,注意全麻维持的平稳。

术中牵扯气管,在颈动脉窦附近操作时,患者可出现血压下降及心率减慢须暂停手术,在其附近用局麻药进行阻滞,同时适当加深麻醉,静脉注射阿托品,遇有严重低血压时,可用血管收缩药如麻黄碱。术中应加强监测,严密观察病情变化,尤其是加强心血管功能、心电图的监测,但心电图监测 QT 间期并不是血钙浓度改变的可靠指标。术中应注意观察患者的呼吸、心律变化,维持水、电解质平衡。

术中需做好高钙血症危象的预防和急救准备。血钙异常增高是甲旁亢特征性表现的病理生理学基础。在血浆总蛋白为 65 g/L 的患者,血清钙>3.75 mmol/L 即有诊断意义。血钙达 3 mmol/L 时,一般患者均能很好地耐受。血钙>3.75 mmol/L 即可发生高钙血症危象。患者出现精神症状如幻觉、狂躁甚至昏迷,四肢无力,食欲缺乏,呕吐,多饮,多尿,抑郁,心搏骤停,广泛的骨关节疼痛及压痛。X 线片可见纤维囊性骨炎、虫蚀样或穿凿样改变。若抢救不力,可发生高钙猝死。因此,血钙>3.75 mmol/L 时,即使临床无症状或症状不明显,也应当按照高钙血症危象处理。处理措施:输液扩容,纠正脱水(补充生理盐水 2 000~4 000 mL/d,静脉滴注);在恢复正常血容量后,可给予呋塞米 40~80 mg/(2~4)h,利尿并抑制钠和钙的重吸收;应用糖皮质激素;依据生化检测结果,适量补充钠、钾和镁;必要时可行血液透析或腹膜透析降钙。在严重高钙血症或一般降钙治疗无效时,可静脉给予二磷酸盐(如羟乙膦酸钠)或依地酸二钠(EDTA)或硫代硫酸钠等。

(五)术后处理

(1)术后应注意呼吸道通畅、适当给氧和严密观察病情,以防止喉返神经损伤、血肿压迫等因素导致的术后呼吸道梗阻。

(2)术后 2~3 天内仍需注意纠正脱水,以维持循环功能的稳定。术后 2~3 天内继续低钙饮食,并密切监测血钙变化。手术成功者,血磷迅速恢复正常,血钙和血 PTH 则多在 1 周内降至正常。

(3)甲旁亢术后亦可并发短暂或永久性的低钙血症,其发生率有报道为 13%～14%。血钙于术后 1～3 天内降至过低水平,患者可反复出现口唇麻木和手足搐搦,应每天静脉补给 10% 葡萄糖酸钙 30～50 mL。症状一般于 5～7 天改善。若低钙持续 1 个月以上,提示有永久性甲状旁腺功能低下,则必须按甲状旁腺功能减低症进行长期治疗。

(吴海燕)

第三节　急腹症手术麻醉

急腹症主要与炎症,实质脏器破裂,空腔脏器穿孔、梗阻,以及脏器扭转、出血和损伤等有关。这类患者往往起病急、病情危重、病情复杂、剧烈疼痛以及多为饱胃状态,急症手术术前不允许有充裕的时间进行全面检查和麻醉前准备,因而麻醉的危险性大,麻醉并发症发生率高。麻醉处理包括以下五个方面的内容:①对患者病情严重程度进行正确与恰当的评估,并仔细了解各系统和器官的功能状态;②术前采取相应治疗措施改善生命器官功能;③尽量选用患者能承受的麻醉方法与麻醉药;④麻醉全程进行必要监测,并随时纠正生命器官活动异常;⑤积极防治术后并发症。

一、急性肠梗阻

任何原因引起肠内容物通过障碍统称肠梗阻,是常见的外科急腹症,主要临床表现为腹胀、腹痛、恶心呕吐、肛门停止排气排便等,按肠壁有无血运障碍分为单纯性和绞窄性肠梗阻。绞窄性肠梗阻应及早手术,如果患者已处于休克状态,必须边抗休克边紧急手术,一旦延误手术时机,纵然手术能切除坏死肠段,严重的感染将使并发症及病死率增加。由于急性肠梗阻患者有呼吸受限,严重水、电解质和酸碱失衡,以及可能发生的感染性休克,术前应尽量纠正,补充血容量,并做胃肠减压,麻醉应选择气管内插管全身麻醉,一般情况好的患者也可选择连续硬膜外阻滞麻醉。术中加强生命体征和血流动力学监测,对严重休克的危重患者,应行中心静脉压和(或)直接动脉压监测。麻醉期间要保持呼吸道通畅和有效通气量,预防胃反流和误吸。

(一)病理生理特点

1.单纯机械性肠梗阻

水、电解质失衡和代谢紊乱是单纯机械性肠梗阻的主要病理生理特点。正常情况下,小肠内的大量液体除少部分是经口摄入外,大部分是胃肠道消化腺的分泌液。据统计,成人每天有 5～10 L 水进入小肠,其中大部分被重吸收,仅 500 mL 或更少的液体进入结肠。因此,一旦小肠出现单纯机械性梗阻,肠腔内大量液体和气体无法向下正常运行,导致梗阻的近端肠腔内容物积聚,梗阻部位越低,内容物积存越明显。虽然高位小肠梗阻的肠腔内积聚液量少,但由于肠腔急性扩张引起的反射性呕吐严重,大量水、Na^+、K^+、Cl^-、H^+ 丢失,引起低氯、低钾、代谢性碱中毒和脱水。随着脱水程度加重,患者出现血容量减少、心率增快、中心静脉压降低、心排血量降低和血压下降,进而影响肺脏的通气功能和肾脏的排泄功能,最终引起酸中毒和氮质血症。

2.绞窄性肠梗阻

梗阻的肠壁发生血供障碍称为绞窄性肠梗阻。绞窄性肠梗阻除梗阻本身造成水、电解质丢失外,同时存在血运障碍造成毛细血管通透性增加所致的血浆和血细胞丢失,因而其水电解质丢失、代谢障碍和血流动力学变化比单纯机械性肠梗阻更明显。同时,由于肠黏膜受损,毒素吸收和细菌移位致脓毒症,当梗阻肠壁血供严重受阻时,则发生肠壁坏死、破裂和穿孔,大量细菌和毒素进入腹腔,最终造成多器官功能障碍或衰竭。

3.结肠梗阻

结肠梗阻造成水、电解质丢失一般较机械性小肠梗阻轻。若回盲瓣正常,很少出现逆流性小肠扩张,但易危及肠壁血供,引起绞窄性肠梗阻;若回盲瓣功能不全,可伴低位小肠梗阻的表现。当结肠内积气引起肠壁极度扩张时,易发生穿孔,引起弥漫性腹膜炎。

(二)麻醉前准备

1.纠正水、电解质和酸碱平衡失调

急性肠梗阻患者由于频繁呕吐及大量消化液积存在肠腔内,可引起急性脱水。其所丧失的体液与细胞外液相同,因而血清钠浓度和血浆渗透压仍在正常范围。细胞内液在脱水初期无明显变化,若体液丧失持续时间较长,细胞内液外移,可引起细胞脱水。患者表现为尿少、厌食、恶心、乏力、唇舌干燥、眼球下陷、皮肤干燥松弛等。若短时间内体液丧失达体重的 5%(大约相当于丢失细胞外液 20%),患者会出现脉搏细数、肢端湿冷、血压不稳或下降等血容量不足症状,严重者出现低血容量性休克。高位肠梗阻时丧失大量胃液,Cl^- 和 K^+ 丢失可引起低 Cl^- 性和低 K^+ 性碱中毒。

术前应针对细胞外液减少程度快速补充平衡盐液或等渗盐水,恢复细胞外液容量。如果患者已有血容量不足表现,提示细胞外液丧失量已达体重的 5%,若体重为 50 kg,可给予平衡盐液或等渗盐水 2 500 mL;如无明显血容量不足表现,可给上述量的 1/3～2/3,同时测定血细胞比容,精确计算补液量,一般血细胞比容每升高 1%,欠缺液体 500 mL。等渗盐水中含 Na^+ 和 Cl^- 各为 154 mmol/L,血清含 Na^+ 和 Cl^- 分别为 142 mmol/L 和 103 mmol/L,即等渗盐水中 Cl^- 含量比血清高 50 mmol/L,正常情况下肾脏有保留 HCO_3^- 和排 Cl^- 的功能,Cl^- 大量进入体内后不致引起血 Cl^- 明显升高,但在重度缺水或处于休克状态,肾血流量减少,排 Cl^- 功能受到影响时,如果静脉补充大量等渗盐水可引起高 Cl^- 性酸中毒。常用的平衡盐液有 1.86% 乳酸钠液加复方氯化钠液(1:2)和 1.25% 碳酸氢钠液加 0.9% 氯化钠液(1:2),二者电解质成分与血浆含量相仿,既可避免输入过多 Cl^-,又对酸中毒的纠正有一定帮助。但应注意患者处于休克状态,所选用的平衡盐液以醋酸钠复方氯化钠液为佳,乳酸钠复方氯化钠液可增加血中乳酸盐含量,不利于纠正代谢性酸中毒。

慢性肠梗阻患者,由于消化液持续性丧失,缺水少于失钠,故血清钠低于正常范围,细胞外液呈低渗状态,又称低渗性脱水,术前应根据细胞外液缺钠多于缺水和血容量不足的程度,采用含盐溶液或高渗盐水治疗。

2.胃肠减压

通过胃肠减压,吸出胃肠道内的气体和液体,可减轻腹胀,降低肠腔内压力,减少肠腔内的细菌和毒素,改善肠壁血液循环,利于改善局部病变。同时,有效的胃肠减压也是减少围麻醉期呕吐误吸的重要措施之一。

3.抗生素应用

单纯机械性肠梗阻患者一般不需预防性应用抗生素。绞窄性肠梗阻可引起细菌移位,发生严重多菌混合感染,导致败血症、腹膜炎、感染性休克、多器官功能障碍综合征等,所以早期正确地应用抗生素,对降低患者的并发症和病死率有重要意义。选择抗生素的原则是要"早、重、广",即要在采集血培养标本后 1 小时开始应用抗生素(早),而且要静脉给予抗生素(重),以及要选用能抑制所有可疑菌种的广谱抗生素或多种抗生素联合应用(广)。

(三)麻醉管理

急性肠梗阻患者若不存在低血容量休克或感染性休克,且低血容量在术前已得到很大程度纠正,可采用连续硬膜外阻滞麻醉,经 $T_9 \sim T_{10}$ 或 $T_{10} \sim T_{11}$ 间隙穿刺,头端置管,可获得较为良好的肌肉松弛和最低限度的呼吸循环抑制,患者术中神志清醒,可避免呕吐误吸,尤其适用于饱胃患者。对有水、电解质和酸碱失衡,腹胀明显,呼吸急促,血压下降和心率增快的休克患者,选用气管内插管全身麻醉较为安全。麻醉诱导和维持过程中应强调预防呕吐误吸,所用药物以不进一步加重循环抑制为宜。硬膜外联合全麻,镇痛、镇静、硬膜外局麻药用量均明显减少,具有镇痛、肌松良好、苏醒快、拔管早、术后镇痛好、便于术后管理及并发症少等优点,但避免硬膜外腔和静脉同时给药,不失为老年高危患者较理想的麻醉方法。

麻醉过程中,对于休克患者,应继续抗休克治疗,以维持心脏、肺脏和肾脏等重要器官的功能,预防急性呼吸窘迫综合征、心力衰竭和肾衰竭。注意输血、输液的速度以及晶体与胶体液的比例,维持合适的血红蛋白浓度和血细胞比容,必要时在中心静脉压和肺动脉楔压指导下补液。对术前应用抗生素的患者,术中应注意抗生素与肌松药相互作用。麻醉苏醒期应避免呕吐和误吸,待患者神志完全清醒、咳嗽吞咽反射恢复、呼吸循环功能稳定,可慎重拔除气管内导管。完善的术后镇痛有利于术后早期胃肠功能恢复,消除腹胀并保护肠黏膜功能,防止细菌移位,促进吻合口愈合。

二、急性胰腺炎

急性胰腺炎,尤其重症急性胰腺炎患者起病急、病情重、易并发急性呼吸窘迫综合征和全身多脏器损害,常伴有水、电解质和酸碱失衡,继发出血性或感染性休克,给麻醉管理带来挑战。因此,选择合适的麻醉诱导和维持方案、术中合理的容量复苏和正确选用血管活性药物、采用低潮气量加呼气末正压的通气策略以及维持电解质、酸碱平衡是保证此类患者围术期安全和改善预后的关键。

(一)病理生理特点

正常的胰腺导管上皮细胞能分泌含高浓度 HCO_3^- 的碱性液体和黏多糖,前者能抑制蛋白酶活性,后者有黏液屏障作用;胰腺腺泡还分泌蛋白酶抑制因子。正常情况下,胰液内的胰蛋白酶原以无活性状态存在,流入十二指肠后,被胆汁和肠液中的肠激酶激活,变为有活性的胰蛋白酶,具有消化蛋白质的作用。在致病因素作用下,胆汁或十二指肠液逆流入胰管,胰管内压增高,腺泡破裂,胰液外溢,大量胰蛋白酶原被激活后变为胰蛋白酶,胰蛋白酶又能激活其他酶,如弹性蛋白酶和磷脂酶 A。弹性蛋白酶能溶解弹性组织,破坏血管壁和胰腺导管,使胰腺充血、出血和坏死。磷脂酶 A 被激活后,作用于细胞膜和线粒体的甘油磷脂,使其分解为溶血卵磷脂,后者可破坏胰腺细胞膜和线粒体膜的脂蛋白结构,致细胞坏死,引起胰腺及胰腺周围组织的广泛坏死。在脂酶作用下,胰腺炎症区、大网膜和肠系膜脂肪液化,产生大量游离脂肪酸,与血液中的钙结合成钙皂,胰岛 α 细胞产生的胰高血糖素能刺激甲状腺分泌降钙素、抑制骨钙释放,使血钙明显降低。由于胰岛 β 细胞受到损害,胰岛素分泌降低,而胰高血糖素分泌增加,致使血糖升高,发病初期更为明显。胰腺局限性或广泛性出血坏死,使大量的胰酶和生物毒性物质通过腹膜后间隙到达盆腔和纵隔造成组织坏死、感染、出血、腹膜炎等。另外，胰酶、生物毒性物质还可通过门静脉和胸导管进入血液循环，激活凝血、纤溶、补体等系统，可导致肝、肾、心、脑等重要器官的损害，如急性呼吸窘迫综合征等，严重者引起多器官功能障碍。

（二）麻醉前准备

1.纠正水、电解质紊乱

由禁食、胃肠减压及呕吐等所引起的水、电解质紊乱需及时予以纠正，对血容量不足者，应迅速补充液体，可输入晶体和胶体液，纠正低血容量。低血钾时，给予氯化钾静脉滴注。手足抽搐时，给予10％葡萄糖酸钙10～20 mL静脉注射。伴休克者，可根据中心静脉压和肺动脉楔压积极扩充血容量，必要时给予糖皮质激素。对伴有呼吸窘迫综合征者，及早行气管内插管或气管切开进行人工通气治疗，以减少肺内动静脉分流，同时给予利尿剂减轻肺间质水肿。

2.麻醉前用药

一般不主张麻醉前给予镇静、镇痛药物，仅给予抗胆碱药，除能保持呼吸道干燥外，还能解痉止痛、减少胰液分泌及解除胰腺微动脉痉挛而改善胰腺微循环。必须镇静时，镇静剂剂量以不影响呼吸、循环、意识为准，可在麻醉前30分钟肌内注射咪达唑仑2～5 mg。疼痛剧烈时，严密观察病情，可肌内注射盐酸哌替啶25～50 mg。不推荐应用吗啡，因其会收缩奥迪括约肌，增加胆道压力。饱胃患者，可静脉注射甲氧氯普胺10 mg；存在休克者，在抗休克治疗的同时，可给予糖皮质激素；应用抑肽酶或乌司他丁，减少胰腺分泌。

（三）麻醉管理

对急性轻型胰腺炎（又称水肿性胰腺炎）伴结石患者，可采用连续硬膜外麻醉，经 T_8～T_9 间隙穿刺，头端置管，但需小量分次注药，上腹部手术的阻滞平面不宜超过 T_3，否则胸式呼吸被抑制，膈肌代偿性活动增强，可影响手术操作；此时，不宜使用较大量镇痛镇静药，否则可显著影响呼吸功能而发生缺氧和二氧化碳蓄积，甚至发生意外。因此，麻醉中除应严格控制阻滞平面外，应加强呼吸监测和管理。

重症急性胰腺炎（又称出血坏死性胰腺炎）患者术前大多并存多脏器功能损害和休克。选择全麻便于呼吸循环管理，麻醉诱导和维持应尽量选择对循环干扰较小的麻醉药物。采用健忘镇痛慢诱导方法可有效抑制气管插管反应，而且可避免快诱导使用大剂量静脉麻醉药而导致诱导期低血压。手术除常规监测项目外还应行有创动脉压和中心静脉压监测。对术前有明显休克患者应在麻醉诱导前行有创动脉压监测，以便实时了解麻醉诱导期循环变化；同时应行脑电双频谱指数监测，以避免麻醉过深抑制循环和术后苏醒延迟。对术前伴有休克者，术中需使用血管活性药物维持循环稳定。去甲肾上腺素的强效 α 效应可增加外周血管阻力，能纠正感染性休克的血管扩张，使心率减慢、尿量和 CI^- 增加，用量从 0.5～1 μg/min 开始，逐渐调节以维护血压稳定。对术前合并有急性呼吸窘迫综合征者，在术中应采用低潮气量加适当呼气末正压，呼气末正压通气压力应根据患者反应逐步增加，以 0.7～2.0 kPa（5～15 mmHg）为宜；潮气量选择 4～6 mL/kg，吸呼比值为 1∶2；术中定期监测血气，以便及时调整机械通气参数。术中继续液体治疗，注意胶体与晶体比例适当，由于毛细血管内皮细胞受损，通透性增加，胶体液可渗入肺间质，加重肺水肿，故早期不宜补充过多胶体，以晶体液为主，对伴有感染性休克患者可酌情给予清蛋白、血浆等。在保证血容量足够、血流动力学稳定的前提下，要求出入量呈轻度负平衡（－500～－1 000 mL），并记录每小时尿量。为了促进水肿液的消退，应防止输液过量而加重肺间质和肺泡水肿，在监测中心静脉压或肺动脉楔压下，可给予呋塞米。应注意弥散性血管内凝血发生，及早给予治疗。低氧血症和肺动脉高压可增加心脏负荷,加之感染、代谢亢进等可影响心功能。因此,除了维持血容量正常外,应酌情选用多巴胺、多巴酚丁胺、酚妥拉明、毛花苷C、硝酸甘油等心血管活性药物治疗。术中监测血糖变化,血糖高者可适量给予胰岛素,以免发生高渗性脱水、高渗性非酮症性高血糖昏迷和酮症酸中毒。

三、上消化道大出血

消化道大出血是指呕血、大量黑便、便血,导致血压、脉搏明显变化或血红蛋白浓度降到100 g/L以下,或血细胞比容低于30%的临床病症。由于患者发病前个体情况不同,有学者提出当患者由卧位改为直立时,脉搏增快10~20次/分,收缩压下降2.7 kPa(20 mmHg)可作为诊断急性大出血的标准。引起上消化道大出血的常见原因为胃十二指肠溃疡出血、门静脉高压引起的食管-胃底静脉曲张破裂出血等,经内科治疗48小时仍难以控制出血时,常需紧急手术治疗。

(一)患者特点

有效循环血量急剧减少是各种原因所致上消化道大出血的共同特点。如果患者面色苍白、皮肤湿冷、站立时眩晕,表明失血量已达全身总血量的15%;站立时收缩压下降2.7~4.0 kPa(20~30 mmHg)表明失血量已达25%以上;平卧时出现休克症状时,表明失血已达50%或更多。由门静脉高压引起的食管-胃底静脉曲张破裂出血患者还具有以下特点:①均有不同程度的肝硬化;②由于纤维蛋白原缺乏,血小板减少、凝血酶原时间延长、第V因子缺乏、纤溶酶活性增强等原因,易发生凝血功能障碍;③腹水造成大量蛋白丢失,加上水钠潴留,患者表现为低蛋白血症。

(二)麻醉前准备

麻醉前多有程度不同的出血性休克、严重贫血、低蛋白血症、肝功能不全及代谢性酸中毒等,术前均需抗休克综合治疗,待病情初步纠正后方能实施麻醉。急性失血患者必须迅速扩容以恢复有效循环血量,选择液体的原则是首先补充血容量,其次是提高血红蛋白浓度,最后应考虑凝血功能。总输液量不应受估计失血量的限制,扩容治疗应以能维持动脉压、正常的组织灌注及尿量为依据。失血量在30%以下时,用3倍失血量的醋酸钠林格液能有效提升血压;失血量超过30%时,应补充一定量胶体液,如羟乙基淀粉、明胶等。急性失血性休克患者慎用葡萄糖液,以免引起高渗性昏迷和加重缺血、缺氧性脑损伤。大量输液引起的血液稀释有利于改善微循环和保护肾功能,以往认为血细胞比容在30%时最有利于组织血供,近年来认为20%尚属安全,但对孕妇及老年人应慎重。在大量失血超过全血量40%时,应补充全血或浓缩红细胞,以维持血细胞比容在20%以上,或血红蛋白在70 g/L以上。大量输入液体或库血可引起血小板减少,血小板数量降至$50×10^9$/L以下时,应补充血小板。

严重循环紊乱患者应监测中心静脉压以指导输液速度和输液量,既往无明显心脏病患者,中心静脉压变化能准确反映血容量状态;有心功能受损者,可监测肺动脉楔压和心排血量,动态观察中心静脉压、肺动脉楔压及心排血量变化更有意义。常规放置尿管监测尿量,既可作为补充血容量的指标,又能早期发现肾衰竭。动脉血气分析可综合评价酸碱平衡状态、呼吸功能及组织氧合情况等,对治疗有重要指导作用。

(三)麻醉管理

上消化道大出血患者宜选用气管插管全身麻醉,为避免误吸,应采用清醒气管插管,麻醉维持以不进一步加重循环抑制为前提,麻醉诱导和维持可选用对心肌和循环抑制轻的依托咪酯、氯胺酮、咪达唑仑、芬太尼、氧化亚氮等。对门静脉高压症引起的食管-胃底静脉曲张破裂出血患者，除遵循上述原则外，还应注意以下问题：①避免使用对肝脏有损害的药物，如氟烷或高浓度安氟烷，可用氧化亚氮、七氟烷、地氟烷、氯胺酮、苯二氮䓬类药物等。②肌松药应首选顺式阿曲库铵，因该药在生理 pH 和体温下经霍夫曼消除，不依赖于肝脏或肾脏；维库溴铵主要经胆汁排泄，用于肝硬化患者时效延长；泮库溴铵仅少量经胆汁或肝脏排泄，可适量应用。③麻醉中避免缺氧和二氧化碳蓄积。④适量给予新鲜冰冻血浆、冷沉淀物或血小板，以补充凝血因子。

术中根据患者血压、中心静脉压或肺动脉楔压、尿量等变化，继续输血、输液治疗，维持血压在 12.0 kPa(90 mmHg)以上，尿量在 30 mL/h 以上和血细胞比容不低于 30%。肝硬化患者术中易发生低血糖，其原因如下：①肝糖原储备少，不易分解为葡萄糖。②肝硬化时胰岛素灭活减少，胰岛素水平相对较高；但由于手术应激，肝硬化后肝细胞的胰岛素受体失灵，不能利用胰岛素，血糖并不降低；一些挥发性麻醉药可抑制胰岛素释放和减少糖原合成，可产生高血糖。肝硬化患者虽然血糖不低，但因肝糖原储备减少，手术时间长时仍应补充适量葡萄糖 0.1～0.2 g/(kg·h)；肝硬化患者常有低血钾，故输入 GIK 溶液较好。低蛋白血症患者可补充清蛋白，使血浆清蛋白高于 25 g/L，以维持血浆胶体渗透压和预防肺间质水肿。

四、胃十二指肠溃疡穿孔及胃癌穿孔

多数患者有长期溃疡病史及营养不良等情况，胃肠道穿孔可发展成严重弥漫性腹膜炎，引起剧烈腹痛、大量失液、高热及严重水、电解质和酸碱失衡，发生感染性休克，术前应予以相应处理，除补充血容量、纠酸外，对严重营养不良、低蛋白血症或贫血者，宜适量输血或血浆。围术期重点是预防心、肺等重要脏器出现并发症。

(一)病理生理改变

胃十二指肠溃疡或胃癌穿孔后，大量具有化学腐蚀性的胃十二指肠内容物进入腹腔，其成分包括食物、酸性胃液、碱性十二指肠液、胆汁、胰液、胰酶及多种细菌等，迅速引起弥漫性腹膜炎，此期主要是强酸、强碱对腹膜的强烈刺激引起剧烈腹痛和大量渗出，也称为化学性腹膜炎。腹膜大量渗出最终导致低血容量性休克。穿孔数小时后大量细菌繁殖，逐渐出现细菌性腹膜炎，病情进一步发展，感染加重，细菌毒素吸收，在原有低血容量休克的基础上出现感染性休克，最终导致多器官功能障碍。

(二)麻醉前准备

1.一般准备

(1)监测患者体温、脉搏、呼吸、血压、尿量，必要时行中心静脉插管监测中心静脉压。

(2)行胃肠减压，避免胃十二指肠内容物继续进入腹腔。

(3)根据可能的病原菌选择有针对性的、广谱的抗生素，必要时复合用药，避免感染加重。

2.液体复苏

胃十二指肠穿孔后，腹腔大量渗液，可出现不同程度的脱水，严重者出现休克。腹膜渗出液的电解质含量与细胞外液相似，平均 Na^+ 为 138 mmol/L、Cl^- 为 105 mmol/L、K^+ 为 4.9 mmol/L，故输液应以等渗盐水或平衡盐液为主，并根据血压、脉搏、尿量和中心静脉压调整输液速度和输液量以纠正电解质及酸碱平衡紊乱。

(三)麻醉管理

(1)对穿孔时间短，进入腹腔的胃十二指肠内容物量少，呼吸、循环功能稳定的患者可采用硬

膜外阻滞麻醉,经 $T_7 \sim T_8$ 或 $T_8 \sim T_9$ 间隙穿刺,头端置管,阻滞范围以 $T_4 \sim L_1$ 为宜。为消除内脏牵拉反应,进腹前可适量给予哌氟合剂。若阻滞平面超过 T_3,则胸式呼吸被抑制,膈肌代偿性活动增加,可影响手术操作;此时,如再使用较大剂量辅助药物,可显著抑制呼吸而发生缺氧和二氧化碳蓄积,甚至心脏停搏。因此,麻醉中除严格控制阻滞平面外,应加强呼吸监测和管理。

(2)对于感染性休克、内环境紊乱、饱胃、腹胀或呼吸急促的患者,宜选择气管内插管全麻,便于呼吸管理和充分供氧。积极抗休克治疗,补充血容量,以晶体液为主,适当补充胶体液或血浆,以维持胶体渗透压;对低蛋白血症或贫血患者,适量补充清蛋白或浓缩红细胞。在液体治疗的同时,合理应用血管活性药物(首选去甲肾上腺素),提升动脉压,恢复心肌收缩力,促进血液循环,改善微循环状态,促进组织灌流,保护重要器官和组织功能。必要时应用小剂量糖皮质激素提高对儿茶酚胺的敏感性,缩短休克恢复时间。围麻醉期全面监测呼吸、体温、脉搏氧饱和度、尿量和心电图等各种生理指标,必要时监测有创动脉压和中心静脉压,及时纠正电解质紊乱和酸碱平衡失调以及贫血状态。

五、外伤性肝脾破裂大出血

此类患者由于循环血量急剧减少,可呈现不同程度休克。对健康成人,急性失血少于血容量15%,由于周围血管收缩,组织间隙液向血管内转移,以及肾小球滤过率减低使排尿减少等代偿作用,可不发生休克。20%以上的失血,机体为保证心、脑等重要器官血液灌流,肾、肠道、肝、脾及肌肉等处血流量明显减少,低血压和组织灌流不足等相继发生,表现为程度不同的休克。机体对低血容量耐受性差,但对贫血的耐受性却较好,如血容量减少20%以上,可能引起严重后果,但如红细胞减少20%以上,血容量不变,则可不致发生明显生理紊乱。基于这种认识,采用晶体和(或)胶体溶液治疗失血性休克取得了良好效果。

对肝脾破裂大出血的患者,必须紧急行手术治疗。急性大出血患者多有饱胃,由于疼痛、恐惧、休克等引起强烈应激反应,使交感神经功能亢进,迷走功能抑制,胃排空时间显著延长,加之没法得知有关进食的信息,因此,该类患者一律按饱胃对待。为防止发生饱胃反流、误吸的危险,提倡快速顺序诱导插管。对这类休克患者,麻醉诱导可待消毒铺巾后进行,以缩短从诱导到开始手术的时间,有利于维持患者血压稳定。患者入室后需立即建立多条大静脉通道,常规放置粗的中心静脉导管,以便建立最快的静脉通路,也可通过监测中心静脉压指导输液,必要时可使用加压输液器加快输液速度。应建立有创动脉血压,及时了解患者循环状况。患者失血较多时,应及时采用自体血液回收、回输,尽量少输或不输异体血,避免异体输血并发症的发生。血红蛋白低于 70 g/L 应输血;失血量>50%时,应补充适量新鲜冷冻血浆来维持血浆胶体渗透压并补充部分丢失的凝血因子。失血性休克造成组织灌流不足,患者大多有较严重的代谢性酸中毒;血液过度稀释可出现低钾血症。动态监测动脉血气可及时了解患者内环境变化,有利于纠正酸中毒、补钾、补钙;还可以了解血红蛋白以指导输血。大出血患者由于低血容量休克,可致心肌缺血,同时伴有代谢性酸中毒,且大量输液输血和术野暴露会造成患者低温,抑制心肌收缩力,引起心律失常,甚至心脏停搏。术中保温和纠正代谢性酸中毒,降低上述风险。失血性休克未控制出血(腹膜后血肿、消化道出血等)时,早期积极复苏可引起稀释性凝血功能障碍;血压升高后,血管内已形成的凝血块脱落,造成再出血;血液过度稀释,血红蛋白降低,可减少组织氧供。为此,应进行控制性液体复苏(延迟复苏),即在活动性出血控制前应给予小容量液体复苏,在短期允许的低血压范围内维持重要脏器的灌注和氧供,避免早期积极复苏带来的不良反应。早期控制性复苏的目标:对于未合并脑损伤的失血性休克患者,最初收缩压应控制在 $10.7\sim12.0$ kPa($80\sim90$ mmHg),以保证重要脏器的基本灌注。在控制性复苏的基础上尽快止血,待出血控制后再进行积极容量复苏。

应选择对循环抑制轻又能满足手术要求的麻醉方法和药物。以选用全身麻醉为宜。全麻诱导插管应根据具体病情决定,对于昏迷、垂危及饱胃患者,应充分吸氧后在表面麻醉下行气管内插管;对于烦躁不安、不能合作者,可选用对循环影响较小的全麻药,如氯胺酮、依托咪酯或咪达唑仑等,复合小剂量芬太尼和肌松药行气管内插管。以浅麻醉加肌松药维持麻醉为宜,N_2O 复合低浓度吸入全麻药和肌松药较为常用,但应避免发生低氧血症;对休克或低氧血症者,吸入全麻药后,最小肺泡有效浓度明显降低,低浓度吸入即可达到较满意麻醉,应用肌松药可减少全麻药用量及其对循环的影响。对于血压难以维持者,可选用氯胺酮复合小剂量芬太尼和肌松药维持麻醉,但氯胺酮的缩血管及轻度负性心肌力作用对组织灌注也有一定损害,应予以注意。术后镇痛应完善,避免应激反应;预防感染及心、肺、肾等重要脏器的继发性损害。

(吴海燕)

第四节 门静脉高压症手术麻醉

一、病情特点

门静脉位于两个毛细血管网之间,一端是胃、肠、脾、胰的毛细血管网,另一端是肝小叶内的肝窦,曾形象地被比喻为一棵大树的树干,其根分布在内脏器官,而树冠和树枝则为肝脏和肝内的门静脉分支;门静脉主干是由肠系膜上、下静脉和脾静脉汇合而成,其中 20% 的血液来自脾,门静脉的左右两干分别进入左右半肝后逐渐分支,其小分支和肝动脉小支的血流汇合于肝小叶内的肝窦(肝的毛细血管网),然后汇入肝小叶的中央静脉,再汇入小叶下静脉、肝静脉,最后汇入下腔静脉;门静脉无瓣膜,其压力通过流入的血量和流出阻力形成并维持。门静脉的血流受阻、血液淤滞时,会引起门静脉系统压力的增高。临床表现有脾大和脾功能亢进、食管-胃底静脉曲张和呕血、腹水等,具有这些症状的疾病称为门静脉高压症;门静脉正常压力为 $1.3\sim2.4$ kPa($13\sim24$ cmH$_2$O),平均为 1.8 kPa(18 cmH$_2$O),比肝静脉压高 $0.5\sim0.9$ kPa($5\sim9$ cmH$_2$O)。门静脉高压症是指门静脉压力超过 2.5 kPa(25 cmH$_2$O),或门静脉和肝静脉压力梯度差大于 1.2 kPa(12.5 cmH$_2$O)时所产生的综合征。

按门静脉阻力增加的部位,可将门静脉高压症分为肝前、肝内和肝后三型。肝内型又可分为窦前、窦后和窦型;肝炎后肝硬化或肝寄生虫病是肝内型常见病因;而肝前型门静脉高压症常见的病因是肝外门静脉血栓形成、先天性畸形(闭锁、狭窄等)和外在压迫(转移癌、胰腺炎等);肝后型门静脉高压症的病因见于巴德-吉亚利综合征、缩窄性心包炎、严重右心衰竭等。

正常的肝窦血管床需要一定压力来维持门静脉血流量,当不同原因引起门静脉血流受阻或流量增加,即导致门静脉压力升高(门静脉高压),可以发生下列病理变化:①脾大、脾功能亢进。门静脉血流受阻后,首先出现充血性脾大。门静脉高压症时,可见脾窦扩张,脾内纤维组织增生、单核吞噬细胞增生和吞噬红细胞现象。临床上除有脾大外,还有外周血细胞减少,最常见的是白细胞和血小板减少,称脾功能亢进。②交通支扩张。由于正常的肝内门静脉通路受阻,门静脉又无静脉瓣,门静脉系与腔静脉系之间存在的交通支大量开放,并扩张、扭曲形成静脉曲张。一般认为存在四个主要的交通支,即胃食管、痔、脐周和腹膜后。在扩张的交通支中,最有临床意义的是在食管下段、胃底形成的曲张静脉,可引起破裂,导致致命性的大出血。③腹水。门静脉压力升高,使门静脉系统毛细血管床的滤过压增加,同时肝硬化引起的低蛋白血症,血浆胶体渗透压下降及淋巴液生成增加,促使液体从肝表面、肠浆膜面漏入腹腔而形成腹水。门静脉高压症时,虽然静脉内血流量增加,但中心血流量却是降低的,继发刺激醛固酮分泌过多,导致水钠潴留而加剧腹水形成。④门静脉高压症时,由于自身门体血流短路或手术分流,造成大量门静脉血流绕过肝细胞或因肝实质细胞功能严重受损,致使有毒物质不能代谢与解毒而直接进入体循环,从而对脑产生毒性作用并出现精神神经综合征,称为肝性脑病。门静脉高压症患者自然发展成为肝性脑病的不到10%,常因胃肠道出血、感染、过量摄入蛋白质、镇静药、利尿剂而诱发。

肝脏是合成几乎所有凝血物质的场所,同时也合成抗凝物质、纤溶酶原。而且肝脏也负责清除激活的凝血因子、纤溶酶原激活物及纤维蛋白降解产物。因此,严重的肝病患者可出现凝血障碍,维生素 K 吸收减少,凝血因子Ⅱ、Ⅶ、Ⅸ、Ⅹ的合成减少,纤维蛋白原缺乏,异常纤维蛋白原血症,纤溶亢进,血液中出现抗凝物质;多数门静脉高压症的患者有肝硬化和明显肝功能损害,表现为血浆清蛋白减少、凝血机制障碍和出血倾向、水钠潴留和腹水。持续门静脉高压导致脾脏淤血肿大,脾功能亢进,从而引起全血细胞减少,使得贫血和出血倾向进一步加重。此外,重症门静脉高压症患者还常并发肾功能不全,导致氮质血症和少尿。长期门静脉高压必有侧支循环形成,出现食道下段和胃底静脉曲张。部分患者曲张静脉破裂出血,可导致严重休克甚至死亡。

二、麻醉前准备

非手术治疗仅对一部分患者起到暂时性止血的作用,手术治疗仍是治疗门静脉高压症的主要手段。外科手术的目的是防治食管-胃底静脉曲张破裂所致的大出血,切除巨脾、消除脾功能亢进以及治疗顽固性腹水,并不是从根本上改善肝脏本身的病变。

门静脉高压症的患者手术和麻醉的风险取决于术前肝功能受损的程度。目前肝功能的评估仍多采用 Child 肝功能分级。肝功能 Child 分级与手术的病死率有明显相关性。据统计,门静脉高压症患者行手术治疗,其 Child 分级分别为 A 级、B 级、C 级时,相应的病死率分别为0～10%、4%～30%和19%～76%。但 Child 分级的各项指标仅反映肝功能受损的程度及在静息状态下的代偿能力,不能敏感地预测应激状态下肝脏所必要的储备功能。麻醉前准备应包括以下几个方面。

(一)加强营养,改善肝功能

(1)给予高热量、多种维生素和低脂肪饮食;如有肝性脑病,宜限制蛋白质摄入。高碳水化合物可提供能量,增加肝糖原贮备,维护肝脏功能。对食欲缺乏的患者可给予葡萄糖、胰岛素和钾(每天10%葡萄糖1 000 mL,普通胰岛素24 U 和氯化钾1.5 g,应用1周左右)。适当的高蛋白饮食和补充氨基酸可促进肝细胞再生,特别是高百分比的支链氨基酸更为需要。B 族维生素对糖、蛋白质和脂肪代谢具有重要作用,维生素 C 和维生素 E 可增加肝细胞抗氧化能力。大出血后危重患者视具体情况给予肠外和肠内营养支持。维护肝脏功能可使用各种有效的护肝药物，如肝细胞生长因子、肝细胞再生刺激因子、胰高糖素-胰岛素等。

（2）适当纠正低蛋白血症，改善全身状况。最好使血浆总蛋白达 60 g/L，并使清蛋白达 35 g/L 以上。可输注足量血浆或清蛋白。

（3）贫血的原因是多方面的，包括失血、红细胞破坏、骨髓抑制和营养缺乏，应该权衡术前输血的需求和氮负荷的必然增加，大量输血引起的蛋白分解可促使脑病的发生。必要时可在术前数天输新鲜血液，以少量多次输血为宜，争取血红蛋白含量大于 100 g/L。最好输注新鲜的全血，一方面可增加携氧能力，另一方面还可补偿不足的血浆蛋白和可能缺乏的凝血因子。此外，新鲜的全血含有的氨比库血少，可减少因血氨浓度过高而引起肝性脑病的危险。

（4）尽量纠正水、电解质失衡，肝性脑病和营养不良。对于腹水患者，要限制钠的摄入，每天不超过 2 g，在利尿的同时更需要监测和维持水和电解质的平衡。

（二）预防肝性脑病

口服液状石蜡、乳果糖缓泻，或使用乳果糖灌肠。对近期有出血患者可用硫酸镁导泻肠内积血。还可使用多巴胺、精氨酸等药物。

（三）控制腹水

择期手术，最好待腹水消退两周后再手术。如果是急诊行食道静脉曲张断流术，术前可适量放腹水，但一次放腹水量不要超过 3 000 mL。

（四）纠正出血倾向和凝血障碍

对有出血倾向者，应根据病因处理，但不强求纠正到正常。术前 1 周可给予维生素 K，应使用合适的血液制品补充凝血因子，如新鲜冷冻血浆和冷沉淀物；同时还需注意避免使用抗血小板聚集药物，如阿司匹林和吲哚美辛等。术前血小板计数低时应考虑输注血小板。

（五）预防感染

门静脉高压症患者的抗感染能力低下，腹水患者又常发生细菌性腹膜炎，所以术前应常规预防性使用抗生素。术前 2 天开始应用抗生素，可口服新霉素 1～1.5 g 或头孢呋辛酯 0.5 g，每 8 小时 1 次，以减少肠道内细菌。还可使用含双歧杆菌的制剂，如回春生、丽珠肠乐等，调节肠道菌群。术前半小时静脉滴注头孢噻肟 1.5 g、甲硝唑 1 g 或头孢哌酮 1 g。

术前应常规行肾功能检查，有胃黏膜病变的可使用 H_2 受体阻滞剂（西咪替丁、雷尼替丁或法莫替丁等）或质子泵抑制剂（奥美拉唑、泮托拉唑、兰索拉唑等），术前晚及术日晨清洁灌肠。术前应用丙酸睾酮和苯丙酸诺龙等促蛋白合成剂。

门静脉高压症的患者术前用药量宜小。短效巴比妥类药如环己巴比妥几乎全在肝内代谢，因此，短效巴比妥类药在肝脏患者应禁用。长效巴比妥类药如苯巴比妥的一部分直接经尿排泄，肝硬化患者的苯巴比妥消除半衰期中度延长，消除率降低 30％。因此，肝脏患者虽然可使用苯巴比妥类药物，但要适当减量。术前可仅给阿托品或东莨菪碱即可。但如患者有发热和心动过速，阿托品就不宜常规使用，但也应做好静脉注射的准备，以便必要时应用。如果患者清醒，且置有食管气囊或牵引，则有相当的疼痛，可用最小量的镇静药或麻醉性镇痛药，分别控制焦虑或疼痛。药物应由静脉小量分次给予，使达到适当缓解的程度为止。吗啡虽然对肝血流量无明显影响，但主要在肝内解毒，临床上常看到肝功能不全患者给小量吗啡后即导致长时间昏睡，因此，禁止使用吗啡或哌替啶。

三、麻醉处理

门静脉高压症者,肝功能多有不同程度的损害,可使麻醉药的代谢迟缓,以致麻醉后苏醒延迟或呼吸抑制。因此,在选用麻醉药物及麻醉方法时,应首先明确肝脏病变的程度及肝功能的状态和药物对肝脏的影响。

(一)麻醉选择

1.硬膜外阻滞麻醉

硬膜外阻滞麻醉适合全身情况较好、肝功能受损较轻、凝血机制正常的患者。应用时需注意以下方面。

(1)药物宜小剂量分次给药,力求最小有效阻滞平面完成手术。

(2)局部麻醉药中酯类局麻药在血浆或肝内由胆碱酯酶水解,胺类则在肝内代谢。因此,肝功能受损的患者用上述两种药物时应防止过量,用药量需减少 1/3~1/2。

(3)避免影响肝血流的任何因素,保证血流动力学的稳定,严防低血压和缺氧,二氧化碳蓄积。硬膜外麻醉或腰麻时,如果平均动脉压显著下降(正常值 2/3 以下),肝血流量亦可减少;如无血压下降,则肝血流量可有所增加。

(4)有出血倾向者不宜选用,以免发生硬膜外血肿,造成严重后果。

2.全身麻醉

多数情况下,需要选用气管内插管全麻醉。麻醉药物的选用注意以下几点。

(1)禁用有肝损害的药物:门静脉高压症者有着肝功能低下和分解代谢延迟的病理生理基础,因此,损害肝功能的药物如乙醚、氟烷等应避免应用。

(2)在肝内代谢的药物应减量:临床常用的镇痛、镇静药物多数在肝内代谢,应酌情减量。但瑞芬太尼消除不受肝功能的影响,是门静脉高压症患者较理想的药物。

(3)吸入麻醉药:氟烷明显降低肝血流,而氧化亚氮、异氟烷和恩氟烷均可选用。

(4)肌松药:去极化肌松药有赖于血浆胆碱酯酶和假性胆碱酯酶的分解,严重肝功能减退时此两种酶合成减少,琥珀胆碱作用持续时间可延长 2~3 倍,因此,对于严重肝病患者,去极化肌松药更要减量使用。阿曲库铵不依赖肝脏代谢,是此类患者的首选。

(二)术中监测

除监测血压、脉搏、心率、心电图、脉搏氧饱和度和尿量外,最好能监测中心静脉压、连续直接动脉测压,同时还能连续测定动脉血气和电解质。术前大部分患者限制钠的摄入,但术中血容量和尿量的维持更为重要,没有术中精确的监测,很难正确估计血容量状态。静脉液体的使用应以胶体液为主,避免钠超负荷和渗透压增加;如果补液量充足,若尿量持续减少时需要应用利尿剂。

(三)术中处理注意事项

肝硬化门静脉高压症患者麻醉管理中的关键是避免肝脏缺血缺氧。肝对缺血缺氧的耐受能力较差,尤其是血液灌注已受到明显不足的硬化肝脏。如果肝血流进一步明显下降,对肝脏的损害更为明显。麻醉过程中任何影响肝血流量的因素都有可能引起肝缺血缺氧。应该注意以下几个方面。

1.充分供氧,防止二氧化碳蓄积

肝脏重量为体重的 2%,耗氧量占总耗氧的 25%,对缺血缺氧极为敏感。当血压降至

8.0 kPa(60 mmHg)时,肝细胞正常生物氧化过程就会停止,脉搏氧饱和度降至40%～60%时,肝小叶中心可发生坏死。二氧化碳蓄积可使内脏血管阻力增加,使肝血流量下降,造成肝脏缺氧缺血;二氧化碳蓄积引起高碳酸血症,由于体内酸碱度的改变,影响了肝细胞正常活动所需的pH,造成细胞内酶的活动障碍,对肝脏功能产生不良影响。在麻醉过程中保证气道通畅,充分供氧和避免二氧化碳蓄积,是保护肝功能的重要措施之一。

2.尽量维持血流动力学稳定,避免低血压

长时间低血压甚至休克是肝细胞严重损害的重要因素。术中引起低血压的因素如下:①门静脉高压症患者凝血功能差,易引起术野出血;②术中游离胃底血管或游离脾脏、分离脾门血管破裂时,常发生急剧出血或广泛渗血,使血压骤降;③硬膜外麻醉阻滞范围过广,血容量相对不足;④放腹水过快,使腹腔压力突然下降,引起内脏血管扩张,也导致低血压。

在麻醉过程中,保证通畅的静脉通路是维持血流动力学稳定的基本保障。输血应以新鲜全血为佳。对有休克的肝功能障碍患者,大量输血易发生枸橼酸中毒,应适当补充钙离子和碳酸氢钠。

3.防治术中低血糖和纠正电解质紊乱

麻醉药会使肝糖原严重损耗和得不到正常利用,加强血糖和电解质的监测,及时纠正低血糖和电解质紊乱有助于稳定血压。

4.术中避免强烈牵拉内脏

腹腔脏器强烈牵拉能引起内脏反射性毛细血管扩张致回心血量减少,心排血量降低,导致肝血流灌注不足。术中操作轻柔是保护肝脏的一项重要内容。

5.术中保持正常的体温

术中由于麻醉药或区域阻滞所引起的血管扩张,散热增加;麻醉状态下中枢抑制、肌肉松弛抑制了代偿性反应,可造成术中体温降低。低温可加重凝血功能障碍,使手术失血增多。

6.苏醒延迟时,及时采取针对性治疗处理

术后若出现苏醒延迟,应警惕肝性脑病的可能,应及时采取针对性治疗处理。

四、术后处理

门静脉高压症患者全身情况差,且均有不同程度的肝功能减退,部分患者因大出血行急诊手术,术前难以充分准备。所以要注意密切观察患者病情的改变,加强术后肝功能的维护,预防并发症的发生。

断流术手术范围广,创伤大,且患者已存在有明显的肝功能损害,尤其是急症手术患者,术后的观察要注意以下几个方面:①密切观察体温、呼吸、心率和血压的变化,多数患者术后需要进入重症监护室进行监护治疗。②麻醉清醒后,密切观察神志及反应能力的变化。③定时记录尿量,观察尿色泽变化,及时行尿液检查。④观察胃肠减压管的引流量及性状;急症患者术后即可放出三腔二囊管内的空气,连接胃管减压,若未再出血48～72小时后可拔除。⑤保持腹腔引流管通畅,记录引流液的量及性状。⑥及时测定血红蛋白、血细胞比容、血小板、血浆清蛋白。脾切除的患者,如果血小板大于$80×10^4/mm^3(80×10^9/L)$,应采取抗凝治疗,防止血栓形成。⑦每天查肝肾功能、电解质、血糖和酮体的变化,对怀疑肝性脑病者还应该进行血氨监测,发现异常要及时处理。

（吴海燕）

第五节　胆道手术麻醉

胆道疾病以胆石症、胆道肿瘤、先天性胆道疾病等常见。该类患者除合并有肝功能损害以外，常伴有梗阻性黄疸及重要脏器功能改变，手术麻醉风险较大。因此，熟悉黄疸所引起的病理生理学改变及各种胆道疾病的特点，慎重选择麻醉方法及用药，积极预防可能出现的术后并发症，对于保证该类患者安全、平稳度过围术期至关重要。

一、黄疸的病理生理学改变

（一）黄疸对循环系统的影响

人们很早就注意到阻塞性黄疸患者手术后经常容易伴发低血压和肾衰竭，随着对这一现象相关基础和临床研究的深入，肝脏与肾脏之间的关系也有了更进一步的认识。

1.对血管反应性的影响

在体和离体的动物实验均表明，无论是否伴随肝脏疾病，黄疸都有血管扩张的作用。研究发现，使梗阻性黄疸组犬平均动脉压降低至 8.8 kPa（66 mmHg）所需要的出血量是假手术组出血量的一半，出血导致梗阻性黄疸犬的死亡率高达 44%，而假手术组犬的死亡率则为零。需要指出的是，并不是所有的梗阻性黄疸的动物模型都表现为低血压，黄疸大鼠只是在胆管结扎后 1～2 天表现为低血压，而一周以后血压则恢复正常，梗阻性黄疸狒狒也没有表现出低血压。但是尽管基础血压正常，各种实验证明循环系统仍受到损害，梗阻性黄疸大鼠出血 10% 就会发生不可逆的低血压，而正常大鼠则能很好地耐受。这可能与血液淤积在内脏血管，不能够增加有效循环血量有关。

研究表明，高胆汁血症可降低血压和外周血管阻力，这与血管对血管活性物质的反应性下降有关。离体实验中，胆汁酸可降低各种血管的反应性，如门静脉、输精管静脉和后肢静脉等；动脉的反应性也下降。另外，阻塞性黄疸所导致的肝实质性损害也可影响血流动力学，慢性肝病患者常表现为难治性的外周血管对血管活性药物的低反应性，而且这是在该类患者血浆内和尿内的去甲肾上腺素浓度升高的情况下发生的，因此更能证明血管壁的低反应性。这种血流动力学的不稳定性被认为是体内大量的动静脉短路造成的，而一些血管舒张物质等的积聚也是其中一个原因，但目前尚无直接证据表明是其中哪种物质参与了肝脏疾病低血压的发生。近来有研究表明，NO 可能也参与了肝硬化患者的外周血管阻力的降低。

血管反应性下降的细胞机制究竟是什么呢？有研究发现，与假手术组大鼠相比，梗阻性黄疸 3 天大鼠对升压刺激（如去甲肾上腺素、电刺激和 α_1 肾上腺素能受体激动剂）的反应性下降。同样，在离体实验中，从梗阻性黄疸大鼠体内分离出的大动脉对 α_1 受体激动剂的反应性也下降，但是对 α_2 受体激动剂的反应性则未见异常，因此，推测 α_1 受体信号转导通路的异常是血管反应性下降的一个原因，主要的影响因素可能是胆汁酸和内毒素，但究竟是受体本身功能的改变还是受体后信号转导的异常（如磷酸化水平改变）尚不明确。也有学者发现，肠系膜血管床 α_2 受体的敏感性降低。近年来，许多研究证实，阻塞性黄疸可导致体内内源性阿片肽和 NO 合成增多，由于 NO 是一种重要的扩血管物质和神经递质，而阿片肽也在外周和中枢对心血管系统起着重要的调节作用。有学者通过对胆管结扎犬的肾动脉和肠系膜动脉研究发现，动脉对去甲肾上腺素、5-羟色胺收缩作用的反应性显著减弱，对乙酰胆碱的舒张作用的反应性增强，在去除血管内皮后，这种异常反应则消失，提示血管内皮的改变是血管反应性异常的主要原因。对肠系膜动脉的研究也认为血管平滑肌的功能是正常的，血管内皮的缺陷是主要原因，并且阿片受体拮抗剂和NO合成酶抑制剂可逆转血管功能的异常，提示血管反应性的异常可能与阻塞性黄疸所导致的内源性阿片肽和NO产生过多有关。

2.对心功能的影响

在体研究阻塞性黄疸对左心室功能影响与离体研究的结果不尽相同，这可能与使用的实验动物种类不同、心功能的测定方法不同以及难以区别黄疸本身还是肝损害对心功能的作用有关。

有学者比较了基础状态下和β受体激动剂作用下梗阻性黄疸犬的离体心肌收缩性，发现最大收缩张力变化速率、最大舒张张力变化速率、收缩持续时间均显著降低，但是心功能的损害只表现在对β受体激动剂的反应性上，而对强心苷或者对刺激的变化率是正常的。但也有学者研究发现梗阻性黄疸3天的大鼠心脏的基础收缩指数下降，而对异丙肾上腺素和多巴酚丁胺的反应性未受影响。通过放射配体结合实验研究发现，梗阻性黄疸大鼠心肌细胞膜上的β肾上腺素能受体的数目和亲和力都未发生改变。这两个研究结果的差异可能与梗阻性黄疸的持续时间不同有关。尽管急性梗阻性黄疸动物模型表现为高胆汁血症和急性肝脏损害，但是慢性动物模型更近似于肝硬化和门静脉高压。因此，短时间的梗阻性黄疸可能还不足以使心脏β受体的表达下降。为了单独研究高胆汁血症本身对心脏功能的影响，排除肝实质损害对心脏功能的影响，Green等采用了鹅去氧胆酸（CDCA）模型，通过测定左心室的收缩间隔时间，发现CDCA犬左心室射出前期时间（代表心室压力上升的时间）要长于正常犬，而射出期时间（体现每搏输出量）则缩短，最大收缩张力变化率也降低，而且从CDCA犬上取下的心室肌和从胆总管结扎犬CBDL犬上取下的心室肌比较，都表现为对异丙肾上腺素的收缩反应性下降。

在临床研究方面，Lumlertqul等通过比较黄疸患者心脏和正常人心脏对多巴酚丁胺的反应性后发现，黄疸患者的左室射血分数明显低于正常人，提示黄疸使心脏对正性肌力药物的反应性下降。Padillo等研究发现左心室做功与血浆总胆红素水平呈显著的负性相关关系，而进行胆汁内引流后，阻塞性黄疸患者的心排血量、心指数、每搏输出量以及左心室做功均显著改善，并且引流前后心房利尿肽的变化与心排血量变化之间存在负性相关关系。由于血浆中利尿肽含量的升高是反映左心功能受损的特异性指标，故提示阻塞性黄疸患者的心肌的确受到损害，并且黄疸越深，心肌受损越严重。

许多在体和离体的研究表明，胆汁酸对心脏有负性变时和变力作用，并且有剂量依赖性。Joubert将胆汁酸作用于分离的大鼠动脉，发现胆汁酸可剂量依赖性的抑制动脉收缩次数，并可拮抗异丙肾上腺素的作用。Bogin和Enriquez等学者也证实了胆盐对心脏的负性变时作用。也有研究认为，胆汁是通过刺激迷走神经而产生负性变时作用的，这种作用可以被阿托品拮抗。除了负性变时作用，胆汁对大鼠的乳头肌以及心室肌还有负性肌力作用，这种作用与抑制钙离子内流，缩短动作电位的持续时间有关。

近年来，NO和内源性阿片肽在阻塞性黄疸对心脏的负性变时和变力作用越来越受关注。有研究显示，在体情况下，BDL大鼠的心率显著低于正常大鼠，而离体情况下，BDL大鼠心房的自发心率与对照组无差异，但对肾上腺素正性变时作用的反应性显著下降，若每天给予阿片受体拮抗剂、一氧化氮合成酶抑制剂或者L-精氨酸处理后，不但在体时可纠正这种心动过缓，离体时也可改善心房对肾上腺素正性变时作用的反应性；而心室乳头肌的基础收缩性以及对 α 和 β 肾上腺素能受体激动剂的反应性也得到部分或完全改善。另外，由于 L-精氨酸可改善肝脏的损害，因此，肝功能的损害可能也是心动过缓的原因之一。

3.对血容量的影响

Martinez 等应用同位素稀释技术测定了胆管结扎后兔体内的总液体量、细胞外液体量以及血浆容量，发现与假手术组相比，结扎后 6 天总液体量下降 15％，细胞外液体量下降 24％，结扎 12 天后，细胞外液体量进一步下降（35％），而血浆容量下降了 15％。Padillo 等应用生物电阻抗技术测定了阻塞性黄疸患者体内的液体量和分布，发现与正常人相比，细胞内液体量无显著性差别，而总的液体量和细胞外液体量明显降低，并且与阻塞性黄疸的病因是良性还是恶性的无关。而动物和临床研究也都显示，体内与水、盐代谢调节相关的内分泌激素醛固酮、肾素和抗利尿激素显著升高，提示血容量下降。血容量的减少可能与以下一些因素有关。

（1）渴感减退，水的摄入减少。Oms 等应用胆管结扎的兔子研究发现，与假手术组兔子相比，梗阻性黄疸组兔子水的摄入显著减少，而水的平衡（摄入水分与排出水分的差值）也显著下降，同时还发现心房利尿肽显著升高，由于利尿肽在中枢有抑制动物饮水的功能，因此，利尿肽的升高可能是摄入减少的重要原因。

（2）利尿肽和脑利尿肽分泌增加。心房利尿肽和脑利尿肽都具有强大的利钠和利尿作用，并且在中枢内具有抑制动物饮水的功能。Valverde 和 Gallardo 分别在阻塞性黄疸动物和人体上发现，血浆中利尿肽含量显著升高；Padillo 等发现利尿肽和脑利尿肽均显著升高。近年来，有研究显示血浆内的利尿肽和脑利尿肽是诊断无症状左心室功能损害的特异性标志物，因此，阻塞性黄疸引起的心功能损害可能是利尿肽和脑利尿肽升高的主要原因。

（3）胆盐的利尿和促尿钠排泄作用。Topuzlu 等发现给犬静脉内注射胆盐可降低近曲小管钠的吸收，还有实验显示肾内注射胆汁酸可增加钠、钾的分泌和尿的流量，梗阻性黄疸大鼠也有类似现象。临床上观察到的现象似乎也支持胆盐有促尿钠排泄的作用，严重梗阻性黄疸患者的尿钠排泄显著增多，而且在限制钠摄入的情况下仍表现为尿钠排泄增多。

鉴于阻塞性黄疸可导致有效循环血量下降，学者们开始试图通过术前的液体治疗以提高循环系统的代偿能力，提高肾脏灌注，改善肾功能。Williams 等发现术前输血可降低围术期的死亡率；Dawson 通过动物和临床研究认为，甘露醇作为一种渗透性利尿剂，可产生容量扩张、利尿和促尿钠排泄，维持肾脏血流在低灌注水平，防止内皮细胞的肿胀和肾小管的阻塞。但是甘露醇是否对梗阻性黄疸的肾功能损害具有保护作用仍存在争议，Wahbah 等通过随机对照研究发现，预先给予甘露醇、呋塞米或者血管活性药物多巴胺并不能够保护肾功能，而围术期维持足够的血容量是保护肾功能的关键。Parks 等通过前瞻性研究发现，术前若给予充足的液体补充，并控制电解质的平衡可以改善阻塞性黄疸术后肾衰竭的发生率，而与是否应用小剂量的多巴胺无关。但也有临床研究认为，术前给予液体补充血容量，虽然可以改善细胞外液体容量，但不能够改善肾功能。因此，围术期阻塞性黄疸患者的液体治疗方案还有待于进一步研究，但有一点可以肯定，即严密监控围术期的血容量，保持水、电解质的平衡对于保护肾功能至关重要。

4.对自主神经平衡性的影响

为了确定黄疸对自主神经平衡性的影响，俞卫锋等选取了 24 名胆道或其周围肿瘤引起的阻塞性黄疸患者，ASA Ⅰ～Ⅱ级，另外选取 20 名年龄、体重以及性别构成相似的非黄疸患者（慢性胆囊炎或肝血管瘤），ASA Ⅰ～Ⅱ级，作为正常对照组。在其手术开始前，采用改良后的

Oxford 药理学方法测定两组患者的动脉压力反射敏感性(BRS),并通过多元线性相关分析确定可能与吸入全麻药敏感性改变密切相关的肝功能指标,如血浆总胆红素、胆汁酸、清蛋白和丙氨酸转移酶等。为了进一步明确阻塞性黄疸对 BRS 的影响及其影响机制,建立了阻塞性黄疸的 SD 大鼠模型(BDL),对清醒阻塞性黄疸大鼠和假手术组大鼠(SHAM)的 BRS 功能和心率变异性(HRV)进行比较。在明确了阻塞性黄疸对动脉压力感受反射敏感性影响的基础上,继续对其敏感性变化的可能机制进行了初步研究:①观察急性高胆汁血症对正常大鼠 BRS 的影响,确定胆汁是否直接影响 BRS;②急性静脉注射非选择性的阿片受体阻断剂纳洛酮和不能透过血-脑屏障的阿片受体阻断剂甲基碘化纳洛酮,观察注射前后,两种阻断剂对 BDL 和 SHAM 组大鼠 BRS 和 HRV 的影响;③从胆管结扎开始,即每天皮下注射纳洛酮和甲基碘化纳洛酮,7 天观察 BDL 和 SHAM 组大鼠 BRS 和 HRV,并取血测定肝功能,取肝脏做病理切片;④通过免疫组化测定动脉压力感受反射中枢内孤束核(NTS)和延髓头端腹外侧部(RVLM)含有神经型一氧化氮合酶(nNOS)神经元的数目,比较 BDL 组与 SHAM 组间的差异,并观察侧脑室内给予 NO 供体硝普钠对 BRS 的影响。结果显示,阻塞性黄疸患者的动脉压力感受反射敏感性显著降低,包括交感压力反射功能和迷走反射功能,这一临床现象在 SD 大鼠的阻塞性黄疸模型上得到了进一步证实,并且 BDL 大鼠的自主神经系统功能也显著下降,交感与迷走的平衡失调。相关机制的研究发现,胆汁本身对 BRS 和 HRV 无明显影响,而阻塞性黄疸所导致的肝功能损害、自主神经系统功能失调、内源性阿片肽增加以及动脉压力感受反射中枢 NTS 和 RVLM 含有神经源型 nNOS 神经元数目减少可能与动脉压力感受反射功能的下降有关。另外,丙泊酚对阻塞性黄疸患者血流动力学的抑制作用增强,可能与其交感反射功能下降有关。

(二)黄疸对麻醉药敏感性的影响

近来有研究表明,疲劳、抑郁症和瘙痒等胆汁淤积患者常见并发症的产生与患者脑内部分中枢神经递质传导的改变密切相关。而目前对于吸入麻醉药作用机制的研究显示,吸入麻醉药主要是通过干扰中枢神经系统内突触前神经递质的合成、释放和重摄取,或影响突触后膜上离子通道或膜受体的正常功能,从而改变了正常的神经冲动传导,并产生全身麻醉作用。因此,胆汁淤积患者脑内中枢神经递质的改变很可能会影响患者对吸入麻醉药的敏感性。这一假设分别在俞卫锋等对胆道或其周围肿瘤引起的阻塞性黄疸患者的临床研究以及在阻塞性黄疸的 SD 大鼠模型的研究中得到证实。这些研究的主要研究结果如下。

1.临床研究

与非阻塞性黄疸患者的地氟烷 MAC-awake(2.17%±0.25%)相比,阻塞性黄疸患者的 MAC-awake(1.78%±0.19%)显著降低($P<0.001$),并且阻塞性黄疸患者的 MAC-awake 与血浆总胆红素呈显著性负相关,而与胆汁酸、清蛋白和丙氨酸转移酶无关,即患者血浆胆红素含量越高,MAC-awake 越低。这些结果表明阻塞性黄疸患者对吸入性麻醉药的全麻敏感性升高。

2.动物实验研究

与假手术组大鼠相比,各组黄疸大鼠的地氟烷 MACRR 都显著降低($P<0.05$),并且多元线性回归分析显示黄疸大鼠的 MACRR、MAC 与血浆总胆红素呈负相关,而与血浆清蛋白呈正相关。

3.分子机制研究

(1)与对照组(假手术组)大鼠相比,阻塞性黄疸大鼠大脑皮层内谷氨酸和甘氨酸的含量显著下降($P<0.05$),而天门冬氨酸、γ-氨基丁酸和谷氨酰胺的含量无明显差异。

（2）阻塞性黄疸大鼠皮层上 NMDA 受体的最大结合容量显著升高（$P<0.05$），亲和力无明显变化。

（3）阻塞性黄疸大鼠皮层 NMDA 受体亚基 NR1、NR2A 和 NR2B 的表达量显著升高（$P<0.05$），而各亚基的磷酸化水平无明显改变。综上所述，阻塞性黄疸可提高机体对吸入麻醉药的敏感性，增强药物的麻醉效能。

二、胆石症和胆道肿瘤的手术麻醉

胆石症是指胆道系统（包括胆囊和胆管）内发生结石的疾病，是常见病、多发病。我国胆结石发病率平均为 5.6%，女性明显多于男性，发病率随年龄增长而增高。目前我国的胆结石已由以胆管的胆色素结石为主逐渐转变为以胆囊的胆固醇结石为主。

胆囊结石早期常无明显症状，当胆囊内的小结石嵌顿于胆囊颈部时可引起临床症状，胆绞痛是其典型的首发症状，呈持续性右上腹疼痛，阵发加剧，可向右肩背放射，常伴恶心、呕吐，临床症状可在数小时后自行缓解。若嵌顿不解除则胆囊增大、积液，合并感染时可发展为急性化脓性胆囊炎或胆囊坏疽。肝外胆管结石多数为原发性胆总管结石，典型临床表现是反复发作的腹痛、寒战高热和黄疸，称为夏柯三联征。间歇性黄疸是肝外胆管结石的特点，如果梗阻性黄疸长期未得到解决，将会导致严重的肝功能损害。肝内胆管结石的症状依结石部位不同而有很大差别。位于周围肝胆管的小结石平时可无症状，若结石位于Ⅰ、Ⅱ级肝胆管或整个肝内胆管，则患者会有肝区胀痛。胆石症可根据典型病史、临床表现、体检和影像学检查确诊。胆石症的治疗方法很多，但以外科手术治疗为主。

胆道肿瘤包括胆囊和胆管的肿瘤，良性肿瘤不常见，多为腺瘤和息肉。常见的恶性肿瘤有胆囊癌、胆管癌和壶腹癌等，其中胆囊癌可占胆道恶性肿瘤的 1/2 左右。胆道恶性肿瘤的治疗原则是早期诊断，及早行根治性切除。手术方式和切除范围依肿瘤部位和癌症分期不同而有很大区别。

（一）麻醉前准备

（1）重点检查心、肺、肝、肾功能。对合并的高血压、冠心病、糖尿病、肺部感染、肝功能损害等进行全面的内科治疗。

（2）胆石症和胆道肿瘤患者经常伴有胆道梗阻及肝功能损害，梗阻性黄疸可以导致胆盐、胆固醇代谢异常，维生素 K 吸收障碍，使出、凝血发生异常，凝血酶原时间延长。术前应补充维生素 K，纠正凝血功能。由于梗阻性黄疸患者迷走神经张力增高，麻醉和手术过程中容易出现心律失常和低血压，麻醉前应酌情给予阿托品。

（3）胆石症合并感染时可发展为急性化脓性胆囊炎、胆管炎，甚至可导致感染中毒性休克、败血症等。合并感染的患者应做好充分的术前准备，包括行急诊手术的患者，在积极抗感染治疗的同时应尽量纠正休克状态。

（4）如果术前存在水、电解质、酸碱平衡紊乱应予以纠正；一些胆道肿瘤患者营养状况可能较差，术前应该适当改善营养状态。

（5）术前用药：阿托品可使胆囊、胆总管括约肌松弛，可作为麻醉前用药。吗啡、芬太尼等阿片类药物可引起胆总管括约肌和十二指肠乳头部痉挛，使胆道内压上升达 2.9 kPa（300 mmH$_2$O）或更高，且不能被阿托品解除，故患有胆石症和胆道阻塞的患者麻醉前应禁用。肝功能损害严重的患者术前用药需谨慎，此类患者镇静药和阿片受体激动药作用可能增强，有可能引起或加重肝性脑病。胆石症患者中肥胖体型者逐年增多,对这类患者不主张术前应用镇静药和阿片受体激动药,除非在有监测和医护人员看护情况下酌情使用;病理性肥胖患者易发生胃液反流,手术日晨应给予 H_2 受体阻滞剂,提高胃液 pH。

(二)麻醉方法和麻醉药物的选择

胆石症和胆道肿瘤手术的麻醉方法、麻醉药种类的选择应结合手术方式、患者术前一般情况、肝功能损害程度及凝血功能等多种因素综合考虑。一般来说可采用全身麻醉、连续硬膜外麻醉或全身麻醉复合硬膜外麻醉。以往国内大多数医院行胆道手术都是以硬膜外阻滞为主,可经胸 8~9 或胸 9~10 间隙穿刺,向头侧置管,阻滞平面控制在胸 4~12。但是由于胆石症和胆道肿瘤患者可能有阻塞性黄疸,致使迷走神经张力增加,发生心动过缓;如果硬膜外阻滞平面过高,有可能阻滞心交感神经,使心动过缓更加明显,加之胆囊、胆道部位迷走神经分布密集,且有膈神经分支参与,术中在游离胆囊床、胆囊颈和探查胆总管时,可发生胆-心反射和迷走-迷走反射。患者不仅会出现牵拉痛,而且可引起反射性冠状动脉痉挛,心肌缺血导致心律失常,血压下降,甚至心搏骤停。为防止上述情况发生可以采取一些预防措施,如局部神经封闭,静脉应用哌替啶及阿托品或依诺伐等药物,但应考虑到阿片类药物可引起胆总管括约肌和十二指肠乳头部痉挛的问题。

近十年来,由于上述原因和腹腔镜下胆囊切除手术的开展,全身麻醉或全身麻醉复合硬膜外麻醉越来越多地应用于胆道手术。如果患者一般状况良好,不是病态肥胖者,未合并肝功能损害或阻塞性黄疸时,麻醉方法和麻醉药物的选择无特殊禁忌。如果患者合并阻塞性黄疸或伴有肝功能损害时,应认真选择麻醉用药,原则上禁用对肝功能有损害的药物。全麻药物中吸入麻醉药对肝血流和肝功能的影响大于静脉麻醉药,吸入麻醉药对肝血流和肝功能的影响不仅与麻醉药本身的特性有关,还与肝功能障碍的严重程度、年龄、手术应激及腹腔内手术操作等多种因素有关。大量动物实验和临床观察表明,七氟烷、地氟烷和异氟烷较氟烷和恩氟烷能更好地保护肝血流和肝功能,可用于肝功能损害患者的麻醉。现有的资料提示临床常用的静脉麻醉药,如丙泊酚、氯胺酮、依托咪酯和硫喷妥钠等对肝血流的影响很小,对术后肝功能没有明显影响,但是在肝功能损害严重的患者应注意反复多次给药和持续输注时药物作用时间延长,镇静强度增加。肝功能障碍患者阿片受体激动药的镇静和呼吸抑制作用增强,作用持续时间延长,需谨慎应用。瑞芬太尼的酯键易被血和组织中的非特异性酯酶水解,导致代谢迅速,恢复与剂量和输注时间无关,肝功能障碍不影响瑞芬太尼的清除率。神经肌肉阻滞药可选用不依赖肝脏消除的阿曲库铵和顺式阿曲库铵。

(三)术中麻醉管理要点

(1)常规监测心电图、无创血压、脉搏氧饱和度、呼气末二氧化碳、体温和尿量,有条件的情况下可监测麻醉深度。

(2)胆石症患者属于肥胖体型者,应按照肥胖患者来实施麻醉诱导和麻醉管理。如果患者一般情况差或合并感染,尤其是发展至感染中毒性休克和败血症时,应进行有创动脉血压和中心静脉压监测。麻醉诱导应选择对血流动力学影响小的药物,并遵循小量分次给药的原则,避免血压骤降。术中如果血压过低,应合理应用血管活性药物,尽量维持血压在正常范围,以保证心、脑、肾等重要脏器的灌注。

(3)胆石症和胆道肿瘤患者伴有肝功能损害和梗阻性黄疸时,可以导致胆盐、胆固醇代谢异常,维生素 K 吸收障碍,影响凝血功能;胆道手术可促使纤维蛋白溶酶活性增强,纤维蛋白溶解而发生异常出血；麻醉和手术中因凝血因子合成障碍，毛细血管脆性增加，也促使术中渗血增多，因此术中应密切观察出凝血变化，遇有异常渗血，应及时检查纤维蛋白原、血小板，并给予抗纤溶药物或纤维蛋白原处理。

（4）胆结石和胆道肿瘤造成主要胆管阻塞而使结合胆红素分泌障碍，引起阻塞性黄疸的患者围术期发病率和病死率较高，且术后易伴发急性肾衰竭。术后急性肾衰竭的发生率为 8％～10％，与高胆红素的程度有直接关系，病死率可高达 70％～80％。术中应注意肾脏保护，严密监测尿量，更可靠的方法是采用中心静脉导管或肺动脉导管或经食道超声心动图监测有效血容量和心脏功能，通过增加心排血量来维持肾脏灌注。

（5）胆结石和胆道肿瘤患者常合并阻塞性黄疸，伴有自主神经功能紊乱，胆红素、胆酸均为兴奋迷走神经物质，迷走神经张力增高；胆道炎症及胆管内压力增高也使迷走神经张力增加；加之胆囊、胆道部位迷走神经分布密集，且有膈神经分支参与，手术过程中容易发生胆-心反射和迷走-迷走反射，引起反射性冠状动脉痉挛，心肌缺血导致心律失常，血压下降，甚至心搏骤停。应提醒术者术中做胆囊颈部及三角区神经阻滞，阻滞迷走神经的反射弧以减少胆-心反射和迷走-迷走反射的发生。术中必须严密监测心率、心电图和血压，如果出现 ST-T 改变、心律失常和血压下降应立即提醒术者停止手术，并静脉注射阿托品，必要时加注麻黄素，纠正反射引起的心率减低和血压下降。

（6）肥胖患者在麻醉期间应严密监测，要特别注意加强气道管理，此类患者一旦出现呼吸和心血管系统的紧急情况，处理起来极其困难，因此任何潜在的危险都必须尽早发现并及时解决。

（7）一般情况下，胆道手术出血量不会太多，但是体液丧失比较显著，所以术中应注意补充容量。

（8）腹腔镜胆囊切除术时应该保持足够的肌松程度，由于腹腔镜手术时视野有限或内镜的放大作用而难以正确估计出血量，加之气腹和体位的原因，应该加强血流动力学和呼气末二氧化碳的监测。

（四）麻醉后注意事项

（1）术后应密切监测脉搏氧饱和度、心电图、血压、脉搏、尿量，持续鼻管吸氧，直至病情稳定。

（2）危重患者和感染中毒性休克未脱离危险期者，麻醉后应送术后恢复室或重症监护室进行严密监护治疗，直至脱离危险期。

（3）对老年人、肥胖患者及并存呼吸系统疾病者，术后应持续低流量吸氧，严密监测血氧保护度，防止低氧血症和肺部并发症的发生。

（4）术后应适当给予镇痛药物，合并肝功能障碍患者应该尽量避免使用对肝脏有损害的药物。硬膜外镇痛是比较理想的方法，镇痛效果确切，并可促进肠道排气，但有凝血功能异常的患者禁用。病理性肥胖患者术后镇痛尽量选用非阿片类镇痛药，如果选用阿片类镇痛药应使用最低有效剂量。

三、先天性胆道畸形的手术麻醉

先天性胆道畸形包括胆道数目和形态的异常，最常见的畸形为先天性胆道闭锁和先天性胆管囊状扩张症。

（一）常见的先天性胆道畸形

1.先天性胆道闭锁

先天性胆道闭锁是胆道先天性发育障碍所致的胆道梗阻，是新生儿期严重梗阻性黄疸的常见原因。病变可累及肝内或肝外的部分胆管，也可累及整个胆道，其中以肝外胆道闭锁最为常见。病因尚未明确，目前有 2 种学说：胚胎先天性发育畸形学说和病毒感染学说。临床常根据胆管闭锁的病变范围不同将其分为 3 型，即肝内型、肝外型和混合型，其中肝外型大多可经手术治疗。临床表现如下：①黄疸，进行性梗阻性黄疸是本病的突出表现；②营养及发育不良；③肝脾进行性肿大，晚期表现为胆汁性肝硬化，门静脉高压，皮肤、黏膜出血倾向，重度营养不良，肝性脑病等，如不治疗可在 1 岁内死亡。本病可根据临床表现、实验室检查和影像学检查得以确诊，本病一经确诊应及早行手术治疗，手术宜在出生后 6～8 周进行，以免发生不可逆性肝损伤。

2.先天性胆管囊状扩张症

先天性胆管囊状扩张症以往称为先天性胆总管囊肿，可发生在肝内、外胆管的任何部分。本病好发于亚洲地区，女性多见。病因尚未明了，可能与以下因素有关：①先天性因素，主要有 3 种学说，即胆管上皮异常增殖学说、胰胆管异常合流学说和神经发育异常学说；②后天性因素；③先天性因素合并后天性因素。根据胆管扩张的部位、形态和范围，先天性胆管囊状扩张症分为 5 种类型：Ⅰ 型为胆总管囊状扩张；Ⅱ 型为胆总管憩室样扩张；Ⅲ 型为胆总管末端囊肿；Ⅳ 型为肝内外胆管扩张；Ⅴ 型为肝内胆管单发或多发性囊性扩张，又称卡罗利病。临床症状多出现在 3 岁左右，典型的临床表现为腹痛、腹部包块和黄疸三联征，但多数患儿就诊时只有其中一个或两个症状，症状多呈间歇性发作。合并感染时症状加重，晚期可出现胆汁性肝硬化和门静脉高压。为避免反复发作胆管炎导致肝硬化，癌变或囊肿破裂引起的胆汁性腹膜炎等严重并发症，本病一经确诊应尽早行手术治疗。

（二）手术麻醉

1.病情评估

先天性胆道畸形患者的全身状况通常很差，经常并存营养和发育不良、肝功能损害、出血倾向，有的患者可能合并严重胆管感染、重症黄疸、囊肿破裂引发胆汁性腹膜炎、甚至感染中毒性休克。术前应尽量改善一般状况，重点是改善营养状态和肝功能，控制感染，纠正出血倾向等。

2.术前准备

（1）禁食：患者多数是婴幼儿，与成人相比其代谢率高、体表面积与体重之比较大，更容易脱水，所以可以遵循改良的禁食指南，即小于 6 个月的婴幼儿可在麻醉诱导前 4 小时内禁食奶类和固体类食物，麻醉诱导前 2 小时可饮用不限种类的清液，但临床上更倾向于 6～8 小时不食用奶类和固体类食物，诱导前 4 小时内不饮用清液的原则。

（2）术前用药：小于 6 个月的婴幼儿一般不需要术前用药，较大患儿可根据病情、麻醉诱导方法、患儿和家长的心理状况等来决定是否给予术前药，但合并肝功能损害和严重感染者需谨慎应用术前药。给药途径包括口服、肌内注射或经直肠内灌注等。常用药物有咪达唑仑、地西泮、阿托品、氯胺酮等，可以单独应用，也可联合用药。

3.麻醉方法

由于先天性胆道畸形患者常合并重症黄疸、感染、肝功能障碍并有出血倾向，而且患者多是婴幼儿，所以气管内插管全身麻醉是最常用的麻醉方法。麻醉诱导方法的选择取决于患者的病情、患儿的紧张程度、配合程度、交流能力以及是否饱胃等诸多因素，方法包括面罩吸入诱导、肌内注射诱导、直肠麻醉诱导和静脉诱导等。

4.麻醉药物的选择

麻醉药物选择没有特殊禁忌,但应注意以下问题:①先天性胆道畸形患儿常合并肝功能损害,应认真选择麻醉用药,原则上禁用对肝功能有损害的药物;②行先天性胆道畸形手术的患儿年龄往往较小,相当一部分患儿是不足2月的小婴儿,肾功能和肝脏代谢功能尚不成熟,要特别注意避免药物过量引起心肌抑制等危险和因血浆药物浓度过高而导致的药物毒性;③婴幼儿对阿片类药物非常敏感,容易引起呼吸抑制;④小儿呼吸频率快,心脏指数高,大部分心排血量分布至血管丰富的器官,加上吸入麻醉药血气分配系数随年龄而有改变,故小儿对吸入麻醉药的吸收快,麻醉诱导迅速,但同时也易过量。

5.麻醉期间监测

先天性胆道畸形患者经常合并肝功能损害、重症黄疸和感染等,并且有相当一部分患者是婴幼儿,麻醉期间病情多变,术中术后一定要严密监测。监测项目包括:血压和心率、心电图、脉搏氧饱和度、呼气末二氧化碳、体温和尿量。如果患者是婴幼儿,则应加强脉搏氧饱和度、体温和呼气末 CO_2 监测。由于新生儿和婴儿体表面积和体重之比较大,更容易丧失体内热量,加之体温调节能力比较差,术中应保持手术室温度、使用加温设备(如温毯)等,液体和血液制品也应加温后输入,防止术中发生低体温,但同时也应避免麻醉期间体温过高。呼气末二氧化碳可监测术中有无通气不足或通气过度,反映肺血流情况,及时发现恶性高热,并对危及生命的情况如气管导管误入食管、气管导管脱出或堵塞、呼吸环路管道脱落等提供早期报警,避免严重并发症的发生。如果患者有严重并发症或手术时间较长、出血较多时应放置中心静脉导管、进行有创动脉血压监测和血气分析,并对存在的水、电解质、酸碱失衡情况做出正确分析和及时处理。

6.麻醉管理要点

(1)静脉补液:先天性胆道畸形患者多是婴幼儿,静脉补液应考虑到其代谢率高及体表面积与体重之比较大的生理特点。术中静脉补液应包括:①术前禁食、禁饮所致的液体丢失量;②正常生理需要量;③麻醉和手术所致的液体丢失量。小儿手术麻醉期间损失的是细胞外液,故手术中应输平衡液补充血容量,减少术中及术后发生低血压,减少输血量,维持满意的肾灌注,增加尿量,预防术后肾功能不全。小儿术中是否需输注葡萄糖液至今仍然有争议。有些学者认为手术麻醉的应激反应可使血糖增高,故主张术中不输葡萄糖液而输平衡液。也有学者认为小儿术前禁食有发生低血糖可能,虽然低血糖的发生率并不高,但如仅输平衡液,不能纠正术前偏低的血糖水平及可能产生的脂肪消耗和酮症酸中毒,而输注葡萄糖液可提供热量并预防代谢性酸中毒,主张输注平衡液同时输注葡萄糖液。小儿输液安全界限较小,很易引起输液过量或输液不足,二者均可引起严重后果,术中应严密观察动、静脉压及尿量,随时调整输液量。

(2)先天性胆道畸形患者常合并梗阻性黄疸,伴有自主神经功能紊乱,胆红素、胆酸均为兴奋迷走神经物质,加之胆囊、胆道部位迷走神经分布密集,且有膈神经分支参与,手术过程中容易发生胆-心反射和迷走-迷走反射,引起反射性冠状动脉痉挛,心肌缺血导致心律失常,血压下降,甚至心搏骤停。应提醒术者术中做胆囊颈部及三角区神经阻滞,阻滞迷走神经的反射弧以减少胆-心反射和迷走-迷走反射的发生。术中必须严密监测心率、心电图和血压,如果出现 ST-T 改变、心律失常和血压下降应立即提醒术者停止手术,并静脉注射阿托品,必要时加注麻黄素,纠正反射引起的心率减低和血压下降。

(3)先天性胆道畸形患者常伴有肝功能损害和梗阻性黄疸,导致胆盐、胆固醇代谢异常,维生素 K 吸收障碍,影响凝血功能;胆道手术可促使纤维蛋白溶酶活性增强,纤维蛋白溶解而发生异常出血;麻醉和手术中因凝血因子合成障碍,毛细血管脆性增加,也促使术中渗血增多,因此术中应密切观察出凝血变化,遇有异常渗血,应及时检查纤维蛋白原、血小板,并给予抗纤溶药物或纤维蛋白原。先天性胆道畸形患者多是婴幼儿,对出血的耐受力差,术中应密切关注出血量,并应该在麻醉前估计血容量,按体重计算。新生儿血容量为 85 mL/kg,小儿为 70 mL/kg。手术失血<10%血容量可不输血而仅输平衡液;失血>14%血容量应输红细胞混悬液,同时补充平衡液;失血 10%~14%血容量应根据患儿情况决定是否输注血液制品。

7.术后管理和术后镇痛

(1)术后继续密切监测脉搏氧饱和度、血压、脉搏、体温、尿量等,直至病情稳定。

(2)由于先天性胆道畸形患者多是婴幼儿,要特别强调呼吸道管理。苏醒期由于全麻药物、麻醉性镇痛药和神经肌肉阻滞药的残余作用,可引起呼吸抑制,导致通气不足,并有上气道梗阻和误吸的风险,应严密监测,防止呼吸系统并发症的发生。

(3)适当补充血容量和电解质,维持循环稳定。

(4)先天性胆道畸形手术创伤较大,应重视术后镇痛问题。如果术前放置了硬膜外导管,术后可用硬膜外阻滞镇痛,药物可选择局麻药加阿片类药物;持续静脉输注和患者自控镇痛应该是更常用的方法,多选用阿片类药物,如果疼痛程度较轻,也可选用非甾体抗炎药。在进行术后镇痛期间应严密监测脉搏氧饱和度,防止药物过量或持续输注造成药物蓄积而引起呼吸抑制。

四、术后常见并发症的防治

胆道手术常见的麻醉并发症包括呼吸系统并发症、循环系统并发症、神经系统并发症、寒战、恶心、呕吐、肾衰竭、术后疼痛等。

(一)呼吸系统并发症

胆道疾病患者中肥胖患者和婴幼儿占相当比例,增加了术后呼吸系统并发症的发生概率,常见的并发症如下。

1.低氧血症

由于手术和麻醉的影响,手术后患者常存在不同程度的低氧血症,造成低氧血症的原因如下:①麻醉药物和肌松药的残余作用,抑制了缺氧和高二氧化碳的呼吸驱动,减少功能余气量,削弱了缺氧性肺血管收缩反射;②术后肺不张;③肺水肿;④误吸酸性胃内容物;⑤气胸;⑥各种原因引起的通气不足;⑦肺栓塞。低氧血症的诊断主要通过脉搏氧饱和度及血气分析。临床表现主要有呼吸困难、发绀、意识障碍、躁动、迟钝、心动过速、高血压和心律失常。

2.通气不足

麻醉药物残余作用等,抑制了缺氧和高二氧化碳的呼吸驱动以及肺和呼吸肌功能障碍,是导致通气不足的主要原因。肺和呼吸肌功能障碍的原因包括术前合并的呼吸系统疾病、肌松药的残余作用、镇痛不足、支气管痉挛、气胸等。

3.上呼吸道梗阻

(1)常见原因:①全麻药物和肌松药残余作用所致的咽部阻塞;②喉痉挛;③气道水肿;④声带麻痹。

(2)预防和处理措施:①严密监测脉搏氧饱和度,对于所有全身麻醉下行胆道手术的患者,尤其是肥胖患者和婴幼儿患者,术后都应该给予面罩或鼻导管吸氧。②将患者头部后仰同时抬下

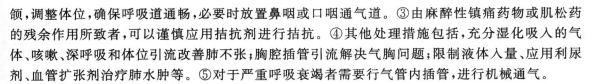

颌,调整体位,确保呼吸道通畅,必要时放置鼻咽或口咽通气道。③由麻醉性镇痛药物或肌松药的残余作用所致者,可以谨慎应用拮抗剂进行拮抗。④其他处理措施包括,充分湿化吸入的气体、咳嗽、深呼吸和体位引流改善肺不张;胸腔插管引流解决气胸问题;限制液体入量、应用利尿剂、血管扩张剂治疗肺水肿等。⑤对于严重呼吸衰竭者需要行气管内插管,进行机械通气。

(二)循环系统并发症

循环系统并发症与呼吸系统并发症不同,麻醉因素仅起到很小作用,而与患者本身和手术关系更为密切。

1.低血压

全身麻醉术后通常伴有低血容量所致心室前负荷降低、心肌收缩力减弱或体循环血管阻力降低。导致低血容量的原因包括失血、第三间隙液体过度丧失、尿液丧失或脓毒血症导致的血管扩张和毛细血管液体渗漏等。心肌收缩力下降的原因有麻醉药物的残余作用、术前合并心室功能不全或围术期发生心肌梗死等。体循环血管阻力严重降低可见于急性梗阻性化脓性胆管炎或其他感染所致的脓毒血症,也可见于慢性肝功能衰竭。

麻醉医师应该综合分析可能导致低血压的原因,并针对不同原因予以相应预防和处理,具体措施包括补充血容量(静脉输注全血或成分血、晶体液或胶体液)提高心室前负荷、适当应用加强心肌收缩力的药物等,重度感染患者有时在补充血容量并应用强心药物后,仍存在高心排血量、低血管阻力性低血压,应该给予 α-肾上腺素受体激动剂,如去甲肾上腺素或去氧肾上腺素。

2.高血压

高血压常发生在术前合并高血压病的患者,尤其是术前停用抗高血压药物者更易发生,其他常见原因有疼痛、尿潴留、液体过荷、高碳酸血症以及围术期应用血管收缩药物等。

预防和处理措施如下:①围术期严密监测血压;②术前控制高血压,并将抗高血压药物持续应用到手术当天,但应注意有的抗高血压药物可能会造成麻醉诱导及术中发生严重低血压,例如血管紧张素转换酶抑制剂,手术当天应该停用;③加强围术期的液体管理,既要充分补充血容量,又要避免发生容量过荷;④合理选择镇痛方法和镇痛药物;⑤围术期加强呼吸管理,避免出现低氧血症和(或)高碳酸血症;⑥应用抗高血压药物,常用药物包括 β 受体阻滞剂、钙通道阻滞剂、硝酸甘油等。

3.心律失常

常见原因包括水、电解质紊乱(特别是低血钾),酸碱平衡失调,低氧血症和(或)高碳酸血症以及术前合并心脏病等。最常见的心律失常是窦性心动过速、窦性心动过缓、室性早搏、室性心动过速和室上性心动过速等。胆道疾病的患者由于经常合并梗阻性黄疸和水电解质紊乱,增加了围术期心律失常的发生率。

防治措施如下:完善术前准备,纠正术前存在的水、电解质紊乱和酸碱平衡失调;围术期加强呼吸管理,避免出现低氧血症和(或)高碳酸血症,尤其是婴幼儿患者;严格围术期的液体管理,特别需要注意的是术前合并心脏病的患者和婴幼儿患者,避免出现血容量不足和容量过荷;合理应用抗心律失常药物。

(三)神经系统并发症

常见的神经系统并发症有意识恢复延迟、嗜睡、定向障碍和躁动等。与术后神经系统并发症相关的常见因素包括:①患者自身因素(年龄、术前是否合并脑功能障碍、教育程度等)。②药物因素,术前长时间应用精神治疗药物、镇静剂和乙醇等;术前用药,主要是东莨菪碱;术中麻醉药和肌松药的残余作用等。③不良刺激,如疼痛,尿潴留,留置的导尿管、胃管和气管内导管等刺激、不适体位等。④术中持续低血压或低氧血症。⑤代谢功能紊乱,严重低血糖或高血糖、严重水、电解质紊乱等。⑥其他原因,包括体温过低、脑血管意外、各种原因所致脑水肿、肾上腺皮质功能不全以及肝昏迷等。

预防和处理措施如下:①完善术前准备,纠正术前存在的糖代谢紊乱,水、电解质紊乱和酸碱失衡,术前合并肝功能损害的应该尽量改善肝功能;②加强围术期的监测和管理,合理应用术前药和麻醉药;③对于出现神经系统并发症的患者应该加强护理,积极寻找病因并做相应处理,改善低氧血症和高碳酸血症,适当应用麻醉性镇痛药和肌松药的拮抗剂、补充糖皮质激素,必要时请相关科室处理专科问题等。

(四)寒战

麻醉后寒战的发生机制不清,可能与下列因素有关:①外界温度降低;②男性;③术前未用抗胆碱药、镇静剂、镇痛药物等;④手术时间长;⑤术中大量输液、输血;⑥应用挥发性麻醉药;⑦术中保留自主呼吸者。

防治措施如下:①围术期进行体温监测,尤其是行先天性胆道畸形手术的婴幼儿患者;②注意保暖,避免输注温度过低的液体和血液及血液制品;③吸氧,防止出现低氧血症;④静脉注射哌替啶、芬太尼或曲马朵等。

(五)恶心呕吐

胆道疾病患者中,肥胖患者和婴幼儿占相当比例,加之腹腔内手术操作对胃肠道和胆道的刺激、腹腔镜胆囊切除术时二氧化碳气腹等因素增加了术后恶心呕吐的发生率。

防治措施如下:①适当禁食;②麻醉诱导面罩加压给氧时采用正确手法、给氧压力不宜过大,尽量避免气体进入胃内使胃过度膨胀;③低氧血症和低血压可引起恶心呕吐,围术期加强呼吸循环的监测和管理,维持呼吸循环稳定;④麻醉恢复期出现呕吐时应该立即采取头低位,并将头偏向一侧,使声门高于食管入口,且呕吐物易于从口角流出;⑤应用止吐药物,常用的有抗 5-羟色胺药、抗组胺药、抗胆碱药等。

(六)术后疼痛

胆道手术属于上腹部手术,术后疼痛程度较重,应该重视术后镇痛问题。麻醉医师可根据手术方式、麻醉方式和患者的具体情况选择不同的镇痛方法和镇痛药物。需要注意的问题如下:①合并肝功能损害的患者应避免使用对肝脏有损害的药物;②胆石症患者中,肥胖患者较多,对于病理性肥胖患者术后镇痛尽量选用非阿片类镇痛药,如果选用阿片类镇痛药应该使用最低有效剂量,并加强脉搏氧饱和度监测;③先天性胆道畸形的婴幼儿患者使用阿片类镇痛药时应加强脉搏氧饱和度监测,避免发生呼吸抑制。

(七)肾衰竭

术前合并梗阻性黄疸的患者围术期发病率和病死率较高,且术后易伴发急性肾衰竭。术后急性肾衰竭的发生率为 8%～10%,与高胆红素的程度有直接关系,病死率可高达 70%～80%。术中应注意肾脏保护,避免使用损害的药物,严密监测尿量,更可靠的方法是采用中心静脉导管或肺动脉导管或经食道超声心动图监测有效血容量和心脏功能,通过增加心排血量来维持肾脏灌注。

(吴海燕)

第六节 周围血管手术麻醉

一、周围血管病

周围血管病是指走行于躯干以外的动、静脉血管发生病变,使动脉血流降低或静脉回流受阻,导致脑或四肢供血不足的一系列疾病。主要累及血管包括颈动脉、股动脉及其远端动脉、股静脉及其远端静脉,病变可仅局限于外周血管,也可能是全身血管病变的局部表现。主要疾病包括以下几种。

(一)慢性阻塞性周围动脉疾病

慢性阻塞性周围动脉疾病亦称动脉粥样硬化症,包括腹主动脉或髂动脉远端动脉粥样硬化和股动脉动脉粥样硬化。

(二)急性周围动脉阻塞疾病

栓塞症:血栓、瘤栓、脂肪栓子等。

(三)系统性动脉炎

1.大动脉炎综合征

大动脉炎综合征又称 Takayasu 动脉炎或无脉症:为主动脉及其分支的慢性、进行性闭塞性炎症,可造成躯体和肺动脉的狭窄、栓子和动脉瘤形成。此病的病因不明,可能与自身免疫异常有关。病变累及升主动脉及动脉弓时,脑、冠状动脉和上肢的血流供应会受到影响,可出现眩晕、视力减退、心肌缺血、上肢无脉等。病变累及腹主动脉及其分支时可出现肾性高血压、肾功能减退和间歇性跛行。有 50% 的患者出现肺动脉炎,表现为肺动脉高压。强直性脊柱炎和类风湿关节炎患者有可能伴发大动脉炎。

2.血栓闭塞性脉管炎

血栓闭塞性脉管炎又称 Buerger 病,是一种损害动、静脉的慢性闭塞性炎症性疾病,多见于青壮年男性,多在 45 岁前发病。发病原因尚不完全清楚,可能与免疫功能异常有关,主要侵犯下肢的中小动、静脉,呈发作性、节段性炎症和血栓形成的慢性疾病。本病伴有雷诺现象,寒冷可恶化病程。

3.颞动脉炎

颞动脉炎指颈部和头部的动脉形成的动脉炎,最常见的表现是头痛、头皮压痛和颌跛行。眼部分支发生炎症时可导致眼部缺血性神经炎和突然失明。

4.结节性多动脉

结节性多动脉为好发于 20～60 岁女性的血管炎,通常与 B 型肝炎抗原血症和药物过敏有关,出现炎症变化的血管多为小-中型血管,临床表现有肾小球肾炎、心肌缺血、周围神经病、肾性高血压和惊厥。获得性免疫缺陷综合征(AIDS)可伴发多动脉炎样血管炎。

5.韦格纳肉芽肿

韦格纳肉芽肿是以炎症血管内新生肉芽形成为特征的周围血管病,可累及神经系统、气道和肺、心血管系统和肾脏内的血管。

（四）其他血管综合征

1.雷诺病

雷诺病是由肢端小动脉间歇性痉挛所引起的病变。女性较男性多。以受冷和复温后指端苍白-发绀-潮红为特征性表现。雷诺现象常逐渐进展，也可数年维持在稳定状态。肢端颜色改变常见于手指、足趾。

2.下肢大隐静脉曲张

下肢大隐静脉曲张指大隐静脉的异常扩张，早期往往没有明显的症状。曲张严重时可出现小腿皮肤痒、腿部肿胀、酸痛、疲劳、腿部沉重感。

3.烟雾病

烟雾病为罕见的进行性脑血管阻塞疾病，多发于颈内动脉和大脑前、中动脉。成人和儿童均可受累。在儿童哭闹或运动后引起过度通气，会发生短暂的脑缺血，出现轻度偏瘫和下肢无力。成人更容易发展为脑室内或蛛网膜下腔出血。

4.肥大性毛细血管瘤综合征

肥大性毛细血管瘤综合征由于先天性脊髓动静脉畸形形成的颈、躯干和四肢周围血管病，主要表现有下肢浅静脉曲张、痣状毛细血管扩张畸形（又称葡萄酒色斑）、软组织和（或）骨骼过度增生肥大。

5.川崎病

川崎病是一种病因未明的幼儿高发的血管炎综合征，可累及动脉、静脉和毛细血管。临床特点为急性发热，皮肤黏膜病损和淋巴结肿大。

二、周围血管手术术式的种类和特点

（一）周围血管手术术式的种类

1.经皮血管内手术

随着生物医学技术的发展，许多血管疾病手术可以通过血管内手术技术完成，手术创伤和应激反应相对小，出血不明显。

有三种类型的动脉疾病可以进行血管内手术治疗：①取栓术治疗动脉栓子或血栓形成。②经皮血管扩张术或支架术治疗阻塞狭窄性血管疾病。③支架置入扩张术治疗动脉瘤。

2.开放式血管切开手术

当血管内手术失败或难以解决问题时往往需要血管切开或进行旁路搭桥术，或植入人工血管，如颈动脉内膜剥脱术、腋-股动脉搭桥术、股-腘动脉搭桥术、颈内动脉搭桥术等。

3.混合手术

血管内技术与开放的外科手术技术相结合，共同进行周围血管手术操作。

（二）周围血管手术患者的特点

周围血管疾病患者病变血管可位于局部或全身。除因大隐静脉曲张、闭塞性脉管炎术后和某些先天性血管畸形的患者外，大多数患者年龄大，合并多种慢性疾病，如糖尿病、高血压、高胆固醇血症。动脉硬化是外周动脉疾病的主要病因，可累及全身血管，导致功能性和器质性缺血。与其他类型的非心脏手术相比，周围血管手术围术期心脏事件的发生率和死亡率较高，患者围术期心梗（PMI）的发生率可高达5％～15％，约50％的PMI患者的围术期死亡也归因于此。当合并有缺血性心脏病、充血性心力衰竭、颅内血管疾病（短暂性脑缺血发作或卒中）、胰岛素依赖型

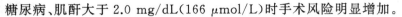

糖尿病、肌酐大于 2.0 mg/dL(166 μmol/L)时手术风险明显增加。

(三)周围血管疾病麻醉前准备

1.心脏手术后周围血管手术的时机

由于许多周围血管疾病患者合并有冠状动脉粥样硬化症,在行周围血管手术前实施了心脏搭桥手术或支架植入术,对于这些患者,周围血管手术的时机对预后有很大影响。在心脏术后的早期,心肺分流会致双肺萎陷/实变和终末器官缺血,此时不是进行进一步手术和麻醉的理想时机。经皮冠状动脉内成形术(PTCA)后 90 天进行非心脏手术的患者其围术期心脏功能没有改善。虽然相比健康患者 PTCA 患者仍有两倍的心脏病危险,但 90 天后其风险会降低一半。如果非心脏手术在冠脉支架术后 6 周内进行,则围术期心梗和死亡发生率会增加 2~3 倍。

2.术前检查

(1)血管造影是评估外周动脉疾病的金标准,通过造影结果可了解血管受损部位、严重程度、侧支循环情况,并有助于制定手术方案。

(2)术前应重点评估受累重要器官,如心、脑、肾功能受累及代偿情况,当有多个器官受累或一个以上器官功能失代偿,麻醉风险将明显增加。

(3)呼吸生理及功能检查:①动脉血气检查可了解患者术前血氧、二氧化碳和酸碱平衡情况。②肺功能检查中一秒钟用力呼气量(FEV_1)和用力肺活量(FVC),对于评估潜在的术后(特别是开腹手术后)呼吸困难很有价值。FVC<1.5L,FEV_1/FVC<50%提示有效咳嗽的能力较差。③如果患者可以吹动距其面部 50 cm 远处的纸张并且持续移动纸张 5~10 秒,则提示咳嗽功能无大碍。

(4)心血管功能检查:①心电图除了可以了解心率和是否有心律失常外,心电图还可提供有关是否存在心肌缺血等信息;②(经胸或经食管)超声心动图可提供有关心脏各腔室的解剖结构改变的信息,评估心脏收缩和舒张功能,如舒张末容积、射血分数(EF 值);③24 小时动态心电图可通过不同时段心电图的变化,可了解心律失常和心肌缺血发生情况及窦房结功能。

(5)其他检查:包括血糖、凝血功能、肝肾功能等。

3.术前用药

(1)镇静剂:术前适当给予镇静剂可减少患者的紧张焦虑程度,减少心肌氧耗。

(2)镇痛药:下肢动脉栓塞或狭窄的患者多伴有较严重或剧烈的疼痛。可选用阿片类镇痛药,如吗啡。除了镇痛作用外,吗啡还可以扩张血管、降低外周血管阻力、消除焦虑。由于肌肉松弛作用,还可能降低心肌氧需。禁用吗啡者可改用哌替啶肌内注射。

(3)正在服用的药物:降压药、抗心律失常药和类固醇皮质激素等应维持到术日早晨,因为术前突然停药,会造成药理作用的剧烈波动。糖尿病患者若行动脉内手术,应激较开放手术小,可能不需要增加胰岛素的用量。通常可以先给予早晨胰岛素用量的半量和一支葡萄糖液,而后根据血糖情况估算液体和胰岛素的维持量。术前应用降糖药血糖控制满意且手术较小时,术晨停用降糖药,术中根据血糖水平适当补充胰岛素。

(4)β受体阻滞剂:β受体阻滞剂可以降低重症高血压和冠心病患者心血管事件的发病率和死亡率,术前或术中可选用阿替洛尔。β受体阻滞剂为禁忌时给予 $α_2$ 受体激动剂(可乐定)。

(四)麻醉处理

1.麻醉方式的选择

周围血管手术选用何种麻醉方式对预后最好仍存在争议。在选择麻醉之前要在多个方面进行权衡,如将要采取的手术方式(血管内或切开手术)、可能对术后心血管并发症及病死率的影响、对血管移植物功能的影响、围术期抗凝治疗的时间和强度、患者的重要器官受损及代偿情况等。可选用局部浸润麻醉、椎管内麻醉和全身麻醉。

(1)椎管内麻醉:椎管内麻醉包括硬膜外和腰麻,可满足大部分下肢血管手术的麻醉。胸段硬膜外麻醉对窄缩的心外膜冠状动脉有扩张作用,并可改善心内膜到心外膜的血流比及缺血心肌的血流,但胸段硬膜外麻醉常不能满足外周血管手术(如下肢)麻醉镇痛的要求。腰段硬膜外麻醉不但不能扩张冠脉,在阻滞水平以上,常有代偿性交感活性增加,反而有可能导致冠脉收缩及心肌血流减少。区域阻滞引起的难以纠正的低血压可影响冠脉灌注,也会减少冠脉血流。在正常人,腰段硬膜外麻醉可降低后负荷,从而增强心肌收缩,但在合并冠心病的患者,可恶化心肌运动能力。但从另外一方面讲,虽然腰段硬膜外对冠脉灌注存在不利影响,但也有降低前、后负荷,降低心肌氧耗,减少应激等优点,因此应权衡其利弊。

(2)全身麻醉:全身麻醉的优点在于血流动力学较易控制在相对稳定的水平,能够保证气道的安全,特别是对于可能术中出现大出血,液体出入量较大的手术应用全身麻醉更显安全。全身麻醉无绝对禁忌证,可满足所有手术的要求。急诊手术和拔管时应同样小心,以避免不必要的心肌氧耗增加及氧供减少。

(3)局部浸润麻醉或区域阻滞:适用于经皮血管内手术,如局部浸润麻醉可用于下肢血栓取出,颈丛神经阻滞可用于颈动脉内膜剥脱术,腰丛神经阻滞可用于下肢血管手术等。

2.麻醉选择对预后的影响

(1)心血管事件:多数研究显示全麻和区域阻滞麻醉对心脏事件,包括心梗、不稳定型心绞痛、充血性心力衰竭(CHF)和心源性死亡等的影响没有显著差异。多项研究数据显示,无论患者接受全麻、腰麻、硬膜外麻醉,心血管事件发病率和死亡率没有不同。

(2)伤口愈合硬:膜外麻醉和镇痛可减弱手术应激反应、降低交感神经活性、扩张局部血管、提供良好的术后硬膜外镇痛等,上述因素的联合作用可使伤口局部氧利用度增高,改善术后伤口愈合。

(3)血管移植物的功能:全麻会减少深静脉血流,有可能增加移植物栓塞的发生率。而用局麻药进行硬膜外麻醉可增加动脉血流和静脉排空,从而改善下肢血流。硬膜外麻醉可降低术后纤溶酶原活化物抑制剂的活性、迅速使抗凝血酶Ⅲ水平降至正常、抑制术后血小板聚集、增强纤溶活性。但必须指出的是,只有将硬膜外麻醉继续用于术后镇痛时,才可能显示其对移植物开通率的影响。

3.术中监护

(1)常规无创监测:包括心电图(Ⅱ、V_5、aVF 导联)、无创血压、体温、脉搏氧饱和度及尿量的持续监测。

(2)有创监测:对于心功能不良和血压控制不满意的患者、手术创伤较大、估计手术时间较长及出血多的手术,应进行直接动脉压和中心静脉压(CVP)测压,根据患者心功能情况酌情考虑是否进行肺动脉导管插管测压。

(3)其他:心脏功能受损的患者可以监测经食管超声心动,能更好地监测室壁运动异常。颈动脉手术可采用脑多普勒、脑氧饱和度等监测脑功能情况。

4.术中麻醉管理注意事项及相关问题

(1)麻醉处理重点:在于控制手术引起的循环应激,避免心血管并发症。全身麻醉和局部麻醉有共同的管理目标,即小心、平稳的麻醉诱导,麻醉管理期间合理应用麻醉药品、补液、血管活性药物等以维持血流动力学稳定。

(2)抗凝与麻醉:许多血管重建术的患者在围术期需要抗凝治疗。出血仍旧是抗凝和纤溶治疗的主要并发症,危险因素包括抗凝治疗的剂量和时程、老龄、女性、胃肠道出血和阿司匹林服药史。出血的发生率在凝血因子Ⅳ缺乏、应用肝素或低分子肝素时较低(<3%),而应用华法林和溶栓治疗则会增高。

局部麻醉和出血的危险性仍旧是制订麻醉计划时需考虑的重要因素之一。目前关于抗凝与外周阻滞并发症关系的数据资料甚少。

血栓和抗凝治疗:链激酶、尿激酶和重组组织型纤溶酶原激活剂可用于血栓栓塞性缺血患者的溶栓治疗。纤溶酶原激活剂能增加纤溶酶的生成,从而溶解血凝块。血凝块溶解后产生的纤维蛋白降解产物对全身凝血系统有广泛影响。另外,大多数接受溶栓治疗的患者同时也需接受抗血小板药或肝素等的抗凝治疗,以进一步确保正常的凝血功能。

目前尚无数据明确溶栓治疗后多久才适宜进行椎管内麻醉操作。因此,推荐如无特殊情况,溶栓治疗后应避免硬膜外麻醉或腰麻。

静脉应用肝素:血管科手术经常在术中使用静脉肝素,肝素化剂量为 5 000～10 000 U,目前推荐应用肝素的注意事项包括:①合并其他凝血性疾病患者禁用;②有创性穿刺操作后 1 小时再应用肝素;③最后一次应用肝素后 2～4 小时后再拔出硬膜外导管,并应监测患者的凝血功能;④术后监测患者有无血肿的症状或体征;⑤虽然硬膜外置管困难或出血会增加危险性,但目前尚无被迫取消手术的报道,但神经外科医师的会诊还是必要的。

低分子肝素 LMWH:硬膜外置管时应用 LMWH 的指南包括:①有创穿刺操作至少在最后一次给予溶栓剂量 LMWH 后 10～12 小时,最后一次治疗剂量 LMWH 后 24 小时后才能进行;②LMWH 用药后 2 小时抗凝活性达高峰,此时应避免椎管内麻醉操作,包括椎管内穿刺、置管和拔管。

华法林:华法林等口服抗凝药物阻断维生素 K 依赖性凝血因子-Ⅱ、Ⅶ、Ⅸ、Ⅹ。凝血素和 INR 对 Ⅹ 因子和Ⅶ因子的活性敏感,其中Ⅶ因子的半衰期最短。INR 增加至正常值的1.2 倍时大约相当于Ⅶ、Ⅸ因子的活性降低了 40%。当口服抗凝治疗时,维持 INR<1.5 则凝血功能正常。停用华法林后凝血功能的恢复,需待 INR 恢复至正常,因为Ⅱ、Ⅹ因子的活性恢复缓慢,在 INR≤1.4时,其活性尚未恢复正常。对近期间断服用华法林治疗患者进行椎管内麻醉出血的危险性,目前尚无相关研究,但操作时应格外小心。在这种情况下,应停止华法林治疗(最好在椎管内麻醉前 4～5 天),并在操作前检查凝血素和 INR。切记:Ⅱ、Ⅹ因子的活性恢复很缓慢。

抗血小板药物:①非甾体抗炎药。阿司匹林的作用时效持续于整个血小板的寿命,而其他非甾体抗炎药(NSAIDS)作用时效相对较短,约 3 天血小板的功能即恢复正常。选择性 COX-2 抑制剂不抑制血小板的聚集。单独 NSAIDS 药物不会显著增加硬膜外血肿的发生率。目前的数据资料已证实仅应用 NSAIDS 类药物的患者接受椎管内麻醉不会增加出血的危险性。②噻氯吡啶衍生物。噻氯吡啶衍生物(噻氯匹定,氯吡格雷/波力维)通过抑制磷酸腺苷介导的原发及继发血小板聚集、阻断血小板-纤维蛋白原结合和血小板聚集而达到抗凝作用。目前尚无发表的针对应用此类药物时进行椎管内麻醉的研究。但目前推荐在椎管内麻醉前14 天停用噻氯匹定,前 7 天停用氯吡格雷。③血小板糖蛋白Ⅱb/Ⅲa 抑制剂。血小板糖蛋白Ⅱb/Ⅲa抑制剂(阿昔单抗,依替巴肽)通过干扰血小板-纤维蛋白的相互作用,以及血小板-vW 因子的结合而发挥抗凝作用。

因其对血小板功能影响显著,因此在血小板功能恢复以前应避免椎管内麻醉。血小板功能恢复至正常时间不等,依替巴肽约需 8 小时,阿昔单抗需24～48 小时。

三、颈动脉内膜剥脱术

颈动脉内膜剥脱术为预防性手术,可降低因颈动脉疾病引起血栓性脑血管意外发生率。主要病因有全身大动脉炎、动脉粥样硬化症等,大多数行颈动脉内膜剥脱术的患者为高龄,合并动脉硬化性高血压和糖尿病。研究表明,年龄超过 75 岁、未控制的高血压、心绞痛、颈动脉血栓、颈动脉虹吸部梗阻患者手术风险增加。颈动脉内膜剥脱术围术期发病率为 4%～10%,术前合并神经功能障碍者发病率最高,因卒中和心梗引起的死亡率可高达 5%。

(一)术前准备

确定患者术前神经功能受损情况,治疗合并疾病,使其达到最佳的功能代偿状态,因为大多数的术后神经系统损害都与手术操作、未控制的高血压、高血糖有关。所有治疗药物需维持至术日(除降糖药和抗凝药外)。术前应给予适当的镇静药。

(二)麻醉方式的选择

无论是血管内手术还是开放式手术,麻醉处理是一样的。可选择全麻或区域阻滞麻醉(颈丛阻滞)。

(1)区域阻滞组的优点是血流动力学相对稳定,可显著减少局部出血和分流。由于患者清醒,利于对颈动脉阻断后脑灌注和神经功能进行评估。区域阻滞的局限性在于需要患者能够完全配合,另外气道不能确保安全,特别是手术开始后,一旦出现气道问题或患者变得不合作和不安时处理会很棘手。当应用局麻加强化麻醉时,麻醉师应该做好随时建立全麻的准备,在手术关键时刻能够满足手术操作的需要。研究显示在重症监护病房或住院期间肺部并发症的发生率全麻与区域阻滞无显著差异。

(2)全麻诱导药可选择硫喷妥钠、丙泊酚或依托咪酯,上述药物均可降低脑的代谢率。硫喷妥钠还对局灶性脑缺血有保护作用。小剂量 β 受体阻滞剂可有效抑制插管反应。阿片类药物选择芬太尼、瑞芬太尼等,可有降低应激反应的作用。麻醉维持可选用异氟烷或地氟烷吸入麻醉或静吸复合麻醉。

(三)麻醉管理要点

(1)监护应包括 V_5 导联的心电监护,直接动脉测压,视心功能情况决定是否应用其他有创血流动力学监测。

(2)术中术者有可能作颈动脉阻断试验,如果颈动脉阻断时患者出现神志或脑电图等异常,可实施分流或临时旁路术,即将带套囊的导管两端分别置入颈动脉狭窄的远、近端,形成临时旁路,可降低脑缺血的风险。但临时旁路有可能增加血管损伤和血栓形成的危险。

(3)血压应维持在基础水平或略高于基础水平以保证足够脑灌注,避免心动过速以减少心脏应激。

(4)警惕血压急剧升高会增加颈动脉血管成形部位出血的危险,特别是颈动脉阻断时血压会升高。对于术中轻到中度的高血压,可选用同时对冠脉灌注有利的硝酸甘油进行治疗,而血压显著增高时可选用更强效的尼卡地平和 β 受体阻滞剂。

(5)避免血压过低影响心、脑和肾脏的灌注。低血压时可适当补充液体,应用少量去氧肾上腺素,切忌使血压陡升。

（6）围术期应将血糖尽可能控制在正常范围，特别是合并糖尿病患者，因为脑缺血时，高血糖对脑功能有进一步损害作用。

（7）实施全麻时，应保持 $ETCO_2$ 不要过高或过低，因为高碳酸血症和低碳酸血症均会影响脑血流，从而影响脑灌注。

（8）术中分离颈动脉时，有可能牵拉颈动脉窦，刺激迷走神经引起血压和心率下降。应用局麻药实施局部阻滞可有效预防牵拉反应。必要时可暂停手术或应用抗胆碱药对症治疗。

（9）脑功能监测区域阻滞时可通过患者神智、说话、对侧手的握力等判断脑功能情况。

如果是全身麻醉，脑功能的监测可采用如下几种方法：①计算机脑电图（EEG）分析。②经颅中脑动脉多普勒超声（TCD）。通过 TCD 可以在明显临床症状出现前发现术后过度灌注综合征，因此可以进行预防性控制降压。TCD 还可用于监测颈动脉支架植入术中栓子形成。③颈动脉内压力。④脑血氧饱和度，但其经验还十分有限。

（四）术后管理

颈动脉剥脱术患者术后应注意伤口出血情况，血肿可压迫气管引起急性上呼吸道梗阻。由于手术牵拉刺激喉返神经和舌下神经，术后患者可出现喘鸣和伸舌偏移。术后疼痛强度为轻到中度，通常口服镇痛药即可满足镇痛要求。

四、周围动脉血管重建术

（一）周围动脉疾病的特点

对周围动脉疾病自然病程的全面了解是正确评估、选择处理及干预手段的关键。行周围血管重建术的患者主要疾病有两类：外周动脉硬化症和血栓闭塞性脉管炎。两种疾病症状体征很相似，主要临床症状为间歇性跛行和静息痛。狭窄的血管病变无法满足运动时骨骼肌群的血流增加和代谢的需求，从而导致间歇性跛行。但两种疾病的发患者群和病因有所不同。

到目前为止，动脉粥样硬化仍是周围动脉疾病的主要原因。四肢的外周动脉硬化症多伴有主动脉、冠状动脉或颅外动脉等的硬化。外周动脉硬化症的发病率随着年龄增长，在超过 75 岁的老年人可高达 70%。外周动脉硬化症状（跛行）的患者中，股腘动脉狭窄占 80%，小腿动脉狭窄占 40%，主动脉或髂动脉病变占 30%。外周动脉硬化症的患者远期生存率下降，多数患者死于心梗或卒中。尽管动脉硬化的确切发病机制尚不清楚，但该过程与特定的危险因素有关，如糖尿病、高血压、高胆固醇血症、吸烟、高同型半胱氨酸血症、早发性动脉硬化家族史。

外周动脉病变的最可信体征为动脉搏动减弱或缺如。腹部、盆腔、腹股沟区可闻及杂音，股动脉、腘动脉、胫后动脉、足背动脉的搏动减弱可提示动脉狭窄的解剖部位。慢性下肢缺血可导致皮下组织萎缩、毛发缺如、肢体冰凉、苍白、发绀。

吸烟者发生跛行的危险性加倍。另外，继续吸烟还会加快稳定性跛行到重度肢体缺血、截肢的进程。

（二）术前准备

（1）外周血管重建手术的危险性与动脉硬化相关，尤其是缺血性心肌病。合并心绞痛和跛行的患者，在外周血管手术之前有可能需要先实施冠状动脉搭桥术。因为跛行患者常不能进行运动平板试验，铊灌注显像是检测缺血性心肌病的有效手段。动态心电图监测可发现心肌缺血的证据，糖尿病患者的心肌缺血常常为无症状的（静息性）。

（2）合并 COPD 并有吸烟史的患者应作肺功能和血气的检查。

（3）糖尿病患者术前进行胰岛素治疗,将血糖尽可能调整在正常或接近正常范围。

（三）麻醉方法的选择

1.椎管内麻醉

硬膜外麻醉可减轻此类手术后应激导致的高凝状态,并可能对行大的外周血管手术的高危患者有利。但必须提出的是血管重建手术在术中及术后阶段需要进行抗凝治疗,因此建议硬膜外穿刺置换和拔管的时机尽可能按照上述指南进行。

2.全身麻醉

尽管硬膜外或腰麻单独使用或与全麻复合时,有许多可能的优势,如增加移植物血流、降低全身血管阻力、减轻术后疼痛、抑制凝血系统活化等,但是对抗凝治疗后应用硬膜外麻醉所引起的神经系统并发症风险的担忧,使得临床上更多麻醉医师倾向使用全身麻醉。药物选择同颈动脉内膜剥脱术。

（四）术中麻醉管理要点

1.血流动力学变化

阻断肾下主动脉时,血流动力学改变较肾上小,对重要脏器的影响不大,特别是存在侧支循环的外周血管栓塞性疾病患者。同样的,开放后的血流动力学变化也较小。由于动脉阻断期间的血流动力学变化较小,尤其在没有左室功能障碍或缺血性心肌病的患者,可用中心静脉插管替代肺动脉导管。经食管超声心电图可有助于检测左室功能和血管内容量。

2.避免出血

在移植血管开放阶段由于血液抗凝和吻合口漏,有可能短时期内出血较多,应及时补充血容量和红细胞。术前若估计手术较复杂、出血多,术中可使用自体血液回收。

3.降低血栓性并发症

动脉阻断前使用肝素能降低血栓性并发症。对于远端栓塞性疾病,注意操作和钳夹动脉时,减少血栓碎片播散比使用肝素重要。

4.液体治疗

维持正常血容量以保证移植血管的血流。但应避免过度输液,特别是使用硬膜外麻醉时,当硬膜外交感神经阻滞作用消退后,可增加充血性心力衰竭的危险。

5.避免低温

手术肢体的保温可减少血管收缩反应。

（五）术后管理

术后疼痛强度一般为中度。如果术中采用的是硬膜外麻醉,则延续至术后镇痛最理想,硬膜外神经阻滞不但可提供良好的镇痛,同时交感神经的阻滞对改善和维持下肢血流和移植血管的通畅均有明显益处。由于术中及术前应用抗凝药物,如果是采用椎管内麻醉,术后应密切观察下肢神经功能变化,严格按照指南推荐的时间拔除硬膜外导管。随时观察移植血管通畅情况。

五、急性动脉栓塞

（一）疾病特点

急性动脉栓塞是由脱落的栓子堵塞动脉,造成血流受阻的一种急性疾病。由于急性重度缺血,患者可表现为栓塞远端肢体突发的重度疼痛、感觉麻痹、无力、脉搏无法触及、皮肤变凉、明显的皮肤颜色改变（如苍白或发绀）。大多数情况下需急诊手术治疗方能解决问题。心脏来源的栓子有继发于陈旧或近期心梗或心室收缩功能低下（如特发性扩张型心肌病）后的左心室附壁血栓；瓣膜疾病（尤其是风湿性二尖瓣疾病）、修补的心脏瓣膜、感染性心内膜炎、左房黏液瘤等原因形成的心室内栓子。心房颤动是与瓣膜性心脏病相关的全身血栓的又一重要来源，即使不合并瓣膜疾病，仍可增加栓塞的风险。急性动脉栓塞的非心源性因素包括动脉瘤样病变（腹主动脉、髂动脉或腘动脉）、动脉切开或创伤后影响了管腔的完整性，从而引起急性阻塞。大的血栓常位于动脉分叉处，如腹主动脉远端、股动脉分支处。

（二）诊断

无创的检查可作为外周动脉栓塞的辅助诊断依据，也可显示缺血的严重程度。血管造影可明确栓塞的部位和评估血管重建手术的可行性。

（三）手术指征及手术方式

发病后 2 小时内保守治疗失败，缺血部位血液循环无改善，应考虑手术取栓子。发病后12 小时以内是手术最佳时期。如果肢体组织一直表现有活力，晚期取栓术仍可取得成功。急症患者多先采用取栓术，若血管内皮受损造成反复栓塞，下肢缺血改善不明显时，则有可能实施人工血管旁路手术。

（四）术前准备

由于急性起病，有些患者的合并疾病，如糖尿病、高血压、冠心病等控制不理想，因此加大了麻醉风险，有可能使围术期并发症的发生率增加。急救药品和器械应随时在侧。

（五）麻醉方法及管理

（1）依手术方式的不同及患者合并疾病的严重程度、对不同麻醉方法的耐受程度等可选择不同的麻醉方法，如单纯取栓术，可选用局部浸润麻醉或周围神经阻滞。若拟行血管重建手术，可选择椎管内麻醉或全身麻醉，术前若已采取了抗凝治疗，则禁用椎管内麻醉。

（2）术中保证充分的氧供，避免血压过低或过高。

（3）局麻药中不要加肾上腺素，以免引起血管进一步痉挛。

（4）注意肢体保温。

六、合并周围血管疾病行非血管手术的麻醉

某些择期手术、急症手术患者、行剖宫产的产妇术前可能合并有周围血管疾病，如大动脉炎综合征、血栓闭塞性脉管炎、肢端动脉痉挛症（又称雷诺病 Raynaud）、结节性多动脉炎、动脉粥样硬化、静脉血栓等。一方面，由于血管疾病引发的重要脏器的损伤有可能增加麻醉风险；另一方面麻醉、手术创伤引起的应激可能使原发血管疾病恶化。

（一）术前准备

（1）明确重要脏器受累情况及严重程度。如结节性多动脉炎患者约有 70％以上合并有肾脏损害；动脉粥样硬化症患者多伴有高血压、冠心病和糖尿病。

（2）大动脉炎综合征、结节性多动脉炎患者若术前长期接受糖皮质激素治疗可导致肾上腺皮质功能受抑，围术期需要补充外源性糖皮质激素。

（二）麻醉方法的选择

（1）雷诺现象的患者在行外周手术时可实施区域阻滞。交感神经阻滞后不但可用于诊断，还对患者血供有帮助。

（2）术前应用抗凝治疗，且凝血功能未恢复正常者禁用椎管内麻醉。

(三)围术期麻醉管理要点

(1)合并有动脉炎的患者,特别是颈动脉受累患者,在直接喉镜暴露和气管插管时,应避免头部过伸,以减少对颈动脉血流的影响。

(2)应注意维持体温和室温,保证受累血管所支配肢体的血供。

(3)雷诺征患者术中尽可能采用无创测压,以避免动脉置管对血管的进一步刺激引起肢体缺血。如术中需要进行有创动脉测压时,可考虑行较大动脉置管(如股动脉)。

(4)动脉炎患者无创血压测压的数值有可能偏低,必要时应使用有创动脉监测。

(5)合并周围动脉炎患者使用区域阻滞时,麻醉药内应不含肾上腺素,因为儿茶酚胺可引起不必要的血管收缩。

(吴海燕)

第七节　脊柱手术麻醉

一、脊柱急症手术

(一)概述

随着汽车的逐渐普及,交通事故也在上升,它是造成脊柱创伤的主要原因之一,另一主要原因是工伤事故。脊柱创伤最常见的是脊柱骨折、椎体脱位和脊髓损伤。脊柱创伤后常因骨折、脱位、血肿导致脊髓损伤,一旦出现脊髓损伤,后果极为严重,可致终身残疾,甚至死亡。据统计脊髓损伤的发病率为$(8.1\sim16.6)/100$万人,其中80%的患者年龄在$11\sim30$岁。因此,对此类患者的早期诊断和早期治疗至关重要。

(二)麻醉应考虑的问题

1.脊髓损伤可以给其他器官带来严重的影响

麻醉医师对脊髓损伤的病理生理改变应有充分认识,以利正确的麻醉选择和合理的麻醉管理,减少继发损伤和围术期可能发生的并发症。

2.应兼顾伴发伤

脊柱损伤常合并其他脏器的损伤,麻醉过程中应全面考虑,尤其是伴有颅脑胸腹严重损伤者。

3.困难气道

颈椎损伤后,尤其是高位颈椎伤患者常伴有呼吸和循环问题,其中气道处理是最棘手的问题,全身麻醉选择何种气管插管方式方可最大限度地减少或避免因头颈部伸曲活动可能带来的加重脊髓损伤情况,是麻醉医师需必须考虑的至关重要的问题。高位脊髓伤患者可出现气管反射异常,是交感与副交感神经平衡失调所致,表现刺激气管时易出现心动过缓,如并存缺氧,可致心搏骤停,因此,对该类患者在吸痰时要特别小心。

(三)麻醉用药选择

1.麻醉选择

大部分脊柱损伤需行椎管减压和(或)内固定手术,手术本身较复杂,而且组织常有充血水肿,术中出血较多;另外,硬脊膜外和蛛网膜下腔阻滞麻醉均因穿刺及维持平面方面有一定的困难,体位变动也常列为禁忌,如伴有脊髓损伤,病情常较复杂,术中常有呼吸及循环不稳等情况发生,故一般均应采取气管插管全身麻醉。

鉴于脊髓损伤有较高的发病率,并常有复合损伤,特别是颈段和(或)上胸段损伤者,麻醉手术的危险性较大,任何的操作技术都有可能产生不良后果,甚至加重原发损伤,故在诊断之始及至麻醉后手术期间,对此类患者,麻醉医师均应仔细观察处理,特别是对那些身体其他部位合并有致命创伤的患者。

麻醉选择足够深的全身麻醉和神经阻滞麻醉均可有效的预防副交感神经的过度反射,消除这一过度反射是血流动力学稳定的基础;仔细的决定麻醉药用量和认真细致注意血容量的变化并加以处理是血流动力学稳定的重要因素。

2.麻醉用药

脊髓损伤后,由于肌纤维失去神经支配致使接头外肌膜胆碱能受体增加,这些异常的受体遍布肌膜表面,产生对去极化肌松药的超敏感现象,注入琥珀胆碱后会产生肌肉同步去极化,大量的细胞内钾转移到细胞外,从而大量的钾进入血液循环,产生严重的高血钾,易发生心搏骤停。一般脊髓损伤后 6 个月内不宜使用琥珀胆碱,均应选用非去极化肌松药。鉴于脊髓损伤的病理生理改变,在选择麻醉前用药时应慎用或不用有抑制呼吸功能和可导致睡眠后呼吸暂停的药物。麻醉诱导时宜选用依托醚酯、咪达唑仑等对循环影响较小的药物,并注意用药剂量及给药速度,同时准备好多巴胺及阿托品等药物。各种吸入和非吸入麻醉药虽然对脊髓损伤并无治疗作用,但氟烷、芬太尼、笑气和蛛网膜下腔使用的利多卡因均能延长从脊髓缺血到脊髓损伤的时间,这种保护作用的可能机制如下。

(1)抑制了脊髓代谢。

(2)对脊髓血流的影响。

(3)内源性儿茶酚胺的改变。

(4)阿片受体活性的改变。

(5)与继发损伤的介质如前列腺素相互作用的结果。

麻醉维持多采用静吸复合的方法。

(四)麻醉操作和管理

1.麻醉操作

脊柱骨折可为单纯损伤和(或)合并其他部位的损伤,在脊髓损伤的急性期任何操作都可能加重或造成新的脊髓损伤。麻醉医师术前应仔细检查、轻微操作。需要强调的是麻醉诱导插管时,不应为了插管方便而随意伸屈头颈部,应尽量使头部保持在中位,以免造成脊髓的进一步损伤。另外,在体位变动时同样要非常小心。

2.麻醉管理

脊柱骨折常可合并其他部位的损伤,尤其对其他部位的致命损伤如闭合性颅脑损伤等须及时诊断和处理,若有休克须鉴别是失血性休克还是脊髓休克,这是合理安全麻醉的基础。

(1)术中监测:脊柱创伤患者病情复杂,故术中应加强对该类患者中枢、循环、呼吸、肾功能、电解质及酸碱平衡的综合的动态监测,以便及时发现并予以相应的处理,只有这样才能提高创伤患者的救治成功率。其实,对该类患者的监护不应只局限于术中,而是在整个围术期均应加强监护,唯此才能降低死亡率。

(2)呼吸管理:术中应根据血气指标选择合适的通气参数,以维持正常的酸碱平衡和适当的脊髓灌注压是至关重要的。动物实验表明高或低碳酸血症均对脊髓功能恢复不利,但创伤后低碳酸血症比高碳酸血症对组织的危害小,一般维持 $PaCO_2$ 4.7～5.3 kPa(35～40 mmHg)为宜,如合并闭合性颅脑损伤,伴有颅内压增高 $PaCO_2$ 应维持在较低水平 3.3～4.0 kPa(25～30 mmHg)为佳。如围术期出现突发不能解释的低氧血症及二氧化碳分压升高,应考虑有肺栓塞、肺水肿或急性呼吸窘迫综合征的可能,缓慢进展的或突发的肺顺应性下降,预示有肺水肿的发生,常表现为肺间质水肿,肺部听诊时湿啰音可不清楚。机械通气时可加用呼气末正压通气。对高位脊髓损伤患者,术后拔除气管导管时应特别慎重,最好保留气管导管直至呼吸循环稳定后再拔,如估计短时间内呼吸功能不能稳定者,可做气管切开,以便于气道管理。

(3)循环管理:对脊柱创伤伴有休克的患者,首先应分清是失血性休克还是脊髓休克,以便做出正确处理。前者以补充血容量为主,而对脊髓休克者可采用适当补液和 α 受体兴奋药(去氧肾上腺素或多巴胺)治疗,且不可盲目补液,特别是四肢瘫痪的患者已存在心功能不全和血管张力的改变,在此基础上如再过量输液,增加循环负荷可导致心力衰竭及肺水肿。其次脊髓损伤患者麻醉时既不可过浅致高血压,也不可过深致低血压。麻醉诱导时常出现低血压,尤其体位变动时可出现严重的低血压,甚至心搏骤停,多见于脊髓高位损伤者。为预防脊髓损伤的自主神经反射引起的心血管并发症,应选择相应的血管活性药物治疗。对脊髓损伤早期出现的严重高血压可选用直接作用到小动脉的硝普钠,α 受体阻滞剂(酚妥拉明);对抗心律失常可用 β 受体阻滞剂、利多卡因和艾司洛尔等药,对窦性心动过缓、室性逸搏可选用阿托品对抗;也可适当加深麻醉来预防和治疗脊髓损伤患者的自主神经反射亢进。对慢性脊髓损伤合并贫血和营养不良的患者,麻醉时应注意补充红细胞和血浆,必要时可输清蛋白。

在脊髓休克期间,一般是脊髓损伤后的 3 天至第 6 周,为维持血流动力学的稳定和防止肺水肿,监测 CVP 和肺动脉楔压(PAWP),尤其是 PAWP 不仅可直接监测心肺功能,而且还能估计分流量。

(4)体位:脊柱创伤患者伴有呼吸及循环不稳等情况,而手术大多采取俯卧位,必须注意胸腹垫物对呼吸循环和静脉回流的影响,同时还应注意眼或颌面部软组织压伤及肢体因摆放不妥所带来的损伤等。另外,应注意体位变动时可能发生的血流动力学剧变。

3.术中输血补液

术中应详细记录出入量,输液不可过量,并注意晶胶体比例,一般维持尿量在 25～30 mL/h,必要时可予以利尿。已有许多研究表明围术期的高血糖可加重对脊髓神经功能的损害作用,因此,术中一般不补充葡萄糖。根据患者术前的血色素和出血情况而决定是否输血。

(五)颈椎损伤的气道处理

对颈椎损伤患者的进展性创伤生命支持(advanced trauma life support,ATLS)方案已由美国创伤学会提出,方案如下:①无自主呼吸又未行 X 线检查者,如施行经口插管失败,应改行气管切开;②有自主呼吸,经 X 经排除颈椎损伤可采用经口插管,如有颈椎损伤,应施行经鼻盲探插管,若不成功再行经口或造口插管;③虽有自主呼吸,但无时间行 X 线检查施行经鼻盲探插管,若不成功再行经口或造口插管。

ATLS 方案有它的局限性,到目前为止对颈椎损伤的呼吸道处理尚无权威性和可行性的方案。对麻醉医师来说重要的是意识到气道处理与颈椎进一步损伤有密切关系的同时,采用麻醉医师最为娴熟的插管技术,具体患者具体对待,把不因行气管插管而带来副损伤或使病变加重作

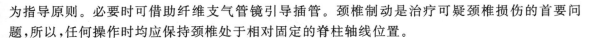

为指导原则。必要时可借助纤维支气管镜引导插管。颈椎制动是治疗可疑颈椎损伤的首要问题,所以,任何操作时均应保持颈椎处于相对固定的脊柱轴线位置。

1.各种气道处理方法对颈椎损伤的影响

常用的气管插管方法:经口、经鼻及纤维支气管镜引导插管等三种。其他插管方法,如逆行插管、环甲膜切开插管及 Bullard 喉镜下插管等目前仍较少应用。

(1)经口插管。颈椎损伤多发生在 $C_3 \sim C_7$,健康志愿者在放射线监测下可见,取标准喉镜插管体位时,可引起颈椎的曲度改变,其中尤以 $C_3 \sim C_4$ 的改变更为明显。

(2)经鼻气管插管。虽然在发达国家施行经鼻盲探插管以控制患者的气道已经比较普及,但对存在自主呼吸的颈椎损伤患者,仍无有力证据表明采用这种插管技术是安全的,原因在于:①插管时间较长。②如表面麻醉不充分,患者在插管过程中常有呛咳,从而导致颈椎活动,可能加重脊髓损伤。③易造成咽喉部黏膜损伤和呕吐误吸而致气道的进一步不畅;插管时心血管反应较大,易出现心血管方面意外情况。

有学者对大量颈椎创伤合并脊髓损伤的患者采用全身麻醉,快速诱导经鼻或口插管的方法收到良好的临床效果。在此,要强调的是插管操作必须由有经验的麻醉医师来完成,而不应由实习生或不熟练的进修生来操作。

(3)纤维支气管镜引导下插管。纤维支气管镜是一种可弯曲的细管,远端带有光源,操作者可通过光源看到远端的情况,并可调节使其能顺利通过声门。与气管插管同时使用时,先将气管导管套在纤维支气管镜外面,再将纤维支气管镜经鼻插至咽喉部,调节光源使其通过声门,然后再将气管导管顺着纤维支气管镜送入气管内。纤维支气管镜插管和经鼻盲探插管比较,具有试插次数明显减少、完成插管迅速、可保持头颈部固定不动、并发症少等优点,纤维支气管镜插管的成功率几乎可达100%,比经鼻盲探明显增高,且插管的咳嗽躁动发生率低。

2.颈椎损伤患者气管插管方式的选择

如上所述,为了减少脊柱创伤后的继发损伤,选用何种插管方法是比较困难的,但有一点是肯定的,有条件者首选纤维支气管镜插管引导下插管;其次,要判断患者的插管条件,如属困难插管,千万别勉强,可借助纤维支气管镜插管或行气管切开;另外,要选麻醉者最熟练的插管方法插管。只有这样才能将插管可能带来的并发症降到最低。

二、择期类手术

(一)概述

脊柱外科发展很快,尤其最近十来年,新的手术方法不断涌现,许多国际上普遍使用的脊柱外科手术及内固定方法,在国内也已逐渐推广使用,开展脊柱外科新手术的医院也越来越多,在这方面做得较好的是上海长征医院,已有手术患者8000多例,手术方法及内固定材料等方面基本上与国际接轨。脊柱外科手术大多比较精细和复杂,而且一旦发生脊髓神经损伤,将造成患者的严重损害,甚至残废。因此,在手术前做好充分准备,选择恰当的手术方案及麻醉方法,以确保麻醉和手术的顺利进行显得尤为重要。

(二)脊柱择期手术的特点

脊柱外科手术同胸腹和颅脑手术相比,虽然对重要脏器的直接影响较小,但仍有其特点,麻醉和手术医师对此应有足够的认识,以保证患者围术期的安全。

1.病情差异较大

脊柱手术及接受手术的患者是千变万化和参差不齐的,患者可以是健壮的,也可以是伴有多系统疾病的,年龄从婴儿到老年;疾病种类繁多,既有先天性疾病,如先天性脊柱侧凸,又有后天性疾病,如脊柱的退行性变;既可以是颈椎病,也可以是骶尾部肿瘤等。手术方法多种多样,既可以经前方、侧前方减压,也可以经后路减压,有的需要内固定,有的则不需要,即使是同一种疾病,由于严重程度不等,其治疗方法也可完全两样。因此,麻醉医师术前应该准确了解病情及手术方式,以便采取恰当的麻醉方法,保证手术顺利地进行。

2.手术体位对麻醉的要求

脊柱外科手术患者的正确体位可以减少术中出血,易于手术野的暴露和预防体位相关的损伤。根据脊柱手术进路的不同,常采取不同的体位,仰卧位和侧卧位对循环和呼吸功能影响不大,麻醉管理也相对较为简单。当采用俯卧位时可造成胸部和腹部活动受限,胸廓受压可引起限制性通气障碍,使潮气量减少,如果麻醉深度掌握不好使呼吸中枢受到抑制,患者则有缺氧的危险;而腹部受压可导致静脉回流障碍,使静脉血逆流至椎静脉丛,加重术中出血。另外,如果头部位置过低或颈部过分扭曲等都可造成颈内静脉回流障碍,而致球结膜水肿甚至脑水肿。因此,俯卧位时应取锁骨和髂骨为支撑点,尽量使胸腹部与手术台之间保持一定空隙,同样要将头部放在合适的位置上,最好使用软的带钢丝的气管导管,这样可以避免气管导管打折和牙垫可能造成的损伤。较长时间的手术,建议采用气管内麻醉。如果采用区域阻滞麻醉,则应加强呼吸和循环功能的监测,特别是无创血氧饱和度的监测,以便及时发现患者的氧合情况。患者良好体位的获得要靠手术医师、麻醉医师和手术护士的一起努力。

3.充分认识出血量大

脊柱手术,由于部位特殊,止血常较困难,尤其是骶尾部的恶性肿瘤手术,失血量常可达数千毫升,因此术前必须备好血源,术中要正确估计失血量,及时补充血浆成分或者全血。估计术中有可能发生大量失血时,为减少大量输血带来的一些并发症,有时可采取血液稀释、自体输血及血液回收技术,也可采用术中控制性降压,但这些措施可使麻醉管理更加复杂,麻醉医师在术前应该有足够的认识,并做好必要的准备,以减少其相关的并发症。

(三)术前麻醉访视和病情估计

1.术前麻醉访视

(1)思想工作:通过麻醉前访视应尽量减少患者术前的焦虑和不安情绪,力争做到减轻或消除对手术和麻醉的顾虑和紧张,使患者在心理和生理上均能较好地耐受手术。麻醉医师术前还应向患者及其家属交代病情,说明手术的目的和大致程序,拟采用的麻醉方式,以减少患者及其家属的顾虑。对于情绪过度紧张的患者手术前晚可给予适量的镇静药,如地西泮 5~10 mg,以保证患者睡眠充足。

(2)病史回顾:详细询问病史,包括常规资料(如身高、体重、血压、内外科疾病、相关系统回顾、用药情况、过敏史、本人或家族中的麻醉或手术的意外情况、异常或过分出血史)和气道情况估计,以便正确诊断和评价患者的疾病严重程度及全身状况,选择适当的麻醉方法以保证手术得以顺利进行。虽然脊柱手术的术后并发症和死亡率都较低,但也应同样重视术前的准备工作,包括病史采集工作。特别是对于脊柱畸形手术患者,要注意畸形或症状出现的时间及进展情况,畸形对其他器官和系统功能的影响,特别要注意是否有呼吸和循环系统并发症,如心悸、气短、咳嗽和咳痰。

（3）体格检查：对于麻醉医师来说，在进行体格检查时，除了对脊柱进行详细的检查外，对患者进行系统的全身状况的检查也非常重要，特别是跟麻醉相关项目的检查，如气管插管困难程度的判断及腰麻、硬膜外穿刺部位有无畸形和感染等，以便为麻醉方式的选择做好准备。另外，对脊柱侧凸的患者，要注意心、肺的物理检查。

（4）了解实验室检查和其他检查情况：麻醉医师在术前访视时，对已做的各项实验室检查和其他检查情况应作详细了解，必要时可做一些补充检查。对于要施行脊柱手术的患者，国内除了要进行血、尿常规和肝、肾功能、凝血功能、电解质检查等以外，还应进行心电图检查。如疑有心功能异常的患者，术前可做超声心动图检查，有助于对心功能的进一步评价，从而估计对手术的耐受性。但近年来国外的趋势是在许多患者中已减少了一些常规检查，术前实验室检查、胸片、心电图和B超等应根据患者的年龄、健康情况及手术的大小而定，对健康人的筛选试验如表 2-1 所示。

表 2-1　手术、麻醉前常规检查

年龄（岁）	胸片	ECG	血液化验
＜40	—	—	
40～59	—	＋	肌酐、血糖
≥60	＋	＋	肌酐、血糖及全血常规

2.病情估计

在评价患者对麻醉和手术的耐受性时，首先要注意的是患者的心肺功能状态。在脊柱手术中，脊柱侧凸对患者的心肺功能影响最大，因此，严重脊柱侧凸和胸廓畸形的患者术前对心肺功能的估计特别重要，由于心肺可以直接受到影响，如机械性肺损害或者作为一些综合征（如马方综合征，它可有二尖瓣脱垂、主动脉根部扩张和主动脉瓣关闭不全）的一部分而受到影响，可表现为气体交换功能的障碍，肺活量、肺总量和功能残气量常减少，机体内环境处于相对缺氧状态，术中和术后易出现缺氧、呼吸困难甚至呼吸衰竭，因此术前应进行血气分析和肺功能测定，以评价患者的肺功能状态，这对判断其能否耐受手术和预后有重要意义。一般肺功能检查显示轻度损害的患者，只要在术中加强监护一般可耐受麻醉和手术，对中度以上损害的患者，则应在术前根据病因采取针对性的处理。另外，根据病史情况，必要时应行彩色超声心动图检查及心功能测定。

一般认为脊柱侧凸程度越重，则影响越大，预后也越差。任何原因导致的胸部脊柱侧凸，均有可能导致呼吸和循环衰竭。据报道许多这种病例在 45 岁以前死亡，而在尸检中右心室肥厚并肺动脉高压的发生率很高。特发性脊柱侧凸常于学龄前后起病，如得不到正确治疗，其病死率可比一般人群高 2 倍，其原因可能是由于胸廓畸形使肺血管床的发育受到影响，单位肺组织的血管数量比正常人少，从而导致血管阻力的增加。另外由于胸廓畸形使肺泡被压迫，肺泡的容量变小，导致通气血流比率异常，使肺血管收缩，最后导致肺动脉高压。术前心电图检查 P 波大于 2.5 mm 示右房增大，如果 V_1 和 V_2 导联上 R 波大于 S 波，则提示有右心室肥厚，这些患者对麻醉的耐受性降低，在围术期应注意避免缺氧和增加右心室负荷。

对于脊柱畸形的患者，还应注意是否同时患有神经肌肉疾病，如脊髓空洞症、肌营养不良、运动失调等，这些疾病将影响麻醉药的体内代谢过程。

有些脊柱手术患者，由于病变本身造成截瘫，患者长期卧床，活动少，加上胃肠道功能紊乱，常发生营养不良，降低对麻醉和手术的耐受力。对这类患者术前应鼓励其进食，必要时可以采取鼻饲或静脉高营养，以尽可能改善其营养状况。高位截瘫患者易合并呼吸道和泌尿道感染，术前应积极处理,另外,截瘫患者由于瘫痪部位血管舒缩功能障碍,变动体位时易出现直立性低血压,应引起麻醉医师注意。部分患者可合并有水、电解质和酸碱平衡紊乱,也必须在术前予以纠正。长期卧床患者因血流缓慢和血液浓缩可引起下肢深静脉血栓形成,活动或输液时可引起血栓脱落,一旦造成肺动脉栓塞可产生致命性后果,围术期前后应引起重视并予以妥善处理。

(四)麻醉方法的选择和术中监测

1.麻醉方法的选择

以前,脊柱手术通常选用局部浸润麻醉,由于麻醉效果常不理想,术中患者常有疼痛感觉,因此,近年来已逐渐被全身麻醉和连续硬膜外麻醉所取代。腰段简单的脊柱手术可以选用连续硬膜外麻醉,但如果手术时间较长,患者一般不易耐受,必须给予辅助用药,而后者可以抑制呼吸中枢,有发生缺氧的危险,处于俯卧位时又不易建立人工通气,一旦发生危险抢救起来也非常困难,因此对于时间较长的脊柱手术。只要条件允许,应尽量采用气管内麻醉。对于高位颈椎手术或俯卧位手术者应选择带加强钢丝的软气管导管做经鼻插管,前者可避免经口插管时放置牙垫而影响手术操作,后者是为便于固定和头部的摆放而气管导管不打折。

大部分脊柱手术的患者术前可以给予苯巴比妥钠 0.1 g、阿托品 0.5 mg 肌内注射,使患者达到一定程度的镇静。如果使用区域阻滞麻醉,术前也可以只使用镇静药,特殊病例,可根据情况适当调整术前用药。

2.术中监测

术中监测是保证患者安全及手术顺利进行的必不可少的措施,血压、心电图、SpO_2 及呼吸功能(呼吸频率、潮气量等)的监测应列为常规,有条件的可监测 $ETCO_2$。

在脊柱畸形矫正术及脊柱肿瘤等手术时,由于创面大,失血多,加上采用俯卧位时,无创血压的监测可能更困难,因此在有条件的情况下,应行桡动脉穿刺直接测压,如有必要还应行 CVP 的监测,以便指导输血和输液,对术前有心脏疾病者或老年人可放置漂浮导管,监测心功能及血管阻力等情况。在行控制性降压时 ABP 和 CVP 的监测更是十分必要。

在行唤醒试验前,应了解肌松的程度,可用加速度仪进行监测,如果 T_4/T_1 恢复到 0.7 以上,此时可行唤醒试验。如果用周围神经刺激器进行监测,则 4 个成串刺激均应出现,否则在唤醒前应先拮抗非去极化肌松药。目前有的医院已用体表诱发电位等方法来监测脊髓功能。

(五)常见脊柱手术的麻醉

脊柱外科手术种类很多,其麻醉方法也各有其特点,以下仅介绍几种复杂且较常见手术的麻醉处理。

1.脊柱畸形矫正术的麻醉

脊柱畸形的种类很多,病因也非常复杂,其手术方式也不相同,其麻醉方法虽不完全相同,但一般均采用气管内麻醉,下面以脊柱侧凸畸形矫正的麻醉为例作详细介绍。

(1)术前常规心肺功能检查:特发性脊柱侧凸是危害青少年和儿童健康的常见病,可影响胸廓和肺的发育,使胸肺顺应性降低,肺活量减少,甚至可引起肺不张和肺动脉高压,进而影响右心,导致右心肥大和右心衰竭。限制性通气障碍和肺动脉高压所导致的肺心病是严重脊柱侧凸患者的主要死因。因此,术前除做常规检查外,必要时应做心肺功能检查。

(2)备血与输血:脊柱侧凸矫形手术涉及脊柱的范围很广,有时可超过 10 个节段,有的需经前路开胸、开腹或胸腹联合切口手术,有的经后路手术,即使经后路手术,没有大血管,但因切口长,手术创伤大,尤其是骨创面出血多,常可达 2 000~3 000 mL,甚至更多,发生休克的可能性很大,术前必须做好输血的准备。估计术中的失血量,一般备血 1 500～2 000 mL。近年来,不少学者主张采用自体输血法,即在术前采集患者的血液,在术中回输给患者自己。一般在术前2～3 周的时间内,可采血 1 000 mL 左右,但应注意使患者的血红蛋白水平保持在 100 g/L 以上,血浆总蛋白在 60 g/L 左右。另外,可采用血液回收技术,回收术中的失血,经血液回收机处理后回输给患者,一般患者术中不需再输异体血。采用这两种方法可明显减少异体输血反应和并发症。

(3)麻醉选择:脊柱侧凸手术一般选择全身麻醉,经前路开胸手术者,必要时可插双腔气管导管,术中可行单肺通气,按双腔管麻醉管理;经后路手术者,可选择带加强钢丝的气管导管经鼻插管,并妥善固定气管导管,以防止术中导管脱落。诱导用药可使用芬太尼 1～2 $\mu g/kg$、异丙酚 1.5～2.0 mg/kg 和维库溴铵 0.1 mg/kg。也可用硫喷妥钠 6～8 mg/kg 和其他肌松药,但对截瘫患者或先天性畸形的患者使用琥珀胆碱时,易引起高钾(从而有可能导致心室颤动甚至心搏骤停)或发生恶性高热,应特别注意。对全身情况较差或心功能受损的患者也可以选择依托咪酯 0.1～0.3 mg/kg。麻醉的维持有几种不同的方式:吸入麻醉(如安氟醚、异氟醚或地氟醚＋笑气＋氧气)＋非去极化肌松药,中长效的肌松药的使用在临近唤醒试验时应特别注意,最好在临近唤醒试验 1 小时左右停用,以免影响唤醒试验。静脉麻醉(如静脉普鲁卡因复合麻醉和静脉吸入复合麻醉),各种麻醉药的组合方式很多,一般认为以吸入麻醉为佳,因为使用吸入麻醉时麻醉深度容易控制,有利于术中做唤醒试验。

(4)控制性降压的应用:由于脊柱侧凸手术切口长,创伤大,手术时间长,术中出血较多,为减少大量异体输血的不良反应,可在术中采用控制性降压术。但应掌握好适应证,对于心功能不全、明显低氧血症或高碳酸血症的患者,不要使用控制性降压,以免发生危险。用于控制性降压的措施有加深麻醉(加大吸入麻醉药浓度)和给血管扩张药(如 α-受体阻滞药、血管平滑肌扩张药或钙通道阻滞剂)等,但因高浓度的吸入麻醉药影响唤醒试验,且部分患者的血压也不易得到良好控制,所以临床上最常用的药物是血管平滑肌扩张药(硝普钠和硝酸甘油)及钙通道阻滞剂(佩尔地平)。控制性降压时健康状况良好的患者可较长时间耐受 8.0～9.3 kPa (60～70 mmHg)的平均动脉压(MAP)水平,但对血管硬化、高血压和老年患者则应注意降压程度不要超过原来血压水平的 30%～40%,并要及时补充血容量。

(5)术中脊髓功能的监测:在脊柱侧凸矫形手术中,既要最大限度地矫正脊柱畸形,又要避免医源性脊髓功能损伤。因此,在术中进行脊髓功能监测以便术中尽可能早地发现各种脊髓功能受损情况并使其恢复是必需的。其方法有唤醒试验和其他神经功能监测。唤醒试验多年来在临床广泛应用,因其不需要特殊的仪器和设备,使用起来也较为简单,但是受麻醉深度的影响较大,且只有在脊髓神经损伤后才能做出反应,对术后迟发性神经损伤不能做出判断,正因为唤醒试验具有上述缺点,有许多新的脊髓功能监测方法用于临床,这些方法各有其优缺点,下面仅作简要的介绍。

1)唤醒试验:即在脊柱畸形矫正后,如放置好 TSRH 支架后,麻醉医师停用麻醉药,并使患者迅速苏醒后,令其活动足部,观察有无因矫形手术时过度牵拉或内固定器械放置不当而致脊髓损伤而出现的下肢神经并发症甚至是截瘫。要做好唤醒试验,首先在术前要把唤醒试验的详细过程向患者解释清楚,以取得配合。其次,手术医师应在做唤醒试验前 30 分钟通知麻醉医师,以便让麻醉医师开始停止静脉麻醉药的输注和麻醉药的吸入。如使用了非去极化肌松药,应使用加速度仪或周围神经刺激器及其他方法了解肌肉松弛的程度,如果肌松没有恢复,应在唤醒试验前 5 分钟左右使用阿托品和新斯的明拮抗。唤醒时,先让患者活动其手指,表示患者已能被唤醒,然后再让患者活动其双脚或脚趾,确认双下肢活动正常后,立即加深麻醉。如有双手指令动作,而无双足指令动作,应视为异常,有脊髓损伤可能,应重新调整矫形的程度,然后再行唤醒试验,如长时间无指令动作,应手术探查。在减浅麻醉过程中,患者的血压会逐渐升高,心率也会逐渐增快,因此手术和麻醉医师应尽量配合好,缩短唤醒试验的时间。有报道以地氟醚、笑气和小剂量阿曲库铵维持麻醉时,其唤醒试验的时间平均只有 8.4 分钟,可明显缩短应激反应时间。另外,唤醒试验时应防止气管导管及静脉留置针脱出。目前神经生理监测(SEP 和 MEP)正在逐渐取代唤醒试验。

2)体表诱发电位(SEP):是应用神经电生理方法,采用脉冲电刺激周围神经的感觉支,而将记录电极放置在刺激电极近端的周围神经上或放置在外科操作远端的脊髓表面或其他位置,连接在具有叠加功能的肌电图上,接受和记录电位变化。刺激电极常置于胫后神经,颈段手术时可用正中神经。SEP 记录电极可置于硬脊膜外(SSEP)或头皮(皮层体表诱发电位,CSEP),其他还有硬膜下记录、棘突记录及皮肤记录等。测定 CSEP 值,很多因素可影响测定结果,SSEP 受麻醉药的影响比 CSEP 小,得到的 SEP 的图形稳定且质量好。CSEP 是在电极无法置于硬膜外或硬膜下时的选择,如严重畸形时。CSEP 的监测结果可能只反映了脊髓后束的活动。应用 SEP 做脊髓功能监测时,需在手术对脊髓造成影响前导出标准电位,再将手术过程中得到的电位与其进行比较,根据振幅和潜伏期的变化来判断脊髓的功能。振幅反映脊髓电位的强度,潜伏期反映传导速度,两者结合起来可作为判断脊髓功能的重要测量标志。通常以第一个向下的波峰称第一阳性波,第一个向上的波峰称为第一阴性波,依此类推。目前多数人以第一阴性波峰作为测量振幅和潜伏期的标准。在脊柱外科手术中,脊髓体表诱发电位 SSEP 波幅偶然减少30%～50%时,与临床后遗症无关,总波幅减少 50%或者一个阴性波峰完全消失才提示有脊髓损伤。皮层体感诱发电位 CSEP 若完全消失,则脊髓完全性损伤的可能性极大;若可记录到异常的 CSEP,则提示脊髓上传的神经纤维功能尚存在或部分存在,并可依据潜伏期延长的多少及波幅下降的幅度判断脊髓受损伤的严重程度;脊柱畸形及肿瘤等无神经症状者,CSEP 可正常或仅有波幅降低,若伴有神经症状,则可见潜伏期延长及波幅降低约为正常的 1/2,此时提示脊柱畸形对脊髓产生压迫或牵拉,手术中应仔细操作;手术中牵拉脊髓后,若潜伏期延长大于 12.5 ms 或波幅低于正常 1/2,10 分钟后仍未恢复至术前水平,则术后将出现皮肤感觉异常及二便障碍或加重原发损伤。影响 CSEP 的因素:麻醉过深、高碳酸血症、低氧血症、低血压和低体温等,SSEP 则不易受上述因素影响。

3)运动诱发电位(MEP):在脊髓功能障碍中,感觉和运动功能常同时受损。SEP 仅能监测脊髓中上传通道活动,而不能对运动通道进行监测。有报道 SEP 没有任何变化,但患者术后发生运动功能障碍。动物实验表明,用 MEP 观察脊髓损害比 SEP 更敏感,且运动通道刺激反应与脊髓损害相关。MEP 监测时,刺激可用电或磁,经颅、皮质或脊柱,记录可在肌肉、周围神经或脊柱。MEP 永久地消失与术后神经损害有关,波幅和潜伏期的变化并不一定提示神经功能损害。MEP 监测时受全麻和肌肉松弛药的影响比SEP 大,MEP 波幅随刺激强度的变化而变化。高强度电刺激引起肌肉收缩难以被患者接受,临床上取得成功的 MEP 较困难,尤其是在没有正常基础记录的患者。因头皮刺激可引起疼痛,故使运动诱发电位的术前应用受到限制。Barker 等用经颅磁刺激诱发 MEP(tcMEP)监测,具有安全可靠、不产生疼痛并可用于清醒状态的优点,更便于手术前后对照观察。MEP 和 SEP 反应各自脊髓通道功能状态,理论上可互补用于临床脊髓功能监测,然而联合应用 SEP 和 MEP 还需要更多的临床研究。在脊柱外科手术中,各种监测脊髓功能的方法都有其优缺点,需正确掌握使用方法,仔细分析所得结果。一旦脊髓监测证实有脊

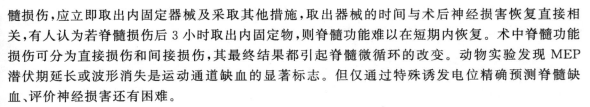

髓损伤,应立即取出内固定器械及采取其他措施,取出器械的时间与术后神经损害恢复直接相关,有人认为若脊髓损伤后3小时取出内固定物,则脊髓功能难以在短期内恢复。术中脊髓功能损伤可分为直接损伤和间接损伤,其最终结果都引起脊髓微循环的改变。动物实验发现 MEP 潜伏期延长或波形消失是运动通道缺血的显著标志。但仅通过特殊诱发电位精确预测脊髓缺血、评价神经损害还有困难。

2.颈椎手术的麻醉

常见的颈椎外科疾病有颈椎病、颈椎间盘突出症、后纵韧带骨化、颈椎管狭窄症及颈椎肿瘤等,多数经非手术治疗可使症状减轻或明显好转,甚至痊愈。但对经非手术治疗无效且症状严重的患者可选择手术治疗,以期治愈、减轻症状或防止症状的进一步发展。由于在颈髓周围进行手术,有危及患者生命安全或者造成患者严重残废的可能,故麻醉和手术应全面考虑,慎重对待。

(1)颈椎手术的麻醉选择:颈椎手术的常见方法有经前路减压植骨内固定、单纯后路减压或加内固定等,根据不同的入路,麻醉方式也有所不同。后路手术可选用局部浸润麻醉,但手术时间较长者,患者常难以坚持,而且局麻效果常不够确切,故应宜选择气管内插管全身麻醉为佳。前路手术较少采用局部浸润麻醉,主要采用颈神经深、浅丛阻滞,这种方法较为简单,且患者术中处于清醒状态,有利于与术者合作,但颈前路手术中常需牵拉气管,患者有不舒服感觉,这是颈丛阻滞难以达到的,因此,近年来颈前路手术已逐渐被气管内插管全麻所取代。上海长征医院骨科在全麻下行颈椎手术已有数千例,取得了良好的效果。

在行颈前路手术时需将气管和食管推向对侧,方可显露椎体前缘,故在术前常需做气管、食管推移训练,即让患者用自己的2～4指插入手术侧(常选右侧)的气管、食管和血管神经鞘之间,持续地向非手术侧(左侧)推移。这种动作易刺激气管引起干咳,术中反复牵拉还易引起气管黏膜、喉头水肿,以至患者术后常有喉咙痛及声音嘶哑,麻醉医师在选择和实施麻醉时应注意到这一点,并向患者解释。

(2)局部浸润麻醉:常选用0.5%～1%的普鲁卡因,成人一次最大剂量1.0 g,也可选用0.25%～0.5%的利多卡因,一次最大剂量不超过500 mg,两者都可加或不加肾上腺素。一般使用24～25 G皮内注射针沿手术切口分层注射。先行皮内浸润麻醉,于切口上下两端之间推注5～6 mL,然后行皮下及颈阔肌浸润麻醉,可沿切口向皮下及颈阔肌推注局麻药4～8 mL,切开颈阔肌后,可用0.3%的丁卡因涂布至术野表面直至椎体前方,总量一般不超过2 mL。到达横突后,可用1%的普鲁卡因8 mL行横突局部阻滞。行浸润麻醉注药时宜加压,以使局麻药与神经末梢广泛接触,增强麻醉效果。到达肌膜下或骨膜等神经末梢分布较多的地方时,应加大局麻药的剂量,在有较大神经通过的地方,可使用浓度较高的局麻药行局部浸润。须注意的是每次注药前都应回抽,以防止局麻药注入血管内,并且每次注药总量不要超过极量。

(3)颈神经深、浅丛阻滞:多采用2%利多卡因和0.3%的丁卡因等量混合液10～20 mL,也可以采用2%的利多卡因和0.5%的丁哌卡因等量混合液10～20 mL,一般不需加入肾上腺素。

因颈前路手术一般选择右侧切口,故麻醉也以右侧为主,必要时对侧可行颈浅丛阻滞。麻醉穿刺定位如下:患者自然仰卧,头偏向对侧,先找到胸锁乳突肌后缘中点,在其下方加压即可显示出颈外静脉,两者交叉处下方即颈神经浅丛经过处,相当于第4及第5颈椎横突处,选定此处为穿刺点,第4颈椎横突,常为颈神经深丛阻滞点。穿刺时穿刺针先经皮丘垂直于皮肤刺入,当针头自颈外静脉内侧穿过颈浅筋膜时,此时可有落空感,即可推注局麻药4～6 mL,然后在颈浅筋膜深处寻找横突,若穿刺针碰到有坚实的骨质感,而进针深度又在2～3 cm,此时退针2 mm使针尖退至横突骨膜表面,可再推药 3～4 mL 以阻滞颈神经深丛。每次推药前均应回抽,确定无回血和脑脊液后再推药。如有必要,对侧也可行颈浅丛阻滞。

(4)气管内插管全身麻醉:颈椎手术时全麻药物的选择没有什么特殊要求,但是在麻醉诱导特别是插管时应注意切勿使颈部向后过伸,以防止引起脊髓过伸性损伤。最好在术前测试患者的颈部后伸活动的最大限度。颈前路手术时,为方便行气管、食管推移应首选经鼻气管内插管麻醉。颈椎病患者常有颈髓受压而伴有心率减慢,诱导时常需先给予阿托品以提升心率,另外,术中牵拉气管时也引起心率减慢,需加以处理。还有前路手术时,反复或过度牵拉气管有可能引起气管黏膜和喉头水肿,如果术毕过早拔除气管导管,有可能引起呼吸困难,而此时再行紧急气管插管也比较困难。其预防措施如下:①术前向对侧退松气管;②术中给予地塞米松 20 mg,一方面可以预防和减轻因气管插管和术中牵拉气管可能造成的气管黏膜和喉头水肿,另一方面可预防和减轻手术可能造成的脊髓水肿;③术后待患者完全清醒后,度过喉头水肿的高峰期时拔除气管导管。

3.脊柱肿瘤手术的麻醉

脊柱肿瘤在临床上并不少见,一般分为原发性和转移性两大类,临床上脊柱肿瘤以转移性为多见,而其中又以恶性肿瘤占多数,故及时发现及时治疗十分重要。过去对脊柱恶性肿瘤,特别是转移性肿瘤多不主张手术治疗,现在随着脊柱内固定技术的发展和肿瘤化疗的进步,手术治疗可以治愈、部分治愈或缓解疼痛而使部分患者生活质量明显提高。

(1)术前病情估计和准备:脊柱良性肿瘤病程长,发展慢,一般无全身症状,局部疼痛也较轻微。恶性肿瘤的病程则较短,发展快,可伴随有低热、盗汗、消瘦、贫血、食欲减退等症状,局部疼痛也较明显,并可出现肌力减弱、下肢麻木和感觉减退,脊柱活动也受限。无论良性或恶性肿瘤,随着病程的进展,椎骨破坏的加重,常造成椎体病理性压缩骨折或肿瘤侵入椎管,压迫或浸润脊髓或神经根,引起四肢或肋间神经的放射痛,出现大小便困难。颈胸椎部位的肿瘤晚期还引起病变平面以下部位的截瘫和大小便失禁。由于脊柱的部位深,而脊柱肿瘤的早期症状多无特殊性且体征也不明显,因此拟行手术治疗的患者病程常已有一段时间,多呈慢性消耗病容,部分患者呈恶病质状态。化验检查会发现贫血、低蛋白血症、血沉增快等。术前除应积极进行检查,还应加强支持治疗,纠正贫血和低蛋白血症等异常情况,提高患者对手术和麻醉的耐受力。

脊柱肿瘤的手术包括瘤体切除和椎体重建术,手术创伤大,失血多,尤其是骶骨肿瘤切除术,由于骶椎为骨盆后壁,血液循环十分丰富,止血也很困难,失血可达数千毫升甚至更多,故术前须根据拟手术范围备足血源,为减少术中出血可于术前行 DSA 检查,并栓塞肿瘤供血动脉。

(2)麻醉选择和实施:脊柱肿瘤手术一般选择气管内插管全身麻醉,较小的肿瘤可以选择连续硬膜外麻醉。估计术中出血可能较多时,应行深静脉穿刺和有创动脉侧压,可以在术中施行控制性降压术,骶尾部巨大肿瘤患者术中可先行一侧髂内动脉结扎。

全身麻醉一般采用静吸复合方式,药物的选择根据患者的情况而定。如果患者的一般情况好,ASA 分级在Ⅰ～Ⅱ级,麻醉药物的选择没有什么特殊要求,但如果患者的全身情况较差,则应选择对心血管功能抑制作用较小的药物,如静脉麻醉药可选择依托咪酯,吸入麻醉药可选择异氟醚,而且麻醉诱导时药物剂量要适当,注药速度不要过快。对行骶骨全切除术或次全切除术的患者,术中可实施轻度低温和控制性降压术,一方面降低患者的代谢和氧需求量,另一方面可减少失血量,从而减少大量输入异体血所带来的并发症。

4.胸椎疾病手术麻醉

胸椎疾病以后纵韧带骨化症和椎体肿瘤为多见,而肿瘤又以转移性为多见。前者常需经后路减压或加内固定术,一般采用行经鼻气管插管全身麻醉,后者常需经前路开胸行肿瘤切除减压内固定术,也采用全身麻醉,必要时需插双腔气管导管,术中可行单肺通气,以便于手术操作,此时麻醉维持不宜用笑气,以免造成术中 SpO_2 难以维持。术中出血常较多,需做深静脉穿刺,以便术中快速输血输液用。开胸患者需放置胸腔引流管,麻醉苏醒拔管前应充分吸痰,然后进行鼓肺,使萎陷的肺泡重新张开,并尽可能排除胸膜腔内残余气体。

5.脊柱结核手术的麻醉

脊柱结核为一种继发性病变,95％继发于肺结核。脊柱结核发病年龄以 10 岁以下儿童最多,其次是 11～30 岁的青少年,30 岁以后则明显减少。发病部位以腰椎最多,其次是胸椎,而其中 99％是椎体结核。

(1)麻醉前病情估计:脊柱结核多继发于全身其他脏器结核,所以患者的一般情况较差,多合并有营养不良,如合并有截瘫,则全身情况更差,可出现心肺功能减退。患者可有血容量不足,呼吸功能障碍,以及水、电解质平衡紊乱。因此,术前应加强支持治疗,纠正生理紊乱。对消瘦和贫血患者,除了积极进行支持治疗外,应在术前适当予以输血,以纠正贫血。合并截瘫者围术期要积极预防和治疗压疮、尿路感染和肺炎。术前尤其要注意的是应仔细检查其他器官如肺、淋巴结或其他部位有无结核病变,若其他部位结核病变处于活动期,则应先进行抗结核治疗,然后择期行手术治疗。

一般脊柱结核患者手术前均应进行抗结核治疗。长期使用抗结核药治疗的患者,应注意其肝功能情况,如肝功能差,应于术前 3 天开始肌内注射维生素 K_3,每天 5 mg。

(2)麻醉的选择和实施:脊柱结核常见的手术方式有病灶清除术、病灶清除脊髓减压术、脊柱融合术和脊柱畸形矫正术。手术宜在全身麻醉下进行,由于脊柱结核患者全身情况较差,因此,对麻醉和手术的耐受力也较差,全身麻醉一般选择静吸复合麻醉,并选择对心血管系统影响较小的麻醉药物,如依托咪酯而不选择硫喷妥钠和异丙酚。麻醉过程中应注意即时补充血容量。颈椎结核可合并咽后壁脓肿,施行病灶清除的径路。①经颈前路切口:可选用局麻或全麻下进行手术。②经口腔径路:适用于高位颈椎结核,采用全身麻醉加经鼻气管插管或气管切开,术中和术后要注意呼吸管理,必要时可暂保留气管导管。

6.腰椎手术的麻醉

腰椎常见疾病有腰椎间盘突出症、腰椎管狭窄及腰椎滑脱等。椎间盘突出可发生在脊柱的各个节段,但以腰部椎间盘突出为多见,而且常为 L_5/S_1 节段。由于椎间盘的纤维环破裂和髓核组织突出,压迫和刺激神经根可引起一系列症状和体征。

椎间盘突出症一般经过保守治疗大部分患者的症状可减轻或消失,只有极少数患者须手术治疗。常规手术方法是经后路椎间盘摘除术。近来出现了显微椎间盘摘除术和经皮椎间盘摘除术等方法,麻醉医师应根据不同的手术方式来选择适当的麻醉方法。行前路椎间盘手术时可选择气管内插管全麻或连续硬膜外麻醉,其他手术方式可选择全身麻醉、连续硬膜外麻醉、腰麻或局部麻醉。连续硬膜外麻醉和局麻对患者的全身影响小,术后恢复也较快,但有时麻醉可能不完全,在暴露和分离神经根时须行神经根阻滞,而采用俯卧位时如果手术时间较长患者常不能很好耐受,须加用适量的镇静安定药或静脉麻醉药。腰椎管狭窄的手术方式为后路减压术,可采用连续硬膜外麻醉或全身麻醉。腰椎滑脱常伴有椎间盘突出或椎管狭窄,术式常为经后路椎管减压加椎体复位内固定,由于手术比较大,而且时间也较长,故一般首选气管插管全身麻醉。

（吴海燕）

第三章 神经外科疾病

第一节 原发性颅脑损伤

一、脑震荡

脑震荡是指头颅遭受暴力作用后,大脑功能发生一过性功能障碍,出现的以短暂性意识障碍、近事遗忘为特征的临床综合征。脑震荡是脑损伤中最常见、最轻型的原发性脑损伤。

(一)损伤机制与病理

脑震荡致伤机制目前尚不明确,现有的各种学说都不能全面解释所有与脑震荡有关的问题。对脑震荡所表现的伤后短暂性意识障碍有多种不同的解释,可能与暴力所致的脑血液循环障碍、脑室系统内脑脊液冲击、脑中间神经元受损及脑细胞生理代谢紊乱所致的异常放电等因素有关。近年来,认为脑干网状结构上行激活系统受损才是引起意识丧失的关键因素,其依据:①以上诸因素皆可引起脑干的直接与间接受损;②脑震荡动物试验中发现延髓有线粒体、尼氏体、染色体改变,有的伴溶酶体膜破裂;③生物化学研究中,脑震荡患者的脑脊液化验中,乙酰胆碱、钾离子浓度升高,此两种物质浓度升高使神经元突触发生传导阻滞,从而使脑干网状结构不能维持人的觉醒状态,出现意识障碍;④临床发现,轻型脑震荡患者行脑干听觉诱发电位检查,有一半患者有器质性损害;⑤近年来认为脑震荡、原发性脑干损伤、弥漫性轴索损伤的致伤机制相似,只是损伤程度不同,是病理程度不同的连续体,有人将脑震荡归于弥漫性轴索损伤的最轻类型,只不过病变局限、损害更趋于功能性而易于自行修复,因此意识障碍呈一过性。

过去曾认为脑震荡仅是脑的生理功能一时性紊乱,在组织学上并无器质性改变。但近年来的临床及实验研究表明,暴力作用于头部,可以造成冲击点、对冲部位、延髓及高颈髓的组织学改变。实验观察到,伤后瞬间脑血流增加,但数分钟后脑血流量反而显著减少(约为正常的1/2),半小时后脑血流始恢复正常,颅内压在着力后的瞬间立即升高,数分钟后颅内压即趋下降。脑的大体标本上看不到明显变化。光镜下仅能见到轻度变化,如毛细血管充血,神经元胞体肿大和脑水肿等变化。电镜下观察,在着力部位,脑皮质、延髓和上部颈髓见到神经元的线粒体明显肿胀,轴突肿胀,白质部位有细胞外水肿的改变,提示血-脑屏障通透性增加。这些改变在伤后半小时可出现,1小时后最明显,并多在24小时内自然消失。这种病理变化可解释伤后的短暂性脑干症状。

(二)临床表现

1.短暂性脑干症状

外伤作用于头部后立即发生意识障碍,表现为神志不清或完全昏迷,持续数秒、数分钟或十几分钟,但一般不超过半小时。患者可同时伴有面色苍白、出汗、血压下降、心动徐缓、呼吸浅慢、肌张力降低、各种生理反射迟钝或消失等表现。但随意识恢复可很快趋于正常。

2.逆行性遗忘(近事遗忘)

患者清醒后不能回忆受伤当时乃至伤前一段时间内的情况,但对往事(远记忆)能够忆起。这可能与海马回受损有关。

3.其他症状

有头痛、头昏、乏力、恶心、呕吐、畏光、耳鸣、失眠、心悸、烦躁、思维和记忆力减退等。一般持续数月、数周症状多可消失,有的症状持续数月或数年,即称为脑震荡后综合征或脑外伤后综合征。

4.神经系统查体

无阳性体征发现。

(三)辅助检查

1.颅骨 X 线检查

无骨折发现。

2.颅脑 CT 扫描

颅骨及颅内无明显异常改变。

3.脑电图检查

伤后数月脑电图多属正常。

4.脑血流检查

伤后早期可有脑血流量减少。

5.腰椎穿刺

颅内压正常,部分患者可出现颅内压降低。脑脊液无色透明,不含血,白细胞数正常。生化检查也多在正常范围,有的可查出乙酰胆碱含量大增,胆碱酯酶活性降低,钾离子浓度升高。

(四)救治原则与措施

(1)病情观察:伤后可在急症室观察 24 小时,注意意识、瞳孔、肢体活动和生命体征的变化。对回家患者,应嘱家属在 24 小时密切注意头痛、恶心、呕吐和意识情况,如症状加重即应来院检查。

(2)对症治疗:头痛较重时,嘱其卧床休息,减少外界刺激,可给予罗痛定或其他止痛剂。对于烦躁、忧虑、失眠者给予地西泮、氯氮草等;另可给予改善自主神经功能药物、神经营养药物及钙通道阻滞剂尼莫地平等。

(3)伤后即应向患者做好病情解释,说明本病不会影响日常工作和生活,解除患者的顾虑。

二、脑挫裂伤

脑挫裂伤是指头颅受到暴力打击而致脑组织发生的器质性损伤,脑组织挫伤或结构断裂,是一种常见的原发性脑损伤。

（一）损伤机制与病理

暴力作用于头部,在冲击点和对冲部位均可引起脑挫裂伤。脑挫裂伤多发生在脑表面的皮质,呈点片状出血,如脑皮质和软脑膜仍保持完整,即为脑挫伤,如脑实质破损、断裂,软脑膜也撕裂,即为脑挫裂伤。严重时合并脑深部结构的损伤。

脑挫裂伤灶周围常伴局限性脑水肿,包括细胞毒性水肿和血管源性水肿,前者神经元胞体增大,主要发生在灰质,伤后多立即出现,后者为血-脑屏障的破坏,血管通透性增加,细胞外液增加,主要发生在白质,伤后2～3天最明显。

在重型脑损伤,尤其合并硬膜下血肿时,常发生弥漫性脑肿胀,以小儿和青年外伤多见。一般多在伤后24小时内发生,短者伤后20～30分钟即出现。其病理形态变化可分三期。①早期:伤后数天,显微镜下以脑实质内点状出血,水肿和坏死为主要变化,脑皮质分层结构不清或消失,灰质和白质分界不清,神经细胞大片消失或缺血变性,神经轴索肿胀、断裂、崩解。星形细胞变性,少突胶质细胞肿胀,血管充血水肿,血管周围间隙扩大。②中期:大致在损伤数天至数周,损伤部位出现修复性病理改变。皮质内出现大小不等的出血,损伤区皮质结构消失,病灶逐渐出现小胶质细胞增生,形成格子细胞,吞噬崩解的髓鞘及细胞碎片,星形细胞及少突胶质细胞增生肥大,白细胞浸润,从而进入修复过程。③晚期:挫伤后数月或数年,病变为胶质瘢痕所代替,陈旧病灶区脑膜与脑实质瘢痕粘连,神经细胞消失或减少。

（二）临床表现

(1)意识障碍:脑挫裂伤患者多伤后立即昏迷,一般意识障碍的时间较长,短者半小时、数小时或数天,长者数周、数月,有的为持续性昏迷或植物生存,甚至昏迷数年至死亡。有些患者原发昏迷清醒后,因脑水肿或弥漫性脑肿胀,可再次昏迷,出现中间清醒期,容易误诊为合并颅内血肿。

(2)生命体征改变:患者伤后除立即出现意识障碍外,可先出现迷走神经兴奋症状,表现为面色苍白、冷汗、血压下降、脉搏缓慢、呼吸深慢。以后转为交感神经兴奋症状。在入院后一般生命体征无多大改变,体温波动在38℃上下,脉搏和呼吸可稍增快,血压正常或偏高。如出现血压下降或休克,应注意是否合并胸腹脏器或肢体骨盆骨折等。如脉搏徐缓有力(尤其是慢于60次/分),血压升高,且伴意识障碍加深,常表示继发性脑受压存在。

(3)患者清醒后,有头痛、头昏、恶心、呕吐、记忆力减退和定向障碍,严重时智力减退。

(4)癫痫:早期性癫痫多见于儿童,表现形式为癫痫大发作和局限性发作,发生率5%～6%。

(5)神经系统体征:体征有偏瘫、失语、偏侧感觉障碍、同向偏盲和局灶性癫痫。若伤后早期没有局灶性神经系统体征,而在观察治疗过程中出现新的定位体征时,应行进一步检查,以除外或证实脑继发性损害。昏迷患者可出现不同程度的脑干反应障碍。脑干反应障碍的平面越低,提示病情愈严重。

(6)外伤性脑蛛网膜下腔出血可引起脑膜刺激征象,可表现为头痛呕吐,闭目畏光,皮肤痛觉过敏,颈项强直,Kernig征和Brudzinski征阳性。

（三）辅助检查

1.颅骨X线片

多数患者可发现颅骨骨折。颅内生理性钙化斑(如松果体)可出现移位。

2.CT扫描

脑挫裂伤区可见点片状高密度区,或高密度与低密度互相混杂。同时脑室可因脑水肿受压变形。弥漫性脑肿胀可见于一侧或两侧大脑半球,侧脑室受压缩小或消失,中线结构向对侧移位。并发蛛网膜下腔出血时,纵裂池呈纵行宽带状高密度影。脑挫裂伤区的脑组织坏死液化后,表现为 CT 值近脑脊液的低密度区,可长期存在。

3.MRI

一般极少用于急性脑挫裂伤患者诊断,因为其成像较慢且急救设备不能带入机房,但 MRI 对小的出血灶、早期脑水肿、脑神经及颅后窝结构显示较清楚,有其独具优势。

4.脑血管造影

在缺乏 CT 的条件下,病情需要可行脑血管造影排除颅内血肿。

(四)诊断与鉴别诊断

根据病史和临床表现及 CT 扫描,一般患者诊断无困难。脑挫裂伤可以和脑干损伤、视丘下部损伤、脑神经损伤、颅内血肿合并存在,也可以和躯体合并损伤同时发生,因此要进行细致、全面检查,以明确诊断,及时处理。

1.脑挫裂伤与颅内血肿鉴别

颅内血肿患者多有中间清醒期,颅内压增高症状明显,神经局灶体征逐渐出现,如需进一步明确则可行 CT 扫描。

2.轻度挫裂伤与脑震荡

轻度脑挫裂伤早期最灵敏的诊断方法是 CT 扫描,它可显示皮质的挫裂伤及蛛网膜下腔出血。如超过 48 小时则主要依靠脑脊液光度测量判定有无外伤后蛛网膜下腔出血。

(五)救治原则与措施

1.非手术治疗

同颅脑损伤的一般处理。

(1)严密观察病情变化:伤后 72 小时以内每 1~2 小时观察一次生命体征、意识、瞳孔改变。重症患者应送到 ICU 观察,监测包括颅内压在内的各项指标。对颅内压增高、生命体征改变者及时复查 CT,排除颅内继发性改变。轻症患者通过急性期观察后,治疗与脑震荡相同。

(2)保持呼吸道通畅:及时清理呼吸道内的分泌物。昏迷时间长,合并颌面骨折,胸部外伤、呼吸不畅者,应尽早行气管切开,必要时行辅助呼吸,防治缺氧。

(3)对症处理高热、躁动、癫痫发作、尿潴留等,防治肺部感染、泌尿系统感染,治疗上消化道溃疡等。

(4)防治脑水肿及降低颅内压。

(5)改善微循环:严重脑挫裂伤后,患者微循环有明显变化,表现血液黏度增加,红细胞血小板易聚积,因此引起微循环淤滞、微血栓形成,导致脑缺血缺氧,加重脑损害程度。可采取血液稀释疗法,低分子右旋糖酐静脉滴注。

(6)外伤性 SAH 患者,伤后数天内脑膜刺激症状明显者,可反复腰椎穿刺,将有助于改善脑脊液循环,促进脑脊液吸收,减轻症状,另可应用尼莫地平,防治脑血管痉挛,改善微循环,减轻脑组织缺血、缺氧程度,从而减轻继发性脑损害。

2.手术治疗

原发性脑挫裂伤多无须手术,但继发性脑损害引起颅内压增高乃至脑疝时需手术治疗。重度脑挫裂伤合并脑水肿患者当出现:①在脱水等降颅内压措施治疗过程中,患者意识障碍仍逐渐加深,保守疗法无效;②一侧瞳孔散大,有脑疝征象者;③CT 示成片的脑挫裂伤混合密度影,周围广泛脑水肿,脑室受压明显,中线结构明显移位;④合并颅内血肿,骨折片插入脑内,开放性颅脑损伤患者常需手术治疗。手术采取骨瓣开颅,清除失活脑组织,若颅内压仍高,可行颞极和(或)额极切除的内减压手术,若局部无肿胀,可考虑缝合硬膜,但常常需敞开硬脑膜行去骨瓣减压术。广泛脑挫裂伤、脑水肿严重时可考虑两侧去骨瓣减压。脑挫裂伤后期并发脑积水者可行脑室引流、分流术。术后颅骨缺损者 3 个月后行颅骨修补。

3.康复治疗

可行理疗、针灸、高压氧疗法。另可给予促神经功能恢复药物如胞磷胆碱、脑生素等。

三、脑干损伤

脑干损伤是一种特殊类型的脑损伤,是指中脑、脑桥和延髓损伤而言。原发性脑干损伤占颅脑损伤的 2‰～5‰,因造成原发性脑干损伤的暴力常较重,脑干损伤常与脑挫裂伤同时存在,其伤情也较一般脑挫裂伤严重。

(一)损伤机制

1.直接外力作用所致脑干损伤

(1)加速或减速伤时,脑干与小脑幕游离缘、斜坡和枕骨大孔缘相撞击而致伤,其中以脑干被盖部损伤多见。

(2)暴力作用时,颅内压增高,压力向椎管内传递时,形成对脑干的冲击伤。

(3)颅骨骨折的直接损伤。

2.间接外力作用所致脑干损伤

主要见于坠落伤和挥鞭样损伤。

3.继发性脑干损伤

脑干受挤压导致脑干缺血。

(二)病理

1.脑干震荡

临床有脑干损伤的症状和体征,光镜和电镜特点同脑震荡。

2.脑干挫裂伤

表现为脑干表面的挫裂及内部的点片状出血。继发性脑干损伤时,脑干常扭曲变形,内部有出血和软化。

(三)临床表现

1.意识障碍

原发性脑干损伤患者,伤后常立即发生昏迷,昏迷为持续性,时间多较长,很少出现中间清醒或中间好转期,如有,应想到合并颅内血肿或其他原因导致的继发性脑干损伤。

2.瞳孔和眼运动改变

瞳孔和眼运动改变与脑干损伤的平面有关。中脑损伤时,初期两侧瞳孔不等大,伤侧瞳孔散大,对光反应消失,眼球向下外倾斜;两侧损伤时,两侧瞳孔散大,眼球固定。脑桥损伤时,可出现两瞳孔极度缩小,两侧眼球内斜,同向偏斜或两侧眼球分离等征象。

3.去脑强直

去脑强直是中脑损伤的表现,头部后仰,两上肢过伸和内旋,两下肢过伸,躯体呈角弓反张状态。开始可为间断性发作,轻微刺激即可诱发,以后逐渐转为持续状态。

4.锥体束征

锥体束征是脑干损伤的重要体征之一,包括肢体瘫痪、肌张力增高,腱反射亢进和病理反射出现等。在脑干损伤早期,由于多种因素的影响,锥体束征的出现常不恒定。但基底部损伤时,体征常较恒定。如脑干一侧性损伤则表现为交叉性瘫痪。

5.生命体征变化

(1)呼吸功能紊乱:脑干损伤常在伤后立即出现呼吸功能紊乱。当中脑下端和脑桥上端的呼吸调节中枢受损时,出现呼吸节律的紊乱,如陈-施呼吸;当脑桥中下部的长吸中枢受损时,可出现抽泣样呼吸;当延髓的吸气和呼气中枢受损时,则发生呼吸停止。在脑干继发性损害的初期,如小脑幕切迹疝的形成时,先出现呼吸节律紊乱,陈-施呼吸,在脑疝的晚期颅内压继续升高,小脑扁桃体疝出现,压迫延髓,呼吸即先停止。

(2)心血管功能紊乱:当延髓损伤严重时,表现为呼吸心跳迅速停止,患者死亡。较高位的脑干损伤时出现的呼吸循环紊乱常先有一兴奋期,此时脉搏缓慢有力,血压升高,呼吸深快或呈喘息样呼吸,以后转入衰竭,脉搏频速,血压下降,呼吸呈潮式,终于心跳呼吸停止。一般呼吸停止在先,在人工呼吸和药物维持血压的条件下,心跳仍可维持数天或数月,最后往往因心力衰竭而死亡。

(3)体温变化:脑干损伤后有时可出现高热,这多由于交感神经功能受损,出汗的功能障碍,影响体热的发散所致。当脑干功能衰竭时,体温则可降至正常以下。

6.内脏症状

(1)上消化道出血为脑干损伤应激引起的急性胃黏膜病变所致。

(2)顽固性呃逆。

(3)神经源性肺水肿是由交感神经兴奋,引起体循环及肺循环阻力增加所致。

(四)辅助检查

1.腰椎穿刺

脑脊液压力正常或轻度增高,多呈血性。

2.颅骨 X 线平片

颅骨骨折发生率高,也可根据骨折的部位,结合受伤机制推测脑干损伤的情况。

3.颅脑 CT、MRI 扫描

原发性脑干损伤表现为脑干肿大,有点片状密度增高区,脚间池、桥池,四叠体池及第四脑室受压或闭塞。继发性脑疝的脑干损伤除显示继发性病变的征象外,还可见脑干受压扭曲向对侧移位。MRI 可显示脑干内小出血灶与挫裂伤,由于不受骨性伪影影响,显示较 CT 清楚。

4.颅内压监测

有助于鉴别原发性或继发性脑干损伤,继发者可有颅内压明显升高,原发者升高不明显。脑干听觉诱发电位(BAEP),可以反映脑干损伤的平面与程度。

(五)诊断与鉴别诊断

原发性脑干损伤伤后即出现持续性昏迷状态并伴脑干损伤的其他症状、体征,而不伴有颅内压增高,可借 CT,甚至 MRI 检查以明确脑干损伤并排除脑挫裂伤、颅内血肿,以此也可与继发性脑干损伤相鉴别。脑干损伤平面的判断除依据脑干听觉诱发电位外,还可以借助各项脑干反射加以判断。随脑干损伤部位的不同,可出现相应平面生理反射的消失与病理反射的引出。

1.生理反射

(1)睫脊反射:刺激锁骨上区引起同侧瞳孔扩大。

（2）额眼轮匝肌反射：用手指牵拉患者眉梢外侧皮肤并固定之，然后用叩诊锤叩击手指，引起同侧眼轮匝肌收缩闭目。

（3）垂直性眼前庭反射或头眼垂直反射：患者头俯仰时双眼球与头的动作呈反方向上下垂直移动。

（4）瞳孔对光反射：光刺激引起瞳孔缩小。

（5）角膜反射：轻触角膜引起双眼轮匝肌收缩闭目。

（6）嚼肌反射：叩击颌部引起咬合动作。

（7）头眼水平反射或水平眼前庭反射：头左右转动时双眼球呈反方向水平移动。

（8）眼心反射：压迫眼球引起心率减慢。

2.病理反射

（1）掌颌反射：轻划手掌大鱼际肌处皮肤引起同侧颌肌收缩。

（2）角膜下颌反射：轻触角膜引起闭目，并反射性引起翼外肌收缩使下颌向对侧移动。

（六）救治原则与措施

原发性脑干损伤病情危重，死亡率高，损伤较轻的小儿及青年可以恢复良好，一般治疗措施同重型颅脑损伤。尽早气管切开，亚低温疗法，防治并发症。原发性脑干损伤一般不采用手术，继发性脑干损伤，着重于及时解除颅内血肿、脑水肿等引起急性脑受压的因素，包括手术及减轻脑水肿的综合治疗。

四、下丘脑损伤

下丘脑损伤是指颅脑损伤过程中，由于颅底骨折或头颅受暴力打击，直接伤及下丘脑，而出现的特殊的临床综合征。

（一）损伤机制与病理

下丘脑深藏于颅底蝶鞍上方，因此暴力作用方向直接或间接经过下丘脑者，皆可能导致局部损伤。此外，小脑幕切迹下疝时也可累及此区域。

下丘脑损伤时，常出现点、灶状出血，局部水肿软化及神经细胞的坏死，也有表现为缺血性变化，常可累及垂体柄及垂体，构成严重神经内分泌紊乱的病理基础。

（二）临床表现

1.意识及睡眠障碍

下丘脑后外侧区与中脑被盖部均属上行网状激动系统，维持人生理觉醒状态，因而急性下丘脑损伤时，患者多呈嗜睡、浅昏迷或深昏迷状态。

2.体温调节障碍

下丘脑具有体温调节功能，当下丘脑前部损害时，机体散热功能障碍，可出现中枢性高热；其后部损伤出现产热和保温作用失灵而引起体温过低，如合并结节部损伤，可出现机体代谢障碍，体温将更进一步降低，如下丘脑广泛损伤，则体温随环境温度而相应升降。

3.内分泌代谢功能紊乱

（1）下丘脑视上核、室旁核受损或垂体柄视上核垂体束受累：致抗利尿激素合成释放障碍，引起中枢性尿崩。

（2）下丘脑-垂体-靶腺轴的功能失调：可出现糖、脂肪代谢的失调，尤其是糖代谢的紊乱，表现为高血糖，常与水代谢紊乱并存，可出现高渗高糖非酮性昏迷，患者极易死亡。

4.自主神经功能紊乱

下丘脑的自主神经中枢受损,可出现血压波动,或高或低,以低血压多见。血压不升伴低体温常是预后不良征兆。呼吸功能紊乱表现为呼吸浅快或减慢。视前区损害可发生急性神经源性肺水肿。消化系统主要表现为急性胃黏膜病变,引起上消化道出血,重者可出现胃十二指肠穿孔。

5.局部神经体征

主要是鞍区附近的脑神经受累体征,包括视神经、视束、滑车神经等。

（三）辅助检查

1.颅骨 X 线平片

多伴颅底骨折,骨折线常经过蝶骨翼、筛窦、蝶鞍等部位。

2.颅脑 CT 扫描

可显示下丘脑不规则的低密度、低信号的病变区,鞍上池消失或有蛛网膜下腔出血,第三脑室前部受压消失。另外还可见颅底骨折及额颞底面脑挫裂伤征象。

（四）诊断与鉴别诊断

孤立而局限的下丘脑原发损伤极为少见,在头颅遭受外伤的过程中,常出现多个部位的损伤,因此下丘脑损伤的诊断常受到其他部位脑损伤引起的症状的干扰,在临床上只要具有一种或两种下丘脑损伤的表现,就应想到有下丘脑损伤的可能性。特别是鞍区及其附近有颅底骨折时,更应提高警惕。

（五）救治原则与措施

急性下丘脑原发性损伤是严重的脑损伤之一,治疗上按重型颅脑损伤的治疗原则进行。早期应注意采用强有力的措施控制高热和脑水肿。控制自主神经症状的发生、发展也是十分重要的。中枢性尿崩可采用替代疗法。

五、弥散性轴索损伤

弥散性轴索损伤（DAI）是外力作用于颅脑产生扭转加速与减速,在轴索内产生张力和剪力,导致神经轴索肿胀、断裂;同时脑实质内小血管撕裂,脑干、胼胝体等部位出现点状出血。临床上患者不伴明显的脑挫裂伤和脑实质血肿,但出现严重的意识障碍。DAI 是常见的弥散性脑损伤,是引起创伤性脑损伤（TBI）患者死亡、严重致残及植物生存状态的主要原因,占脑外伤死亡患者的 29.0%～42.5%;严重 DAI 病死率高达 40%～53%,严重致残率为 14%,植物生存率 15%,痊愈率仅为 5%。由于目前诊断标准及检查手段的不同,发病率的报道不一。

（一）病因与致伤机制

德国病理学家 Strich 等对 TBI 死亡患者进行尸检发现,大脑半球及脑干白质出现弥散性退行性变,推断是由外力导致颅脑旋转加速运动产生的剪应力致伤。后来 Adams 等进行深入研究,于 1982 年首次提出了弥散性轴索损伤的概念。DAI 的致伤机制复杂,通常认为瞬间旋转及弥漫张力产生的脑内剪应力是导致 DAI 的关键因素。文献报道冠状和侧方头部旋转的成角加速伤,常导致深部胼胝体、脑干 DAI,伤情较严重;矢状面上的加速伤虽可引起脑膜出血及血肿、局部脑挫伤、脑室出血,也可导致内囊、中脑及脑桥 DAI,但伤情较轻。DAI 通常的致伤原因是交通事故、坠落伤及打击伤。

1.胼胝体轴索损伤

通常认为是大脑镰边缘切割脑组织所致,常见于交通事故。颅脑突然遭受迎面伤,双大脑半球随惯性继续前移,侧方牵拉使胼胝体撕裂;若一侧半球移动快于对侧,胼胝体常出现偏心性出血,胼胝体变薄。常累及邻近中线结构如穹隆、扣带回、透明隔、尾状核头部和丘脑背侧。

2.脑桥头端背侧损伤

颅脑旋转侧向力拉长大脑小脑连接部,脑干头端尤其小脑上脚背侧最常受累;导水管下端周围,大脑脚、被盖部及中部,内侧纵束,内侧丘系和皮质脊髓束均可受损,重者伴小脑和半卵圆中心轴索损伤。

3.灰白质交界区广泛损伤

颅脑遭受旋转性暴力时,由于灰白质(包括基底核灰质团)密度及韧性不同,剪应力导致灰白质交界区损伤。肉眼或影像学检查可见灰白质交界及基底核区轴索损伤伴毛细血管撕裂和出血。常见于脑组织密度不同的结构接合部,重者发生于小脑皮质下,轻者位于矢状窦旁。

(二)病理

颅脑在加速运动过程中,脑白质在外力的作用下,承受剪应力的牵拉。通常情况下脑白质相对质韧,可承受部分牵拉力;但在较强的扭转性机械作用力下,轴索很容易受到损伤。脑组织遭受损伤后即刻出现部分轴索断裂等原发性脑损伤,在之后数小时至数周内出现继发性弥散性脑损伤。起初,轴索细胞膜钠离子泵功能异常,导致细胞内水钠潴留、轴索水肿;之后钙离子通过受损,大量钙离子流入细胞内,造成钙超载,启动分子病理级联反应,激活蛋白水解酶,降解轴索细胞骨架结构。细胞骨架破坏导致转运蛋白聚集,形成轴索球。蛋白水解酶还可损伤线粒体、释放促凋亡因子,加重轴索损伤。目前,很难将继发性脑损伤导致的轴索生化及代谢改变与 DAI 原发性轴索机械损伤鉴别,DAI 通常被认为是继发性或迟发性损害。依据神经组织病理学变化,DAI 可分为三期如下。

1.早期(<1周)

以轴索撕裂,轴索断端轴浆聚集,退缩于近端,形成轴索球为早期特征。轴索球在伤后 6～24 小时形成,重伤者 2 小时即可出现。球状物过大可引起髓鞘断裂,远端神经纤维退行性变。

2.中期(2～3周)

轴索球被大量吞噬性微胶质簇替代,不能辨认。轴索、髓鞘碎裂,胶质细胞广泛增生。

3.慢性期(>3周)

脑白质弥散性退行性变,以内侧丘系、锥体束、内囊退行性变最为明显。大脑半球容积缩小,韧性增加,胼胝体变薄,脑沟变宽,脑室普遍或局限性扩张。

DAI 可因脑实质内毛细血管破裂引起点状出血,又称为 Strich 出血。常发生在脑组织遭受剪应力最明显处,如胼胝体、第三脑室周围(下丘脑、穹隆、前联合)、内囊、基底核、背外侧脑干及小脑上脚等。轴索损伤的部位及严重程度与患者的预后密切相关。Adams 等依据 DAI 的损伤部位将其分为三级(表 3-1)。级别越高 DAI 损伤越严重,患者的预后越差。

表 3-1　DAI 的神经病理损伤分级及损伤部位

分级	DAI 的损伤部位
Ⅰ级	病变局限于大脑或小脑半球
Ⅱ级	Ⅰ级损伤部位合并胼胝体局部病灶
Ⅲ级	Ⅱ级损伤部位合并脑干背外侧或上段局灶性病变

(三)临床表现

(1)DAI患者以意识障碍为主要表现,不伴明显的脑实质挫裂伤及血肿。通常表现:①伤后持续性昏迷。因大脑轴索的广泛受损,导致大脑皮质与皮质下组织结构失去联系,或因脑干网状结构原发性损伤。②瞳孔改变,如一侧或双侧瞳孔散大,或为两侧瞳孔不等,或为时大时小,眼球偏斜或凝视,光反射迟钝或消失;瞳孔改变通常与脑干DAI密切相关,属于重型DAI,死亡率高。③生命体征紊乱,患者心率、血压波动明显,呼吸节律不规则。④四肢肌张力增高,出现单侧或双侧锥体束征。⑤神经定位体征通常不明显。⑥神志清醒后认知功能障碍明显。

(2)依据患者昏迷的时间、严重程度及脑干是否受累等,可将DAI分为三型。①轻型DAI(DAIⅠ型):伤后昏迷6~24小时,不伴脑干体征。清醒后有记忆力减退和逆行性遗忘,无肢体运动障碍,少数患者出现短期去皮质状态。脑CT检查无明显异常,MRI检查可见点状出血。②中型DAI(DAIⅡ型):伤后昏迷数天至数周,常伴颅底骨折,伤后偶出现脑干体征及去皮质状态,清醒后有明显的记忆力减退、逆行性遗忘及轻度肢体瘫。脑CT检查可见出血灶。③重型DAI(DAIⅢ型):伤后昏迷数月或更长时间,伴明显的脑干体征、去皮质状态或去大脑强直。通常入院时GCS评分较低,伴双侧瞳孔固定,光反射及脑干反射消失,软瘫等;常伴弥散性脑肿胀,以及高热、高血压、多汗等交感神经症状。死亡率高达60%,伴蛛网膜下腔出血和脑室出血患者死亡率更高。

(3)脑CT检查很难发现脑实质DAI。MRI检查对DAI临床诊断、病情评估及预后判定至关重要,是DAI影像学检查之首选。MRI显示轴索损伤在T_1WI呈低信号,T_2WI高信号,病灶通常为0.5 mm至数毫米,沿神经纤维方向呈卵圆形,多见于灰白质交界或白质纤维囊如放射冠、内囊后肢、胼胝体及脑干长束等,病灶在周边区较多,中央区较少,通常无占位效应,病灶形态有助于诊断。早期MRI可见DAI三联征,即胼胝体、脑干及皮质、基底核灰白质交界病变,表现T_1WI呈低信号,T_2WI、FLAIR、DWI均呈高信号,早期病灶仅DWI出现高信号;MRI可显示间质水肿、脑室或蛛网膜下腔出血、硬膜外及硬膜下血肿等。出血性病灶多见于脑白质,特别是灰白交界处,以及胼胝体、内囊、脑干背外侧。MRI T_1WI信号因出血时间不同而异,超急性期(<24小时)T_1WI呈低信号,亚急性期(>7天)T_1WI呈高信号(图3-1)但T_2WI、FLAIR、DWI均表现高信号。

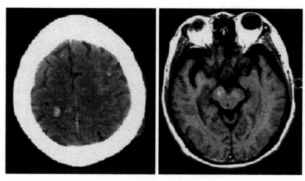

图 3-1　脑弥散性轴索损伤

Ⅰ级DAI损伤灶仅局限于灰白质交界区,其他部位不受累;Ⅱ级DAI除了灰白质交界区病灶,可见胼胝体病灶;Ⅲ级DAI可见胼胝体、脑干及小脑病灶,常伴脑挫裂伤、蛛网膜下腔出血、硬膜下血肿及脑室内出血等。

(四)治疗

DAI患者致死率和致残率高,需严密监测患者生命体征、颅内压、血氧饱和度变化,维持体液和电解质平衡,保持呼吸道通畅,必要时行气管切开和呼吸机辅助呼吸。

1.控制脑组织水肿

根据颅内压增高程度及脑水肿表现。①过度换气:降低 $PaCO_2$ 使血管收缩,控制早期脑水肿,因可减少脑血容量,只能短时间应用。②20%甘露醇静脉滴注与呋塞米合用,延长脑组织脱水时间。③脑室外引流:使脑组织内液体向脑室分流,可显著降低颅内压和控制脑水肿。

2.冬眠及亚低温疗法

适用于脑深部结构严重损伤、深昏迷及生命体征不稳定的中重型患者。冬眠Ⅰ号(哌替啶+氯丙嗪+异丙嗪)或Ⅵ号(哌替啶+异丙嗪+乙酰丙嗪)可降低全身和脑组织代谢,发挥脑保护作用;亚低温(32～34 ℃)疗法对 GCS 5～7 分及 ICP 在 2.7～5.3 kPa(20～40 mmHg)的患者疗效较好,用药半小时迅速降温,注意寒战处理,必要时可应用肌松剂。

3.清除内源性损伤因子

如维生素 C 和维生素 E 清除神经组织自由基,甲泼尼龙和 21-氨基类固醇等抗脂质过氧化反应,超氧化物歧化酶(SOD)减轻 BBB 通透性,拉莫三嗪拮抗兴奋性氨基酸保护神经组织等。轴索损伤时轴索细胞膜肿胀,细胞内钙超载,激发多种酶促反应和病理级联反应,钙通道阻滞剂尼莫地平可减轻细胞内钙超载,改善轴索及细胞微循环及代谢,缩短昏迷时间。

4.神经细胞保护剂

碱性成纤维细胞生长因子可促进轴索和神经细胞修复再生;神经节苷脂可促进脑细胞线粒体氧化磷酸化功能恢复,保护膜结构钠泵、钙泵活性,维持膜内外离子平衡;胞磷胆碱、能量合剂可不同程度发挥神经保护作用,促进神经功能的恢复。

5.手术治疗

对于一侧大脑半球肿胀和水肿引起脑中线结构移位,出现一侧瞳孔散大时应及时行去骨瓣减压。

(五)预后

DAI属重型或特重型脑损伤的范畴,死亡率及致残率高。导致 DAI 患者预后不良的因素包括年龄＞50 岁;入院 GCS 评分＜8 分;入院时瞳孔改变,出现明显的颅内压增高;合并脑深部出血;伴其他脏器复合伤。

(刘治祥)

第二节　硬脑膜外血肿

硬脑膜外血肿(EDH)是外伤后血肿积聚于颅骨与硬脑膜间,占闭合性颅脑损伤的 2%～3%,占颅内血肿的 25%～30%,仅次于硬脑膜下血肿。急性硬脑膜外血肿通常伤后 3 天内出现脑受压症状,占86.2%,亚急性血肿占10.3%,慢性血肿占3.5%;颞叶最常见,亦见于额叶、顶叶、枕叶及颅后窝等,多为单发,有时与硬膜下或脑内血肿并存。

一、病因及致伤机制

本病多因头部遭受外力打击,颅骨骨折或局部变形,伤及血管形成血肿,积聚于颅骨与硬脑膜间,硬脑膜与颅骨分离时撕裂小血管,使血肿增大。颅盖部硬脑膜与颅骨附着较松,易分离;颅底部附着较紧,分离困难,故硬脑膜外血肿多见于颅盖部。出血常来源于脑膜血管、静脉窦及板障静脉,脑膜中动脉最常见。出血引起颅内压增高因出血速度、原发性脑损伤而不同,成人血肿幕上 20 mL,幕下 10 mL 即可引起急性脑疝。

成人脑膜中动脉主干及分支走行于骨沟中或被骨管包围,颅骨骨折易损伤,主干或主要分支损伤出血凶猛,短时间形成巨大血肿,多在颞部;前支出血在额顶部,后支出血在颞部或颞顶部。脑膜前动脉、脑膜中静脉、上矢状窦、横窦和乙状窦亦可出血,静脉壁无平滑肌层,无收缩力,出血猛烈。颅骨骨折引起板障静脉出血,不形成巨大血肿,常为颅后窝硬脑膜外血肿来源。少数病例损伤使颅骨与硬脑膜分离,但无骨折,硬脑膜表面小血管破裂形成 EDH。

二、临床表现

(1)头部直接暴力外伤史,15～30 岁多见,婴幼儿颅内血管沟较浅,骨折不易损伤脑膜中动脉。发病急骤,临床表现取决于血肿的量、部位、形成速度、是否合并脑干伤或脑挫裂伤等。

(2)根据是否伴原发性脑损伤及损伤程度,出现三种意识改变:①伤后无昏迷,出现进行性意识障碍;②伤后短期昏迷后意识逐渐转清(中间清醒期),后来再度昏迷,是典型表现;③伤后持续性昏迷进行性加重。急性硬脑膜外血肿常见前两种意识障碍,第三种常见于硬脑膜下血肿和脑内血肿。

(3)硬脑膜外血肿压迫、脑水肿及颅内压升高,清醒患者常诉剧烈头痛,伴呕吐,昏迷患者呕吐频繁。早期出现 Cushing 反应,血压升高,收缩压明显升高,脉搏缓慢,呼吸变慢不规则。硬脑膜外血肿压迫脑功能区出现相应体征,如运动区可见中枢性面瘫、轻偏瘫、运动性失语等,矢状窦旁出现下肢单瘫,颅后窝出现眼震、共济失调及肌张力减低等。

(4)小脑天幕上硬脑膜外血肿引起脑移位导致小脑幕切迹疝,意识障碍进行性加重、患侧瞳孔散大、光反射消失和对侧病理征等。少数出血速度快,血肿量大,可造成脑干急性移位扭曲,使对侧大脑脚嵌压在小脑幕切迹缘,引起同侧肢体瘫和对侧瞳孔散大,脑疝急剧发展,短时间可出现双瞳孔散大,病理性呼吸及去大脑强直发作等导致死亡。小脑幕切迹疝晚期或颅后窝硬脑膜外血肿使颅后窝压力增高,推移小脑扁桃体疝至枕骨大孔下椎管内,形成枕骨大孔疝,出现呼吸功能抑制、心率慢、血压下降、呼吸及心跳停止等;颅后窝硬脑膜外血肿引起枕骨大孔疝,一旦意识障碍,瞳孔变化与呼吸骤停几乎同时发生。

(5)头颅 X 线片,如病情允许可常规拍摄颅骨正侧位片,枕部着力加摄额枕(汤氏)位,凹陷性骨折应作切线位,注意骨折线与正常压迹、颅缝、变异缝区别。95%的患者有颅骨骨折,线性骨折居多,多在着力部位,常横过脑膜血管沟或静脉窦。CT 检查是本病诊断之首选,能清晰显示脑组织受压,中线结构移位,脑室和脑池形态、位置及血肿量等,典型为颅骨下方凸透镜样高密度影(图 3-2)。

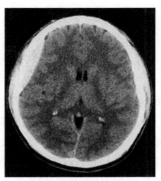

图 3-2 头颅 CT

显示急性硬脑膜外血肿,在右侧颅骨下方的凸透镜样高密度影

DSA 可显示血肿部位典型双凸形无血管区及中线移位,矢状窦旁或跨矢状窦硬膜外血肿在静脉和静脉窦期可见该段矢状窦和静脉注入段受压下移。高度怀疑颅内血肿,无条件做 CT 检查时,颅内钻孔探查术简单有效。

三、诊断及鉴别诊断

应在脑疝形成前早期诊断,临床密切观察颇重要,清醒患者出现淡漠、嗜睡或躁动,双侧眼底视盘水肿,血压升高,脉压>4.7 kPa(35 mmHg),出现新的神经体征进行性加重,应高度怀疑颅内血肿,及时行 CT 检查明确诊断。须注意与急性硬脑膜下血肿、脑内血肿和脑水肿鉴别(表 3-2)。

表 3-2 硬膜外血肿与硬膜下血肿、脑内血肿和脑水肿的鉴别

鉴别要点	硬膜外血肿	硬膜下血肿、脑内血肿	脑水肿
意识改变	常有中间清醒期	多为进行性意识障碍	相对稳定,脱水治疗好转
原发性损伤	无或很轻	一般较重	重或脑损伤
脑受压症状	多出现于伤后 24 小时内	24~28 小时内(特急型例外)	伤后 2~3 天脑水肿高峰期
病变定位	多在着力点或骨折线附近	多在对冲部位	着力部位较轻,对冲部位重
颅骨骨折	多为线性骨折,约 90%	50% 有骨折	较少
脑血管造影	凸透镜样无血管区	月牙形无血管区或脑内"抱球征"	血管移位不明显
CT 检查	紧靠内板双凸透镜高密度影	硬膜下或脑内不规则高密度影	病变区呈低密度影
MRI 检查	T_2WI 可见内板下透镜状高信号影,强度变化与血肿期龄有关	T_2WI 可见急性期称低信号或等信号,亚急性及慢性为高信号	脑室、脑池变小,T_2WI 可见白灰质交界处损伤灶,伴高信号水肿区

四、治疗

(一)手术治疗

1.手术指征

(1)临床症状:体征呈进行性加重。

(2)无明显症状,但血肿厚度>1 cm。

(3)CT 检查:幕上血肿量>30 mL,颞部>20 mL,幕下>10 mL,中线移位>1 cm,有急性颅内压增高和占位效应。硬脑膜外血肿不易吸收,手术指征可适当放宽。

2.手术方法

手术方法包括骨窗开颅硬脑膜外血肿清除术,适于病情危急已出现脑疝,来不及CT检查,直接送手术室抢救患者,钻孔探查和扩大骨窗清除血肿,在瞳孔散大侧翼点附近钻孔可发现60%～70%的硬脑膜外血肿,其次是骨折线附近或着力部位,额极、顶结节或枕部钻孔,骨孔直径为3 cm,以防遗漏;若血肿清除后硬脑膜张力仍高或呈蓝色,应切开探查,以免遗漏硬脑膜下或脑内血肿;术毕硬脑膜外置胶管引流,分层缝合头皮,颅骨缺失待2～3个月后择期修补。

骨瓣开颅硬脑膜外血肿清除术适于血肿定位明确,根据CT检查成形骨瓣开颅;钻孔穿刺清除硬脑膜外血肿适用于紧急抢救,锥孔或钻孔排出部分液态血肿,暂时缓解颅高压,赢得时间;小脑幕游离缘切开基底池外引流术适于硬脑膜外血肿发生脑疝的严重病例。

术后患者进入ICU观察意识、瞳孔、颅内压及生命体征,监测液体出入量、电解质、血糖、血气和肝肾功能等,术后24～48小时拔出引流;保持呼吸道通畅,昏迷患者及早气管切开,以防低氧血症;适量使用脱水利尿剂,维持水、电解质及酸碱平衡;预防感染,防止肺炎、尿路感染及压疮等;以及其他对症治疗。

(二)非手术治疗

非手术治疗的指征如下。

(1)意识清楚,无进行性意识障碍或GCS≥14分。

(2)无脑受压症状体征和视盘水肿。

(3)CT检查幕上血肿量<30 mL,幕下血肿量<10 mL,中线移位<0.5 cm,无明显占位效应者。

(4)非颞部或颅后窝血肿。严密观察病情变化,合理应用降颅压药,CT监测血肿吸收情况,若病情恶化可立即手术。

五、预后

脑原发性损伤较轻,无严重并发症者预后良好,死亡率10%～25%,死因为脑疝引起继发性脑干损害。

(刘治祥)

第三节　硬脑膜下血肿

硬脑膜下血肿(SDH)是外伤性血肿积聚于硬膜与蛛网膜之间。发生率占闭合性颅脑损伤的5%～6%,占颅内血肿的50%～60%,是最常见的颅内血肿。

根据症状出现时间分为急性、亚急性和慢性硬膜下血肿。根据伴脑挫裂伤可分为复合型、单纯型硬脑膜下血肿,前者因脑挫裂伤、脑皮质动静脉出血,血液积聚在硬脑膜与脑皮质之间,可急性或亚急性起病,预后较差;后者为桥静脉断裂,出血较慢,血液积聚在硬脑膜与蛛网膜之间,呈慢性病程,脑部原发损伤较轻,预后较好。

一、急性硬脑膜下血肿

急性硬脑膜下血肿(ASDH)在伤后 3 天内出现症状,占硬脑膜下血肿68.6%。多伴较重的脑挫裂伤和脑皮质小动脉出血,伤后病情急剧变化,手术处理较复杂,弥散性活动性出血较难制止,术中及术后脑肿胀、脑水肿较重,治疗困难,死亡率、致残率高。

(一)病因及致伤机制

ASDH 多发生在减速性损伤,出血来源于脑皮质挫裂伤病灶中静脉和动脉,血肿常发生在着力部位脑凸面及对冲部位,如额叶底部、颞极和颞叶底部,常与脑挫裂伤并存,较小血肿也可出现症状。另一来源是脑表面桥静脉,多见于大脑上静脉注入上矢状窦,大脑中静脉和颞极静脉注入蝶顶窦,颞后下吻合静脉(Labbe 静脉)注入横窦等处,多不伴脑挫裂伤,称单纯型血肿,较广泛。

血肿发生部位与头部着力点和着力方式密切相关。①加速性损伤所致脑挫裂伤:血肿多在同侧。②减速性损伤所致脑挫裂伤:血肿多在对侧或着力侧,如一侧枕部着地减速性损伤,血肿多在对侧颞底、额极、颞极和额底部;脑挫裂伤区血肿较大,周围血肿较小,深部可有脑内血肿;枕部着力侧可发生颅后窝硬脑膜外血肿或硬脑膜下血肿。③头侧方受击的减速性损伤:多有同侧复合型硬脑膜下血肿,对侧多为单纯型硬脑膜下血肿,有时着力侧也有硬脑膜外和脑内血肿。④一侧前额着力减速性损伤:硬脑膜下血肿可发生在同侧额底、额极和颞极、颞底部,但同侧枕极和颅后窝几乎无血肿。⑤一侧前额部加速性损伤:多见着力部血肿。⑥枕部或前额部着力愈邻近中线,愈多发双侧硬脑膜下血肿。

(二)临床表现

1.意识障碍严重

脑挫裂伤及继发性脑水肿多同时存在,脑挫裂伤较重、血肿形成速度较快,脑挫裂伤昏迷与血肿导致脑疝昏迷重叠,意识障碍进行性加深,无中间清醒期或意识好转期。

2.颅内压增高明显

急性硬脑膜下血肿多为复合型损伤,可见头痛、喷射性呕吐、躁动,脉率慢、呼吸慢及血压升高等。病情常急剧恶化,一侧瞳孔散大后不久,对侧瞳孔也散大,出现去大脑强直和病理性呼吸,患者迅速处于濒危状态。局灶症状多见脑挫裂伤和血肿压迫可引起中枢性面瘫和偏瘫,局灶性癫痫发作,神经损害体征进行性加重等。

3.CT 检查

CT 是首选检查,可见脑表面新月形高密度影,内缘可不整齐,相对脑皮质内有点片状出血灶,脑水肿明显,脑室受压变形,向对侧移位(图 3-3)。

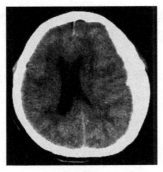

图 3-3　急性硬脑膜下血肿的 CT

诊断额底、颞底和两侧性血肿可减少遗漏。颅骨 X 线片可见合并颅骨骨折发生率 50%，较硬脑膜外血肿发生率低，故无颅骨骨折时硬脑膜下血肿可能性大，骨折线与血肿位置常不一致。DSA 可见一侧硬脑膜下血肿典型表现同侧大脑前动脉向对侧移位，同侧脑表面新月形无血管区；如两侧硬脑膜下血肿可见双侧脑表面新月形无血管区，大脑前动脉仅轻微移位或无移位；额叶或颞叶底部硬脑膜下血肿 DSA 可无明显变化。

（三）诊断及鉴别诊断

诊断根据颅脑外伤史；伤后原发昏迷时间长或原发昏迷与继发性意识障碍重叠，昏迷不断加深，脑受压及颅内高压症，伴局灶性体征，CT 显示脑表面新月形高密度影，相对脑皮质点片状出血灶，同侧脑室受压变形，向对侧移位。急性硬脑膜下血肿应注意与急性硬脑膜外血肿鉴别（表 3-3）。

表 3-3　急性硬脑膜外血肿与急性硬脑膜下血肿的临床特点

临床特点	急性硬脑膜外水肿	急性硬脑膜下水肿
着力点	在着力点同侧	在着力点对侧多，在着力点同侧少
脑挫裂伤	轻，在冲击部位多	重，在对冲部位多
颅骨骨折	绝大多数均有（95%）	约半数（50%）
血肿与骨折关系	大多数在同侧	约半数在同侧
原发意识障碍	多较轻	多较重
中间意识好转期	较多见，常能完全清醒	较少见，不易完全清醒
蛛网膜下腔出血	较少见，轻	范围较广泛

（四）治疗

1.手术指征

急性硬脑膜下血肿病情发展迅速，一经诊断应尽早手术治疗。

2.手术治疗

（1）钻孔冲洗引流术：钻孔冲洗引流术适于病情稳定，脑损伤较轻，CT 确诊大脑凸面单纯型硬脑膜下液态血肿，一般在运动前区、后区和颞部钻 2～3 个孔，切开硬膜，生理盐水反复冲洗，引出积血，低位留置引流管，持续引流 24～48 小时，分层缝合头皮。

（2）骨窗或骨瓣开颅血肿清除术：骨窗或骨瓣开颅血肿清除术适于血肿定位明确，钻孔血肿呈凝血块，难以冲洗排出，钻孔冲洗，清除血肿后脑组织迅速膨起，颅内压升高；原则是充分清除血肿及挫碎糜烂脑组织，妥善止血。

（3）颞肌下减压术或去骨瓣减压术：颞肌下减压术或去骨瓣减压术，适于急性硬脑膜下血肿伴严重挫裂伤、脑水肿和脑疝形成患者，若无其他血肿，颅内压仍高可行颞肌下或去骨瓣减压术。

3.非手术治疗指征

患者神志清楚，生命体征正常，病情稳定，逐渐减轻，无局灶性神经功能受损表现，CT 检查脑室、脑池无显著受压，血肿量 40 mL 以下，中线移位不超过 1 cm，颅内压监测压力 3.3～4.0 kPa（25～30 mmHg）。

（五）预后

急性硬脑膜下血肿病情危重，死亡率高达 50%～90%（Phuenpathom，1993），入院 GCS 评分和 CT 表现是判断预后的主要指标。老年人对冲性急性硬脑膜下血肿，血肿量小，病情可很重，预后极差。

二、亚急性硬脑膜下血肿

亚急性硬脑膜下血肿在伤后 3 天至 3 周出现症状,占硬脑膜下血肿 5%。致病原因及病理变化与急性硬脑膜下血肿相似,原发性脑损伤较轻,出血速度稍缓,血肿形成及脑受压较缓慢,颅内容积可代偿,常有中间清醒期,神志恢复不及硬膜外血肿明显。

亚急性硬脑膜下血肿如能及时确诊,尽早手术清除血肿,预后较好。

三、慢性硬脑膜下血肿

慢性硬脑膜下血肿(CSDH)在伤后 3 周以上出现症状,占颅内血肿 9.39%,占硬脑膜下血肿 15.6%,双侧发生率高达 14.8%,年发生率(1~2)/10 万,老年人约 16.5/10 万。

(一)病因及致伤机制

CSDH 病因尚未完全明确,65%~75% 的病例有颅脑外伤史,34% 有乙醇成瘾史,以及抗凝药治疗史等。目前有两种学说:外伤学说认为硬脑膜下腔桥静脉撕裂出血,主要位于矢状窦旁,颅底颞叶前端及小脑幕附近,如致伤作用方向与矢状窦平行,易撕裂桥静脉,作用方向与矢状窦垂直,因有大脑镰抵抗,不易撕裂。静脉出血速度与撕裂程度及颅压有关。炎症学说认为血肿继发于出血性硬脑膜内层炎性产物,其他原因可能为慢性乙醇中毒、B 族维生素、维生素 C、维生素 K 缺乏及凝血功能障碍等。CSDH 不断增大可能与患者脑萎缩、颅压低、静脉张力增高及凝血机制障碍等因素有关。小儿常见双侧慢性硬脑膜下血肿,为产伤引起,出生 6 个月内发生率最高;也见于营养不良、坏血症、颅内外炎症和出血素质儿童,多为桥静脉破裂所致。CSDH 可引起颅腔内占位、局部压迫和供血障碍,导致脑组织萎缩与变性,癫痫发生率高达 40%。

(二)病理

CSDH 黄褐色或灰色结缔组织包膜多在发病后 5~7 天出现,2~3 周基本形成。靠近蛛网膜侧包膜较薄,血管很少,与蛛网膜轻微粘连,易剥开;靠近硬脑膜侧包膜较厚,与硬脑膜紧密粘连,剥除后可见新生毛细血管渗血。

(三)临床表现

(1)常见于老年人和 6 个月内婴儿,常有头部轻微外伤史,老年人轻度头部外伤史本人或家人易忽略或忘记,起病隐袭,受伤至发病时间为 1~3 个月,个别报告 3~4 年。

(2)临床表现:①慢性颅内压增高症状,头痛、恶心、呕吐、复视及视盘水肿等,头痛突出。②神经功能缺失症状,如病变对侧轻偏瘫、锥体束征、失语和癫痫发作,患侧瞳孔散大等。③精神障碍,轻症病例表现注意力不集中、记忆力减退、烦躁易怒等,重者出现痴呆、寡欲,甚至木僵。婴幼儿表现前囟膨隆、头颅增大、骨缝分离、眼球下转(落日征)和头皮静脉怒张等,前囟穿刺可吸出硬脑膜下积血。

(3)CT 检查可见:血肿密度直接征象,脑室、脑沟、脑池受压变形间接征象,病程愈短,血肿密度愈高,可能与血肿内血红蛋白破坏吸收有关。等密度血肿诊断困难,可借助脑室、脑池、脑干等受压间接征象判断,增强 CT 显示血肿内侧边缘弧形线状高密度影。MRI 显示等密度慢性硬脑膜下血肿,早期血肿 T_1WI 和 T_2WI 均为高信号;后期 T_1WI 低信号高于脑脊液,T_2WI 为高信号。

(四)诊断及鉴别诊断

1.诊断

根据头部外伤史,老年人轻度头外伤史,起病缓慢,颅内压增高症状为主,可伴精神症状和局灶性神经损害症状,结合 CT 及 MRI 特征性表现。

2.鉴别诊断

(1)慢性硬脑膜下积液(硬脑膜下水瘤):多与外伤有关,颇似 CSDH。前者囊内为清水样或黄变液体,后者为积血。鉴别主要靠 CT 或 MRI(见硬脑膜下积液)。

(2)半球占位病变:如脑膜瘤、胶质瘤、脑脓肿及肉芽肿等,进展缓慢,无头外伤史,局灶性神经功能缺失体征明显,CT、MRI 或 DSA 等可确诊。

(五)治疗

1.手术治疗

(1)患者有症状应尽早手术治疗:①钻孔或锥孔冲洗引流术为首选方法,安全简单,无严重并发症,疗效满意,治愈率达 95%;根据血肿部位及大小选择前后两孔(一高一低)或在血肿中心钻一孔,抽出积血后留置引流或持续负压引流,引流时间根据引流量多少及颜色,一般术后 3~5 天拔除,适于血肿包膜未形成钙化的多数成人患者,术后血肿复发率 5%~33%。②骨瓣开颅慢性硬脑膜下血肿清除术:额、颞顶部开颅术彻底清除血肿,尽量切除血肿囊,利于术后脑膨起;适用血肿晚期已机化或钙化、少数钻孔引流术失败患者。③前囟侧角硬脑膜下穿刺术适于早期血肿及囟门未闭婴儿。④脑室内镜术适于分隔型慢性硬脑膜下血肿,内镜直视下显微手术切除血肿内多囊性包膜,利于彻底冲洗引流血肿。

(2)术后并发症:①颅内压过低、脑膨起不全引起头晕呕吐,可静脉输注低渗溶液等;②术后血肿腔顽固性积液,多因清除血肿后脑萎缩不能复张,必要时去骨瓣缩小颅腔,消灭血肿腔;③血肿复发常见于老年脑萎缩患者。

2.非手术治疗

适于无临床症状或症状轻微,颅内压 2.0 kPa(200 mmH$_2$O)以下,CT 无中线移位、呈低密度影像者,合并凝血功能障碍及出血倾向的 CSDH 患者,如白血病、肝硬化和恶性肿瘤,病情允许可首选非手术治疗。可卧床休息、应用维生素类及止血类药,脑水肿可适当脱水。

(六)预后

慢性硬脑膜下血肿治疗及时,多数预后良好。

四、外伤性硬脑膜下积液

外伤性硬脑膜下积液是颅脑损伤后大量脑脊液积聚在硬脑膜下间隙,又称外伤性硬膜下水瘤(SDG)。好发于颞部,占颅脑损伤 1.16%,占外伤性颅内血肿 10% 左右,占硬脑膜下血肿 15.8%。

(一)病因及致伤机制

颅脑损伤时脑组织在颅腔内强烈移动,脑表面、视交叉池及外侧裂池等处蛛网膜撕裂,裂口处蛛网膜恰似单向活瓣,脑脊液随患者挣扎屏气或咳嗽等用力动作不断流出,不能返回蛛网膜下腔,导致硬脑膜下水瘤样积液、局部脑受压及进行性颅内压增高。硬脑膜下积液一般为 50~60 mL,多者可达 150 mL。急性型是伤后数小时或数天内出现压迫症状,积液多为粉红色或血性,亚急性为黄色液体,慢性多为草黄色或无色透明液体。硬脑膜下积液蛋白含量较正常脑脊高,低于血性液体。

(二)临床表现

(1)病程多为亚急性或慢性,偶呈急性过程。急性型患者有颅内压增高症状,半数可出现偏瘫、失语或局灶性癫痫,个别出现嗜睡、意识蒙眬、定向力差及精神失常等。病情严重可发生单侧瞳孔散大、脑疝、昏迷和去大脑强直等。

(2)CT 显示脑表面新月形低密度影,有别于硬脑膜下血肿。MRI 图像显示积液信号与脑脊液相近,硬脑膜下出现 T_1WI 低信号、T_2WI 高信号新月形影像。

(三)诊断及鉴别诊断

头部外伤史,渐进性颅内压增高,局灶性神经体征,以及 CT、MRI 典型表现是确诊的依据。外伤性硬脑膜下积液主要应与慢性硬脑膜下血肿鉴别,血肿 T_1WI、T_2WI 均呈高信号。

(四)治疗

硬脑膜下积液出现临床症状需手术治疗,包括以下两种。

1.钻孔引流术

钻孔引流术是多数病例的首选,在积液腔低处放置引流管,外接封闭式引流瓶,术后 48～72 小时积液腔明显缩小,脑水肿尚未消退前拔除引流管,以免复发;慢性积液为使脑组织膨起,闭合积液腔,术后不用或少用脱水剂,取平卧位或头低向患侧卧位,促进脑组织复位,必要时腰穿缓慢注入生理盐水 20～40 mL 使残腔闭合。

2.骨瓣或骨窗开颅清除积液术

骨瓣或骨窗开颅清除积液术适用少数久治不愈复发病例,广泛切开增厚囊壁,使与蛛网膜下腔交通,或置管使囊腔与脑基底部脑池相通,必要时弃去骨瓣使头皮塌陷,缩小残腔。

(五)预后

硬脑膜下积液原发性脑损伤一般较轻,处理及时合理,效果较好;原发性脑损伤严重和(或)伴颅内血肿者,预后较差,死亡率为 9.7%～12.5%。

（刘治祥）

第四节　颅内压增高与脑疝

一、颅内压增高概述

颅内压增高是神经外科常见临床病理综合征,是颅脑损伤、脑肿瘤、脑出血、脑积水和颅内炎症等所共有征象,由于上述疾病使颅腔内容物体积增加,导致颅内压持续在 2.0 kPa(200 mmH₂O)以上,从而引起相应的综合征,称为颅内压增高。了解颅内压的调节和颅内压增高发生机制是学习和掌握神经外科学的重点和关键。

(一)颅内压的形成与正常值

颅腔容纳着脑组织、脑脊液和血液三种内容物,当儿童颅缝闭合后及成人,颅腔的容积是固定不变的,为 1 400～1 500 mL。颅腔内的上述三种内容物,使颅内保持一定的压力,称为颅内压(ICP)。由于颅内的脑脊液介于颅腔壁和脑组织之间,一般以脑脊液的静水压代表颅内压力,通过侧卧位腰椎穿刺或直接脑室穿刺测量来获得该压力数值,成人的正常颅内压为 0.7～2.0 kPa(70～200 mmH$_2$O),儿童的正常颅内压为 0.5～1.0 kPa(50～100 mmH$_2$O)。临床上颅内压还可以通过采用颅内压监护装置,进行持续地动态观察。

(二)颅内压的调节与代偿

颅内压可有小范围的波动,它与血压和呼吸关系密切,收缩期颅内压略有增高,舒张期颅内压稍下降;呼气时压力略增,吸气时压力稍降。颅内压的调节除部分依靠颅内的静脉血被排挤到颅外血液循环外,主要是通过脑脊液分泌和吸收的增减来调节。当颅内压高于正常颅内压范围的时候,脑脊液的分泌逐渐减少,而吸收增加,使颅内脑脊液量减少,以抵消增加的颅内压。相反,当颅内压低于正常范围时,脑脊液的分泌增多而吸收减少,使颅内脑脊液量减少,以维持颅内压不变。另外,当颅内压增高时,有一部分脑脊液被挤入脊髓蛛网膜下腔,也起到一定的调节颅内压的作用。脑脊液的总量占颅腔总容积的10%,血液则依据血流量的不同占总容积的2%～11%,所以一般而言允许颅内增加的临界容积约为5%,超过此范围,颅内压开始增高,当颅腔内容物体积增大或颅腔容量缩减超过颅腔容积的8%～10%,则会产生严重的颅内压增高。

(三)颅内压增高的原因

引起颅内压增高的原因可分为三大类。

(1)颅腔内容物的体积增大,如脑组织体积增大(脑水肿),脑脊液增多(脑积水),颅内静脉回流受阻或过度灌注,脑血流量增加,使颅内血容量增多。

(2)颅内占位性病变使颅内空间变小,如颅内血肿、脑肿瘤、脑脓肿等。

(3)先天性畸形使颅腔的容积变小,如狭颅症,颅底凹陷症等。

(四)颅内压增高的病理生理

1.影响颅内压增高的因素

(1)年龄:婴幼儿及小儿的颅缝未闭合或尚未牢固融合,颅内压增高可使颅缝裂开而相应地增加颅腔容积,从而缓和或延长了病情的进展。老年人由于脑萎缩使颅内的代偿空间增多,故病程亦较长。

(2)病变的扩张速度:1965年Langlitt在狗的颅内硬脑膜外放置一小球囊,每小时将1 mL体液注入囊内,使之逐渐扩张。开始由于有上述颅内压调节功能的存在,颅内压的变动很小或不明显;随着球囊的继续扩张,调节功能的逐渐耗竭,颅内压增高逐渐明显。当颅内液体在注入4 mL时终于达到一个临界点,这时只要向囊内注入极少量液体,颅内压就会有大幅度的升高,释放少量液体颅内压即显著下降。这种颅腔内容物的体积与颅内压之间的关系可以用曲线来表示,称为体积/压力关系曲线。颅内压力与体积之间的关系不是线性关系而是类似指数关系,这种关系可以说明一些临床现象,如当颅内占位性病变时,随着病变的缓慢增长,可以长期不出现颅内压增高症状,一旦由于颅内压代偿功能失调,则病情将迅速发展,往往在短期内即出现颅内高压危象或脑疝;如原有的颅内压增高已超过临界点,释放少量脑脊液即可使颅内压明显下降,若颅内压增高处于代偿的范围之内(临界点以下),释放少量脑脊液仅仅引起微小的压力下降,这一现象称为体积压力反应(VPR)。

(3)病变部位:在颅脑中线或颅后窝的占位性病变,由于病变容易阻塞脑脊液循环通路而发生梗阻性脑积水,故颅内压增高症状可早期出现而且严重。颅内大静脉窦附近的占位性病变,由于早期即可压迫静脉窦,引起颅内静脉血液的回流或脑脊液的吸收障碍,使颅内压增高症状亦可早期出现。

（4）伴发脑水肿的程度：脑寄生虫病、脑脓肿、脑结核瘤、脑肉芽肿等由于炎症性反应均可伴有较明显的脑水肿，故早期即可出现颅内压增高症状。

（5）全身系统性疾病：尿毒症、肝性脑病、毒血症、肺部感染、酸碱平衡失调等都可引起继发性脑水肿而致颅内压增高。高热往往会加重颅内压增高的程度。

2.颅内压增高的后果

颅内压持续增高，可引起一系列中枢神经系统功能紊乱和病理变化。主要病理改变包括以下六点。

（1）脑血流量的降低，脑缺血甚至脑死亡：正常成人每分钟约有 1 200 mL 血液进入颅内，通过脑血管的自动调节功能进行调节。

正常的脑灌注压为 9.3～12.0 kPa（70～90 mmHg），脑血管阻力为 0.2～0.3 kPa（1.2～2.5 mmHg）。此时脑血管的自动调节功能良好。如因颅内压增高而引起的脑灌注压下降，则可通过血管扩张，以降低血管阻力的自动调节反应使上述公式的比值不变，从而保证了脑血流量的稳定。如果颅内压不断增高使脑灌注压低于 5.3 kPa（40 mmHg）时，脑血管自动调节功能失效，这时脑血管不能再做相应的进一步扩张以减少血管阻力。公式的比值就变小，脑血流量随之急剧下降，就会造成脑缺血。当颅内压升至接近平均动脉压水平时，颅内血流几乎完全停止，患者就会处于严重的脑缺血状态，甚至出现脑死亡。

（2）脑水肿：颅内压增高可直接影响脑的代谢和血流量从而产生脑水肿，使脑的体积增大，进而加重颅内压增高。脑水肿时液体的积聚可在细胞外间隙，也可在细胞内。前者称为血管源性脑水肿，后者称为细胞中毒性脑水肿。血管源性脑水肿多见于脑损伤、脑肿瘤等病变的初期，主要是由于毛细血管的通透性增加，导致水分在神经细胞和胶质细胞间隙潴留，促使脑体积增加所致。细胞毒性脑水肿可能是由于某些毒素直接作用于脑细胞而产生代谢功能障碍，使钠离子和水分子潴留在神经和胶质细胞内所致，但没有血管通透性的改变，常见于脑缺血、脑缺氧的初期。在颅内压增高时，由于上述两种因素可同时或先后存在，故出现的脑水肿多数为混合性，或先有血管源性脑水肿以后转化为细胞中毒性脑水肿。

（3）Cushing 反应：Cushing 于 1900 年曾用等渗盐水灌入狗的蛛网膜下腔以造成颅内压增高，当颅内压增高接近动脉舒张压时，血压升高、脉搏减慢、脉压增大，继之出现潮式呼吸，血压下降，脉搏细弱，最终呼吸停止，心脏停搏而导致死亡。这一实验结果与临床上急性颅脑损伤所见情况十分相似，颅内压急剧增高时，患者出现血压升高（全身血管加压反应）、心跳和脉搏缓慢、呼吸节律紊乱及体温升高等各项生命体征发生变化，这种变化即称为库欣（Cushing）反应。这种危象多见于急性颅内压增高病例，慢性者则不明显。

（4）胃肠功能紊乱及消化道出血：部分颅内压增高的患者可首先出现胃肠道功能的紊乱，出现呕吐、胃及十二指肠出血及溃疡和穿孔等。这与颅内压增高引起下丘脑自主神经中枢缺血而致功能紊乱有关。亦有人认为颅内压增高时，消化道黏膜血管收缩造成缺血，因而产生广泛的消化道溃疡。

（5）神经源性肺水肿：在急性颅内压增高病例中，发生率为 5%～10%。这是由于下丘脑、延髓受压导致 α-肾上腺素能神经活性增强，血压反应性增高，左心室负荷过重，左心房及肺静脉压增高，肺毛细血管压力增高，液体外渗，引起肺水肿，患者表现为呼吸急促，痰鸣，并有大量泡沫状血性痰液。

二、颅内压增高

颅内压增高是神经外科临床上最常见的重要问题,尤其是颅内占位性病变的患者,往往会出现颅内压增高症状和体征。颅内压增高会引发脑疝危象,可使患者因呼吸循环衰竭而死亡,因此对颅内压增高及时诊断和正确处理,十分重要。

(一)颅内压增高的类型

根据病因不同,颅压增高可分为两类。①弥散性颅内压增高:由颅腔狭小或脑实质的体积增大而引起,其特点是颅腔内各部位及各分腔之间压力均匀升高,不存在明显的压力差,因此脑组织无明显移位。临床所见的弥散性脑膜脑炎、弥散性脑水肿、交通性脑积水等所引起的颅内压增高均属于这一类型。②局灶性颅内压增高:因颅内有局限的扩张性病变,病变部位压力首先增高,使附近的脑组织受到挤压而发生移位,并把压力传向远处,造成颅内各腔隙间的压力差,这种压力差导致脑室、脑干及中线结构移位。患者对这种颅内压增高的耐受力较低,压力解除后神经功能的恢复较慢且不完全,这可能与脑移位和脑局部受压引起的脑血管自动调节功能损害有关。由于脑局部受压较久,该部位的血管长期处于张力消失状态,管壁肌层失去了正常的舒缩能力,因此血管管腔被动地随颅内压的降低而扩张,管壁的通透性增加并有渗出,甚至发生脑实质内出血性水肿。

根据病变发展的快慢不同,颅内压增高可分为急性、亚急性和慢性三类。①急性颅内压增高:见于急性颅脑损伤引起的颅内血肿、高血压性脑出血等。其病情发展快,颅内压增高所引起的症状和体征严重,生命体征(血压、呼吸、脉搏、体温)变化剧烈。②亚急性颅内压增高:病情发展较快,但没有急性颅内压增高那么紧急,颅内压增高的反应较轻或不明显。多见于发展较快的颅内恶性肿瘤、转移瘤及各种颅内炎症等。③慢性颅内压增高:病情发展较慢,可长期无颅内压增高的症状和体征,病情发展时好时坏。多见于生长缓慢的良性肿瘤、慢性硬脑膜下血肿及其他破坏性或浸润性病变。

急性或慢性颅内压增高均可导致脑疝发生。脑疝发生后,移位脑组织被挤进小脑幕裂孔、硬脑膜裂隙或枕骨大孔中,压迫脑干,产生一系列紧急症状。脑疝发生又可加重脑脊液和血液循环障碍,使颅内压力进一步增高,从而使脑疝更加严重。

(二)引起颅内压增高的疾病

能引起颅内压增高的常见中枢神经系统疾病如下。

1.颅脑损伤

由于颅内血管损伤而发生的颅内血肿,脑挫裂伤伴有的脑水肿是外伤性颅内压增高常见原因。外伤性蛛网膜下腔出血,血块沉积在颅底脑池而引起的脑脊液循环障碍,以及红细胞阻塞蛛网膜颗粒所引起的脑脊液吸收障碍等,也是颅内压增高的常见原因。其他如外伤性蛛网膜炎及静脉窦血栓形成或脂肪栓塞亦可致颅内压增高,但较少见。

2.颅内肿瘤

颅内肿瘤出现颅内压增高者占80%以上。一般肿瘤体积愈大,颅内压增高愈明显。但肿瘤大小并非是引起颅内压增高的程度的唯一因素,肿瘤的部位、性质和生长速度也有重要影响。例如,位于脑室或中线部位的肿瘤,虽然体积不大,但由于堵塞室间孔、中脑导水管和第四脑室脑脊液循环通路,易产生梗阻性脑积水,因而颅内压增高症状可早期出现而且显著。位于颅前窝和颅中窝底部或位于大脑半球凸面的肿瘤,有时瘤体较大但颅内压增高症状出现较晚;而一些恶性胶质瘤或脑转移癌,由于肿瘤生长迅速,且肿瘤周围伴有严重的脑水肿,故多在短期内即出现较明显的颅内压增高。

3.颅内感染

脑脓肿患者多数有明显的颅内压增高。化脓性脑膜炎亦多引起颅内压增高,并随着炎症的好转,颅内压力亦逐渐恢复。结核性脑膜炎晚期,因脑底部炎症性物质沉积,使脑脊液循环通路受阻,往往出现严重脑积水和颅内压增高。

4.脑血管疾病

由多种原因引起的脑出血都可造成明显的颅内压增高。颅内动脉瘤和脑动静脉畸形发生蛛网膜下腔出血后,由于脑脊液循环和吸收障碍形成脑积水,而发生颅内压增高。颈内动脉血栓形成和脑血栓,脑软化区周围水肿,也可引起颅内压增高。如软化灶内出血,则可引起急剧的颅内压增高,甚至可危及患者生命。

5.脑寄生虫病

脑囊虫病引起的颅内压增高的原因:①脑内多发性囊虫结节可引起弥散性脑水肿;②单个或数个囊虫在脑室系统内阻塞导水管或第四脑室,产生梗阻性脑积水;③葡萄状囊虫体分布在颅底脑池时引起粘连性蛛网膜炎,使脑脊液循环受阻。脑棘球蚴病或脑血吸虫性肉芽肿,均在颅内占有一定体积,由于病变较大,因而产生颅内压增高。

6.颅脑先天性疾病

婴幼儿先天性脑积水多由于导水管的发育畸形,形成梗阻性脑积水;颅底凹陷和先天性小脑扁桃体下疝畸形,脑脊液循环通路在第四脑室正中孔或枕大孔区受阻;狭颅症,由于颅缝过早闭合,颅腔狭小,限制脑的正常发育,引起颅内压增高。

7.良性颅内压增高

良性颅内压增高又称假脑瘤综合征,以脑蛛网膜炎比较多见,其中发生于颅后窝者颅内压增高最为显著。颅内静脉窦(上矢状窦或横窦)血栓形成,由于静脉回流障碍引起颅内压增高。其他代谢性疾病、维生素 A 摄入过多、药物过敏和病毒感染所引起的中毒性脑病等均可引起颅内压增高。但多数颅内压增高症状可随原发疾病好转而逐渐恢复正常。

8.脑缺氧

心搏骤停或昏迷患者呼吸道梗阻,在麻醉过程中出现喉痉挛或呼吸停止等均可发生严重脑缺氧。另外,癫痫持续状态和喘息状态(肺性脑病)亦可导致严重脑缺氧和继发性脑水肿,从而出现颅内压增高。

(三)颅内压增高的临床表现

颅内压增高的主要症状和体征如下。

1.头痛

这是颅内压增高最常见的症状之一,程度不同,以早晨或晚间较重,部位多在额部及两颞,可从颈枕部向前方放射至眼眶。头痛程度随颅内压的增高而进行性加重。当用力、咳嗽、弯腰或低头活动时常使头痛加重。头痛性质以胀痛和撕裂痛为多见。

2.呕吐

当头痛剧烈时,可伴有恶心和呕吐。呕吐呈喷射性,易发生于饭后,有时可导致水、电解质紊乱和体重减轻。

3.视盘水肿

视盘水肿是颅内压增高的重要客观体征之一。表现为视神经盘充血,边缘模糊不清,中央凹陷消失,视盘隆起,静脉怒张,动脉曲张扭曲。若视盘水肿长期存在,则视盘颜色苍白,视力减退,视野向心缩小,称为视神经继发性萎缩。此时如果颅内压增高得以解除,往往视力的恢复并不理想,甚至继续恶化和失明。

以上三者是颅内压增高的典型表现,称为颅内压增高"三主征"。颅内压增高的三主征各自出现的时间并不一致,可以其中一项为首发症状。颅内压增高还可引起一侧或双侧外展神经麻痹和复视。

4.意识障碍及生命体征变化

疾病初期意识障碍可出现嗜睡,反应迟钝。严重病例,可出现昏睡、昏迷、伴有瞳孔散大、对光反应消失、发生脑疝,去脑强直的症状。生命体征变化为血压升高,脉搏徐缓,呼吸不规则,体温升高等病危状态甚至呼吸停止,终因呼吸循环衰竭而死亡。

5.其他症状和体征

头晕、猝倒。头皮静脉怒张、血压升高、脉搏徐缓。在小儿患者可有头颅增大、颅缝增宽或分裂、前囟饱满隆起。头颅叩诊时呈破罐声及头皮和额眶部浅静脉扩张。

(四)颅内压增高的诊断

通过全面而详细地询问病史和认真地神经系统检查,可发现许多颅内疾病在引起颅内压增高之前已有一些局灶性症状与体征,由此可做出初步诊断。如小儿的反复呕吐及头围迅速增大,成人的进行性剧烈的头痛、癫痫发作,进行性瘫痪及各种年龄患者的视力进行性减退等,都应考虑到有颅内占位性病变的可能。应注意鉴别神经功能性头痛与颅内压增高所引起的头痛的区别。当发现有视盘水肿及头痛、呕吐三主征时,颅内压增高的诊断大致可以肯定。但由于患者的自觉症状常比视盘水肿出现得早,应及时地做以下辅助检查,以尽早诊断和治疗。

1.CT 扫描

CT 是诊断颅内占位性病变的首选辅助检查措施。它不仅能对绝大多数占位性病变做出定位诊断,而且还有助于定性诊断。CT 具有无创伤性特点,易于被患者接受。

2.MRI

在 CT 不能确诊的情况下,可进一步行 MRI 检查,以利于确诊。

3.脑血管造影

脑血管造影主要用于疑有脑血管畸形或动脉瘤等疾病的病例。数字减影血管造影(DSA)不仅使脑血管造影术的安全性大大提高,而且图像清晰,使疾病的检出率提高。

4.头颅 X 线片

颅内压增高时,可见颅骨骨缝分离,指状压迹增多,鞍背骨质稀疏及蝶鞍扩大等。对于诊断颅骨骨折、垂体瘤所致蝶鞍扩大及听神经瘤引起内听道孔扩大等,具有重要价值。但单独作为诊断颅内占位性病变的辅助手段现已较少用。

5.腰椎穿刺

腰穿测压对颅内占位性病变患者有一定的危险性,有时引发脑疝,故应当慎重进行。

(五)治疗原则

1.一般处理

凡有颅内压增高的患者,应留院观察。密切观察神志、瞳孔、血压、呼吸、脉搏及体温的变化,以掌握病情发展的动态。有条件时可做颅内压监护,根据监护中所获得压力信息来指导治疗。频繁呕吐者应暂禁食,以防吸入性肺炎。不能进食的患者应予补液,补液量应以维持出入液量的平衡为度,补液过多可促使颅内压增高恶化。注意补充电解质并调整酸碱平衡。用轻泻剂来疏通大便,不能让患者用力排便,不可做高位灌肠,以免颅内压骤然增高。对意识不清的患者及咳痰困难者要考虑做气管切开术,并保持呼吸道通畅,防止因呼吸不畅而使颅内压更加增高。给予氧气吸入有助于降低颅内压。病情稳定者需尽早查明病因,以明确诊断,尽早进行去除病因的治疗。

2.病因治疗

颅内占位性病变,首先应考虑做病变切除术。位于手术易达到部位的良性病变,应争取做根治性切除;不能根治的病变可做大部切除、部分切除或减压术;有脑积水者可行脑脊液分流术,将脑室内液体通过特制导管分流入蛛网膜下腔、腹腔或心房。颅内压增高已引起急性脑疝时,应分秒必争进行紧急抢救或手术处理。

3.降低颅内压治疗

适用于颅内压增高但暂时尚未查明原因或虽已查明原因但仍需要非手术治疗的病例。高渗利尿剂选择应用的原则:意识清楚,颅内压增高程度较轻的病例,先选用口服药物。有意识障碍或颅内压增高症状较重的病例,则宜选用静脉或肌内注射药物。

常用口服的药物:①氢氯噻嗪 25～50 mg,每天 3 次;②乙酰唑胺 250 mg,每天 3 次;③氨苯蝶啶 50 mg,每天 3 次;④呋塞米 20～40 mg,每天 3 次;⑤50％甘油盐水溶液 60 mL,每天2～4 次。

常用的可供注射的制剂:①20％甘露醇 250 mL,快速静脉滴注,每天 2～4 次;②20％尿素转化糖或尿素山梨醇溶液 200 mL,静脉滴注,每天 2～4 次;③呋塞米 20～40 mg,肌内或静脉注射,每天 1～2 次。此外,也可采用浓缩 2 倍的血浆 100～200 mL 静脉注射;20％人血清蛋白 20～40 mL 静脉注射,对减轻脑水肿、降低颅内压有效。

4.激素应用

地塞米松 5～10 mg 静脉或肌内注射,每天 2～3 次;氢化可的松 100 mg 静脉注射,每天 1～2 次;泼尼松 5～10 mg 口服,每天 1～3 次,可减轻脑水肿,有助于缓解颅内压增高。

5.冬眠低温疗法或亚低温疗法

有利于降低脑的新陈代谢率,减少脑组织的氧耗量,防止脑水肿的发生与发展,对降低颅内压亦起一定作用。

6.脑脊液体外引流

有颅内压监护装置的病例,可经脑室缓慢放出脑脊液少许,以缓解颅内压增高。

7.巴比妥治疗

大剂量戊巴比妥钠或硫喷妥钠注射可降低脑的代谢,减少氧耗及增加脑对缺氧的耐受力,使颅内压降低。但需在有经验的专家指导下应用。在给药期间,应做血药物浓度监测。

8.辅助过度换气

目的是使体内 CO_2 排出。当动脉血的 CO_2 分压每下降 0.1 kPa(1 mmHg)时,可使脑血流量递减 2％,从而使颅内压相应下降。

9.抗生素治疗

控制颅内感染及防止感染,可根据致病菌药物敏感试验选用适当的抗生素。预防用药应选择广谱抗霉素,术前和术后应用为宜。

10.对症治疗

对患者的主要症状进行治疗,疼痛者可给予镇痛剂,但应忌用吗啡和哌替啶等类药物,以防止对呼吸中枢的抑制作用,而导致患者死亡。有抽搐发作的病例,应给予抗癫痫药物治疗。烦躁患者给予镇静剂。

三、急性脑疝

(一)概念

颅内某分腔占位性病变或弥散性脑肿胀,使颅内局部或整体压力增高,形成压强差,造成脑组织移位、嵌顿,导致脑组织、血管及脑神经受压,产生一系列危急的临床综合征,称为脑疝。简而言之,脑组织被挤压突入异常部位谓之脑疝。

(二)脑疝的分类及命名

颅内硬脑膜间隙及孔道较多,因而脑疝可以发生的部位也较多,目前尚无统一命名。按照颅脑的解剖部位,临床工作中较多见的脑疝有四类。

1.小脑幕孔疝

(1)小脑幕孔下降疝:最常见,小脑幕上压力高于幕下压力时所引起。多见于幕上占位性病变。但幕下病变引起梗阻性脑积水,导致脑室系统幕上部位(侧脑室及第三脑室)明显扩张时,亦可出现小脑幕上压力高于幕下。靠近幕孔区的幕上结构(海马回、钩回等)随大脑、脑干下移而被挤入小脑幕孔。

由于幕孔区发生疝的部位不同,受累的脑池和突入的脑组织也不同,故此类脑疝又分为三种:①脚间池疝(颞叶钩回疝);②环池疝(海马回疝);③四叠体池(大脑大静脉池)疝。以上几种脑疝以脚间池疝较多见。

(2)小脑幕孔上升疝:此病为颅后凹占位性病变引起,并多与枕骨大孔疝同时存在。其症状和预后较钩回疝更为严重。

2.枕骨大孔疝

枕骨大孔疝是由于小脑扁桃体被挤入枕骨大孔及椎管内,故又称为小脑扁桃体疝。

3.大脑镰下疝

大脑镰下疝疝出脑组织为扣带回,它被挤入大脑镰下的间隙,故又称为扣带回疝。

4.蝶骨嵴疝

蝶骨嵴疝是额叶后下部被推挤进入颅中窝,甚至挤入眶上裂、突入眶内。

(三)脑疝形成机制及病理改变

1.小脑幕孔疝

(1)局部解剖学特点:小脑幕是一个横铺于颅腔后部的硬脑膜组织,它将颅腔分为幕上幕下两个空间,其间有幕孔相通。幕孔呈卵圆形,纵径长于横径,其前缘游离。幕孔及邻近结构造成脑疝病变的解剖学基础:①颞叶内侧的海马沟及海马回正常情况下即位于小脑幕切迹游离缘的上方,其内侧跨过小脑幕孔游离缘。因此当外侧有占位性病变向内下挤压时,海马沟或海马回易于挤入幕孔之内造成脑疝。②脑干中脑部分,动眼神经及血管等重要结构均由幕孔通过。③基底动脉的分支小脑上动脉和大脑后动脉,分别走行于小脑幕切迹下方和上方,两动脉之间有动眼神经向前伴行。④中脑与幕孔之间有脑池,是脑脊液循环由幕下通向幕上的重要通道。此处前方为脚间池,两侧为环池,后方是四叠体池。

(2)脑疝形成机制:小脑幕孔疝多因一侧幕上占位性病变或脑水肿较为严重,从而造成颅内压力不平衡,特别是颞部压力的推动,使病变一侧的脑组织向压力较低的对侧及小脑幕下移位。因颅骨不具有弹性,小脑幕也较坚硬,这时位于小脑幕切迹上内方的海马沟或海马回即被挤入小脑幕孔的间隙内,从而形成了脑疝。脑疝形成后阻塞了脚间池、环池或四叠体池,并且压迫中脑和动眼神经及重要血管。这样就会发展成为如下的恶性循环。

小脑幕孔疝形成后,由于疝出的脑组织挤压中脑及动眼神经、大脑后动脉,并阻塞环池和导水管的脑脊液循环,从而促使颅压不断增高,脑缺氧、缺血严重,如未及时抢救阻止这一恶性循环,即会使局部性的病变引起全局性病变,从而导致整个中枢神经系统的功能衰竭而死亡。

一般说来,广泛性的脑水肿,脑脊液梗阻性脑积水,及颅内两侧对称的占位病变,由于是弥散性颅压增高,脑疝多发生于中线部位,即使形成海马沟或海马回疝,也往往为双侧疝。凡是足以引起脑组织侧移位的占位病变,脑疝常发生在病变同侧的小脑幕切迹处。颅内前方如有占位性病变,脑疝即发生在病变的后方。颅内幕上后方如有占位性病变,脑疝即发生在病变前方。

接近小脑幕孔区的占位性病变,如颞叶及内囊部位的病变,最易形成颞叶钩回疝(前位疝)。顶枕部的占位性病变,易于形成海马回疝(后位疝)。幕孔周围质地坚韧的病变,如蝶骨嵴内侧脑膜瘤,由于病变本身的覆盖阻挡了小脑幕孔间隙,所以反而可以妨碍脑疝的形成。

(3)小脑幕孔疝的病理改变:①疝入的脑组织早期常有轻度水肿和淤血,晚期则发生出血、梗死或软化,因此体积膨大,从而对中脑的压迫更加严重。以上改变主要是由于疝入的脑组织嵌顿于小脑幕切迹游离缘与中脑之间,使血管受压,局部发生血液循环障碍所引起的。②中脑本身的变化:脑疝时中脑出现变形、移位、出血和水肿。严重者,脑疝压及中脑,使中脑水肿加剧,甚至引起导水管闭锁。中脑变形和移位随脑疝的发生方向和体积而改变,一般由于脑疝从一侧挤压,致脑干前后径因挤压而拉长,横径因挤压而变短,故同时脑干可有侧移位,而使中脑脚底挤压于小脑幕游离缘上,造成压迹。小脑幕上升疝或下降疝方向不同,脑干可以分别出现向上或向下移位,甚至使之扭曲。脑疝所致中脑出血和水肿是由于中脑局部受压损伤,以及弥散性脑组织缺血缺氧造成的。因为中脑和脑桥旁正中穿通动脉随脑干变形和移位,在脑干内容易被牵拉损伤,可导致脑干出血,出血还常常会向上下两个方向蔓延,向上会影响到大脑中线部位结构如视丘下部,向下则会累及延髓。导水管闭锁是中脑受压、变形、水肿、出血的结果。导水管闭锁绞窄引起脑脊液循环通路梗阻,造成梗阻性脑积水,从而使颅压增高加重。③脑神经的损伤:动眼神经从脚间窝发出到海绵窦的走行过程中,易受损害。受伤机制如下:脑干向下移位时,大脑后动脉也向下移位,从而压迫动眼神经。岩床内侧韧带、小脑幕切迹缘、斜坡嵴等处均为坚韧结缔组织或骨性组织,可在以上部位受累而损伤动眼神经。动眼神经损害者可无病理改变,重者可使受压处发生压痕,局部有点状出血,甚至坏死。滑车神经因位置低,且在幕下,很少受累。但上升疝时则可损伤。④血管的改变:脑疝时血管位置及本身发生的改变。脚间池疝(钩回疝):海马沟可将后交通动脉呈现弓形拉向内侧,大脑后动脉的起始段伴随脑干向下向内移位。环池疝:大脑后动脉后部向下向内移位。由于中脑和脑桥上部向下移位,基底动脉上端也向下移位。基底静脉后部则向后下及内侧移位。四叠体池疝:如脑疝偏重一侧,大脑后动脉的后方及其分支颞枕动脉和枕内动脉常被推向内下方,甚至超过中线。上升性小脑幕切迹疝:大脑后动脉,小脑上动脉,基底静脉及大脑内静脉均向上移位。由于血管移位和血管受损甚至梗死或出血,往往会导致枕叶梗死和脑软化。大脑大静脉的及基底静脉的损伤或阻塞会引起深部脑组织淤血水肿。以上严重的病理改变,就会造成致命的严重后果。脑脊液循环障碍:由于小脑幕孔周围的脑池阻塞及导水管受压闭锁,使脑脊液既不能流向第四脑室,也不能使脑脊液由幕下通过脑池流向幕上蛛网膜下腔。结果形成梗阻性脑积水,使颅内压力增高。

除上述变化外,由于脑干向下移位,使视丘下部被牵拉压迫于后床突及附近韧带上,致垂体柄折叠,加以血管受损,梗阻性脑积水、脑组织缺血缺氧等病理变化,从而导致自主神经功能紊乱、代谢和内分泌障碍等,使病变更加复杂,更加严重。以上病理改变,错综复杂,形成恶性病理循环,局部病变累及为全脑性病变,全脑性病变又加重了局部病理变化,当脑干遭到严重损害,患者往往因生命中枢衰竭而死亡。

2.枕骨大孔疝

(1)解剖特点:枕大孔为卵圆形,其前后径约为 3.5 cm,横径约为 3 cm。其下缘相当于延髓与脊髓相连接处。枕骨大孔的上缘相邻为延髓,下缘为颈髓,后上邻近小脑扁桃体及小脑延髓池。除脑干外还有副神经、椎动脉、脊前和脊后动脉通过此孔。

(2)发生机制:颅后窝容量较小,对颅压增高缓冲力有限。当颅压增高传导至颅后窝占位病变时,由于周围为颅骨,上方为坚实的小脑幕,因此可发生两种脑疝。其一,邻近枕骨大孔后上方的小脑扁桃体被推挤入小脑延髓池,进而推入枕大孔突入椎管内。压迫延髓和上颈髓即形成小脑扁桃体疝。与此同时小脑延髓往往下降移位。其二,幕下压力增高,为求得空间代偿,邻近小脑幕孔区的小脑上蚓部及小脑前叶向上移动,严重者即可发生上升性小脑幕切迹疝。如小脑扁桃体疝急性发生,可由于疝出组织对延髓压迫导致延髓水肿、淤血、出血、软化等病理改变,加以脑脊液循环障碍和血管改变,致迅速出现延髓功能(生命中枢)衰竭。如系颅后窝原发病灶,因病程发展缓慢,颅压缓慢增高,则可出现慢性小脑扁桃体疝。随后是小脑扁桃体缓缓地坠入椎管内,并无明显脑疝症状。但在这种病变基础上,如有用力咳嗽、挣扎、外伤、施行腰椎穿刺并快速大量放出脑脊液等诱因,即可引起脑脊液动力改变,使枕骨大孔疝骤然恶化,出现延髓危象,甚至突然呼吸停止。

综上所述,小脑幕上的病变容易引起小脑幕孔下降疝,小脑幕下病变易引起枕骨大孔疝。但从脑疝发生机制考虑,小脑幕上病变有可能引起以下两类脑疝:即小幕孔下降疝(其中包括种类型与一侧完全疝或双侧疝)及枕骨大孔疝。幕下占位性病变有可能引起以下三类脑疝:即枕骨大孔疝,小脑幕孔上升疝及小脑幕孔下降疝。

颅内占位性病变,有时还可并发其他部位的脑疝,成为多发性脑疝。这种情况多见于晚期脑疝病例。如小脑幕孔疝常合并有大脑镰下疝及蝶骨嵴疝等,往往使病情更加错综复杂。

3.大脑镰下疝(扣带回疝)

当一侧大脑半球有占位病变,除海马沟回小脑幕孔疝入外,病变侧的大脑内侧面扣带回也在大脑镰下前 2/3 部位向对侧疝入,因大脑镰后 1/3 与胼胝体接近,而其前 2/3 则与胼胝体有一段距离。一般扣带回疝不引起特殊症状,但有时由于扣带回疝可使大脑前动脉较窄,使本侧额叶内侧面或旁中央小叶出现血液循环障碍,甚至软化,出现对侧下肢运动和深感觉障碍,以及排尿障碍等。但此种并发症并不常见。

(四)脑疝的分期

根据脑疝病程发展规律,在临床上可分为以下三期。

1.脑疝前驱期(初期)

该期指脑疝即将形成前的阶段。主要症状是患者突然发生或逐渐发生意识障碍。剧烈头痛,烦躁不安,频繁呕吐,以及轻度呼吸深而快脉搏增快,血压增高,体温上升等。以上症状是由于颅压增高使脑缺氧程度突然加重所致。

2.脑疝代偿期(中期)

该期指脑疝已经形成,脑干受压迫,但机体尚能通过一系列调节作用代偿,勉强维持生命的阶段。此期全脑损害引起症状为昏迷加深,呼吸深而慢,缓脉,血压、体温升高等。另外由于脑干受压,局灶性体征可有一侧瞳孔散大,偏瘫或锥体束征出现等。

3.脑疝衰竭期(晚期)

由于脑疝压迫,脑干衰竭,代偿功能耗尽。主要表现深度昏迷,呼吸不规律,血压急速波动并逐渐下降,瞳孔两侧散大而固定,体温下降,四肢肌张力消失。如不积极抢救,终因脑干衰竭死亡。

脑疝各期持续时间长短和临床表现的特点,取决于导致脑疝的原发病灶性质、部位和脑疝发生类型等因素。例如,急性颅脑损伤后所致脑疝,病程短促,多数一天之内即结束全部病程。而某些诱因(如腰穿)造成的急性枕骨大孔疝,往往呼吸突然停止而死亡,就无法对病程进行分期。

(五)脑疝的临床表现

1.小脑幕孔疝的临床表现

(1)意识障碍:患者在颅压增高的基础上,突然出现脑疝前驱期症状(即烦躁不安,呕吐,剧烈头痛,呼吸深快,血压升高等),以后意识模糊,逐渐昏迷。但也可昏迷突然出现。昏迷往往逐渐加深,至脑疝衰竭期进入深昏迷。因此颅压增高病变患者突然发生昏迷或昏迷逐渐加重,应当认为是脑疝的危险信号。脑疝出现昏迷的原因,一般认为是由于颅压增高时脑缺氧,加以位于中脑部位的网状结构受脑疝的压迫,尤其中脑背盖部缺氧、出血,使中脑-间脑上升性网状结构受到损害所致。

从解剖关系来看,小脑幕孔疝较早出现意识障碍,是因为易影响网状结构上行激活系统所致。相反,枕骨大孔疝尤其是慢性枕骨大孔疝发生意识障碍往往不明显或出现较晚。

(2)生命体征的改变:①脑疝前驱期:呼吸深快,脉搏频数,血压升高。②脑疝代偿期:呼吸深慢,脉搏缓慢,血压高。③脑疝衰竭期:呼吸抑制,不规则,脉搏细弱,血压急速波动至衰竭。

以上表现是由于脑疝初期因颅压增高,脑血循环障碍,脑缺氧,血中二氧化碳蓄积,兴奋呼吸中枢,呼吸变深变快。血压升高,从而代偿脑组织对血液和氧气需要量。至脑疝代偿期,颅压增高及脑缺氧严重,使呼吸和心血管中枢再加强其调节作用来克服脑缺氧,血压更加增高,甚至收缩压可超过 26.7 kPa(200 mmHg)以上,同时脉搏缓慢有力。这种缓脉的出现是由于血压骤然升高,通过心跳抑制中枢反射作用使心搏变慢的结果。也有人认为这是由于迷走神经受到刺激所致。脑疝衰竭,因呼吸和心血管中枢受到严重损害,失去调节作用,从而使呼吸变慢,血压下降,脉搏细弱和不规则;甚至呼吸停止,循环衰竭。一般为呼吸首先停止,而心跳和血压仍可维持一段时间。呼吸首先停止的原因,是因为呼吸中枢较心血管中枢敏感,易于衰竭,或因为延髓内呼吸中枢位置低于心血管中枢,枕骨大孔疝时呼吸中枢易先受压,所以呼吸最先停止。呼吸停止而心跳继续维持的原因可能与心脏的自动节律有关,因为此时有试验证明心血管中枢调节作用已经完全丧失。

脑疝时体温升高主要是由于位于视丘下部的体温调节中枢受损害,交感神经麻痹,汗腺停止排汗,小血管麻痹;使体内热量不能发散,加上脑疝时肌肉痉挛和去脑强直产热过多,使体温升高。

(3)眼部症状:脑疝时首先是脑疝侧瞳孔缩小,但时间不长,易被忽略;以后病变侧瞳孔逐渐散大,光反射减弱,而出现两侧瞳孔不等大现象;最后脑疝衰竭期双侧瞳孔全部散大,直接和间接光反应消失。在病变瞳孔出现变化的前后,可出现眼肌麻痹,最后眼球固定。

小脑幕孔下降疝时眼部症状主要是由于同侧动眼神经的损害所致。动眼神经是一种混合神经,其中包含有两种不同作用的神经纤维,一种是副交感神经纤维支配缩瞳肌和睫状肌;另一种是运动神经纤维,支配除上斜肌及外直肌以外的其余眼外肌。钩回疝时,瞳孔首先发生改变的原因有人认为副交感神经纤维分布在动眼神经的上部,当脑干向内向下移位时,使大脑后动脉压迫动眼神经,最初仅仅是副交感神经受到刺激,所以瞳孔缩小(刺激现象),以后因神经麻痹而致瞳孔散大,支配眼外肌的运动神经纤维直径细并且对损伤敏感,所以脑疝发生首先出现瞳孔改变。但以上仍然难以解释临床上各种复杂现象,其原理有待于进一步研究。

(4)对侧肢体瘫痪或锥体束损伤:由于颞叶钩回疝压迫同侧大脑脚,损伤平面在延髓锥体束交叉以上,使支配对侧肢体的锥体束受到损伤。依据压迫程度不同可以出现不同程度对侧肢体偏瘫或轻偏瘫或锥体束征阳性。

少数病例也有出现同侧肢体偏瘫及锥体束征者,这可能是由于海马回及钩回疝入小脑幕孔内将脑干挤向对侧,使对侧大脑脚在小脑幕切迹游离缘上挤压较重所致。极个别情况,属于解剖变异,锥体束纤维可能未行交叉而下降。小脑幕疝时出现的病变同侧动眼神经麻痹及对侧肢体偏瘫,即形成交叉性瘫痪。这是中脑受损的典型定位体征(Weber综合征)。

(5)去大脑强直:脑疝衰竭期,患者表现为双侧肢体瘫痪或间歇性或持续性四肢伸直性强直。往往同时伴有深昏迷,瞳孔两侧极度散大,呼吸不规则,高热等生命体征危重变化。去大脑强直这是由于脑疝挤压,在脑干红核及前庭核之间形成横贯性损伤,破坏了脑干网状结构下行抑制系统的结果。其四肢伸直性强直与去大脑皮质后上肢屈曲,下肢伸直性强直不同,后者的损伤部位是两侧大脑皮质或两侧内囊损害。

去大脑强直是病情危重,预后不良的表现之一。持续时间越长,预后越差。至脑疝晚期肌张力完全丧失,常为临近死亡征兆。

2.枕骨大孔疝的临床症状

(1)枕颈部疼痛及颈肌强直:慢性枕骨大孔疝时,除有颅压增高症状外,常因小脑扁桃体下疝至颈椎管内,上颈脊神经根受到压迫和刺激,引起枕颈部疼痛及颈肌强直以至强迫头位。慢性枕骨大孔疝,有时因某一诱因(如用力咳嗽,腰穿放出大量脑脊液或过度搬运头部等)而引起脑疝急剧恶化,出现延髓危象甚至死亡。

(2)呼吸受抑制现象:由于小脑扁桃体对延髓呼吸中枢的压迫,表现为呼吸抑制,呼吸缓慢或不规则,患者此时往往神志清楚但烦躁不安。脑疝晚期,呼吸首先停止。

(3)瞳孔:由于枕大孔疝不直接影响动眼神经,所以不出现动眼神经受压症状。但这种脑疝发生时,初期常为对称性瞳孔缩小,继而散大,光反射由迟钝变成消失。这是由于急性脑缺氧损害动眼神经核的结果。

(4)锥体束征:枕骨大孔疝时,由于延髓受压,可以出现双侧锥体束征。一般由于小脑同时受累,故肌张力和深反射一并消失,锥体束征也可以不出现。而常表现为四肢肌张力减低。

(5)生命体征改变及急性颅压增高:表现同小脑幕孔疝。

(六)诊断

1.病史及临床体征

注意询问是否有颅压增高症的病史或由慢性脑疝转为急性脑疝的诱因。颅压增高症患者神志突然昏迷或出现瞳孔不等大,应考虑为脑疝。颅压增高患者呼吸突然停止或腰穿后出现危象,应考虑可能为枕骨大孔疝。诊断小脑幕孔疝的瞳孔改变应注意下列各种情况。

(1)患者是否应用过散瞳或缩瞳剂,是否有白内障等疾病。

(2)脑疝患者如两侧瞳孔均已散大,不仅检查瞳孔,尚可以检查两眼睑提肌肌张力是否有差异,肌张力降低的一侧,往往提示为动眼神经首先受累的一侧,常为病变侧。当然也可对照检查肢体肌张力,锥体束征及偏瘫情况以确定定位体征。

(3)脑疝患者两侧瞳孔散大,如经脱水剂治疗和改善脑缺氧后,瞳孔改变为一侧缩小,一侧仍散大,则散大侧常为动眼神经受损侧,可提示为病变侧。

(4)脑疝患者,如瞳孔不等大,假使瞳孔较大侧光反应灵敏,眼外肌无麻痹现象,而瞳孔较小侧睑提肌张力低,这种情况往往提示瞳孔较小侧为病侧。这是由于病侧动眼神经的副交感神经纤维受刺激而引起的改变。

体检时如仅凭瞳孔散大一侧定为病变侧,而忽略眼外肌改变及其他有关体征即进行手术检查,则有时会发生定侧错误,因此应当提高警惕。

脑外伤后即刻发生一侧瞳孔散大,应考虑到是原发性动眼神经损伤。应鉴别为眶尖或眼球损伤所致。

2.腰椎穿刺

脑疝患者应禁止腰穿。即使有时腰穿所测椎管内压力不高,也并不能代表颅内压力,由于小脑扁桃体疝可以梗阻颅内及椎管内的脑脊液循环。

3.X 线检查

颅骨平片(正侧位)。注意观察松果体钙化斑有无侧移位,及压低或抬高征象。

4.头颅超声检查

了解是否有脑中线波移位或侧脑室扩大。以确定幕上占位性病变侧别。个别病例可见肿瘤或血肿之病理波。

5.脑血管造影术

颞叶沟回部时除表现有幕上大脑半球占位性病变的特点之外,还可见大脑后动脉及脉络膜前动脉向内移位。小脑幕孔上升疝时相反。慢性小脑扁桃体疝时,气脑造影往往气体不能进入第四脑室内而积存在椎管中,有时可显示出扁桃体的阴影。

6.CT 扫描检查

小脑幕孔疝时可见基底池(鞍上池)、环池、四叠体池变形或消失。下疝时可见中线明显不对称和移位。

7.MRI 检查

可观察脑疝时脑池变形、消失情况,清晰度高的 MRI 可直接观察到脑内结构如钩回、海马回、间脑、脑干及小脑扁桃体。

(七)预防

(1)对于颅压增高症患者应早期诊断,早期治疗,以预防病变突然恶化,引起脑疝发生。

(2)颅压增高症患者补液原则。①每天输液总量要少:一般成人患者总量为 1 500～2 000 mL。②输液速度要慢:以预防颅压骤然升高。③静脉输入的液体,宜采用高渗葡萄糖溶液:一般采用 10%葡萄糖溶液为主。

(3)运送和搬运患者应尽量防止震动,检查患者时也应注意防止用力过大,如过猛地搬动患者的头颈部等。

(4)体位：颅内压增高症患者宜采用头高位，一般采用头高位 5°～15°，以利于颅内静脉血回流。

(5)腰椎穿刺不要快速大量放出脑脊液。颅压增高症患者腰椎穿刺时，应当谨慎，最好采用细针并密闭测量颅压。

(八)治疗

1.急救措施

脑疝发生后患者病情突然恶化，医务人员必须正确、迅速、果断地奋力抢救。其急救措施，首先应当降低颅内压力。

(1)脱水降颅压疗法：由于脑水肿是构成脑疝恶性病理循环的一个重要环节，因此控制脑水肿发生和发展是降低颅压的关键之一。颅内占位性病变所导致的脑疝，也需要首先应用脱水药物降低颅压，为手术治疗争得一定时间，为开颅手术创造有利条件。因此在脑疝紧急情况下，应首先选用强力脱水剂由静脉快速推入或滴入。

脱水药物降低颅内压力其原理可分为两类。一是高渗透性脱水药物，二是全身利尿性药物。高渗透性脱水药物是由于静脉快速大量注射高渗药物溶液，使血液内渗透压增高，由于血-脑屏障作用，该种大分子药物不易进入脑及脑脊液内，在一定时间内，血液与脑组织之间形成渗透压差，从而使脑组织及脑脊液的水分被吸收入血液内，这部分水分再经肾脏排出体外，因而使脑组织脱水。同时因血液渗透压增高及血管反射功能，抑制脉络丛的滤过和分泌功能，脑脊液量减少，使颅内压力降低。此类药物如高渗尿素溶液、甘露醇、高渗葡萄糖溶液等。

利尿性药物的作用是通过增加肾小球的过滤和抑制肾小管的再吸收，尿量排出增加，使全身组织脱水，从而降低颅压。此类药物如依他尼酸钠、呋塞米、乙酰唑胺、氢氯噻嗪等。

脱水降颅压疗法的并发症：长时间应用强力脱水药物，可引起机体水和电解质的紊乱，如低钾和酸中毒等现象。颅脑损伤和颅内血肿患者，脱水降颅压疗法可以使这类患者病情延误或使颅内出血加剧。因此在颅脑损伤患者无紧急病情时，一般伤后 12 小时内不用脱水药物而严密观察。脱水疗法可能导致肾功能损害。心血管功能不全者，可能引起心力衰竭。

应用脱水降颅压疗法的注意事项：①高渗溶液的剂量和注入的速度直接影响脱水降颅压的效果：一般用量越大，颅压下降越明显，持续时间越长；注入速度越快，降颅压效果越好。②高渗溶液内加入氨茶碱 250 mg 或激素(氢化可的松 100～200 mg)可增强降颅压效果。③在严重脑水肿和颅压增高发生脑疝的紧急情况下，应当把 20％甘露醇作为首选药物，足量快速静脉推入或滴入，为进一步检查和治疗做好准备，但应注意纠正水、电解质的紊乱。

(2)快速细孔钻颅脑室体外持续引流术：颅内占位性病变尤其是颅后窝或中线部位肿瘤，室间孔或导水管梗阻时，即出现脑室扩大。在引起脑疝危象时，可以迅速行快速细孔钻颅，穿刺脑室放液以达到减压抢救目的。应用脱水药未达到治疗效果者行脑室穿刺放液，脑室体外引流常常可以奏效。婴幼儿患者，也可以行前囟穿刺脑室放液。对于幕上大脑半球占位性病变所致小脑幕孔疝时不适宜行脑室引流，这类引流可加重脑移位。

2.去除病因的治疗

对已形成脑疝的病例，及时清除原发病灶是最根本的治疗方法。一般在脑疝代偿期或前驱期，清除原发病灶后，脑疝大多可以自行复位。但在脑疝衰竭期，清除原发病灶外，对某些病例还需要处理脑疝局部病变。处理脑疝局部的方法为以下几种。

（1）小脑幕孔疝：切开小脑幕游离缘，使幕孔扩大，以解除"绞窄"，或直接将疝出脑组织还纳复位。有时在清除原发病灶颅压降低情况下，刺激患者的气管，引起咳嗽，以帮助脑疝还纳。

（2）枕骨大孔疝：清除原发病灶外，还应将枕骨大孔后缘，第一颈椎后弓椎板切除，并剪开寰枕筋膜，以充分减压，解除绞窄并使疝下的脑组织易于复位或者直接将疝出的小脑扁桃体予以切除以解除压迫。

由巨大脑脓肿、慢性硬脑膜下血肿引起的脑疝，可以先行体外引流以降低颅压，待患者情况稳定后再考虑开颅手术。

3.减压手术

原发病灶清除后，为了进一步减低颅压，防止术后脑水肿，或者原发病灶无法清除，则常常需要进行减压手术。减压术的目的，是为了减低颅压和减轻脑疝对脑干的压迫。例如，囊虫病、脑肿胀、脑水肿、广泛蛛网膜炎症粘连等疾病，原发病变不可能一举清除，也可行减压术。常做的减压术：①颞肌下减压术；②枕肌下减压术；③内减压术。

前两者减压时，切除之骨窗应够大，硬脑膜切开要充分，以达到减压之目的，后者应切除"哑区"之脑组织。对于颅内压很高的颅脑损伤合并血肿者，还可以考虑大骨片减压或双额叶切除减压等。

4.椎管内加压注射脑疝还纳术

当颅后窝或中线部位占位性病变，突然发生脑疝以致呼吸停止的紧急情况下，一方面行人工呼吸及快速细孔钻颅，脑室体外引流并应用脱水降颅压疗法。一方面注射呼吸兴奋药物，若此时患者呼吸仍不恢复，为使疝出之小脑扁桃体复位还纳至颅内，减少对延髓的压迫和牵拉，在颅压降低的前提下，作腰椎穿刺椎管内快速注射生理盐水 50～100 mL，使椎管压力升高，将疝出之小脑扁桃体推回颅内。推入液体同时，可见到脑室体外引流管的液体快速流出，有时可收到一定效果。

5.其他治疗

脑疝形成的患者，无论其原发疾病性质如何，均处于十分紧急危险状态。因此在以上治疗或手术前后均应注意其他各方面的治疗。其中包括支持疗法；氧气吸入及保持呼吸道通畅，如气管切开术；促进中枢神经系统代谢药物治疗，如应用三磷酸腺苷、辅酶 A、细胞色素 C、核苷酸等以促进细胞代谢消除脑肿胀。其他药物如激素治疗及促进中枢神经系统兴奋和清醒的药物，如甲氯芬酯、乙胺硫脲等亦可应用。

在抢救脑疝过程中，无论是否手术，或手术前后，应注意纠正水、电解质紊乱，合理应用降颅压、抗感染、解除脑缺氧（如吸氧及高压氧舱等）等各项措施，从而对脑疝患者进行积极正确有效的抢救。

（刘治祥）

第五节 脑 膜 瘤

一、概述

脑膜瘤是起源于脑膜的中胚层肿瘤，目前普遍认为脑膜瘤主要来源于蛛网膜的帽细胞，尤其是那些形成蛛网膜绒毛的细胞,可以发生在任何含有蛛网膜成分的地方。

脑膜瘤曾有不同的命名,如蛛网膜成纤维细胞瘤、硬膜内皮瘤、脑膜成纤维细胞瘤、沙样瘤、血管内皮瘤、硬膜肉瘤、脑膜间皮瘤等。20 世纪初,Cushing 认为凡发生于蛛网膜颗粒的蛛网膜绒毛内皮细胞的肿瘤统称为脑膜瘤。

脑膜瘤切除术始于 18 世纪。1887 年美国报道首次成功地切除颅内脑膜瘤。20 世纪初,Cushing 根据病理改变不同将脑膜瘤分为不同类型。

(一)发病率

脑膜瘤的人群发生率为 2/10 万,约占颅内肿瘤总数的 20%,仅次于脑胶质瘤(占 40%～45%),居第二位。发病高峰年龄为 30～50 岁,约占全部脑膜瘤的 60%。脑膜瘤在儿童中少见。小的无症状的脑膜瘤常在老年人尸检中发现。近 20 年来随着 CT 及 MRI 技术的发展,脑膜瘤的发生率有所升高,许多无症状的脑膜瘤多为偶然发现。多发性脑膜瘤并非罕见,不少文献中报道有家族史,同时鲜有合并神经纤维瘤(病)、胶质瘤、动脉瘤等。

(二)病因

脑膜瘤的发生可能与颅脑外伤,病毒感染等因素有关,也可能与体内特别是脑内环境的改变和基因变异有关。这些因素的共同特点是使染色体突变,或使细胞加速分裂,致使通常认为细胞分裂速度很慢的蛛网膜细胞加快了细胞分裂速度。这可能是细胞变性的早期阶段。

近年来研究证实,脑膜瘤的染色体异常最常见是第 22 对染色体缺乏一个基因片段。基因片段的缺失,影响细胞的增生、分化和成熟,从而导致肿瘤的发生。

(三)病理学特点

脑膜瘤多呈不规则球形或扁平形生长。颅底部脑膜瘤多呈扁平形。有包膜表面光滑或呈分叶状,与脑组织边界清楚。瘤体剖面呈致密的灰白色或暗红色,多呈肉样,富有血管,偶有小的软化灶,有时瘤内含有钙化颗粒。其邻近的颅骨常受侵犯表现有增生,变薄或破坏甚至肿瘤组织侵蚀硬脑膜及颅骨,而突于皮下。肿瘤大小不一,瘤体多为球形、扁平形、锥形或哑铃形。

按显微镜下的组织结构和细胞形态的不同,目前将脑膜瘤分为 7 种亚型。

1.内皮型

肿瘤由蛛网膜上皮细胞组成。细胞的大小形态变异较大,有的细胞很小呈梭形,排列紧密;有的细胞很大,胞核圆形,染色质少,可有 1～2 个核仁,胞质丰富均匀,细胞向心形排列呈团状或条索状,无胶原纤维,细胞间血管很少,是临床上最常见的类型。

2.成纤维细胞型

瘤细胞呈纵排列,由成纤维细胞和胶原纤维组成,细胞间有大量粗大的胶原纤维,常见砂粒小体。

3.砂粒型

瘤组织内含有大量砂粒体,细胞排列呈漩涡状,血管内皮肿胀,呈玻璃样变性、钙化。

4.血管母细胞型

有丰富的血管及很多血窦,血管外壁的蛛网膜上皮细胞呈条索状排列,胶原纤维很少;肿瘤生长快时,血管内皮细胞较多,分化不成熟,常可导致血管管腔变小或闭塞。

5.异行型或混合型

此型脑膜瘤中含有上述四种成分,不能确定是以哪种成分为主。

6.恶性脑膜瘤

肿瘤开始可能属良性,而以后出现恶性特点,有时发生颅外转移,多向肺转移,也可以经脑脊液在颅内种植转移。脑膜瘤生长较快,向周围组织内生长,常有核分裂象,易恶变成肉瘤。

7.脑膜肉瘤

临床上少见,多见于儿童,肿瘤位于脑组织中,形状不规则,边界不清,呈浸润生长,瘤内常有坏死出血及囊变。瘤细胞有三种类型,即多形细胞,纤维细胞,梭状细胞,其中以纤维型恶性程度最高。

(四)发病部位

脑膜瘤是典型的脑外生长的颅内肿瘤,其好发部位与蛛网膜绒毛分布情况相一致。总的可分为颅盖(大脑凸面,矢状窦旁,大脑镰旁),颅底(嗅沟,鞍结节,蝶骨嵴,颅中窝,横窦区和小脑脑桥角)和脑室内。据统计,大约50%的颅内脑膜瘤位于矢状窦旁,位于矢状窦前2/3者占大部分,多发性脑膜瘤占0.7%～5.4%。

(五)临床表现

脑膜瘤的临床表现是病程进展缓慢,自首发症状出现到手术,可达数年。有人报道脑膜瘤出现中期症状平均约2.5年。由于初期症状不明显,容易被忽略,因此肿瘤实际存在时间可能比估计的时间更长,甚至终身无临床症状,直到尸检时意外发现肿瘤存在。说明脑膜瘤的临床过程比较良性。

脑膜瘤的临床表现可归为两大类,即颅内压增高及肿瘤局部压迫的脑部症状。

1.颅内压增高症状

如头痛、呕吐、视力和眼底改变等,是脑膜瘤最常见的症状,可分为阵发性、持续性、局限性和弥散性等不同类型。一般早期为阵发性头痛,病程进展间隔时间变短,发病时间延长,最后演变为普遍性。有时患者眼底水肿已很严重,甚至出现继发性视神经萎缩,而头痛既不剧烈,又无呕吐,尤其在高龄患者,颅内压增高症状多不明显。

2.局部症状

取决于肿瘤生长部位。颅盖部脑膜瘤经常表现为癫痫,肢体运动障碍和精神症状。颅底部脑膜瘤以相应的脑神经损害为特点,如视野缺损,单侧或双侧嗅觉丧失,视盘原发萎缩,一侧眼球活动障碍,继发性三叉神经痛等。在老年人中,以癫痫发作为首发症状多见。

3.脑膜瘤对颅骨的影响

脑膜瘤极易侵犯颅骨,进而向颅外生长。可表现为局部骨板变薄,破坏或增生,若穿破颅骨板侵蚀到帽状腱膜下,局部头皮可见隆起。

(六)特殊检查

1.头颅X线平片

由于脑膜瘤与颅骨的密切关系,极易引起颅骨的改变,头颅X线平片定位出现率可达35%,颅内压增高症可达70%,局限性骨质以破坏和增生同时存在是脑膜瘤特征性改变,其发生率约100%。偶尔瘤内含砂粒体或钙化可见到斑点状或团块状致密影。肿瘤压迫颅骨内板,板障及外板可显示局部变薄和膨隆,有些颅底片可见蝶鞍的凹陷,骨质边缘的侵蚀、卵圆孔和视神经管扩大。肿瘤穿破颅骨可见骨质破坏、骨质硬化和局部肿块穿过颅骨外板可产生太阳光样骨针。多数脑膜瘤通过其与硬脑膜附着处获得脑外动脉的供血,当脑膜动脉供血增多,平片上可见颅骨内板上脑膜动脉的沟纹增粗、增深、迂曲;当肿瘤由脑膜中动脉供血且血流增多时,可见单侧棘孔扩大,脑膜中动脉远端分支增粗,与主干的径线相近,失去分支逐渐变细的特征;如脑膜瘤由较多的颅骨穿支动脉供血,可见增生的小动脉在颅骨形成多个小圆形透光区;脑膜瘤引起板障静脉异常增多时,可见板障内许多扭曲、增粗的透光区。

2.脑血管造影

在 CT 临床应用以前,脑血管造影是诊断脑膜瘤的主要方法。近几年来数字减影技术和超选择血管造影,对证实脑膜瘤血管结构,肿瘤血供程度,重要脑血管移位,以及肿瘤与重要的硬脑膜窦的关系,为术前检查提供了有利的条件,也为减少术中出血提供了有力的帮助。

由于脑膜瘤为多中心肿瘤,坏死囊变者很少,脑血管造影能对多数较大的脑膜瘤做出肯定的诊断。脑膜瘤的脑血管造影表现如下。

(1)肿瘤中心血管影:脑的血供特点为动脉在肿瘤中心分支,经过丰富的毛细血管网,血液回流到包膜上的静脉。表现为动脉期瘤内出现较细的异常小血管网,可为帚状或放射状,位于瘤体中心,由硬脑膜附着处的脑膜动脉或颅外动脉的分支引入,以颈外动脉造影显示较佳;也可为半圆形网状血管影,分布于瘤体的外层,内由脑动脉分支供给。以颈内动脉造影显示较清楚。在微血管期至静脉期,肿瘤多表现为明显的染色,呈圆形或半圆形高密度肿块影,基底贴近颅骨,显示出肿瘤的位置、大小和范围。肿块的周围可见粗大迂曲的静脉环绕,此为肿瘤包膜的导出静脉,勾画出肿瘤的轮廓。

(2)来源于脑外的供血:脑膜瘤可为脑内供血,也可为脑外供血,或脑内外双重供血。脑血管造影发现脑外供血或脑内外双重供血是脑膜瘤的重要特征。脑内动脉供应肿瘤的外围,肿瘤的中心常由脑外动脉的分支,即颅内的脑膜动脉和颅外的颞浅动脉和枕动脉等供应。当疑为脑膜瘤时,应做颈总动脉造影或分别做颈内、颈外动脉造影,如肿瘤有颅外动脉供血,几乎都为脑膜瘤。

(3)肿瘤循环慢于脑循环:约有 50% 的脑膜瘤表现为瘤内有大量造影剂潴留,形成较长久的肿瘤染色,即为迟发染色。瘤区脑皮质的引流静脉常晚于其他处皮质静脉显影。

(4)邻近脑血管受压移位:肿瘤所在的部位受压被推移,邻近的血管呈弧形聚拢、包绕,勾画出肿瘤的轮廓。

3.脑室造影

脑膜瘤由于本身肿块的占位及脑水肿改变,可压迫相应部位的脑室和蛛网膜下腔,使该部位受压变窄、移位变形;也可使脑脊液循环通路受阻,引起梗阻部位以上的脑室扩大,不同部位的肿瘤又有其不同的特点。①脑室受压变形:脑膜瘤越接近脑室则压迫越明显,甚至完全闭塞。若肿瘤已突入脑室,则表现为脑室内有充盈缺损。②脑室扩大:若肿瘤压迫、阻塞脑室,必然产生阻塞部位以上的脑室扩大,鞍区脑膜瘤向后上生长,可使室间孔狭窄甚至梗阻,使双侧侧脑室对称性扩大。③脑室移位:移位的程度与占位病变的大小、脑水肿的程度有相应关系。④蛛网膜下腔变形:由于脑膜瘤本身的占位效应,使脑池受压变窄、闭塞或移位,或由于脑外积水出现局部脑池的扩大。

4.CT

脑膜瘤平扫表现为一边缘清楚的肿块,圆形或卵圆形,少数为不规则形。多数为高密度,有时为等密度,偶尔为低密度。多数密度均匀,瘤体内可有大小不等的低密度区,这些低密度区多为肿瘤的囊变坏死区,少数为胶原纤维化区、陈旧出血或脂肪组织。瘤内钙化发生率大约为15%,表现为肿瘤边缘弧形或瘤内斑点状钙化,当肿瘤内含砂粒体很多且都发生钙化时可显示为整个肿瘤钙化,呈致密的钙化性肿块。注射造影剂后多数肿瘤明显强化,CT 值常达 60 HU,少数轻微强化。平扫密度均匀者一般呈均匀性强化,平扫显示之低密度区无明显增强,一般平扫密度较高者强化较明显。增强后肿瘤的边界明显变清楚。少数肿瘤边缘有一环形的明显强化区,可能为肿瘤的包膜血供较丰富或肿瘤周围的静脉血管较多之故。

(1)肿瘤周围的低密度区:多数脑膜瘤周围出现环形低密度区,形成的主要原因是肿瘤周围脑组织的水肿,也可能为周围软化灶、扩大的蛛网膜下腔、包绕肿瘤的囊肿和脱髓鞘所致。通常将肿瘤周围的低密度区称为水肿区。脑膜瘤周围的水肿程度与肿瘤的部位和病理类型有关,而与肿瘤大小无关,矢状窦旁、大脑镰和大脑凸面的脑膜瘤水肿较明显,而近颅底及脑室内的脑膜瘤水肿较轻或无水肿。临床上一般将窄于 2 cm 的水肿称为轻度水肿,宽于 2 cm 的水肿为重度水肿。

(2)提示肿瘤位于脑外的征象:该征象对脑膜瘤的定性诊断有重要意义。①白质塌陷征:脑膜瘤生长在颅骨内板下方,并嵌入脑灰质,使灰质下方的白质受压而变平移位,白质与颅骨内板之间的距离加大,这一征象是病变位于脑外的可靠征象,称白质塌陷征。②广基与硬脑膜相连:脑膜瘤多以广基与硬脑膜相连,因此肿瘤外缘与硬脑膜连接处常为钝角,而脑内肿瘤邻近硬膜时,此角为锐角。③骨质增生:脑膜瘤附着部位的颅骨内板增厚、毛糙或颅骨全层均增厚,分不清内板板障及外板。颅骨改变一般发生在硬脑膜附着处,也可离肿瘤一定距离,这可能与肿瘤造成局部血管扩张和血液淤滞刺激成骨细胞有关。④邻近脑沟、脑池的改变:肿瘤所在的脑沟脑池闭塞,而邻近的脑沟脑池扩大。⑤静脉窦阻塞:脑膜瘤可压迫、侵及邻近静脉窦,或形成血栓,致静脉窦不强化或出现充盈缺损。

(3)脑膜瘤的组织学类型与 CT 表现:如能根据其 CT 表现做出肿瘤亚型的判断,对肿瘤治疗方法的选择和预后的估计有着重要意义。但是目前尚不能肯定 CT 表现与组织学类型有特定的关系,部分学者认为 CT 表现与肿瘤类型有某种程度的联系,另一些学者认为两者联系不大。

(4)常见部位脑膜瘤的 CT 表现:脑膜瘤属脑外生长的肿瘤,多为单发,少数可多发。各部位结构和解剖不同,邻近结构不同,故除具备脑膜瘤一般特点外,有其各自特征性表现:如大脑凸面脑膜瘤,肿瘤基底与颅骨相连,局部骨质常有明显增生,可伴有骨质破坏。最常见于额、顶及颞枕区,周围常有轻中度水肿,占位效应明显,可引起脑室及中线移位。冠状位扫描有助于显示肿瘤与颅骨及邻近结构的关系。

5.磁共振头颅扫描

磁共振扫描(MRI)对脑膜瘤的定位定性诊断明显优于 CT。MRI 可显示脑膜瘤邻近结构的受压、变形与移位,位于颅底的肿瘤冠状位可清晰显示。通常,脑膜瘤在 T_1 加权像呈稍低或等信号;在 T_2 加权像呈稍高信号或等信号,约 20% 的脑膜瘤在 T_2 加权像呈低信号。肿瘤的 MRI 信号均匀性与肿瘤大小及组织学类型有关,若肿瘤较小,尤其是纤维型,上皮型脑膜瘤,其信号往往是均匀的。若肿瘤较大,属于砂粒型,血管母细胞型,尤其是肿瘤内发生囊变、坏死时,其信号强度不均匀。肿瘤内的囊变、坏死部分产生长 T_1 长 T_2 信号;纤维化、钙化部分出现低信号;富血管部分呈典型的流空现象。与脑血管造影所见相吻合,脑膜瘤引起的周围水肿在 MRI 呈长 T_1 长 T_2 信号以 T_2 加权像最明显。有 30%~40% 的脑膜瘤被低信号环所包绕,其介于肿瘤与灶周水肿之间,被称为肿瘤包膜,在 CT 上显示为低密度晕,在 MRI 的 T_1 加权像呈低信号环,包绕瘤周围的小血管、薄层脑脊液、胶质增生等均是肿瘤包膜形成的原因。这是脑外肿瘤的特征性表现。对于小的无症状脑膜瘤水肿不明显,尤其是在靠近颅顶部者;多发性脑膜瘤的小肿瘤;有时增强 MRI 扫描也难以发现。但脑膜瘤极易增强,经注射(Gd-DTPA)造影剂,就可以充分显示。同时增强扫描不仅可区分肿瘤与水肿,而且可进一步识别肿瘤内部结构包括瘤体的灌注、血供及有无囊变、坏死。MRI 被列为首选检查方法。

(七)诊断

(1)根据病史长,病情进行缓慢的特点及查体出现的定位体征,进行 CT 或 MRI 检查。

(2)肿瘤在 CT 上的密度及 MRI 的信号强度,以及其增强后的表现,是脑膜瘤的诊断依据。

(3)典型的脑膜瘤 CT 表现为等密度或稍高密度,有占位效应。MRI T_1 像上约 2/3 的肿瘤与大脑灰质信号相同,约 1/3 为低于灰质的信号。在 T_2 加权像上,约一半为等信号或高信号,余者为中度高信号,或混杂信号。肿瘤内坏死、出血或钙化等可出现异常信号。脑膜瘤边界清楚,呈圆形、类圆形或不规则分叶形,多数瘤周存在一环形或弧形的低信号区,强化或增强后呈均匀明显强化。

(八)治疗

1.手术治疗

脑膜瘤绝大部分位于脑外,有完整包膜,如能完全切除是最有效的治疗手段。随着显微手术技术的发展,手术器械如双极电凝,超声吸引器,及颅内导航定位及 X 刀、γ 刀的应用和普及,脑膜瘤的手术效果不断提高,绝大多数患者得以治愈。

(1)术前准备:①由于脑膜瘤血运丰富,体积往往较大,有时黏附于邻近的重要结构,功能区及大血管,手术难度较大。因此术前影像检查是必不可少的。除 CT 扫描外,特殊部位的脑膜瘤进行 MRI 检查是必需的,术前对肿瘤与周围脑组织的毗邻关系做到充分了解,对术后可能发生的神经系统功能损害有所估计。对血供丰富的脑膜瘤,脑血管造影也是不可缺少的。②术前对患者的一般状态及主要脏器功能充分了解,若有异常术前应予尽快纠正,对于个别一时难以恢复正常者,可延缓手术。③肿瘤接近或位于重要功能区,或有癫痫发作,要在术前服用抗癫痫药物,有效地控制癫痫发作。④肿瘤较大伴有明显的脑组织水肿,术前适当应用脱水及激素类药物,对减轻术后反应是非常重要的。

(2)麻醉:采用气管内插管全身麻醉,控制呼吸,控制性低血压,对于血供丰富的脑膜瘤,可采用过度换气的办法,降低静脉压,使术中出血减少。

(3)手术原则。①体位:根据脑膜瘤的部位,侧卧位、仰卧位、俯卧位都是目前国内常采用的手术体位。头部应略抬高,以减少术中出血。许多医院采用坐位,特别是切除颅后窝的脑膜瘤,但易发生空气栓塞。②切口:切口设计,应使肿瘤恰好位于骨窗的中心,周边包绕肿瘤即可,过多的暴露肿瘤四周的脑组织是不必要的。③骨瓣:颅钻钻孔后以线锯或铣刀锯开颅骨,骨瓣翻向连接肌肉侧,翻转时需将内板与硬脑膜及肿瘤的粘连剥离。对于顶枕部凸面的脑膜瘤骨瓣翻转时可取下,手术结束关颅前再复位固定,可减少出血。④硬脑膜切口:可采用 U 形、十字形或放射状切口。若硬脑膜已被肿瘤侵蚀,应以受侵蚀的硬脑膜为中心至正常边缘略向外 2~3 mm,将侵蚀及瘤化的硬脑膜切除,四周硬脑膜放射状切开,待肿瘤切除后,用人工脑膜或帽状腱膜修补硬脑膜。⑤对于浅表肿瘤,周围无重要血管或静脉窦,可沿肿瘤周边仔细分离,将肿瘤切除。对于体积较大的肿瘤,单纯沿肿瘤四周分离,有时比较困难,应先在瘤内反复分块切除,使瘤体缩小后再向四周分离。此时应用显微镜及超声吸引器是十分有益的,可减少不必要的牵拉,术中应用激光(CO_2 和 Nd:YAG 激光)使脑膜瘤的全切或根除深部脑膜瘤得以实现。

(4)术后处理:①在一些有条件的医院,术后患者最好放在重症监护病房(ICU)。ICU 是医院内的特殊病房,配心电、呼吸及颅内压各种监护装置,有人工呼吸机、除颤及各种插管抢救设备。在这样的环境下,脑膜瘤术后的患者会平稳地度过危险期,对患者的治疗及抢救是高质量的,病情稳定后,再转入普通病房。②合理选用抗生素,预防感染。③应用降低颅内压药物。脑膜瘤切除术后会出现不同程度的脑水肿。术后给予甘露醇、呋塞米、高渗葡萄糖和激素等对于减轻和消除脑水肿是十分必要的。④给予脑细胞代谢剂及能量合剂。⑤抗癫痫治疗。对于脑膜瘤患者,位于或靠近大脑中央前后区的患者,特别是对术前有癫痫发作的患者,术后应给予抗癫痫治疗,在术后麻醉清醒前给予肌内注射苯巴比妥钠,直至患者能口服抗癫痫药物为止。

2.放射治疗

良性脑膜瘤全切除效果最好,由于位置不同仍有一些脑膜瘤不能全切除。这种情况就需要手术后加放射治疗。1982年Carella等对43例未分化的脑膜瘤患者进行放射治疗并随访3年未见肿瘤发展。Wara等对未全切除脑膜瘤的患者进行放射治疗,5年后的复发率为29%,未经放射治疗者复发率为74%。以上资料表明,手术未能全切除的脑膜瘤患者术后辅以放射治疗,对延长肿瘤的复发时间及提高患者的生存质量是有效的。放射治疗特别适合于恶性脑膜瘤术后和未行全切除的脑膜瘤。

伽马刀(γ刀)治疗:适用于直径小于3 cm的脑膜瘤。γ刀与放射治疗一样,能够抑制肿瘤生长。γ刀治疗后3~6个月开始出现脑水肿,6个月至2年才能出现治疗结果。X刀(等中心直线加速器)适用于位置深在的脑膜瘤,但直径一般也不宜大于3 cm。

(九)脑膜瘤的复发

脑膜瘤复发的问题,迄今为止尚未得到解决。首次手术后,若在原发部位有肿瘤组织残留,有可能发生肿瘤复发。肿瘤残存原因有两方面:一是肿瘤局部浸润生长,肿瘤内或肿瘤的周围有重要的神经、血管,难以全部切除;二是靠近原发灶处或多或少残存一些肿瘤细胞。有人报道脑膜瘤复发需5~10年,恶性脑膜瘤可在术后几个月至1年内复发。Jaskelained等随访657例脑膜瘤患者,20年总复发率为19.5%。处理复发性脑膜瘤目前首选方法仍然是手术治疗,要根据患者的身体素质,症状和体征及肿瘤的部位,决定是否进行二次手术。术后仍不能根治,应辅以放射治疗等措施,延长肿瘤复发时间。

(十)预后

脑膜瘤预后总体上比较好,因为脑膜瘤绝大多数属于良性,即使肿瘤不能全切除,只要起到局部减压或降低颅内压的作用,患者仍可维持较长的生存时间,从而使之有再次或多次手术切除的可能。有人报道脑膜瘤患者术后10年生存率为43%~78%。脑膜瘤的根治率取决于手术是否彻底,后者主要与肿瘤发生部位有关。如矢状窦和大脑镰旁脑膜瘤向窦腔内侵犯时,除非位于矢状窦前三分之一或肿瘤已完全阻塞窦腔,否则不易完全切除肿瘤。颅底部扁平生长的脑膜瘤,也会给肿瘤全切除带来实际困难。恶性脑膜瘤同其他系统恶性肿瘤一样易复发,虽然术后辅以放射治疗或γ刀及X刀治疗,其预后仍较差。总之影响脑膜瘤预后的因素是多方面的,如肿瘤大小、部位、肿瘤组织学、手术切除程度等。手术后死亡原因主要与术前患者全身状况差,未能全切除肿瘤,术中过分牵拉脑组织,结扎或损伤重要血管等均有关系。

二、矢状窦旁脑膜瘤

矢状窦旁脑膜瘤是指基底位于上矢状窦壁的脑膜瘤,其瘤体常突向一侧大脑半球,肿瘤以一侧多见,也可以向两侧发展。临床上常见的肿瘤生长方式有以下几种:①肿瘤基底位于一侧矢状窦壁,向大脑凸面生长,肿瘤主体嵌入大脑半球内侧;②肿瘤同时累及大脑镰,基底沿大脑镰延伸,肿瘤主体位于一侧纵裂池内;③肿瘤由矢状窦旁向两侧生长,跨过上矢状窦并包绕之。矢状窦旁脑膜瘤常能部分或全阻塞上矢状窦腔,肿瘤常侵蚀相邻部位的硬脑膜及颅骨,使颅骨显著增生,向外隆起。

(一)发病率

矢状窦旁脑膜瘤是临床上最常见的脑膜瘤类型之一,占颅内脑膜瘤的 17%～20%。国内外不同研究机构报道的矢状窦旁脑膜瘤的发生率相差较多,原因是有些学者将靠近上矢状窦的一部分大脑镰旁和大脑凸面脑膜瘤也归于矢状窦旁脑膜瘤。矢状窦旁脑膜瘤在窦的不同部位发生率也不尽相同,以矢状窦的前 1/3 和中 1/3 最为多见。国内的报道中,位于上矢状窦前 1/3 的肿瘤占 46.6%,中 1/3 占 35.4%,后 1/3 占 18.0%。发病高峰年龄在 31～50 岁,男性患者略多于女性。

(二)临床表现

矢状窦旁脑膜瘤生长缓慢,早期肿瘤体积很小时常不表现出任何症状或体征,只是偶然影像学检查时发现,或仅在尸检中发现。随着肿瘤体积增大,占位效应明显增强,并逐渐压迫邻近脑组织或上矢状窦,影响静脉回流,逐渐出现颅内压增高、癫痫和某些定位症状或体征。

癫痫是本病的最常见症状,临床上有半数以上的患者以此为首发症状。肿瘤的位置不同,癫痫发作的方式也略有不同。位于矢状窦前 1/3 的肿瘤患者常表现为癫痫大发作,中 1/3 的肿瘤患者常表现为局灶性发作,或先局灶性发作后全身性发作;后 1/3 的肿瘤患者癫痫发生率较低,可有视觉先兆后发作。

颅内压增高症状也很常见,多因肿瘤的占位效应及阻塞上矢状窦和回流静脉引发静脉血回流障碍造成的,尤其是肿瘤发生囊变或伴有瘤周脑组织水肿时。表现为头痛、恶心、呕吐、精神不振,甚至出现视力下降,临床检查可见视盘水肿。

患者的局部症状虽然比较少见,但有一定的定位意义。位于矢状窦前 1/3 的肿瘤患者,常可表现为精神症状,如不拘礼节,淡漠不语,痴呆,性格改变等。矢状窦中 1/3 的肿瘤患者可出现对侧肢体无力,感觉障碍等,多以足部及下肢为重,上肢及面部较轻。若肿瘤呈双侧生长,可出现典型的双下肢痉挛性瘫痪,肢体内收呈剪状,应与脊髓病变引发的双下肢痉挛性瘫痪相鉴别。后 1/3 的肿瘤患者常因累及枕叶距状裂,造成视野缺损或对侧同向偏盲。双侧发展后期可致失明。

有些患者还可见肿瘤部位颅骨突起。

(三)诊断

头颅 X 线片在本病的诊断上有一定意义,在 CT/MRI 应用以前,颅骨平片可确定约 60% 的上矢状窦旁脑膜瘤。表现有局部骨质增生或内板变薄腐蚀,甚至虫蚀样破坏;血管变化可见患侧脑膜中动脉沟增深迂曲,板障静脉扩张,一些肿瘤可见钙化斑。

CT 或 MRI 扫描是本病诊断的主要手段。CT 扫描可显示出上矢状窦旁圆形、等密度或高密度影,增强扫描时可见密度均匀增高,基底与矢状窦相连。有些患者可见瘤周弧形低密度水肿带。另外,CT 扫描骨窗像可显示颅骨改变情况。MRI 与 CT 相比,在肿瘤定位和定性方面均有提高。肿瘤在 T_1 加权像上多为等信号,少数为低信号;在 T_2 加权像上则呈高信号、等信号或低信号;肿瘤内部信号可不均一;注射 Gd-DTPA 后,可见肿瘤明显强化。MRI 扫描还可清楚地反映肿瘤与矢状窦的关系。

脑血管造影可见特征性肿瘤染色和抱球状供血动脉影像。在 CT/MRI 广泛应用的今天,脑血管造影则更多地被用来显示肿瘤的供血情况。在造影的动脉期可见肿瘤的供血动脉,位于矢状窦前 1/3 和中 1/3 的肿瘤主要由大脑前动脉供血,后 1/3 肿瘤主要由大脑后动脉供血,还可见脑膜中动脉及颅外血管供血。在造影的静脉期和窦期,可见相关静脉移位,有时可见上矢状窦受阻塞变细或中断,这对于术前准备及术中如何处理矢状窦有很大帮助。

(四)手术治疗

矢状窦旁脑膜瘤的生长情况比较复杂,因此术前准备需要更加充分。术前行脑血管造影,了解肿瘤的供血情况及上矢状窦、回流静脉的通畅与否对手术有一定的指导作用。有些患者需同时行肿瘤主要供血动脉栓塞术,再手术切除肿瘤,以减少术中出血。另外,术前需详细了解肿瘤所在部位的解剖关系,了解肿瘤与上矢状窦,大脑镰和颅骨的关系。

一侧生长的矢状窦旁脑膜瘤可采用一侧开颅,切口及骨窗内缘均抵达中线。为避免锯开骨瓣或掀起骨瓣时矢状窦及周围血管撕裂引起大出血,尤其是肿瘤侵透硬脑膜和侵蚀颅骨并与之粘连紧密时,可在矢状窦一侧多钻数孔,用咬骨钳咬开骨槽的办法代替线锯锯开,并轻轻分离与颅骨的粘连,可以减少血管及矢状窦撕裂的机会。矢状窦旁脑膜瘤血供丰富,术中止血和补充血容量是手术成功的关键因素之一。除了术前可行供血动脉栓塞外,术中还可采取控制性低血压的方法。矢状窦表面出血可用吸收性明胶海绵压迫止血,硬脑膜上的出血可以用电凝或压迫的方法,也可开颅后先缝扎脑膜中动脉通向肿瘤的分支。双侧生长的肿瘤可采用以肿瘤较大一侧为主开颅,切口及骨瓣均过中线。肿瘤与硬脑膜无粘连或粘连比较疏松时,可将硬脑膜剪开翻向中线,如粘连紧密则要沿肿瘤周边剪开硬脑膜。对于体积较小的肿瘤,可仔细分离肿瘤与周围脑组织的粘连,在显微镜下沿肿瘤包膜和蛛网膜层面分离瘤体,由浅入深,逐一电凝渗入肿瘤供血的血管,并向内向上牵拉瘤体,找到肿瘤基底,予以分离切断,常可将肿瘤较完整地取出。

对于体积较大的肿瘤,尤其是将中央沟静脉包绕在内的肿瘤,为避免损伤中央沟静脉及邻近的大脑皮质功能区,可沿中央沟静脉两侧切开肿瘤并将之游离后,再分块切除肿瘤。术中应尽量保护中央沟静脉及其他回流静脉,只有在确实完全闭塞时方可切除。

对残存于矢状窦侧壁上的肿瘤组织有效而又简单易行的方法就是电灼,电灼可以破坏残留的肿瘤细胞,防止复发,但要注意电灼时不断用生理盐水冲洗,防止矢状窦内血栓形成。若肿瘤已浸透或包绕矢状窦,前 1/3 的上矢状窦一般可以结扎并切除,中、后 1/3 矢状窦则要根据其通畅与否决定如何处理。只有在术前造影证实矢状窦确已闭塞,或术中夹闭矢状窦 15 分钟不出现静脉淤血,才可考虑切除矢状窦,否则不能结扎或切除。也可以将受累及的窦壁切除后用大隐静脉或人工血管修补。也有学者认为窦旁脑膜瘤次全切除术后肿瘤复发率较低,尤其在老年患者中,肿瘤生长缓慢,即使复发后,肿瘤会将矢状窦慢慢闭塞,建立起有效的侧支循环,再行二次手术全切肿瘤的危险性要比第一次手术小得多。

肿瘤受累及的硬脑膜切除后需做修补,颅骨缺损可根据情况行一期或延期手术修补。

(五)预后

矢状窦旁脑膜瘤手术效果较好。术中大出血和术后严重的脑水肿是死亡的主要原因。只要术中避免大出血,保护重要脑皮质功能区及附近皮质静脉,就能降低手术死亡率和致残率。肿瘤全切后复发者很少,但累及上矢状窦又未能全切肿瘤的患者仍可能复发,复发率随时间延长而升高,术后辅以放疗可以减少肿瘤复发的机会。

近年来,采用显微外科技术,有效地防止了上矢状窦、中央沟静脉及其他重要脑结构的损伤,减少了手术死亡率和致残率,提高了肿瘤全切率。

三、大脑凸面脑膜瘤

大脑凸面脑膜瘤是指大脑半球外侧面上的脑膜瘤,主要包括大脑半球额、顶、枕、颞各叶的脑膜瘤和外侧裂部位脑膜瘤,在肿瘤和矢状窦之间有正常脑组织。肿瘤多呈球形,与硬脑膜有广泛的粘连,并可向外发展侵犯颅骨,使骨质发生增生、吸收和破坏等改变。

(一)发病率

大脑凸面脑膜瘤在各部位脑膜瘤中发病率最高,占全部脑膜瘤的 25.8%～38.4%。大脑前半部的发病率比后半部高。

(二)临床表现

因肿瘤所在的部位不同而异,主要包括以下几个方面。

1.颅内压增高症状

颅内压增高症状见于 80% 的患者,由于肿瘤生长缓慢,颅内高压症状一般出现较晚。肿瘤若位于大脑非功能区,如额极,较长时间内患者可只有间歇性头痛,头痛多位于额部和眶部,呈进行性加重,随之出现恶心、呕吐和视盘水肿,也可继发视神经萎缩。

2.癫痫发作

额顶叶及中央沟区的凸面脑膜瘤可致局限性癫痫,或由局限性转为癫痫大发作。癫痫的发作多发生于病程的早期和中期,以癫痫为首发症状者较多。

3.运动和感觉障碍

运动和感觉障碍多见于病程中晚期,随着肿瘤的不断生长,患者常出现对侧肢体麻木和无力,上肢常较下肢重,中枢性面瘫较为明显。颞叶的凸面脑膜瘤可出现以上肢为主的中枢性瘫痪。肿瘤位于优势半球者尚有运动性和感觉性失语。肿瘤位于枕叶可有同向偏盲。

4.头部骨性包块

因肿瘤位置浅表,易侵犯颅骨,患者头部常出现骨性包块,同时伴有头皮血管扩张。

(三)诊断

颅骨 X 线片常显示颅骨局限性骨质增生或破坏,脑膜中动脉沟增宽,颅底片可见棘孔也扩大。

1.脑血管造影

脑血管造影可显示肿瘤由颈内、颈外动脉双重供血,动脉期可见颅内肿瘤区病理性血管,由于肿瘤血运丰富,静脉期肿瘤染色清楚,呈较浓的片状影,具有定位及定性诊断的意义。

2.CT 和 MRI 检查

CT 可见肿瘤区高密度影,因肿瘤血运丰富,强化后影像更加清楚,可做定位及定性诊断。MRI 图像上,肿瘤信号与脑灰质相似。T_1 加权像为低到等信号,T_2 加权像为等或高信号,肿瘤边界清楚,常可见到包膜和引流静脉,也可见到颅骨改变。

(四)鉴别诊断

大脑凸面各不同部位的胶质瘤,一般生长速度较脑膜瘤为快。根据其所处大脑凸面部位的不同,症状各异,但其相应症状的出现,都早于而且严重于同部位的脑膜瘤。额极部的胶质瘤在早期很难与同部位的脑膜瘤相区别,但是一旦其临床症状出现,则进展速度快。颅骨平片检查颅骨一般无增生破坏情况,也无血管沟纹增多或变宽。脑血管造影显示相应部位的血管位移。

(五)治疗与预后

大脑凸面脑膜瘤一般都能手术完全切除,且效果较好。与肿瘤附着的硬脑膜及受侵犯的颅骨也应切除,以防复发。但位于功能区的脑膜瘤,术后可能残留神经功能障碍。

(刘治祥)

第四章 两腺外科疾病

第一节 急性甲状腺炎

急性甲状腺炎是甲状腺发生的急性化脓性感染,它是由细菌或真菌感染所致,细菌或真菌经血液循环、淋巴道或邻近化脓病变蔓延侵犯甲状腺引起急性化脓性炎症,使甲状腺组织发生变性、渗出、坏死、增生等炎症病理改变而导致的一系列临床病征。由于甲状腺血运极为丰富,淋巴回流良好,有完整的包膜,且甲状腺组织内碘浓度高,故其抗感染力强,因而受感染形成甲状腺炎的概率不高。

一、病因

常见的病原菌为金黄葡萄球菌、溶血性链球菌、肺炎链球菌、革兰阴性菌等。细菌可经血道、淋巴道、邻近组织器官感染蔓延或穿刺操作进入甲状腺。大部分病例继发于上呼吸道、口腔或颈部软组织化脓性感染的直接扩散,如急性咽炎、化脓性扁桃体炎等。少部分病例继发于败血症或颈部开放性创伤。营养不良的婴儿、糖尿病患者、身体虚弱的老人或免疫缺陷的患者易发。梨状窝瘘是引起儿童急性甲状腺炎的主要原因。Walfish 等报道 1 例癌性食管-甲状腺瘘并甲状腺需氧菌和厌氧菌混合感染的甲状腺炎。病毒感染非常罕见,但已有数例 AIDS 患者患甲状腺巨细胞病毒感染的报道。

二、病理

(一)肉眼所见

甲状腺呈弥漫性或局限性肿大,如发病前甲状腺正常,多呈弥漫型;如原有甲状腺腺瘤或结节,则多为局限型。炎症可累及单侧甲状腺或双侧甲状腺,有的仅限于峡部。炎症的后期可表现局部脓肿。

(二)镜检

典型的急性甲状腺炎的组织学变化是在甲状腺内有大量中性粒细胞浸润及组织坏死,呈急性化脓性炎或非化脓性炎改变,化脓性炎常见微脓肿形成,甲状腺滤泡破坏,血管扩张充血,有时可见细菌菌落。

三、临床表现

急性甲状腺炎多见于中年女性。发病前 1～2 周多有咽痛、鼻塞、头痛、全身酸痛等上呼吸道感染史。

（一）症状

突然发病，患者出现寒战高热、出汗及全身不适，甲状腺部位出现疼痛，疼痛可波及耳后、枕部，颈部后伸、吞咽时甲状腺疼痛加剧，疼痛可向两颊、两耳或枕部放射，若化脓则出现胀痛、跳痛。严重者可有声嘶、气促、吞咽困难等，并有邻近器官或组织感染的征象。

（二）体征

体温可在 38～39 ℃或以上，急性病容，甲状腺肿大并出现局部肿块，局部皮肤发红、发热，甲状腺区有明显触痛，呈现红肿热痛的典型的炎症表现。成脓后局部可出现波动感。少数病例可发生搏动性肿物。患者可有心动过速等。

（三）并发症

急性甲状腺炎的并发症较为罕见。

1.甲状腺功能减退

腺体组织的坏死和脓肿形成可引起甲状腺功能减退。主要因感染导致腺体的破坏，临床可出现暂时性甲状腺功能减退。

2.脓肿压迫症

甲状腺脓肿压迫神经和气管，可出现声带麻痹、气管阻塞、局部交感神经功能紊乱等表现。

3.感染局部蔓延

甲状腺脓肿破裂向周围组织和器官（如前纵隔、气管及食管）穿破及扩散，可导致颈内静脉血栓形成和气管穿孔等。

4.感染全身扩散

感染经血路全身扩散，患者可并发肺炎、纵隔炎、心包炎、脓毒血症等。若延误治疗常可导致死亡。

5.急性甲状腺炎复发

在复发性急性甲状腺炎中，80％是因为持续存在梨状窦-甲状腺瘘，其中的 92％发生在甲状腺左叶，6％发生在右叶，2％为双侧甲状腺发生。

四、相关辅助检查

（一）实验室检查

1.血常规

周围血白细胞计数和中性粒细胞计数升高。

2.血沉及 C 反应蛋白

红细胞沉降率加快；C 反应蛋白计数增高。

3.甲状腺的功能检查

细菌感染的急性甲状腺炎患者，其甲状腺的功能大都正常；但在真菌感染的病例中，甲状腺功能大多偏低，而分枝杆菌感染的甲状腺激素水平常偏高。

4.细菌学检查

甲状腺局部穿刺抽吸脓液进行细菌培养、革兰染色有助于确定感染细菌；做药物敏感试验有助于抗菌药物的选择。

(二)甲状腺扫描

90％以上的细菌感染患者和78％的分枝杆菌感染的患者，可发现凉结节或冷结节。有甲状腺包块的部位呈放射性分布缺损。

(三)甲状腺 B 超检查

B 超检查可发现甲状腺单叶肿胀或脓肿形成。

(四)影像学检查

1.X 线检查

X 线检查可了解气管偏移或受压情况，有时可发现甲状腺及甲状腺周围组织中由产气杆菌产生的游离气体。

2.CT 或 MRI 检查

CT 或 MRI 检查有助于纵隔脓肿的诊断。

五、治疗

对于急性甲状腺炎患者，由于有感染、高热、甲状腺局部的红肿热痛，治疗以控制感染为主，并给予甲状腺局部对症处理，补足液体和能量。

(一)抗菌药物应用

在甲状腺局部穿刺脓液细菌培养及药敏试验未出结果前，宜选用广谱抗生素。通常针对链球菌和金黄色葡萄球菌感染选用抗生素。病情轻者可采用口服耐青霉素酶的抗生素，如氯唑西林、双氯西林或联合青霉素及 β 内酰胺酶抑制剂。但是大多数患者有高热及甲状腺局部的红肿热痛，症状较重，应采用静脉给药。常用青霉素类、第二代头孢菌素类；对青霉素过敏者，可选用大环内酯类药物或氯霉素，有效抗生素的使用至少持续 14 天。如果伴有血行感染，有败血症、脓毒血症时，宜联合两种抗菌药物应用，如针对革兰阳性菌和革兰阴性菌的抗生素（如红霉素或阿奇霉素）与第三代头孢菌素联用。对于病情重者，要结合细菌培养和药敏结果选择抗菌药物，及时、有效地控制感染，防止炎症进一步发展和脓肿形成，防止病情恶化。

(二)局部处理

早期宜用冷敷，晚期宜用热敷。有脓肿形成时应早期行切开引流；或行 B 型超声或 CT 检查，可发现局部脓肿，或发现游离气体时，需切开引流，以免脓肿破入气管、食管、纵隔内。如有广泛组织坏死、或持续不愈的感染时，应行甲状腺切除手术，清除坏死组织，敞开伤口。

(三)营养支持疗法

对于感染性疾病有高热者，应补足液体量，输入葡萄糖盐水等液体。由于甲状腺部位的疼痛，可能影响患者的进食。根据患者每天的所需热量，如果通过进食不能达到的，可以经静脉补充能量。

(四)甲状腺激素替代治疗

在严重、广泛的急性甲状腺炎，或组织坏死导致暂时性或长期性甲减时，应行甲状腺激素替代治疗。如 L -T_4 每天 25～50 μg 口服，根据甲状腺功能调整用量。

六、预后

本病的预后良好,可以自然缓解。一些患者在病情缓解后,数月内还可能再次或多次复发,反复发作虽不常见,而在临床上可能遇到,但最终甲状腺功能会正常。然而,甲状腺局部不适可持续存在几个月。通常,在病后数周或数月以后,大多数患者的甲状腺功能指标均恢复正常,而滤泡贮碘功能的恢复却很慢,可以长至临床完全缓解以后的 1 年以上。永久性甲状腺功能减低的发生率不到 10%,极少数病例可发展为慢性淋巴细胞性甲状腺炎或毒性弥漫性甲状腺肿。

(夏菊华)

第二节　慢性淋巴细胞性甲状腺炎

慢性淋巴细胞性甲状腺炎又称自身免疫性甲状腺炎,为自身免疫性疾病。包括两种类型:①甲状腺肿型,即桥本甲状腺炎;②甲状腺萎缩型,即萎缩性甲状腺炎。两者有相同的甲状腺自身抗体和变化的甲状腺功能,而部分萎缩性甲状腺炎伴有阻滞性的 TSH 受体抗体,后者可能为前者的终末期。桥本甲状腺炎多见于 30~50 岁女性,起病隐匿,发展缓慢病程较长,主要表现为甲状腺肿大,多数为弥漫性,少数可为局限性,部分以颜面、四肢肿胀感起病。

一、病因与发病机制

本病为遗传因素和多种内外环境因素影响的自身免疫性甲状腺病。其病因和发病机制没有完全清楚,目前认为与下列因素有关。

(一)遗传因素

本病的发生与自身免疫的发病机制密切相关。本病有家族聚集现象,约 10% 的患者有家族史,且女性多发。国外在 HLA 遗传因子研究中发现,欧美白人与 HLA-DR3 和 HLA-DR5 有关;中国人 HLA 与桥本甲状腺炎关联的研究发现 HLA-DR9 与 HLA-BW64 抗原频率都显著高于正常;而日本人则是 HLA-BW53 出现频率较高。临床上常见到桥本甲状腺炎的多发家系,可见遗传因素在其发病中起了重要作用。

(二)自身免疫反应

本病为自身免疫病的佐证包括在本病患者的血清中抗甲状腺抗体明显升高,如甲状腺球蛋白抗体(TgAb)与甲状腺过氧化物酶抗体(TPOAb)常明显升高,部分患者血清甲状腺刺激阻断抗体值升高。

(三)细胞免疫

细胞免疫的证据是甲状腺组织中有大量浆细胞和淋巴细胞浸润和淋巴滤泡形成。有母细胞形成,移动抑制因子和淋巴毒素的产生,本病患者的 T 淋巴细胞是有致敏活性的,相应的抗原主要是甲状腺细胞膜。

(四)与其他自身免疫性病并存

有的患者同时伴随其他自身免疫疾病如恶性贫血、播散性红斑狼疮、类风湿性关节炎、干燥综合征、1 型糖尿病、慢性活动性肝炎等。

本病后期甲状腺功能明显低下时,临床上呈黏液性水肿。患者的抑制性 T 淋巴细胞遗传性缺陷导致甲状腺自身抗体产生。结合本病中尚有 K 细胞介导免疫,释放出包括淋巴毒素在内的可溶细胞,导致甲状腺细胞损害。

二、病理表现

甲状腺腺体大多呈弥漫性肿大,质地坚实,表面苍白,切面均匀呈分叶状,无坏死或钙化。初期甲状腺腺泡上皮呈炎症性破坏、基膜断裂,胞浆呈现不同程度的伊红着色,表示细胞功能正常,并有甲状腺腺泡增生等变化,为本病的特征性病理。后期甲状腺明显萎缩,腺泡变小和数目减少,空腔中含极少胶样物质。残余的滤泡上皮细胞增大,胞浆嗜酸性染色,称为 Askanazy 细胞,这些细胞代表损伤性上皮细胞的一种特征。最具特征的改变为间质各处有大量浆细胞和淋巴细胞浸润及淋巴滤泡形成,其中偶可找到异物巨细胞。此外尚有中等度的结缔组织增生。

三、临床表现

本病多见于中年女性,表现为甲状腺肿,起病缓慢,常在无意中发现,甲状腺体积为正常甲状腺的 2~3 倍,表面光滑,质地坚韧有弹性如橡皮样感,明显结节则少见,无压痛,与四周无粘连,可随吞咽运动活动。晚期少数可出现轻度局部压迫症状。萎缩性甲状腺炎患者的甲状腺缩小、萎缩,并可出现甲减。

本病发展缓慢,有时甲状腺肿在几年内似无明显变化。初期时甲状腺功能正常。病程中有时与甲亢并存,称为桥本甲状腺毒症,甲亢症状较轻,需正规抗甲状腺治疗,但是在治疗中易发生甲减。也可逐渐出现甲减,或甲状腺功能再正常;其过程类似于亚急性甲状腺炎,但不伴疼痛、发热等,故称此状态为无痛性甲状腺炎,产后发病则称为产后甲状腺炎。但当甲状腺破坏到一定程度,许多患者逐渐出现甲状腺功能减退,少数呈黏液性水肿。

本病有时可合并恶性贫血,此因患者体内存在胃壁细胞的自身抗体。桥本甲状腺炎和萎缩性甲状腺炎也可同时伴有其他自身免疫性疾病,可成为内分泌多腺体自身免疫综合征Ⅱ型的一个组成成分,即甲减、1 型糖尿病、肾上腺皮质功能减退症。近年来还发现与本病相关的自身免疫性甲状腺炎相关性脑炎(桥本脑病)、甲状腺淀粉样变和淋巴细胞性间质性肺炎。

四、实验室及相关辅助检查

(一)甲状腺功能

检查结果取决于疾病阶段,少数患者在起病初期可有一过性甲状腺功能亢进表现时,血 T_3、T_4、FT_3、FT_4 可增高。大部分患者早期甲状腺功能可完全正常。以后可有 T_3、T_4 正常,但促甲状腺激素(TSH)升高,或促甲状腺激素释放激素(TRH)兴奋试验 TSH 呈高反应,此时甲状腺[131]I 摄取率也可升高,但可被 T_3 抑制试验所抑制,此点可与 Graves 病鉴别。本病后期出现甲减时,FT_4、T_4、FT_3、T_3 降低,TSH 升高,甲状腺[131]I 摄取率减低。

(二)甲状腺自身抗体测定

患者血中的抗甲状腺球蛋白抗体(TgAb)、甲状腺过氧化物酶抗体(TPOAb)滴度明显升高,两者均>50%(放射免疫双抗法)时有诊断意义,可持续数年或十余年。这两项抗体是诊断本病的唯一依据。有文献报道,本病 TgAb 阳性率为 80%,TPOAb 阳性率 97%。

(三)甲状腺超声检查

桥本甲状腺炎显示甲状腺肿,回声不均,可伴多发性低回声区域或甲状腺结节。萎缩性甲状腺炎则呈现甲状腺萎缩的特征。

(四)甲状腺核素扫描

显示甲状腺部位分布均匀或不均匀,可表现为"冷结节"。

(五)病理学检查

对于临床表现不典型,抗体滴度不高或阴性者,可做细针穿刺细胞学检查或组织活检以确诊。

五、诊断与鉴别诊断

(一)诊断

中年女性,甲状腺呈弥漫性肿大,质地坚韧有橡皮样感,不论甲状腺功能如何均应考虑本病。血清 TgAb、TPOAb 滴度明显升高(>50%),可基本确诊。如临床表现不典型者,需抗体滴度连续二次>60%,同时有甲亢表现者需抗体滴度>60%持续半年以上。本病甲状腺放射性核素显像有不规则浓集或稀疏区,少数表现为"冷结节"。甲状腺穿刺示有大量淋巴细胞浸润。

本病可伴有以下情况。

(1)桥本甲亢:患者有典型甲亢症状及阳性实验室检查结果,甲亢与桥本病可同时存在或先后发生,相互并存,相互转化。

(2)假性甲亢:少数患者可有甲亢的症状,但甲状腺功能检查无甲亢证据,甲状腺自身抗体阳性。

(3)突眼型:眼球突出,甲状腺功能可正常、亢进或减退。

(4)类亚急性甲状腺炎型:发病较急,甲状腺肿痛,伴发热,血沉加快,但摄^{131}I率正常或增高,甲状腺抗体滴度阳性。

(5)青少年型:占青少年甲状腺肿约 40%,甲状腺功能正常,抗体滴度较低。

(6)纤维化型:病程较长,可出现甲状腺广泛或部分纤维化,甲状腺萎缩,甲状腺功能减退。

(7)伴甲状腺腺瘤或癌:常为孤立性结节,抗体滴度较高。

(8)伴发其他自身免疫性疾病。

(二)鉴别诊断

慢性淋巴细胞性甲状腺炎需要与下列一些疾病相鉴别。

1.Graves 病或突眼性甲状腺肿

Graves 病或突眼性甲状腺肿是涉及多系统的自身免疫性疾病,其特点为弥漫性甲状腺肿伴甲亢、浸润性突眼及胫前黏液性水肿,多见于女性,也可有甲状腺抗体阳性,它与慢性淋巴细胞性甲状腺炎甲亢型类似,但 Graves 病主要由甲状腺刺激免疫球蛋白(thyroid-stimulating immuno-globulin,TSI)所引起,TSI 封闭抗体阻止甲状腺对增加的垂体 TSH 起反应,而慢性淋巴细胞性甲状腺炎除了足量的免疫细胞浸润甲状腺外,其甲状腺增生的主要刺激物是 TSH 本身,而没有 TSI 封闭抗体。本病与 Graves 病两者是密切相关的。

2.变型性慢性淋巴细胞性甲状腺炎

这可能是本病的另一种不同类型,如原发性萎缩性甲状腺炎、不对称性自身免疫性甲状腺炎、青少年型淋巴细胞性甲状腺炎、纤维化型甲状腺炎和产后桥本甲状腺炎,这些甲状腺炎多见

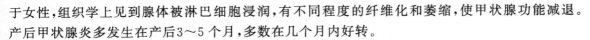

于女性,组织学上见到腺体被淋巴细胞浸润,有不同程度的纤维化和萎缩,使甲状腺功能减退。产后甲状腺炎多发生在产后3～5个月,多数在几个月内好转。

3.其他自身免疫性疾病

在同一患者身上可以发生甲状腺炎、重症肌无力、原发性胆管硬化、红斑狼疮、"自身免疫性"肝病或干燥综合征。极少数慢性淋巴细胞性甲状腺炎可类同亚急性甲状腺炎,表现有发热、颈部疼痛和甲状腺肿大,甲状腺抗体阳性,这可能是本病的亚急性发作。

六、治疗

目前无特殊治疗方法,原则上一般不宜手术治疗,临床确诊后,应视甲状腺大小及有无压迫症状及甲状腺功能而决定是否治疗。如甲状腺较小,又无明显压迫症状者,甲状腺功能正常者,可暂不治疗而随访观察;甲状腺肿大明显并伴有压迫症状时,采用 L-T_4 制剂治疗可减轻甲状腺肿;如有甲减者,则需采用甲状腺素替代治疗。

(一)甲状腺激素治疗

甲状腺肿大明显或伴有甲减时,可给予甲状腺素治疗,可用 L-T_4,一般从小剂量开始,L-T_4 $25～50\ \mu g/d$,根据病情逐渐增加剂量,一般剂量 $50～100\ \mu g/d$,直至腺体开始缩小,TSH 水平降至正常。此后,因人而异逐渐调整剂量,根据甲状腺功能和 TSH 水平减少剂量至维持量,疗程一般 1～2 年。甲状腺肿大情况好转,甲状腺功能恢复正常后可停药。一般而言,甲状腺肿大越明显时,治疗效果越显著。部分患者停药后几年内,又有可能复发,可再次给予甲状腺素治疗。患者大多有发展为甲减趋势,因而应注意随访复查,发生甲减时,应予治疗。

(二)桥本甲亢的治疗

桥本甲亢时应给予抗甲状腺药物治疗,可用甲巯咪唑或丙硫氧嘧啶治疗,但剂量应小于治疗 Graves 病时的剂量,而且服药时间不宜过长,如甲巯咪唑 $10～20\ mg/d$ 或丙硫氧嘧啶 $100～200\ mg/d$。如为一过性甲亢,甲亢为症状性,可仅用 β 受体阻滞剂,如普萘洛尔或美托洛尔进行对症治疗。

(三)类亚急性甲状腺炎的治疗

有些桥本甲状腺炎亚急性起病,甲状腺肿大并伴有疼痛时,如有血沉快、甲状腺激素水平偏高、甲状腺摄 [131]I 率降低,有类似亚急性甲状腺炎的表现时,可用泼尼松 $15～30\ mg/d$ 治疗,待症状好转后逐渐减量,用药 1～2 个月。糖皮质激素可通过抑制自身免疫反应而提高 T_3、T_4 水平。但泼尼松疗效不持久,停药后常易复发,如复发疼痛可再次使用泼尼松。

多数患者经非手术治疗后,肿大的甲状腺可逐渐恢复正常,原来体检时触及的甲状腺结节可消失和缩小,质韧的甲状腺可能变软,但甲状腺抗体滴度却可能长期保持较高的水平。

(四)手术治疗

慢性淋巴细胞性甲状腺炎确诊后,很少需要手术治疗。许多手术都是临床误诊为其他甲状腺疾病而进行的。有报道研究手术治疗的效果,发现手术组临床甲减和亚临床甲减发生率为 93.6%,而非手术组的发生率为 30.8%,表明手术加重了甲状腺组织破坏,促进了甲减发生,因此,应严格掌握手术指征。

1.手术指征

手术指征:①甲状腺弥漫性肿大,合并单发结节,且有压迫症状者;②单发结节为冷结节,可疑恶性变者;③颈部淋巴结肿大并有粘连,FNAC 或组织活检证实为恶性病变者;④甲状腺明显肿大,病史长,药物治疗效果不佳,本人要求手术者;⑤甲状腺素治疗2～3个月无效,甲状腺缩小不明显并有压迫者。

2.术式选择

术中应常规行冷冻切片组织活检,如证实为本病,应只行甲状腺叶部分切除或峡部切除手术,主要目的是去除较大的单发结节,以解除压迫。应尽量保留可修复性的甲状腺组织。如经病理确诊合并了恶性肿瘤时,应按甲状腺癌的处理原则治疗,行全甲状腺切除或近全甲状腺切除。近年许多人主张慢性淋巴细胞性甲状腺炎合并甲状腺癌时,可行甲状腺次全切除术,即甲状腺癌患侧叶全切除,加对侧叶次全切除和峡部切除术。如发现并证实有颈部淋巴结转移时,可行改良式颈部淋巴结清扫术。如无颈部淋巴结转移,不必行预防性颈部淋巴结清扫术。由于慢性淋巴细胞性甲状腺炎的冷冻切片易发生误诊,如术中冷冻切片未发现恶性肿瘤,应结束手术等待石蜡切片结果。如石蜡切片报道为甲状腺癌,可二期再行范围更大的手术。术后应常规用甲状腺素继续治疗,防止甲减发生。

七、预后与预防

慢性淋巴细胞性甲状腺炎的大多数患者预后良好,本病有自然发展为甲状腺功能减退的趋势,其演变过程很缓慢。发生甲减以后,可用甲状腺制剂替代得到很好的矫正。有文献介绍,慢性淋巴细胞性甲状腺炎患者有发展为甲状腺癌的危险。这虽不常见,但在用$L-T_4$治疗时,甲状腺仍在增大,要排除恶性病变。

（靳　健）

第三节　单纯性甲状腺肿

单纯性甲状腺肿是指非炎症和非肿瘤原因所致的、不伴有临床甲状腺功能异常的甲状腺肿。单纯性甲状腺肿患病率约占人群的5%,可由多种因素所致。常见的外源性因素包括机体缺碘、存在致甲状腺肿物质、某些药物所致;常见的内源性因素包括儿童先天性甲状腺激素合成障碍,以及甲状腺激素合成酶缺陷而引起的代偿性甲状腺增生肿大,一般无甲状腺功能异常。根据发病的流行情况分为3类。①地方性甲状腺肿:主要由缺碘所致,呈地方性分布。流行于离海较远,海拔较高的山区,是一种多见于世界各地的地方性多发病,我国西南、西北、华北等地均有分布。②散发性甲状腺肿:主要由先天性甲状腺激素合成障碍或致甲状腺肿物质所引起,散发于全国各地。③高碘性甲状腺肿:是由长期摄入超过生理需求量的高碘水或高碘食物所引起。

单纯性甲状腺肿在任何年龄均可患病,但以青少年患病率高,女性多于男性,男女发病率之比为1:（1.5～3）。

一、病因

（一）缺碘

缺碘是地方性甲状腺肿最常见的原因。国内主要见于西南、西北、华北等地区。主要由于土壤、水源、食物中含碘很低,特别在生长发育、妊娠、哺乳时,不能满足机体对碘的需要,因而影响

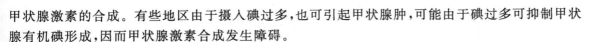

甲状腺激素的合成。有些地区由于摄入碘过多,也可引起甲状腺肿,可能由于碘过多可抑制甲状腺有机碘形成,因而甲状腺激素合成发生障碍。

(二)致甲状腺肿物质

某些物质可阻碍甲状腺激素合成,从而引起甲状腺肿,称为致甲状腺肿物质。常见者有硫氰酸盐、保泰松、碳酸锂等。硫脲类药物用于治疗甲状腺功能亢进症(甲亢),如剂量过大,常可过分抑制甲状腺激素的合成而引起甲状腺肿大。长期服用含碘药物可阻碍甲状腺内碘的有机化,可引起甲状腺肿。木薯中含有氰基,在肠道内分解形成硫氰酸盐,抑制甲状腺摄碘。致甲状腺肿物质所引起的甲状腺肿常呈散发性,但也可呈地方性或加重地方性甲状腺肿。

(三)高碘

在自然界含碘丰富的地区也有地方性甲状腺肿流行,主要是因为摄入碘过多,从而阻碍了甲状腺内碘的有机化过程抑制 T_4 的合成,促使 TSH 分泌增加而产生甲状腺肿,称为高碘性地方性甲状腺肿。

(四)先天性甲状腺激素合成障碍

甲状腺激素生物合成的过程包括下列各步骤:将碘运输入甲状腺,碘和甲状腺球蛋白中的酪氨酸相结合,碘化酪氨酸的耦联,甲状腺球蛋白水解释放出碘化酪氨酸及甲状腺激素,甲状腺内碘化酪氨酸的脱碘作用及其碘的再利用,甲状腺激素释入血循环。在上述进程的各个步骤中可因一些特殊的酶的缺陷而引起甲状腺激素合成的障碍,迄今已知至少有五种不同的激素生成缺陷,可导致 TSH 的分泌亢进,引起甲状腺肿。有些病例由于存在的缺陷是部分性的,故可通过组织的增生肥大而使甲状腺功能得到代偿,因此临床上只有甲状腺肿大而甲状腺功能仍正常;另一些病例虽然通过甲状腺增生肥大,仍不能产生足够的甲状腺激素以适应生理需要,就同时出现甲状腺肿和甲状腺功能减退症(甲减)。

1.甲状腺摄取碘的缺陷

在这些患者,甲状腺难于从血浆中浓集碘,除甲状腺外,碘也不能运输入唾液及胃液。给正常人示踪剂量的放射性碘后 2 小时测定唾液碘浓度和血浆中碘浓度的比值为 10～100,而患者的比值为 1。这种缺陷病因不明,可能是碘进入甲状腺细胞所需能量不足,也可能是甲状腺细胞碘受体或载体异常。

2.碘的有机化缺陷

在这些患者,碘能运输入甲状腺,但不能和酪氨酸结合入甲状腺球蛋白而形成有机复合物,是缺少过氧化物酶所致。放射性碘可迅速聚集在甲状腺内,但由于甲状腺内碘未能进行有机结合而是处于游离状态,所以在给过氯酸钾或硫氰酸盐后可使碘迅速地自甲状腺释出。当血浆中碘逐渐由尿中排出,甲状腺内的碘随即回入血浆。这些患者的碘摄取率在刚给放射性碘后是高的,而在 24 小时后却是低的。甲状腺内含碘量显著减少,没有含碘有机复合物形成,血清蛋白结合碘浓度低。在给予放射性碘追踪剂量后 2 小时,给予 1 g 过氯酸钾或硫氰酸盐能使患者甲状腺内存在的游离碘释入血浆,2 小时后若 20% 以上的碘被释出,试验即为阳性。

3.碘化酪氨酸耦联缺陷

在此缺陷中,碘化酪氨酸不能缩合成具有激素活力的碘化甲腺原氨酸(主要为甲状腺素和三碘甲腺原氨酸)。甲状腺内有大量的碘化酪氨酸,但很少有碘化甲腺原氨酸,甲状腺球蛋白内有大量的一碘酪氨酸(MIT)及二碘酪氨酸(DIT),血浆中甲状腺激素含量低。此缺陷与耦联过程的酶缺乏或者甲状腺球蛋白结构异常,不利于碘化酪氨酸耦联有关。

4.碘化酪氨酸脱碘作用的缺陷

此缺陷在于碘一旦结合成一碘酪氨酸或二碘酪氨酸后,不能被再利用。正常甲状腺能对碘化酪氨酸进行脱碘作用,将碘再利用。脱碘作用的缺陷是由于缺乏脱卤素酶,因而一碘酪氨酸及二碘酪氨酸直接由甲状腺释入血循环,由尿液排出,造成内生性的碘损耗,临床出现甲状腺肿大及功能降低。对这些患者可予放射性碘后测定血浆及尿中放射标记的碘化酪氨酸而获得诊断。

5.异常碘化蛋白质的形成和释放

正常人血清酸化至很低 pH 时,正丁醇能提出它的全部碘(即甲状腺激素所含碘)。在有此缺陷患者的血清中,正丁醇仅能提出部分的血清碘,余下的为一种异常的有机复合物,它和甲状腺球蛋白不同,没有代谢作用,也不能抑制 TSH 的产生和释放,这种碘蛋白质主要含有一碘酪氨酸及二碘酪氨酸,而没有甲状腺素和三碘甲腺原氨酸。本病的基本缺陷尚未弄清,可能为甲状腺球蛋白分子结构的改变,也可能为甲状腺内蛋白分解酶的异常,使碘化而未成熟完备的甲状腺球蛋白释入血循环,也可能是正常甲状腺球蛋白产生不足,有时其他蛋白质进入甲状腺被碘化。

(五)肾脏碘清除率增高

引起肾脏碘清除率增高的原因较多,常受内分泌激素和代谢因素的影响。青春发育期和妊娠期碘清除率均增高,造成碘的过量丧失,使机体处于相对缺碘状态,诱发单纯性甲状腺肿。碘清除率增高可表现为家族性,患者常伴有皮质功能亢进症状。Addison 病及腺垂体功能减退症使碘清除率降低,甲状腺激素 TSH 和雄激素对碘清除率影响较小。

二、发病机制

(一)甲状腺合成、分泌甲状腺激素减少

传统的观点认为,不同病因引起的甲状腺肿反映了共同的发病机制,即一个或几个因素造成甲状腺合成、分泌甲状腺激素减少,继而 TSH 分泌增多,高水平的 TSH 刺激甲状腺生长和甲状腺激素合成,最终甲状腺激素分泌速率恢复正常,患者代谢水平正常,但甲状腺肿大。当疾病严重时,包括 TSH 分泌增多的代偿性反应仍不能使分泌的甲状腺激素适应生理需要时,此时患者既有甲状腺肿又有甲减。因此,单纯性甲状腺肿与具有甲状腺肿的甲减仅是程度上的不同,在发病机制方面不能完全分开,单纯性甲状腺肿的特殊原因可能与甲减一起存在或分别存在。与上述观点不一致的是,临床发现大多数单纯性甲状腺肿患者的血清 TSH 水平并不增高。然而,给予抑制剂量的甲状腺激素后,甲状腺肿缩小。这一事实说明 TSH 对甲状腺肿的发生和维持确有作用。对这种矛盾现象的解释有三。①一种可能的机制是如果存在某些因素使甲状腺对碘的利用发生障碍,即使 TSH 水平正常,甲状腺肿仍可在其刺激下逐渐发生。对此观点最有力支持的动物实验是,切除大鼠垂体,观察其甲状腺重量对标准剂量的外源 TSH 的反应。结果显示,凡实验前存在有碘耗竭的甲状腺,给予 TSH 后其甲状腺增生显著。②第二种可能性为血清 TSH 浓度仅有轻度增加,目前所使用的放射免疫测定方法难以检测出来。③第三种推测为检测患者血清 TSH 时,甲状腺肿已经形成,当初造成甲状腺肿的刺激——高浓度的 TSH 已不再存在,此时已降至正常的 TSH,即可维持甲状腺肿。

(二)甲状腺生长免疫球蛋白

近年对单纯性甲状腺肿中甲状腺增大的机制提出了一种新的观点,认为在一些患者中可能存在一种"甲状腺生长免疫球蛋白(TGI)",它具有 TSH 样的能刺激甲状腺生长的作用,但又不具有 TSH 或 TRAb 能促进甲状腺功能的作用,因此患者无甲状腺功能亢进。这种自身免疫机

制所致的单纯性甲状腺肿患者及其亲属易患自身免疫疾病。另外,患者行甲状腺次全切除术后,甲状腺肿易复发。不过,对此观点支持的资料不多,尚需进一步研究证实。对单纯性甲状腺肿中多结节性甲状腺肿发生机制的认识,单纯性甲状腺肿早期为弥漫性甲状腺肿,以后变为多结节性甲状腺肿。多结节性甲状腺肿具有解剖结构和功能上的不均一性,且倾向于发生功能自主性区域。目前对多结节性甲状腺肿发生机制的认识主要有两种意见,一种观点认为长期的 TSH 刺激或高度刺激与复旧的反复循环,造成了多结节性甲状腺肿的发生,同时也导致了某些增生区域的功能自主性。局部的出血、坏死、纤维化及钙化,更加重了结构和功能上的不均一性。另一种观点主要依据对多结节性甲状腺肿的放射自显影和临床研究的结果,认为在疾病开始时甲状腺内就已经存在解剖和功能上的不均一性的基础,后来由于受到长期刺激而变得更趋明显。由于多结节性甲状腺肿存在有自主性的高功能区域,因此当患者接受碘负荷时,易发生甲状腺毒症。为此,对单纯性多结节性甲状腺肿患者,应避免使用含碘药物;在必需使用含碘造影剂的放射学检查后,应密切观察,甚至有人提出应给予抗甲状腺药物(尤其在缺碘地区),以防甲亢发生。

三、病理改变

早期由于甲状腺激素合成和分泌减少,使垂体促甲状腺激素分泌增多,刺激甲状腺滤泡上皮增生,甲状腺呈对称性肿大,表面光滑,重量在 $60\sim800$ g。切面可见结节、出血、纤维化或钙化。镜下滤泡上皮轻度或高度增生。病变进一步发展,滤泡发生复旧。此时上皮细胞变成矮立方形或扁平形。滤泡腔由于胶质蓄积而高度扩张,称为胶性甲状腺肿或单纯性甲状腺肿。由于长期反复增生与复旧,则形成结节性甲状腺肿。

肉眼及镜下可见直径几毫米至数厘米大小不等的结节形成,结节间是散在的正常甲状腺组织。结节表面有时可见明显的纤维组织包膜。结节结构极不一致,滤泡呈实心或含丰富的胶质,滤泡上皮矮立方形。部分上皮增生形成乳头状突起伸入滤泡腔内,间质结缔组织增生、透明性变及钙盐沉着,也可有淋巴细胞浸润,有时可见新鲜或陈旧性出血及坏死所引起的机化、胆固醇结晶沉着、巨噬细胞及异物巨细胞浸润等改变。

四、临床表现

单纯性甲状腺肿多见于女性,本病常发生于青春期和妊娠期内,根据国外资料,约 1% 的男孩和 4% 的女孩在 12 岁时有单纯性甲状腺肿。一般人群发病率约 4%。还有些患者主诉其甲状腺肿见于情感应激时或月经期,但这尚未证实。

(一)症状

单纯性甲状腺肿患者早期常无任何症状,偶然被家人或同事发现,或体格检查时发现甲状腺肿大。病程长者,随着病情的发展,甲状腺可逐渐增大,发展至重度肿大时可引起压迫症状。压迫气管可引起咳嗽与呼吸困难、咽下困难、声音嘶哑;压迫血管致血液回流障碍可出现面部青紫、水肿,颈部与胸部浅表静脉扩张。患者还可有头晕,甚至晕厥发生,但均较少见。

(二)体征

甲状腺一般呈弥漫性的轻、中度肿大,质地软,早期无结节,几年后可有大小不等、质地不一的结节,大多数无血管杂音,少数可闻及血管杂音。有多年的单纯性甲状腺肿病史者,甲状腺肿大常不对称,表面不光滑,呈小叶状或结节状。结节为多发性,境界常不清楚。当甲状腺肿发展成较大时,可造成食管和(或)气管的受压、移位。胸廓入口处狭窄可影响头、颈和上肢的静脉回流,造成静脉充血,当患者上臂举起时,这种阻塞表现加重(Pemberton 征)。

(三)并发症

甲状腺内出血可造成伴有疼痛的急性甲状腺肿大,常可引起或加重阻塞、压迫症状。单纯性甲状腺肿多年后可以发生一个或几个结节的结节性甲状腺肿,并可导致甲状腺功能亢进或甲状腺功能减退。结节性甲状腺肿的另一并发症为癌变,如果甲状腺肿的一部分突然增大,质地坚硬,患者出现喉返神经受压所致的声音嘶哑,或在甲状腺旁出现淋巴结肿大,应注意除外甲状腺癌的可能。

五、实验室检查

(一)甲状腺激素及抗体测定

甲状腺功能检查一般是正常的,部分患者 TT_4 正常低值或轻度下降,但 T_3/T_4 比值常增高,这可能是患者甲状腺球蛋白的碘化作用有缺陷所致。弥漫性甲状腺肿患者血清 TSH 和 TRH 兴奋试验正常,甲状腺素抑制试验阳性。病程较长的单纯性多结节性甲状腺肿患者,其功能自主性的倾向可表现为基础 TSH 水平降低或 TRH 兴奋试验时 TSH 反应减弱或缺乏。部分患者甲状腺素抑制试验可不受抑制。病程长者还可有甲状腺激素水平的降低。抗甲状腺球蛋白抗体和抗微粒体抗体阴性。大多数单纯性甲状腺肿患者的血清甲状腺球蛋白(Tg)水平增高,增高的程度与甲状腺肿的体积呈正相关。

(二)甲状腺摄碘率

放射性碘摄取率一般正常,但部分患者由于轻度碘缺乏或甲状腺激素生物合成缺陷,甲状腺摄碘率增高,但高峰不提前,可被 T_3 所抑制,但当甲状腺结节有自主性功能时,可不被其抑制。

(三)甲状腺 B 超

B 超可示甲状腺弥漫性肿大,部分血流丰富;病程长者,可见有结节。

(四)甲状腺扫描

甲状腺放射性核素显像可见甲状腺弥漫性肿大,放射性分布均匀,如为结节性甲状腺肿,放射性分布不均,可呈现有功能的或无功能的结节。

六、诊断

(一)初步诊断

根据甲状腺肿大及实验室检查、影像学检查特点,基本可以确定诊断。

(1)在非地方性甲状腺肿地区,甲状腺肿大无明显症状者,首先应考虑散发性甲状腺肿。

(2)血清 T_3 和 T_4 水平正常,TSH 水平正常或稍低,TRH 兴奋试验 TSH 反应正常或减弱。为明确是否伴有功能亢进,还是由于缺乏甲状腺激素或缺碘引起,还可做甲状腺素抑制试验。TRAb、TPOAb 阴性。

(3)放射性碘摄取率一般正常,少数患者可呈现 [131]I 摄取率增高,但高峰无前移。

(4)影像学检查显示甲状腺弥漫性肿大,结节性患者质地常不均匀。

(二)病因诊断

在诊断了甲状腺肿后,还要根据病史、临床检查等特点,明确甲状腺肿的病因。

有长期服用抑制甲状腺激素合成的药物史者,考虑为药物性甲状腺肿。青春期、妊娠期、哺乳期、外伤及慢性消耗性疾病所致者,常有明显的生理、病理特征。对一些代谢缺陷引起的甲状腺肿,则需行进一步的实验室检查才能确诊为何种缺陷。如碘摄取缺陷时,做放射性碘摄取率检查,发现甲状腺不能浓集碘,唾液中也缺乏碘的浓集;过氧化物酶缺陷时,过氯酸钾释放试验为阳性,血中甲状腺激素水平降低;耦联缺陷时,层析测定甲状腺组织标本可发现甲状腺内大量碘化酪氨酸;碘化酪氨酸脱卤素酶缺陷时,在给患者示踪剂量的放射性碘后,用层析法可显示血浆及尿中碘化酪氨酸;正丁醇不溶性蛋白缺陷时,血清蛋白结合碘及正丁醇提取碘,或蛋白结合碘及血清甲状腺激素碘间差别超过 20%;碘和异常蛋白质结合时,可在给放射性碘后于血浆及尿中测得碘和异常蛋白结合的复合物。

七、鉴别诊断

(一)慢性淋巴细胞性甲状腺炎

慢性淋巴细胞性甲状腺炎也称为桥本病,表现为甲状腺弥漫性肿大,但是质地较韧,查甲状腺过氧化物酶抗体和球蛋白抗体常明显增高,提示是一种自身免疫性的甲状腺炎。特别是儿童患者,当抗甲状腺球蛋白抗体和抗微粒体抗体阳性者,应考虑慢性淋巴细胞性甲状腺炎。

(二)甲状腺癌

甲状腺癌时甲状腺肿大,质地韧或偏硬,表面不光滑,有结节,且结节活动度差,周围可有肿大的淋巴结。查 B 超可示多个不规则结节,甲状腺扫描显示冷结节,查血甲状腺球蛋白、降钙素可升高,甲状腺针吸活检有助于诊断。

(三)亚急性甲状腺炎

亚急性甲状腺炎多在病毒、细菌感染后引发自身免疫反应。患者可有发热、咽痛,甲状腺肿大,质地韧或偏硬,压痛明显。查甲状腺功能可以升高,而甲状腺扫描示甲状腺区域显影差,摄碘率降低,这是诊断亚急性甲状腺炎的重要依据。亚急性甲状腺炎时血沉快,合并感染时血象可升高。

(四)结节性甲状腺肿

结节性甲状腺肿病史多较长,甲状腺呈结节样肿大,可以发生 T_3 型甲亢,也可以出现甲减。单纯性甲状腺肿随着病程延长,进展至多结节阶段时,自主性功能的病灶可出现,部分患者可从临床甲状腺功能正常逐渐发展为甲状腺功能亢进(毒性多结节性甲状腺肿)。

(五)Graves 病

单纯性甲状腺肿的弥漫性肿大阶段类似于 Graves 病或桥本病的甲状腺特点。如果 Graves 病未处于活动的甲状腺毒症阶段和缺乏眼征表现,单纯性甲状腺肿很难与其区分开,后者 TRAb 多升高。

八、治疗

(一)内科治疗

大多数单纯性甲状腺肿患者无明确病因可寻,但无论何因,其共同发病机制是甲状腺素合成减少,所以甲状腺激素是最为有效的药物治疗。治疗前必须检测 TSH 基础水平或 TRH 兴奋试验,只有无血清 TSH 浓度降低,或 TSH 对 TRH 反应良好时,才可以用甲状腺激素治疗。较年轻的单纯性弥漫性甲状腺肿患者的血清 TSH 水平多正常或稍增高,是使用甲状腺激素治疗的指征。常用左甲状腺素(L-T_4)治疗,根据病情选择用药剂量,如每天 50～100 μg,能取得较好效果,使甲状腺逐渐缩小。病程长的多结节性甲状腺肿患者,血清基础 TSH 浓度常＜0.5 mU/L,

应做 TRH 兴奋试验,如 TSH 反应降低或无反应,表示甲状腺已有自主性功能,不宜用甲状腺激素治疗。

使用甲状腺激素替代治疗,所给予的剂量应不使 TSH 浓度降低至与甲状腺毒症者相似为宜,即稍小于 TSH 完全抑制的剂量(<0.1 mU/L)。早期单纯性弥漫性甲状腺肿阶段的年轻患者,可每天用 $50\sim100$ μg 的 L-T_4 治疗。对老年患者,每天 50 μg 的 L-T_4 足以使 TSH 抑制到适宜的程度($0.2\sim0.5$ mU/L)。

对有明确病因者,应针对病因治疗。如对缺碘或使用致甲状腺肿物质者,应补充碘或停用致甲状腺肿物质,甲状腺肿自然消失。对单纯性甲状腺肿患者补碘应慎重,对无明确证据证实为碘缺乏者,补碘不但无效,而且还有可能引起甲状腺毒症。治疗结果极多样化。早期较小弥漫性增生的甲状腺肿反应良好,$3\sim6$ 个月消退或者消失。晚期,较大的多结节性甲状腺肿,自主性生长的滤泡细胞比例较高,故药物治疗反应较差,仅约 1/3 的病例腺体体积明显缩小;而其他 2/3 病例中,抑制治疗可防止腺体进一步生长。结节间组织退化,比结节本身的退化更为常见。因此,在治疗期间结节可显现得似乎更为突出。甲状腺最大限度地恢复后,抑制药物可减少到最小剂量,长期维持或有时停止服用。甲状腺肿可保持缩小,也可以复发,难以预测。如复发,应重新开始并无限期地进行抑制性治疗。对甲状腺功能正常的多结节性甲状腺肿患者,至少应每年复查甲状腺功能,并做全面体检,根据需要行影像学检查。

(二)放射性 ^{131}I 治疗

对于血清 TSH 浓度降低的、甲状腺激素水平偏高的单纯性甲状腺肿可给予小剂量放射性 ^{131}I 治疗。治疗前除测定甲状腺的 ^{131}I 摄取率外,还应作甲状腺扫描,以估计甲状腺的功能情况,有放射性 ^{131}I 治疗适应证者方可进行治疗。单纯性甲状腺肿一般不需快速治疗,因此可采取小剂量给予放射性碘。由于患者多为老年人,故应警惕放射性碘所引起的甲状腺激素急剧释放这一少见但可能发生的治疗并发症。如患者有冠心病等不能耐受一时性甲亢的疾病,可于放射性碘治疗前先给予抗甲状腺药物。

(三)外科治疗

对单纯性甲状腺肿的外科治疗无生理学依据,一般而言,不应行外科手术治疗,因为甲状腺的部分切除将更进一步限制甲状腺对激素需要增多的适应能力。但若出现压迫阻塞症状,且给予甲状腺激素治疗无效时,应进行手术治疗。有些患者有肿瘤迹象时,应做相应检查,怀疑有恶变时有手术适应证。术后应给予甲状腺激素替代治疗。替代剂量为 L-T_4 约 1.8 μg/kg,以抑制再生性增生和进一步的致甲状腺肿作用。

九、单纯性甲状腺肿的预防

减少单纯性甲状腺肿发生的根本在于预防。多年来,我国为了降低缺碘地区甲状腺肿的发生率,提倡食用碘盐。通过补碘,使缺碘性甲状腺肿的发病率明显降低。少部分患者是由高碘引起的甲状腺肿,在明确病因后可得到较好的预防。如由缺碘引起者,尤其在青春期、妊娠期、哺乳期等生理性需碘量增加时应注意碘的补充,多吃一些海带、紫菜等含碘的食物,防止在这些时期发生甲状腺肿。服用的药物应避免对甲状腺摄碘的影响。

(靳　健)

第四节 结节性甲状腺肿

结节性甲状腺肿是一种常见的甲状腺病症,又称腺瘤样甲状腺肿,发病率很高,以中年女性多见。多数患者在发现结节性甲状腺肿时,已有多年的病史;部分是由单纯性甲状腺肿发展而来,患者可能无不适感觉,仅少数患者诉说有颈部胀感,待甲状腺肿大至一定程度时才发现。部分是地方性甲状腺肿和散发性甲状腺肿晚期所形成的多发结节。临床表现为甲状腺肿大,并可见到或触及大小不等的多个结节,结节的质地多为中等硬度。临床症状不多,仅为颈前区不适。甲状腺功能多数正常。甲状腺扫描、甲状腺 B 超可以明确诊断。

一、病因与发病机制

结节性甲状腺肿是一种良性疾病,由于机体内甲状腺激素相对不足,致使垂体 TSH 分泌增多,在这种增多的 TSH 长时期的刺激下,甲状腺反复增生,伴有各种退行性变,最终形成结节。甲状腺结节的发病机制与病因目前仍不明了,很可能是多因素所致,如遗传、放射、免疫、地理环境因素、致甲状腺肿因素、碘缺乏、化学物质刺激及内分泌变化等多方面综合刺激所致。

致甲状腺肿物质包括某些食物、药物、水源污染、土壤污染及环境污染等;碘缺乏地区有甲状腺肿伴结节性甲状腺肿流行;放射性损伤可以致癌,但应用[131]I 治疗后数十年经验与统计证明,放射性[131]I 治疗的主要不良反应不是致癌,而是甲状腺功能减退,尤其是远期功能低下。在某些多结节性甲状腺肿患者的 TGA 及 TMA 检测中发现有 54.7% 的阳性率,单结节阳性率为 16.9%。结节性甲状腺肿患者有先天性代谢性缺陷,导致甲状腺肿代偿性增生过度。环境中缺少硒、氟、钙、氯及镁等微量元素的摄入等。

有人提出"触发因子-促进因子"理论,是由于甲状腺本身在致甲状腺肿物质与放射性损伤或致癌物质促进下,引起患者甲状腺组织细胞内 DNA 性质变化,促使 TSH 或其他免疫球蛋白基因突变,不断发展变化,可导致甲状腺组织增生,甚至癌变。早期未发生自主性功能变化以前,经过治疗可获良效,增生的甲状腺结节可以消退,晚期由于自主性功能结节形成或发生其他变化,则用药物治疗难以取得疗效,必须手术切除结节。总之,结节性甲状腺肿发病机制比较复杂,目前仍不确切,有待研究。

二、临床表现

(1)患者有长期单纯性甲状腺肿的病史,发病年龄一般>30 岁。女性多于男性。甲状腺肿大程度不一,多不对称。结节数目及大小不等,一般为多发性结节,早期也可能只有一个结节。结节质软或稍硬,光滑,无触痛。有时结节境界不清,触摸甲状腺表面仅有不规则或分叶状感觉。病情进展缓慢,多数患者无症状。较大的结节性甲状腺肿可引起压迫症状,出现呼吸困难、吞咽困难和声音嘶哑等。结节内急性出血可致肿块突然增大及疼痛,症状可于几天内消退,增大的肿块可在几周或更长时间内减小。

(2)结节性甲状腺肿出现甲状腺功能亢进(Plummer 病),患者有乏力、体重下降、心悸、心律失常、怕热多汗、易激动等症状,但甲状腺局部无血管杂音及震颤,突眼少见,手指震颤亦少见。

老年患者症状常不典型。

（3）注意患者有无接受放射线史，口服药物史及家族史，患者来自地区是否为地方性甲状腺肿流行区等。一般结节性甲状腺肿病史较长，无压迫症状，无甲状腺功能亢进症状，患者多不在意，无意中发现甲状腺结节而来就诊检查。

（4）如为热结节又称毒性结节时，患者年龄多在40岁以上，结节性质为中等硬度，有甲亢症状，甚至发生心房纤维性颤动及其他心律失常表现，如有出血时可有痛感，甚至发热。结节较大时可出现压迫症状，如发音障碍，呼吸不畅，胸闷、气短及刺激性咳嗽等症状。

（5）如来自碘缺乏地区的结节性甲状腺肿患者，其甲状腺功能可有低下表现，临床上也可发生心率减慢，水肿与皮肤粗糙及贫血表现等。少数患者也可癌变。结节性质为温结节者比较多见，可用甲状腺制剂治疗，肿大的腺体可呈缩小。冷结节比较少见，有临床甲减者可用甲状腺制剂治疗，但往往需要手术治疗。

三、辅助检查

发现甲状腺呈结节性肿大时，需做以下检查。

（一）甲状腺 B 超

B 超可显示甲状腺肿大，有多个低回声区，还可显示甲状腺结节的大小，有无钙化等。甲状腺B超可以明确甲状腺结节为实质性或囊肿性，诊断率达95％。伴有囊肿的甲状腺结节多为良性结节，可用抽吸治愈或缩小结节。实质性结节者还应进行甲状腺扫描或穿刺病理检查等。具有高分辨力的超声图像检查可以分析结节至 1 mm 病灶，临床上认为单结节者，常可发现为多结节，接近于尸检所见，大多数囊肿病变并非真正囊性，而是具有实性组织的病变，并能显示混合性回声波群。

（二）甲状腺扫描

常用的甲状腺扫描有放射性核素^{131}I 和^{99m}Tc，即^{131}I 扫描、^{99m}Tc 扫描。甲状腺结节因对碘的摄取能力不同而图像不同，^{99m}Tc 可像碘一样被甲状腺所摄取，但不能转化。甲状腺扫描可显示甲状腺的吸碘率，有利于判断甲状腺功能；结节性甲状腺肿时可显示有多个稀疏区，稍大的结节可呈凉结节或冷结节。恶性结节不能摄取碘，恶变区将出现放射稀疏区，根据其摄碘能力，可分为无功能的冷结节，正常功能的温结节和高功能的热结节。放射性核素或^{99m}Tc 扫描的缺点是不能完全区分良性或恶性结节，而仅是一个初步判断分析。

（三）甲状腺功能

测定甲状腺功能大多正常。但是要注意 TSH，如升高提示甲状腺功能偏低，需要补充甲状腺激素治疗；如降低需排除合并甲亢的可能。如甲状腺球蛋白抗体（TGA）或甲状腺过氧化物酶抗体（TPOAb）升高，提示有桥本病的可能。

（四）血甲状腺球蛋白和降钙素测定

这两项指标有助于排除甲状腺癌。当甲状腺有结节时，需进行测定。甲状腺癌时甲状腺球蛋白可升高；降钙素升高是甲状腺髓样癌的特异性指标。

（五）甲状腺 CT 或 MRI

当怀疑有甲状腺癌的可能时，需做甲状腺 CT 或 MRI 辅助诊断。

（六）甲状腺摄^{131}I 率

结节性甲状腺肿摄^{131}I 率正常或增高，但无高峰前移。出现 Plummer 病时，摄^{131}I 率升高，或虽在正常范围内而高峰前移。

(七)甲状腺穿刺组织病理检查

应用细针针吸活检术检查,对甲状腺结节的诊断有一定价值,比较安全。穿刺结果有助于明确手术治疗指征,其细胞学准确度达50%～97%。但也可取样有误,特别是有囊性变患者及结节较小者,如<1 cm的病变,穿刺准确度可有困难。细针活检不能确定,还可用粗针再穿刺活检,其结果可能更加准确。但穿刺针进入恶性结节癌肿以后,可将癌细胞扩散为其害处,应特别注意。为了术前明确结节性质,也可采用开放性甲状腺组织活检,以利全面分析。

四、鉴别诊断

(一)甲状腺腺瘤

结节性甲状腺肿尤其是与多发性腺瘤鉴别。结节性甲状腺肿患者年龄较大,病史较长,甲状腺肿大呈分叶状或多个大小不等的结节,边界不清,甲状腺激素治疗,腺体呈对称性缩小。多发甲状腺腺瘤甲状腺肿大不对称,可触及多个孤立性结节,如合并单纯性甲状腺肿,腺瘤结节边界亦较清楚,质地较周围组织略坚韧,甲状腺激素治疗,腺体组织缩小,结节更加突出。

(二)结节性甲状腺肿伴甲亢

结节性甲状腺肿伴甲亢与Graves病鉴别。前者地方性甲状腺肿流行区多见,年龄一般较大,多在40岁以上,常在出现结节多年后发病,甲状腺功能亢进症状较轻而不典型。Graves病发病年龄多在20～40岁,两侧甲状腺弥漫肿大,眼球突出,手指震颤,甲状腺局部可触及震颤及听到血管杂音。甲状腺扫描发现一个或数个"热结节"。

(三)其他

1.甲状腺囊肿

甲状腺扫描为"冷结节",B超检查为囊性结节,细针穿刺可明确诊断。

2.甲状腺腺瘤

甲状腺腺瘤多数为单发,生长缓慢,无症状。甲状腺扫描为"温结节"。若为毒性腺瘤表现为"热结节"。腺瘤也可发生出血、坏死液化呈"冷结节"。

3.甲状腺癌

甲状腺癌早期除甲状腺结节外可无任何症状,此时与结节性甲状腺肿鉴别困难。可做针刺活组织检查,尤其粗针穿刺诊断意义很大。

4.毒性结节性甲状腺肿

毒性结节性甲状腺肿老年人多见,无突眼,心脏异常多见。甲状腺扫描可见多个摄碘功能增强的结节,夹杂不规则的浅淡显影区。

5.甲状腺肿瘤

滤泡性甲状腺癌分泌甲状腺激素引起甲亢。局部可扪及肿块,核素扫描、超声检查及细针穿刺细胞学检查可协助诊断。

五、治疗

(一)甲状腺激素抑制治疗

TSH是甲状腺细胞生长增殖的主要刺激因子。甲状腺激素治疗可以抑制垂体TSH的分泌,减少对甲状腺的刺激,使结节性甲状腺肿停止发展并缩小。一般单纯性结节性甲状腺肿,无论是单结节及多发性结节,还是温结节或冷结节都可使用甲状腺制剂进行治疗。给甲状腺片每天40～80 mg 口服;或用左甲状腺素钠(L -T_4)片,每天 50～100 μg 口服。治疗后肿大的结节缩小者可继续使用至完全消失,有效的甲状腺激素治疗应能抑制 TSH 的分泌,使其维持在正常范围的低限为宜,但不宜过度抑制引起甲亢。对老年人特别是有心脏病者应适当减量。治疗至少3 个月。实质性甲状腺结节用甲状腺素治疗效果尚不理想,仅有 30％～40％的患者有效,结节缩小。如治疗过程中结节变大应考虑手术治疗。

(二)手术治疗

当结节性甲状腺肿经做相应鉴别诊断的检查,或做甲状腺针吸活检怀疑有恶变时,目前主张手术治疗。

手术指征:①结节性甲状腺肿较大,有压迫症状者;②结节迅速增大,或有颈淋巴结肿大,疑恶变者。尽管诊断手段不断改进,多数手术治疗的甲状腺结节均为良性病变。因手术的并发症随手术范围扩大而增加,病变恶性程度的估计在计划手术范围中起主要作用。经细针穿刺、病理检查诊断为恶性者,应进行甲状腺全切;如穿刺结果为良性、而临床疑为恶性者可进行甲状腺叶切除。穿刺结果可疑者根据手术中冷冻切片结果决定手术范围。

(三)Plummer 病治疗

Plummer 病主要用手术治疗和放射性碘治疗。手术治疗效果好,不易复发。手术前需用抗甲状腺药物治疗控制甲亢病情后再行手术治疗。该类甲状腺肿患者因只有结节具有较高的摄[131]I功能,结节以外的甲状腺处于抑制状态,所以放射性碘治疗不会造成结节以外的甲状腺组织损伤。可用于老年患者,特别是有心脏病者。对于老年患者或有其他严重疾病而不能耐受手术者,可用抗甲状腺药物治疗。

(靳　健)

第五节　甲　状　腺　癌

甲状腺恶性肿瘤是最常见的内分泌恶性肿瘤。按照组织学特征,起源于甲状腺滤泡细胞可以分为分化型甲状腺癌和未分化甲状腺癌,占所有甲状腺癌的 95％以上。分化型甲状腺癌包括乳头状甲状腺癌和滤泡型甲状腺癌,这类甲状腺癌通常是可治愈的。相反,未分化甲状腺癌来势凶猛,预后很差。近年来,甲状腺癌发病率逐年上升。年龄是一个影响甲状腺癌的重要因素,＞45 岁的患者预后较差。甲状腺癌多见于女性,但男性患者预后较差。另外的危险因素包括颈部放疗史,直径＞4 cm 的肿瘤,原发灶外侵,淋巴结及远处转移。

起源于甲状腺滤泡旁 C 细胞的恶性肿瘤称为甲状腺髓样癌,占所有甲状腺癌的 3％左右,其分为散发性髓样癌、家族性髓样癌、MEN 综合征。

一、概述

(一)甲状腺癌分期

2010 年甲状腺癌 UICC 分期如下。

1.TNM 分期

(1)T 分期。

T_x:无法对原发肿瘤做出估计。

T_0:未发现原发肿瘤。

T_1:原发肿瘤≤2 cm,局限于甲状腺内。

T_2:2 cm<原发肿瘤≤4 cm,局限于甲状腺内。

T_3:肿瘤>4 cm,肿瘤局限在甲状腺内或有少量延伸到甲状腺外。

T_{4a}:肿瘤蔓延至甲状腺包膜以外,并侵犯皮下软组织、喉、气管、食管或喉返神经。

T_{4b}:肿瘤侵犯椎前筋膜、或包绕颈动脉或纵隔血管。

未分化癌均为 T_4。

T_{4a}:未分化癌,肿瘤限于甲状腺内,尚可外科切除。

T_{4b}:未分化癌,肿瘤已侵出包膜,外科难以切除。

(2)N 分期。

N_0:无淋巴结转移。

N_{1a}:肿瘤转移至Ⅵ区(气管前、气管旁和喉前淋巴结)。

N_{1b}:肿瘤转移至单侧、双侧、对侧颈部或上纵隔淋巴结。

(3)M 分期。

M_0:无远处转移。

M_1:远处有转移。

2.不同甲状腺癌的临床分期

(1)甲状腺乳头状腺癌或滤泡状腺癌(45 岁以下)。

Ⅰ期:任何 T,任何 NM_0。

Ⅱ期:任何 T,任何 NM_1。

(2)甲状腺乳头状腺癌或滤泡状腺癌(45 岁以上)及髓样癌(任何年龄)。

Ⅰ期:$T_1 N_0 M_0$。

Ⅱ期:$T_2 N_0 M_0$。

Ⅲ期:$T_3 N_0 M_0$,$T_{1\sim3} N_{1a} M_0$。

ⅣA 期:$T_{1\sim3} N_{1b} M_0$,$T_{4a} N_{0\sim1} M_0$。

ⅣB 期:T_{4b}任何 NM_0

ⅣC 期:任何 T 任何 NM_1。

(3)未分化癌(全部归Ⅳ期)。

ⅣA 期:T_{4a}任何 NM_0。

ⅣB 期:T_{4b}任何 NM_0。

ⅣC 期:任何 T 任何 NM_1。

(二)甲状腺癌危险因素

放射接触史,碘的不适当摄入,淋巴性甲状腺炎,激素原因和家族史都是可能引起甲状腺癌的危险因素。

1.放射接触史

放射接触史能够增加甲状腺乳头状癌的发生。这一现象在广岛和长崎的原子弹爆炸、马绍尔群岛和内华达的核试验失误,以及切尔诺贝利核泄漏后被观察及证实。尤其在切尔诺贝利核泄漏后,受到核辐射的儿童发生了更多的乳头状甲状腺癌,这可能与儿童甲状腺更易受放射线影响,或者儿童食用了更多受核污染的牛奶有关。儿童时期因头颈部肿瘤接受过放射治疗,也会导致乳头状甲状腺癌发生风险的增加。

2.缺碘

碘是合成甲状腺激素的必需原料。缺碘引起甲状腺滤泡细胞代偿性增生,导致甲状腺肿。在缺碘地区,甲状腺滤泡性肿瘤发病率升高;而在碘摄入过多的地区,乳头状甲状腺癌则更易发生。在动物实验中,碘的过量摄入,能导致甲状腺癌由滤泡型向乳头状表型转换。但是碘的不适量摄入如何导致甲状腺癌发生依旧不明。

3.免疫因素

乳头状甲状腺癌中通常可见淋巴细胞浸润,这一现象提示免疫因子可能参与恶性肿瘤的发生发展。分子生物学分析提示淋巴细胞甲状腺炎可能是甲状腺恶性肿瘤的早期表现。但其确切机制依旧不明。

4.年龄因素

大多数分化型甲状腺癌发生于 20~50 岁患者,女性患者为男性患者的 2~4 倍。这一现象可能提示女性激素可能参与甲状腺癌的发生。并且,雌激素受体在甲状腺滤泡细胞膜上表达,雌激素可导致滤泡细胞的增殖。同样并没有明确的动物模型能够复制,甲状腺癌与妊娠或外源性雌激素使用的关系。

5.遗传因素

遗传性因素对于甲状腺癌的发生也是同样重要的。若父母患有甲状腺癌,则患肿瘤风险增加 3.2 倍;若同胞兄妹患有甲状腺癌,则患肿瘤风险增加 6.2 倍。非家族性髓样癌发生率为 3.5%~6.2%。

二、乳头状甲状腺癌

乳头状甲状腺癌(PTC)是最常见的甲状腺癌,占所有甲状腺癌的 70%~90%。乳头状癌有着其特征的组织学表现:"砂粒体"和"营养不良性钙化"。甲状腺乳头状癌以淋巴结转移为主,常以颈部肿大淋巴结为首发症状。

(一)临床表现

患者以女性为多,男与女之比为 1:2.7,年龄 6~72 岁,20 岁以后明显增多,31~40 岁组患病最多,占 30%,50 岁以后明显减少。乳头状癌淋巴结转移机会多,临床触不到淋巴结的患者,经选择性颈清扫术后,病理检查结果为 46%~72% 的病例有淋巴结转移。有些患者以颈部淋巴结肿大来就诊,甲状腺内肿物可能已经数月或数年。因甲状腺内肿物发展较慢,且无特殊体征,常被误诊为良性,肿物可以很小,仅 0.5~1.0 cm。晚期可以明显肿大,直径可达 10 cm 以上。呈囊性或部分呈囊性,侵犯气管或其他周围器官时肿物固定。侵犯喉返神经出现声音嘶哑,压迫气管移位或肿瘤侵入气管内出现呼吸困难。淋巴结转移多至颈深中组及颈深下组,晚期可转移至上纵隔。血行转移较少,有 4%~8%,多见于肺或骨。

(二)辅助检查

1.原发病变的诊断

无淋巴结转移的情况下,对甲状腺肿物的性质难以判断,在治疗前应进行如下的检查以明确病变的范围、与周围器官的关系、甲状腺功能的损伤程度、TSH 的分泌状况等。

（1）甲状腺核素扫描：大多数滤泡型腺癌和乳头状腺癌有吸碘功能，以往为术前主要手段，目前随着其他临床检查的发展已少用。

（2）B 超检查：可发现甲状腺内肿物是多发或单发、有否囊性变、颈部有否淋巴结转移、颈部血管受侵情况等。

（3）CT 检查：显示甲状腺内肿瘤的位置、内部结构情况、钙化情况，无包膜恶性可能性大。虽不能做出定性诊断但对医师手术操作很有帮助，CT 能显示肿物距大血管的远近，距喉返神经、甲状旁腺、颈段食管的远近，肿瘤是否侵犯气管壁及侵入气管内、向胸骨后及上纵隔延伸情况，纵隔内淋巴转移情况。使外科医师术前心中有数，减少盲目性，能制三维成像的 CT 更好。

（4）磁共振成像（MRI）：在无碘过敏患者中，不推荐使用。

（5）PET/CT：可判断肿瘤代谢情况，主要判断远处转移情况。

（6）针吸细胞学检查：近年来由于针吸细胞学诊断的进步，广泛应用于临床，但应用于甲状腺肿物的诊断有一定限度。

2.颈淋巴结转移的诊断

（1）临床触不到淋巴结而甲状腺内肿物高度怀疑癌，此为 N_0 病例，这类患者不一定没有淋巴结转移，应做 B 超或 CT 检查以发现手摸不到的肿大淋巴结。因有些患者脂肪厚、肌肉发达，淋巴结虽已很大且呈串也不易触及，如 B 超及 CT 检查怀疑转移，且甲状腺内肿物证实为癌应按联合根治术准备。

（2）甲状腺肿物合并颈淋巴结肿大时，淋巴结位于中、下颈深较多，位于胸锁乳突肌前缘或被覆盖，活动或固定，大致可判断为甲状腺癌颈转移，以乳头状癌为多见。如针吸细胞学阳性则可确诊。

（三）治疗

1.放射治疗

分化型甲状腺癌对放射治疗敏感性差，以手术治疗为主要手段，单纯体外放射治疗对甲状腺癌的治疗并无好处。^{131}I 治疗用于手术不能切除的分化型甲状腺癌或远处转移的甲状腺癌。

2.手术治疗

（1）原发癌的处理：①一侧腺叶切除加峡部切除加Ⅵ区淋巴结清扫为单侧甲状腺癌治疗的最小手术方式。②全甲状腺切除当病变涉及两侧腺叶时行全甲状腺切除术。考虑到甲状腺多灶性癌的存在，应注意同侧腺叶多灶肿瘤，易出现对侧甲状腺内微小病灶的发生。③高分化侵袭性甲状腺癌，应积极地予以手术治疗，治疗越早，预后越好。④微小癌的治疗目前甲状腺乳头状微癌的治疗方式尚不统一。

（2）淋巴结转移癌的处理：不论是传统式的颈清扫术还是保留功能的改良根治术都应将各区淋巴结不论大小彻底切除。

三、甲状腺滤泡型腺癌

滤泡型癌较乳头状癌发病率低，占甲状腺癌的 10%～15%，较乳头状癌发病年龄大，常见于中年人，平均年龄 45～50 岁，男女之比为 1∶3。其恶性程度介于乳头状癌和未分化癌之间，易出现血行转移，如肺、骨、肝、脑等处。很少出现淋巴结转移。转移的组织，很像正常甲状腺，因此有人称为"异位甲状腺"。

临床表现大多数是单发的,少数也可是多发的。容易误诊为甲状腺腺瘤。预后较乳头状癌差。影响预后的决定因素是远处转移,不是甲状腺包膜的侵犯。

四、甲状腺未分化癌

甲状腺未分化癌(ATC)在甲状腺癌中比例较少,占 3%～8%。

(一)临床表现

本病发病年龄较高,男性发病较高。病情发展较快,出现颈部肿物后增长迅速,1～2 周内肿物固定,声音嘶哑,呼吸困难。有 1/3 患者颈部肿物多年,近几个月来迅速增大,因此有学者认为此部分病例是在原有分化型甲状腺癌或良性肿物基础上的恶变。

(二)辅助检查

CT 及颈部 X 线片常见气管受压,或前后径变窄或左右径变窄,或气管受压移位,偏于一侧,椎前软组织增厚,表明肿瘤从食管后椎前包绕了气管、食管。常有颈淋巴结转移,有时颈部转移淋巴结和甲状腺的原发灶融合在一起。根据肿物形态及硬度常可确诊。

(三)治疗

大多数患者来诊较晚,失去根治性治疗机会。有时手术目的是为了解决呼吸道梗阻,仅做气管切开。对少部分原发肿瘤较小的病例,尽量给予切除,然后行气管切开或气管造瘘,术后给予放疗及化疗,有的患者有一定疗效,有 40% 的患者可获完全缓解。

五、甲状腺髓样癌

甲状腺髓样癌(MTC)起源于甲状腺滤泡旁细胞或称 C 细胞。癌细胞可分泌多种胺类和多肽类激素,降钙素等,此外还有 5-羟色胺、组胺、前列腺素及 ACTH 样物质,导致部分患者出现顽固性腹泻,多为水样泄,但肠吸收障碍不严重,常伴有面部潮红。当肿瘤切除后腹泻即可消失,癌复发或转移时腹泻又可出现。

甲状腺髓样癌可分为散发性及家族性两种,前者约占 80%,不伴有其他内分泌腺部位的肿瘤,没有特殊的临床表现,后者占 20%,有明显家族史,分为两种类型:一类叫多发内分泌肿瘤ⅡA 型,此型包括甲状腺髓样癌、嗜铬细胞瘤和甲状旁腺功能亢进,因是三十年前 Sipple 首先描述,被称为 Sipple 综合征。另一类叫多发内分泌肿瘤ⅡB 型,此型包括甲状腺髓样癌、嗜铬细胞瘤及伴有多发性黏膜神经瘤,并有特征性的面部表现(嘴唇肥厚、宽鼻梁、睑外翻等)。

(一)临床表现

甲状腺髓样癌占甲状腺恶性肿瘤的 6%～8%。除少数合并内分泌综合征外,大多数与其他类型的甲状腺癌相似,主要是甲状腺区肿块,有时有淋巴结肿大,可出现双侧颈转移,多数生长缓慢,病程长达 10～20 年。

(二)辅助检查

血清降钙素升高伴甲状腺结节患者,首先考虑甲状腺髓样癌,若无其他内分泌综合征及肿瘤可确诊。部分甲状腺髓样癌患者可有血清 CEA 升高。

(三)治疗

手术是治疗的有效手段。有淋巴结转移时行颈清扫手术,对于是否行预防性颈清扫术,目前有一定争议。目前有靶向药物针对甲状腺髓样癌,但疗效不明确。

六、甲状腺其他恶性肿瘤

甲状腺还有其他恶性肿瘤,如血管肉瘤、纤维肉瘤、癌肉瘤、骨肉瘤、恶性纤维组织细胞瘤等,均少见。其中值得注意的是恶性淋巴瘤,近年来文献报道有增多趋势。

恶性淋巴瘤少见,占所有甲状腺恶性肿瘤的 $0.6\% \sim 5\%$,占所有淋巴瘤的 $2.2\% \sim 2.5\%$。文献报道甲状腺恶性淋巴瘤合并慢性淋巴细胞性甲状腺炎高达 $95\% \sim 100\%$。所以细针穿刺应多方、多点穿刺。可疑者应做诊断性探查手术,术中制冷冻切片检查,确诊后根据情况行峡部切除或一叶切除,以免将来病变进一步发展压迫气管造成呼吸困难。

甲状腺恶性淋巴瘤是以放疗为主的综合治疗,配合以化疗。有低度恶性及高度恶性两种。其治疗效果优于甲状腺未分癌。

(靳 健)

第六节　急性乳腺炎

急性乳腺炎是由细菌感染所致的乳腺的急性炎症,大多数发生在产后哺乳期的 $3 \sim 4$ 周内,尤以初产妇多见。病原菌大多为金黄色葡萄球菌,少数是由链球菌引起。病菌一般从乳头破口或皲裂处侵入,也可直接侵入乳管,进而扩散至乳腺实质。一般来讲,急性乳腺炎病程较短,预后良好,但若治疗不当,也会使病程迁延,甚至可并发全身性化脓性感染。

一、病因和病理

(一)乳汁淤积

乳汁的淤积有利于入侵的细菌的繁殖。原因如下:乳头过小或内陷,妨碍哺乳,孕妇产前未能及时纠正乳头内陷;婴儿吸乳困难;乳汁过多,排空不完全,产妇未能将乳房内的乳汁及时排空;乳管不通或乳管本身炎症或肿瘤及外在的压迫;胸罩脱落的纤维也可以堵塞乳管引起乳腺炎。

(二)细菌入侵

急性乳腺炎的感染途径:致病菌直接侵入乳管,上行到腺小叶,腺小叶中央有乳汁潴留,使细菌容易在局部繁殖,继而扩散到乳腺的实质引起炎症反应;金黄色葡萄球菌感染常常引起乳腺的脓肿,感染可沿乳腺纤维间隔蔓延,形成多房性的脓肿;致病菌直接由乳头表面的破损、皲裂侵入,沿着淋巴管迅速蔓延到腺叶或小叶间的脂肪、纤维组织,引起蜂窝织炎。金黄色葡萄球菌常常引起深部的脓肿,链球菌感染往往引起弥漫性的蜂窝织炎。

二、临床表现

(一)急性单纯性乳腺炎

发病初期阶段,常有乳头皲裂现象,哺乳时感觉乳头有刺痛,伴有乳汁淤积不畅或乳腺扪及有包块,继而乳房出现局部肿胀、触痛,患乳触及痛性肿块,界限不清,质地略硬,进一步发展则出现畏寒、发热、体温骤升、食欲缺乏、疲乏无力、感觉不适等全身症状。

（二）急性化脓性乳腺炎

患乳的局部皮肤红、肿、热、痛，出现较明显的结节，触痛明显，同时患者可出现寒战、高热、头痛、无力、脉快等全身症状。此时在患侧腋窝下可出现肿大的淋巴结，有触痛，严重时可合并败血症。

（三）脓肿形成

由于治疗措施不得力或病情进一步加重，局部组织发生坏死、液化，大小不等的感染灶相互融合形成脓肿。浅表的脓肿极易发现，而较深的脓肿波动感不明显，不易发现。脓肿的临床表现与脓肿位置的深浅有关。位置浅时，早期可有局部红肿、隆起，皮温高；深部脓肿早期局部表现常不明显，以局部疼痛和全身症状为主。脓肿形成后，浅部可扪及有波动感。脓肿可以是单房性或多房性，可以先后或同时形成；浅部脓肿破溃后自皮肤破溃口排出脓液，深部脓肿则可通过乳头排出，也可侵入乳腺后间隙中的疏松组织，形成乳腺后脓肿。如果乳腺炎患者的全身症状不明显、局部和全身性的治疗效果不明显时，可行疼痛部位穿刺，抽出脓液即可确诊。

三、辅助检查

血常规检查白细胞计数升高，中性粒细胞计数升高。影像学超声检查可探及乳腺包块，形成脓肿患者可探及有液性暗区。

四、诊断

急性乳腺炎多发生于初产妇的哺乳期，起病急，早期乳腺内出现一包块，有红、肿、热、痛，严重者可有畏寒、发热等全身中毒症状。病情如未得到及时的控制，数天后可在局部形成脓肿，有波动感，穿刺抽出脓液。

急性乳腺炎的包块注意与乳腺癌的肿块相鉴别。炎性乳腺癌患者乳房内可扪及肿块，皮肤红肿范围广，局部压痛及全身炎症反应轻，细胞学检查可鉴别。

五、治疗

（一）早期

注意休息，暂停患侧乳房哺乳，清洁乳头、乳晕，促进乳汁排泄（用吸乳器或吸吮），凡需切开引流者应终止哺乳。局部热敷或用鱼石脂软膏外敷，应用头孢或青霉素类广谱抗生素预防感染。

（二）手术治疗

对已有脓肿形成者，应及时切开引流。对深部脓肿波动感不明显者，可先B超探查，针头穿刺定位后再行切开引流，手术切口可沿乳管方向做放射状切口，避免乳管损伤引起乳瘘，乳晕周围的脓肿可沿乳晕做弧形切开引流。如果有数个脓腔，则应分开脓腔的间隔，充分引流，必要时可做对口或几个切口引流。深部脓肿或乳腺后脓肿，可以在乳腺下皱褶处做弧形切开，在乳腺后隙与胸肌筋膜间分离，直达脓腔，可避免损伤乳管。

1.手术适应证

乳头周围或乳腺周围的炎性肿块开始软化并出现波动感，且B超检查有深部脓肿或脓液穿破乳腺纤维囊进入乳房后蜂窝组织内者，需及时切开引流。

2.术前准备

应用广谱抗生素治疗感染，局部热敷促进脓肿局限化。

3.麻醉与体位

多采用局麻或硬膜外麻醉,患者取仰卧位或侧卧位,有利于彻底引流。局部麻醉镇痛效果差,适于浅表的脓肿引流。

4.手术步骤

(1)乳头平面以上部位的脓肿多做弧形切口,也可做放射状切口。乳头平面以下的脓肿多做放射状切口,切口两端不超过脓肿的边界,否则可引起乳瘘。乳头或乳晕周围的脓肿多做沿乳晕的弧形切口。深部的脓肿可做乳房皱襞下的胸部切口,引流畅通,瘢痕少。

(2)针头穿刺,抽出脓液后在脓腔顶部切开,适当分离皮下组织,插入血管钳直达脓腔,放出脓液。

(3)从切口伸入手指分离脓腔间隔,使小间隔完全贯通,排出分离的坏死组织。

(4)等渗盐水或过氧化氢冲洗脓腔,凡士林纱布或橡皮片引流。若脓肿较大,切口较高,则应在重力最佳位置再做切口,便于对口引流或放置引流管引流。

(5)脓液做细菌培养,对慢性乳房脓肿反复发作者应切取脓腔壁做病理检查,排除其他病变。

5.术后处理

伤口覆盖消毒敷料后,应用宽胸带或乳罩将乳腺托起以减轻坠痛感,继续给予抗生素等抗感染治疗,控制感染至患者体温正常。术后第 2 天更换纱布敷料和引流物。若放置引流管可每天换药时用等渗温盐水冲洗脓腔。引流量逐渐减少,直到仅有少量分泌物时拔出引流物。术后可热敷或理疗促进炎症浸润块吸收。

6.注意

手术后伤口要及时换药,每 1～2 天更换 1 次敷料,保证有效引流,防止残留脓腔、经久不愈或切口闭合过早。创腔可用过氧化氢、生理盐水等冲洗,排出的脓液要送细菌培养,确定是何种细菌感染,指导临床用药。哺乳期应暂停吮吸哺乳,改用吸乳器时吸尽乳汁。如有漏乳或自愿断乳者,可口服乙蔗酚 5 mg 每天 3 次,3～5 天即可。对感染严重伴全身中毒症状者,应积极控制感染,给予全身支持疗法。

六、乳腺炎的预防

要防止乳头破裂,乳头破裂既容易乳汁淤积,又有可能因伤口而发生细菌感染。怀孕 6 个月以后,每天用毛巾蘸水擦洗乳头。不要让小儿养成含乳头睡眠的习惯。哺乳后,用水洗净乳头,用细软的布衬在乳头衣服之间,避免擦伤。要积极治疗乳头破裂,防止出现并发症。轻度乳头破裂仍可哺乳,但在哺乳后局部涂敷 10％复方苯甲酸酊或 10％鱼肝油铋剂,下次哺乳前清洗。重度乳头破裂,哺乳时疼痛剧烈,可用乳头罩间接哺乳或用吸奶器吸出后,用奶瓶哺食小儿。对乳头上的痂皮,不要强行撕去,可用植物油涂抹,待其变软,慢慢撕掉。防止乳汁淤积,产后应尽早哺乳。哺乳前热敷乳房以促进乳汁通畅。如果产妇感到乳房胀痛更要及时热敷,热敷后用手按捏乳房,提拔乳头。婴儿吸吮能力不足或婴儿食量小而乳汁分泌多者,要用吸奶器吸尽乳汁。宜常做自我按摩。产妇要养成自我按摩乳房的习惯。方法:一手用热毛巾托住乳房,另一手放在乳房的上侧,以顺时针方向转向按摩。如果乳房感到胀痛,或者乳房上有肿块时,手法可以重一些。

（靳　健）

第七节　乳腺单纯性增生症

乳腺单纯性增生症属于乳腺结构不良的早期病变。1922 年 Bloodgood 首先描述,1928 年 Semb 注意到此病表现为乳房疼痛并有肿块,称为单纯性纤维瘤病。1931 年 Beatle 称之为乳腺单纯性、脱皮性上皮增生症;1948 年 Gescnickter 称之为乳痛症,一直沿用至今。

一、发病情况

乳痛症为育龄女性常见病,可发生于青年期后至绝经期的任何年龄组,尤其以未婚女性或已婚未育或已育未哺乳的性功能旺盛的女性多见,该病的发病高峰年龄为 30～40 岁。在临床上 50％女性有乳腺增生症的表现;在组织学上则有 90％女性可见乳腺结构不良的表现。

二、病因

该病的发生、发展与卵巢内分泌状态密切相关。大量资料表明,当卵巢内分泌失调、雌激素分泌过多,而孕酮相对减少时,不仅刺激乳腺实质增生,而且使末梢导管上皮呈不规则增生,引起导管扩张和囊肿形成,也因失去孕酮对雌激素的抑制作用而导致间质结缔组织过度增生与胶原化及淋巴细胞浸润。

三、临床表现

临床表现为双侧乳房胀痛和乳房肿块,并且有自限性。

(一)乳房胀痛

因个体差异及病变的轻重程度不一样,所以乳腺胀痛程度也不尽相同。但患者的共有特点为疼痛的周期性,即疼痛始于月经前期,经期及经后一段时间明显减轻,甚至毫无症状。疼痛呈弥漫性钝痛或为局限性刺痛,触动和颠簸加重,并向双上肢放射,重者可致双上肢上举受限。

(二)乳房肿块

常常双侧乳房对称性发生,可分散于整个乳腺内,也可局限于乳腺的一部分,尤以双乳外上象限多见。触诊呈结节状、大小不一、变硬,经后缩小、变软。部分患者伴有乳头溢液。

(三)疾病的自限性和重复性

该病可不治自愈。尤其结婚后妊娠及哺乳时症状自行消失,但时有反复;绝经后能自愈。

四、辅助检查

(一)针吸细胞学检查

针吸肿块内少许组织做涂片检查,可见细胞稀疏;除有少许淋巴细胞外,尚可见分化良好的腺上皮细胞及纤维细胞。

(二)钼靶 X 射线检查

可见弥漫散在的直径＞1 cm、数目不定、边界不清的肿块影;如果密度均匀增高,失去正常结构、不见锐利边缘说明病变广泛。

(三)红外线透照检查

双侧乳腺出现虫蚀样或雾状的灰色影,浅静脉模糊。

五、诊断

(1)育龄期女性与月经相关的一侧或双侧乳房周期性疼痛及肿块。

(2)查体可触及颗粒状小肿物,质地不硬。

(3)疾病发展过程中具自限性特点。

六、鉴别诊断

(一)乳腺癌

有些乳腺癌可有类似增生症的表现,但乳腺癌的肿块多为单侧,肿块固定不变,且有生长趋势,在月经周期变化中表现增大,而无缩小趋势。针吸即可明确诊断。

(二)乳腺脂肪坏死

该病好发于外伤后、体质较肥胖的女性,其肿块较表浅,未深入乳腺实质,肿块不随月经周期变化。针吸细胞学检查和组织活检可明确诊断。

七、治疗

本病有自限性,属于生理性变化的范畴,可以在结婚、生育、哺乳后症状明显改善或消失。因此,只要做好患者的思想工作,消除恐癌症,可不治自愈。对于临床症状重者,可采用中、西药治疗。

(一)中医治疗

青年女性患者,一侧或两侧乳房出现肿块和疼痛,并随月经周期变化,同时伴经前心烦易怒、胸闷、嗳气、两肋胀痛者,可用逍遥散合四物汤加减:柴胡 9 g,香附 9 g,八月札 12 g,青皮、陈皮各 6 g,当归 12 g,白芍 12 g,川芎 9 g,橘叶 4.5 g,益母草 30 g,生甘草 3 g。

中年已婚女性,以乳房肿块为主症,疼痛稍轻,并且随月经周期变化小;伴随月经不调、耳鸣目眩、神疲乏力,可用二仙汤合四物汤加减:仙茅 9 g,淫羊藿 9 g,软柴胡 9 g,当归 12 g,熟地黄 12 g,锁阳 12 g,鹿角 9 g,巴戟天 9 g,香附 9 g,青皮 6 g。

(二)激素治疗

1.己烯雌酚

第 1 个月经期间,每周口服 2 次,每次 1 mg,连服 3 周;第 2 个月经期间,每周给药 1 次,每次 1 mg;第 3 个月经期间仅给药 1 次,每次 1 mg。

2.黄体酮

月经前两周,每周 2 次,每次 5 mg,总量为 20~40 mg。

3.睾酮

月经后 10 天开始用药,每天 5~15 mg,月经来潮时停药,每个月经周期不超过 100 mg。

4.溴隐亭

多巴胺受体激活剂,作用于垂体催乳细胞上的多巴胺受体,抑制催乳素的合成与释放。每天 5 mg,疗程 3 个月。

5.丹那唑

雌激素衍生物,通过抑制某些酶来阻碍卵巢产生甾体类物质,从而调整激素平衡达到治疗作用。每天 200～400 mg,连用 2～6 个月。

6.他莫昔芬

雌激素拮抗剂,月经干净后第 5 天口服,每天 2 次,每次 10 mg,连用 15 天停药;保持月经来潮后重复。该药物治疗效果好,不良反应小,是目前治疗乳痛症的一个好办法。

(靳　健)

第八节　乳腺囊性增生病

乳腺囊性增生病是女性常见的乳腺疾病。本病的特点是以乳腺小叶、小导管及末端导管高度扩张形成的囊肿,乳腺组成成分的增生,在结构、数量及组织形态上表现出异常。本病与单纯性乳腺增生相比较,乳腺增生与不典型增生共存,存在恶变的危险,应视为癌前病变。

一、病因

本病的发生与卵巢内分泌的刺激有关。早在 1930 年就有学者证明切除卵巢的家鼠注射雌激素后能产生乳腺囊性病。在人类中,雌激素不仅能刺激乳腺上皮增生,也能导致腺管扩张,形成囊肿。新近研究说明高泌乳素血症是乳腺囊性增生症的重要原因,国外学者报道绝经后女性患乳腺囊性增生症常是不恰当应用雌激素替代治疗的结果。

二、病理

(一)大体形态

一侧或双侧乳腺组织内有大小不等、软硬不均的囊性结节或肿块。囊肿大小不一,大囊肿直径可达5 cm,呈灰白色或蓝色,又称蓝色圆顶囊肿或蓝顶囊肿。小囊肿多见于大囊周围,直径仅 2 mm,甚至肉眼见不到,只有在显微镜下可见。切开大囊肿可见囊肿内容物为清亮无色、浆液性或棕黄色液体,有时为血性液体。其中含有蛋白质、激素(泌乳素、雌激素、雄激素、人绒毛膜促性腺激素、生长激素、卵泡刺激素、黄体化激素等)、糖类、矿物质及胆固醇。切面似蜂窝状,囊壁较厚,失去光泽,可有颗粒状或乳头状瘤样物向囊腔内突出。

(二)组织学形态

组织学形态可见 5 种不同的病变。

1.囊肿

末端导管和腺泡增生,小导管扩张和伸展,末端导管囊肿形成。末端导管上皮异常增殖,形成多层,从管壁向管腔作乳头状生长,占据管腔大部分,以致管腔受阻,分泌物潴留而扩张,而形成囊肿。一种囊肿为单纯性囊肿,只有囊性扩张,而无上皮增生;另一种为乳头状囊肿,囊肿上皮增生,呈乳头状。

2.乳管上皮增生

扩张的导管及囊肿内上皮呈不同程度的增生,轻者上皮层次增多,重者呈乳头状突起,或彼此相连,呈网状或筛状、实体状、腺样。若囊肿上皮增生活跃,常见不典型增生或间变,有可能发展为癌。

3.乳头状瘤病

乳头状瘤病即在乳头状囊肿的囊性扩张基础上,囊壁上皮细胞多处呈乳头状增生,形成乳头状瘤病。根据乳头状瘤病受累范围、乳头密度及上皮细胞增生程度,可把乳头状瘤病分为轻度、中度及重度,临床上有实用意义。

4.腺管型腺病

小叶导管或腺泡导管化生并增生,增生的上皮细胞呈实性团块,纤维组织有不同程度的增生,而导管扩张及囊肿形成不明显,称为腺病形成。

5.大汗腺样化生

囊肿壁被覆上皮化生呈高柱状,胞浆丰富,其中有嗜酸性颗粒,似大汗腺细胞。此种细胞的出现,常是良性标志。此外,囊壁、导管、腺泡周围纤维组织增生,并形成纤维条索,挤压周围导管,产生阻塞,导致分泌物潴留,再引起导管扭曲或扩张。标本切面呈黄白色,质韧,无包膜。切面有时可见散在的小囊,实际是扩张的小导管。囊壁光滑,内有黄绿色或棕褐色黏稠的液体,有时可见黄白色乳酪样物质自乳管口溢出。

(三)病理诊断标准

乳腺囊性增生病具以上5种病变,它们并不同时存在。其中乳头状瘤病、腺管型腺病和囊肿是主要病变。各种病变的出现率与组织取材的部位、取材量的多少有关。如果切片中能见到5种病变中的3种,或3种主要病变的2种,即可诊断。在5种病变中囊肿性乳管上皮增生、乳头状瘤病、腺管型腺病所致的不典型增生,易导致癌变。

三、临床表现

(一)乳腺肿块

乳腺内肿块常为主要症状,可发生于一侧乳腺,也可发生于两侧乳腺,但以左侧乳腺较为显著。肿块可单发,也可为多个,其形状不一,可为单一结节,亦可为多个结节状。单一结节常呈球形,边界不甚清楚,可自由推动,有囊性感。多个结节者常累及双乳或全乳,结节大小不等,囊肿活动往往受限,硬度中等且有韧性,其中较大的囊肿位于近表面时常可触及囊性感。有的尚呈条索状沿乳管分布,直径多在 0.5~3.0 cm。

根据肿块分布的范围可分为弥漫型(即肿块分布于整个乳腺内)、混合型(即几种不同形态的肿块,如片状、结节状、条索状、颗粒状散在于全乳)。

(二)乳腺疼痛

本病乳痛多不明显,且与月经周期的关系也不密切,偶有多种表现的疼痛,如隐痛、刺痛、胸背痛和上肢痛。有的患者常有一侧或两侧乳房胀痛,如针刺样,可累及肩部、上肢或胸背部。一般在月经来潮前明显,来潮后疼痛减轻或消失,临床经验提示有此变化者多为良性。肿块增大迅速且质地坚硬者提示恶变可能。

(三)乳头溢液

本病5%~15%的患者可有乳头溢液,多为自发性乳头排液。常为草黄色浆液、棕色浆液、浆液血性或血性溢液。如果溢液为浆液血性或血性,往往标志着有乳管内乳头状瘤。

四、诊断

乳腺胀痛,轻者如针刺样,可累及肩部、上肢或胸背部。检查时在乳腺内有散在的圆形结节,大小不等,质韧,有时有触痛。结节与周围组织界限不清,不与皮肤或胸肌粘连,有时表现为边界不清的增厚区。病灶位于乳腺的外上象限较多,也可累及整个乳房。有的患者仅表现为乳头有溢液,常为棕色、浆液性或血性液体。根据病史、临床症状及体征所见,一般能做出临床诊断。如诊断困难可结合辅助检查,协助诊断。

五、辅助检查

(一)肿物细针吸取细胞学检查

乳腺囊性增生病肿物多呈两侧性、多肿块性,各肿块病变的进展情况不一。采取多点细针吸取细胞学检查常能全面反映各肿块的病变情况或性质。特别疑为癌的病例,能提供早期诊断意见。最后确诊还应取决于病理活检。

(二)乳头溢液细胞学检查

少数患者有乳头溢液,肉眼所见多为浆液性、浆液血性。涂片镜检可见导管上皮泡沫细胞、红细胞、少许炎症细胞及脂肪蛋白质等无形物。

(三)钼靶 X 线摄影检查

钼靶 X 线片上显示病变部位呈现棉花团或毛玻璃状边缘模糊不清的密度增高影或见条索状结缔组织穿越其间伴有囊性时,可见不规则增强阴影中有圆形透亮阴影。乳腺囊性增生病肿块,须和乳腺癌的肿块鉴别,前者无血运增加、皮肤增厚和毛刺等恶性征象;若有钙化也多散在,不像乳腺癌那样密集。

(四)B 超检查

B 超诊断技术发展很快,诊断率不断提高。对本病检查时常显示增生部位呈不均匀低回声区和无肿块的回声囊肿区。

(五)近红外线乳腺扫描检查

本病在近红外线乳腺扫描屏幕上显示为散在点、片状灰影或条索状、云雾状灰影,血管增多、增粗,呈网状、树枝状等改变基础上常见蜂窝状不均匀透光区。

(六)磁共振成像(MRI)检查

典型的 MRI 图像表现为乳腺导管扩张,形态不规则,边界不清楚,扩张导管的信号强度在 T1 加权像上低于正常腺体组织;病变局限于某一区,也可弥漫分布于整个区域或在整个乳腺。本病的 MRI 图像特点通常为对称性改变。

六、鉴别诊断

(一)乳痛症

乳痛症多见于 20～30 岁年轻女性。大龄未婚或已婚未育发育差的小乳房,双侧乳腺周期性胀痛,乳腺内肿块多不明显或仅局限性增厚或呈细颗粒状,又称细颗粒状小乳腺。

(二)乳腺增生症

乳腺增生症多见于 30～35 岁女性。乳痛及肿块多随月经的变化呈周期性,肿块多呈结节状多个散在,大小较一致,无囊性感,一般无乳头溢液。

(三)乳腺纤维腺瘤

乳腺纤维腺瘤多见于青年女性,常为无痛性肿块,多为单发,少数为多发。肿块边界明显,移动良好无触痛,但有时乳腺囊性增生病可与纤维腺瘤并存,不易区别。

（四）乳腺导管内乳头状瘤

乳腺导管内乳头状瘤多见于中年女性。临床上常见乳头单孔溢液，肿块常位于乳晕部，压之有溢液。X 线乳腺导管造影显示充盈缺损，常可确诊。

（五）乳腺癌

乳腺癌常见于中老年女性，乳腺内常为单一无痛性肿块。肿块细针吸取细胞学检查，多能找到癌细胞。乳腺囊性增生病伴有不典型增生、癌变时，常不易区别，需病理活检确诊。

七、治疗

囊性增生病多数可用非手术治疗。

（一）药物治疗

1.中药治疗

对疼痛明显、增生弥漫者，可服中药治疗。疏肝理气、活血化瘀、软坚化结、调和冲任等方法可缓解疼痛。

2.激素治疗

中药治疗效果不佳，可考虑激素治疗。通过激素水平的调整，达到治疗的目的。常用的药物有黄体酮 5～10 mg/d，月经来潮前 5～10 天服用；达那唑 200～400 mg/d，服 2～6 个月；溴隐亭 5 mg/d，疗程 3 个月；其中增生腺体病理检测雌激素受体阳性者，口服他莫昔芬（三苯氧胺）20 mg/d，2～3 个月。激素疗法不宜长期应用，以免造成月经失调等不良反应。绝经前期疼痛明显时，可在月经来潮前服用甲睾酮，每次 5 mg，每天 3 次，也可口服黄体酮，每天 5～10 mg，在月经前 7～10 天服用。近来应用维生素 E 治疗也可缓解疼痛。

（二）手术治疗

1.手术目的

明确诊断，避免乳癌漏诊和延误诊断。

2.适应证

患者经过药物治疗后疗效不明显，肿块增多、增大、质地坚实者；肿物针吸细胞学检查见导管上皮细胞增生活跃，并有不典型增生者；年龄在 40 岁以上，有乳癌家族史者，宜选择手术治疗。

3.手术方案选择

根据病变范围大小、肿块多少采用不同的手术方法。

（1）单纯肿块切除：肿块类型属于癌高发家庭成员者，肿块直径＜3 cm 者，均可行包括部分正常组织在内的肿块切除。

（2）乳腺区段切除术：病变仅限于某局部，病理结果显示有上皮细胞高度增生、间变，年龄在 40 岁以上者，可行乳腺区段切除。

（3）经皮下乳腺单纯切除术：有高度上皮细胞增生，且家族中有同类病史，尤其是一级亲属有乳腺癌，年龄在 45 岁以上者，应行乳腺单纯切除术。

（4）乳腺根治术：35 岁以下的不同类型的中等硬度的孤立肿块，长期治疗时好时坏，应行多点细针穿刺细胞学检查，阳性者应行乳腺癌根治术。阴性者可行肿块切除送病理，根据病理结果追加手术范围。

（5）乳腺腺叶区段切除术。

麻醉方法与体位：局部浸润麻醉或硬膜外麻醉，仰卧位，患侧肩胛下垫小枕，患侧上肢外展

$70°\sim80°$,有利于显露病变部位。

手术切口:手术切口的长度取决于肿瘤的部位及体积大小。乳腺上半部多采用弧形切口;乳腺下半部多采用放射状切口;乳房下半部位置深的可在乳腺下皱襞做弧形切口;当肿块与皮肤有较紧的粘连时,须做梭形切口,切除粘连的皮肤。

手术步骤:①消毒、铺无菌巾。②切开皮肤、皮下组织,确定肿块的范围。③组织钳夹持、牵引肿块,用电刀或手术刀在距离病变两侧 $0.5\sim1.0$ cm 处梭形切除乳腺组织。④彻底止血,缝合乳腺创缘,避免残留无效腔;缝合皮下组织及皮肤切开,覆盖敷料,加压包扎伤口。

注意事项:①梭形切除乳腺组织时,必须防止切入病变组织内。②创缘避免遗留无效腔。③创口较大时可放置引流片引流。

(6)全乳房切除术。

麻醉方法和体位:采用硬膜外麻醉或全麻,取仰卧位,患侧肩胛下垫小枕,有利于乳腺肿块的暴露,患侧上肢外展 $80°$,固定于壁板上。

手术切口:根治肿块的位置选择以乳头为中心的环绕乳头的梭形切口,可选用横向或斜向切口。横切口形成的瘢痕较纤细,适用于乳腺较大且下垂的患者,斜向切口有利于术后创口的引流。

手术步骤:①消毒,铺无菌巾。②确定切口。③切开皮肤、皮下组织。④提起皮瓣边缘,沿皮下组织深面潜行锐性游离皮瓣,直到乳房边缘。若为恶性肿瘤,则皮瓣不保留脂肪,游离范围上起第2或第3肋骨,下至第6或第7肋骨水平,内侧至胸骨缘,外侧达腋前线。⑤自上而下,由内而外,将整个乳房及周围脂肪组织自胸大肌筋膜表面切除。如为恶性肿瘤,应将乳房连同胸大肌筋膜一并切除。⑥创口止血,冲洗伤口,放置引流,按层缝合伤口,覆盖敷料。⑦加压包扎伤口。

注意事项:①术后 $2\sim3$ 天,引流液减少至 10 mL 以下时拔引流管,再继续适当加压包扎;②隔天换药,术后 $8\sim10$ 天拆线;③术后常规送病理检查。若为恶性肿瘤,则要行乳腺改良根治术,最迟不超过两周。

八、预防

乳腺囊性增生和乳腺癌的关系尚不明确,流行病学调查研究提示囊性增生病的患者以后发生乳腺癌的机会为正常人群的 $2\sim4$ 倍。乳腺囊性增生病是癌前病变,在诊断和治疗后应给予严密的监测:每月1次的乳房自我检查;每年 1 次的乳腺 X 线摄影;每 $4\sim6$ 个月 1 次的临床乳房检查等。对每个患者建立一套完整的随访监测计划,在临床实践中,努力探索更有价值的诊治技术,提高对癌前疾病恶性倾向的预测,以利早期发现乳腺癌。

(靳　健)

第九节　乳　腺　癌

乳腺癌是女性常见的恶性肿瘤之一,发病率位居女性恶性肿瘤的首位。发病原因不明,雌激素为主的内分泌激素与乳腺癌的发病密切相关。目前,通过采用综合治疗手段,乳腺癌已成为疗效较好的实体肿瘤之一。

一、病因

乳腺癌的病因尚不清楚。乳腺是多种内分泌激素的靶器官,如雌激素、孕激素及泌乳素等,其中雌酮及雌二醇对乳腺癌的发病有直接关系。20 岁前本病少见,20 岁以后发病率迅速上升,45～50 岁较高,绝经后发病率继续上升,可能与年老者雌酮含量提高相关。月经初潮年龄早、绝经年龄晚、不孕及初次足月产的年龄与乳腺癌发病均有关。一级亲属中有乳腺癌病史者,发病危险性是普通人群的 2～3 倍。乳腺良性疾病与乳腺癌的关系尚有争论,多数认为乳腺小叶有上皮高度增生或不典型增生者可能与乳腺癌发病有关。另外,营养过剩、肥胖、脂肪饮食,可加强或延长雌激素对乳腺上皮细胞的刺激,从而增加发病机会。北美、北欧地区乳腺癌发病率约为亚、非、拉美地区的 4 倍,而低发地区居民移居至高发地区后,第二、三代移民的乳腺癌发病率逐渐升高,提示环境因素及生活方式与乳腺癌的发病有一定关系。

二、病理类型

乳腺癌有多种分型方法,目前国内多采用以下病理分型。

(1)非浸润性癌。包括导管内癌(癌细胞未突破导管壁基膜)、小叶原位癌(癌细胞未突破末梢乳管或腺泡基膜)及乳头湿疹样乳腺癌。此型属早期,预后较好。

(2)早期浸润性癌。早期浸润是指癌的浸润成分<10%。包括早期浸润性导管癌(癌细胞突破管壁基膜开始向间质浸润)、早期浸润性小叶癌(癌细胞突破末梢乳管或腺泡基膜开始向间质浸润,但仍局限于小叶内)。此型仍属早期,预后较好。

(3)浸润性特殊癌。包括乳头状癌、髓样癌(伴大量淋巴细胞浸润)、小管癌(高分化腺癌)、腺样囊性癌、黏液腺癌、大汗腺样癌、鳞状细胞癌等。此型分化一般较高,预后尚好。

(4)浸润性非特殊癌。包括浸润性小叶癌、浸润性导管癌、硬癌、髓样癌(无大量淋巴细胞浸润)、单纯癌、腺癌等。此型一般分化低,预后较上述类型差,且是乳腺癌中最常见的类型,占80%,但判断预后尚需结合疾病分期等因素。

(5)其他罕见癌。

三、转移途径

(一)局部扩展

癌细胞沿导管或筋膜间隙蔓延,继而侵及 Cooper 韧带和皮肤。

(二)淋巴转移

主要途径:①癌细胞经胸大肌外侧缘淋巴管侵入同侧腋窝淋巴结,然后侵入锁骨下淋巴结以至锁骨上淋巴结,进而可经胸导管(左)或右淋巴管侵入静脉血流而向远处转移;②癌细胞向内侧淋巴管,沿着乳内血管的肋间穿支引流到胸骨旁淋巴结,继而达到锁骨上淋巴结,并可通过同样途径侵入血流。一般途径①为多数,根据我国各地乳腺癌扩大根治术后病理检查结果,腋窝淋巴结转移约 60%,胸骨旁淋巴结转移率为 20%～30%。后者原发灶大多数在乳房内侧和中央区。癌细胞也可通过逆行途径转移到对侧腋窝或腹股沟淋巴结。

(三)血运转移

以往认为血运转移多发生在晚期、这一概念已被否定,因为现在一致认为乳腺癌是一个全身性疾病。研究发现有些早期乳腺癌已有血运转移。癌细胞可经淋巴途径进入静脉,也可直接侵入血循环而致远处转移。最常见的远处转移依次为肺、骨、肝。

四、临床表现

早期乳腺癌不具备典型症状和体征,不易引起患者重视,常通过体检或乳腺癌筛查发现。

(一)临床症状、体征

1.乳腺肿块

80％的乳腺癌患者以乳腺肿块首诊。患者常无意中发现肿块,多为单发,质硬,边缘不规则,表面欠光滑。大多数乳腺癌为无痛性肿块,仅少数伴有不同程度的隐痛或刺痛。

2.乳头溢液

非妊娠期从乳头流出血液、浆液、乳汁、脓液,或停止哺乳半年以上仍有乳汁流出者,称为乳头溢液。引起乳头溢液的原因很多,常见的疾病有导管内乳头状瘤、乳腺增生、乳腺导管扩张症和乳腺癌。单侧单孔的血性溢液应进一步检查,若伴有乳腺肿块更应重视。

3.皮肤改变

乳腺癌引起皮肤改变可出现多种体征,最常见的是肿瘤侵犯 Cooper 韧带后与皮肤粘连,出现酒窝征。若癌细胞阻塞了淋巴管,则会出现橘皮样改变。乳腺癌晚期,癌细胞沿淋巴管、腺管或纤维组织浸润到皮内并生长,形成皮肤卫星结节。

4.乳头、乳晕异常

肿瘤位于或接近乳头深部,可引起乳头回缩。肿瘤距乳头较远,乳腺内的大导管受到侵犯而短缩时,也可引起乳头回缩或抬高。乳头湿疹样癌,即乳头 Paget 病,表现为乳头皮肤瘙痒、糜烂、破溃、结痂、脱屑,伴灼痛,至乳头回缩。

5.腋窝淋巴结肿大

隐匿性乳腺癌乳腺体检摸不到肿块,常以腋窝淋巴结肿大为首发症状。医院收治的乳腺癌患者 1/3 以上有腋窝淋巴结转移。初期可出现同侧腋窝淋巴结肿大,肿大的淋巴结质硬、散在、可推动。随着病情发展,淋巴结逐渐融合,并与皮肤和周围组织粘连、固定。晚期可在锁骨上和对侧腋窝摸到转移的淋巴结。

(二)乳腺触诊

(1)方法:遵循先视诊后触诊,先健侧后患侧的原则。触诊时应采用手指指腹侧,按一定顺序,不遗漏乳头、乳晕区及腋窝部位,可双手结合。

(2)大多数乳腺癌触诊时可以触到肿块,查体时应重视乳腺局部腺体增厚变硬、乳头糜烂、乳头溢液,以及乳头轻度回缩、乳房皮肤轻度凹陷等,必要时可活检行细胞学诊断。

五、诊断

详细询问病史及临床检查后,大多数乳房肿块可得出诊断。但乳腺组织在不同年龄及月经周期中可出现多种变化,因而应注意查体方法及检查时距月经期的时间。乳腺有明确的肿块时诊断一般不困难,但不能忽视一些早期乳腺癌的体征,如局部乳腺腺体增厚、乳头溢液、乳头糜烂、局部皮肤内陷等,以及对有高危因素的女性,可应用一些辅助检查。诊断时应与下列疾病鉴别。

(一)纤维腺瘤

常见于青年女性,肿瘤大多为圆形或椭圆形,边界清楚,活动度大,发展缓慢,一般易于诊断。

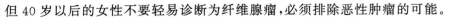

但 40 岁以后的女性不要轻易诊断为纤维腺瘤,必须排除恶性肿瘤的可能。

(二)乳腺囊生增生病

多见于中年女性,特点是乳房胀痛、肿块可呈周期性,与月经周期有关。肿块或局部乳腺增厚与周围乳腺组织分界不明显。可观察一至数个月经周期,若月经来潮后肿块缩小、变软,则可继续观察,如无明显消退,可考虑作手术切除及活检。

(三)浆细胞性乳腺炎

浆细胞性乳腺炎是乳腺组织的无菌性炎症,炎性细胞中以浆细胞为主。临床上 60％呈急性炎症表现,肿块大时皮肤可呈橘皮样改变。40％的患者开始即为慢性炎症,表现为乳晕旁肿块,边界不清,可有皮肤粘连和乳头凹陷。急性期应予抗感染治疗,炎症消退后若肿块仍存在,则需手术切除,作包括周围部分正常乳腺组织的肿块切除术。

(四)乳腺结核

乳腺结核是由结核杆菌所致乳腺组织的慢性炎症。好发于中、青年女性。病程较长,发展较缓慢。局部表现为乳房内肿块,肿块质硬偏韧,部分区域可有囊性感。肿块境界有时不清楚,活动度可受限,可有疼痛,但无周期性。治疗包括全身治疗及局部治疗,可作包括周围正常乳腺组织在内的乳腺区段切除。

六、临床分期

由于分期是依据疾病的严重程度,所以肿瘤的分期是最重要的预后指标之一。美国癌症委员会和癌症国际联合中心已制订了一个统一的乳癌分类系统:TNM 分期系统。在一个原位及浸润混合性病灶,肿瘤的大小取决于浸润成分的大小。微浸润乳腺癌指的是浸润成分 <2 mm。小浸润乳癌通常指 <1 cm 的病灶(T_{1a}、T_{1b}),而早期乳腺癌指的是 I 和 II 期的病灶。生存率与分期呈负相关:I 期乳腺癌 5 年生存率大约为 90％,而 IV 期患者诊断后很少能活过 5 年。

(一)TNM 分期系统

1.原发灶(T)

T_X:原发灶无法评价。

T_0:无原发灶。

T_{is}:原位癌:导管内癌,小叶原位癌,或未发现肿块的 Paget 病。

T_1:肿瘤最大径 $\leqslant 2.0$ cm。

$T_{1\,mic}$:最大径 $\leqslant 0.1$ cm 的微浸润。

T_{1a}:肿瘤最大径 >0.1 cm,但 $\leqslant 0.5$ cm。

T_{1b}:肿瘤最大径 >0.5 cm,但 $\leqslant 1.0$ cm。

T_{1c}:肿瘤最大径 >1.0 cm,但 $\leqslant 2.0$ cm。

T_2:肿瘤最大径 >2.0 cm,但 $\leqslant 5.0$ cm。

T_3:肿瘤最大径 >5.0 cm。

T_4:肿瘤大小不计,直接侵犯(a)胸壁或(b)皮肤,如下。

T_{4a}:侵犯胸壁。

T_{4b}:水肿(包括橘皮样改变)或乳腺皮肤溃疡或限于同侧乳腺的卫星结节。

T_{4c}:两者都有(T_{4a} 和 T_{4b})。

T_{4d}:炎性乳癌。

2.区域淋巴结(N)

N_x:区域淋巴结无法评价(如已切除)。

N_0:无区域淋巴结转移。

N_1:同侧腋窝淋巴结转移但可推动。

N_2:同侧腋窝淋巴结转移,彼此或与其他结构固定。

N_3:对侧乳腺淋巴结转移。

3.病理分类(PN)

PN_x:区域淋巴结无法评价(如已切除或未切取供病理分析)。

PN_0:无区域淋巴结转移。

PN_1:同侧腋窝淋巴结转移,但可推动。

PN_{1a}:仅有微转移($\leqslant 0.2$ cm)。

PN_{1b}:任何超过 0.2 cm 的淋巴结转移。

$PN_{1b \text{I}}$:1～3 个淋巴结转移,最大径>0.2 cm、但$\leqslant 2.0$ cm。

$PN_{1b \text{II}}$:>4 个淋巴结转移,最大径>0.2 cm、但<2.0 cm。

$PN_{1b \text{III}}$:肿瘤扩散超出淋巴结包膜,最大径<2.0 cm。

$PN_{1b \text{IV}}$:有淋巴结转移,最大径$\geqslant 2.0$ cm。

PN_2:同侧腋窝淋巴结转移,彼此或与其他结构固定。

PN_3:同侧内乳淋巴结转移。

4.远处转移(M)

M_x:远处转移无法评价。

M_0:无远处转移。

M_1:有远处转移(包括同侧锁骨上淋巴结转移)。

(二)临床分期

0 期 :$T_{is}N_0M_0$。

Ⅰ期 :$T_1N_0M_0$。

ⅡA 期 :$T_0N_1M_0$,$T_1^{②}N_1^{③}M_0$,$T_2N_0M_0$。

ⅡB 期 :$T_2N_1M_0$,$T_3N_0M_0$。

ⅢA 期 :$T_0N_2M_0$,$T_1^{②}N_2M_0$,$T_2N_2M_0$,$T_3N_1M_0$,$T_3N_2M_0$。

ⅢB 期 :T_4任何 NM_0,任何 TN_3M_0。

Ⅳ期 :任何 T 任何 NM_1。

注:①有肿块的 Paget′s 病分类根据肿瘤大小。②包括 $T_{1\,mic}$。③N_{1a}患者预后同 PN_0患者。以上分期以临床检查为依据,实际上并不精确,还应结合术后病理检查结果进行校正。

七、预防

乳腺癌病因尚不清楚,目前尚难以提出确切的病因学预防(一级预防)。但重视乳腺癌的早期发现(二级预防),经普查检出病例,将提高乳腺癌的生存率。不过乳腺癌普查是一项复杂的工作,要有周密的设计、实施计划及随访,才能收到效果。目前一般认为乳房钼靶摄片是最有效的检出方法。

八、治疗

乳腺癌是一种全身性疾病,其治疗原则是采取以手术为主的局部治疗和全身治疗相结合的综合治疗,局部治疗包括手术和放射等治疗,全身治疗主要是化疗、内分泌治疗和生物治疗。

(一)手术治疗

外科手术是乳腺癌的主要治疗手段。1894 年 Halsted 建立了经典乳腺癌根治术(称为 Halsted或 Halsted-Meyer 乳腺癌根治性),给乳腺癌和其他肿瘤的治疗带来了一场革命。但随着对乳腺癌认识的深入,以及早期诊断和辅助治疗技术的提高,该术式现已少用。乳腺癌根治切除的手术方式较多,对不能根治的晚期乳腺癌也可行姑息性手术,以改善患者的生活质量。

1.保留乳房手术

保留乳房手术即对病灶较小的乳腺癌行局部扩大切除,保留大部分乳房,是否行腋窝清扫视腋窝转移情况而定。该术式已成为西方发达国家的主要手术方式,国内应用也越来越多。主要适应证为单个肿瘤、最大径≤3 cm、腋窝淋巴结转移少或无转移,且残留乳房无其他病变。如肿瘤距乳晕边缘距离≥2 cm,可保留乳头乳晕;位于乳头乳晕区的乳腺癌,如病灶小,也可行中央区局部扩大切除,保留剩余乳房。对肿瘤直径>3 cm 者,经术前化疗缩小后也可考虑保留乳房。循证医学证明,如手术指征选择恰当,切缘距肿瘤边缘 1 cm 以上,保留乳房手术能获得与改良根治术相同的疗效,但术中必须对所有切缘进行病检以保证无癌残留,且术后需行全乳放疗。

2.单纯乳房切除术

单纯乳房切除术又名全乳切除术,即只切除整个乳房而不行腋窝清扫。适用于前哨淋巴结活检(SNB)无转移者、年老体弱不能耐受根治手术者及晚期乳腺癌姑息性切除。

前哨淋巴结(SLN/SN)是指最先接受原发肿瘤的淋巴引流并最早发生癌转移的特定区域淋巴结。前哨淋巴结无转移时,其所在的区域淋巴结一般无转移。因此,通过行腋窝前哨淋巴结活检可以判断腋窝淋巴结有无转移,进而确定腋窝清扫是否必要。如前哨淋巴结阴性,通常不必清扫腋窝,反之应行腋窝清扫。临床上,一般采用染料法和核素示踪法结合显示前哨淋巴结,其准确性在 95% 以上,假阴性率<5%。

3.乳腺癌改良根治术

乳腺癌改良根治术也称简化根治术,是指在全乳切除的同时行腋窝清扫,其与乳腺癌根治术的不同之处在于保留胸大小肌。又分两种术式:一种是胸大、小肌均保留(Auchincloss 手术),另一种是保留胸大肌,切除胸小肌(Patey 手术)。适用于胸大肌无侵犯的乳腺癌。随着保留乳房手术的兴起,该术式逐渐减少。

4.Halsted 乳腺癌根治术

手术切除整个乳房,胸大、小肌,腋窝和锁骨下淋巴结。切除范围上至锁骨下,下到肋缘,外至背阔肌前缘,内达骨旁。根据病变的部位可选择纵或横梭形切口。该手术适用于肿瘤较大、已侵犯胸大肌或腋窝、锁骨下淋巴结转移较多的乳腺癌患者。

5.乳腺癌扩大根治术

在乳腺癌根治术的同时切除 2、3、4 肋软骨,清扫内乳淋巴结即为扩大根治术。适用于有内乳淋巴结转移的乳腺癌患者。根据是否切除局部胸膜又分为胸膜外扩大根治术(Margotini 手术)和胸膜内扩大根治术(Urban 手术),前者不切胸膜,不进胸腔,创伤相对要小,故应用多于后者。

乳腺癌的手术方式还有保留胸大小肌同时清扫内乳淋巴结的改良扩大根治术、皮下乳腺切除及腔镜乳腺癌手术等。手术完毕应找出切除的全部淋巴结，按部位分别送病检，以便确定淋巴结转移状况和分期，合理制订治疗计划。

（二）化疗

乳腺癌是对化疗敏感的肿瘤之一，因此，化疗是乳腺癌的重要治疗手段。一般认为，除原位癌、微浸润癌及部分低危的乳腺癌外，年龄在 70 岁以下的浸润性乳腺癌术后都应化疗。在用药上，主张联合或序贯给药，其效果较单一药物好。

对乳腺癌疗效较好的常用化疗药物：环磷酰胺、氟尿嘧啶、甲氨蝶呤、表柔比星或多柔比星、紫杉醇和多希紫杉醇、吉西他滨、长春瑞滨、卡培他滨等。常用的化疗方案：环磷酰胺＋甲氨蝶呤＋氟尿嘧啶（CMF）、氟尿嘧啶＋表柔比星＋环磷酰胺（FEC）、紫杉醇或多希紫杉醇＋表柔比星（TE）或再加环磷酰胺（TEC）等，一般每 3 周为 1 个周期，对体质较好的高危患者也可采用剂量或强度密度化疗，通常连用 6 个周期。化疗期间应经常检查肝功能和白细胞计数。如白细胞计数低于正常，可注射粒细胞刺激因子，白细胞严重减少时应停药。

对局部晚期乳腺癌及具备其他保留乳房的条件但肿瘤偏大的患者，可采用新辅助化疗，即在术前先予化疗数个周期，待肿瘤缩小和分期下降后进行手术，术后再行化疗。新辅助化疗可增加保留乳房的概率，变不可手术为可手术，或使难切除的肿瘤变得容易切除，并可减少术后复发。

（三）放疗

主要用于手术后辅助治疗及晚期患者的转移灶放疗。术后辅助放疗一般在全部化疗结束后进行，其指征有：原发病变≥5 cm；有局部皮肤或深部肌肉浸润；手术证实腋窝淋巴结转移≥4 个或超过切除淋巴结数的一半；锁骨下或内乳淋巴结转移；保留乳房手术后等。对早期乳癌确无淋巴转移的患者，不必常规进行放疗，以免对人体造成损害。

（四）内分泌治疗

内分泌治疗又称激素治疗。50％～70％的乳腺癌属激素依赖性肿瘤，雌激素可刺激其生长和增殖。内分泌治疗的机制在于减少雌激素的来源、阻断雌激素受体，对抗雌激素对乳腺癌的促生长作用，其特点是不良反应较轻，疗效较持久，但起效慢。内分泌治疗适用于雌激素受体（ER）或孕激素受体（PR）阳性的乳腺癌患者，术后内分泌治疗一般在全部放、化疗结束后开始，常规使用 5 年，如出现复发等耐药现象，应及时换药。在绝经前，女性体内的雌激素主要来自卵巢的分泌，绝经后，卵巢功能消退，雌激素主要来源于肾上腺皮质分泌的雄激素转化而来，在转化过程中需要芳香酶的参与。据此，内分泌治疗可采用不同的方法。卵巢去势适用于绝经前 ER 阳性的乳腺癌，对骨、肺转移效果较好，对肝、脑转移效果差，现已少用。也可用深部 X 线照射毁坏卵巢，达到去势的效果，但起效慢，6～8 周后才见效果。促黄体生成激素释放激素（LHRH）类似物（如诺雷德）能抑制垂体前叶促性腺激素的分泌，从而达到卵巢抑制的效果，称为药物性去势，适用于绝经前 ER 阳性或 PR 阳性的患者。抗雌激素治疗是利用选择性雌激素受体调节剂（SERM）或拮抗剂竞争性结合雌激素受体，从而阻断雌激素与受体结合发挥作用，适用于绝经前或绝经后 ER 阳性或 PR 阳性者，最常用的药物是他莫昔芬（三苯氧胺），一般 10～20 mg，2 次/天。芳香酶（环氧化酶）抑制剂（AI）如来曲唑和阿那曲唑能抑制芳香酶活性，从而阻断雄激素转化为雌激素，减少雌激素的来源，适用于绝经后 ER 阳性或 PR 阳性者；芳香酶抑制剂也可同 LHRH 类似物联合用于绝经前 ER 阳性或 PR 阳性者。孕激素和雄激素用于晚期乳腺癌的治疗，可以改善患者的骨转移性疼痛和恶病质，对 ER 阳性者更有效。

(五)生物治疗

Her2 是表皮生长因子家族的成员,有近 40% 的乳腺癌呈 *Her2* 强阳性,*Her2* 强阳性提示预后较差。赫赛汀是抗 *Her2* 的人源化单克隆抗体,与 *Her2* 结合后可抑制乳腺癌的增生。

(六)核素治疗

用于晚期乳腺癌骨转移,能抑制肿瘤生长,缓解疼痛,可与双磷酸盐结合使用。

九、预后

乳腺癌的预后与患者年龄、肿瘤大小、淋巴结转移情况、组织学类型、病理分级和 ER、PR 状况有关,ER、PR 阳性对内分泌治疗有效,预后相对较好。其他可能有意义的预后指标包括 *Her2*、*p53*、肿瘤血管侵犯和血管生成等。早期乳腺癌手术后 5 年生存率可达 90% 以上,因此,早期发现对乳腺癌的预后有重要意义。

（靳 健）

第五章 胃肠外科疾病

第一节 消化性溃疡

消化性溃疡主要是指胃十二指肠的溃疡,是最常见的疾病之一。主要病变是黏膜的局限性组织缺损、炎症与坏死性病变,深达黏膜肌层。溃疡的形成有多种因素,但酸性胃液对黏膜的消化作用是溃疡形成的基本因素,故称为消化性溃疡。十二指肠溃疡占消化性溃疡的80%。最近30年来,国内外十二指肠溃疡的发病率和需要住院率逐步减少,但溃疡病的急性并发症,如穿孔、大出血、幽门梗阻,需入院急诊手术的病例并没有减少,因而外科治疗在溃疡病的治疗中仍有重要地位。

一、十二指肠溃疡

胃酸在十二指肠溃疡的发病机制中起重要的作用,早在1910年,Schwartz就提出"无酸就无溃疡"。此外,十二指肠黏膜防御机制减弱和幽门螺杆菌也在十二指肠溃疡的发生发展中发挥重要作用。

典型的十二指肠溃疡发生在十二指肠第一部(95%),最常见在距幽门3 cm以内(90%),发生在前后壁机会均等,偶可见两者均有。十二指肠溃疡一般不发生恶变。未经治疗的十二指肠溃疡自然史为自发性愈合和复发交替,至少60%的愈合的十二指肠溃疡在1年内复发,80%~90%的在2年内复发。

(一)临床表现

1.症状

(1)节律性、周期性上腹疼痛,10%以上患者可无症状。

(2)春、秋季节多发,夏季和冬季缓解。

(3)一般发生在餐后90分钟至3小时,常可夜间痛醒,进食和服抗酸药后缓解。

(4)疼痛性质的改变提示可能产生并发症,如溃疡疼痛变成持续性,不再为食物或抗酸药缓解,或放射至背部,提示溃疡可能穿透。

2.体征

(1)常规体检一般无异常发现。

(2)急性溃疡发作期,可出现上腹部轻压痛。

(二)辅助检查

(1)上消化道内镜检查可见溃疡面。内镜检查是十二指肠溃疡诊断的最重要方法,不仅可作出十二指肠溃疡的诊断,也可检查其他病变,如胃溃疡、十二指肠炎、胃炎或食管炎。

(2)上消化道钡餐检查典型可见龛影,可作为十二指肠溃疡初步诊断依据。钡餐检查亦可用作其他病变的鉴别诊断,如钡餐检查有龛影,一般不再做内镜检查。

(3)胃酸测定和血清促胃液素测定主要用于胃泌素瘤的排除。胃酸对十二指肠的诊断作用不大,但术前术后测定胃酸,对评估患者行迷走神经切断术后迷走神经是否完整切断有帮助。成功的迷走神经切断后单胺氧化酶下降70%。

(三)鉴别诊断

1.慢性胆囊炎

右上腹痛多为餐后发作,常向右肩和背部放射,可伴发热。多伴有厌油腻食物,超声检查多可确诊。

2.慢性胰腺炎

反复发作性腹痛,多在饭后或酗酒后发作,呈持续性,患者常采取一些体位来减轻疼痛。伴有消瘦和营养不良,晚期出现腹泻、糖尿病等症状。B超可见胰腺肿大,内部回声不均匀,胆管、胰管扩张等,CT检查可见胰腺不规则,内有钙化灶及结石表现。

3.功能性消化不良

症状无特异性。其X线检查是正常的。

4.胃泌素瘤

来源于胰腺G细胞的肿瘤,肿瘤往往<1 cm,生长缓慢,大量分泌促胃液素,刺激壁细胞增生,分泌大量胃酸,导致胃、十二指肠壶腹部和不典型部位发生多发性溃疡。多发生于不典型部位,具有难治性特点,高胃酸分泌,空腹血清促胃液素>200 pg/mL。

(四)治疗

治疗目的:疼痛缓解、促进溃疡愈合、防止复发、减少并发症。

1.非手术治疗

(1)避免致溃疡因素:烟草、刺激性调味品、精神过度紧张等,鼓励正常有规律的一日三餐。

(2)降低胃酸药物:包括抗酸药如氢氧化铝、组胺 H_2 受体阻滞剂如西咪替丁、质子泵抑制剂(PPI)如奥美拉唑,其中,质子泵抑制剂是目前最强有力的胃酸抑制剂。

(3)胃黏膜保护药物:硫糖铝、枸橼酸铋钾等。

(4)根治幽门螺杆菌方案:一般采用三联方案及两种抗生素合并胶态次枸橼酸铋,或抗分泌药,推荐方案:PPI(标准剂量)+阿莫西林(1.0 g)+克拉霉素(0.5 g),一天2次,共7天。

2.手术治疗

(1)适应证:①合并有穿孔、出血、梗阻的十二指肠溃疡患者。②无并发症的十二指肠溃疡出现以下情况者:穿透性溃疡、复合溃疡、球后溃疡患者;难治性溃疡,经严格的内科治疗,仍发作频繁,影响生活质量者;有穿孔或出血病史者,溃疡复发。

(2)手术禁忌证:①单纯性溃疡无严重并发症者;②年龄在30岁以下或60岁以上又无绝对适应证;③患者有严重的内科疾病,致手术有严重的危险者。

(3)经典手术方式:①胃大部切除术;②胃迷走神经切断术。

(4)微创手术:腹腔镜下迷走神经切断术具有创伤小、疼痛轻微、住院时间短等优点,而腹腔镜胃大部切除术、胃空肠吻合术经实践证明安全可行。

（5）术后恢复：①术后继续给予抑酸治疗；②术后饮食由流质饮食向半流质、软食、普食过渡。

二、胃溃疡

胃溃疡患者平均胃酸分泌比正常人低，胃排空延缓、十二指肠液反流是导致胃黏膜屏障破坏形成溃疡的重要原因。幽门螺杆菌感染和非甾体抗炎药（NSAIDs）是影响胃黏膜防御机制的外源性因素。根据溃疡位置可分为 4 型。①Ⅰ型：最常见，占 57%，位于小弯侧胃切迹附近，发生在胃窦和胃体黏膜交界处临床症状不典型，胃酸分泌正常或偏低。②Ⅱ型：复合溃疡，占 22%，呈高胃酸分泌。内科治疗往往无效，易合并出血，常需手术治疗。③Ⅲ型：占 20%，幽门管溃疡或距幽门 2 cm 以内的胃溃疡，临床症状与十二指肠溃疡相似，常呈高胃酸分泌。内科治疗容易复发。④Ⅳ型：高位溃疡，多位于胃近端，距食管胃连接处 4 cm 以内，较少见。患者多为 O 型血，常为穿透性溃疡，易并发出血和穿孔，梗阻少见。

（一）临床表现

胃溃疡发病年龄多为 40～59 岁，较十二指肠溃疡晚了 15～20 年。腹痛节律性不如十二指肠溃疡明显，进食加重，且发生在进餐后 0.5～1 小时，进食不能缓解。疼痛性质多为深在性痛，常有恶心、呕吐。体检通常是正常的，发作或穿透性溃疡上腹部剑突下或稍偏左侧可有压痛。

（二）辅助检查

1.上消化道内镜检查

内镜检查可正确评估溃疡的范围和程度，胃溃疡有一定的恶性可能，因此所有胃溃疡必须做活检，胃窦和胃体黏膜活检用尿素酶试验或组织学检查评估幽门螺杆菌感染。

2.钡餐检查

良性胃溃疡的 X 线特征包括突出胃轮廓外的龛影，放射形黏膜皱襞至溃疡边缘，周围黏膜完整，无充盈缺损。

（三）鉴别诊断

1.胃癌

癌性溃疡常较大（直径＞2.5 cm），边缘隆起不规则，呈"火山口"样，溃疡底部不平整、质硬、污秽。必要时多次活检以排除恶性胃溃疡。

2.功能性疾病

不完全的食管裂孔、萎缩性胃炎、肠易激综合征等功能性疾病的非特异的症状常与胃溃疡的症状混淆。相应的放射学检查或胃镜检查是鉴别的必要手段。

（四）治疗

1.非手术治疗

主要应用组胺 H_2 受体拮抗药和质子泵抑制剂治疗，溃疡的愈合更重要的是依靠治疗的持续时间，而不是抑酸剂的程度。质子泵抑制剂是针对难治性溃疡最有效的制剂。治疗 6～8 周检查无充分愈合的证据，须重做活检，即使是恶性胃溃疡也可能暂时愈合，若第 3 次复发或怀疑为恶性肿瘤，是手术指征。

2.手术治疗

良性溃疡选择性手术的两个主要目的是切除溃疡灶及受损的黏膜组织和减少胃酸和蛋白酶的分泌，其次是减少胆汁反流和胃潴留。

(1)手术适应证:①经严格的内科治疗 4～6 周,溃疡未愈合或愈合后又复发者;②年龄在 45 岁以上的患者;③巨大溃疡(>3 cm),穿透性溃疡或高位溃疡者;④出现出血、穿孔、梗阻等并发症或可疑恶性肿瘤。

由于胃溃疡有一定的恶性可能,因此手术指征可适当放宽。

(2)经典手术方式。①胃大部切除术:Billroth I 式胃切除术是 I 型和 III 型胃溃疡最常用的术式,因这类胃溃疡大多数十二指肠正常,易于 Billroth I 式重建,而术后并发症较 Billroth II 式胃切除为少。②高位溃疡可行溃疡局部切除加远端的胃部分切除术,也可行局部切除加近段选择性迷走神经切断术。③复合溃疡,手术方式同十二指肠溃疡。

三、术后并发症

(一)术后梗阻

1.吻合口梗阻

一般胃切除患者在术后 3～6 天可开始耐受口服进食,若食后引起腹胀、呕吐,可继续给予禁食、胃肠减压、肠外营养等治疗措施,最早可在术后第 7 天进行钡餐检查,早期吻合口梗阻的主要原因为吻合口水肿,通过保守治疗可缓解,若梗阻继续延长,不能解除,则考虑为手术技术不当,需再次手术。

2.输入襻梗阻

输入襻梗阻一般是由于胃空肠吻合时输入襻过长,粘连、扭曲、内疝等形成梗阻。输入襻梗阻为闭襻性梗阻,胆汁和胰液潴积导致肠内压增高,急性完全性梗阻时患者突发上腹部剧烈疼痛,呕吐频繁,呕吐物不含胆汁,查体上腹部压痛,偶可扪及包块,上消化道造影或 CT 有助于明确诊断。诊断明确或高度可疑时应及时手术,手术根据梗阻原因选择术式,如扭转复位,肠段坏死切除等。

当输入襻黏膜内翻过多、输入襻过短或过长、输入襻粘连成角时可发生慢性不全性梗阻,患者间歇性大量呕吐胆汁,多于餐后不久出现,呕吐前出现腹痛,早期考虑为吻合口处黏膜水肿,应予禁食、胃肠减压、肠外营养等保守治疗,持续不缓解时可行上消化道造影或 CT 予以诊断。

3.输出襻梗阻

输出襻梗阻与输出襻肠段粘连、大网膜水肿或横结肠系膜压迫有关,主要表现为腹痛、腹胀、恶心、呕吐,呕吐物含胆汁和食物,呕吐后腹胀缓解。上消化道造影可提示输出襻梗阻。经保守治疗如禁食、胃肠减压、肠外营养等无效后可考虑手术进行吻合口重建。

(二)术后胃出血

(1)术后胃管引流出的暗红色或咖啡色液体通常在 24 小时终止,极少引起明显循环容量减少,若术后引流新鲜血液,24 小时后仍未停止,则为术后出血,术后 2～3 天发生严重和持续的出血必须考虑再次手术,可在吻合口上方几厘米的胃壁另做一横切口,清除积血,予以止血。

(2)若术后 5～6 天发生出血,见于吻合口黏膜坏死、脱落,可在内镜下检查止血或再次手术。

(三)瘘

1.吻合口瘘

多见于患者一般情况较差、缝合技术不当、组织血供不足的情况下,患者可发生发热、腹痛、腹膜炎的表现,若症状较轻,可先予充分引流、禁食、胃肠减压、肠外营养,抗感染、抑酸、抑制胰酶等保守治疗,感染情况及腹膜炎持续进展时需及时手术治疗。

2.十二指肠残端瘘

十二指肠残端瘘为 Billroth Ⅱ 式胃切除严重并发症,多发生于十二指肠球部周围广泛炎症、血供不足或患者营养状态不良的情况下。患者可于术后 2～5 天突发右上腹剧痛,有腹膜炎体征,体温、白细胞计数升高,可发生休克。病变局限、腹膜炎较轻的情况下可行穿刺引流,加强营养保守治疗。若腹膜炎明显,发生脓毒血症等严重并发症需及时手术治疗。

手术一般均需残端造瘘,并放置引流管及空肠饲养管,术后持续抗生素治疗,控制脓毒血症,应用生长抑素或其类似物减少漏出量。

(四)功能性胃排空障碍

发病原因不明,通常出现于术后最初两周,常在流质饮食改为半流质时发生,表现为上腹饱胀、呕吐,呕吐物为含胆汁的胃液,肠鸣音减弱。胃管引流量>800 mL/d。无明显水电解质和酸碱平衡紊乱,造影可见胃无张力,稍扩大,造影剂滞留于胃内 24 小时以上,无机械性梗阻。可给予胃肠减压,静脉营养支持,多数患者可在 3～4 周缓解。

(五)溃疡复发

复发原因多为迷走神经切除不完全或胃窦切除不够,大多数复发性溃疡可通过药物治疗获得理想的效果。反复复发的溃疡提示有胃泌素瘤或胃排空障碍。

(六)倾倒综合征

主要由于胃容积缩小和幽门括约肌功能丧失,食物过快由胃进入肠道所致的一系列症状,表现为胃肠道症状,如上腹胀满、恶心、腹部绞痛、腹泻等,神经循环系统如心慌、出汗、眩晕、无力等。

此类患者应以高蛋白、高脂肪、低糖食物为宜,避免过甜、过咸、过浓饮食和乳制品,固体食物较流质食物为好,少食多餐,应用抗组胺药、抗胆碱药、抗痉挛药和镇静药。

预防倾倒综合征主要是术中避免残胃过小和吻合口过大。

(七)碱性反流性胃炎

碱性反流性胃炎多见于 Billroth Ⅱ 式吻合术后,由于丧失了幽门括约肌,导致胆汁反流入胃,少数患者表现为上腹或胸骨后持续性烧灼痛,伴恶心、呕吐,进食后加重,胃镜可见胆汁反流入胃,胃黏膜充血、水肿、易出血,轻度糜烂。

诊断应排除其他上腹部疾病,尤其胃排空障碍。治疗方法为手术将 Billroth Ⅱ 式吻合改为 Roux-en-Y 胃空肠吻合,同时行胃迷走神经切断术。

(八)吻合口空肠溃疡

吻合口空肠溃疡多发于胃空肠吻合口对侧的空肠壁上,为胃酸作用于空肠黏膜所致,多见于以下情况。

(1)胃切除范围不够。

(2)胃窦部黏膜残留。

(3)空肠输入襻过长。

(4)空肠输入输出襻侧-侧吻合。

(5)胃迷走神经切断不完全。

(6)胃泌素瘤患者表现为腹痛,常合并出血或慢性穿孔。针对此并发症可采用制酸治疗,如穿孔形成腹腔脓肿或内瘘则需手术治疗。

（九）残胃癌

残胃癌指因良性疾病行胃部分切除术后 5 年以上残胃内发生的癌。多发生在 Billroth Ⅱ 式胃大部切除术后,与胃酸降低,胆汁反流有关。

四、胃十二指肠溃疡并发症的治疗

胃十二指肠溃疡的并发症包括穿孔、出血或幽门梗阻。这些并发症可发生于十二指肠溃疡或胃溃疡,幽门梗阻并发于十二指肠溃疡较多,而恶性肿瘤引起的幽门梗阻,则几乎全部发生于胃溃疡。

（一）溃疡急性穿孔

溃疡处于活动期时,其基底部组织发生坏死,在过度劳累、暴饮暴食、应用 NSAIDs 或免疫抑制剂等情况下,可能诱使溃疡突然穿破浆膜层,成为急性穿孔,引起腹膜炎。穿孔以急性穿孔最常见,十二指肠穿孔较胃溃疡穿孔多见,约占溃疡急性穿孔的 90％,穿孔部位以十二指肠球部前壁最常见,相比之下,胃溃疡穿孔可发生在前壁或后壁。

1.临床表现

（1）症状:①多年的溃疡病史,穿孔前溃疡病症状加重;②突发上腹部刀割样剧痛,迅速波及全腹,惧怕翻身及深呼吸,可放射至肩部;③可有恶心、呕吐等上消化道症状;④少数伴休克症状。

（2）体征:①急性病容,焦急、出汗、呼吸变浅,心搏加快,可发热;②腹膜刺激征,腹壁板样强直,肠鸣音减弱或消失,腹式呼吸减弱,肝浊音界可消失;③少数患者如幼儿或老年、免疫抑制、四肢瘫痪或昏迷的患者,可不出现典型征象。

2.辅助检查

（1）立位腹平片:可见膈下游离气体。诊断可疑,应从鼻胃管向胃内注入 400 mL 气体后重复拍片,如未发现膈下游离气体也不能排除诊断。

（2）上消化道造影:应用钡剂较水溶性对比剂可靠,也没有增加感染或难以排出。

（3）诊断性腹腔穿刺:腹腔穿刺见胆汁或食物残渣,诊断更加确定。

（4）实验室检查:包括血常规、血清电解质和淀粉酶,常有白细胞升高和核左移,血清淀粉酶一般是正常的,可少量升高。穿孔时间较长需检查肾功能、血清肌酐、动脉血气分析,监测酸碱平衡状况。

3.鉴别诊断

（1）急性阑尾炎或急性乙状结肠憩室炎:穿孔后溢出胃液向下流向结肠旁沟,在右侧似急性阑尾炎,在左侧似急性乙状结肠憩室炎。急性阑尾炎或急性乙状结肠憩室炎一般体征较局限,无腹壁板样强直,X 线检查无膈下游离气体。

（2）急性胆囊炎:穿孔后胃液积聚在胆囊和十二指肠附近,类似急性胆囊炎的胆囊穿孔。胆囊炎表现为右上腹绞痛或持续性疼痛伴阵发性加剧,向右肩放射,体检可触及肿大的胆囊,Murphy 征阳性,坏疽穿孔会出现弥漫性腹膜炎,但不会出现膈下游离气体,B 超提示胆囊炎或胆囊结石。

（3）急性胰腺炎:临床表现与溃疡急性穿孔十分相似,但腹痛有由轻转重的过程,肌紧张较轻。血、尿淀粉酶和腹腔穿刺液淀粉酶明显升高,X 线检查无膈下游离气体,CT、B 超提示胰腺肿胀。

4.治疗

(1)非手术治疗:适用于全身情况好,症状体征较轻的空腹穿孔,判断穿孔较小,腹膜炎已局限者,或经水溶性造影剂证实穿孔已封闭者。

包括禁食、水,胃肠减压,静脉补液,恢复血容量,留置导尿管以观察尿量,静脉应用抗生素,通常用广谱头孢菌素,静脉输注 PPI 等制酸药物。这些患者易发生膈下或肝下脓肿,可用经皮穿刺导管引流治疗。

(2)手术治疗:适应证如下。①凡不适合予非手术治疗的急性穿孔病例,如症状重、腹痛剧烈、饱腹穿孔等。②经非手术治疗6~8小时病情仍继续加重者。术前准备有禁食、胃肠减压;纠正血流动力学紊乱;抗生素治疗。

(3)手术方式:①单纯修补术:操作简便易行,手术时间短,风险小,但是远期效果差,5年复发率高。②胃大部切除术:在患者的具体情况、手术条件和手术者的经验允许情况下,可行胃大部切除术,既解决了穿孔问题,又解决了溃疡病的治疗问题。首先考虑保障患者的生命安全,一般认为患者的一般情况良好,有幽门梗阻或出血史,穿孔在 12 小时以内,腹腔污染较轻时,可行胃大部切除术。③单纯修补＋高选择性迷走神经切除术:主要用于十二指肠溃疡穿孔,可降低溃疡复发率和再次手术率,但不适合穿孔时间大于 24 小时或腹腔明显污染者。

(4)术后恢复:①持续胃肠减压;②术后给予 H_2 受体阻滞剂或 PPI。

(二)溃疡急性出血

胃十二指肠溃疡患者溃疡基底的血管被侵蚀而导致破裂出血,引起患者大量呕血、黑便,导致红细胞、血红蛋白明显下降、脉率加快,血压下降,出现休克或休克前期症状,称为溃疡大出血。十二指肠溃疡患者出血较胃溃疡出血多见,估计消化性溃疡出血患者约占全部上消化道出血住院患者的 50%。

1.临床表现

(1)症状:①患者多有典型溃疡病史,近期可有服用 NSAIDs 药物或皮质类固醇药物;②主要症状是呕血和解柏油样黑便,具体取决于出血的量和速度;③短期内失血超过 800 mL,可出现休克症状。

(2)体征:①腹部体征不明显,可有腹胀,上腹部轻压痛,肠鸣音亢进等;②出现休克时可有四肢湿冷、面色苍白、脉搏细速、呼吸急促、血压下降。

2.辅助检查

(1)急诊胃镜检查:可迅速明确出血部位和病因,24 小时内胃镜阳性率可达 70%～80%。检查见活动性出血也可尝试在内镜下凝血治疗。

(2)选择性腹腔动脉或肠系膜上动脉造影。用于血流动力学稳定的活动性出血患者,如出血量少或已停止,可能结果阴性。如明确出血点可采取栓塞等介入治疗。

(3)实验室检查:红细胞、血红蛋白降低。

3.鉴别诊断

(1)食管胃底静脉曲张破裂出血:出血量更大,一次出血常达 500～1 000 mL,常可引起休克,主要表现是呕血,单纯便血较少。

(2)出血性胃炎:患者多有酗酒、服用 NSAIDs 药物或肾上腺皮质激素药物史、休克、烧伤等应激后,胃镜下见表浅的多发胃黏膜糜烂,部分病例仅见弥漫性渗血。

(3)胃癌出血:癌组织中心缺血坏死,侵蚀血管出血,常引起黑便。

（4）胆道出血：常有胆道感染、肝外伤等病史，出血量不大，每次为 200～300 mL，典型患者出现胆道出血三联征——胆绞痛、梗阻性黄疸、消化道出血。

4.治疗

（1）非手术治疗：对于出血量相对少、生命体征可控制平稳或非持续性出血的患者可先试行非手术治疗。①卧床休息，吸氧，建立静脉通道，监测生命体征。②快速滴注平衡盐溶液，根据血压、脉搏、尿量和周围循环状况判断失血量，无心脏病病史者收缩压降至 9.3～12.0 kPa（70～90 mmHg），提示失血显著，达全身 25% 总血容量范围，出血量大时输注浓缩红细胞。休克患者用中心静脉导管监测血流动力学。

（2）手术治疗注意事项如下。

适应证：持续出血 48 小时；出血速度快，血流动力学不稳定或短时间内（6～8 小时）需要输血＞4 个单位；年龄＞60 岁，有冠状动脉硬化症者；内镜止血失败或再出血风险较大；近期复发出血或合并其他并发症；血管造影栓塞无法止血或栓塞后再次大出血。

术前准备：禁食、胃肠减压；积极液体复苏，力争在血流动力学稳定的情况下进行手术；充分备血；应用 H_2 受体阻滞剂或质子泵抑制剂。

手术方式如下。①胃溃疡：连同溃疡切除远端胃，根据切除范围行 BillrothⅠ式吻合或BillrothⅡ式吻合；溃疡切除，缝合胃切口，迷走神经切断合并幽门成形术；Ⅳ型溃疡可选用胃远端和小弯侧舌形连同溃疡一并切除，行 Roux-en-Y 吻合。②十二指肠溃疡出血：溃疡缝合止血并迷走神经干切断是最简单有效的手术；旷置溃疡的 BillrothⅡ式胃大部切除术。

术后康复：①术后继续禁食、胃肠减压；②根据情况继续补液、营养支持，必要时输血治疗；③静脉应用抑酸药物。

（三）瘢痕性幽门梗阻

慢性十二指肠溃疡或幽门管溃疡引起幽门部或十二指肠球部狭窄、变形，或合并周围水肿时引起狭窄者称瘢痕性幽门梗阻。

1.病史与体格检查

（1）病史：①大多数有多年的胃、十二指肠溃疡史；②进行性上腹饱胀（食后）、呕吐，呕吐多发生在餐后 30～60 分钟，以下午和夜间多见，呕吐物含大量宿食，不含胆汁，呕吐后症状缓解；③患者体重减轻，甚至极度消瘦。

（2）体格检查：①患者有不同程度的消瘦、失水；②上腹部可见胃型及蠕动波，可闻及上腹振水音；③胃肠减压出大量胃内潴留物，每天减压量大；④盐水负荷试验。通过鼻胃管将 700 mL盐水在 3～5 分钟注入胃内，关闭胃管，30 分钟后回抽盐水，超过 350 mL 说明有梗阻。

2.辅助检查

（1）内镜检查：可见胃扩张含大量液体，幽门狭窄不规则，不能通过胃镜进入十二指肠。需做活检以排除恶性肿瘤。

（2）上消化道造影：可见扩大和无张力的胃，如少量造影剂进入十二指肠可见变形和瘢痕的球部，24 小时后造影剂仍有存留提示瘢痕性幽门梗阻。

（3）实验室检查：患者可有贫血、持续性呕吐引起的代谢性碱中毒伴脱水，血清电解质测定显示低钾、低氯和碳酸氢盐升高。

3.鉴别诊断

（1）痉挛水肿性幽门梗阻：呕吐为间歇性，经胃肠减压及抑酸治疗后可缓解，胃镜未见明显瘢痕形成。

（2）胃窦部肿瘤引起的梗阻：胃镜活检及钡餐可明确诊断。

（3）十二指肠肿瘤或胰头癌压迫引起上消化道梗阻：十二指肠球部以下梗阻，呕吐物含胆汁，根据 X 线、胃镜可鉴别。

4.治疗

（1）非手术治疗：①建立鼻胃管吸引；②纠正血容量和水电解质及代谢紊乱，肠外营养纠正营养状态；③抑酸治疗。

（2）手术治疗：瘢痕性梗阻是外科手术的绝对适应证。

术前准备：①完善相关检查；②鼻胃管减压 5～7 天，温盐水洗胃 1～2 天；③纠正水、电解质和代谢紊乱，恢复正氮平衡；④预防性使用抗生素；⑤给予 H_2 受体阻滞剂或质子泵抑制剂。

手术方式：①远端胃切除术；②胃窦切除加迷走神经切断；③迷走神经切断并引流术。

术后恢复：①继续加强营养支持；②给予 H_2 受体阻滞剂或质子泵抑制剂。

（解西菁）

第二节　胆汁反流性胃炎

胆汁反流性胃炎也称碱性反流性胃炎，按十二指肠内容物反流的程度分为十二指肠胃反流和十二指肠胃食管反流。因病理性十二指肠反流与胃炎、食管炎、胃溃疡，甚至胃癌（包括残胃癌）和食管癌等疾病的发生密切相关，对该病应予积极治疗。

一、病因

正常人也可有十二指肠短时逆蠕动，如在空腹和餐后偶有十二指肠胃反流，反流量小，胃排空正常，不会引起反流性胃炎，对人体无影响。但如发作频繁、反流量大、持续时间长，则可发生病理性损害。本病最常发生在 BillrothⅡ式胃次全切除术后，少数也见于 BillrothⅠ式胃次全切除术、胆囊切除术和 Oddi 氏括约肌成形术后。胃次全切除术后因丧失了具抗反流作用的幽门，极易发生十二指肠反流。胆囊功能障碍或胆囊切除术后，胆囊贮存浓缩胆汁及间断排出胆汁的功能丧失，胆汁会不断排入十二指肠，空腹时胆汁反流增加而致病。许多功能性消化不良患者幽门和下食管括约肌功能性异常，频繁发生自发性松弛也可致十二指肠内容物反流。

在无胃或胆道手术史者中，内源性或外源性胃肠刺激引起幽门括约肌功能失调，也可造成反流性胃炎，但较少见。

二、发病机制

单纯胆汁接触胃黏膜一般不引起直接损害，但可刺激胃酸分泌，胆盐与胃酸结合后可增强酸性水解酶的活力而破坏溶酶体膜、溶解脂蛋白，最终破坏胃黏膜屏障，H^+ 逆向弥散增加，进入黏膜和黏膜下层后刺激肥大细胞释放组胺，后者又刺激胃酸和胃蛋白酶分泌，最终导致胃黏膜炎症、糜烂和出血。胆汁混有胰液时其损害作用要比单纯胆汁者为大，因胆汁中的卵磷脂与胰液中的磷脂酶 A2 起作用后转化成溶血卵磷脂；胆盐还能活化磷脂酶 A2 而使溶血卵磷脂生成增多，足量的溶血卵磷脂可损害胃黏膜,促使 H^+ 逆向弥散入黏膜造成损害。

促胃液素可刺激胃黏膜细胞增殖以增强其屏障作用,防止 H^+ 逆向弥散。胃次全切除术去除了胃窦,使促胃液素分泌减少 $50\%\sim75\%$,这是术后反流性胃炎常见发病的原因之一。胃大部切除术后胆汁反流入胃是一常见现象,但不是每一患者都发生症状,其发病原因与下列因素有关:①胃内细菌作用,正常人的胃液通常是无菌的,在胃切除术后反流液在胃内滞留时间长,且胃内大量壁细胞丧失,造成低酸或无酸环境,有利于残胃中需氧菌和厌氧菌的滋生,细菌分解胆盐成次级胆盐,后者可损伤胃黏膜。在有症状的患者中,胃液内都有革兰阴性杆菌或假单胞菌,抗生素可减轻其症状;相反,在无症状的患者中,胃液内多无细菌生长,这就是一明证。②胃排空障碍,在正常人十二指肠反流也常见,不过反流物会迅速被胃排空不会对胃黏膜造成损害,如存有胃排空障碍,十二指肠反流物潴留可引起症状。③胆酸成分改变,凡胆酸成分正常者不发生症状,而去氧胆酸明显增高者常有症状。④胃液中钠浓度,凡胃液中钠浓度超过 $15\ \text{mmol/L}$ 者易发生胃炎,而低于 $15\ \text{mmol/L}$ 者常无胃炎症状。

三、症状

大多数患者主诉中上腹持续性烧灼痛,餐后疼痛加重,服碱性药物不能缓解。少数患者可表现为胸骨后烧灼痛,与反流性食管炎有关。胆汁性呕吐是其特征性表现。由于胃排空障碍,呕吐多在夜间发生,呕吐物中伴有食物,偶可有少量血丝。因顾虑进食加重症状,患者常减少食量,可发生贫血、消瘦和营养不良。

四、并发症

从病理机制上看,十二指肠反流引起胃炎、食管炎、上消化道溃疡的原因是明确的,但更具临床意义的是下列情况:①残胃癌是胃大部切除术后的严重并发症,大量研究表明胆汁反流是活动性胃炎的原因之一,并与胃黏膜萎缩和肠化生呈正相关,已明确胆汁是残胃黏膜癌变的促发因素;②Barrett 食管是一种癌前病变,是胃食管反流性疾病的严重阶段,Barrett 食管柱状上皮的癌变与十二指肠反流关系密切;③本病严重者可致食管狭窄、溃疡、出血,反流的胃液也可侵蚀咽部声带和气管引起慢性咽炎、慢性声带炎和气管炎,临床上称之为 Delahunty 综合征,胃液反流吸入呼吸道可致吸入性肺炎。

五、诊断

反流性胃炎的症状无特异性,需进行一些辅助检查明确诊断。

(一)纤维胃镜检查

纤维胃镜检查应是首选方法,可直接观察胃炎和反流情况,后者应在患者无呕吐动作时观察,可见胃黏膜充血、水肿或呈糜烂状,组织学变化为胃小凹上皮增生、胃腺丧失等萎缩性胃炎表现,应注意反流性胃炎和其他胃炎的表现无特殊区别,且反流量大小与症状也无明显相关性,但胃镜检查是排除其他病变必不可少的措施。

(二)核素扫描

静脉内注入 ^{99m}Tc-HIDA,然后对胃区进行 γ 闪烁扫描,观察被检者禁食时和生理状态下的十二指肠胃反流情况,可以避免因插管、胃镜带来刺激而致不准确的检查结果,同时可确定反流的程度。

（三）胃液胃酸和胆酸测定

置胃管抽取空腹和餐后胃液，测定胆酸含量，如空腹基础胃酸分泌量＜3.5 mmol/L、胆酸含量＞30 μg/mL，可基本确定胆汁反流性胃炎。

（四）胃内胆红素测定

用 Bilitec 2000 监测仪（原理同分光光度计），能做 24 小时连续胃内胆红素监测，可直接反映胃内胆汁浓度。当胆红素吸光值（abs）≥0.14 时诊断胆汁反流。

六、治疗

（一）药物治疗

常用药物有考来烯胺（消胆胺）、铝碳酸镁、甲氧氯普胺、多潘立酮（吗丁啉）、西沙必利、抗酸制剂和甘珀酸等。考来烯胺为一碱性阴离子交换树脂，可与胃中胆盐结合，并加速其排空，开始时于每餐后 1 小时服 4 g，并于临睡前加服 1 次，1～2 周后减量，服用 3 个月仍无效，列为治疗失败。

（二）手术治疗

凡胃镜检查胃内有胆汁和碱性分泌物，具有弥漫性胃炎的组织学证据，症状持续而影响生活质量，内科治疗又无效时，可考虑手术治疗，手术方法很多，应根据具体情况选用。

1.改为 Billroth Ⅰ 术式

原为 Billroth Ⅱ 式胃大部切除者，如手术条件允许可改为 Billroth Ⅰ 式，约半数患者的症状可获改善。

2.Roux-en-Y 型手术（图 5-1）

原为 Billroth Ⅱ 式手术者，将吻合口处输入襻切断，近侧切端吻合至输出襻。但有并发胃排空延迟而形成胃滞留综合征的缺点。

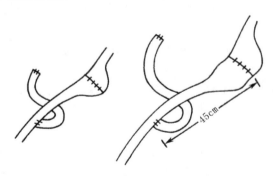

图 5-1　Roux-en-Y 型胃空肠吻合

3.空肠间置术

原为 Billroth Ⅰ 式胃次全切除者，在胃十二指肠吻合口中间置入一段长约20 cm的空肠，有效率为 75％。

4.Tanner 手术（图 5-2）

适用于原为 Billhroth Ⅱ 式胃次全切除者，切断空肠输入襻，远切端与空肠输出襻吻合成环状襻，近切端吻合至原胃空肠吻合口 50 cm 的空肠上。为了防止吻合口溃疡的发生，可加做迷走神经切断术。

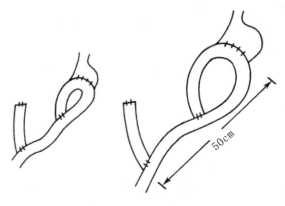

图 5-2　Tanner **手术**

5.胆总管空肠 Roux-en-Y 吻合术

治疗原发性胆汁反流性胃炎效果较好。

（解西菁）

第三节　肥厚性幽门狭窄

肥厚性幽门狭窄是常见疾病,占消化道畸形的第 3 位。早在 1888 年丹麦医师 Hirchsprung 首先描述本病的病理特点和临床表现,但未找到有效治疗方法。1912 年 Ramstedt 在前人研究基础上创用幽门肌切开术,从而使病死率明显降低,成为标准术式推行至今。目前手术病死率已降至 1% 以下。

依据地理、时令和种族,有不同的发病率。欧美国家较高,在美国每 400 个活产儿中 1 例患此病,非洲、亚洲地区发病率较低,我国发病率为 1/3 000。男性居多,占 90%,男女之比（4～5）∶1。多为足月产正常婴儿,未成熟儿较少见;第一胎多见,占总病例数的 40%～60%。有家族聚集倾向,母患病,则子女患病可能性增加 3 倍。

一、病理解剖

主要病理改变是幽门肌层显著增厚和水肿,尤以环肌为著,纤维肥厚但数量没有增加。幽门部呈橄榄形,质硬有弹性。当肌肉痉挛时则更为坚硬。一般测量长 2～2.5 cm,直径 0.5～1 cm,肌层厚 0.4～0.6 cm,在年长儿肿块还要大些。但肿块大小与症状严重程度和病程长短无关。肿块表面覆有腹膜且甚光滑,由于血供受压力影响,色泽显得苍白。肥厚的肌层挤压黏膜呈纵形皱襞,使管腔狭小,加上黏膜水肿,以后出现炎症,使管腔更显细小,在尸解标本上幽门仅能通过 1 mm 的探针。细窄的幽门管向胃窦部移行时腔隙呈锥形逐渐变宽,肥厚的肌层逐渐变薄,二者之间无精确的分界。但在十二指肠侧则界限明显,胃壁肌层与十二指肠肌层不相连续,肥厚的幽门肿块类似子宫颈样突入十二指肠。组织学检查见肌层肥厚,肌纤维排列紊乱,黏膜水肿、充血。由于幽门梗阻,近侧胃扩张,胃壁增厚,黏膜皱襞增多且水肿,并因胃内容物滞留,常导致黏膜炎症和糜烂,甚至有溃疡。

肥厚性幽门狭窄病例合并先天畸形相当少见,约 7%。食管裂孔疝、胃食管反流和腹股沟疝是最常见的畸形,但未见有大量的病例报道。

二、病因

对幽门狭窄的病因和发病机制至今尚无定论,多年来进行大量研究,主要有以下几种观点。

(一)遗传因素

在病因学上起着很重要的作用。发病有明显的家族性,甚至一家中母亲和 7 个儿子同病,且在单卵双胎比双卵双胎多见。双亲中有一人患此病,子女发病率可高达 6.9%。若母亲患病,其子发病率为 19%,其女为 7%;如父亲患病,则分别为 5.5% 和 2.4%。经过研究指出幽门狭窄的遗传机制是多基因性,既非隐性遗传亦非伴性遗传,而是由一个显性基因和一个性修饰多因子构成的定向遗传基因。这种遗传倾向受一定的环境因素而起作用,如社会阶层、饮食种类、季节等。发病以春秋季为高,但其相关因素不明。常见于高体重的男婴,但与胎龄的长短无关。

(二)神经功能

从事幽门肠肌层神经丛研究的学者发现,神经节细胞直至生后 2~4 周才发育成熟。因此,许多学者认为神经节细胞发育不良是引起幽门肌肉肥厚的机制,否定了过去幽门神经节细胞变性导致病变的学说。但也有持不同意见者,其观察到幽门狭窄的神经节细胞数目减少不明显,但有神经节细胞分离、空化等改变,这些改变可能造成幽门肌肥厚。如神经节细胞发育不良是原因,则早产儿发病应多于足月儿,然而二者并无差异。近年研究认为肽能神经的结构改变和功能不全可能是主要病因之一,通过免疫荧光技术观察到环肌中含脑啡肽和血管活性肠肽神经纤维数量明显减少,应用放射免疫法测定组织中 P 物质含量减少,由此推测这些肽类神经的变化与发病有关。

(三)胃肠激素

幽门狭窄患儿术前血清促胃液素升高曾被认为是发病原因之一,经反复试验,目前并不能推断是幽门狭窄的原因还是后果。近年研究发现血清和胃液中前列腺素(PGS)浓度增高,由此提示发病机制是幽门肌层局部激素浓度增高使肌肉处于持续紧张状态,而致发病。亦有人对血清胆囊收缩素进行研究,结果无异常变化。近年来研究认为一氧化氮合成酶的减少也与其病因相关。幽门环肌中还原性辅酶Ⅱ(NADPHd)阳性纤维消失或减少,NO 合酶明显减少,致 NO 产生减少,使幽门括约肌失松弛,导致胃输出道梗阻。

(四)肌肉功能性肥厚

有学者通过细致观察,发现有些出生 7~10 天的婴儿将凝乳块强行通过狭窄幽门管的征象。由此认为这种机械性刺激可造成黏膜水肿增厚。另一方面也导致大脑皮层对内脏的功能失调,使幽门发生痉挛。两种因素促使幽门狭窄形成严重梗阻而出现症状。但亦有持否定意见,认为幽门痉挛首先应引起某些先期症状,如呕吐,而在某些呕吐发作很早进行手术的病例中却发现肿块已经形成,且肥厚的肌肉主要是环肌,这与痉挛引起幽门肌肉的功能性肥厚是不相符的。

(五)环境因素

发病率有明显的季节性高峰,以春秋季为主,在活检组织切片中发现神经节细胞周围有白细胞浸润。推测可能与病毒感染有关,但检测患儿及其母亲的血、粪和咽部均未能分离出柯萨奇病毒,检测血清抗体亦无变化,用柯萨奇病毒感染动物亦未见相关病理改变。

三、临床表现

症状出现于生后 3～6 周,亦有更早的,极少数发生在 4 个月之后。呕吐是主要症状,最初仅是回奶,接着为喷射性呕吐。开始时偶有呕吐,随着梗阻加重,几乎每次喂奶后都要呕吐。呕吐物为黏液或乳汁,在胃内滞留时间较长则吐出凝乳,不含胆汁。少数病例由于刺激性胃炎,呕吐物含有新鲜或变性的血液。有报道幽门狭窄病例在新生儿高胃酸期发生胃溃疡及大量呕血者,亦有报告发生十二指肠溃疡者。在呕吐之后婴儿仍有很强的觅食欲,如再喂奶仍能用力吸吮。未成熟儿的症状常不典型,喷射性呕吐并不显著。

随呕吐加剧,由于奶和水摄入不足,体重起初不增,继之迅速下降,尿量明显减少,数天排便 1 次,量少且质硬,偶有排出棕绿色便,被称为饥饿性粪便。由于营养不良、脱水,婴儿明显消瘦,皮肤松弛有皱纹,皮下脂肪减少,精神抑郁呈苦恼面容。发病初期呕吐丧失大量胃酸,可引起碱中毒,呼吸变浅而慢,并可有喉痉挛及手足抽搐等症状,以后脱水严重,肾功能低下,酸性代谢产物滞留体内,部分碱性物质被中和,故很少有严重碱中毒者。如今,因就诊及时,严重营养不良的晚期病例已难以见到。

幽门狭窄伴有黄疸,发生率约 2%。多数以非结合胆红素升高为主。一旦外科手术解除幽门梗阻后,黄疸就很快消退。因此,这种黄疸最初被认为是幽门肿块压迫肝外胆管引起,现代研究认为是肝酶不足的关系。高位胃肠梗阻伴黄疸婴儿的肝葡萄糖醛酸转移酶活性降低,但其不足的确切原因尚不明确。有人认为酶的抑制与碱中毒有关,但失水和碱中毒在幽门梗阻伴黄疸的病例中并不很严重。热能供给不足亦是一种可能原因,与 Gilbert 综合征的黄疸病例相似,在供给足够热量后患儿胆红素能很快降至正常水平。一般术后 5～7 天黄疸自然消退,无须特殊治疗。

腹部检查时将患儿置于舒适体位,腹部充分暴露,在明亮光线下,喂糖水时进行观察,可见胃型及蠕动波。检查者位于婴儿左侧,手法必须温柔,左手置于右胁缘下腹直肌外缘处,以示指和环指按压腹直肌,用中指指端轻轻向深部按摩,可触到橄榄形、光滑质硬的幽门肿块,1～2 cm 大小。在呕吐之后胃空瘪且腹肌暂时松弛时易于扪。当腹肌不松弛或胃扩张明显时肿块可能扪不到,可先置胃管排空胃,再喂给糖水边吸吮边检查,要耐心反复检查,据经验多数病例均可扪到肿块。

实验室检查发现临床上有失水的婴儿,均有不同程度的低氯性碱中毒,血液 PCO_2 升高,pH 升高和低氯血症。必须认识到代谢性碱中毒时常伴有低钾现象,其机制尚不清楚。小量的钾随胃液丢失外,在碱中毒时钾离子向细胞内移动,引起细胞内高钾,而细胞外低钾,同时肾远曲小管上皮细胞排钾增多,从而造成血钾降低。

四、诊断

依据典型的临床表现,见到胃蠕动波、扪及幽门肿块和喷射性呕吐等 3 项主要征象,诊断即可确定。其中最可靠的诊断依据是触及幽门肿块。同时可进行超声检查或钡餐检查以助明确。

(一)超声检查

诊断标准包括反映幽门肿块的 3 项指标:幽门肌层厚度≥4 mm,幽门管长度≥18 mm,幽门管直径≥15 mm。有人提出以狭窄指数(幽门厚度×2÷幽门管直径×100%)>50% 作为诊断标准。超声下可注意观察幽门管的开闭和食物通过情况。

(二)钡餐检查

诊断的主要依据是幽门管腔增长(>1 cm)和管径狭窄(<0.2 cm),"线样征"。另可见胃扩张,胃蠕动增强,幽门口关闭呈"鸟喙状",胃排空延迟等征象。有报道随访复查幽门环肌切开术后的病例,这种征象尚可持续数天,以后幽门管逐渐变短而宽,然而有部分病例不能恢复至正常状态。术前患儿钡餐检查后须经胃管洗出钡剂,用温盐水洗胃以免呕吐而发生吸入性肺炎。

五、鉴别诊断

婴儿呕吐有各种病因,应与下列各种疾病相鉴别,如喂养不当、全身性或局部性感染、肺炎和先天性心脏病、颅内压增加的中枢神经系统疾病、进展性肾脏疾病、感染性胃肠炎、各种肠梗阻、内分泌疾病以及胃食管反流和食管裂孔疝等。

六、治疗

(一)外科治疗

采用幽门环肌切开术是最好的治疗方法,疗程短,效果好。术前必须经过 24～48 小时的准备,纠正脱水和电解质紊乱,补充钾盐。营养不良者给静脉营养,改善全身情况。手术是在幽门前上方无血管区切开浆膜及部分肌层,切口远端不超过十二指肠端,以免切破黏膜,近端则应超过胃端以确保疗效,然后以钝器向深层划开肌层,暴露黏膜,撑开切口至 5 mm 以上宽度,使黏膜自由膨出,局部压迫止血即可。目前采用脐环内弧形切口和腹腔镜完成此项手术已被广泛接受和采纳。患儿术后进食在翌晨开始为妥,先进糖水,由少到多,24 小时渐进奶,2～3 天加至足量。术后呕吐大多是饮食增加太快的结果,应减量后再逐渐增加。

长期随访报道患儿术后胃肠功能正常,溃疡病的发病率并不增加;而 X 线复查见成功的幽门肌切开术后有时显示狭窄幽门存在 7～10 年之久。

(二)内科治疗

内科疗法包括细心喂养的饮食疗法,每隔 2～3 小时 1 次饮食,定时温盐水洗胃,每次进食前15～30 分钟服用阿托品类解痉剂等 3 方面结合进行治疗。这种疗法需要长期护理,住院 2～3 个月,很易遭受感染,效果进展甚慢且不可靠。目前美国、日本有少数学者主张采用内科治疗,尤其对不能耐受手术的特殊患儿,保守治疗相对更安全。近年提倡硫酸阿托品静脉注射疗法,部分病例有效。

(解西菁)

第四节　胃恶性淋巴瘤

胃恶性淋巴瘤包括发生于胃壁黏膜下层淋巴组织的原发性恶性淋巴瘤、全身播散性淋巴瘤累及胃部,或其他部位的淋巴瘤转移到胃的继发性淋巴瘤,发病率仅次于胃癌,占胃部所有恶性肿瘤的 1%～7%,好发于胃窦部和幽门前区。胃原发性恶性淋巴瘤起源于胃黏膜下层淋巴滤泡并向周围浸润性生长的恶性淋巴瘤,组织学上分为霍奇金淋巴瘤和非霍奇金淋巴瘤,最常见病理类型是弥漫性大 B 淋巴细胞为主的非霍奇金淋巴瘤,其次为黏膜相关淋巴样组织淋巴瘤

（MALT 淋巴瘤）。本病的发病率有增长趋势,男性患者稍多见,年龄 40～59 岁最常见。幽门螺杆菌感染、免疫缺陷与淋巴瘤的发生有关。

一、病理

胃原发性恶性淋巴瘤起源于胃黏膜层淋巴滤泡并向黏膜下层及周围浸润性生长的恶性淋巴瘤,组织学上分为霍奇金淋巴瘤和非霍奇金淋巴瘤,最常见病理类型是弥漫性大 B 淋巴细胞为主的非霍奇金淋巴瘤,其次为黏膜相关淋巴样组织淋巴瘤（MALT 淋巴瘤）。胃恶性淋巴瘤可发生于胃的任何部位,但较多侵犯胃的远端。肿瘤较大,有时是多中心性的,逐渐累及整个胃壁,也可扩展至邻接的十二指肠、食管或邻近的脏器,常有胃周围淋巴结转移,也可见由于反应性增生所致的区域性淋巴结肿大。

胃 MALT 淋巴瘤约占 NHL 的 7%,进展缓慢,已证实幽门螺杆菌感染与胃 MALT 淋巴瘤的发生密切相关。累及黏膜及黏膜下层的 MALT 淋巴瘤中,幽门螺杆菌阳性的检出率为 76%,超过黏膜下层以外的 MALT 淋巴瘤中幽门螺杆菌阳性的检出率为 48%,而 80% 的胃 MALT 淋巴瘤在清除幽门螺杆菌后可使淋巴瘤获得完全或部分消退。肉眼观察可分浸润型、溃疡型、结节型、肿块型四种,但临床上以下列类型混合出现的较多（表 5-1）。

表 5-1 胃 MALT 淋巴瘤分期

Lugano 分期		Ann Arbor 分期	TNM 分期	肿瘤浸润范围
I_E	T_{E1}黏膜、黏膜下	I_E	$T_1 N_0 M_0$	
	T_{E2}肌层以外（固有肌层、浆膜层）	I_E	$T_2 N_0 M_0$	黏膜、黏膜下
		I_E	$T_3 N_0 M_0$	固有肌层
II_E	II_{E1}累及局部淋巴结	II_E	$T_{1\sim3} N_1 M_0$	浆膜层
	II_{E2}累及远处淋巴结	II_E	$T_{1\sim3} N_2 M_0$	胃周淋巴结
		II_E	$T_4 N_0 M_0$	远处淋巴结（包括肠系膜淋巴结）
III_E	穿透浆膜累及邻近组织或器官	III_E	$T_{1\sim4} N_3 M_0$	累及邻近结构
IV	弥漫型结外转移或同时膈上淋巴结转移	IV	$T_{1\sim4} N_{0\sim3} M_1$	膈肌两侧淋巴结转移或远处转移

（一）浸润型

胃壁节段性或广泛性浸润增厚,病变范围广,超过两个胃区甚至全胃及十二指肠球部,黏膜皱襞粗大呈结节状扭曲,但胃腔能舒缩,胃壁柔软能扩张。胃壁厚度可达 4～5 cm,CT 增强提示胃壁均匀一致性强化,强化程度 CT 值较皮革样胃癌低,可以此鉴别。

（二）溃疡型

可见形态不规则的单发或多发的溃疡,溃疡周围伴有增厚或结节状隆起的环堤,环堤完整胃壁柔软周围黏膜粗大无破坏,蠕动正常,与溃疡型胃癌不同。

（三）肿块或结节状

多发生在胃大弯侧,一个或多个息肉状隆起,直径为数毫米到数厘米。黏膜下肿块凸向胃腔,黏膜不破坏形成桥状皱襞,周围黏膜不向中心聚集而围绕在肿块周围。此点与胃癌鉴别。

（四）粗大皱襞型

粗大如脑回样黏膜皱襞围绕在息肉或溃疡周围,但不引起胃腔狭窄。

二、临床表现

早期症状不明显,最常见的症状是上腹痛、体重减轻和畏食,多数为类似溃疡病的症状,服用制酸剂可暂时缓解,因此对于按溃疡病治疗虽症状有改善,但体重仍持续下降时应注意胃淋巴瘤可能;若发现胃部病变很广泛,肿瘤或溃疡较大,但患者一般情况良好,出现这种临床症状与胃部病变不符者,也应考虑淋巴瘤可能。1/3患者就诊时已可扪及腹部肿块,有报道可达50%。幽门梗阻症状不常见。当肿瘤不断增长,可使覆盖黏膜发生坏死和溃疡,故病期较晚时可有胃肠道出血。少数患者可有不规则低热,霍奇金病患者更有周期性不规则发热,并伴有肝、脾大。部分患者发生胃穿孔,穿孔的并发症较癌多见,有报道高达4%。晚期也可见全身性转移和恶病质。

化验检查可见贫血,血沉增快,大便隐血阳性。半数以上患者胃液内无游离酸。幽门螺杆菌感染与黏膜相关淋巴样组织肿瘤(低分化B细胞肿瘤)关系较密切,因此幽门螺杆菌阳性者应提高警惕。对幽门螺杆菌阳性者,建议行PCR或FISH检查是否存在t(11∶18)、t(1∶14)、t(14∶18)易位。

三、诊断

术前明确诊断者不足10%,多被认为胃癌及溃疡病,只是术后经病理检查才能明确诊断。因其临床症状无特殊性,主要病理变化又不在胃黏膜表面,所以影响各种检查的阳性率。X线钡餐检查可见下列表现:①多发性溃疡,或位于胃后壁或小弯侧的大而浅表溃疡;②胃黏膜上多数不规则圆形充盈缺损,所谓"鹅卵石样改变";③胃壁浸润范围较大,但不太僵硬,仍可见蠕动通过;④充盈缺损周围出现明显肥大的黏膜皱襞;⑤胃壁肿块较大,但不引起梗阻。

纤维胃镜多能发现胃腔内隆起性黏膜下肿块或溃疡,但据报道胃镜对胃淋巴瘤的漏诊率达57.1%,是由于淋巴瘤往往沿黏膜下浸润型生长,常规活检不易取得病变组织。因此对于肿瘤质地柔软、黏膜增厚僵硬、黏膜下肿块征象、多形性多灶性病变需提高警惕,采取深挖式活检,或EUS引导下穿刺活检的方法,提高诊断的正确率,力避漏诊。

术前必须明确是原发性还是继发性,鉴别原发性或继发性胃恶性淋巴瘤可从表浅淋巴结有无肿大、白细胞总数及分类有无异常、纵隔有无肿大淋巴结、有无胃肠道受累部位及其区域淋巴结以外的侵犯、肝及脾有无肿大等方面考虑。

四、治疗和预后

治疗宜采用多学科综合讨论治疗策略,多项前瞻性随机对照研究比较了胃淋巴瘤患者接受手术＋放化疗的联合治疗与单独化放疗的5年生存率,发现总生存率及DFS是相近的,因此手术作为首选治疗措施受到严重挑战。

对于Ⅰ期MALT淋巴瘤,由于病灶表浅,当幽门螺杆菌阳性时抗幽门螺杆菌治疗可使2/3患者长期缓解,使患者避免或推迟了手术时间。抗幽门螺杆菌采用三联药物治疗:质子泵抑制剂＋克拉霉素＋阿莫西林/甲硝唑,抗幽门螺杆菌治疗后淋巴瘤平均在5个月内消退(最长18个月),如果1年内未消退则认为治疗失败。但应注意到抗幽门螺杆菌作为初始的一线治疗,部分患者长期来说仍有22%出现复发,因此抗幽门螺杆菌治疗后即使肿瘤全部消退,定期胃镜随访非常重要,开始时每3月1次,2年后半年1次长期随访。对病灶侵犯深度超过肌层、幽门螺杆菌检测t(11∶18)、t(1∶14)、t(14∶18)存在易位或抗幽门螺杆菌治疗失败者,可选择放疗或加用化疗。化疗多用 CHOP 方案,化疗患者的胃穿孔发生率为 5%;放疗仅适用于肿块体积较大的患者,肿块直径<3 cm 的局部控制率为 10%,而肿块直径>6 cm 则为 60%~70%。

对于弥漫性大 B 细胞淋巴瘤(DLBCL)的治疗,鉴于化疗的进步及在进展期胃淋巴瘤治疗中良好疗效的积累,首选化疗得到广大肿瘤工作者的认可。在手术+化放疗与化放疗两者生存期相同的状态下,由于保留了胃,患者生活质量有所提高,受到越来越多患者的接受。

胃恶性淋巴瘤出现了大出血、梗阻或穿孔,或在治疗过程中由于肿瘤退缩过快出现上述严重并发症;抗幽门螺杆菌治疗失败、幽门螺杆菌检测 t(11∶18)、t(1∶14)、t(14∶18)存在易位,或放化疗失败,病灶长期未消退或有进展者,仍应选择手术治疗。

手术切除范围与胃癌相同,肿瘤体积虽常较大,肿瘤的边界难于辨认,但常为局限性生长,肿瘤边缘常为非浸润性粘连,一般能解剖分离切除。由于恶性淋巴瘤常在黏膜下沿其长轴浸润扩散,同时多中心者并不少见,要将切除标本的远、近端作冷冻切片检查,如活检有肿瘤浸润,还需作更广泛的切除,可以提高治愈率和延长生存期。术后加用放疗和化疗或两者联合能取得很好的疗效,尤其对于肿瘤浸润范围超出病变的大体界限。病变广泛已不宜手术切除时,先采用放化疗,肿瘤有缩小但未完全消退,仍有必要争取手术切除的机会。

(解西菁)

第五节 急性阑尾炎

急性阑尾炎是最常见的外科急腹症,自新生儿至 90 岁以上的人群均可发病,而以青年人最为多见,其发病率在文献统计中差别很大,数据自 1‰ 至 10% 均有报道,男性居多,男女比例为(2~3)∶1。阑尾切除术亦为普通外科医师的基础手术。虽然在现代规范医疗机构中,急性阑尾炎的死亡率已经非常低,仅为 1‰~5‰,但在临床实践中,由于病例数量大,临床表现多样,部分病例症状体征并不典型,与其他急腹症难以鉴别,如消化道穿孔,急性盆腔炎,卵巢囊肿破裂出血等,且目前的影像学检查对未形成脓肿或穿孔的急性阑尾炎并无诊断优势,故经治大量病例所累积的临床经验非常重要。未能及时治疗的急性阑尾炎发生坏疽穿孔,可导致严重的急性腹膜炎甚至感染性休克,特别是在老年、小儿和妊娠女性中,可造成死亡或流产等严重后果。故虽为常见病多发病,对急性阑尾炎的诊治绝不能掉以轻心。

在传统的经麦氏切口阑尾切除术中,由于阑尾解剖位置有很大个体差异,某些特殊位置阑尾如浆膜下阑尾、盲肠后位阑尾、腹膜外位阑尾、位于肝下的高位阑尾等,都可使寻找阑尾非常困难,几乎每一位普通外科医师都有在术中难以找到阑尾的经历。阑尾化脓或坏疽穿孔,造成局部严重水肿粘连,未及时治疗的急性阑尾炎,可形成脓肿或周围组织炎性包裹,反复发作的阑尾炎,可在右下腹腔形成紧密粘连,肠管扭曲成团,以上情况都使局部解剖不清,给手术造成困难,且增加盲肠、回肠等相邻器官的损伤风险。感染较严重的阑尾切除术后,切口感染亦很常见。常规5~6 cm 或更小的麦氏切口,术野局限,无法直视下探查大部腹盆腔,在术前诊断有误而经麦氏切口手术时,很可能遗漏原发病,或需扩大切口、另作切口进行探查,造成较大创伤。

目前腹腔镜阑尾切除术已经广泛开展,大部分急性阑尾炎都可以行腹腔镜阑尾切除术,因比传统开腹手术具有明显的优势,在有条件的医院已经成为常规首选术式。腹腔镜阑尾切除术通过 5 mm 和 10 mm 的腹壁套管操作,可酌情选择三孔法、双孔法或单孔法,腹壁创伤微小。腹腔镜在气腹造成的空间里可直视腹盆腔各部,比开腹手术更易于发现阑尾,故可避免反复翻找阑尾时可能造成的损伤。在阑尾异位或发生术前误诊的情况下,腹腔镜容易探明并酌情处理,可避免扩大切口,或帮助选择切口,从而避免扩大创伤。在腹腔镜直视下,可用吸引器安全地对腹盆腔进行吸引和冲洗,避免因遗漏积脓而造成术后并发症。腹腔镜手术避免手术手套与腹膜及腹腔脏器接触,可明显降低腹腔粘连形成。因腹壁切口很小,即使在阑尾坏疽穿孔的病例中,规范操作的腹腔镜阑尾切除术后也很少发生切口感染。

需注意的是,腹腔镜手术并不适用于所有急性阑尾炎病例,如休克,严重心肺功能障碍和局部粘连复杂的情况。故除腹腔镜手术技术外,更重要的是掌握其适应证和禁忌证,在术前选择适宜的术式,或在术中及时中转开腹。

一、病因

急性阑尾炎发病的根本原因是阑尾管腔梗阻和黏膜受损。阑尾为细长盲管结构,与盲肠腔相通,正常情况下即有大量肠道细菌存在。当阑尾管腔发生梗阻,其黏膜分泌物排出不畅,致腔内压力增高,影响阑尾血运,此时细菌自受损黏膜入侵,引起急性感染。常见病因包括:阑尾腔粪石阻塞;阑尾黏膜下淋巴组织增大使管腔狭窄或阻塞;结肠肿瘤导致闭襻梗阻时,阑尾腔因盲肠腔内压力增高而发生梗阻;回盲部结核致阑尾出口狭窄阻塞;先天性解剖特点如阑尾过长,系膜过短,形态扭曲,管腔远端大而近端细小;病毒感染导致的阑尾黏膜受损。消化道功能障碍常为急性阑尾炎的诱发因素,如腹泻和便秘。身体某部位发生感染时,可引起其他部位淋巴组织肿大,故急性阑尾炎可继发于其他部位感染,如继发于急性扁桃体炎。饮食习惯和遗传因素也与急性阑尾炎发病相关,多纤维素的饮食习惯可降低其发病率,而饮食无规律,冷热食共进和过于辛辣刺激饮食则易促其发病。

二、病理类型

(一)急性单纯性阑尾炎

急性阑尾炎病程早期,阑尾轻度充血水肿,质地稍硬,阑尾壁各层均可见炎性细胞浸润,以黏膜层最多。阑尾周围渗出少。此时阑尾感染尚不严重,无全身反应或仅有轻度全身反应,若给予及时的抗生素治疗,感染可以得到控制而炎症消退。

(二)急性化脓性阑尾炎

急性单纯性阑尾炎继续发展,血运障碍加重,阑尾感染及炎症加重致其明显充血水肿,表面可见较多脓性渗出,壁内大量炎性细胞浸润,形成多量大小不一的脓肿,阑尾腔内脓性分泌物聚集,积脓量多时可使阑尾膨大增粗。化脓性阑尾炎可引起腹腔局部积脓,局限性腹膜炎,作为机体的防御反应,此时常有大网膜下移包裹化脓的阑尾,全身反应亦加重。

(三)坏疽性阑尾炎

急性阑尾炎持续发展至阑尾血运完全阻断时,阑尾即出现部分或全部坏死,形成坏疽性阑尾炎。坏疽部位呈黑色,阑尾壁全层坏死常合并穿孔,腔内积脓流出,可有粪石漏出,周围脓性渗出多量,使局限性腹膜炎范围扩大,大网膜和肠系膜、肠管常共同形成局部包裹,包裹组织明显充血水肿,内部可有多少不等的积脓,而包裹不佳时可致感染蔓延,形成弥漫性腹膜炎。坏疽性阑尾炎是急性阑尾炎发展至严重阶段,除局部体征明显外,全身症状也非常明显,可导致感染性休克甚至死亡。

（四）阑尾周围脓肿

急性阑尾炎进展至化脓、坏疽、穿孔时，多有大网膜移至局部，与周围肠管及肠系膜共同包裹成团，形成阑尾周围脓肿。随病情进展的严重程度，阑尾周围脓肿可表现为多种组织不规则包裹的炎性团块，内部间有显微镜下可见的小脓肿，或包裹内部形成肉眼可见的积脓。此类脓肿不同于有完整囊壁的囊性脓肿，而是形成包裹的大网膜、肠管和肠系膜之间的积脓，内部有化脓或坏疽穿孔的阑尾，或阑尾已完全坏死消融。脓肿形状不规则，积脓量亦多少不一。

阑尾周围脓肿可通过 B 超、CT 等影像学检查诊断，较大的阑尾周围脓肿可在触诊中发现，为有明显触痛的质韧包块，边界不甚清楚，移动度小。若包裹形成良好，感染及炎症被局限，包裹内部积脓量少时，可以通过抗生素和全身支持治疗使感染控制，脓肿吸收，积脓量多则需手术或介入方法引流。阑尾周围脓肿处理不当时，可因内压增高而溃破，导致严重的弥漫性腹膜炎；也可能向邻近空腔脏器溃破形成内瘘，或向体表溃破形成窦道。包裹紧密的阑尾周围脓肿在术前诊断和术中，都可能与合并感染的肿瘤难以鉴别，特别是在老年患者，应注意排除回盲部肿瘤。

三、临床表现

典型的急性阑尾炎临床表现包括转移性右下腹痛和右下腹压痛，但临床实际病例并非都具有典型表现，有时存在鉴别难度。需注意几种特殊患者，包括老年人、儿童、孕妇和精神智力障碍人士等，其症状和体征可以不典型，不清晰，外观表现与病情严重程度可以分离，或存在交流困难不能配合体检，容易导致误诊，而病情突然加重造成严重后果。个别青壮年急性阑尾炎患者，病情也可以快速进展为感染性休克、MODS 的重症状态，故对每一例急性阑尾炎都不能轻视。

（一）腹痛

典型的转移性右下腹痛为先出现脐周或上腹部定位模糊的隐痛，后逐渐转为右下腹痛。腹痛多为胀痛或钝痛，病程初期疼痛轻至中度，可表现为阵发性加重，随阑尾化脓坏疽的进展，腹痛程度加剧，及至阑尾穿孔后由于腔内压力降低，腹痛可暂时缓解，但因随之而来的腹膜炎，腹痛再次持续加重，范围扩大或弥漫全腹。部分急性阑尾炎患者并无转移性右下腹痛出现，而是直接出现右下腹隐痛或钝痛，随病程逐渐加重。

（二）全身症状

患者在发病早期多有乏力、食欲缺乏、恶心呕吐症状，但呕吐多不剧烈。在单纯性阑尾炎阶段，患者也可仅有腹痛而无其他任何不适。当脓液聚集于盆腔或盆位阑尾的化脓性感染，可刺激直肠，引起腹泻或里急后重感。发热与阑尾炎症程度相关，单纯性阑尾炎阶段可无发热或仅有 38 ℃ 以内的低热，至化脓性阑尾炎和坏疽性阑尾炎阶段，患者多有超过 38 ℃ 的发热。当阑尾腔内积脓压力高、存在范围较大的下腹部腹膜炎或弥漫性腹膜炎时，可出现高热，严重者有寒战、神志淡漠，可发展至感染性休克和全身炎症反应综合征（SIRS）的重症状态。在个别急性阑尾炎病例中，阑尾的细菌或小脓栓可以经门静脉回流入肝，引起化脓性门静脉炎，患者有高热寒战、肝区疼痛和轻度黄疸，此种情况可进一步发展为细菌性肝脓肿。

（三）体征

最重要的体征是右下腹压痛。固定的右下腹压痛在腹痛未转移至右下腹时即可存在。检查阑尾压痛的常用体表标志有麦氏点（McBurney 点，右髂前上棘与脐连线中外 1/3 处）和兰氏点（Lanz 点，左右髂前上棘连线的右 1/3 和中 1/3 交界处），急性阑尾炎的右下腹压痛最剧处多集中于此两点及其附近小片区域。无论阑尾位置如何,大多数急性阑尾炎病例都可查见右下腹固定压痛,此现象除与阑尾自身炎症和局部腹膜炎直接相关外,还与阑尾的内脏感觉神经与右下腹皮肤感觉神经进入同一脊髓节段有关,McBurney 点 Lanz 点这种牵涉导致右下腹皮肤在阑尾炎发生时对痛觉过敏,在体检中即表现为右下腹明显的压痛。在局限性腹膜炎或弥漫性腹膜炎时,除所涉及区域的腹膜刺激征外,压痛最剧部位仍在右下腹。在部分异位阑尾炎病例中,腹部压痛随阑尾位置也有变化,如盲肠后位阑尾炎在后腰部可查见压痛或叩痛,位于肝下的高位阑尾炎压痛区上移,但右下腹疼痛敏感区仍存在。在少见的先天性内脏转位不良患者,若阑尾位于左下腹时,阑尾炎压痛最剧区域位于相应部位。腹部压痛程度与阑尾炎发展程度相关,在单纯性阑尾炎阶段,压痛较轻,而至化脓坏疽性阑尾炎阶段则程度加重。当形成阑尾周围脓肿时,可触及右下腹痛性包块,多在发病后 5～7 天。需注意在腹壁肥厚的患者,当阑尾位置深在或较低时,查明腹部压痛区较困难,不能以此认为体征不存在或轻微,应通过其他诊断要素综合判断。

一些特殊体位的检查在急性阑尾炎临床体检中并不常规使用,只在症状和体征不典型的病例,可能提供更多参考信息。现列举如下。

(1)结肠充气试验(Rovsing 征):双手交替向上深压降结肠,将肠腔内气体推向盲肠,若引起右下腹痛则有参考意义。

(2)腰大肌试验:患者左侧卧位,使其右下肢向后过伸,若引起右下腹疼痛则有参考意义,且提示阑尾位置较深,多为盲肠后位阑尾。

(3)闭孔肌试验:患者仰卧位,右下肢屈曲内旋,若引起右下腹痛则有参考意义,且提示阑尾位置较低,靠近闭孔肌。

(4)直肠指诊:直肠右前壁触痛提示阑尾炎存在。直肠周围饱满灼热,提示盆腔脓肿形成。

四、辅助检查

(一)实验室检查

常用的实验室检查与急腹症常规检查相同,包括血细胞计数、尿常规、肝肾功能、血糖、电解质、凝血功能等。对育龄女性应常规行血或尿液 HCG 检查。白细胞升高和中性粒细胞比值升高最常见,而在急性阑尾炎初期白细胞数可能并不高出正常范围,在老年人、营养不良、免疫抑制和身体虚弱的慢性病患者,白细胞数可以没有明显升高,此时中性粒细胞比值上升也有诊断价值。病程中若升高的白细胞数突然下降,则是病情恶化出现脓毒症的表现。化脓的阑尾刺激输尿管时,尿液中可出现少量红、白细胞。食欲缺乏、恶心呕吐可导致尿酮体升高和低钾血症。发生弥漫性腹膜炎或感染性休克的患者,化验结果可显示水、电解质平衡紊乱。

(二)影像学检查

多数急性阑尾炎并无特异性影像学表现。常用腹部 X 线片、B 超和 CT 检查。腹平片可以显示阑尾周围脓肿时阑尾区软组织团块影和气影,B 超和 CT 可以发现腹盆腔少量积液(积脓)、阑尾周围脓肿和明显肿胀的阑尾积脓。影像学检查的意义还在于提供鉴别诊断信息,如妇科急症、泌尿系统结石、上消化道穿孔等。

五、诊断和鉴别诊断

急性阑尾炎诊断要素包括转移性右下腹痛或右下腹痛,右下腹压痛及白细胞、中性粒细胞比值升高。多数病例(约 80%)具有以上要素。还需常规行 X 线胸片检查,尿常规和泌尿系统 B 超检查,育龄女性血或尿 HCG 检查及子宫双附件 B 超,以提供重要的鉴别诊断信息。

不具备典型临床表现的病例则需要依据病史和体征提示的信息,选择适当检查协助判断。怀疑存在急性阑尾炎但又未能明确诊断时,最重要的并非完全明确诊断,而是判断有无手术适应证,当患者已出现急性腹膜炎体征时,就应积极手术探查。可通过腹腔镜探查或剖腹探查明确诊断。腹腔镜探查创伤微小,比剖腹探查具有诸多优势,可以探查腹腔各区域及盆腔,明确诊断后也可以进行上腹部、下腹部或盆腔的腹腔镜手术,而不需要增加腹壁创伤。即使探查证实没有需要手术的急症,其微小创伤相比延误治疗的风险也是值得的。

急性阑尾炎很容易与其他急腹症混淆,与之鉴别的疾病很多,包括肝胆外科、泌尿外科、妇产科和内科疾病,常见如下。

(一)胃十二指肠溃疡穿孔

患者多有消化性溃疡病史或上腹痛史,发病时腹痛起自上腹,突然而剧烈。穿孔漏出液可能沿右结肠旁沟流至右下腹腔,出现右下腹局限性腹膜炎体征,存在弥漫性腹膜炎时体检可能难以查清腹痛最剧部位,容易与急性阑尾炎混淆。胃十二指肠溃疡穿孔的腹痛多持续而程度重,发病后较快出现弥漫性腹膜炎,体征明显,腹平片多可见膈下游离气体。

(二)急性胆囊炎

多有胆石症病史。当胆囊肿胀下垂位置较低时,可能表现为右下腹或稍高位置的压痛反跳痛,但大多数急性胆囊炎体征仍集中于右上腹,Murphy 征阳性,或可触及光滑圆形的肿胀胆囊,B 超检查可明确诊断。

(三)急性胃肠炎

患者多有不洁饮食史,腹痛伴随呕吐、腹泻和发热,因肠道积气和痉挛可出现腹胀和位置多变的阵发性绞痛,程度可轻可重,体检可有多个部位轻压痛,且变化较大,一般没有固定压痛点,肠鸣音活跃。揉压腹部时患者不适感减轻,此点为内科腹痛与外科急腹症的重要区别。

(四)右侧输尿管结石

右侧输尿管结石是临床常见的与急性阑尾炎鉴别的疾病。结石在输尿管内下降时可引起剧烈的右下腹痛,多起病突然,没有转移性右下腹痛病史,疼痛中到重度,可为绞痛、钝痛或胀痛,并可向腹股沟区及会阴部放射,体检时可查见固定的右下腹压痛,尿常规检查可见血尿,血液常规检查白细胞变化不明显,B 超或肾、输尿管、膀胱 X 线片(KUB)可发现结石或轻度的输尿管梗阻。腹痛可自行缓解,或使用解痉药物缓解。

(五)异位妊娠破裂

对怀疑急性阑尾炎的育龄女性患者应常规进行血液或尿液 HCG 检查。异位妊娠破裂可引起下腹痛,体检可存在右下腹固定的压痛和反跳痛,与急性阑尾炎容易混淆。但一般没有转移性右下腹痛病史,血常规检查提示失血性贫血,量多时可引起失血性休克。B 超可查见腹盆腔积液(积血)和子宫附件异常。

(六)右侧卵巢黄体破裂

对育龄女性应详细询问月经史,黄体破裂出血多发生在月经前 1～10 天,没有转移性右下腹痛病史,起病突然,多伴有恶心呕吐、肛门坠胀和少量阴道流血,疼痛持续,可存在右下腹固定压痛和反跳痛,妇科检查有宫颈举痛,阴道后穹隆饱满,穿刺有不凝血,出血量多时可引起失血性休克,血常规检查见血红蛋白降低,B 超可发现腹盆腔积液(积血)和卵巢异常。

(七)右侧卵巢囊肿蒂扭转

部分患者有发现卵巢囊肿病史,腹痛起病突然,疼痛剧烈,存在右下腹固定压痛和反跳痛,有时可触及肿物,B超可明确诊断。

(八)急性输卵管炎

患者可存在右下腹痛,发热和白细胞升高,右下腹压痛反跳痛,与急性阑尾炎很容易混淆。但多数患者双侧下腹部均有压痛,且位置较低,当存在输卵管积脓时,因输卵管腔压力增高,疼痛剧烈,患者可大声呼号,辗转难安。妇科检查可触及盆腔有触痛包块,B超可显示输卵管增粗和积液以及盆腔积液。

(九)急性盆腔炎

有下腹痛、发热和白细胞升高,可伴有尿频尿痛、便秘腹泻或里急后重,甚至可查见右下腹固定压痛和反跳痛,与急性阑尾炎容易混淆。但其腹部压痛位置多偏低,且包括双侧下腹部,妇科检查可见阴道充血、宫颈举痛、子宫压痛等。

(十)肠结核

因85%的肠结核病变在回盲部,故引起腹痛多位于右下腹,为隐痛或钝痛,有阵发性绞痛,发作时体检也可查见右下腹固定压痛。对误诊为急性阑尾炎的肠结核行手术治疗,可能引起术后难以治愈的肠瘘,故必须谨慎对待。肠结核患者的胸片多可发现结核病灶,肠结核腹痛可自行缓解,白细胞和中性粒细胞比值变化不明显,腹痛缓解期行X线钡剂造影可以明确。肠结核以内科治疗为主,但并发穿孔、脓肿或肠梗阻时,或结核病灶导致阑尾出口堵塞引起急性阑尾炎时,仍需手术治疗。

(十一)小儿肠系膜淋巴结炎

患者多在2周内有上呼吸道感染病史,有发热、腹痛、白细胞和中性粒细胞比值升高,可查见右下腹固定压痛,与急性阑尾炎非常相似,有报道本病误诊为急性阑尾炎行手术治疗的病例占急性阑尾炎手术的4%～5%。本病腹痛以脐周为主,没有转移性腹痛史,腹部压痛的体检非常重要,应耐心仔细,本病具有特征性的沿肠系膜根部排列的压痛点,即自第1腰椎左侧至右骶髂关节前方线形区域,一般没有反跳痛和肌紧张。B超检查可能显示肠系膜淋巴结肿大。本病经抗生素治疗后腹痛逐渐好转,白细胞和中性粒细胞比值逐渐降低。

(十二)需与急性阑尾炎鉴别的疾病

还有Meckel憩室炎、Crohn病等。

六、治疗

(一)非手术治疗

非手术治疗以抗生素治疗和液体支持为主,决定暂不手术的患者可以进流质半流质饮食。体温<38 ℃,症状体征轻,没有腹膜炎体征的急性单纯性阑尾炎可以采用非手术治疗,但远期容易复发。病程超过1周的阑尾周围脓肿,若体温<38 ℃,腹痛和腹部压痛局限,可以暂予非手术治疗,观察病情转归。对于合并严重疾病不能耐受手术的患者,应采取非手术治疗。

(二)手术治疗

阑尾切除术是治疗急性阑尾炎的根本方法,除以上情况外,均应采取积极的手术治疗。反复发作的急性单纯性阑尾炎也应积极手术。急性单纯性阑尾炎初次发作,但患者需经常旅行,或即将进入医疗条件不完善地区时,如远洋航行或赴落后偏远地区,也应行阑尾切除术。经抗生素和液体支持治疗症状体征无好转的阑尾周围脓肿应行手术或介入方法脓肿引流。

阑尾切除手术包括传统的开腹阑尾切除术和腹腔镜阑尾切除术。目前在有条件的医院,腹腔镜阑尾切除术已经成为常规首选术式,比开腹手术具有诸多优势。但腹腔镜手术并不能完全取代开腹手术。医师除掌握腹腔镜手术技术外,更重要的是在术前和术中判断其适应证和禁忌证。开腹手术与腹腔镜手术操作模式不同,但其包含的手术要点相同:①结扎离断阑尾系膜;②结扎离断阑尾根部,妥善处理残端;③吸尽腹腔积脓,酌情留置引流;④当阑尾情况与症状体征不符时,应进一步探查腹腔寻找原发病灶。

1.开腹阑尾切除术

开腹阑尾切除术是治疗急性阑尾炎的基本手术,医师在开展腹腔镜阑尾切除术之前,应熟练掌握开腹阑尾切除术,并具备处理各种非典型情况的经验。

(1)麻醉:常用腰麻联合连续硬膜外麻醉,可兼顾起效快速和较长的麻醉持续时间。

(2)体位:直腿仰卧位。

(3)切口:最常用麦氏切口,即经麦氏点与脐至右髂前上棘连线垂直的切口,通常5～6 cm,其位置可依术前体检压痛点稍上移或下移。依据患者年龄和体型胖瘦,切口需作适度调整,儿童患者切口可减小,而肥胖患者需扩大切口以暴露术野。经右腹直肌探查切口用于术前诊断不甚明确的手术,切口中点位置多选择平脐或稍向下,一般需>8 cm,术中需要时可向上下延长。

注意:切口大小应以有效暴露术野为原则,不要为追求小切口而使暴露和操作困难,增加误伤和术后并发症风险,安全确切的手术操作永远是最重要的。

(4)手术步骤如下。

1)做皮肤切口,逐层进入腹腔,依次为皮肤,皮下脂肪,腹外斜肌腱膜,腹肌(包括腹外斜肌,腹内斜肌和腹横肌),腹膜。其中腹肌层由术者和助手用止血钳呈垂直方向交替撑开,操作时注意控制深度,因局部腹膜炎腹膜水肿时,钳尖可能直接戳穿腹膜,容易误伤。其他层次选用手术刀,电刀或组织剪刀锐性切开,过程中随时处理出血点。切开腹膜前应使用交替钳夹动作以避免提起肠管,有时盲肠与右下腹膜紧贴时容易误切入盲肠腔。腹腔积脓多时,切开腹膜即有脓液冒出污染切口,切开前可用小纱布围绕切开处保护,先切开小口,伸入吸引器吸除大部分积脓,防止脓液漫溢。切开腹膜后可在其周边夹一圈切口巾保护。

2)寻找阑尾,分离其周边粘连,辨清局部解剖结构。腹腔内操作尽量用器械进行,以减少手套表面对腹膜和脏器的摩擦,减少术后粘连。化脓坏疽穿孔的阑尾炎往往局部脓性渗出多,大网膜和周围器官包裹粘连,结构混乱难以辨清。此种急性炎症期的粘连并不紧密,用手指钝性分离较安全。几乎每一位普通外科医师都有找不到阑尾的经历,此时应避免漫无目的地反复翻找,应辨清升结肠带,沿其汇聚方向寻找阑尾根部,确认根部后一般都可寻见线索。无法寻见阑尾时,应考虑到浆膜下阑尾、腹膜外阑尾和高位阑尾等少见情况,暴露不佳时应果断延长切口,否则只会无谓地延长手术时间和增加误伤风险。(图5-3)

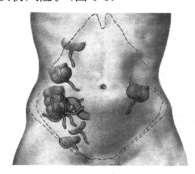

图5-3 阑尾位置

3)游离阑尾后在其系膜根部钳夹两把止血钳,结扎离断阑尾系膜,系膜水肿严重结扎不确切时应缝扎止血。系膜宽厚时应分束结扎离断。在阑尾根部钳夹两把止血钳,在其中间离断阑尾,阑尾残端长约 0.5 cm 较适宜。结扎阑尾残端,现多用电刀烧灼残端,再荷包缝合包埋。荷包缝合也可在阑尾离断之前先进行,以便于牵拉,若荷包缝合有困难时,也可不包埋,或酌情用 8 字缝合或间断缝合浆肌层包埋。若阑尾根部已坏疽或充血水肿严重,不适于结扎,应用 8 字缝合、间断缝合或 U 形缝合关闭残端,再行浆肌层缝合加固。鉴于腹腔镜手术的经验,在残端结扎或缝合关闭切实的情况下,不缝合包埋也是安全的。结扎离断根部和系膜的顺序依手术具体情况而定,阑尾粘连严重时可用逆行切除法,先结扎离断根部后再逐次分离阑尾系膜。

4)切除阑尾后应进一步清理腹腔积脓、脓苔和脱落的粪石,若包裹的大网膜已形成化脓感染灶应作局部切除,不提倡大量冲洗以防感染扩散,可在局部用蒸馏水或甲硝唑小量冲洗后吸尽。因粪石中含菌量非常高,若遗落腹腔将形成感染源头,引起术后腹腔脓肿或腹膜炎迁延不愈等棘手的并发症,必须彻底清除。附着紧密的脓苔不需强行剥除。对腹腔渗出多或系膜、残端处理不甚满意的病例应留置引流管。

5)切口缝合前应更换清洁的手套和器械,尽量使用抗菌可吸收缝线。缝合腹膜层后可用蒸馏水或聚维酮碘液冲洗切口,再缝合腹外斜肌腱膜层,皮下脂肪和皮肤。腹肌层交叉钝性撑开后会自然回缩,一般不需缝合,若开口较大可缝合 1~2 针,术中因扩延切口而切断的肌肉应予缝合,U 形缝合法牢固性更好。皮下脂肪层不厚时应与皮肤一层缝合,减少缝合层面和组织内缝线数量。皮下脂肪肥厚时应先用纱布尽量擦去脱落的脂肪粒,削除松散游离的脂肪团,并切实止血,缝合时应进针至脂肪层底部,不留死腔,若腹壁脂肪厚度>4 cm,最好留置切口内胶片引流,24~48 小时拔除。使用皮钉可减少切口内缝线,切口愈合后瘢痕更小,外观明显改善,但钉皮前应将脂肪层做少数几针缝合对拢对齐。注意切口保护和缝合方式,可以降低术后切口感染的发生率,但在化脓坏疽性阑尾炎,开腹手术后切口感染率仍较高,可达 50% 或更高。

2.腹腔镜阑尾切除术

质平衡紊乱等的危重患者。

(1)适应证:①急、慢性阑尾炎;②妊娠 20 周以内发作的急性阑尾炎。

(2)禁忌证:①严重心肺疾病;②腹腔复杂手术史,存在广泛粘连;③合并休克、严重水电解质平衡紊乱等的危重患者。

(3)麻醉:气管插管全身麻醉。

(4)体位与手术室布局(图 5-4):患者取仰卧位,手术开始后调至头低左倾位,以利于暴露回盲部。术者立于患者左侧,扶镜手立于术者右侧,显示器设置在术者对面。

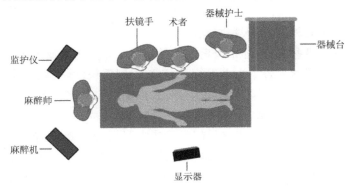

图 5-4　腹腔镜阑尾切除术手术室布局

（5）套管位置：套管位置可根据术者经验和患者体型等具体情况做适当调整，通常两套管之间距离至少 10 cm，以便于操作。①单孔法：在脐上缘或下缘放置 10 mm 套管（观察及操作孔）。②双孔法：在脐上缘或下缘放置 10 mm 套管（观察孔），麦氏点或耻骨联合上放置 10 mm 套管（操作孔）。③三孔法：在脐上缘或下缘放置 10 mm 套管（观察及取标本孔），左右下腹部各放置 5 mm 套管（操作孔），具体位置根据阑尾位置和术者习惯调整。常用麦氏点内下方和与其水平的腹正中线偏左侧 4～6 cm 处，较利于操作。两个操作套管之间应至少有 10 cm 距离。因取出阑尾方式不同，右下腹也可选用 10 mm 操作套管。

（6）手术步骤如下，包括单孔法、双孔法和三孔法。

单孔法：仅适用于慢性阑尾炎和急性单纯性阑尾炎，阑尾及盲肠较游离，阑尾根部可提至脐孔处。在脐上缘或下缘做 1 cm 切口，切开皮下脂肪至腹白线，提起其两侧后剪开腹白线进入腹腔，置入带操作通道的 10 mm 腹腔镜（图 5-5）建立气腹（开放法）。气腹压力成人 1.6～1.9 kPa（12～14 mmHg），儿童 1.2～1.5 kPa（9～11 mmHg）。探查腹盆腔后经操作通道置入分离钳，确认阑尾根部游离度足以提至脐孔处后，钳夹阑尾尖端经脐孔提出体外，同时放尽气腹，在体外结扎离断阑尾系膜和根部，残端处理切实后松开钳夹，盲肠即滑回腹腔。再次建立气腹，腹腔镜探查腹腔无出血或其他异常后消除气腹，逐层缝合脐部套管孔。

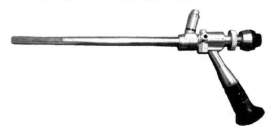

图 5-5　带操作通道的腹腔镜

双孔法：仅适用于慢性阑尾炎和急性单纯性阑尾炎，阑尾及系膜较细长，可经 10 mm 套管孔提出体外者。在脐上缘或下缘以前述开放法置入 10 mm 观察套管并建立气腹，置入腹腔镜，在腹腔镜观察下于麦氏点置入 10 mm 操作套管。探查腹盆腔后经操作套管置入分离钳，钳夹阑尾尖端自操作套管孔提出体外，同时放尽气腹。在体外结扎离断阑尾系膜和根部，处理切实后松开钳夹，盲肠即滑回腹腔。重新建立气腹，腹腔镜再次探查腹腔无出血或其他异常后消除气腹，逐层缝合脐部套管孔。

三孔法：适用于各期急性阑尾炎，阑尾周围脓肿，是最常用的方法。在脐上缘或下缘以开放法置入 10 mm 套管并建立气腹，置入腹腔镜，在腹腔镜观察下放置下腹部两个操作套管。先吸除腹盆腔积脓，全面探查腹盆腔，再开始分离阑尾及系膜。分离化脓或被包裹的阑尾时应用无损伤器械进行钝性分离，在清晰视野下小心进行，以免造成副损伤。浆膜下阑尾部分或全部位于盲肠浆膜下，可用剪刀剪开浆膜暴露，不要用带电操作，以免损伤盲肠。盲肠后位和少见的腹膜外阑尾多需游离盲肠与侧腹壁附着部。

系膜可用丝线结扎后剪断，也可直接用超声刀或电凝器械离断，后者安全且可简化操作，特别适用于系膜明显水肿时，此时线扎法易切割组织且难以结扎牢固。阑尾根部用丝线结扎，拟断处远端用丝线结扎或用钛夹、结扎锁夹闭，防止离断阑尾后粪石或脓液漏出污染腹腔。使用带电剪刀或超声刀离断根部，同时适度烧灼残端，使用带电器械时应注意短时间通电，并与肠壁保持距离,以免热损伤肠壁。阑尾残端处理切实后缝合包埋并非必须。怀疑止血不确切而系膜残端离肠壁很近时,可在镜下缝扎止血。阑尾根部肠壁水肿严重或已坏疽穿孔时,可在镜下进行8字或U形缝合关闭,怀疑阑尾残端结扎不确切时,应做缝合加固或包埋。镜下缝合技术对术者操作技巧要求很高。

阑尾切除后应再次探查腹腔,尽量吸尽腹盆腔积脓,可作局部冲洗,切除的阑尾必须装入标本袋经 10 mm 套管孔取出,以免污染套管孔。酌情经操作套管留置引流管。最后消除气腹,逐层缝合脐部套管孔。

注意:腹腔镜阑尾切除术的中转开腹率,与术者的技术水平相关。若局部粘连复杂紧密,解剖结构不清,镜下处理有困难或不安全时,应果断中转开腹,不要无谓地延长手术和麻醉时间,增加副损伤和术后并发症风险。

(7)术后并发症,常见切口感染、腹盆腔脓肿和肠瘘等。

切口感染:开腹阑尾切除术后切口感染主要见于化脓、坏疽、穿孔的阑尾炎。除术中注意各个环节的防止感染措施,术后还应每天换药仔细观察,乙醇湿敷对部分出现红肿的切口有防止进一步化脓的作用,若切口红肿疼痛,按压有脓液溢出时,应拆除表层缝线,充分敞开引流,每天换药直至坏死组织排清,肉芽生长,切口逐渐愈合或行二期缝合。没有与腹腔内感染灶相通的切口感染一般限于腹外斜肌腱膜层以外,经积极换药都可愈合。而感染源头来自腹腔内(粪瘘或脓肿)的切口不会愈合,必须去除腹腔内感染源才可治愈。规范操作的腹腔镜阑尾切除术后切口感染非常少见,多发生在取出标本的套管孔,故取标本时必须装入清洁的标本袋以保护套管孔。若发生套管孔感染,经敞开换药很快可以愈合,若无好转时,应注意有无粪石残留于套管孔内。

腹盆腔脓肿:化脓感染严重的阑尾炎,或已导致弥漫性腹膜炎时,腹盆腔积脓未清理干净或遗漏粪石,都可能引起术后腹盆腔脓肿形成。脓肿可位于盆腔、膈下或肠间。术后患者的发热、腹痛及白细胞升高无好转,并伴有恶心、呕吐、腹胀腹泻等消化道症状时应考虑此并发症。肠间脓肿局部有腹膜炎体征或触及包块,膈下脓肿可引起呃逆,盆腔脓肿可引起腹泻和里急后重感,直肠指诊可触及包块或局部压痛。B超或CT可发现脓肿。较小的脓肿经抗生素治疗后可吸收。脓肿较大而抗生素治疗无效时应行B超引导下的穿刺引流,可经腹壁、阴道或直肠进行。引流效果不佳时应行手术治疗。腹腔脓肿可能迁延不愈,治疗棘手。开腹手术14天后因腹腔粘连已较紧密,再行腹腔手术将非常困难,腹腔镜手术的术后粘连则很轻微,故制订治疗方案时应考虑术式与治疗时机。

肠瘘:术中损伤肠管而未发现,术后即形成肠瘘。化脓感染严重使肠壁组织水肿,结扎阑尾根部时结扎线切割肠壁,术后结扎线脱落即引起粪瘘。化脓坏疽性阑尾炎时附近盲肠壁可能存在小脓肿,术后可使肠壁破溃形成肠瘘。腹腔镜手术中电器械使用不当,造成肠壁热损伤,损伤处在术后逐渐坏死穿孔,形成肠瘘。阑尾切除手术所致的肠瘘一般位置较低,局限于右下腹,建立通畅引流后多可自愈。

其他:阑尾切除术后腹腔出血,通常由阑尾系膜处理不当,阑尾动脉出血引起,除术中精心操作避免隐患外,术后应注意观察引流、心率、血压等,若明确诊断应尽快手术止血。阑尾残株炎与阑尾残端过长有关,被荷包包埋的阑尾残株炎可形成盲肠壁内脓肿,保守治疗无效时均需手术处理。

(孙　伟)

第六节 肠 梗 阻

肠梗阻指肠内容物在肠道中通过受阻,为常见的急腹症,由于其变化快,需要早期作出诊断、处理。诊治的延误可使病情发展加重,甚至出现肠坏死、腹膜炎等严重的情况。小肠梗阻占肠梗阻的 60%～80%。

一、病因学

肠梗阻的病因主要可分为两大类:机械性和动力性。血运障碍引起的肠动力性梗阻有学者归纳为血运性肠梗阻。

(一)机械性

机械性肠梗阻的病因又可归纳为以下 3 类。

1.肠壁内的病变

这些病变通常是先天性的,或是炎症、新生物或是创伤引起。先天性病变包括先天性扭转不良、梅克尔憩室炎症等。在炎症性疾病中克罗恩病最常见,其他还有结核、放线菌病甚至嗜伊红细胞肉芽肿。当然,原发性或继发性肿瘤、肠道多发息肉,也都可以产生梗阻。创伤后肠壁内血肿可以产生急性梗阻也可以是之后因缺血产生瘢痕而狭窄、梗阻。各种原因引起的肠套叠、肠管狭窄都可引起肠管被堵、梗阻。

2.肠壁外的病变

手术后,先天性或炎症后的肠粘连是常见的产生肠梗阻的肠壁外病变。在我国疝也是产生肠梗阻的一个常见原因,其中以腹股沟疝为最多见,其他如股疝、脐疝及一些少见的先天性疝如闭孔疝、坐骨孔疝也可产生肠梗阻。手术后造成的间隙或缺口而导致的疝如胃空肠吻合后、结肠造口或回肠造口后造成的间隙或系膜缺口、外伤性膈肌破裂均可造成小肠进入而形成疝与梗阻。先天性环状胰腺、腹膜包裹、小肠扭转也都可产生梗阻。肠壁外的癌病、肠外肿瘤、局部软组织肿瘤转移、腹腔炎性肿块、脓肿、肠系膜上动脉压迫综合征,均可引起肠梗阻。

3.肠腔内病变

相比之下,这一类病变较为少见,但在我国临床上仍常见到,特别是在基层医院能遇到这类患者,如寄生虫(蛔虫)、粗糙食物形成的粪石、发团、胆石症等在肠腔内堵塞导致肠梗阻。

(二)动力性

动力性又称麻痹性肠梗阻,它又分为麻痹性与痉挛性两类,是由于神经抑制或毒素刺激以致肠壁肌肉运动紊乱。麻痹性肠梗阻较为常见,发生在腹腔手术后、腹部创伤或急性弥漫性腹膜炎患者,由于严重的神经、体液与代谢(如低钾血症)改变所致。痉挛性较为少见,可在急性肠炎、肠道功能紊乱或慢性铅中毒患者发生。

(三)血运性

血运行亦可归纳入动力性肠梗阻之中,是肠系膜血管发生血栓形成或栓子栓塞,从而有肠血管堵塞,循环障碍,肠失去蠕动能力,肠内容物停止运行出现肠麻痹现象,但它可迅速继发肠坏死,在处理上与肠麻痹截然不同。

(四)原因不明的肠假性梗阻

假性肠梗阻的治疗主要是非手术方法,仅有些因合并有穿孔、坏死等而需要进行手术处理。重要的是要认识这一类型肠梗阻,不误为其他类型肠梗阻,更不宜采取手术治疗。假性肠梗阻与麻痹性肠梗阻不同,它无明显的病因可查,是一慢性疾病,表现有反复发作肠梗阻的临床症状,有肠蠕动障碍、肠胀气,但十二指肠与结肠蠕动可能正常,患者有腹部绞痛、呕吐、腹胀、腹泻甚至脂肪泻,体检时可发现腹胀、肠鸣音减弱或正常,腹部 X 线片不显示有机械性肠梗阻时出现的肠胀气与气液面。

上述分类的依据是发病的原因,其他分类如下。

1.单纯性和绞窄性肠梗阻

不论发病的原因,而根据肠管血液循环有无障碍分类。无血液循环障碍者为单纯性肠梗阻,有血液循环障碍者则为绞窄性肠梗阻。

2.完全性与不完全性肠梗阻

如果一段肠襻的两端均有梗阻,形成闭襻,称闭襻型肠梗阻,虽属完全性肠梗阻,局部肠襻呈高度膨胀,局部血液循环发生障碍,容易发生肠壁坏死、穿孔。

3.根据梗阻的部位

分为高位、低位和小肠、结肠梗阻,也可根据发病的缓急分为急性和慢性。

分类是为了便于诊断与治疗,这些分类中有相互交错,且梗阻也可以转化,要重视早期诊断,适时给予合理治疗。

二、病理学

肠梗阻可引起局部和全身性的病理和生理变化,慢性不完全性肠梗阻的局部主要改变是梗阻近端肠壁、肥厚和肠腔膨胀,远端肠管变细、肠壁变薄。继发于肠管疾病的病理性肠梗阻,梗阻部还具有原发疾病的改变如结核、克罗恩病等。营养不良及因营养不良而引起器官与代谢改变是主要的改变。急性肠梗阻随梗阻的类型及梗阻的程度而有不同的改变,概括起来有下列几方面。

(一)全身性病理生理改变

1.水、电解质和酸碱失衡

肠梗阻时,吸收功能发生障碍,胃肠道分泌的液体不能被吸收返回全身循环系统而积存在肠腔内。同时肠梗阻时,肠壁继续有液体向肠腔内渗出,导致体液在第三间隙的丢失。如为高位小肠梗阻,出现大量呕吐更易出现脱水,并随丧失液体电解质含量而出现电解质紊乱与酸碱失衡。胆汁及肠液均为碱性,损失的 Na^+、K^+ 较 Cl^- 为多,再加之组织灌注不良、禁食而易有代谢性酸中毒,但在高位小肠梗阻时,胃液的丧失多于小肠液,则有可能出现代谢性碱中毒。K^+ 的丢失可引起肠壁肌张力减退,引起肠腔膨胀。

2.休克

肠梗阻如未得到及时适当的治疗,大量失水、失电解质可引起低血容量休克。在手术前由于体内代偿性调节,血压与脉搏的改变不明显,但在麻醉后,机体失去调节的功能,休克的临床症状可迅速表现出来。另外,由于肠梗阻引起肠黏膜屏障功能障碍,肠道内细菌、内毒素易位至门静脉和淋巴系统,继有腹腔内感染或全身性感染,也可因肠壁坏死、穿孔而有腹膜炎与感染性休克。在绞窄性肠梗阻时,常是静脉回流障碍先于动脉阻断,导致动脉血仍不断流向肠壁、肠腔,以及因血流障碍而迅速发生肠坏死,出现感染和低血容量休克。

3.脓毒症

肠梗阻时,肠内容物淤积,细菌繁殖,因而产生大量毒素,可直接透过肠壁进入腹腔,致使肠内细菌易位引起腹腔内感染与脓毒症。在低位肠梗阻或结肠梗阻时更明显,因肠腔内有较多的细菌,在梗阻未解除时,因静脉反流有障碍,肠内毒素被吸收较少,而一旦梗阻被解除血液循环恢复后,毒素大量被吸收而出现脓毒症、中毒性休克。因此,在解决梗阻前应先清除肠内积存的感染性肠液。

4.呼吸和心脏功能障碍

肠腔膨胀时腹压增高,膈肌上升,腹式呼吸减弱,可影响肺内气体交换,同时有血容量不足、下腔静脉被压而下肢静脉血回流量减少,均可使心排血量减少。腹腔内压力>2.7 kPa(20 mmHg),可产生系列腹腔间室综合征累及心、肺、肾与循环障碍。

(二)局部病理生理改变

1.肠腔积气、积液

有学者应用同位素标志的水、钠与钾进行研究,在小肠梗阻的早期(<12 小时),由于吸收功能降低,水与电解质积存在肠腔内,24 小时后不但是吸收减少而且有分泌增加。

梗阻部以上肠腔积气来自:①吞咽的空气;②重碳酸根中和后产生的二氧化碳;③细菌发酵后产生的有机气体。吞咽的空气是肠梗阻时很重要的气体来源,它的含氮量高达 70%,而氮又是一种不被肠黏膜吸收的气体。二氧化碳的量虽大,但它易被吸收,不是产生肠胀气的主要成分。

2.肠蠕动增加

正常时肠管蠕动受到自主神经系统、肠管本身的肌电活动和多肽类激素的调节来控制。在发生肠梗阻时,各种刺激增强而使肠管活动增加。在高位肠梗阻频率较快,每 3～5 分钟即可有一次,低位肠梗阻间隔时间较长,可 10～15 分钟 1 次,但如梗阻长时间不解除,肠蠕动又可逐渐变弱甚至消失,出现肠麻痹。

3.肠壁充血水肿、通透性增加

正常小肠腔内压力为 0.27～0.53 kPa,发生完全性肠梗阻时,梗阻近端压力可增至 1.33～1.87 kPa,强烈蠕动时可达 4 kPa 以上。在肠内压增加时,肠壁静脉回流受阻,毛细血管及淋巴管淤积,引起肠壁充血水肿,液体外渗。同时由于缺氧,细胞能量代谢障碍,致使肠壁通透性增加,液体可自肠腔渗透至腹腔,在闭襻型肠梗阻中,肠内压可增加至更高点,使小动脉血流受阻,引起点状坏死和穿孔。

概括起来,高位小肠梗阻易有水、电解质与酸碱失衡。低位肠梗阻容易出现肠腔膨胀、感染及中毒。绞窄性肠梗阻易引起休克。结肠梗阻或闭襻型肠梗阻则易出现肠穿孔、腹膜炎。如治疗不及时或处理不当,不论何种类型肠梗阻都可出现上述的各种病理生理改变。

三、临床表现

各种类型肠梗阻虽有不同的病因,但有一共同的特点即是肠管的通畅性受阻,肠内容物不能正常地通过,因此,有程度不同的腹痛、呕吐、腹胀和停止排便排气等临床症状。

(一)临床症状

1.腹痛

腹痛是机械性肠梗阻的最先出现的临床症状,呈阵发性剧烈绞痛,且在腹痛发作时,患者自觉有肠蠕动感,且有肠鸣,有时还可出现移动性包块。腹痛可呈全腹性或仅局限在腹部的一侧。在高位肠梗阻时,腹痛发作的同时可伴有呕吐。单纯性肠梗阻时,腹痛有出现逐渐加重,再由重减轻的过程。减轻可以是梗阻有所缓解,肠内容物可以通向远段肠管,但也有可能是由于梗阻完全,肠管高度膨胀,腹腔内有炎性渗出或腹膜炎,肠管进入麻痹状态。这时,腹痛虽减轻,但全身临床症状加重,特别是毒性临床症状明显。绞窄性肠梗阻由于有肠管缺血和肠系膜嵌闭,腹痛往往是持续性伴有阵发性加重,疼痛也较剧烈。绞窄性肠梗阻也常伴有休克及腹膜炎临床症状。麻痹性肠梗阻的腹胀明显,腹痛不明显,阵发性绞痛尤为少见。

2.腹胀

腹胀发生在腹痛之后,低位梗阻的腹胀较高位梗阻更为明显。在腹壁较薄的患者,常可显示梗阻部位的上部肠管膨胀出现肠型。高位小肠梗阻常表现为上腹尤其是上腹中部有饱胀,低位小肠梗阻为全腹性胀气,以中腹部最为明显,闭襻型肠梗阻可出现局限性腹胀。

3.呕吐

呕吐是机械性肠梗阻的主要临床症状之一,高位梗阻的呕吐出现较早,在梗阻后短期即发生,呕吐较频繁。在早期为反射性,呕吐物为食物或胃液,其后为胃、十二指肠液和胆汁。低位小肠梗阻的呕吐出现较晚,初为胃内容物,静止期较长,后期的呕吐物为积蓄在肠内并经发酵、腐败呈粪样带臭味的肠内容物。如肠系膜血管有绞窄,呕吐物为有血液的咖啡色、棕色,偶有新鲜血液。

4.排气排便停止

在完全性肠梗阻,排气排便停止是肠梗阻的一个主要临床症状。在梗阻发生的早期,由于肠蠕动增加,梗阻部位以下肠内积存的气体或粪便可以排出,当早期开始腹痛时即可出现排便排气现象,容易误为肠道仍通畅,故在询问病史时,应了解在腹痛再次发作时是否仍有排便排气。但在肠套叠、肠系膜血管栓塞或血栓形成时,可自肛门排出血性黏液或果酱样粪便。

(二)体征

单纯梗阻的早期,患者除在阵发性腹痛发作时出现痛苦表情外,生命体征等无明显变化,待发作时间较长,呕吐频繁,腹胀明显后,可出现脱水现象,患者虚弱甚至休克。当有绞窄性梗阻时可较早地出现休克。腹部检查可观察到腹部有不同程度的腹胀,在腹壁较薄的患者,尚可见到肠型及肠蠕动。肠型及肠蠕动多随腹痛的发作而出现,肠型是梗阻近端肠襻胀气后形成,有助于判断梗阻的部位。

触诊时,单纯性肠梗阻的腹部虽胀气,但腹壁柔软,按之有如充气的球囊,有时在梗阻的部位可有轻度压痛,特别是腹壁切口部粘连引起的梗阻,压痛点较为明显。当梗阻上部肠管内积存的气体与液体较多时,稍加振动可听到振水声。腹部叩诊多呈鼓音。肠鸣音亢进,有时不用听诊器亦可听到。肠鸣音的量和强度均有增加,且可有气过水声及高声调的金属声。腹痛、肠型、肠鸣音亢进都是由于肠蠕动增强引起,常同时出现。因此,在体检时,可稍等待,即可获得这些阳性体征。当有绞窄性肠梗阻或单纯性肠梗阻的晚期,肠壁已有坏死、穿孔,腹腔内已有感染、炎症时,则体征表现为腹膜炎的体征,腹部膨胀,有时可叩出移动性浊音,腹壁有压痛,肠鸣音微弱或消失。因此,在临床观察治疗中,体征的改变应与临床症状相结合,警惕腹膜炎的发生。

四、辅助检查

(一)实验室检查

单纯性肠梗阻早期变化不明显。晚期由于失水和血液浓缩,白细胞计数、血红蛋白、血细胞比容都可增高,血 K^+、Na^+、Cl^- 与酸碱平衡都可发生改变。高位梗阻、呕吐频繁、大量胃液丢失可出现低钾、低氯与代谢性碱中毒。在低位肠梗阻时,可有电解质普遍降低与代谢性酸中毒。腹胀明显,膈肌上升影响呼吸时,也可出现低氧血症与呼吸性酸或碱中毒,可随患者原有肺部功能障碍而异。因此,动脉血气分析应是一项重要的常规检查。当有绞窄性肠梗阻或腹膜炎时,血常规、血液生物化学测定指标等改变明显。尿量在肠梗阻早期可无明显变化,但在晚期,如无适当的治疗,可出现尿量减少、尿比重增加甚至出现急性肾功能障碍。

(二)影像学检查及内镜检查

1.X 线

腹部 X 线被认为是诊断肠梗阻的首选方法,可以判断是否存在肠梗阻和推测梗阻部位,但无法正确判断梗阻原因。高位小肠梗阻表现为节段性小的液气平或积气。低位小肠梗阻因梗阻原因不同,X 线表现有所不同,可见鸟嘴征、弹簧圈征、咖啡豆征、牵拉征等征象。在不完全性小肠梗阻患者可行小肠造影,透视下可以反映肠管粗细及观察造影剂通过速度及梗阻程度。在急性期患者由于肠道压力较高,造影剂会增加肠道压力而加重病情,患者难以充分配合。

2.超声

据报道,腹部超声检查对肠梗阻诊断的敏感性和特异性均高于 X 线。实践表明,肠襻充满液体的小肠梗阻,X 线难以诊断,而超声则容易观察,可弥补 X 线不足。但当肠襻大量充气、图像不典型、肿块位置特殊及超声医师经验较低时,超声对小肠梗阻的诊断易出现误诊及漏诊。

3.CT

对小肠梗阻的病因鉴别有一定帮助并且能判断有无较窄及其程度。小肠造影 CT、小肠 CT 成像等检查可以提高小肠梗阻病因的检出,不仅可以良好地显示小肠病变,依靠其后处理功能,还可以更清晰、更全面、更直观地显示肠梗阻的细节,对于由于肿瘤引起的机械性小肠梗阻,可以更好地了解小肠壁及向外侵犯程度,明确病灶的数量及范围,明显优于 X 线及超声检查。

4.MRI

在诊断小肠梗阻有一定优势,具有无创伤检查,无 X 线损伤,一般不需要注射对比剂。由于 MRI 能多序列、多方位扫描及重建,能获得更多的信息。对小肠梗阻的定位较 CT 检查及腹部X线有明显优势。能在冠状位很好地显示梗阻点,更加直观地显示肠管受压,能区分是肠粘连或肠道本身病变引起小肠梗阻。但其检查时间长,价格昂贵,部分患者有幽闭恐惧症,不能行此检查。

5.胶囊内镜

随着胶囊内镜临床应用的增多,临床医师对胶囊内镜适应证、禁忌证掌握的经验日渐丰富,胶囊内镜的使用范围也愈加广泛,以前所认为的使用禁忌证逐渐变为相对禁忌证。胶囊内镜对于小肠梗阻患者中仅适用于不完全性小肠梗阻患者,其具有无创性、可视化检查的优点,但其对不完全性小肠梗阻患者使用仍存在很高滞留并加重梗阻的风险。

6.推进式小肠镜

对部分小肠梗阻患者进行诊断及治疗,但其最大的缺点是检查范围只能到达屈氏韧带以下 120 cm 以内,已经逐渐被气囊辅助内镜所取代。

五、诊断

(一)肠梗阻的诊断

典型的单纯性肠梗阻有阵发性腹部绞痛,同时伴有腹胀、呕吐、肠鸣音增加等自觉临床症状。

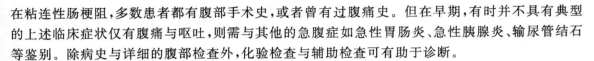

在粘连性肠梗阻,多数患者都有腹部手术史,或者曾有过腹痛史。但在早期,有时并不具有典型的上述临床症状仅有腹痛与呕吐,则需与其他的急腹症如急性胃肠炎、急性胰腺炎、输尿管结石等鉴别。除病史与详细的腹部检查外,化验检查与辅助检查可有助于诊断。

(二)肠梗阻类型的鉴别

1.机械性与动力性肠梗阻

机械性肠梗阻是常见的肠梗阻类型,具有典型的腹痛、呕吐、肠鸣音增强、腹胀等临床症状,与麻痹性肠梗阻有明显的区别,后者是腹部持续腹胀,但无腹痛,肠鸣音微弱或消失,且多是与腹腔感染、外伤,腹膜后感染、血肿、腹部手术、肠道炎症、脊髓损伤等有关。虽然,机械性肠梗阻的晚期因腹腔炎症而出现与动力性肠梗阻相似的临床症状,但在发作的早期,其临床症状较为明显。腹部 X 线平片对鉴别这两种肠梗阻甚有价值,动力型肠梗阻出现全腹、小肠与结肠均有明显充气。体征与 X 线片能准确地分辨这两类肠梗阻。

2.单纯性与绞窄性肠梗阻

单纯性肠梗阻只是肠内容物通过受阻,而无肠管血运障碍。绞窄性肠梗阻有血运障碍,可发生肠坏死、穿孔与腹膜炎,应及早确诊、手术,解除血运障碍,防止肠坏死、穿孔。绞窄性肠梗阻发病急骤且迅速加重,早期的腹痛剧烈,无静止期,呕吐频繁发作,可有血液呕吐物,腹部有腹膜炎的体征,可有局部隆起或为可触及的孤立胀大的肠襻等均为其特征。腹腔穿刺可以有血性液体。全身变化也较快出现,有脉率快,体温上升,甚至出现休克,腹部 X 线片可显示有孤立扩大的肠襻。非手术治疗不能改善其临床症状。当疑为绞窄性肠梗阻而不能得到证实时,仍应及早行手术探查。

3.小肠梗阻与结肠梗阻

临床上常见的是小肠梗阻,但结肠梗阻时因回盲瓣具有单向阀的作用,气体仅能向结肠灌注而不能反流至小肠致形成闭襻性梗阻,结肠呈极度的扩张。加之结肠薄,易发生盲肠部穿孔。结肠梗阻的原因多为肿瘤或乙状结肠扭转,在治疗方法上也有别于小肠梗阻,及早明确是否为结肠梗阻有利于制订治疗计划。结肠梗阻以腹胀为主要临床症状,腹痛、呕吐、肠鸣音亢进均不及小肠梗阻明显。体检时可发现腹部有不对称的膨隆,如腹部 X 线片上出现充气扩张的一段结肠襻,可考虑为结肠梗阻。钡灌肠检查或结肠镜检查可进一步明确诊断。

(三)病因诊断

肠梗阻可以有不同的类型,也有不同的病因,在采用治疗前,应先明确梗阻类型、部位与病因,以便确定治疗策略与方法。病因的诊断可根据以下方面进行判断。

1.病史

详细的病史可有助于病因的诊断。腹部手术史提示有粘连性肠梗阻的可能。腹股沟疝可引起肠绞窄性梗阻。腹部外伤可致麻痹性梗阻。慢性腹痛伴有低热并突发肠梗阻可能是腹内慢性炎症如结核所致。饱餐后运动或体力劳动出现梗阻应考虑肠扭转。心血管疾病如心房纤颤、瓣膜置换后应考虑肠系膜血管栓塞。下腹疼痛伴有肠梗阻的女性患者应考虑有无盆腔附件病变等。

2.体征

腹部检查提示有腹膜刺激临床症状者,应考虑为腹腔内炎症改变或是绞窄性肠梗阻引起。腹部有手术或外伤瘢痕应考虑腹腔内有粘连性肠梗阻。直肠指诊触及肠腔内肿块是否有粪便,直肠膀胱凹有无肿块,指套上是否有血液,腹部触及肿块,在老年人应考虑是否为肿瘤、肠扭转。

在幼儿右侧腹部有肿块应考虑是否为肠套叠。具有明显压痛的肿块多提示为炎性病变或绞窄的肠襻。

3.影像学诊断

B超检查虽简便,但因肠襻胀气,影响诊断的效果。CT诊断的准确性虽优于B超,但仅能诊断出明显的实质性肿块或肠腔外有积液。腹部平片除能诊断是结肠、小肠,完全与不完全梗阻外,有时也能提示病因。

六、治疗

急性肠梗阻的治疗包括非手术治疗和手术治疗,治疗方法的选择根据梗阻的原因、性质、部位以及全身情况和病情严重程度而定。不论采用何种治疗,均应首先纠正梗阻带来的水、电解质与酸碱紊乱,改善患者的全身情况。

(一)非手术治疗

1.胃肠减压

胃肠减压是治疗肠梗阻的主要措施之一。现多采用鼻胃管减压,导管插入位置调整合适后,先将胃内容物抽空再行持续低负压吸引。抽出的胃肠液应观察其性质,以帮助鉴别有无绞窄与梗阻部位的高低。胃肠减压的目的是减轻胃肠道积留的气体、液体,减轻肠腔膨胀,有利于肠壁血液循环的恢复,减少肠壁水肿,使某些原有部分梗阻的肠襻因肠壁肿胀而致的完全性梗阻得以缓解,也可使某些扭曲不重的肠襻得以复位,临床症状得到缓解。胃肠减压还可减轻腹内压,改善因膈肌抬高而导致的呼吸与循环障碍。以往有用Miller-Abbott管者,该管为双腔,长达3.5 m,管前端带有铜头及橡胶囊,管尾有Y形管,一通气囊,一作吸引用。待管前端通过幽门后,将气囊充气,借铜头的重量及充气的气囊随肠蠕动而下行直至梗阻部,以期对低位梗阻作有效的减压。但操作困难,难以达到预期的目的。现也有相似的长三腔减压管。有文献报道,经X线下经鼻肠导管小肠排列治疗小肠梗阻显示出部分疗效。其他治疗还有中药治疗、针灸穴位封闭、油类、造影剂及液状石蜡口服、手法复位等。

2.纠正水、电解质与酸碱失衡

水、电解质与酸碱失衡是急性肠梗阻最突出的生理紊乱,应及早给予纠正。当血液生化检查结果尚未获得前,可先给予平衡盐液(乳酸钠林格液)。待有测定结果后,再添加电解质与纠正酸、碱紊乱,在无心、肺、肾功能障碍的情况下,最初输入液体的速度可稍快一些,但需做尿量监测,必要时作中心静脉压(CVP)监测,以防液体过多或不足。在单纯性肠梗阻的晚期或是绞窄性肠梗阻,常有大量血浆和血液渗出至肠腔或腹腔,需要补充血浆和全血。

3.抗感染

肠梗阻后,肠壁循环有障碍,肠黏膜屏障功能受损而有肠道细菌易位,或是肠腔内细菌直接穿透肠壁至腹腔内产生感染。肠腔内细菌也可迅速繁殖。同时,膈肌升高引起肺部气体交换与分泌物的排出有影响,易发生肺部感染。因而,肠梗阻患者应给予抗菌药物以预防或治疗腹部或肺部感染,常用的有可以杀灭肠道细菌与肺部细菌的广谱头孢菌素或氨基糖苷类抗生素,以及抗厌氧菌的甲硝唑等。

4.其他治疗

腹胀后影响肺的功能,患者宜吸氧。为减轻胃肠道的膨胀可给予生长抑素以减少胃肠液的分泌量。降低肠腔内压力,改善肠壁循环,水肿消退,可使部分单纯肠梗阻患者的临床症状得以改善。

采用非手术方法治疗肠梗阻时,应严密观察病情的变化,绞窄性肠梗阻或已出现腹膜炎临床症状的肠梗阻,经过 2～3 小时的非手术治疗,实际上是术前准备,纠正患者的生理失衡状况后即进行手术治疗。单纯性肠梗阻经过非手术治疗 24～48 小时,梗阻的临床症状未能缓解或在观察治疗过程中临床症状加重或出现腹膜炎临床症状或有腹腔间室综合征出现时,应及时改为手术治疗解除梗阻与减压。但是在手术后早期发生的炎症性肠梗阻除有绞窄发生,应继续治疗等待炎症的消退。

(二)手术治疗

有文献报道,手术治疗仍是目前最安全、最有效的方法。手术治疗目的是解除梗阻、防治绞窄、防治临床症状复发及最大限度保证术后生活质量。其手术主要技术是粘连松解、嵌顿疝整复、肿瘤切除及坏死肠管切除、肠造漏术、短路吻合术。通过手术以恢复肠道生理连续性,保护正常肠管。

1.单纯解除梗阻的手术

这类手术包括为粘连性肠梗阻的粘连分解,祛除肠扭曲,切断粘连束带;为肠内堵塞切开肠腔,去除毛粪石、蛔虫等;为肠扭转、肠套叠的肠襻复位术。

2.肠切除吻合术

肠梗阻是由于肠肿瘤所致,切除肿瘤是解除梗阻的首选方法。在其他非肿瘤性病变,因肠梗阻时间较长,或有绞窄引起肠坏死,或是分离肠粘连时造成较大范围的肠损伤,则需考虑将有病变的肠段切除吻合。在绞窄性肠梗阻,如腹股沟疝、肠扭转、胃大部切除后绞窄性内疝,绞窄解除后,血运有所恢复,但肠襻的生活力如何、是否应切除、切除多少,常是手术医师感到困难之处。当不能肯定小段肠襻有无血运障碍时,以切除吻合为安全。但当有较长段肠襻尤其是全小肠扭转,贸然切除将影响患者将来的生存。为此,应认真判断肠管有无生活力。

3.肠短路吻合

当梗阻的部位切除有困难,如肿瘤向周围组织广泛侵犯,或是粘连广泛难以剥离,但肠管无坏死现象,为解除梗阻,可分离梗阻部远近端肠管作短路吻合,旷置梗阻部,但应注意旷置的肠管尤其是梗阻部的近端肠管不宜过长,以免引起盲襻综合征。

4.肠造口术或肠外置术

肠梗阻部位的病变复杂或患者的情况差,不允许行复杂的手术时,可在膨胀的肠管上,即在梗阻部的近端肠管作肠造口术以减压,解除因肠管高度膨胀而带来的生理紊乱。小肠可采用插管造口的方法,可先在膨胀的肠管上切一小口,放入吸引管进行减压,但应注意避免肠内容物污染腹腔及腹壁切口。肠插管造口管宜稍粗一些如 F16、F18 以防堵塞,也应行隧道式包埋造口,以防有水肿的膨胀肠管愈合不良而发生瘘。有时当有梗阻病变的肠襻已游离或是肠襻已有坏死,但患者的情况差不能耐受切除吻合术时,可将该肠襻外置、关腹。立即或待患者情况复苏后再在腹腔外切除坏死或病变的肠襻,远、近两切除端固定在腹壁上,近端插管减压、引流,以后再行二期手术,重建肠管的连续性。

急性肠梗阻都是在急诊或半急诊情况下进行,术前的准备不如择期性手术那样完善,且肠襻高度膨胀有血液循环障碍,肠壁有水肿愈合能力差,手术时腹腔已有感染或手术时腹腔为肠内容物严重污染术后易有肠瘘、腹腔感染、切口感染裂开。在绞窄性肠梗阻患者,绞窄解除后循环恢复,肠腔内的毒素大量被吸收入血液循环中,出现全身性中毒临床症状,有些晚期患者还可能发生多器官功能障碍甚至衰竭。绞窄性肠梗阻的手术病死率为4.5%～31%,而单纯性肠梗阻仅为1%。因此,肠梗阻患者术后的监测治疗仍很重要,胃肠减压,维持水、电解质及酸碱平衡,加强营养支持,抗感染等都必须予以重视。

(三)微创治疗

1.腹腔镜下手术

腹腔镜下手术治疗较开腹手术的优点:一是可以在远离手术部位全面系统地探查腹腔,创口远离创面和原有粘连部位减少术后复发。二是手术创伤小,减少感染,患者恢复时间短,可早期下床活动。同时胃肠功能恢复快,术后早期即可进食。但开展此项手术应严格掌握手术适应证,对于探查发现不适于腹腔镜手术者,应及时中转开腹。

2.介入治疗

对于恶性肿瘤引起的小肠梗阻,不能手术者传统方法采用鼻胃管减压及禁食,但此法对低位小肠梗阻的治疗作用有限。通过介入治疗选择性对肿瘤供血动脉注入化疗药物,达到减轻临床症状,延长生存期。介入治疗有局部治疗效果直接、快速、缓解快、正常组织损伤轻、毒副作用小、患者易接受等优势。

3.内镜下治疗

小肠不全梗阻患者,经双气囊内镜下治疗已经是一种新的选择,可以在镜下切除引起梗阻的息肉、支架放置及狭窄扩张。随着经验的积累和器械的改进,运用双气囊内镜有效治疗肠梗阻的报道日益增多。对于病因不明的小肠梗阻是一种同时可以进行有效诊断和治疗的新方法。当然双气囊内镜已经得到初步应用,但其临床应用仍缺乏一套可行的标准。在未来的研究中通过实验及摸索总结建立一套适用于临床的规范是势在必行的。

小肠梗阻的诊断及治疗正向着多学科综合的方向发展。小肠梗阻的诊治需根据具体病情采取个体化综合治疗,通过选择必要且适合患者的辅助检查尽可能在短时间内明确梗阻程度及病因,以此为前提选择适合患者的治疗手段是影响患者预后的关键因素。就目前而言,小肠梗阻的治疗仍存在诸多尚待解决的问题,有待今后进一步探讨与发现。

（孙　伟）

第七节　小　肠　腺　癌

小肠黏膜占整个消化系统黏膜表面积的90%,而癌症发病率仅占2%左右。小肠腺癌是最常见的小肠恶性肿瘤之一,约占小肠肿瘤的33%,近年发病率呈上升趋势。小肠腺癌多位于十二指肠乳头周围、空肠和回肠。由于小肠黏膜富含淋巴管,故能够通过绒毛与邻近的黏膜腔相连,因此大多数的小肠腺癌在做出诊断时往往已经发生转移。

一、流行病学

小肠腺癌是一种少见疾病,随着年龄增长发病率增加,平均发病年龄为50～70岁。黑种人发病率高于白种人,男性高于女性。美国是小肠腺癌发病率最高的国家,且发病率呈上升趋势,由1973年的0.57/10万增长到2004年的0.73/10万。

二、病因学

小肠腺癌的病因不明，长期克罗恩病（Crohn病）可以发生腺癌（发生率3%~60%），部位以回肠为主，克罗恩病的癌变危险性比正常对照人群高出300~1 000倍，可能与黏膜完整性破坏及异常免疫应答和潜在的微生物感染有关。

临床观察发现，65%的十二指肠腺癌发生于Vater壶腹周围区域，22.5%发生于十二指肠乳头近侧的壶腹上部，也以降部为主。壶腹部癌发生率高的原因未明，但壶腹区域标志着前中原肠交接部位，很可能此交接区域黏膜对发生疾病的抵抗力不如十二指肠的其他部位。也有学者认为，十二指肠和空肠近端的腺癌或许与胆汁中的某些胆酸（如脱氧胆酸、原胆酸等）在细菌作用下的降解产物与致癌作用有关。另外，近期欧洲多中心的研究表明，其发生可能与饮酒、高脂饮食和某些职业有关，而与吸烟无关。

三、病理生理学

小肠腺癌原发于小肠黏膜，由黏膜经黏膜下向肌层、浆膜层发展同时向周围扩展。小肠腺癌侵犯肠管的长度一般仅4~5 cm，很少超过10 cm，其发病机制还未完全明确。研究表明与结肠癌的腺瘤-腺癌序列相似，小肠腺瘤是常见的癌前疾病，特别是家族性腺瘤性息肉病（FAP）患者中，十二指肠腺癌的危险度增加300倍。

分子机制研究表明，几乎20%的患者与出现DNA错配修复基因的高级别卫星不稳定性有关，一些患者中出现了MARCKS基因突变而导致MARCKS蛋白表达缺失，表明MARCKS基因失活是导致小肠腺癌的重要因素。

四、病理学

（一）大体病理形态

1.环状浸润的腺癌

环状浸润的腺癌亦称为狭窄型，病变沿肠管横轴环形生长，最后形成环形病变，易引起肠道的狭窄梗阻。

2.息肉状的乳头状癌

较多见，向肠腔内突出，易引起肠套叠，并可逐渐浸润肠壁造成环状狭窄。

3.溃疡型癌

随着病变向深层发展时，黏膜出现糜烂，继而破溃，形成溃疡。此型易引起慢性消化道出血甚至穿孔引起腹膜炎。亦可能在穿孔前，邻近肠管间已经粘连，故穿破后与之相通形成内瘘。

（二）组织学分型

小肠腺癌的组织学分为高分化腺癌、中分化腺癌、低分化腺癌及黏液腺癌。黏液腺癌分化较好，能分泌黏液。但由于黏液中含有蛋白水解酶，能够溶解癌组织中的胶原纤维、蛋白多糖等，有利于癌细胞浸润和转移，故黏液腺癌恶性程度高、转移早。

（三）临床病理分期

按照Astler Coller修订的Duke分期法，小肠腺癌分为四期六级。A：癌肿限于黏膜层及黏膜下层，无淋巴结转移；B_1：癌肿浸润固有肌层，无淋巴结转移；B_2：癌肿穿透固有肌层，无淋巴结转移；C_1：癌肿浸润固有肌层，区域淋巴结转移健康搜索；C_2：癌肿穿透固有肌层，区域淋巴结转移;D:远处转移(包括血行转移、腹主动脉旁淋巴转移、腹腔种植及广泛浸润邻近脏器组织)。

五、临床表现

(一)腹痛

一般为慢性持续性腹痛,与饮食关系不密切。早期较轻易误诊为"胃痛",疼痛多在上腹正中或偏右,呈持续性钝痛胀痛、隐痛,并逐渐加重,致食欲减退、消瘦、乏力。并发肠梗阻、肠穿孔时腹痛加重。

(二)梗阻临床症状

梗阻常是患者就诊的主要原因之一,环形狭窄病变常以慢性不全性肠梗阻为主要表现,肿块呈浸润性生长,使肠腔僵硬、狭窄,出现肠梗阻。患者常有呕吐、腹胀,呕吐物为胃内容物,带有胆汁或血液。

(三)消化道出血

较常见,溃疡型腺癌表面因血管糜烂、破溃可出现阵发性或持续性的消化道出血。多数为慢性失血,以黑便为主,病变累及较大血管时,可有大量出血,表现为呕血或便血,大便呈现黑便或暗红色,甚至出现低血容量性休克。长期慢性失血则有贫血。

(四)腹部肿块

小肠腺癌的体积一般不大,很少出现肿物。约 1/3 的患者就诊时可扪及腹部肿块,可能为梗阻近端扩张增厚的肠管。向腔外生长者有时也可扪及肿块,可有压痛,消瘦者肿块界限清楚。

(五)黄疸

十二指肠降部腺癌 80% 是以黄疸为主要临床症状。肿块压迫胆总管或十二指肠乳头部而引起胆管阻塞发生阻塞性黄疸。早期呈现波动性,后期呈持续性并逐渐加深。

(六)体征

患者可呈现消瘦、贫血貌、腹部可有压痛,压痛部位常为肿块所在部位,至晚期可触及腹部肿块。并发肠梗阻者有肠型及蠕动波,肠鸣音亢进。肠穿孔者可有腹膜刺激征。有肝脏转移者有时可触及肿大的肝脏。

六、并发症

消化道出血较常见,多数为慢性失血,以黑便为主长期慢性失血则有贫血。肿块压迫胆总管或十二指肠乳头部而引起胆管阻塞发生阻塞性黄疸。慢性不全性肠梗阻、失血性贫血也是小肠腺癌的常见并发症。

七、辅助检查

(一)实验室检查

1.血常规检查

现小细胞性贫血。

2.大便潜血试验

小肠肿瘤可有 50% 的患者出现大便潜血阳性,大便潜血实验不仅有助于肿瘤的发现,而且

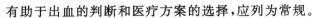

有助于出血的判断和医疗方案的选择,应列为常规。

3.小肠肿瘤标志物和分子生物学检查

血清 CEA、淋巴细胞分类和计数及血细胞镜检形态分析,对于鉴别小肠腺癌、平滑肌瘤、淋巴瘤以及白血病的小肠表现有一定价值。但对于小肠腺癌而言,CEA 极少上升,除非有肝或远处转移。

4.血清胆红素检查

十二指肠壶腹部肿瘤可出现血清结合胆红素增高。

(二)选择性腹腔动脉造影

小肠腺癌的造影表现变化不一,可表现为丰富的肿瘤血管,肿瘤染色伴引流静脉早显和颜色增生,也可能无明显的血管及肿瘤染色,但常有瘤周围动脉受侵犯。对于腺癌、肉瘤及其他肿瘤有分辨意义,可判断外科切除的可能性及了解血管异常情况。

(三)消化道钡剂造影

消化道钡餐检查阳性率较低,需口服大量钡剂,且通常因受小肠襻重叠影像干扰结果判断。口服法或导管法低张十二指肠造影可以清楚地显示十二指肠损害的黏膜像及其性质。对于十二指肠肿瘤颇有诊断价值,正确率为 $53\%\sim62.5\%$,全消化道气钡双对比造影可以观察黏膜的细致结构及其异常改变,对小肠癌诊断有一定帮助。有经验的医师能查出较早期的病变。病变部位黏膜皱襞破坏消失,管壁僵硬,蠕动消失。

(四)CT 及 MRI

小肠腺癌 CT 可表现为不规则软组织肿块,向腔内外生长,增强后肿块呈轻至中度强化影,局部肠壁不规则或环形增厚,肠腔狭窄,少数小肠腺癌仅单纯表现为局限性肠壁增厚。有时坏死的肿块内有气体或造影剂进入,则提示有溃疡形成。MRI 表现为肠壁明显增厚及突向肠腔内的软组织肿块影,肠腔环形狭窄,T_1WI 上呈等低信号,T_2WI 上呈略高信号,中心坏死在 T_1WI 上呈低信号,T_2WI 上呈明显高信号,增强扫描后病灶呈均匀或不均匀强化,中心的坏死灶不强化。

(五)胶囊内镜

胶囊内镜可在门诊完成,是一种无创性检查方法,可使临床医师清楚地看到整个小肠。但是若小肠腺癌已导致不全梗阻,则有发生胶囊内镜嵌顿的风险。

(六)小肠镜

十二指肠腺癌可用十二指肠镜检查,确诊率为 $90\%\sim100\%$。单气囊及双气囊小肠镜均可用于小肠腺癌的诊断,是小肠腺癌诊断的"金标准"。表现为小肠腔内的隆起性病变,质地较硬,部分呈溃疡型,表明伴有污苔,周边黏膜呈结节状,质地硬易出血,可伴有肠腔狭窄。小肠镜不仅可确定肿瘤位置、大小,还可取活检以确诊,为外科手术提供依据。但对黏膜下肿瘤,可能活检为阴性,应予以注意。台湾学者报道在小肠镜发现的小肠肿瘤中,小肠腺癌占 18%,其次为小肠淋巴瘤占 7%。

八、诊断与鉴别诊断

小肠腺癌的临床表现缺乏特异性,凡 50 岁以上具有慢性腹痛史、消化道出血史,近期出现食欲减退、消瘦、乏力,或有不完全性肠梗阻表现和贫血症者均应想到本病的可能。小肠镜钳取活组织进行组织病理学检查可明确诊断。CT、MRI 检查可协助判断是否有远端转移。小肠腺癌需与下列疾病鉴别。

(一)十二指肠溃疡

呈慢性病程,有周期性发作及节律性上腹痛等典型表现,且腹痛可经摄食或服用抗酸药所缓解,X 线钡餐和内镜检查即可确诊。

(二)克罗恩病

克罗恩病是病因未明的胃肠道肉芽肿性炎性疾病,病变多位于末端回肠和邻近结肠,常呈节段性、局限性、跳跃性分布。临床发病年龄多为青壮年,反复发作有下腹或脐周痛、腹泻,体重下降。具有特征性 X 线征象:回肠末端肠腔狭窄、管壁僵直呈一细条状,称线样征。小肠镜或结肠镜可见肠壁黏膜在大溃疡之间突出呈"铺路石状"外观,而病变之间的肠管黏膜正常。病理活检是非干酪样肉芽肿性改变。

九、治疗

手术切除是小肠腺癌的首选治疗方案,术中是否能够完全切除肿物及阳性淋巴结数目是影响预后的主要因素。其他方案包括姑息性化疗及靶向治疗。

(一)手术治疗

1.根治术

如无远处转移,转移性淋巴结未侵及系膜根部大血管,可行根治术。十二指肠腺癌宜行胰十二指肠切除术,可达到根治目的。而空、回肠腺癌应在该段肠管的血管根部(肠系膜上动静脉分出该段血管的起始部)结扎,清除该段肠系膜,并清扫肠系膜上动静脉旁淋巴脂肪组织。为了清除区域淋巴结,小肠可做较广泛切除,肠管两端各距肿块边缘不少于 10 cm,末端回肠应进行根治性右半结肠切除术。

2.姑息性切除术

如有远处转移,应尽可能切除原发病灶及侵犯的肠管,术后给予辅助治疗。

3.短路手术

如肿瘤已固定于腹主动脉或下腔静脉上,无法分离仅能作姑息性的短路手术。如十二指肠完全梗阻者行胃空肠吻合术,但胆总管下段和十二指肠乳头梗阻者应行胆总管空肠 Roux-en-Y 式吻合术。

4.术后化疗

一般采用联合化疗方案。如丝裂霉素 C(MMC)、氟尿嘧啶(5-FU)和长春新碱联合(VCR)(MFV)方案,3 周为一周期,2～3 周期为 1 个疗程或环磷酰胺(CTX)、长春新碱(VCR)、甲氨蝶呤联合(MTX)(COM)方案,5 周后重复,2 周期为 1 个疗程。辅助性化疗证据不充分,有学者提出可能导致肿瘤分化不良、结节粘连和更高的复发率。

(二)姑息性化疗

小肠腺癌对放疗不敏感,对化疗亦不敏感。化疗主要用于无法手术的患者。最佳的化疗方案还有待确立。大多数采用氟尿嘧啶,单独使用或与其他药合用,不应答者可采用伊立替康,二者合用可使 1/2 的患者中位无病进展期达到 5 个月。东方肿瘤协作组研究表明,联合使用氟尿嘧啶、多柔比星、MMC 的有效率为 18％,中位生存期大约 8 个月。

十、预后

　　小肠腺癌确诊时往往已有区域淋巴结及肝转移,多无法行根治性切除术,预后较差。有报道298 例小肠腺癌的手术治疗,能进行根治性切除术者仅占 50.7%,约 25%的患者只能单纯开腹探查。国内报告小肠腺癌切除术后的 5 年生存率为 19%~31%,根治性切除术后的 5 年生存率为34%~41%。综合 923 例小肠腺癌,位于十二指肠者 5 年、10 年生存率分别为 39%、37%,空回肠者分别为 46%、41%,女性 5 年生存率稍高于男性。

（刘永红）

第六章 肝胆外科疾病

第一节 肝脏外伤

　　肝脏外伤是指由锐性或钝性暴力而引起的肝脏完整性被破坏,病理学可分类为被膜下破裂、中央型肝破裂和真性肝破裂。病因分为因锐性外力所致的开放性肝外伤和钝性暴力所致的闭合性肝外伤。肝外伤的临床表现因肝脏损伤的病理类型、损伤范围和严重程度而不同。最常见的为右上腹痛和腹膜刺激征,严重者会有休克表现。休克发生率及病情分级和肝外伤的严重性呈正相关。严重肝外伤导致肝内的大量血液和胆汁的混合液积聚在肝脏周围,可刺激膈肌,放射致右下胸及右肩痛。腹膜刺激征较胃穿孔等消化液直接刺激为轻。积血量大者可伴明显腹胀。肝脏外伤较轻者仅有局限性小的裂伤或肝被膜下破裂,患者症状局限,可仅表现为右上腹疼痛和不明显的压痛。

　　注意:肝右叶比肝左叶更易遭受外伤,平均高达 4～7 倍。以右膈顶部外伤最多见。肝内血肿若与胆道相通可致胆道出血,血肿的继发感染可出现肝脓肿,血肿压迫可致肝组织缺血坏死。

一、诊断要点

(一)病史与体检

1.病史

(1)上腹痛为主,可伴有腹胀、恶心、呕吐。

(2)往往有暴力或锐器直接或间接作用于胸腹部的外伤史。

(3)不断加重的腹腔内出血和腹膜刺激征。

注意:肝硬化及肝癌患者,仅需轻度外伤即可破裂。部分肝癌患者甚至出现自发性肝破裂。

2.体格检查

(1)右上腹出现压痛、反跳痛,伴随局限性甚至全腹肌紧张。

(2)被膜下的血肿可表现为右上腹胀痛、肝区包块、肝脏浊音区扩大。

(3)积血量大者可有腹部移动性浊音和直肠刺激症状。

(4)右上腹、右下胸或右腰部皮肤挫伤及右胸部第六肋以下骨折应考虑肝外伤。

(二)辅助检查

1.腹部超声、超声造影

彩超可检查腹腔和腹膜后积血,显示肝脏被膜连续性破坏的部位和形态。发现可疑无回声区,有凝血块出现时显示异常高回声。超声造影能更清晰地显示肝脏创面,尤其通过静脉造影剂发现肝脏异常增强区可判断活动性出血的部位和出血量。

注意:超声造影相较于超声更易检测出创面的活动性出血,可显著提高肝外伤的诊断率。

2.诊断性腹腔穿刺术、腹腔穿刺灌洗术

诊断性腹腔穿刺术抽出不凝血证实腹腔内出血的正确率达80%以上,腹腔穿刺灌洗术的正确率几乎为100%。腹腔内出血是手术探查的重要指征。

注意:腹腔穿刺术出血量少可能有假阴性的结果。一次结果阴性不能除外肝脏损伤可能,怀疑肝脏创伤者,需在不同位置及时间,重新穿刺检查。

3.实验室检查

疾病早期可有白细胞计数、谷丙转氨酶和谷草转氨酶升高。随病情加重,红细胞计数、血红蛋白和血细胞比容会逐渐下降。

注意:血清谷丙转氨酶在肝中选择性浓缩,肝损伤后大量释放,所以肝外伤时谷丙转氨酶较谷草转氨酶更有诊断意义。怀疑腹腔内出血时需定期复查血常规,以免延误病情。

4.X线检查

X线征象多为间接表现。肝创伤时可能显示肝区阴影增大,右侧膈肌升高,右侧胸腔积液,甚至右侧肋骨骨折。X线透视可见膈肌运动减弱。

5.CT检查

肝脏被膜下破裂会在肝被膜与肝实质之间形成新月形或凸透镜形低密度区。中央型肝破裂显示肝实质内边缘模糊的异常低密度区。真性肝破裂可见肝脏一处或多处不规则线性低密度影。

6.MRI检查

MRI能更精确地显示肝损伤程度。急性肝外伤T_2WI出现明显高信号,6~8天后转变为血肿外缘高信号并逐渐向中心转变。

注意:当血流动力学不稳定时,切忌苛求完善各种影像学检查而延误诊治。

7.肝动脉造影

肝动脉造影既是检查手段又是治疗方法,必要时可及时栓塞外伤所致的出血动脉以控制出血。

(三)分级标准

较为通用的是美国创伤外科学会(AAST)的肝外伤分级标准,共分6级。

Ⅰ级:包膜下血肿;<10%表面积的非膨胀性血肿裂伤;包膜下涉及实质深度<1 cm的撕裂。

Ⅱ级:包膜下血肿;占肝脏表面积10%~50%的实质内血肿;直径<10 cm的非膨胀性血肿;裂伤,包膜撕裂长度<10 cm,深度在1~3 cm。

Ⅲ级:包膜下血肿;大于肝脏50%表面积的血肿或进行性扩张的膨胀性血肿;实质内血肿,直径>10 cm的血肿或膨胀性血肿;裂伤,实质裂伤深度>3 cm。

Ⅳ级:裂伤;实质裂伤累及25%~75%肝叶,或在一肝叶中累及1~3个肝段。

Ⅴ级:裂伤;实质裂伤累及>75%肝叶,或在同一肝叶内累及3个以上肝段;血管,近肝静脉的损伤。

Ⅵ级:肝血管性撕脱伤。

（四）鉴别诊断

1.胸腹壁挫伤

局限性的压痛，皮下淤血、血肿。做腹肌收缩动作时疼痛加重，屈身侧卧位时疼痛减轻。

鉴别要点：胸腹壁挫裂症状往往更局限，病情变化波动小，少有全身症状，挫伤广泛时可有发热。

2.脾脏破裂

左上腹腹痛为主，左上腹体征明显，腹式呼吸受限。

鉴别要点：脾脏破裂可扪及左上腹固定包块，伴脾大的 Ballance 征。

3.小肠损伤

腹胀、腹痛症状明显，伴恶心、呕吐，腹膜刺激征强烈。创伤后肠鸣音消失。

鉴别要点：小肠破裂时，诊断性腹腔穿刺可抽出肠液、胆汁及食物残渣。

4.结直肠损伤

腹膜内结肠破裂诊断性腹腔穿刺液呈粪便样液体，腹膜外结肠破裂者腰部压痛较腹部压痛更明显，影像学检查发现腹膜后积气及腰大肌阴影模糊。直肠损伤时直肠指诊指套染血。

5.胰腺损伤

上腹部深入腹腔的损伤都要考虑。腹腔穿刺或腹腔灌洗液淀粉酶升高。彩超及 CT 方便证实。

鉴别要点：胰腺损伤后血清淀粉酶测定缺乏特异性。

二、治疗

（一）非手术治疗

卧硬板床休息，加强腰背肌锻炼，辅以理疗、非甾体抗炎药及牵引治疗。

非手术治疗指征包括以下几点。

（1）患者血流动力学稳定。

（2）患者神志清楚，无昏迷、休克。

（3）有影像学资料证实肝实质裂伤轻微或肝内血肿，无活动性出血。

（4）未合并其他需手术的腹内脏器损伤。

注意：血流动力学稳定且无腹膜刺激征的患者，无论损伤程度，应以保守治疗为主。

方法：绝对卧床休息，禁食，胃肠减压，预防性广谱抗生素应用（以减少形成肝脓肿和腹腔脓肿），定期监测肝功，定期腹部 CT 检查，选择性肝动脉造影。

（二）手术治疗

（1）适应证：①肝脏外伤休克患者；②积极补液治疗，血流动力学仍不稳定者；③创伤性肝血肿进行性增大者；④创伤性肝血肿并发感染者；⑤经观察，病情不好转甚至加重者。

（2）禁忌证：高龄体弱及血友病患者慎行手术治疗。

（3）术前准备：①完善常规术前检查；②肝脏及腹部彩超或 CT 等影像学诊断依据；③迅速建立输液通道；④积极交叉配血并术中备血。

（4）手术方式：①单纯缝合术；②局部清创加大网膜填塞及缝合修补术；③筛网肝修补术；④肝动脉结扎术；⑤填塞法；⑥肝切除术；⑦肝移植术；⑧腹腔镜破裂修补术。

（5）手术常见并发症：①感染；②出血；③创伤性胆道出血；④胆漏；⑤创伤性肝囊肿；⑥肝肾

综合征。

(6)术后康复:①开腹手术术后 2～3 天可下地活动;②腹腔镜破裂修补患者,术后 1 天后可下地活动;③排气后即可拔除胃肠减压管;④术后第 1 天间断性夹闭尿管,患者有憋尿感后拔除尿管;⑤排气后即可进食,如无合并腹腔内其他脏器损伤,建议早期进食或肠内营养;⑥术后 1 个月可适当进行轻体力劳动。

三、健康教育

了解患者一般状况,把握患者心理动态,客观阐述病情,指导患者及家属配合。

因急诊入院,术前无充足时间详细指导,故术后应加强指导呼吸功能锻炼,重视消毒卫生重要性,练习有效排痰,加强活动及卧床指导,加强营养指导。

注意:尤其是钝性所致肝外伤,诊断难度较大,病死率高于开放性肝外伤,更要敦促患者积极就诊。

四、转诊条件

(1)涉及医疗服务内容超出医疗机构核准登记的诊疗科目范围的。

(2)依据卫生计生委规定,基层医疗卫生机构不具备相关医疗技术临床应用资质或手术资质的。

(3)重大伤亡事件中伤情较重及急危重症,病情难以控制的。

(4)在基层医疗卫生机构就诊 3 次以上(含 3 次)仍不能明确诊断,需要进一步诊治的。

(5)病情复杂,医疗风险大、难以判断预后的。

(冯　健)

第二节　肝　脓　肿

一、细菌性肝脓肿

(一)流行病学

细菌性肝脓肿通常指由化脓性细菌引起的感染,故亦称化脓性肝脓肿。本病病原菌可来自胆管疾病(占 16%～40%),门静脉血行感染(占 8%～24%),经肝动脉血行感染报道不一,最多者为 45%,直接感染者少见,隐匿感染占 10%～15%。致病菌以革兰阴性菌最多见,其中 2/3 为大肠埃希菌,粪链球菌和变形杆菌次之;革兰阳性球菌以金黄色葡萄球菌最常见。临床常见多种细菌的混合感染。细菌性肝脓肿 70%～83% 发生于肝右叶,这与门静脉分支走行有关。左叶者占 10%～16%;左右叶均感染者为 6%～14%。脓肿多为单发且大,多发者较少且小。少数细菌性肝脓肿患者的肺、肾、脑及脾等亦可有小脓肿。尽管目前对本病的认识、诊断和治疗方法都有所改进,但病死率仍为 30%～65%,其中多发性肝脓肿的病死率为 50%～88%,而孤立性肝脓肿的病死率为 12.5%～31%。本病多见于男性,男女比例约为 2:1。但目前的许多报道指出,本病的性别差异已不明显,这可能与女性胆管疾病发生率较高,而胆源性肝脓肿在化脓性肝脓肿发生

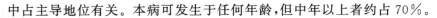

中占主导地位有关。本病可发生于任何年龄,但中年以上者约占70%。

(二)病因

肝由于接受肝动脉和门静脉双重血液供应,并通过胆管与肠道相通,发生感染的机会很多。但是在正常情况下由于肝的血液循环丰富和单核吞噬细胞系统的强大吞噬作用,可以杀伤入侵的细菌并且阻止其生长,不易形成肝脓肿。但是如各种原因导致机体抵抗力下降时,或当某些原因造成胆管梗阻时,入侵的细菌便可以在肝内重新生长引起感染,进一步发展形成脓肿。化脓性肝脓肿是一种继发性病变,病原菌可由下列途径进入肝。

1.胆管系统

这是目前最主要的侵入途径,也是细菌性肝脓肿最常见的原因。当各种原因导致急性梗阻性化脓性胆管炎,细菌可沿胆管逆行上行至肝,形成脓肿。胆管疾病引起的肝脓肿占肝脓肿发病率的21.6%~51.5%,其中肝胆管结石并发肝脓肿更多见。胆管疾病引起的肝脓肿常为多发性,以肝左叶多见。

2.门静脉系统

腹腔内的感染性疾病,如坏疽性阑尾炎、内痔感染、胰腺脓肿、溃疡性结肠炎及化脓性盆腔炎等均可引起门脉属支的化脓性门静脉炎,脱落的脓毒性栓子进入肝形成肝脓肿。近年来由于抗生素的应用,这种途径的感染已大为减少。

3.肝动脉

体内任何部位的化脓性疾病,如急性上呼吸道感染、亚急性细菌性心内膜炎、骨髓炎和痈等,病原菌由体循环经肝动脉侵入肝。当机体抵抗力低下时,细菌可在肝内繁殖形成多发性肝脓肿,多见于小儿败血症。

4.淋巴系统

与肝相邻部位的感染如化脓性胆囊炎、膈下脓肿、肾周围脓肿、胃及十二指肠穿孔等,病原菌可经淋巴系统进入肝,亦可直接侵及肝。

5.肝外伤后继发感染

开放性肝外伤时,细菌从创口进入肝或随异物直接从外界带入肝引发脓肿。闭合性肝外伤时,特别是中心型肝损伤患者,可在肝内形成血肿,易导致内源性细菌感染。尤其是合并肝内小胆管损伤,则感染的机会更高。

6.医源性感染

近年来,由于临床上开展了许多肝脏手术及侵入性诊疗技术,如肝穿刺活检术、经皮肝穿刺胆管造影术(PTC)、内镜逆行胰胆管造影术(ERCP)等,操作过程中有可能将病原菌带入肝形成肝的化脓性感染。肝脏手术时由于局部止血不彻底或术后引流不畅,形成肝内积血积液时均可引起肝脓肿。

7.其他

有一些原因不明的肝脓肿,如隐源性肝脓肿,可能肝内存在隐匿性病变。当机体抵抗力减弱时,隐匿病灶"复燃",病菌开始在肝内繁殖,导致肝的炎症和脓肿。Ranson指出,25%隐源性肝脓肿患者伴有糖尿病。

(三)临床表现

细菌性肝脓肿并无典型的临床表现,急性期常被原发性疾病的症状所掩盖,一般起病较急,全身脓毒性反应显著。

1.寒战和高热

寒战和高热多为最早也是最常见的症状。患者在发病初期骤感寒战,继而高热,热型呈弛张型,体温在38～40 ℃,最高可达 41 ℃,伴有大量出汗,脉率增快,一日数次,反复发作。

2.肝区疼痛

由于肝增大和肝被膜急性膨胀,肝区出现持续性钝痛;出现的时间可在其他症状之前或之后,亦可与其他症状同时出现,疼痛剧烈者常提示单发性脓肿;疼痛早期为持续性钝痛,后期可呈剧烈锐痛,随呼吸加重者提示脓肿位于肝膈顶部;疼痛可向右肩部放射,左肝脓肿也可向左肩部放射。

3.乏力、食欲缺乏、恶心和呕吐

由于伴有全身毒性反应及持续消耗,患者可出现乏力、食欲缺乏、恶心、呕吐等消化道症状。少数患者还出现腹泻、腹胀及顽固性呃逆等症状。

4.体征

肝区压痛和肝增大最常见。右下胸部和肝区叩击痛;若脓肿移行于肝表面,则其相应部位的皮肤呈红肿,且可触及波动性肿块。右上腹肌紧张,右季肋部饱满,肋间水肿并有触痛。左肝脓肿时上述症状出现于剑突下。并发于胆管梗阻的肝脓肿患者常出现黄疸。其他原因的肝脓肿,一旦出现黄疸,表示病情严重,预后不良。少数患者可出现右侧反应性胸膜炎和胸腔积液,可查及肺底呼吸音减弱、啰音和叩诊浊音等。晚期患者可出现腹水,这可能是由于门静脉炎及周围脓肿的压迫影响门静脉循环及肝受损,长期消耗导致营养性低蛋白血症引起。

(四)诊断

1.病史及体征

在急性肠道或胆管感染的患者中,突然发生寒战、高热、肝区疼痛、压痛和叩击痛等,应高度怀疑本病的可能,做进一步详细检查。

2.实验室检查

白细胞计数明显升高,总数达$(1～2)×10^{10}$/L 或以上,中性粒细胞在 90％以上,并可出现核左移或中毒颗粒,谷丙转氨酶、碱性磷酸酶升高,其他肝功能检查也可出现异常。

3.B超检查

B 超检查是诊断肝脓肿最方便、简单又无痛苦的方法,可显示肝内液性暗区,区内有"絮状回声"并可显示脓肿部位、大小及距体表深度,并用以确定脓腔部位作为穿刺点和进针方向,或为手术引流提供进路。此外,还可供术后动态观察及追踪随访。能分辨肝内直径 2 cm 以上的脓肿病灶,可作为首选检查方法,其诊断阳性率可达 96％以上。

4.X线片和CT 检查

X 线片检查可见肝阴影增大、右侧膈肌升高和活动受限,肋膈角模糊或胸腔少量积液,右下肺不张或有浸润,以及膈下有液气面等。肝脓肿在 CT 图像上均表现为密度减低区,吸收系数介于肝囊肿和肝肿瘤之间。CT 可直接显示肝脓肿的大小、范围、数目和位置,但费用昂贵。

5.其他

如放射性核素肝扫描(包括 ECT)、选择性腹腔动脉造影等对肝脓肿的诊断有一定价值。但这些检查复杂、费时,因此在急性期患者最好选用操作简便、安全、无创伤性的 B 超检查。

(五)鉴别诊断

1.阿米巴性肝脓肿

阿米巴性肝脓肿的临床症状和体征与细菌性肝脓肿有许多相似之处,但两者的治疗原则有本质上的差别,前者以抗阿米巴和穿刺抽脓为主,后者以控制感染和手术治疗为主,故在治疗前应明确诊断。阿米巴肝脓肿常有阿米巴肠炎和脓血便的病史,发生肝脓肿后病程较长,全身情况尚可,但贫血较明显。肝显著增大,肋间水肿,局部隆起和压痛较明显。若粪便中找到阿米巴原虫或滋养体,则更有助于诊断。此外,诊断性肝脓肿穿刺液为"巧克力"样,可找到阿米巴滋养体。

2.胆囊炎、胆石症

此类病有典型的右上部绞痛和反复发作的病史,疼痛放射至右肩或肩胛部,右上腹肌紧张,胆囊区压痛明显或触及增大的胆囊,X 线检查无膈肌抬高,运动正常。B 超检查有助于鉴别诊断。

3.肝囊肿合并感染

这些患者多数在未合并感染前已明确诊断。对既往未明确诊断的患者合并感染时,需详细询问病史和仔细检查,亦能加以鉴别。

4.膈下脓肿

膈下脓肿往往有腹膜炎或上腹部手术后感染史,脓毒血症和局部体征较化脓性肝脓肿为轻,主要表现为胸痛,深呼吸时疼痛加重。X 线检查见膈肌抬高、僵硬、运动受限明显,或膈下出现气液平。B 超可发现膈下有液性暗区。但当肝脓肿穿破合并膈下感染者,鉴别诊断就比较困难。

5.原发性肝癌

巨块型肝癌中心区液化坏死而继发感染时易与肝脓肿相混淆。但肝癌患者的病史、发病过程及体征等均与肝脓肿不同,如能结合病史、B 超和 AFP 检测,一般不难鉴别。

6.胰腺脓肿

有急性胰腺炎病史,脓肿症状之外尚有胰腺功能不良的表现;肝无增大,无触痛;B 超及 CT 等影像学检查可辅助诊断并定位。

(六)并发症

细菌性肝脓肿如得不到及时、有效的治疗,脓肿破溃后向各个脏器穿破可引起严重并发症。右肝脓肿可向膈下间隙穿破形成膈下脓肿;亦可再穿破膈肌而形成脓肿;甚至能穿破肺组织至支气管,脓液从气管排出,形成支气管胸膜瘘;如脓肿同时穿破胆管则形成支气管胆瘘。左肝脓肿可穿破入心包,发生心包积脓,严重者可发生心脏压塞。脓肿可向下穿破入腹腔引起腹膜炎。有少数病例,脓肿穿破入胃、大肠,甚至门脉、下腔静脉等;若同时穿破门静脉或胆管,大量血液由胆管排出十二指肠,可表现为上消化道大出血。细菌性肝脓肿一旦出现并发症,病死率成倍增加。

(七)治疗

细菌性肝脓肿是一种继发疾病,如能及早重视治疗原发病灶可起到预防的作用。即便在肝脏感染的早期,如能及时给予大剂量抗生素治疗,加强全身支持疗法,也可防止病情进展。

1.药物治疗

对急性期,已形成而未局限的肝脓肿或多发性小脓肿,宜采用此法治疗。即在治疗原发病灶的同时,使用大剂量有效抗生素和全身支持治疗,以控制炎症,促使脓肿吸收自愈。全身支持疗法很重要,由于本病的患者中毒症状严重,全身状况较差,故在应用大剂量抗生素的同时应积极补液、纠正水、电解质紊乱,给予 B 族维生素、维生素 C、维生素 K,反复多次输入少量新鲜血液和血浆以纠正低蛋白血症,改善肝功能和输注免疫球蛋白。目前多主张有计划地联合应用抗生素,如先选用对需氧菌和厌氧菌均有效的药物,待细菌培养和药敏结果明确再选用敏感抗生素。多数患者可望治愈,部分脓肿可局限化,为进一步治疗提供良好的前提。多发性小脓肿经全身抗生素治疗不能控制时,可考虑在肝动脉或门静脉内置管滴注抗生素。

2.B超引导下经皮穿刺抽脓或置管引流术

此方法适用于单个较大的脓肿,在B超引导下以粗针穿刺脓腔,抽吸脓液后反复注入生理盐水冲洗,直至抽出液体清亮,拔出穿刺针。亦可在反复冲洗吸净脓液后,置入引流管,以备术后冲洗引流之用,至脓腔直径小于1.5 cm时拔除。这种方法简便,创伤小,疗效亦满意。特别适用于年老体虚及危重患者。操作时应注意:①选择脓肿距体表最近点穿刺,同时避开胆囊、胸腔或大血管。②穿刺的方向对准脓腔的最大径。③多发性脓肿应分别定位穿刺。但是这种方法并不能完全替代手术,因为脓液黏稠,会造成引流不畅,引流管过粗易导致组织或脓腔壁出血,对多分隔脓腔引流不彻底,不能同时处理原发病灶,厚壁脓肿经抽脓或引流后,脓壁不易塌陷。

3.手术疗法

(1)脓肿切开引流术:适用于脓肿较大或经非手术疗法治疗后全身中毒症状仍然较重或出现并发症者,如脓肿穿入腹腔引起腹膜炎或穿入胆管等。常用的手术途径有以下几种。①经腹腔切开引流术:取右肋缘下斜切口,进入腹腔后,明确脓肿部位,用湿盐水垫保护手术野四周以免脓液污染腹腔。先试穿刺抽得脓液后,沿针头方向用直血管钳插入脓腔,排出脓液,再用手指伸进脓腔,轻轻分离腔内间隔组织,用生理盐水反复冲洗脓腔。吸净后,脓腔内放置双套管负压吸引。脓腔内及引流管周围用大网膜覆盖,引流管自腹壁戳口引出。脓液送细菌培养。这种入路的优点是病灶定位准确,引流充分,可同时探查并处理原发病灶,是目前临床最常用的手术方式。②腹膜外脓肿切开引流术:位于肝右前叶和左外叶的肝脓肿,与前腹膜已发生紧密粘连,可采用前侧腹膜外入路引流脓液。方法是做右肋缘下斜切口或右腹直肌切口,在腹膜外间隙,用手指推开肌层直达脓肿部位。此处腹膜有明显的水肿,穿刺抽出脓液后处理方法同上。③后侧脓肿切开引流术:适用于肝右叶膈顶部或后侧脓肿。患者左侧卧位,左侧腰部垫一沙袋。沿右侧第12肋稍偏外侧做一切口,切除一段肋骨,在第1腰椎棘突水平的肋骨床区做一横切口,显露膈肌,有时需将膈肌切开到达肾后脂肪囊区。用手指沿肾后脂肪囊向上分离,显露肾上极与肝下面的腹膜后间隙直达脓肿。将穿刺针沿手指方向刺入脓腔,抽得脓液后,用长弯血管钳顺穿刺方向插入脓腔,排出脓液。用手指扩大引流口,冲洗脓液后,置入双套管或多孔乳胶管引流,切口部分缝合。

(2)肝叶切除术适用于:①病期长的慢性厚壁脓肿,切开引流后脓肿壁不塌陷,长期留有无效腔,伤口经久不愈合者。②肝脓肿切开引流后,留有窦道长期不愈者。③合并某肝段胆管结石,因肝内反复感染、组织破坏、萎缩,失去正常生理功能者。④肝左外叶内多发脓肿致使肝组织严重破坏者。肝叶切除治疗肝脓肿应注意术中避免炎性感染扩散到术野或腹腔,特别对肝断面的处理要细致妥善,术野的引流要通畅,一旦局部感染,将导致肝断面的胆瘘、出血等并发症。肝脓肿急诊切除肝叶,有使炎症扩散的危险,应严格掌握手术指征。

(八)预后

本病的预后与年龄、身体素质、原发病、脓肿数目、治疗及时与合理及有无并发症等密切相关。有人报道多发性肝脓肿的病死率明显高于单发性肝脓肿。年龄超过50岁者的病死率为79%,而50岁以下则为53%。手术病死率为10%～33%。全身情况较差,肝明显损害及合并严重并发症者预后较差。

二、阿米巴性肝脓肿

(一)流行病学

阿米巴性肝脓肿是肠阿米巴病最多见的主要并发症。本病常见于热带与亚热带地区,好发于20～50岁的中青年男性,男女比例约为10:1。脓肿以肝右后叶最多见,占90%以上,左叶不到10%,左右叶并发者亦不罕见,脓肿单腔者为多。国内临床资料统计,肠阿米巴病并发肝脓肿者占1.8%～20%,最高者可达67%。综合国内外报道4819例中,男性为90.1%,女性为9.9%。农村高于城市。

(二)病因

阿米巴性肝脓肿是由溶组织阿米巴原虫所引起,有的在阿米巴痢疾期间形成,有的发生于痢疾之后数周或数月。据统计,60%发生在阿米巴痢疾后4～12周,但也有在长达20～30年或之后发病者。溶组织阿米巴是人体唯一的致病型阿米巴,在其生活史中主要有滋养体型和虫卵型。前者为溶组织阿米巴的致病型,寄生于肠壁组织和肠腔内,通常可在急性阿米巴痢疾的粪便中查到,在体外自然环境中极易破坏死亡,不易引起传染;虫卵仅在肠腔内形成,可随粪便排出,对外界抵抗力较强,在潮湿低温环境中可存活12天,在水中可存活9～30天,在低温条件下其寿命可为6～7周。虽然没有侵袭力,但为重要的传染源。当人吞食阿米巴虫卵污染的食物或饮水后,在小肠下段,由于碱性肠液的作用,阿米巴原虫脱卵而出并大量繁殖成为滋养体,滋养体侵犯结肠黏膜形成溃疡,常见于盲肠、升结肠等处,少数侵犯乙状结肠和直肠。寄生于结肠黏膜的阿米巴原虫,分泌溶组织酶,消化溶解肠壁上的小静脉,阿米巴滋养体侵入静脉,随门静脉血流进入肝;也可穿过肠壁直接或经淋巴管到达肝内。进入肝的阿米巴原虫大多数被肝内单核-吞噬细胞消灭;仅当侵入的原虫数目多、毒力强而机体抵抗力降低时,其存活的原虫即可繁殖,引起肝组织充血炎症,继而原虫阻塞门静脉末梢,造成肝组织局部缺血坏死;又因原虫产生溶组织酶,破坏静脉壁,溶解肝组织而形成脓肿。

(三)临床表现

本病的发展过程一般比较缓慢,急性阿米巴肝炎期较短暂,如不能及时治疗,继之为较长时期的慢性期。其发病可在肠阿米巴病数周至数年之后,甚至可长达30年后才出现阿米巴性肝脓肿。

1.急性肝炎期

在肠阿米巴病过程中,出现肝区疼痛、肝增大、压痛明显,伴有体温升高(持续在38～39℃),脉速、大量出汗等症状亦可出现。此期如能及时、有效治疗,炎症可得到控制,避免脓肿形成。

2.肝脓肿期

临床表现取决于脓肿的大小、位置、病程长短及有无并发症等。但大多数患者起病比较缓慢,病程较长,此期间主要表现为发热、肝区疼痛及肝增大等。

(1)发热:大多起病缓慢,持续发热(38～39℃),常以弛张热或间歇热为主;在慢性肝脓肿患者体温可正常或仅为低热;如继发细菌感染或其他并发症时,体温可高达40℃以上;常伴有畏寒、寒战或多汗。体温大多晨起低,在午后上升,夜间热退时有大汗淋漓;患者多有食欲缺乏、腹胀、恶心、呕吐,甚至腹泻、痢疾等症状;体重减轻、虚弱乏力、消瘦、精神不振、贫血等亦常见。

(2)肝区疼痛:常为持续性疼痛,偶有刺痛或剧烈疼痛;疼痛可随深呼吸、咳嗽及体位变化而加剧。疼痛部位因脓肿部位而异,当脓肿位于右膈顶部时,疼痛可放射至右肩胛或右腰背部;也可因压迫或炎症刺激右膈肌及右下肺而导致右下肺肺炎、胸膜炎,产生气急、咳嗽、肺底湿啰音等。如脓肿位于肝的下部,可出现上腹部疼痛症状。

(3)局部水肿和压痛:较大的脓肿可出现右下胸、上腹部膨隆,肋间饱满,局部皮肤水肿发亮,肋间隙因皮肤水肿而消失或增宽,局部压痛或叩痛明显。右上腹部可有压痛、肌紧张,有时可扪及增大的肝脏或肿块。

(4)肝增大:肝往往呈弥漫性增大,病变所在部位有明显的局限性压痛及叩击痛。右肋缘下常可扪及增大的肝,下缘钝圆有充实感,质中坚,触痛明显,且多伴有腹肌紧张。部分患者的肝有局限性波动感,少数患者可出现胸腔积液。

(5)慢性病例:慢性期疾病可迁延数月甚至1～2年。患者呈消瘦、贫血和营养性不良性水肿甚至胸腔积液和腹水;如不继发细菌性感染,发热反应可不明显。上腹部可扪及增大坚硬的包块。少数患者由于巨大的肝脓肿压迫胆管或肝细胞损害而出现黄疸。

(四)并发症

1.继发细菌感染

继发细菌感染多见于慢性病例,致病菌以金黄色葡萄球菌和大肠埃希菌多见。患者表现为症状明显加重,体温上升至40 ℃以上,呈弛张热,白细胞计数升高,以中性粒细胞为主,抽出的脓液为黄色或黄绿色,有臭味,光镜下可见大量脓细胞。但用抗生素治疗难以奏效。

2.脓肿穿破

巨大脓肿或表面脓肿易向邻近组织或器官穿破。向上穿破膈下间隙形成膈下脓肿;穿破膈肌形成脓胸或肺脓肿;也有穿破支气管形成肝-支气管瘘,常突然咳出大量棕色痰,伴胸痛、气促,胸部X线检查可无异常,脓液自气管咳出后,增大的肝可缩小;肝右叶脓肿可穿破至心包,呈化脓性心包炎表现,严重时引起心脏压塞;穿破胃时,患者可呕吐出血液及褐色物;肝右下叶脓肿可与结肠粘连并穿入结肠,表现为突然排出大量棕褐色黏稠脓液,腹痛轻,无里急后重症状,肝迅速缩小,X线显示肝脓肿区有积气影;穿破至腹腔引起弥漫性腹膜炎。Warling等报道1122例阿米巴性肝脓肿,破溃293例,其中穿入胸腔29%,肺27%,心包15.3%,腹腔11.9%,胃3%,结肠2.3%,下腔静脉2.3%,其他9.25%。国内资料显示,发生破溃的276例中,破入胸腔37.6%,肺27.5%,支气管10.5%,腹腔16.6%,其他7.6%。

3.阿米巴原虫血行播散

阿米巴原虫经肝静脉、下腔静脉到肺,也可经肠道至静脉或淋巴道入肺,双肺呈多发性小脓肿。在肝或肺脓肿的基础上易经血液循环至脑,形成阿米巴性脑脓肿,其病死率极高。

(五)辅助检查

1.实验室检查

(1)血液常规检查:急性期白细胞总数可达$(10\sim20)\times10^9/L$,中性粒细胞在80%以上,明显升高者应怀疑合并有细菌感染。慢性期白细胞总数升高不明显。病程长者贫血较明显,血沉可增快。

(2)肝功能检查:肝功能多数在正常范围内,偶见谷丙转氨酶、碱性磷酸酶升高,清蛋白下降。少数患者血清胆红素可升高。

(3)粪便检查:仅供参考,因为阿米巴包囊或原虫阳性率不高,仅少数患者的新鲜粪便中可找到阿米巴原虫,国内报道阳性率约为14%。

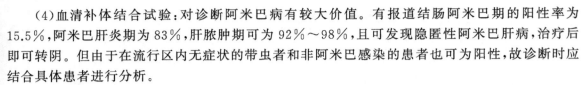

（4）血清补体结合试验：对诊断阿米巴病有较大价值。有报道结肠阿米巴期的阳性率为15.5%，阿米巴肝炎期为83%，肝脓肿期可为92%～98%，且可发现隐匿性阿米巴肝病，治疗后即可转阴。但由于在流行区内无症状的带虫者和非阿米巴感染的患者也可为阳性，故诊断时应结合具体患者进行分析。

2.超声检查

B超检查对肝脓肿的诊断有肯定的价值，准确率在90%以上，能显示肝脓性暗区。同时B超定位有助于确定穿刺或手术引流部位。

3.X线检查

由于阿米巴性肝脓肿多位于肝右叶膈面，故在X线透视下可见到肝阴影增大，右膈肌抬高，运动受限或横膈呈半球形隆起等征象。有时还可见胸膜反应或积液，肺底有云雾状阴影等。此外，如在X线片上见到脓腔内有液气面，则对诊断有重要意义。

4.CT

CT可见脓肿部位呈低密度区，造影强化后脓肿周围呈环形密度增高带影，脓腔内可有气液平面。囊肿的密度与脓肿相似，但边缘光滑，周边无充血带；肝肿瘤的CT值明显高于肝脓肿。

5.放射性核素肝扫描

放射性核素肝扫描可发现肝内有占位性病变，即放射性缺损区，但直径小于2 cm的脓肿或多发性小脓肿易被漏诊或误诊，因此仅对定位诊断有帮助。

6.诊断性穿刺抽脓

这是确诊阿米巴肝脓肿的主要证据，可在B超引导下进行。典型的脓液呈巧克力色或咖啡色，黏稠无臭味。脓液中查滋养体的阳性率很低（为3%～4%），若将脓液按每毫升加入链激酶10 U，在37 ℃条件下孵育30分钟后检查，可提高阳性率。从脓肿壁刮下的组织中，几乎都可找到活动的阿米巴原虫。

7.诊断性治疗

如上述检查方法未能确定诊断，可试用抗阿米巴药物治疗。如果治疗后体温下降，肿块缩小，诊断即可确立。

（六）诊断及鉴别诊断

对中年男性患有长期不规则发热、出汗、食欲缺乏、体质虚弱、贫血、肝区疼痛、肝增大并有压痛或叩击痛，特别是伴有痢疾史时，应疑为阿米巴性肝脓肿。但缺乏痢疾史，也不能排除本病的可能性，因为40%阿米巴肝脓肿患者可无阿米巴痢疾史，应结合各种检查结果进行分析。应与以下疾病相鉴别。

1.原发性肝癌

同样有发热、右上腹痛和肝大等，但原发性肝癌常有传染性肝炎病史，并且合并肝硬化占80%以上，肝质地较坚硬，并有结节。结合B超检查、放射性核素肝扫描、CT、肝动脉造影及AFP检查等，不难鉴别。

2.细菌性肝脓肿

细菌性肝脓肿病程急骤，脓肿以多发性为主，且全身脓毒血症明显，一般不难鉴别（表6-1）。

表 6-1　细菌性肝脓肿与阿米巴性肝脓肿的鉴别

鉴别点	细菌性肝脓肿	阿米巴性肝脓肿
病史	常先有腹内或其他部位化脓性疾病,但近半数不明	40%～50%有阿米巴痢疾或"腹泻"史
发病时间	与原发病相连续或隔数天至10天	与阿米巴痢疾相隔1～2周,数月至数年
病程	发病急并突然,脓毒症状重,衰竭发生较快	发病较缓,症状较轻,病程较长
肝	肝增大一般不明显,触痛较轻,一般无局部隆起,脓肿多发者多	增大与触痛较明显,脓肿多为单发且大,常有局部隆起
血液检查	白细胞和中性粒细胞计数显著增高,少数血细菌培养阳性	血细胞计数增高不明显,血细菌培养阴性,阿米巴病血清试验阳性
粪便检查	无溶组织阿米巴包囊或滋养体	部分患者可查到溶组织内阿米巴滋养体
胆汁	无阿米巴滋养体	多数可查到阿米巴滋养体
肝穿刺	黄白或灰白色脓液能查到致病菌,肝组织为化脓性病变	棕褐色脓液可查到阿米巴滋养体,无细菌,肝组织可有阿米巴滋养体
试验治疗	抗阿米巴药无效	抗阿米巴药有效

3.膈下脓肿

膈下脓肿常继发于腹腔继发性感染,如溃疡病穿孔、阑尾炎穿孔或腹腔手术之后。本病全身症状明显,但腹部体征轻;X线检查肝向下推移,横膈普遍抬高和活动受限,但无局限性隆起,可在膈下发现液气面;B超提示膈下液性暗区而肝内则无液性区;放射性核素肝扫描不显示肝内有缺损区;MRI检查在冠状切面上能显示位于膈下与肝间隙内有液性区,而肝内正常。

4.胰腺脓肿

本病早期为急性胰腺炎症状。脓毒症状之外可有胰腺功能不良,如糖尿、粪便中有未分解的脂肪和未消化的肌纤维。肝增大亦甚轻,无触痛。胰腺脓肿时膨胀的胃挡在病变部前面。B超扫描无异常所见,CT可帮助定位。

(七)治疗

本病的病程长,患者的全身情况较差,常有贫血和营养不良,故应加强营养和支持疗法,给予高糖类、高蛋白、高维生素和低脂肪饮食,必要时可补充血浆及蛋白,同时给予抗生素治疗,最主要的是应用抗阿米巴药物,并辅以穿刺排脓,必要时采用外科治疗。

1.药物治疗

(1)甲硝唑:为首选治疗药物,视病情可给予口服或静脉滴注,该药疗效好,毒性小,疗程短,除妊娠早期均可适用,治愈率70%～100%。

(2)依米丁:由于该药毒性大,目前已很少使用。对阿米巴滋养体有较强的杀灭作用,可根治肠内阿米巴慢性感染。本品毒性大,可引起心肌损害、血压下降、心律失常等。此外,还有胃肠道反应、肌无力、神经闪痛、吞咽和呼吸肌麻痹。故在应用期间,每天测量血压。若发现血压下降应停药。

(3)氯喹:本品对阿米巴滋养体有杀灭作用。口服后肝内浓度高于血液200～700倍,毒性小,疗效佳,适用于阿米巴性肝炎和肝脓肿。成人口服第1、第2天每天0.6 g,以后每天服0.3 g,3～4周为1个疗程,偶有胃肠道反应、头痛和皮肤瘙痒。

2.穿刺抽脓

经药物治疗症状无明显改善者,或脓腔大或合并细菌感染病情严重者,应在抗阿米巴药物应用的同时,进行穿刺抽脓。穿刺应在 B 超检查定位引导下和局部麻醉后进行,取距脓腔最近部位进针,严格无菌操作。每次尽量吸尽脓液,每隔 3～5 天重复穿刺,穿刺术后应卧床休息。如合并细菌感染,穿刺抽脓后可于脓腔内注入抗生素。近年来也加用脓腔内放置塑料管引流,收到良好疗效。患者体温正常,脓腔缩小为 5～10 mL 后,可停止穿刺抽脓。

3.手术治疗

常用术式有两种。

(1)切开引流术:下列情况可考虑该术式。①经抗阿米巴药物治疗及穿刺抽脓后症状无改善者。②脓肿伴有细菌感染,经综合治疗后感染不能控制者。③脓肿穿破至胸腔或腹腔,并发脓胸或腹膜炎者。④脓肿深在或由于位置不好不宜穿刺排脓治疗者。⑤左外叶肝脓肿,抗阿米巴药物治疗不见效,穿刺易损伤腹腔脏器或污染腹腔者。在切开排脓后,脓腔内放置多孔乳胶引流管或双套管持续负压吸引。引流管一般在无脓液引出后拔除。

(2)肝叶切除术:对慢性厚壁脓肿,引流后腔壁不易塌陷者,遗留难以愈合的无效腔和窦道者,可考虑做肝叶切除术。手术应与抗阿米巴药物治疗同时进行,术后继续抗阿米巴药物治疗。

(八)预后

本病预后与病变的程度、脓肿大小、有无继发细菌感染或脓肿穿破及治疗方法等密切相关。根据国内报道,抗阿米巴药物治疗加穿刺抽脓,病死率为 7.1％,但在兼有严重并发症时,病死率可增加 1 倍多。本病是可以预防的,主要在于防止阿米巴痢疾的感染。只要加强粪便管理,注意卫生,对阿米巴痢疾进行彻底治疗,阿米巴肝脓肿是可以预防的;即使进展到阿米巴肝炎期,如能早期诊断、及时彻底治疗,也可预防肝脓肿的形成。

(冯　健)

第三节　肝血管瘤

一、概述

肝血管瘤是肝脏常见的良性肿瘤,肿瘤生长缓慢,病程长达数年以上。本病可发生于任何年龄,但以 30～50 岁居多。女性多见。多为单发,也可多发;左、右肝的发生率大致相等。肿瘤大小不一,大者可达十余千克,小者仅在显微镜下才能确诊。

二、病因

血管瘤的病因学仍然不清楚,大多数研究人员认为,它们是良性的、先天性的错构瘤。肿瘤的生长是进行性膨胀的结果,而非源于增生或者肥大,血管瘤压迫周围肝脏组织,保持一个可以解剖的平面。在怀孕或者口服避孕药期间肿瘤生长和出现症状,同时血管瘤组织内雌激素受体含量明显高于周围正常肝组织,提示雌激素可能在肿瘤的生长过程中起重要作用。

三、病理及病理生理学

肝血管瘤可分为海绵状血管瘤和毛细血管瘤,前者多有血栓。它在尸检中的检出率为0.4%～20%。肝血管瘤大小不一,最小者需在显微镜下确认,巨大者下界达盆腔。当病变大于4 cm时称为巨大血管瘤。肿瘤可发生于肝脏任何部位,但常位于肝右叶包膜下,多数为单发,多发者约占10%。肉眼观察呈紫红色或蓝紫色,不规则分叶状。质地柔软或弹性感,亦可较坚硬,与周围肝实质分界清楚,切面呈网状。血管瘤内并发血栓形成时有炎症改变。多数血管瘤常可见到退行性病理变化,如包膜纤维性硬化、陈旧的血栓机化、玻璃样变伴有胶原增加,甚至钙化等。

四、分型

根据纤维组织多少可将其分为四型。

(一)肝脏海绵状血管瘤

此型最多见。肿瘤切面呈蜂窝状,由充满血液及机化血栓的肝血窦组成。血窦壁内衬以内皮细胞,血窦之间有纤维间隔,大的纤维隔内有小血管和残余胆管分布。纤维隔和管壁可发生钙化或静脉石。瘤体与正常肝组织分界明显,有一纤维包膜。

(二)硬化性血管瘤

血管塌陷或闭合,间隔纤维组织极丰富,血管瘤呈退行性改变。

(三)肝毛细血管瘤

以血管腔狭窄、纤维间隔组织丰富为其特点,此型少见。

(四)血管内皮细胞瘤

此型罕见,为起源于血管内皮细胞的肝肿瘤,病因未明,女性占60%。肿瘤由树枝状细胞和上皮样细胞组成,间质显著硬化,其特征为多源性和广泛的窦样和脉络样浸润。常因腹痛就诊或因剖腹探查时偶然发现。肿瘤生长缓慢,30%的患者有5年生存期。有学者认为,本型肯定恶变,几乎均伴有肝内蔓延,属良性血管瘤和肝血管内皮细胞肉瘤的中间型,并将其单列为上皮样血管内皮细胞瘤。

五、临床表现

(一)症状

常无明显的自觉症状,直径＞4 cm 的病变中有40%的病例引起症状,而直径＞10 cm 的病例中90%引起症状。压迫邻近器官时,可出现上腹部不适、腹胀、上腹隐痛、嗳气等症状。由血栓引起的症状也可以是间歇性的。疼痛的原因可能包括梗死和坏死、相邻结构受压、肝包膜膨胀或血液流速过快。

(二)体征

腹部肿块与肝相连,表面光滑,质地柔软,有囊性感及不同程度的压痛感,有时可呈分叶状,但是血管瘤较小且位于肝脏内部时,常不可触及。有时血管瘤内可听见血管杂音。自发性破裂罕见,在巨大血管瘤病例中,可能会出现消耗性凝血病,患者出现弥散性血管内凝血和Kasabaeh-Merrit 综合征(血管瘤伴血小板减少综合征)。

六、辅助检查

(一)超声

1.二维灰阶超声检查

显示肝内强回声病变(67%～79%),边界大多清楚,或病变区内强回声伴不规则低回声,病变内可显示扩张的血窦,较大血管瘤异质性更强,需要进一步的影像学检查。

2.彩色多普勒

肝血管瘤的血流显示多在边缘出现,且血管走行较为平滑,色彩均匀,无彩色镶嵌图像。频谱多普勒多表现为低速中等阻力指数的血流频谱。

3.超声造影

动脉期呈周边环状增强伴附壁结节状突起,门脉期呈缓慢向心性充填,瘤体可完全充填或不完全充填,回声高于周围肝组织,此方式与增强CT表现一致,当对比剂充填不完全时,瘤体内可能存在血栓或纤维化改变。少数血管瘤在动脉期、门脉期及延迟期呈无增强,考虑瘤体内为血栓或纤维化改变。

(二)CT 检查

对于直径＞2 cm 以上病变诊断的敏感性和特异性超过90%。三相螺旋 CT 能增加良性病变的检出率。

1.平扫

多表现为结节状或者肿块状的低密度影,直径＜4 cm 的肿瘤边界清楚,密度均匀;直径＞4 cm者,边界可分叶,少数扫描层面瘤内出现不多的密度更低区,肿瘤大而瘤内密度更低,这与肝细胞肝癌多数层面出现多数密度更低区的特征有明显不同。海绵状血管瘤瘤内的密度更低区在病理上是血栓机化,故增强后扫描仍显示低密度。

2.“两快一长”增强扫描

本病的 CT 特征,主要表现在“两快一长”增强扫描上。典型表现是快速注射碘对比剂后1分钟,在瘤的周边或者一侧边缘出现数目不等、密度高于同层正常肝或近似主动脉的小结节强化。注药后2分钟见上述瘤边的高密度强化向瘤中心扩大,密度仍高于同层正常肝或近似主动脉的小结节强化,其后,随着时间的推移,注药后5～7分钟,上述瘤周的强化渐扩大到全瘤范围内。强化密度从高于至渐等于正常肝,并保持等密度至注药后10～15分钟或者更长。上述碘对比剂充盈“快进慢出”的特征,与肝细胞肝癌碘对比剂充盈的“快进快出”表现不同,有鉴别诊断意义。

3.常规增强扫描

可出现“两快一长”增强扫描注药后某一段时间内的 CT 特征。具体表现由肿瘤在肝内的部位及扫描速度而定。在肝上部的肿瘤,常规增强扫描时,肿瘤层面多落在手推法注药后的1～2分钟。但如果用高压注射器以 3 mL/s 速度注射,则肝上部肿瘤可落在注药后的 1 分钟之内的层面,故肿瘤边缘可见多数的小结节强化。在肝下部的肿瘤,因 CT 机扫描速度慢,肿瘤所在的层面可能落在注药后的 5 分钟,故肿瘤可表现为全瘤强化。

4.动态增强扫描

在常规 CT 的同层动态增强扫描或螺旋 CT 的全肝双期增强扫描上,多表现为动脉期瘤内边缘有少数小点状或小结节状的强化灶,强化密度高于周围正常肝组织,近似同层主动脉的密度。门脉期瘤内的边缘性强化灶略微增大变多,密度仍高于周同正常肝组织,近似同层主动脉的密度。如加扫注药开始后 5 分钟或以后的延时扫描,可出现全瘤强化,并逐渐降为等密度。上述动态增强扫描表现与"两快一长"增强扫描大体相同,不同的是,动态增强扫描的动脉期时间比手推法注药的"两快一长"增强扫描提前 30～60 秒,故瘤内的边缘性强化的病灶可能比"两快一长"注完药后第 1 分钟内的强化灶要少。

（三）MRI

准确、无创,但价格昂贵,敏感度＞90％。

1.平扫

T_1WI 上病灶直径≤4 cm,多为圆形、卵圆形低密度影,边界清楚。大的病灶可以分叶,信号可不均匀,其中可见更低的信号或者混杂影,为瘤内发生囊变、纤维瘢痕、出血或者血栓等改变所致。T_2WI 多回波技术对于肝海绵状血管瘤的检出和定性有重要作用。随着回波时间的延长,肿瘤信号逐渐增高,在重 T_2WI 上,病灶信号最高,边界锐利,称"亮灯征",为肝海绵状血管瘤的特征性表现。

2.增强

多期增强的典型表现为动脉期肿瘤周边环型或一侧边缘小点状或小结节状强化灶,门脉期边缘性强化灶增多、增大,强化区域逐渐向中央扩展,延迟期为高信号或者等信号充填。较小的病灶,动脉期可表现为全瘤的强化,但门脉期和延迟期始终为高信号。较大的病灶由于有时有纤维瘢痕、出血或者栓塞,中心可始终无强化。

3.少见表现

厚壁型海绵状血管瘤,血管腔隙之间纤维组织多,血管腔隙小,造影剂不易进入或者进入很慢,在动脉期、门脉期及延迟期上始终无明显强化。加长延时期可见病灶逐渐大部分或者全部充填。

（四）核素显像

肝血管瘤由血窦构成,静脉注入 ^{99m}Tc-红细胞后,需要一定时间后才能在血窦中原有的未标记的红细胞混匀,故有缓慢灌注的特点。小的血管瘤往往在 5～10 分钟即达到平衡,之后放射性不再增强。较大的血管瘤有时需要 1～2 小时以后才能达到平衡,放射性明显增高,接近心血池强度。因此,常规需要早期和延迟两种显像。大的血管瘤由边缘向中心缓慢填充,如瘤内有纤维化,则表现为放射性缺损,但整个病灶区放射性强度高于周边正常肝组织。平衡后血池期如病变显示不清或可疑时,加做血池层显像可提高病变检出率。部分肝血管瘤病例表现为血流、血池显像相匹配。即病变在动脉相有充盈,静脉相仍可见,达到平衡后血池相时,逐渐填充增浓。而另有些病例变现血流、血池不相匹配,即病变区动脉相不充盈,静脉相也往往有放射性缺损,到平衡后血池相,放射性随时间的增强而逐渐增浓。几乎所有病例病变区的放射性活度在平衡后期均明显高于肝组织。肝血池显像病变局部过度充盈,对于肝血管瘤的诊断具有相当的特异性,假阳性很少。

（五）血管造影

肝血管瘤血管造影的表现取决于瘤体的组织学类型,薄壁者血管腔隙宽,进入造影剂多,形成血管湖。由于腔壁内无肌肉组织,进入腔内的造影剂时间比较长,且可逐渐弥散,甚至充盈整个瘤体。厚壁者血管腔隙窄,进入造影剂少。事实上,瘤体内薄壁和厚壁者并存,所以,图像上见大小不等的血管湖。肝血管瘤血管造影表现:血管瘤的肿瘤血管呈团状或丛状,没有血管包绕、

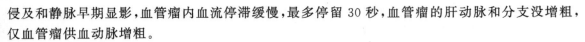

侵及和静脉早期显影,血管瘤内血流停滞缓慢,最多停留 30 秒,血管瘤的肝动脉和分支没增粗,仅血管瘤供血动脉增粗。

(六)实验室检查

肝脏血清学指标在没有肝脏基础性病变时常在正常范围,但肿瘤较大压迫引起梗阻性黄疸时,可能会有肝酶水平升高、胆红素含量增加。

七、诊断

本病的诊断主要依靠临床表现及影像学检查来确诊。以往对于较小的血管瘤术前诊断比较困难,目前由于影像学诊断技术的发展,临床诊断符合率大大提高。

1.临床表现

肿瘤生长缓慢,病程长,较大的肿瘤表面光滑,质地中等有弹性感可压缩。

2.B超检查

可见有血管进入或血管贯通征。巨大肿瘤,扫查中探头压迫肿瘤,可见肿瘤受压变形。

3.CT 检查

主要表现为平扫表现为境界清楚的低密度区,增强扫描表现为"早出晚归"的特征。

4.核磁检查

可出现所谓的"灯泡征"。

5.肝血管造影

可发现肿瘤有较粗的供应血管,具有特征性表现。

八、鉴别诊断

(一)原发性肝癌

有肝炎或肝硬化背景或证据;肝痛、上腹肿块、食欲缺乏、乏力、消瘦、不明原因发热、腹泻或右肩痛、肝大、结节感或右膈抬高;少数以癌结节破裂急腹症、远处转移为首发症状;AFP 阳性。

(二)继发性肝癌

继发性肝癌可在腹腔脏器恶性肿瘤手术前或手术时发现;亦可在原发癌术后随访时发现。超声显像、核素肝扫描、CT、磁共振成像(MRI)或选择性肝动脉造影等显示散在性实质性占位,占位常为大小相仿、多发、散在,CT 或血池扫描无填充,^{99m}Tc-PMT 扫描阴性,超声示"牛眼征",难以解释的 CEA 增高等,鉴别并不困难。

(三)肝脓肿

不规则发热,尤以细菌性肝脓肿更显著。肝区持续性疼痛,随深呼吸及体位移动而增剧。体检发现肝脏多有肿大(肝脏触痛与脓肿位置有关),多数在肋间隙相当于脓肿处有局限性水肿及明显压痛。白细胞及中性粒细胞计数升高可达$(20\sim30)\times10^9/L$,阿米巴肝脓肿患者粪中偶可找到阿米巴包囊或滋养体,酶联免疫吸附(ELISA)测定血中抗阿米巴抗体可帮助确定脓肿的性质,阳性率为 85%~95%。肝穿刺阿米巴肝脓肿可抽出巧克力色脓液;细菌性可抽出黄绿色或黄白色脓液,培养可获得致病菌。早期脓肿液化不全时,增加与肝血管瘤鉴别难度,尤其是低回声型血管瘤。CT 检查可见单个或多个圆形或卵圆形界限清楚、密度不均的低密区,内可见气泡。增强扫描脓腔密度无变化,腔壁有密度不规则增高的强化,称为"环月征"或"日晕征"。MRI T_1WI 脓液为低信号,脓肿壁厚薄不一,脓液壁外侧有低信号的水肿带,T_1WI 脓液为高信号,脓肿壁厚薄不一,呈稍高信号,脓液壁外侧的水肿带也呈高信号。核素显像表现为放射性缺损区。

(四)肝局灶性结节增生(FNH)

一般也无症状,与肝血管瘤主要靠影像学来鉴别诊断。超声表现:可以有低、高或混合回声,缺乏特征性,可见纤维分隔。CT 表现,平扫:肝内低密度或等密度改变,边界清楚。当中心存在纤维性瘢痕时,可见从中心向边缘呈放射状分布的低密度影像为其特征。增强:可为高密度、等密度或低密度不等,主要因其供血情况而不同。病变内纤维分隔无增强,动脉晚期病变呈低密度。血管造影:典型病变可表现为血管呈放射状分布,如轮辐样和外围血管的抱球现象。同位素^{99m}Tc胶体硫扫描:65%的病变可见有核素浓聚,因该种病变内有肝巨噬细胞,所以能凝聚核素,这点和肝血管瘤不同,因而有较高诊断价值。

九、治疗

肝血管瘤生长缓慢,经长期随访仅有大约10%的血管瘤会进行性增大,其余无明显变化,并且不会恶变。因此,需要经手术治疗者仅为少数。对肝血管瘤治疗的原则:直径<5 cm,者不处理,定期观察;直径≥10 cm 主张手术切除;直径 6~9 cm 者依情而定;有以下情况者可考虑手术:年轻患者尤其是育龄期女性,瘤体继续生长机会大者;肿瘤靠近大血管,继续生长估计会压迫或包绕大血管给手术增加难度者;患者症状较明显,尤其是精神负担重者;合并有其他上腹部良性疾病(如胆囊结石等)需手术可一并处理者;随访中发现瘤体进行性增大者。而有以下情况者,则不主张手术,年龄超过 60 岁的中老年患者;重要脏器有严重病变不能耐受手术者。

常见治疗方法如下。

(一)肝血管瘤切除术

较小的血管瘤一般采用沿其假包膜剥离或沿瘤体周边正常肝组织切除等方法,可达到出血少、彻底切除病灶的目的。很少需采用全肝血流阻断术。

(二)肝血管瘤捆扎术

血管瘤捆扎术对较小的瘤体是一种安全、有效、简便的治疗方法。近年来,随着血管瘤切除率的提高,采用捆扎术治疗的患者逐渐减少。目前,常用于多发性血管瘤主瘤切除后较小瘤体的捆扎,或其他疾病行上腹部手术时对较小血管瘤的顺便处理。

(三)肝动脉结扎加放疗术

肝血管瘤主要由肝动脉供血,结扎肝动脉后可暂时使瘤体缩小变软,结合术后放疗可使瘤体机化,减轻症状,但长期效果有限。主要用于无法切除的巨大血管瘤,近年来,由于新技术的采用,以往认为不能切除的血管瘤已能顺利切除,故该种方法已很少应用。

(四)术中血管瘤微波固化术

术中血管瘤微波固化术主要用于无法切除的巨大血管瘤。采用此疗法的重要步骤之一是必须阻断第一肝门,减少瘤体内血液流动,使微波热能不会被血流带走而能集中于被固化瘤体的周围。术中微波固化术已很少采用。

(五)肝动脉插管栓塞术(TAE)

经过栓塞后部分血管瘤可缩小机化。一般栓塞剂碘化油、明胶海绵等对较大的瘤体效果较差,无水乙醇、鱼肝油酸钠、平阳霉素对管内皮具有强烈刺激性的栓塞剂应用后,可达到使血管瘤内皮细胞变性、坏死,血管内膜增厚,管腔闭塞的目的。治疗后瘤体能不同程度的缩小。但是,由于栓塞剂对血管的强烈刺激性,在对血管瘤起栓塞作用的同时,也常常累及到肝门部血管及正常肝内血管,造成一些严重的并发症,常见的有肝细胞梗死、肝脓肿、胆道缺血性狭窄及胆管动脉瘘等。TAE治疗肝血管瘤仍有争议,其原因有TAE对小血管瘤的效果较好,但5 cm及5 cm以下的血管瘤往往不需治疗;大血管瘤的TAE治疗长期效果差,难以达到瘤体缩小机化的目的。TAE术后瘤体与肝裸区、网膜等建立了广泛的侧支循环,增加了手术难度及出血量;TAE可造成肝脏坏死、肝脓肿、胆道缺血性狭窄等严重并发症。

目前,真正难处理的是那些多发性、弥漫性或生长在肝实质内的中央型血管瘤,而生长在肝表面、肝脏一叶或半肝以上的巨大血管瘤,均能获得完整切除(包括尾叶血管瘤),由于血管瘤极少合并肝硬化,因此,行肝小叶切除也很少发生肝功能衰竭。对肝血管瘤的处理不能像肝癌那样积极,虽然许多用于肝癌治疗的方法也可用于血管瘤的治疗,但两种疾病的性质不同,不能认为对血管瘤治疗有效就认为其治疗合理。如果指征不明确,宁愿观察也不要随意治疗,以免造成严重的后果。

(冯　健)

第四节　肝细胞腺瘤

肝细胞腺瘤是一种女性多发的肝脏良性肿瘤,通常由类似正常的肝细胞所组成。

一、病因与病理

本病主要与口服避孕药的广泛应用有关。在口服避孕药没有问世以前该病的发生率相当低,Edmondson统计,1918—1954年洛杉矶总医院的5 000例尸检,仅发现2例。20世纪60年代至70年代,该病的发病率显著增高。1973年Baum报道了口服避孕药与肝细胞腺瘤的关系,发现避孕药及同类药物均与肝细胞腺瘤有明显的关系,在美国肝细胞腺瘤几乎都发生于服避孕药物5年以上的女性,发生率约为3.4%,据认为雌激素能使肝细胞增生,孕激素使肝血管肥大。该病晚期易恶变。但在临床上往往还可见到一些并无服避孕药物历史的成年男性、婴儿、儿童等患者。

肝细胞腺瘤多发生于无肝硬化的肝右叶内,左叶少见。多为单发的孤立结节,可有或无包膜、境界清楚、质软,表面有丰富的血管,直径从1~2 cm到10 cm大小,切面呈棕黄色,内有暗红色或棕色出血或梗死区,无纤维基质。少数有蒂,有时可见不规则坏死后所遗留的瘢痕标志。往往可见较粗的动静脉内膜增生性改变。光镜所见肝细胞腺瘤由分化良好的肝细胞所组成,细胞较正常肝细胞为大,因为有较多的糖原或脂肪,胞质常呈空虚或空泡状。细胞排列成片状或条索状,无腺泡结构。很少有分裂象,核浆比正常。无明显的狄氏腔,无胆管。电镜检查瘤细胞内细胞器缺乏。有时瘤体由分化不同的肝细胞组成,若有明显的异型性应警惕同时并有肝细胞癌的可能。

二、临床表现

肝细胞腺瘤生长缓慢,早期多无临床症状,往往于体检或剖腹手术时发现。该病多发生于15~45岁服避孕药的育龄女性,其中以20~39岁最为多见。男性及儿童也可发病。随着肿瘤逐渐增大,可出现腹胀、隐痛或恶心等压迫症状。肝细胞腺瘤有明显的出血倾向。当瘤内出血时可有急性腹痛,甚至出现黄疸。遇外伤瘤体破裂,可造成腹腔内大出血,出现低血容量性休克及贫血,甚至引起循环衰竭而死亡。

（一）肝功能、AFP、ALP

通常都在正常范围。

（二）影像学检查

（1）B超示肿瘤边界清楚、光滑。常可见明显包膜,小的肝腺瘤多呈分布均匀的低回声,大的肝腺瘤亦是分布欠均匀的低回声或间以散在边缘清晰的增强回声,部分还可呈较强的回声斑,但后方不伴声影,肿瘤后方多无增强效应,较大的肝腺瘤内常伴有出血或坏死液化,超声图像上显示有不规则的液性暗区。

（2）CT表现。①平扫:肝内低密度或等密度占位性病变,出血、钙化可为不规则高密度,边缘光滑,周围可见"透明环"影,常为特征性表现。病理基础一般是由瘤周被挤压的肝细胞内脂肪空泡增加而致。②增强:早期可见均匀性增强,之后,密度下降与正常肝组织呈等密度。晚期呈低密度。其瘤周之透明环无增强表现。③肿瘤恶变可呈大的分叶状肿块或大的坏死区,偶尔可见钙化。

（3）放射性核素⁶⁷Ga扫描表现为冷结节,^{99m}Tc PMT表现为早期摄入、排泄延迟及放射性稀疏。

（4）细针穿刺细胞学检查能明确诊断,但有出血的可能,应慎重对待。

三、诊断

首先要引起注意的是男性也可以患肝腺瘤,其次就是与肝癌的鉴别诊断。根据患者病史、实验室检查及影像学综合检查,多数患者可做出诊断。

四、治疗

手术切除为最好的治疗方法,因肝细胞腺瘤有出血及恶变的危险,且常与肝癌不易相区别。故有学者主张一旦发现,均应行手术治疗。又因有学者发现在停用口服避孕药后有些肝细胞腺瘤患者肿瘤可发生退化,故多数学者认为对于>5 cm的肝细胞腺瘤应积极手术治疗;小于5 cm的肿瘤,若无症状或症状较轻者,在停用口服避孕药的情况下,定期行CT或B超检查,若继续增大,则行手术治疗。对于因肝细胞腺瘤破裂所致腹腔内出血者,应根据患者情况酌情处理。对于手术切除有困难的患者应做活检确诊,并长期随访。

（冯　健）

第五节　急性胆囊炎

急性胆囊炎是胆囊发生的急性炎症性疾病,在我国腹部外科急症中位居第二,仅次于急性阑尾炎。

一、病因

多种因素可导致急性胆囊炎,如胆囊结石、缺血、胃肠道功能紊乱、化学损伤、微生物感染、寄生虫、结缔组织病、变态反应等。急性胆囊炎中90%～95%为结石性胆囊炎,5%～10%为非石性胆囊炎。

二、病理生理

胆囊结石阻塞胆囊颈或胆囊管是大部分急性结石性胆囊炎的病因,其病变过程与阻塞程度及时间密切相关。结石阻塞不完全且时间较短者,仅表现为胆绞痛,阻塞完全且时间较长者,则发展为急性胆囊炎,按病理特点可分为 4 期:水肿期为发病初始 2～4 天,由于黏膜下毛细血管及淋巴管扩张,液体外渗,胆囊壁出现水肿。坏死期为发病后 3～5 天,随着胆囊内压力逐步升高,胆囊黏膜下小血管内形成血栓,堵塞血流,黏膜可见散在的小出血点及坏死灶。化脓期为发病后 7～10 天,除局部胆囊壁坏死和化脓,病变常波及胆囊壁全层,形成壁间脓肿甚至胆囊周围脓肿,镜下见有大量中性粒细胞浸润和纤维增生。如果胆囊内压力持续升高,胆囊壁血管因压迫导致血供障碍,出现缺血坏疽,则发展为坏疽性胆囊炎,此时常并发胆囊穿孔。慢性期主要指中度胆囊炎反复发作以后的阶段,镜下特点是黏膜萎缩和胆囊壁纤维化。

严重创伤、重症疾病和大手术后发生的急性非结石性胆囊炎由胆囊的低血流量灌注引起,胆囊黏膜因缺血缺氧损害和高浓度胆汁酸盐的共同作用而发生坏死,继而发生胆囊化脓、坏疽甚至穿孔,病情发展迅速,并发症率和死亡率均高。

三、临床表现

(一)症状

急性结石性胆囊炎患者以女性多见,起病前常有高脂饮食的诱因,也有学者认为与劳累、精神因素有关。其首发症状多为右上腹阵发性绞痛,可向右肩背部放射,伴恶心、呕吐、低热。当胆囊炎病变发展时,疼痛转为持续性并有阵发性加重。出现化脓性胆囊炎时,可有寒战、高热。在胆囊周围形成脓肿或发展为坏疽性胆囊炎时,腹痛程度加剧,范围扩大,呼吸活动及体位改变均可诱发腹痛加重,并伴有全身感染症状。约 1/3 患者可出现轻度黄疸,多与胆囊黏膜受损导致胆色素进入血液循环有关,或因炎症波及肝外胆管阻碍胆汁排出所致。

(二)体征

体检可见腹式呼吸受限,右上腹有触痛,局部肌紧张,Murphy 征阳性,大部分患者可在右肋缘下扪及肿大且触痛的胆囊。当胆囊与大网膜形成炎症粘连,可在右上腹触及边界欠清、固定压痛的炎症包块。严重时胆囊发生坏疽穿孔,可以出现弥漫性腹膜炎体征。

(三)实验室检查

主要有白细胞计数和中性粒细胞比值升高,程度与病情严重程度有一定的相关性。当炎症波及肝组织可引起肝细胞功能受损,血清 ALT、AST 和碱性磷酸酶(AKP)升高,当血总胆红素升高时,常提示肝功能损害较严重。

(四)超声检查

超声检查是目前诊断肝胆道疾病最常用的一线检查方法,对急性结石性胆囊炎诊断的准确率高达85%～90%。超声检查可显示胆囊肿大,囊壁增厚,呈现“双边征”,胆囊内可见结石,胆囊腔内充盈密度不均的回声斑点,胆囊周边可见局限性液性暗区。

(五)CT

CT 可见胆囊增大,直径常＞5 cm;胆囊壁弥漫性增厚,厚度＞3 mm;增强扫描动脉期明显强化;胆囊内有结石和胆汁沉积物;胆囊四周可见低密度水肿带或积液区。(图 6-1)CT 扫描可根据肝内外胆管有无扩张、结石影鉴别是否合并肝内外胆管结石。

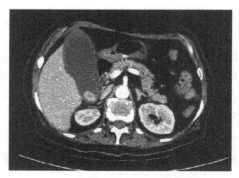

图 6-1　胆囊结石伴急性胆囊炎

（六）核素扫描检查

核素扫描检查可应用于急性胆囊炎的鉴别诊断。经静脉注入 ^{99m} Tc-EHIDA，被肝细胞摄取并随胆汁从胆道排泄清除。因急性胆囊炎时多有胆囊管梗阻，故核素扫描时一般胆总管显示而胆囊不显影，若造影能够显示胆囊，可基本排除急性胆囊炎。

四、诊断

结合临床表现、实验室检查和影像学检查，即可诊断。注意与上消化道溃疡穿孔、急性胰腺炎、急性阑尾炎、右侧肺炎等疾病鉴别。当合并黄疸时，注意排除继发性胆总管结石。

五、治疗

（一）非手术治疗

非手术治疗为入院后的急诊处理措施，也为随时可能进行的急诊手术做准备。包括禁食，液体支持，解痉止痛，使用覆盖革兰阴性菌和厌氧菌的抗生素，纠正水、电解质平衡紊乱，严密观察病情，同时处理糖尿病，心血管疾病等合并症。60%～80%的急性结石性胆囊炎患者可经非手术治疗获得缓解而转入择期手术治疗。而急性非结石性胆囊炎多病情危重，并发症率高，倾向于早期手术治疗。

（二）手术治疗

急性结石性胆囊炎最终需要切除病变的胆囊，但应根据患者情况决定择期手术、早期手术或紧急手术。手术方法首选腹腔镜胆囊切除术，其他还包括开腹手术、胆囊穿刺造瘘术。

1.择期手术

对初次发病且症状较轻的年轻患者，或发病已超过 72 小时但无急症手术指征者，可选择先行非手术治疗。治疗期间密切观察病情变化，尤其是老年患者，还应注意其他器官的并存疾病，如病情加重，需及时手术。大部分患者通过非手术治疗病情可获得缓解，再行择期手术治疗。

2.早期手术

对发病在 72 小时内的急性结石性胆囊炎，经非手术治疗病情无缓解，并出现寒战、高热、腹膜刺激征明显、白细胞计数进行性升高者，应尽早实施手术治疗，以防止胆囊坏疽穿孔及感染扩散。对于 60 岁以上的老年患者，症状较重者也应早期手术。

3.紧急手术

对急性结石性胆囊炎并发穿孔应进行紧急手术。术前应尽量纠正低血压、酸中毒、严重低钾血症等急性生理紊乱,对老年患者还应注意处理高血压、糖尿病等合并症,以降低手术死亡率。

(三)手术方法

1.腹腔镜胆囊切除术

腹腔镜胆囊切除术(laparoscopic cholecystectomy,LC)为首选术式。

(1)术前留置胃管、尿管。采用气管插管全身麻醉。

(2)患者取头高脚低位,左倾15°。切开脐部皮肤1.5 cm,用气腹针穿刺腹腔建立气腹,CO_2气腹压力1.6～1.9 kPa(12～14 mmHg)。经脐部切口放置10 mm套管及腹腔镜,先全面探查腹腔。手术采用三孔或四孔法,四孔法除脐部套管外,再分别于剑突下5 cm置入10 mm套管,右锁骨中线脐水平和腋前线肋缘下5 cm各置入5 mm套管,三孔法则右锁骨中线和腋前线套管任选其一。(图6-2、图6-3)

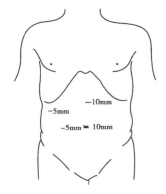

图6-2 四孔法LC套管位置

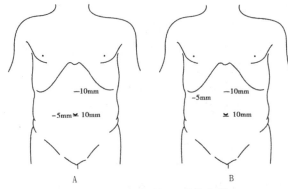

图6-3 三孔法LC套管位置

(3)探查胆囊:急性胆囊炎常见胆囊肿大,呈高张力状态。结石嵌顿于胆囊颈部,胆囊壁炎症水肿,甚至化脓、坏疽,与网膜和周围脏器形成粘连。先用吸引器结合电钩分离胆囊周围粘连,电钩使用时一定要位于手术视野中央。

(4)胆囊减压:于胆囊底部做一小切口吸出胆汁减压,尽可能取出颈部嵌顿的结石。

(5)处理胆囊动脉:用电钩切开胆囊浆膜,大部分急性胆囊炎的胆囊动脉已经栓塞并被纤维束包裹,不需刻意骨骼化显露,在钝性分离中碰到索条状结构,紧贴壶腹部以上夹闭切断即可。

(6)处理胆囊管:沿外侧用吸引器钝性剥离寻找胆囊管,尽量远离胆总管,确认颈部与胆囊管连接部后,不必行骨骼化处理,确认"唯一管径"后,靠近胆囊用钛夹或结扎锁夹闭胆囊管后离断。对于增粗的胆囊管可用阶梯施夹法或圈套器处理。胆囊管里有结石嵌顿则需将胆囊管骨骼化,当结石位于胆囊管近、中段时,可在结石远端靠近胆总管侧胆囊管施夹后离断;当结石嵌顿于胆囊管汇入胆总管部时,需剪开胆囊管大半周,用无创伤钳向切口方向挤压,尝试将结石挤出,不能直接钳夹结石,以避免结石碎裂进入胆总管。确认结石完整挤出后,夹闭胆囊管远端。

(7)处理胆囊壶腹内侧:急性炎症早期组织水肿不严重,壶腹内侧一般容易剥离。但一些肿大的胆囊壶腹会延伸至胆总管或肝总管后壁形成致密粘连无法分离,此时不能强行剥离,可试行胆囊大部分或次全切除,切除的起始部位应选择壶腹-胆囊管交接稍上方,要保持内侧与后壁的完整,切除胆囊体和底部。残留的壶腹部黏膜仍保留分泌功能,需化学烧灼或电灼毁损,防止术后胆漏,电灼时间宜短。

（8）剥离胆囊：胆囊炎症可波及肝脏，损伤肝脏易出现难以控制的出血，应"宁破胆囊，勿损肝脏"，可允许部分胆囊黏膜残留于胆囊床，予电凝烧灼即可。剥离胆囊后胆囊床渗血广泛，可用纱块压迫稍许，然后电凝止血。单极电凝无效可改用双极电凝。

（9）取出胆囊：将胆囊及结石装入标本袋，由剑突下或脐部套管孔取出，亦可放置引流管后才取出胆囊。遇到巨大结石时，可使用扩张套管。

（10）放引置流管：冲洗手术创面，检查术野无出血、胆漏，于 Winslow 孔放置引流管，由腋前线套管孔引出并固定。解除气腹并缝合脐部套管孔。

（11）术中遇到下列情况应中转开腹：①胆囊组织质地偏硬，不排除癌变可能；②胆囊三角呈冰冻状，组织致密难以分离，或稍做分离即出现难以控制的出血；③胆囊壶腹内侧粘连紧密，分离后出现胆汁漏，怀疑肝总管、左右肝管损伤；④胆囊管-肝总管汇合部巨大结石嵌顿，有 Mirrizi 综合征可能；⑤胆肠内瘘；⑥胆管解剖变异，异常副肝管等。

（12）术后处理：包括继续抗生素治疗，外科营养支持，治疗并存疾病等。24～48 小时后观察无活动性出血、胆漏、肠漏等情况后拔除引流管。

2.其他手术方法

（1）部分胆囊切除术：术中胆囊床分离困难或可能出现大出血者，可采用胆囊部分切除法，残留的胆囊黏膜应彻底电凝烧灼或化学损毁，防止残留上皮恶变、形成胆漏或包裹性脓肿等。

（2）超声或 CT 引导下经皮经肝胆囊穿刺引流术（percutaneous transhepatic gallbladder drainage，PTGD）：适用于心肺疾病严重无法接受胆囊切除术的急性胆囊炎患者，可迅速有效地降低胆囊压力，引流胆囊腔内积液或积脓，待急性期过后再择期手术。禁忌证包括急性非结石性胆囊炎、胆囊周围积液（穿孔可能）和弥漫性腹膜炎。穿刺后应严密观察患者，警惕导管脱落、胆汁性腹膜炎、败血症、胸腔积液、肺不张、急性呼吸窘迫等并发症。

六、几种特殊类型急性胆囊炎

（一）急性非结石性胆囊炎

胆囊有明显的急性炎症但其内无结石，多见于男性及老年患者。病因及发病机制尚未完全清楚，推测发病早期由于胆囊缺血及胆汁淤积，胆囊黏膜因炎症、血供减少而受损，随后细菌经胆道、血液或淋巴途径进入胆囊内繁殖，发生感染。急性非结石性胆囊炎往往出现在严重创伤、烧伤、腹部大手术后、重症急性胰腺炎、脑血管意外等危重患者中，患者常有动脉粥样硬化基础。

由于并存其他严重疾病，急性非结石性胆囊炎容易发生漏诊。在危重患者，特别是老年男性，出现右上腹痛和（或）发热时，应警惕本病发生。及时行 B 超或 CT 检查有助于早期诊断。B 超影像特点：胆囊肿大，内无结石，胆汁淤积，胆囊壁增厚＞3 mm，胆囊周围有积液。当存在肠道积气时，CT 更具诊断价值。

本病病理过程与急性结石性胆囊炎相似，但病情发展更快，易出现胆囊坏疽和穿孔。一经确诊，应尽快手术治疗，手术以简单有效为原则。在无绝对禁忌证时，首选腹腔镜胆囊切除术。若病情不允许，在排除胆囊坏疽、穿孔情况下，可考虑局麻行胆囊造瘘术，术后严密观察炎症消退情况，必要时仍需行胆囊切除术。术后给予抗休克，纠正水、电解质及酸碱平衡紊乱等支持治疗，选用广谱抗生素或联合用药，同时予以心肺功能支持，治疗重要脏器功能不全等。

（二）急性气肿性胆囊炎

临床上不多见，指急性胆囊炎时胆囊内及其周围组织内有产气细菌大量滋生产生气体积聚，与胆囊侧支循环少、易发生局部组织氧分压低下有关。发病早期，气体主要积聚在胆囊内，随后进入黏膜下层，致使黏膜层剥离，随病情加重气体可扩散至胆囊周围组织，并发败血症。本病易发于老年糖尿病患者，临床表现为重症急性胆囊炎，腹部 X 线检查及 CT 检查有助诊断，可发现胆囊内外有积气。注意与胆肠内瘘，十二指肠括约肌功能紊乱引起的胆囊积气，以及上消化道穿孔等疾病相鉴别。气肿性胆囊炎患者病情危重，可并发坏疽、穿孔、肝脓肿、败血症等，死亡率较高，15%～25%，应尽早手术治疗，手术治疗原则与急性胆囊炎相同。注意围术期选用对产气杆菌有效的抗生素，如头孢哌酮与甲硝唑联用。

（三）胆囊扭转

胆囊体以胆囊颈或邻近组织器官为支点发生扭转。胆囊一般由腹膜和结缔组织固定于胆囊床，当胆囊完全游离或系膜较长时，可因胃肠道蠕动、体位突然改变或腹部创伤而发生顺时针或逆时针扭转。病理上主要以血管及胆囊管受压嵌闭为特征，病变严重性与扭转程度及时间密切相关。扭转 180°时，胆囊管即扭闭，胆汁淤积，胆囊肿大。超过 180°为完全扭转，胆囊静脉受压回流受阻，表现为胆囊肿大，胆囊壁水肿增厚，继而动脉受累，胆囊壁出现坏疽、穿孔。当扭转达 360°时，胆囊急性缺血，胆囊肿大，呈暗红甚至黑色，可有急性坏疽，但穿孔发生率较低。

本病临床罕见，误诊率高，扭转三联征有助提示本病。①瘦高的老年患者，特别是老年女性，或者合并脊柱畸形。②典型的右上腹痛，伴恶心、呕吐，病程进展迅速。③查体可扪及右上腹肿块，但无全身中毒症状和黄疸，可有体温、脉搏分离现象。扭转胆囊在 B 超下有特殊影像：胆囊锥形肿大，呈异位漂浮状，胆囊壁增厚。由于胆囊管、胆囊动静脉及胆囊系膜扭转和过度伸展，在胆囊颈的锥形低回声区混杂有多条凌乱的纤细光带，但后方无声影。CT 检查见胆囊肿大积液，与肝脏分离。磁共振胰胆管造影（MRCP）可清晰显示肝外胆管因胆囊管扭转牵拉呈"V"形。

高度怀疑或确诊胆囊扭转均应及时手术，首选腹腔镜胆囊切除术。因胆囊扭转造成胆囊三角解剖关系扭曲，可先复原正常胆囊位置，以利于保护胆总管。

（冯　健）

第六节　胆　石　症

胆石症是胆道系统的常见病，因急性症状而住院的胆石症占外科急腹症的第 2～3 位。

一、流行病学

胆石症的发病率在不同地区、国家及民族差别很大。在美国成年人中胆石症。可达 10%，其中印第安人的发病率更高。北欧、中美与南美皆为高发地区，日本的成年人中胆石症的发病率 <5%，而在东非胆石症极为少见。亚太地区原发性胆管结石的发病率明显高于欧美国家。有学者等调查天津市胆石症的总自然发生率为 8.2%，并发现易患因素：①胆囊结石易患因素与年龄、

居住地、性别和营养有密切关系,$P<0.05$。其顺序为年龄＞居住＞性别＞营养。②胆管结石发生率与农民、居住地、年龄和工人有密切关系,其顺序为农民＞年龄＞居住地＞工人。③胆囊合并胆管结石自然人群发生率与居住地、工人、营养和年龄 4 种易患因素有关,其顺序为居住地＞工人＞营养＞年龄。

西方国家的胆石症以女性,40 岁以上肥胖者为多见,胆固醇结石为主。

我国胆石症患者女性稍多于男性,年龄范围较宽。据国内尸检材料统计,胆石症检出率约为7％,80 岁以上的老年人可高达 23％。根据国内 26 个省市146 所医院经手术治疗的 11 298 例的分析,胆囊结石最为多见,共 5 967 例,占 52.8％;胆囊、胆总管结石 1 245 例,占 11.0％;肝外胆管结石 2 268 例,占20.1％;肝内胆管结石 1 818 例,占 16.1％,原发性肝内、外胆管结石发病率为36.2％,较 20 世纪 60 年代报告的 50％已有所降低。胆石症患者占普外住院患者总数的10.05％。在这一大组病例中,男 3 707 例,女 7 635 例,男女之比为1：2。在西北及华北地区,男女之比为 1：3,但在华南地区则为 1：1。发病年龄最小者仅 3 岁,最高者为 92 岁,平均年龄为48.5 岁。胆石症发病的高峰年龄为 50～60 岁。在我国的西安、兰州等西北地区以胆固醇为主要成分的胆囊结石为多,胆囊癌的发病率亦较高。

近年来,在我国一些中心城市胆囊结石与原发性胆管结石的比例已经发生了明显的变化。胆囊结石与胆管结石的比例,在北京为 3.4：1,在上海为3.2：1,在天津为 4.5：1。胆固醇结石在天津市占 64.8％,在上海占 71.4％,北京地区胆固醇结石与胆红素缩石之比为 1：0.98,但在广大农村、边远地区及个别胆石症高发地区,仍以胆管结石及胆红素结石为最常见。这些情况显然与食品结构及结石的发病原因不同有关。

二、病因与发病机制

胆石症形成的机制是十分复杂的。近年的研究表明,临床上常见的两大类结石(胆色素与胆固醇结石)的形成机制不同。

(一)胆色素结石

胆色素结石多呈棕色或橘色、不定形、大小不一、易碎、切面呈层状,常遍布于肝内、外胆管系统。胆石的成分,以胆色素钙为主,胆固醇的含量一般不超过 20％。

胆色素结石形成机制与胆道的慢性炎症、细菌感染、胆汁淤滞、营养因素等有关。常见的致病因素有复发性化脓性胆管炎、胆道阻塞、胆道寄生虫病(最常见的是胆道蛔虫病和中华分支睾吸虫感染)。感染是导致结石形成的首要因素,感染细菌主要是肠道菌属,大多数患者的胆汁培养均有细菌生长,其中最主要的是大肠埃希菌,厌氧性细菌亦较常见。胆汁淤滞是原发性胆管结石形成时的必要条件之一,因为只有在淤滞条件下,胆汁中成分才能沉积并形成结石。引起胆汁淤滞的原因是多方面的:胆总管下端炎症、狭窄是常见的原因,有时胆总管下端可能并无机械性梗阻,但并不排除由胆管炎所引起的胆管下端水肿和 Oddi 括约肌痉挛时所致的功能性梗阻,在梗阻的近端,胆道内压力升高,胆管扩张,胆流缓慢,因而有利于结石形成。在此种情况下,胆道寄生虫病能促使结石形成,在不少患者中可见到以虫体或虫卵为核心所形成的结石。

正常胆汁中,胆红素主要是水溶性的胆红素二葡萄糖醛酸酯的结合型胆红素,但结石中的胆红素主要是不溶于水的游离胆红素。因而,胆汁中结合型胆红素的去结合化是形成结石的原因。胆道感染时,大肠埃希菌属和一些厌氧杆菌感染能产生 β-葡萄糖醛酸酶,此酶在 pH 为 7.0 条件下,能将结合型胆红素水解生成游离胆红素,游离胆红素与钙离子结合形成不溶于水的胆红素钙,形成了胆色素结石。另外,胆汁中有来自组织的内源性葡萄糖醛酸苷酶,它的最适 pH 为 4.6,在适宜情况下,亦能水解胆汁中的结合型胆红素。此外,胆汁中的黏蛋白、酸性黏多糖、免疫球蛋白等大分子物质,炎性渗出物,脱落的上皮细胞、细菌、寄生虫、胆汁中的金属离子等,均参与结石的形成。

(二)胆固醇结石

该类结石与胆固醇代谢障碍有关。种种原因使胆固醇含量增多和(或)胆盐、卵磷脂减少,使胆固醇浓度相对增多,则胆固醇就会从胆汁中析出而形成结石。1968 年 Admirand 和 Small 用三角坐标来表示胆汁中胆固醇、胆盐和卵磷脂的相互关系。三角坐标中的任何一点都同时反映 3 种物质在胆汁中的含量百分比(指其中一种物质占 3 种物质总含量的百分比)。正常胆汁的各点都应在三角坐标的曲线以下,而胆固醇和混合结石患者的各点都在曲线上或曲线以上。

造成过饱和胆固醇沉淀的原因与以下因素有关:①肝脏胆固醇代谢异常;②肝肠循环障碍使胆酸池缩小;③饮食因素;④胆囊黏膜上皮脱落、雌性激素的影响等。

然而,近年来许多学者的研究发现,不但胆固醇结石患者胆囊胆汁中的胆固醇多呈过饱和状态,而且有 40%~80% 的正常人胆囊胆汁也常是过饱和的。此外,肝胆汁的胆固醇浓度往往比胆囊胆汁高得多,胆固醇结石却大都在胆囊内形成。这样,人们已认识到 Admirand-Small 三角还不能充分地说明结石形成的机制。近十年来胆固醇结石形成机制的研究主要在以下方面。

1.胆汁动力学平衡体系的研究

胆固醇在胆汁中主要以微胶粒和泡两种形式维持其溶解状态。微胶粒由胆固醇、磷脂、胆盐组成。泡是胆固醇、磷脂组成的复合体,两者相互联系,可以相互转化,在胆汁中形成一个动力学平衡体系,对胆固醇的溶解和析出起调节作用。泡可以溶解 80% 以上的肝胆汁中的胆固醇,是胆汁中胆固醇溶解及转运的主要形式。薄片是新发现的胆固醇、磷脂组成的聚合体,可以溶解一部分胆固醇,其作用机制尚待进一步研究。胆盐通过转运蛋白所产生电化学梯度分泌进入毛细胆管,而胆固醇与磷脂结合,以泡的形式由细胞支架(微管、微丝等)转运通过毛细胆管上皮细胞细胞膜,两个过程在一定程度上相互独立。当泡进入肝胆汁后,才与胆盐相互作用形成微胶粒,在成石性胆汁中泡与微胶粒同时存在。在某些情况下,如胆汁胆固醇分泌增加,胆盐分泌减少,以及某些促成核因子作用下等。胆固醇可以从微胶粒向泡转移,并使泡体积增大,不稳定,并容易发生聚集融合,从单层小泡到大泡进而形成复层大泡,析出胆固醇晶体,并可进一步形成胆固醇单水结晶,而单水结晶的生长和聚集是胆固醇结石的雏形。各种研究表明,由于胆汁胆固醇动力学平衡体系被破坏而产生的胆固醇过饱和是结石形成的基础。

2.胆固醇过饱和胆汁产生的机制

过饱和胆汁是胆固醇结石产生的先决条件。80% 的胆固醇在肝脏代谢,而胆固醇结石患者肝胆汁成核时间比胆囊胆汁短,故而肝脏是胆固醇过饱和胆汁的产生场所。过饱和胆汁产生的机制很复杂,主要有以下几个途径。

(1)胆固醇分泌增加:目前认为造成胆固醇分泌增加的因素:①HMG-辅酶 A 还原酶活性增高,导致肝细胞合成分泌胆固醇增加。20 世纪70 年代,Salen G、Cogne 等发现胆固醇结石患者的 HMG-辅酶 A 还原酶活性增高,以后 Key、Maton 等也从不同角度证实了这一结果;②酰基辅酶 A-胆固醇酰基转移酶(acyl coenzyme A-cholesterol acyltransferase,ACAT)的系统活性降低,致使胆固醇转化为胆固醇酯减少。ACAT 是胆固醇酯化过程中的限速酶,广泛存在于肝脏及胆囊黏膜中,20 世纪 80 年代以来,陆续报道 ACAT 在胆固醇结石患者的肝脏中活性降低,从而致使游离胆固醇分泌增加,促使结石形成;③脂类代谢紊乱。20世纪80年代以来,不少学者报道胆固醇结石患者存在着明显的脂类代谢紊乱,主要是:低密度脂蛋白(low-density lipoprotein,LDL)及乳糜微粒(chylomicron,CM)含量和(或)具有活性的受体数目增加;极低密度脂蛋白胆固醇(very low densitylipoprotein-cholesterol,VLDL-C)含量增加;胆固醇逆向转运的载体高密度脂蛋白(HDL)含量和(或)其在肝细胞膜上的受体数目减少;④由于7-α羟化酶活性降低,导致胆固醇合成胆酸减少,胆固醇分泌过多,年龄是一个重要因素。

(2)胆酸代谢障碍:胆汁酸是胆汁的主要成分,也是胆固醇体内代谢的最终产物。在肝细胞内质网微粒体酶系统作用下,胆固醇可逐步衍化为胆酸,7-α羟化酶为这一过程的限速酶。大部分胆固醇结石患者存在胆酸代谢障碍,主要表现在以下几方面。①肝脏合成胆酸下降。胆酸合成主要受限速酶胆固醇7-α羟化酶及另外两个关键酶:12-α羟化酶、27-羟胆固醇-7-α羟化酶的调节,也受胆固醇及肝脏胆酸流量的反馈调节。胆固醇7-α羟化酶、12-α羟化酶等都是细胞色素P450家族成员(CYP7A),在胆固醇结石患者中活性降低。②胆盐肠肝循环被破坏:对胆汁酸代谢动力学变化与胆固醇结石病的关系有过不少研究,表明胆盐肠肝循环被破坏可使体内胆酸池下降,从而导致结石形成。③胆盐成分改变:近年来国内外学者对胆盐成分变化对成石的影响进行了一系列的研究。胆固醇结石胆汁中去氧胆酸(DCA)的比例增加;胆酸(CA)鹅去氧胆酸(CDCA)比例升高;甘氨结合胆酸增多而牛磺结合胆酸减少(G/T比例升高)。

3.促、抗成核因子

肝胆汁的胆固醇饱和度比胆囊胆汁高,但胆固醇结石很少在肝胆管内形成,从而提示在胆囊胆汁中存在着促成核因子,而40%~80%正常人胆囊胆汁为过饱和胆汁,却未形成结石,所以胆囊胆汁中还存在着抗成核因子。

(1)促成核因子:能促使胆固醇结晶析出的胆汁蛋白质中,有黏蛋白性和非黏蛋白性的糖蛋白,而后者有选择性与刀豆蛋白凝结素A结合的特性。大部分为免疫球蛋白、磷脂酶、纤维连接蛋白等。①黏蛋白:胆囊黏膜上皮细胞分泌一种黏蛋白,可促使胆固醇成核。过饱和胆汁、胆盐、前列腺素、阿司匹林及炎症刺激等均可影响黏蛋白分泌。黏蛋白分泌过多时,可形成黏性弹力凝胶具有很强的胶着性,可使胆固醇结晶处于胶体状中,并促使其产生聚集,也有可能促进泡融合,形成复层泡,并减弱泡之间的排斥力;②免疫球蛋白:Harvey等分离、提纯了ConA结合蛋白,其中一部分被证实为免疫球蛋白,主要为IgM和IgA以后,这一研究小组的报告指出IgG也具有明显的促成核活性,在胆固醇结石存在的胆囊胆汁中,IgG的平均浓度是色素结石组或对照组的3倍,并且与CSI关系密切,当CSI处于1.2~1.4时IgG浓度最高。胆盐,尤其是DC可刺激IgG分泌,就成核活性而言,IgM>IgG>IgA;③其他促成核糖蛋白:近年来,国内外学者应用亲和层析、高效液相等技术,提纯到许多具有促成核活性的糖蛋白;如130 kDa糖蛋白,42 kDa糖蛋白,纤维连接蛋白等。

(2)抗成核因子:20世纪80年代初,Seuell等人就在胆固醇结石患者的胆囊胆汁中发现多种载脂蛋白,Ktbe等将Apo Ai、Apo A2加入模拟胆汁中,可使成核时间延长1倍。另外,12 kDa、58 kDa、63 kDa的糖蛋白,以及胆汁蛋白的片段等被认为具有抗成核作用。

4.胆囊动力学异常

早在1856年Meckel von、Hensbach就已提出胆汁淤滞是胆石一个重要发病因素。

胆囊运动过缓导致胆囊剩余容积增大,当胆囊胆汁处于过饱和状态,且滞留在胆囊内时间过长时,可沉淀在胆囊黏膜表面,并且刺激黏蛋白的分泌,促使胆固醇成核。大量的动物实验表明,在结石形成之前,胆囊收缩力就已减弱。Carey 等发现,正常人 50% 的肝胆汁进入胆囊,另 50% 排入十二指肠;而在胆固醇结石患者中,只有 30% 肝胆汁进入胆囊,70% 则排入十二指肠,从而说明胆固醇结石患者胆囊排空容积减少,利用现代影像技术,如超声波、核素扫描等发现胆固醇结石患者的空腹胆囊容积、餐后或静脉注射缩胆囊素(CCK)后残余容积均较正常人大,胆囊排空也延迟。

5.胆固醇结石的免疫学研究

胆固醇结石患者往往伴有急、慢性胆囊炎提示感染也可能是胆石形成的重要因素,在炎症反应中,细胞因子充当了一个重要角色。TNF-α 可以使肝细胞摄取胆酸,特别是牛磺胆酸减少。IL-6 可抑制体外原代培养的肝细胞摄取胆盐,还抑制牛磺胆酸的转运蛋白及 Na^+,K^+-ATP 酶的活性,TNF、IL-2、IL-4 等可降低细胞色素 P450(如 CYP2A、CYP3A 等)的活性,而胆酸合成的限速酶 7-α 羟化酶就是 CYP7a。

6.胆固醇结石的分子遗传病因学研究

胆固醇结石患者有明显的家族聚集倾向。多数学者认为,胆固醇结石是具有遗传背景的多基因疾病。与胆固醇结石成因关系密切的 7-α 羟化酶、载脂蛋白、胆固醇转运蛋白等均发现存在基因多态性。寻找胆固醇结石成因的独立候选基因已成为当前的一个研究热点。

(三)黑色结石

近年来黑色结石受到普遍的重视,有人称之为第 3 结石。根据日本东北大学第一外科的报告,在 20 世纪 70 年代,黑色结石仅占 10% 以下,但到 20 世纪 80 年代已增加到 22%,现在已知,黑色结石的形成往往与并存的疾病背景和施行过某些特定的手术有关。

1.肝硬化与胆石

有学者报告,在肝硬化的患者中并发胆石者为 13.3%,约为一般成年人的两倍。在这些结石中黑色结石占半数以上。在推论肝功能障碍与黑色结石形成的关系时,作者认为:肝硬化患者常有高胆红素血症,有利于结石的形成;另外,由于充血性脾大及脾功能亢进,可增加红细胞的破坏及溶血或为黑色结石的来源。

2.溶血性黄疸与胆石

溶血性黄疸的患者,由于高胆红素血症存在常并发胆囊黑色结石。在佐藤寿雄报告的因溶血性黄疸而施行脾切除术的 58 例中,有 28 例(48%)已发生胆石,其中黑色结石 23 例,占 82%。

3.胃切除术后的胆石症

许多报告证实在胃次全切除术后胆石症的发病率明显增高。有学者对胃切除前没有胆石的 300 例,进行了术后随访,术后发生结石者 58 例,占 19.3%。另有学者对 120 例因胃癌而进行胃次全切除术的患者进行了随访。在随访半年以上的 43 例中,有 11 例发生了结石,发生率为 26%。一些学者认为,胃切除术后的时间与胆石发生率之间似无明显的关系,术后两年之内胆石的发生率已达 20% 左右,说明在术后短期内即开始有结石形成。从结石的部位来看,仍以胆囊结石为主。从结石种类来分析,黑色结石约占 40%,其次为胆固醇结石,胆色素钙结石约占 17.4%。研究表明,在胃切除术后胆囊收缩功能低下,多呈弛缓性扩张,经过 3~6 个月后运动功能才大体上恢复到术前水平。该学者认为胆囊收缩功能低下,胆汁排出延缓,进而引起炎症,是术后结石形成的主要原因。如果对胃癌的患者进行胆道周围淋巴结清除术,由于胆囊周围粘连,会进一步加重排空障碍,从而结石形成的机会也进一步增加。

4.心脏瓣膜替换术后的结石

瓣膜替换术后胆石的发生率明显增高。Mevendins 报告,胆石的发生率高达 31%,均为黑色结石。有学者对日本东北大学胸外科进行过瓣膜替换手术 1 年以上的 103 例患者进行了随访观察,发生胆石者 17 例,占 16.5%。替换机械瓣膜的胆石发生率高于生物瓣。因机械瓣更易产生溶血。结石以黑色结石为主。

除上述 4 种特殊情况外,有的报告还表明,在Ⅳ型高脂血症胆石的发生率增高。研究表明,此类患者肝 HMG-辅酶 A 还原酶的活性增高,约为正常人的两倍,故此类患者的胆汁多属于胆固醇超饱和胆汁,这可能是胆石发生率高的主要原因。糖尿病患者胆石发生率亦较高。佐藤寿雄等报告,男性发生率为 14%,女性为 16%。成石的原因可能是多方面的,有人认为与糖尿病患者胆囊收缩功能低下有关,还有人报告糖尿病患者胆汁酸浓度下降,从而引起胆固醇的超饱和。

三、病理生理

胆石症发生后,可引起胆道系统、肝脏及全身一系列病理解剖及病理生理改变,主要有以下几项。

(一)胆囊

由于胆石的长期刺激及继发感染可引起急性或慢性胆囊炎,胆囊管发生梗阻后可导致胆囊积水,若继发细菌感染,则可形成胆囊积脓。胆囊坏死穿孔后则出现胆汁性腹膜炎。胆囊颈部结石可对肝总管形成压迫,甚至导致肝总管梗阻、坏死、穿孔,临床上可发生感染、黄疸,称为 Mirizzi 综合征。

(二)胆管

胆管结石造成胆管梗阻后使胆汁流通不畅,出现胆道压力增高,临床上表现为梗阻性黄疸。若有继发性细菌感染则可出现轻重不同的胆管炎。

(三)肝脏

胆石症引起的继发性肝损害与胆石的部位、胆管梗阻的程度与持续时间有关。据临床肝脏活体组织检查所见,胆管结石的患者几乎百分之百、胆囊结石则有 70% 以上的患者肝脏形态学改变,病变程度可由轻微的炎细胞浸润直至胆源性肝脓肿、间质性肝炎、局灶性肝萎缩病和胆汁性肝硬化。

(四)全身损害

当胆石症并发严重感染及梗阻性黄疸时,可引起败血症等一系列全身性损害,甚至导致多器官系统衰竭。

四、胆石症的分类

(一)根据结石形态特点分类

1.结石部位

结石部位包括:①胆囊结石;②胆总管及肝总管结石;③肝内胆管结石。

2.结石大小

结石大小包括:①泥沙样结石及微结石(横径<0.3 cm);②小结石(横径<0.5 cm);③中结石(横径0.5～1.5 cm);④大结石(横径≥1.5 cm)。

3.结石形状

圆形、梭形、多角形、不规则形等。

4.结石数量

单发结石、多发结石。

(二)根据结石成分和结石表面、剖面的特点分类

1.放射状石

灰白、透明,剖面呈放射柱状,由结晶组成,核心多为少量色素颗粒团块。

2.年轮状石

年轮状石多为棕黄色,切面有放射状结晶,同时具有多个同心圆的深棕色年轮纹,此年轮纹非真正层次不能分离。

3.岩层状叠层石

淡黄或灰白,呈致密光滑的叠层状,可以剥离,实体镜下为片状胆固醇结晶组成,各层间夹有细线状结构,为胆红素颗粒或黑色物质组成。

4.铸形无定形石

铸形无定形石多为深棕色结石,其形态由于所在解剖部位不同而各异,切面无定形结构。电镜下为大量胆红素颗粒和一些胆固醇结晶所构成。

5.沙层状叠层石

剖面呈松弛的同心圆层状,为大小相仿的胆红素颗粒组成,各层间被白色颗粒分离,经定性大部分为胆固醇,少数结石的间隔为黑色物质所组成。

6.泥沙状石

棕色、易碎、小块或泥沙状,电镜下皆为稀疏的胆红素颗粒集聚。

7.黑色结石

黑色结石即所谓"纯色素"石,见于胆囊内,直径约为 0.5 cm,黑色有光泽、硬、表面不规则,切面如柏油状。电镜下为片状颗粒状结构,排列极为致密。

第1～3类结石的主要成分为胆固醇,此类结石多发生于胆囊内。第4～6类结石主要成分为胆红素钙结石,此类结石可以发生在胆道的任何部位,但以肝内胆管与胆总管为多见,结石无一定形状,有时呈泥沙或胆泥状,硬度不一,常易压碎。

(三)根据中医辨证特点分类

(1)气滞型(肝郁气滞型)。

(2)湿热型(湿热蕴结型)。

(3)毒热型(热毒积聚型)。

(4)血瘀型(肝郁血瘀型)。

(四)根据临床特点分类

1.胆囊结石

(1)无症状胆囊结石。

(2)有症状胆囊结石(绞痛性、急性及慢性胆囊炎)。

(3)胆囊与胆管结石:①以胆囊结石症状为主的胆石症;②以胆管症状为主的胆石症。

(4)伴有严重并发症的胆囊结石:①胆囊管狭窄;②胆囊积水;③胆囊积脓;④胆囊胰腺炎;⑤Mirizzi综合征;⑥并发胆囊癌的胆囊结石;⑦并发 Oddi 括约肌狭窄的胆囊结石。

2.胆管结石

(1)胆总管下端结石:①伴括约肌狭窄;②无括约肌狭窄。

(2)胆总管结石。

(3)肝内胆管结石:①右肝管结石;②左肝管结石;③多发性肝内胆管结石。

(4)胆囊与胆管结石。

(5)伴有严重并发症的胆管结石:①梗阻性黄疸;②急性梗阻性化脓性胆管炎(AOSC);③胆管炎性肝脓肿;④胆道出血;⑤胰腺炎;⑥胆汁性肝硬化;⑦并发胆管癌变。

(五)胆囊结石的 B 型超声分类

CT 和 B 型超声波均能够初步满足这种分类的要求。由于 B 型超声波费用低廉且可进行多次重复检查,故更受到医学界的重视。

日本有学者提出了如下的分类方法,很有参考价值。

1.大结石

直径在 1.0 cm 以上的结石为大结石,根据其超声影像的特点分为 3 型。

(1)Ⅰ型结石:胆石表面呈现较浊回声的光团影像,向内部逐渐减弱,结石下面可出现声影,根据光团的形状又可分为Ⅰa(球型)、Ⅰb(半月型)及Ⅰc(新月型)。此类结石为胆固醇结石,无钙化。

(2)Ⅱ型结石:在结石的浅部出现一个狭窄的强回声光团,伴有一个强声影此为Ⅱa,如在结石的中心部又出现一个强光点则为Ⅱb。多为伴有钙化的混合结石,呈层状结构。

(3)Ⅲ型结石:结石虽可显示,但光团较弱,声影亦较模糊不清。此类结石为色素结石,多容易伴有细菌感染。

2.小结石

直径在 1.0 cm 以下的结石属于小结石,多发性为主,根据其占据胆囊容积的大小及结石群体结构又可分为:①充满型结石;②堆积型结石;③游离型结石;④浮游型结石;⑤块状型结石。充满型结石及堆积型结石除表示结石数量多以外,也反映胆囊运动功能已经丧失或严重障碍。小结石容易引起胆囊管的梗阻及容易引发胰腺炎。

五、临床表现

胆石症的症状和体征与胆石的部位、大小、胆管梗阻的程度及并发症的有无等因素有关,现将主要临床表现分述如下。

(一)临床症状

1.腹痛

腹痛是胆石症的主要临床表现之一。胆石症发作时多有典型的胆绞痛,为上腹和右上腹阵发性痉挛性疼痛,伴有持续性加重,常向右肩部或肩胛部放射。腹痛的原因是胆石从胆囊移动至胆囊管或胆管内结石移动至胆总管下端或从扩张的胆总管移行至壶腹部时结石嵌顿所引起。由于胆囊管或胆道梗阻使胆囊或胆管内压升高,胆囊或胆总管平滑肌扩张及痉挛,企图将胆石排出而产生剧烈的胆绞痛。90%以上的胆绞痛为突然发作,常发生在饱餐、过劳或激烈运动之后。除剧烈胆绞痛外,患者常表现坐卧不安;甚至辗转反侧,心烦,常大汗淋漓,面色苍白,恶心呕吐。每次发作持续时间可以数十分钟到数小时。如此发作往往需持续数天才能完全缓解。疼痛缓解和消失表示结石退入胆囊或嵌顿于胆管下端的结石移动或通过松弛的括约肌排出胆道,此时其他症状亦随之消失。由于结石所在部位的不同,腹痛的临床表现特征也有所不同。

(1)胆囊结石:胆囊内结石(尤其是较大结石)不一定均产生绞痛,有的可以终生无症状,称之为安静胆囊结石。胆囊颈部结石极易引起急性梗阻性胆囊炎。胆囊袋,又称哈德门袋(Hartmann pouch),是胆囊颈部一个袋状结构,极易堆积结石而产生胆绞痛。除胆绞痛外,还可出现恶寒、发热等感染症状,严重病例由于炎性渗出或胆囊穿孔可引起局限性或弥漫性腹腔炎,因而出现腹膜刺激症状。部分病例可在腹部检查时触及胀大的胆囊。如结石不大或胆囊管直径较粗时,从胆囊排出的结石进入胆总管,但可能嵌顿在壶腹部引起胆绞痛、梗阻性黄疸、化脓性胆管炎,甚至出血性坏死性胰腺炎。

(2)胆总管结石:约75％的患者有上腹部或右上腹部阵发性剧烈绞痛,继疼痛之后约70％的患者出现黄疸,黄疸的深浅随结石嵌顿的程度而异,且有波动性升降、如胆石阻塞胆道合并胆道感染时,可同时出现腹痛、寒战与高热、黄疸三联征症状。病变在胆总管时,疼痛多局限在剑突下区,如感染已波及肝内小胆管时,可出现肝区胀痛和叩击痛。

(3)肝内胆管结石:常缺乏典型的胆绞痛,发作时常有患侧肝区持续性闷胀痛或叩击痛,伴有发热、寒战与不同程度的黄疸。一侧肝内胆管结石多无黄疸。如结石位于肝右叶疼痛可放散至右肩及背部;左侧肝胆管结石放散至剑突下、下胸部。如结石梗阻于肝左、右胆管或二、三级胆管,亦可引起高位梗阻性化脓性胆管炎的表现。

2.胃肠道症状

胆石症急性发作时,继腹痛后常有恶心、呕吐。呕吐内容物为胃内容物,此后腹痛并不缓解。急性发作后常有厌油腻食物、腹胀和消化不良等症状

3.寒战与发热

与胆道感染的程度有关:胆囊炎多继发于胆囊结石,它们之间有互为因果的关系,可出现不同程度的发热,梗阻性坏疽性胆囊炎可有寒战及高热,胆管结石常并发急性胆管炎,而出现腹痛、寒战高热和黄疸三联征。当胆总管或肝内胆管由于结石、蛔虫和胆管狭窄等造成胆管急性完全梗阻时,胆管扩张,胆管内压升高,管腔内充满脓性胆汁,大量细菌和内毒素滞留于肝内,通过肝窦状隙进入血液循环而导致败血症和感染性休克,此种病变称之为急性梗阻性化脓性胆管炎(AOSC)。典型的 AOSC 除上述三联征外,还可出现血压降低(四联征),如再出现神志障碍则称之为 Reynald 五联征。

4.黄疸

胆囊结石一般不出现黄疸,但约有10％的患者可以出现一过性黄疸。发生黄疸的原因可有以下几种。

(1)胆囊炎同时并发胆管炎或结石排出至胆总管。

(2)肿大的胆囊压迫胆总管,引起部分性梗阻,即 Mirizzi 综合征。

(3)由于感染引起肝细胞一过性损害,在合并胆总管结石时,70％以上的患者可以出现黄疸,黄疸呈波动性,如不清除结石或解除梗阻,虽经各种药物治疗亦消退很慢,迁延日久可引起胆汁性肝硬化。

(二)体格检查

胆囊结石的体征与胆道梗阻的有无及炎症的严重程度密切相关。

1.全身检查

在发作期呈急性病容,感染严重者有体温升高及感染中毒征象,如伴有呕吐或进食困难可有

脱水、酸中毒表现,当引起胆道梗阻时巩膜与皮肤有黄染。

2.腹部检查

胆囊结石的腹部压痛多局限于剑突偏右侧和(或)右上腹胆囊区,胆囊复发性梗阻时可触及胀大的胆囊,随着炎症的加重,也可出现肌紧张与反跳痛。墨菲征在胆囊结石引起的胆囊炎中多呈阳性。

胆管结石的腹部压痛多在剑突下偏右侧,可能触及胀大的胆囊;位于肝内胆管的结石压痛在右肝区,有时伴有肝大;左肝管结石压痛位于剑突或左上腹部。

六、诊断与鉴别诊断

(一)诊断

根据病史、体检及必要的特殊检查,胆石症的诊断多无困难。对于少数缺乏明确病史及典型症状的病例,特别是老年患者,需借助于超声波或 X 线检查加以确诊。在出现梗阻性黄疸时,要结合实验室和其他胆道图像检查加以确诊。对胆石症的诊断,不能仅仅满足于是否有胆石的初级层次诊断,还应对结石的部位、结石的大小及数目、胆囊的形态与功能改变、胆总管下端(包括 Oddi 括约肌)有无梗阻,以及是否合并有其他并发症等作出明确的判断。现将常用的诊断方法及检查程序分述如下。

1.病史与临床表现

除无症状的胆石症外,70%以上的患者有典型的胆绞痛或胆道感染的病史,部分患者可有胆道手术史。为了能全面明确胆石症的诊断,必须仔细询问胆绞痛发作的情况,以及胆绞痛与其他症状如恶心呕吐、发热寒战、黄疸等之间的关系。腹部检查要注意压痛点的位置、右上腹饱满和胀大的胆囊。

2.实验室检查

(1)在胆石症的发作间歇期,实验室检查多无阳性发现。

(2)发作期的检查所见与急性胆囊炎、急性胆管炎或 AOSC 相同。

(3)如出现梗阻性黄疸可见血清胆红素增高,血清碱性磷酸酶和 γ-谷氨酰转肽酶升高。黄疸持续时间较长,可有不同程度的肝功能损害,严重者可出现凝血机制障碍。对梗阻性黄疸患者要按"半急症"对待,尽可能在较短时间完成各项检查并采取有效的治疗措施。

3.十二指肠引流液检查

十二指肠液中查到胆沙或胆固醇结晶,有助于诊断,若查到细菌或寄生虫卵则更有参考价值。胆汁缺乏说明胆囊管有梗阻或者胆囊功能已经丧失。

4.超声波检查法

该法是一种无创伤性的检查方法,是胆石症的首选诊断方法。除能发现胆石的光团和声影外,还能了解胆管扩张的程度、胆囊的大小和炎症程度,对疾病能做出定性定量的诊断,对选择治疗方法很有帮助。

5.内镜逆行胆胰管造影术(ERCP)检查

ERCP 为一种诊断与介入治疗的理想方法。ERCP 常能显示胆管的内部病变,如结石阴影、胆管扩张的程度及胆管下端有无梗阻等。

6.经皮肝穿刺胆道造影术(PTC)检查

PTC 是梗阻性黄疸的重要检查方法。一般在 CT 或 B 型超声波导向指引下进行 PTC,可显

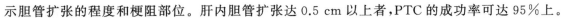

示胆管扩张的程度和梗阻部位。肝内胆管扩张达0.5 cm以上者,PTC的成功率可达95%上。

7.手术中胆管造影、胆道镜检查与B超检查

胆管结石的术中检查也十分重要,除常规检查外,应用手术中胆道造影与胆道镜检查可以大大减少残余结石的发生率。胆道镜检查还能直接观察胆道黏膜,做出胆管炎的形态学分类,对胆管的其他病变,如胆管狭窄、肿瘤等也能作出准确的判断。

术中B超检查已在越来越多的临床单位中应用于临床。此种检查方法更便于肝内胆管结石的定位,同时还可较具体的了解肝、胰等邻近器官的病理损害,对于提高胆石症的手术效果有十分重要的实用价值。值得注意的是,上述几种特殊检查除需要有专用设备外,进行这些检查还延长了手术时间,增加了手术污染的机会,故应严重选择适应证,注意无菌操作,以免给患者增加额外负担。

(二)鉴别诊断

胆石症的鉴别诊断亦十分重要。

1.发作期需要鉴别的疾病

先天性胆总管囊性扩张、胆道蛔虫病、胆道运动障碍、溃疡病穿孔、胰腺炎、肠梗阻、右侧肾结石、右下肺炎或胸膜炎等。

2.非发作期需要鉴别的疾病

肝炎、肝硬化、肝或胆囊癌、胆管癌、壶腹周围癌、慢性胰腺炎、胰腺癌等。值得提出的是,胆石症常常伴发或继发于许多其他消化道疾病,如肝硬化、溃疡病、先天性胆总管囊性扩张、胆囊癌等。这些都增加胆石症的诊断与鉴别诊断上的困难性。

七、治疗

回顾我们治疗胆石症的历史,不难发现,20世纪50年代以前基本上是采用外科手术治疗,20世纪60年代在中草药治疗的基础上出现了排石疗法,20世纪70年代许多单位开展了溶石疗法。之后,随着现代化诊断设备与技术的引进,人们发现原来采用的中药治疗对某些病例存在较大的盲目性,疗效也不肯定。而对于胆道感染、胆道功能性疾病疗效甚佳,因此在中西医结合围术期、胆道感染、胆道术后应用中药防止结石再生等方面有广泛应用并获良好临床结果。

胆石症治疗方法的选择,要根据患者的周身情况,发病原因,以及结石的位置、大小、伴随的病变等,进行合理的选择,有时还需要几种治疗方法配合使用。

(一)合理的选择治疗方法

1.胆囊结石

原则上宜采用手术治疗,但也要区分不同情况,灵活对待。

(1)无症状胆囊结石:对这类结石是不是需要施行预防性胆囊切除术,目前尚有不同意见。主张不做胆囊切除术的理由是,这类患者术前无症状或仅有轻微上腹部疼痛,如贸然手术,于术后症状有时比术前还要多。多数外科医师认为,凡确属在查体中发现的无症状结石,均可采用定期随诊的方法进行观察,待有明确的手术指征时再考虑手术。口服溶石药物对肝功能有一定损害,一般不主张采用。如有急性发作,应立即进行手术治疗,切除胆囊。

(2)症状性胆囊结石。①伴急性胆囊炎的胆囊结石:除并发急性梗阻性坏疽性胆囊炎的胆囊结石需采用急性期手术治疗外,多数病例均先采用中西医结合非手术治疗以控制急性症状。然后进行胆道系统的全面检查,根据检查结果再决定施行手术治疗或非手术治疗。②伴慢性胆囊

炎的胆囊结石:若患者已有反复发作,胆道系统检查有多发或较大结石者,宜采用手术治疗。对于 3 mm 以下的微小结石,直径<0.5 cm 的小结石,有人认为是一种危险结石,因游动性大,容易嵌顿在胆囊管内或引起胰腺炎等严重并发症,宜早期手术。③胆囊结石伴有继发性胆总管结石:这类结石原则上宜采用手术治疗,但在具备较好内镜条件的单位,应先行内镜括约肌切开术(EST),先取出胆总管结石然后再行腹腔镜胆囊切除术,可缩小手术范围,减少住院时间。④伴有严重并发症的胆囊结石:这类结石应及时采用手术治疗,术前应尽量将病变的性质和程度判定清楚,以便选用合理的手术术式并最大限度地避免手术并发症的发生。

2.胆管结石

胆管结石的适应证选择,大致可分为以下两类情况。

(1)非手术治疗适应证:肝胆管泥沙样结石、胆总管结石直径<2.0 cm,均可采用十二指肠镜取石,一些内镜中心具有胆道镜的"子母镜",更可以取出肝内胆管的结石。

当胆总管下端的狭窄段不超过 2 cm,结石直径不超过 2 cm 者,可先行经内镜括约肌切开术(EST),用网篮取出结石,对较小分散的结石可给予复方大柴胡汤以增加胆汁分泌,冲刷胆道,可取得良好的治疗效果。较大结石可采用液电碎石或激光碎石的方法一次或数次取出结石。据天津市中西医结合急腹症研究所一组病例统计,在施行 EST 及中药治疗的 115 例中,排出结石者 114 例,占99.1%,其中完全排净者 105 例;结石排净率为 91.3%。

(2)手术治疗的适应证:对于有一叶或一段肝组织萎缩、肝内胆管多发结石、伴有胆管(肝内或肝外)狭窄及其他并发症的胆管结石,应采用手术治疗。

(二)非手术治疗方法

1.排石疗法

在 20 世纪 80 年代,有人将具有疏肝利胆、通里攻下作用的中药与具有解痉止疼效果的针刺疗法和能促进排便作用的硫酸镁按时间顺序联合给予,称之为排石的"总攻疗法",以增加疗效。

该种"排石"方法在 20 世纪七八十年代广为应用,对适应证选择较好的病例有一定疗效,但在排石过程中还应密切观察病情变化。如患者先有腹痛加重,随后突然缓解、体温下降或黄疸消退,往往提示为排石现象;若腹痛持续不止,体温升高,脉搏加快,血压下降,黄疸加重,则是病情加重,服用通便药物时,切忌太过,对体质虚弱者还要适当补液。排石过程中还进行常规的大便筛石。遇有结石过大、严重胆道感染、结石与胆管壁粘连等情况,排石可能无效,应及时中转手术。

2.溶石疗法

胆石的溶解剂亦具备以下条件:①具有促进胆固醇、胆色素的溶解能力;②对身体无毒;③能与胆石较长时间接触或能维持一定的浓度。

胆囊结石的溶石疗法:目前最常用口服溶石剂是鹅去氧胆酸(CDCA)和熊去氧胆酸(UDCA)。胆囊结石的溶解剂只对无钙化的胆囊胆固醇结石效果较好,而且结石的直径在 0.5 cm以下、胆囊功能较好的病例。CDCA 的开始剂量为每天 1 000 mg,然后减至每天500 mg。近年不少报告指出:CDCA 并非治疗胆石症的理想药物,因为溶石率较低(一般在 20%左右)、服药时间长(一般要服半年到 1 年)、停药后结石还会再度形成。重要的是此类胆酸制剂对肝功能有一定损害,要每月进行肝功能检查,一旦有肝功能异常即应停药。

3.内镜取石

由于现代科技的发展,内镜性能的不断改善,在胆石症的治疗中也发挥越来越明显的作用。

内镜取石的途径如下。①经十二指肠镜取石：用网篮或取石钳取石；②胆道镜或经皮肝胆道镜取石：胆道镜取石已相当普遍，可手术中取石，亦可手术后经过 T 型管窦道进行取石。经皮肝胆道镜取石多用于胆管狭窄或不能接受再次手术的病例；③经腹腔镜胆道镜取石术，即"二镜联合"取石术：这种技术已在一些有条件的医疗中心应用于胆管结石中。首先在腹腔镜下切开胆总管，再以胆道镜进行胆道探查、取石。该术式不仅可用于肝外胆道结石的患者的治疗，亦可用于肝内胆管结石患者。其疗效确切，恢复快，住院时间短，已获得成熟经验；④碎石疗法：多用于胆道术后的残余结石中，可通过十二指肠镜进行，其碎石方法有机械碎石、电气水压碎石、ND-YAG 激光碎石。

4.胆囊结石的体外冲击波碎石

体外冲击波碎石自 1985 年开始应用于临床，最初始于德国慕尼黑大学，现已有不少国家开始应用。最初的体外冲击波碎石装置由冲击波发生装置，超声波或 X 线装置、浴漕、脱气及给水装置及油压悬动台等。新一代的碎石装置已不必以水浴方式进行操作。体外冲击波碎石主要适用于以下几种情况：①无钙化的胆固醇结石；②单发结石或最多不超过 3 个的多发结石，最大直径不超过3.0 cm；③当患者体位变化时，可见移动的结石；④胆囊功能较好，适合于服用溶石剂者；⑤无严重系统疾病又能耐受冲击波治疗者。患者在硬膜外或全身麻醉后先用 B 型超声波捕捉结石，随后移动悬动台对好冲击波焦点，再次用B 型超声波或 X 线核对位置。发射冲击波约1 800 次，治疗时间为 20～45 分钟，冲击波治疗后 2 小时可经口进食，次日生活可转为正常。

在冲击波治疗 1 周前开始口服溶石剂，每天 CDCA 及 UDCA 各 300 mg，一般需服用以碎石完全排净后 3 个月为止。

根据德国 Sackmann 的报告，97 例患者进行了 101 次冲击波碎石治疗，除1 例外均取得了良好的碎石效果。碎石的排出还需要一定的时间：1 个月内排净者仅 30％，3 个月为 56％；6 个月为 75％。在碎石及排石的过程中患者可出现一定的反应，在 Sackmann 报告的病例中，有 36 例（37.1％）有偶发的肚腹痛，有一个患者并发了轻度胰腺炎。

经近 30 年的临床应用，体外碎石并未显示出早期报道的临床疗效。日本村田等人的报告表明，B 型超声 Ⅰa 型胆石消失率最高，可达 70％，Ⅰb 型为38.9％，Ⅰc 型则仅为 15.4％。结石愈大消失率愈低，10～14 mm 结石的消失率为 83.3％，15～19 mm 者为 61.5％，20～24 mm 者为35％，25～29 mm 者仅为 33.3％。

体外冲击波碎石为胆囊结石的治疗开辟了一条可能的新途径，但还必须正确地选择治疗适应证及进一步改进碎石及排石措施，否则也难取得满意的疗效。

（三）手术疗法

手术疗法是治疗胆石症十分重要的手段。由于我国胆石症在发病上的一些特点，如肝内胆管结石多、胆管狭窄多等，在胆石症的手术疗法上也积累了十分丰富的经验，治疗效果也不断提高。

手术时机：胆石症的手术时机，应根据胆道伴随病变的不同情况来选定。在可能的情况下，应尽量选择择期手术，避免急症手术。只是在胆道伴随有严重急性病变、难于用非手术疗法控制时，方考虑急症或早期手术，如胆囊结石伴有急性坏疽性胆囊炎，胆管结石并发急性梗阻性化脓性胆管炎等。

在有下列两种情况时，可考虑分期手术。

1.胆囊结石的分期手术

胆囊结石并发急性坏疽性胆囊炎，因患者周身情况较差或伴有其他重要器官并发症或因胆囊周围解剖关系不清,难于采用胆囊切除术时,可先行经皮肝胆囊穿刺引流术(PTGD)或胆囊造瘘术,待病情好转后(一般为术后 3 个月左右),进行第 2 次手术。

2.胆管结石的分期手术

在胆管结石合并急性梗阻性化脓性胆管炎(AOSC)或急性高位梗阻性化脓性胆管炎(AHOSC)时,以及布满胆管的肝内与肝外胆管结石(还常伴有胆管狭窄或肝叶的萎缩等),也很难采用 1 期手术予以解决。第 1 期手术通常要解决严重的感染或对肝脏影响较大的肝内梗阻问题,第 2 期手术再解决胆道的残余结石或建立新的胆肠引流。

(冯　健)

第七节　胆　囊　癌

胆囊癌为胆道原发性恶性肿瘤中最常见的疾病,占全部胃肠道腺癌中的 20%。其发病率占全部尸检中的 0.5%,占胆囊手术的 2%。主要发生在 50 岁以上的中老年人,发病率为 5%～9%,而 50 岁以下发病率为 0.3%～0.7%。女性多见,男女之比为 1∶3。胆囊癌的病因并不清楚,一般认为与胆囊结石引起的慢性感染所造成的长期刺激有关。本病属于中医学黄疸、胁痛、腹痛、积聚等范畴,其主要病因病机为肝气郁结,疏泄不利,脾气虚弱,水湿不化,致痰湿互结,湿热交蒸,瘀毒内阻,日久而形成。

一、诊断

(一)诊断要点

1.病史

上腹部疼痛不适或有胆囊结石。胆囊炎病史。

2.症状

主要表现为中上腹及右上腹疼痛不适,进行性加重,在后期可见持续性钝痛,腹痛可放射至右肩、背、胸等处。可有乏力、低热、食欲缺乏、嗳气、恶心、腹胀、体重减轻等,晚期可伴有恶病质表现。当癌肿侵犯十二指肠时可出现幽门梗阻症状。

3.体征

(1)腹胀:50%以上有右上腹压痛。当胆囊管阻塞或癌肿转移至肝脏或邻近器官时,有时可在右上腹扪及坚硬肿块。

(2)黄疸:晚期可见巩膜、皮肤黄染等。

4.并发症

(1)急性胆囊炎:因癌肿阻塞胆囊管引起的继发感染。

(2)阻塞性黄疸:约 50%患者癌肿侵犯胆总管可引起阻塞性黄疸。

5.实验室检查

化验检查对早期诊断意义不大。口服胆囊造影剂 85%以上不显影,仅 1%～2%可有阳性征象,个别情况下 X 线平片发现"瓷胆囊",则有诊断意义。

(1)生化检查。①血常规:可呈白细胞计数增高,中性粒细胞增高,有些病例红细胞及血红蛋白下降。②血沉增快。③血生化计数：部分患者胆红素增高，胆固醇增高，碱性磷酸酶增高。④腹水常规可呈血性。

（2）影像学检查。①胆囊造影：可通过口服法，静脉法或逆行胰胆管造影或经皮肝穿胆管造影法显示胆囊。如胆囊显影，则呈现胆囊阴影不完整，腔内可有充盈缺损，或有结石阴影，对诊断有一定价值。②B超检查：诊断率 50％～90％，可发现胆囊内有实质性光团、无身影，或胆囊壁有增厚和弥漫性不规则低回声区，有时能发现肝脏有转移病灶，B超是早期发现胆囊癌的较好方法。③CT检查：可显示胆囊有无肿大及占位性病变影。诊断准确率为 70％～80％。④PET、PET-CT检查：适用于胆囊肿块良、恶性的鉴别诊断、分期、分级及全身状况的评估；治疗前后疗效评估；为指导组织学定位诊断及选择正确的治疗方案提供可靠依据。

（3）纤维腹腔镜检查：可见胆囊表面高低不平，或有结石，浆膜失去正常光泽，胆囊肿大或周围粘连，肝门区可有转移淋巴结肿大，但因胆囊区不宜做活检，同时周围粘连往往观察不够满意。所以此方法有一定局限性。

（4）病理学检查：手术探察中标本经病理切片，或腹腔穿刺活检以进行病理学诊断，证实胆囊癌。经腹穿胆囊壁取活组织做细胞学检查，对胆囊癌诊断正确率为 85％左右。

（二）鉴别诊断

本病需与慢性胆囊炎、胆囊结石鉴别。

胆囊癌早期表现不明显或表现为右上隐痛、食欲缺乏等，与慢性胆囊炎和胆囊结石相似，可通过B超、CT检查明确诊断，必要时行腹腔镜检查、PET-CT检查，均有助于诊断。

二、辨证

（一）肝气郁结证

右胁隐痛、钝痛及胃脘胀痛，嗳气，恶心，腹胀，食欲缺乏，或口干苦，或目黄、身黄、小便黄赤，苔薄，脉弦。

（二）痰瘀互结证

右胁胀痛或刺痛，胸闷纳呆，恶心呕吐，腹胀乏力，胁肋下或见积块，或身目俱黄，苔白腻，舌有瘀斑，脉弦滑。

（三）肝胆湿热证

右胁胀痛，或向右肩胛放射痛，胸闷且痛，恶心呕吐，口苦，身目发黄，小便黄赤，大便不畅，苔黄腻，脉弦滑。

（四）肝胆实火证

黄疸胁痛，高热烦躁，口苦口干，胃纳呆滞，腹部胀满，恶心呕吐，大便秘结，小便黄赤，苔黄糙，脉弦滑数。

（五）脾虚湿阻证

身目俱黄，黄色较淡，右胁隐痛或胀痛绵绵，脘闷腹胀，食欲缺乏肢软，大便溏薄，苔白腻，舌淡体胖，脉沉细或濡细。

三、综合治疗

胆囊癌的治疗方法有手术、化疗、放疗、介入治疗等。对 NevinⅠ、Ⅱ、Ⅲ、Ⅳ期的胆囊癌患者，手术是主要手段。即使是 NevinⅤ期患者，只要没有腹水、低蛋白血症、凝血障碍和心、肺、肝、肾的严重器质性病变,也不应放弃手术探查的机会。

(一)手术治疗

1.纯胆囊切除术

纯胆囊切除术仅适用于术后病理报告胆囊壁癌灶局限于黏膜者或虽然累及肌层,但癌灶处于胆囊底、体部游离缘者。对位于胆囊颈、胆囊管的早期胆囊癌,或累及肌层而位于胆囊床部位者,应再次手术,将胆囊床上残留的胆囊壁、纤维脂肪组织清除,同时施行胆囊三角区和肝十二指肠韧带周围淋巴清除术。

2.根治性胆囊切除术

根治性胆囊切除术适用于 Nevin Ⅱ、Ⅲ期胆囊癌患者。切除范围:完整的胆囊切除;胆囊三角区和肝十二指肠韧带骨骼化清除;楔形切除胆囊床深度达 2 cm 的肝组织。

3.胆囊癌扩大根治性切除术

胆囊癌扩大根治性切除术适用于 Nevin V 期胆囊癌患者,手术方式视癌肿累及的脏器不同而异。

4.胆囊癌姑息性手术

为解除梗阻性黄疸,可切开肝外胆管,于左、右肝管内植入记忆合金胆管内支架,或术中穿刺胆管置管外引流。为解除十二指肠梗阻,可施行胃空肠吻合术。

(二)放疗

为防止和减少局部复发,一些欧美国家积极主张将放疗作为胆囊癌的辅助治疗。国内已有少数报道,认为术前放疗可略提高手术切除率,且不会增加组织脆性和术中出血,术中放疗具有定位准确,减少或避免正常组织器官受放射损伤的优点,该方法对不能切除的晚期患者有一定的疗效,放疗被认为是最有希望的辅助治疗手段,放、化疗结合使用不仅可以控制全身转移,且放疗疗效可因一些放射增敏剂,如 5-FU 的使用而改善。目前国内病例资料尚少,有待于不断地总结和积累经验。

日本学者高桥等对 14 例胆囊癌进行了总剂量为 30 Gy 的术前放疗,结果发现接受术前放疗者其手术切除率略高于对照组,且不会增加组织脆性和术中出血。术中放疗的优点是定位准确、减少邻近正常组织不必要的放射损伤。照射范围应包括手术切面、肝十二指肠韧带和可疑有残留癌组织的部位。外照射是胆囊癌放疗中最常用的方法。常在术后 13～39 天进行。仪器包括 ^{60}Co,45 兆电子回旋加速器,直线加速器和光子治疗。照射范围为肿瘤周围 2～3 cm 的区域,包括胆囊床、肝门至十二指肠乳头胆管、肝十二指肠乳韧带、胰腺后、腹腔干和肠系膜上动脉周围淋巴结。常用总剂量为 40～50 Gy,共 20～25 次,每周 5 次。

Todoroki 等对 85 例Ⅳ期者行扩大切除术(包括肝叶切除和肝脏胰腺十二指肠切除术),12 例术后无残留(turnor residue,RT_0),47 例镜下残留(RT_1),26 例肉眼残留(RT_2)。所有患者中有 9 例加外照射,1 例行近距放疗,37 例行术中放疗(平均剂量 21 Gy)。术中放疗的 37 例中有9 例再加外照射。结果辅助性放疗组局部控制率比单纯手术组明显升高(59.1％：36.1％),总的 5 年生存率明显增加(8.9％：2.9％)。辅助性放疗对镜下残留(RT1)组效果最好(5 年生存率为 17.2％,而单纯手术组为 0),对无残留组(RT0)和肉眼残留组(RT2)无明显效果。

(三)化疗

1.单药化疗

胆囊癌对多种传统的化疗药物均不敏感。如氟尿嘧啶(5-FU)、丝裂霉素(MMC)、卡莫司汀

(BCNU)和顺铂(DDP)等单药疗效都比较低,尚无公认的好的化疗药物,而新一代细胞毒性化疗药的相继问世正在改变这一局面。

鉴于吉西他滨(GEM)与胰腺和胆管组织具有亲和性及多篇报道 GEM 治疗胆囊癌或胆管癌有效,已经开展了多项 Ⅱ 期临床研究。一般采用常规剂量,即 $800\sim1200$ mg/m^2,静脉滴注30 分钟,第 1、8、15 天,每 4 周重复;药物耐受性好,Ⅳ度血液学毒性$\leqslant5\%$,非血液学毒性不常见,相当比例的有症状患者症状减轻和(或)体重增加。

临床前研究显示伊立替康(CPT-11)对胆系肿瘤具有活性。因此,Alberts 等设计了一项Ⅱ期临床试验,以评估其临床价值。总共 39 例患者入选,36 例可以评价,均经病理组织学或细胞学检查确诊为局部晚期或转移的胆管癌或胆囊癌。CPT-11 125 mg/m^2,静脉滴注,每周 1 次,连续应用 4 周,间隔 2 周。结果:获得 CR 1 例,PR 2 例,ORR 8%。提示 CPT-11 单药对胆系肿瘤疗效欠佳。毒副反应发生率高,但无特殊和不可预期的毒副反应发生。

2.联合化疗

如上所述,Ⅱ期临床试验提示 GEM 单药对于胆系肿瘤安全有效,已经有报道 GEM 与DDP、奥沙利铂(L-OHP)、多西他赛(DCT)、CPT-11、Cap、MMC 或 5-FU 静脉持续滴注等组成联合方案,可以提高疗效,尚需进行随机研究证实联合化疗在疗效和生存上的优势。常用方案有GP 方案和 MF 方案。

(四)介入胆道引流术

胆囊癌胆囊切除术后出现的阻塞性黄疸是难以手术治疗的,因为往往已有肝门的侵犯。通过内窥镜括约肌切开术放置引流管和金属支架管于胆总管的狭窄处可缓解胆道阻塞的症状。PTCD方法也可缓解胆道阻塞的症状。施行肝内扩张胆管或胆总管与空肠吻合及做 U 管引流也是有效的减黄手术方法。

四、预防与护理

(一)预防

(1)胆囊癌的病因尚不清楚,与胆囊癌发病相关的危险因素有油腻食物饮食、慢性胆囊炎、胆囊结石等,故应注意饮食,预防胆囊炎和胆囊结石。

(2)胆囊腺瘤、腺肌瘤、胰胆管连接异常、瓷性胆囊易伴发胆囊癌,故得此病的患者应积极治疗原发病。

(二)护理

(1)注意心理的护理,家属和医护人员应积极调整患者的情绪,使其保持心情愉快。

(2)长期卧床导致患者出现腹胀、便秘,可按顺时针方向为患者进行腹部按摩,以利肠蠕动增快。

(3)晚期患者发热甚多,如为炎症引起,则需积极行抗感染治疗。常见的则是癌性发热,每天定时发作,多在午后或傍晚开始,夜间消退。发热时,应嘱患者多饮温开水,或淡盐水,或橘汁之类含维生素 C、钾的饮料。发热较高者,可用温开水或 50% 酒精擦浴,也可针刺曲池、合谷、大椎等穴位。还可用吲哚美辛栓半粒塞肛,最好在发热前半小时至 1 小时用药,以阻止发热。

(4)疼痛患者按规定按时用镇痛药,并鼓励患者放松大脑,解除对癌痛的畏惧心理,多做其他娱乐活动,以分散精力,还可做锻炼,以"静"制痛。特别对晚期癌症剧痛患者的麻醉镇痛药使用不应有太多的顾虑,因为怕药物成瘾而减少或停止使用只会导致痛苦的延续和加重病情。

（冯　健）

第八节 急性胰腺炎

急性胰腺炎(acute pancreatitis,AP)是外科临床常见的急腹症之一,从轻症急性胰腺炎到重症急性胰腺炎,由于两者严重度不一,所以预后相差甚远。在急性胰腺炎中,80%左右为轻型胰腺炎,经非手术治疗可以治愈。而另20%表现为病情严重,伴有局部和全身并发症,出现一个或多个脏器功能衰竭,甚至导致患者死亡,被称为重症急性胰腺炎(severe acute pancreatitis,SAP)。重症急性胰腺炎即使给予及时治疗(包括外科的干预),仍有30%左右的病死率。

一、病因与发病机制

胆道疾病、酗酒、高脂血症和医源性创伤都可以诱发胰腺炎,其中,最常见的病因是胆道疾病,约占50%。其次,则是酗酒及医源性的创伤包括手术损伤、内镜操作等。近年来,高脂血症诱发的急性胰腺炎逐渐增多。其他的病因还有外伤、十二指肠病变如十二指肠憩室、高钙血症、药物因素(如硫唑嘌呤、氨基水杨酸、磺胺、皮质激素等)的诱发等。另外,有部分急性胰腺炎找不到原因,称特发性胰腺炎。

二、病理

急性胰腺炎的基本病理改变包括水肿、出血和坏死。任何类型的急性胰腺炎都具有上述3种改变,只是程度有所不同。一般急性胰腺炎在病理上分为间质水肿性胰腺炎和坏死性胰腺炎。

(一)间质水肿性胰腺炎

肉眼可见胰腺呈弥漫性和局限性水肿、肿胀、变硬,外观似玻璃样发亮。镜下可见腺泡和间质水肿、炎性细胞浸润,偶有轻度的出血和局灶性坏死,但腺泡和导管基本正常。此型胰腺炎占急性胰腺炎的绝大多数,其预后良好。

(二)坏死性胰腺炎

大体上胰腺肿大,胰腺组织因广泛出血坏死而变软,出血区呈暗红色或蓝黑色,坏死灶呈现灰黄、灰白色。腹腔伴有血性渗液,内含大量淀粉酶,网膜及肠系膜上有小片状皂化斑。镜检胰腺组织呈大片出血坏死,腺泡和小叶结构模糊不清。胰腺导管呈不同程度扩张,动脉有血栓形成。坏死灶外有炎性区域围绕。当胰腺坏死灶继发感染时,被称为感染性胰腺坏死。肉眼可见胰腺腺体肿大、肥厚,呈暗紫色。坏死灶呈现散在或片状分布,后期坏疽时为黑色,全胰坏死较少发生。

三、分类

急性胰腺炎因发病原因众多,病程进展复杂,预后差别极大,因此,分类侧重的方面不同,分类的方法也就有所不同。

(一)病因学分类

1.胆源性胰腺炎

由于胆管结石梗阻或胆管炎、胆囊炎诱发的急性胰腺炎。患者首发症状多起自中上腹或右上腹,临床上 50% 以上的急性胰腺炎都是胆道疾病引起。

2.酒精性胰腺炎

因酗酒引起的急性胰腺炎,国外报道较多,在西方国家约占急性胰腺炎的 25%。

3.高脂血症性胰腺炎

高血脂诱发的急性胰腺炎。近年来逐渐增多,正常人群如血脂高于11 mmol/L,易诱发急性胰腺炎。

4.外伤或手术后胰腺炎

胆道或胃的手术、胆道口括约肌切开成形术,ERCP 后诱发的急性胰腺炎。

5.特发性胰腺炎

病因不明的急性胰腺炎,多数是微小胆石引起。

6.其他

药物性急性胰腺炎、妊娠性急性胰腺炎等。

(二)病理学分类

(1)间质水肿型胰腺炎。

(2)坏死型胰腺炎。

(三)病程和严重程度分类

1.轻症急性胰腺炎

轻症急性胰腺炎占 AP 的多数,不伴有器官功能衰竭及局部或全身并发症,通常在 1～2 周内恢复,病死率极低。

2.中重症急性胰腺炎

伴有一过性(≤48 小时)的器官功能障碍。早期病死率低,后期如坏死组织合并感染,病死率增高。

3.重症急性胰腺炎

重症急性胰腺炎占 AP 的 5%～10%,伴有持续(＞48 小时)的器官功能衰竭。SAP 早期病死率高,如后期合并感染则病死率更高。

四、临床表现

(一)症状

急性胰腺炎起病急骤,临床表现的严重程度和胰腺病变的轻重程度相关,轻型胰腺炎或胆源性胰腺炎的初发症状较轻,甚至被胆道疾病症状所掩盖。而重症胰腺炎在剧烈腹痛的临床表现基础上症状逐渐加重,出现多脏器功能障碍,甚至衰竭。

1.腹痛、腹胀

突然出现上腹部剧烈疼痛是急性胰腺炎的主要症状。腹痛前,多有饮食方面的诱因,如暴饮暴食、酗酒和油腻食物。腹痛常为突然起病,剧烈的上腹部胀痛,持续性,位于中上腹偏左,也可以位于中上腹、剑突下。胆源性胰腺炎患者的腹痛常起于右上腹,后转至正中偏左。可有左肩、腰背部放射痛。病情严重的患者,腹痛表现为全上腹痛。腹痛时,患者常不能平卧,呈弯腰屈腿位。

2.恶心呕吐

伴随腹痛而来,恶心呕吐频繁,呕吐物大多为胃内容物,呕吐后腹痛腹胀症状并不能缓解为其特点。

3.发热

多数情况下中重症急性胰腺炎及重症急性胰腺炎早期体温常在38℃左右,但在胆源性胰腺炎伴有胆道梗阻、化脓性胆管炎时,可出现寒战、高热。此外,在重症急性胰腺炎时由于胰腺坏死伴感染,高热也是主要症状之一,体温可高达39℃以上。

4.休克

在重症急性胰腺炎早期,由于大量的液体渗透到后腹膜间隙、腹腔内、肠腔内或全身的组织间质中,患者出现面色苍白、脉搏细速、血压下降等低血容量性休克症状,并尿量减少。此外,在重症急性胰腺炎的感染期,如果胰腺和胰周坏死感染,组织及化脓性积液不及时引流时,可出现感染性休克。

5.呼吸困难

在重症急性胰腺炎的早期,一方面由于腹胀加剧使横膈抬高影响呼吸,另一方面由于胰源性毒素的作用,使肺间质水肿,影响肺的气体交换,最终导致呼吸困难。患者呼吸急促,呼吸频率常在30次/分以上,$PaO_2 < 8.0$ kPa(60 mmHg)。少数患者可出现心、肺、肾、脑等多脏器功能衰竭及弥散性血管内凝血(DIC)。

6.其他

约有25%的患者会出现不同程度的黄疸,主要是由结石梗阻和胰头水肿压迫胆总管所致,也可因胰腺坏死感染或胰腺脓肿未能及时引流引起肝功能不良而产生。此外,随着病情的进展,患者会出现少尿、消化道出血、手足抽搐等症状,严重者可有DIC的表现。

(二)体征

1.一般情况检查

患者就诊时呈急腹症痛苦面容,精神烦躁不安或神态迟钝,口唇干燥,心率、呼吸频率较快,大多心率在90次/分以上,呼吸频率在25次/分以上,一部分患者巩膜可黄染,血压低于正常。

腹部检查:压痛,轻症水肿性胰腺炎,仅有中上腹或左上腹压痛,轻度腹胀,无肌卫,无反跳痛。重症坏死性病例,全腹痛,以中上腹为主,上腹部压痛,伴中重度腹胀,上腹部有腹肌紧张、反跳痛等腹膜炎体征。根据胰腺坏死程度和胰外侵犯范围及感染程度,腹膜炎可从上腹部向全腹播散。左侧腰背部也会有饱满感和触痛。有明显的肠胀气,肠鸣音减弱或消失。重症患者可出现腹水,腹腔穿刺常可抽到血性液体,查腹水淀粉酶常超过1 500 U。坏死性胰腺炎进展到感染期时,部分患者有腰部水肿。

一些患者左侧腰背部皮肤呈青紫色斑块,被称为 Grey-Turner 征。如果青紫色皮肤改变出现在脐周,被称为 Cullen 征。这些皮肤改变是胰液外渗至皮下脂肪组织间隙,溶解皮下脂肪,使毛细血管破裂出血所致,出现这两种体征往往预示病情严重。

2.全身情况

胆源性胰腺炎患者如果有结石嵌顿在壶腹部,会出现黄疸。也有少数患者会因为炎症肿大的胰头压迫胆总管产生黄疸,但这种类型的黄疸程度较浅,总胆红素指数很少超过100 mmol/L。

早期或轻型胰腺炎体温无升高或仅有低于38℃的体温。坏死性胰腺炎患者病程中体温超过38.5℃,预示坏死继发感染。

患者左侧胸腔常有反应性渗出液,患者可出现呼吸困难。少数严重者可出现精神症状,包括意识障碍、神志恍惚甚至昏迷。

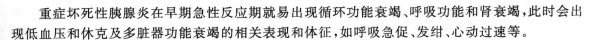

重症坏死性胰腺炎在早期急性反应期就易出现循环功能衰竭、呼吸功能和肾衰竭,此时会出现低血压和休克及多脏器功能衰竭的相关表现和体征,如呼吸急促、发绀、心动过速等。

五、辅助检查

(一)实验室检查

1.淀粉酶的测定

血、尿淀粉酶的测定是胰腺炎诊断最常用和最重要的手段。血清淀粉酶在急性胰腺炎发病的 2 小时后升高,24 小时后达高峰,4～5 天恢复正常。尿淀粉酶在发病的 24 小时后开始上升,下降缓慢,持续 1～2 周。血尿淀粉酶在发病后保持高位不能回落,表明胰腺病变持续存在。很多急腹症都会有血清淀粉酶的升高,如上消化道穿孔、胆道炎症、绞窄性肠梗阻等,故只有血尿淀粉酶升高较明显时才有临床诊断的意义。使用 Somogyi 法,血淀粉酶正常值在 40～110 U,超过 500 U,有诊断急性胰腺炎的价值。测值越高,诊断的意义越大。

淀粉酶/肌酐清除率比值:淀粉酶清除率/肌酐清除率(%)=(尿淀粉酶/血淀粉酶)/(尿肌酐/血肌酐)×100%,正常人该比值是 1%～5%,一般<4%,>6%有诊断意义。急性胰腺炎时,肾脏对淀粉酶的清除能力增加,而对肌酐不变,因此,淀粉酶/肌酐清除率比值的测定可以协助鉴别诊断。

2.血清脂肪酶的测定

因血液中脂肪酶的唯一来源是胰腺,所以具有较高的特异性。发现血中淀粉酶和脂肪酶平行升高,可以增加诊断的准确性。

3.C 反应蛋白、PMN-弹力蛋白酶的测定

C 反应蛋白是急性炎症反应的血清标志物,PMN-弹力蛋白酶为被激活的白细胞释放,也反映了全身炎症反应的程度,因此,这两个指标表明急性胰腺炎的严重程度。48 小时的 C 反应蛋白达到 150 mg/L,预示为重症急性胰腺炎。

4.血钙的测定

由于急性坏死性胰腺炎周围组织脂肪坏死和脂肪内钙皂形成消耗了钙,所以,血钙水平的降低也侧面代表了胰腺坏死的程度。血钙降低往往发生在发病后的第 2～3 天后,如果血钙水平持续低于1.87 mmol/L,预后不良。

5.血糖的测定

急性胰腺炎早期,血糖会轻度升高,是与机体应激反应有关。后期,血糖维持在高位不降,超过11.0 mmol/L(200 mg/dL),则是因为胰腺受到广泛破坏,预后不佳。

6.血红蛋白和血细胞比容的测定

急性胰腺炎患者血红蛋白和血细胞比容的改变常常反映了循环血量的变化。病程早期发现血细胞比容增加>40%,说明血液浓缩,大量液体渗入人体组织间隙,表明胰腺炎病情危重。

7.其他

在胰腺炎的治疗过程中,要随时监测动脉血气分析、肝肾功能、血电解质变化等指标,以便早期发现机体脏器功能的改变。

(二)影像学检查

1.超声检查

彩超由于无创、费用低廉、简便易行而成为目前急腹症的一种普查手段。在急性胆囊炎、胆

管炎、胆管结石梗阻等肝胆疾病领域，诊断的准确性甚至达到和超过 CT。但是，彩超检查结果受到操作者的水平、腹腔内脏器气体的干扰等影响。彩超也是急性胰腺炎的首选普查手段，可以鉴别是否有胆管结石或炎症，是否是胆源性胰腺炎。胰腺水肿改变时，彩超显示胰腺外形弥漫肿大，轮廓线膨出，胰腺实质为均匀的低回声分布，有出血坏死病灶时，可出现粗大的强回声。因坏死性胰腺炎时常常有肠道充气，干扰了彩超的诊断，因此彩超对胰腺是否坏死诊断价值有限。

2.CT 检查

平扫和增强 CT 检查是大多数胰腺疾病的首选影像学检查手段和有效检查方法，对于坏死性胰腺炎病变的程度、胰外侵犯范围及对病变的动态观察，则需要依靠增强 CT 的影像学判断。

单纯水肿型胰腺炎 CT 表现：胰腺弥漫性增大，腺体轮廓不规则，边缘模糊不清。

出血坏死型胰腺炎 CT 表现：肿大的胰腺内出现皂泡状的密度减低区，增强后密度减低区与周围胰腺实质的对比更为明显。

同时，在胰周小网膜囊内、脾胰肾间隙、肾前后间隙等部位可见胰外侵犯。目前，CT 的平扫和增强扫描已是胰腺炎诊疗过程中最重要的检查手段，临床已接受 CT 影像学改变作为病情严重程度分级和预后判别的标准之一。

（三）穿刺检查

1.腹腔穿刺检查

腹腔穿刺检查是一种安全、简便和可靠的检查方法，对有移动性浊音者，在左下腹和右下腹的麦氏点作为穿刺点，穿刺抽出淡黄色或咖啡色腹水，腹水淀粉酶测定升高对诊断有帮助。

2.胰腺穿刺检查

胰腺穿刺检查适用于怀疑坏死性胰腺炎继发感染者。一般在 CT 或 B 超定位引导下进行，将吸出液或坏死组织进行细胞学涂片和细菌或真菌培养，对确定是否存在坏死组织感染、何种细菌感染、采用何种抗生素及是否需要手术引流都有一定帮助。

六、治疗

在非手术治疗的基础上，根据不同的病因，不同的病程分期选择有针对性的治疗方案。

（一）非手术治疗

减少胰腺分泌，防止感染，防止病情进一步发展。单纯水肿型胰腺炎，经非手术治疗可基本治愈。

1.禁食、胃肠减压

禁食、胃肠减压主要是防止食糜进入十二指肠，阻止促胰酶素分泌，减少胰腺分泌胰酶，阻断可能加重疾病发展的机制。禁食、胃肠减压也可减轻患者的恶心、呕吐和腹胀症状。

2.抑制胰液分泌

使用药物对抗胰酶的分泌。包括间接抑制和直接抑制药物。间接抑制药物有 H_2 受体阻滞剂和质子泵抑制剂如西咪替丁和奥美拉唑，通过抑制胃酸分泌减少胰液分泌。直接抑制药物主要是生长抑素，它可直接抑制胰酶的分泌。有人工合成的生长抑素八肽和生物提取物生长抑素14 肽。

3.镇痛和解痉治疗

明确诊断后，可使用止痛剂，缓解患者痛苦。要注意的是哌替啶可产生胆道口括约肌痉挛，故联合解痉药物如山莨菪碱等同时使用。

4.营养支持治疗

无论是急性水肿性胰腺炎还是急性坏死性胰腺炎,起病后,为了使胰腺休息,都需要禁食较长的一段时间,因此营养支持尤为重要。起病早期,患者有腹胀、胃肠道功能障碍,故以全胃肠道外的静脉营养支持为主。

5.预防和治疗感染

抗生素的早期预防性使用目前尚有争议。在没有感染出现时使用预防性抗生素,有临床研究证实并未减少胰腺感染的发生和提高急性胰腺炎的治愈率,反而长期的大剂量的抗生素使用加大了真菌感染的机会。我们认为,在急性水肿性胰腺炎,没有感染的迹象,不建议使用抗生素。而急性坏死性胰腺炎,当影像学资料判断胰腺坏死范围超过30%,可以预防性使用抗生素。首选广谱的、能透过血胰屏障的抗生素如喹诺酮类、三代或四代头孢菌素、碳青霉烯类等。

(二)手术治疗

部分重症急性胰腺炎,非手术治疗不能逆转病情的恶化时,就需要手术介入。手术治疗的选择要慎重,何时手术,做何种手术,都要严格掌握指征。

1.手术适应证

(1)胆源性急性胰腺炎:分梗阻型和非梗阻型,对有梗阻症状的病例,要早期手术解除梗阻。非梗阻的病例,可在胰腺炎缓解后再手术治疗。

(2)重症急性胰腺炎病程中出现坏死感染:有前述坏死感染的临床表现及辅助检查证实感染的病例,应及时手术清创引流。

2.手术方法

(1)坏死病灶清除引流术:是重症急性胰腺炎最常用的手术方式。该手术主要是清除胰腺坏死病灶和胰外侵犯的坏死脂肪组织及含有毒素的积液,去除坏死感染和炎性毒素产生的基础,并对坏死感染清除区域放置灌洗引流管,保持术后有效地持续不断地灌洗引流。

(2)胰腺残余脓肿清创引流手术:对于已进入残余感染期的患者,感染残腔无法自行吸收,反而存在有全身炎症反应综合征者,可行残余脓肿清创引流术。操作方法同坏死病灶清除引流术,只要把冲洗引流管放在脓腔内即可,也不需要再行"三造瘘"手术。

(3)急性坏死性胰腺炎出血治疗术:出血可以发生在急性坏死性胰腺炎的各个时期。胰腺坏死时一方面胰腺自身消化,胰腺实质坏死胰腺内血管被消化出血;另一方面大量含有胰蛋白酶、弹性蛋白酶和脂肪酶的胰液外渗,腐蚀胰腺周围组织和血管,造成继发出血。当进行胰腺坏死组织清创术时和清创术后,出血的概率更高,即有有活性的胰腺组织被清除时引起的创面出血,但主要是已坏死的组织被清除后,新鲜没有坏死栓塞的血管暴露于高腐蚀性的胰液中,导致血管壁被破坏出血。

(冯 健)

第九节 胰腺囊肿

胰腺囊肿分成真性和假性囊肿两大类:前者较少见,一般囊肿较小,有时不引起临床症状;后者比真性囊肿多见,多发生在急性胰腺炎或外伤之后,常引起症状。

一、病因和病理

(一)真性胰腺囊肿

真性胰腺囊肿指其囊壁完整并有上皮覆衬者,少数囊壁覆衬的上皮细胞可因囊内压力过高或受胰酶的消化作用而逐渐消失,致使不易与假性囊肿鉴别。

1.先天性

此类是胰腺外分泌腺的先天性畸形病变,较罕见,可分为孤立性胰腺囊肿、多发性胰腺囊肿、肠源性胰腺囊肿、皮样囊肿、胰腺血管瘤样囊肿等类型。

先天性单个真性囊肿多为单发和单房性,大小不一,偶为多房性,多见于婴幼儿。囊壁由立方形、柱状或复层鳞状上皮组成,囊内为清晰或混浊液体,棕黄色,淀粉酶含量多升高。胰腺多囊性疾病包括有胰腺纤维化囊性病、胰腺多囊性疾病伴小脑肿瘤和视网膜血管瘤、胰腺囊肿伴多囊肾(Ⅰ型或Ⅱ型),常与肾、肝、肺及中枢神经系统囊肿并发。肠源性胰腺囊肿仅见数例文献报道,其囊壁含有胃壁黏膜上皮和平滑肌纤维。皮样囊肿由胚胎发育异常所致,含有毛发、牙齿、汗腺等,囊壁可有钙化灶。胰腺血管瘤样囊肿极少见,部分囊壁呈海绵样并含有血液,囊壁由内皮细胞组成。

2.后天性

后天性真性胰腺囊肿包括各种因素引起胰管阻塞导致的潴留性囊肿和胰腺囊性肿瘤。

(1)潴留性囊肿:占胰腺囊肿的 10%～20%,多由于急、慢性炎症所致的胰管狭窄或阻塞引起分泌液潴留而成,也可因结石或寄生虫阻塞胰管所致。囊肿多为单发,其内壁常为单层立方或扁平上皮覆盖,囊内为富含胰酶的清亮液体。少数巨大囊肿的内层上皮可由于囊内高压、炎症及胰酶的消化作用而完全失去上皮结构。

(2)胰腺囊性肿瘤:可分成浆液性囊腺瘤、黏液性囊腺瘤和黏液性囊腺癌 3 类。囊腺瘤约占所有胰腺良性囊肿的 10%,而囊腺癌仅占胰腺恶性肿瘤的 1%。

浆液性囊腺瘤:为最常见的胰腺囊性肿瘤,为良性肿瘤,不恶变,多由多发性小囊肿集聚而成肿块,囊壁由扁平或立方形上皮细胞组成,囊内液体清亮,含有糖原,很少或不含黏液。可发生在胰腺任何部位,但以胰头部多见。

黏液性囊腺瘤:呈单囊或多囊,2～10 cm 大小,呈不规则圆形分叶状。有明显包膜。囊壁有时附有小囊腔,其中含有混浊黏液,无糖原,囊壁由高柱上皮组成,或呈乳头状排列,有时可见不典型的上皮细胞。黏液性囊腺瘤组织学检查上具有良性肿瘤特征,但具有潜在恶性,部分囊腺瘤可发展成为囊腺癌。好发于胰体尾部。

黏液性囊腺癌:临床表现与黏液性囊腺瘤相似,要注意鉴别。黏液性囊腺癌囊性肿块一般很大,多囊性,内有大量黏液,良性者囊壁为单层上皮,恶性者则为复层上皮,可见核分裂和不典型细胞。好发于胰体尾部。

(二)假性胰腺囊肿

假性胰腺囊肿多因胰腺急性炎症或外伤所致胰液外溢致周围组织纤维增生而成,囊壁无上皮细胞覆衬,故称为假性囊肿。假性囊肿形成一般在疾病发生后 2 周以上,囊壁成熟需要 4～6 周时间。假性囊肿多与主胰管或其主要分支相通。囊肿的部分后壁与胰腺相连,囊壁的其他部分由胰腺周围的脏器,如胃、横结肠及有关的韧带和系膜等组成。囊液含蛋白质、坏死组织、炎性细胞和纤维素等,其中淀粉酶含量很高。如囊内含有脓液,需与胰腺脓肿区别。文献上偶见有原因不明的胰腺假性囊肿的报道。

二、临床表现

(一)真性胰腺囊肿

真性胰腺囊肿比较少见,且一般都较小,除赘生性囊肿外多数无症状。先天性囊肿多见于小儿,胰腺纤维性囊肿多因继发的肠梗阻或消化吸收不良始被发现。赘生性囊肿多见于中年以上成人。黏液性囊腺瘤好发于40～59岁女性,偶见于年轻女性,囊腺癌患者的发病年龄高于囊腺瘤,大多在60岁以上。胰腺囊腺瘤和囊腺癌的主要临床表现均为腹痛和腹块,其鉴别靠病理学检查。腹痛通常为隐痛,或仅为饱胀不适感。腹块可小可大,质地从囊性感到坚硬感不定,一般无触痛。伴发囊内出血时,肿块可骤然增大,腹痛加剧和触痛明显。当肿瘤浸润或压迫胆管时,可出现阻塞性黄疸。

(二)假性胰腺囊肿

患者多数有急性胰腺炎或腹部外伤史,潜伏期十数天至数月不等。其症状有囊肿本身引起的,如中上腹或左上腹疼痛,由间歇性逐渐转为持续性钝痛,并向背部或左肩部放射;亦有囊肿压迫引起的症状,如上腹部不适、恶心、呕吐等,压迫胆管可引起胆管扩张和黄疸。出现腹部肿块,呈进行性肿大,位于中上腹,或偏右、偏左,一般呈圆形、光滑,并有紧张感。$1\%\sim4\%$的假性胰腺囊肿患者可能伴发囊内感染,此时可出现发热。个别囊肿可破向胃、十二指肠、胸腔或腹前壁,形成腹内、外胰瘘。如直接穿破入腹膜腔,则出现腹膜炎或胰性腹水。有文献报道约13%的胰腺假性囊肿可合并出血,出血原因一方面是囊肿本身或囊肿内容物侵蚀血管壁引起血管破裂出血,另一方面可能是因为囊肿压迫和血管栓塞引起的门脉高压胃底静脉曲张破裂出血。

三、诊断

胰腺囊肿不引起症状者常不易被发现,有时仅在尸解或手术时始证实其存在。腹部外伤或急性胰腺炎发作后出现腹部肿块,特别在急性胰腺炎后血清、尿淀粉酶值久未降至正常者,应考虑胰腺假性囊肿的可能。为了进一步明确胰腺囊肿的存在及其所在位置,常需作下列影像学检查。

(一)超声检查

囊肿直径2 cm以上者,超声探查在回声图上可见到液平段。超声探测仅能证实肿块的囊性性质及其与胰腺的邻近关系,不能提示囊肿必然源自胰腺,也难以鉴别真性囊肿和假性囊肿。由于操作方便,常列为常规检查。

(二)CT扫描和MRI检查

CT扫描和MRI检查可显示囊肿与周围的解剖关系,也有助于鉴别囊肿实质肿瘤。CT检查有助于发现胰腺内囊性病变,从囊肿形态、囊壁厚薄、囊腔内赘生物等可区别假性囊肿与囊性肿瘤。钙化多见于囊性肿瘤,黏液囊性肿瘤囊泡较大,囊内有组织,壁较厚;而浆液性囊腺瘤则呈蜂窝状,囊壁薄而光滑。位于胰外较易诊断为假性囊肿,如假性囊肿位于胰腺内,系多房性,囊内有碎屑、出血、偶有钙化就很难与囊性肿瘤区别。

(三)内镜逆行胰胆管造影检查(ERCP)

ERCP可见主胰管受压移位或扭曲伴不同程度的扩张,部分患者的胰管表现为狭窄或受压,但囊性肿瘤与胰管一般都不相通。

（四）胃十二指肠钡餐检查

胃十二指肠钡餐检查如能发现胃、十二指肠或横结肠受压移位情况符合由小网膜囊长出的囊肿时，提示胰腺囊肿的可能。

（五）超声内镜（EUS）检查

EUS 是将内镜和超声相结合的消化道检查技术，可以检测到直径＜1 cm 的小囊肿，并能显示囊壁厚度及其与消化道管腔的位置关系，观察囊肿与胰管的关系，还可以了解囊肿周围的血管情况。EUS 可以应用于假性囊肿的内镜下治疗。

（六）其他检查

细针穿刺检查有助于术前诊断并能鉴别各种不同囊性病变，囊液检查有时对囊腺癌的鉴别有些帮助，如浆液性囊腺瘤囊液含有糖原，CEA 值＜4 ng/mL；而黏液性囊性肿瘤的囊液黏度较高，不含糖原，穿刺细胞学检查如发现黏液细胞和癌细胞，诊断可明确，但假阴性率较高。黏液性囊腺瘤与黏液性囊腺癌两者 CEA 均增高（＞5 ng/mL），CA125、CA15-3、CA72-4 升高提示恶变。CA19-9 价值不大，因在假性囊肿也可增高。淀粉酶和脂肪酶在黏液性囊性肿瘤多不增高，但在假性囊肿明显增高。

四、治疗

（一）保守治疗

无明显症状的胰腺囊肿，可以先行采取保守治疗。有文献报道，6 cm 及以下的囊肿部分可以自行吸收，故可以定期复查 B 超随访囊肿大小。

（二）外科手术治疗

1.囊肿和胰腺部分切除术

该手术适用于囊腺瘤和某些真性囊肿。囊腺癌者尚需作胰腺大部切除。

2.囊肿内引流术

该手术适用于囊壁较坚厚的假性囊肿，多在发病后 2～3 个月后施行，因这时囊壁已成熟并已纤维化，有利于缝合。一般的假性囊肿很少有完全切除的可能，因其位置深在，囊壁血运丰富，且周围粘连致密，很少有清晰的分界线，切除技术上较为困难。常在囊肿的最低部做横形切开，取空肠与该横切口做 Roux-en-Y 式空肠囊肿吻合术，吻合口应选择低位，保证引流效果。

3.囊肿外引流术

该手术适用于并发感染的囊肿和囊壁脆薄的假性囊肿。假性囊肿大出血和假性囊肿破裂的急症手术也适合采用外引流术。手术简单易行，但其缺点是术后需每天换药，漏出胰液较多，愈合时间较长。术后按胰瘘处理，并补充静脉高价营养，待病情稳定后行内引流术，一般至少等待3 个月。胰瘘不能愈合者，经半年左右切除瘘，并做胰管与肠道吻合的手术。

4.腹腔镜手术

随着腹腔镜技术的发展，胰体尾切除及囊肿胃肠道吻合术可以在腹腔镜下进行，但临床上尚未广泛开展。

（三）其他方法

其他方法包括内镜下经乳头囊肿引流术（ETCD），内镜下囊肿胃造瘘术（ECG），囊肿十二指肠造瘘术，超声引导下经皮穿刺置管引流等。

（冯　健）

第七章 泌尿外科疾病

第一节 肾 损 伤

一、肾脏损伤的分类与发生机制

(一)病因与分类

1.闭合性损伤

造成肾脏闭合性损伤的外力因素可以是直接外力,也可以是间接外力。直接外力引起的闭合性损伤往往是钝性外力直接撞击腹部、腰部或背部造成的肾实质损伤。由交通事故、体育活动撞击或暴力冲突等产生的外力挤压肾脏,并导致肾脏与脊柱、肋骨相撞引起肾实质损伤或裂伤。

间接外力引起的闭合性损伤主要是指身体剧烈运动或体位变化导致的肾实质损伤。机动车突然减速、高处坠落等可以诱发瞬间的肾脏过度活动,进而导致肾实质裂伤、肾血管内膜撕脱或肾盂输尿管连接部断裂等。由于轻微外力引起肾损伤的患者往往提示其肾脏可能存在某种先天性或病理性改变如肾盂输尿管连接部狭窄导致的肾积水、肾肿瘤等。

2.开放性损伤

开放性肾脏损伤主要以刀刺伤、枪击伤多见。刀刺伤引起的肾损伤往往为肾脏贯通伤,严重时可以同时穿透肾实质、集合系统及肾血管。此外,肾损伤的程度与刀具或匕首的长短、粗细、刺入部位和深度密切相关。枪击伤引起的肾脏贯通伤通常伴有延迟性出血、尿外渗、感染及脓肿形成等表现。这是由于子弹穿过肾脏可产生放射性或爆炸性能量,其气流冲击作用使软组织呈洞状损坏,其组织破坏程度与发射子弹的速度相关,并易出现延迟性组织坏死。

3.医源性损伤

医源性损伤是指在疾病诊断或治疗过程中发生的肾损伤。如体外冲击波碎石、肾盂输尿管镜、经皮肾镜及腹腔镜检查或治疗时造成的损伤。常见的医源性肾损伤是肾血管损伤引起的大量出血、肾实质损伤引起的肾周血肿、肾裂伤及肾脏集合系统损伤引起的尿外渗等。

4.自发性肾破裂

自发性肾破裂是指在无明显外伤情况下突然发生的肾实质、集合系统或肾血管的损伤,临床较罕见。自发性肾破裂的发生往往由肾脏本身病变所致,如巨大肾错构瘤或肾癌、肾动脉瘤、肾积水及肾囊肿等疾病引起。

(二)发病机制

肾损伤的发生机制和肾损伤的分类密切相关。

对于闭合性肾损伤的患者来讲,直接外力和间接外力引起损伤的机制也有所不同。直接外力引起的闭合性肾损伤是由于肾脏局部承受的压力突然增加导致肾脏移位并撞击邻近骨骼,或肾被膜破裂而产生。间接外力引起的闭合性肾损伤主要是由于肾脏随呼吸正常活动的范围突然加大导致肾脏过度活动而产生。

显而易见,开放性肾损伤的发生就是肾脏直接受到外界创伤的结果。一般认为贯通性肾损伤约80%同时合并多处脏器的损伤。肾损伤的发生机制也与是否发生泌尿系统以外的脏器损伤相关,腹部贯通伤涉及肾脏的占6%～17%。文献报道贯通性肾损伤合并胸腔或腹腔脏器损伤的比例为85%～95%。而贯通性肾损伤的发生与体表受伤的部位相关。当刀刺入部位在腋前线或腋后线时,肾损伤同时合并其他脏器损伤的仅占12%。

肾蒂血管损伤的发生主要见于开放性肾损伤的患者,但是也有20%左右闭合性肾损伤的患者可以表现为肾血管损伤。国内外的文献报道显示在肾蒂血管损伤的患者中,肾动脉、肾静脉均损伤者占47%,肾静脉损伤者占34%,而肾动脉损伤者仅占19%。

二、肾脏损伤的诊断与分级

(一)诊断

在肾损伤的诊断中最主要的一项内容就是创伤或外伤史的了解,同时配合全面的体格检查和各种辅助检查对患者进行全面的评估,获得明确的诊断。

1.创伤史

创伤史的了解应该首先考虑患者的受伤程度和病情的危急状况,尽可能在较短的时间内了解外伤或创伤现场的情况,有无体表创伤的发生,体表创伤的部位、深度和利器的种类。无论损伤是来自钝器直接暴力或刀刺贯通伤,根据体表解剖特点,如果受伤部位是从后背、侧腰部、上腹部或下胸部,均可能导致肾损伤。贯通伤的利器或子弹类型等也是询问并记录的重要内容,这不仅可评估损伤程度,也有助于考虑对失去血供组织清创术的范围。如因机动车交通事故所致,需了解机动车车速,伤者是司机、乘客还是行人。高处坠落伤应了解坠落高度及坠落现场地面情况。无论是机动车或高处坠落突然减速致伤,虽然未出现血尿也不能忽略有肾损伤的可能,必须进一步检查以明确有无肾损伤和是否需要外科治疗。

2.临床表现

患者受到各种创伤后的临床表现非常复杂,同时临床表现会随时发生变化,因此在了解创伤史的同时应该掌握其临床表现的特征,做到不延误治疗时机的目的。

(1)休克:患者受到各种创伤后发生的休克分为创伤性休克和失血性休克。创伤性休克是由于创伤后腹腔神经丛受到创伤引起的强烈刺激,导致血管张力下降和心排血量下降出现暂时性血压下降所致,一般情况下经输液治疗后可以获得恢复。而失血性休克是因为肾损伤伴随的大量出血和血容量的减少导致血压下降,需要及时输血补充患者的血容量,并同时采用各种方法止血,迅速达到救治目的。

(2)血尿:尽管血尿被认为是肾损伤最常见,也是最重要的临床表现,但是不能忽略的是有5%～10%肾损伤的患者可以暂时没有血尿的表现。出现肉眼血尿通常预示患者有较严重的肾损伤,但是血尿的严重程度并不完全和损伤机制及肾损伤的程度相关。某些重度肾损伤如肾血管断裂、肾盂输尿管连接部破裂、输尿管断裂或血块阻塞输尿管,可能表现为镜下血尿,甚至无血尿。而在受到创伤前明确有肾脏疾病的患者如肾肿瘤、肾血管畸形、肾囊肿等,有时较轻的创伤也会出现不同程度的血尿。

(3)疼痛:疼痛往往是患者受到外伤之后的第一个症状。一般情况下,疼痛部位和程度与受创伤的部位和程度是一致的。疼痛症状可以由肾被膜下出血导致的张力增加引起,表现为腹部或伤侧腰部的剧烈胀痛等疼痛症状。输尿管血块梗阻引起的疼痛常表现为钝痛。血块在输尿管内移动可导致痉挛,出现肾绞痛症状。肾损伤后出现的肾周血肿和尿外渗通常伴随明显的进行性的局部胀痛,在部分患者可以触及腰部或侧腹部肿块。

如果肾损伤引起的出血仅局限于腹膜后,疼痛症状以腰肌紧张、僵直及较剧烈的疼痛为主。如果腹膜后血肿或尿液刺激腹膜或后腹膜破裂,血肿进入腹膜腔就会出现明显的腹痛和腹膜刺激征。同时合并腹腔脏器损伤的患者也会表现为明显的腹膜刺激征,但是应该注意的是出现腹膜刺激征并非一定有腹腔脏器损伤。在我国一项250例肾损伤中有腰痛症状者占96%,有腹膜刺激者占30%,而合并有腹腔脏器损伤者仅占8.8%。

(4)多脏器损伤:肾损伤合并其他脏器损伤的发生率和创伤部位与创伤程度有关。与肾损伤同时出现的合并伤主要涉及与肾相邻的脏器,如肝、脾、胰腺、胸腔、腔静脉、主动脉、胃肠道、骨骼及神经系统等。有合并伤的肾损伤患者其临床表现更为复杂。合并腹腔内脏器损伤者主要表现为急腹症及腹胀等症状。合并胸腔脏器损伤者多表现为呼吸循环系统症状。合并大血管损伤的患者可以表现为失血性休克,合并不同部位骨折及神经系统损伤的患者也会出现相应的临床表现。国内近期多篇报道肾损伤合并其他脏器损伤占14%~41%,而国外报道明显高于国内,闭合性损伤合并其他脏器损伤者44%~100%。贯通性肾损伤合并腹腔胸腔脏器损伤者80%~95%,其中枪伤全部合并其他脏器损伤。

3.体格检查

对所有创伤患者首先应该积极监测各项生命体征的变化。定时监测患者的血压、脉搏、呼吸及意识等。如果患者的收缩压<12.0 kPa(90 mmHg)应该考虑有发生休克的可能。在进行全面体格检查时,注意观察创伤的部位和创伤程度。如果受伤部位在下胸部、上腹部、腰部并伴随有血尿等症状时,应考虑有肾损伤的可能。腰部或腹部触及肿块表明有严重肾损伤和腹膜后出血的可能。对于体表或体内有利器残留的患者,应该观察利器扎入体内的深度,是否伴随有出血或尿液样体液的流出,以及利器是否随呼吸移动等特征。因肾损伤同时合并腹部脏器损伤发生率高达80%,临床检查时要除外是否合并腹部脏器损伤。对于已经明确有腹部脏器损伤的患者,应该注意有无同时发生肾损伤的可能。

4.尿液检查与分析

对于疑有肾损伤的患者应尽早获取尿液标本进行检测,判断有无血尿的发生。血尿的判断分为肉眼血尿和镜下血尿两种,出现肉眼血尿的患者同时还应该通过血尿的状况,如有无血块等初步判断出血量的多少,以及是否需要留置尿管进行膀胱冲洗等。尿液标本收取过程中应该特别注意收集伤后第一次尿液进行检测,因为有些伤者在受伤后第一次排尿为血尿,而之后的几次排尿由于输尿管血块堵塞的原因出现暂时性血尿消失的现象。

5.影像学检查

影像学检查包括腹部平片、静脉尿路造影、计算机断层扫描(CT)、肾动脉造影、超声检查、磁共振成像(MRI)及逆行造影等各种类型检查手段。

(1)B超检查:由于B超检查的普及和快捷方便的特点,对于怀疑有肾损伤,尤其是闭合性损伤的患者应该尽早进行B超检查。必要时可以反复进行B超检查进行动态对比,目的就是对肾损伤获得早期诊断。由于方便可靠的特点,在肾损伤的影像学检查中B超检查被认为是首选检查手段。

B超检查可以判断肾脏体积或大小的变化,有无严重肾实质损伤的存在,肾血管的血流是否正常等,同时也能够对肾脏有无积水,肿瘤占位等病变作出判断。对造影剂过敏、不能接受X线检查的患者(如妊娠女性)及有群体伤员时可以作为一种筛查性手段。

(2)腹部平片与静脉尿路造影:腹部平片应包括双肾区、双侧输尿管及膀胱区。在获得腹部平片后应该首先观察骨骼系统有无异常、伤侧膈肌是否增高等泌尿系统之外的变化,及时判断有无多脏器损伤的可能。对于开放性肾损伤的患者,通过腹部平片还可以了解体内有无金属利器、断裂刀具及子弹或碎弹片的残留。

静脉尿路造影通常采用大剂量造影剂快速静脉推入后连续观察的手段。当静脉尿路造影显示患肾不显影表明功能严重受损,可能为肾损伤严重或肾动脉栓塞,而肾动脉栓塞的可能性约占50%。

(3)CT检查:CT检查对肾周血肿及尿外渗范围的判断能力均优于静脉尿路造影。采用增强扫描可观察肾实质缺损部位、程度,辨别有无肾动脉或分支的损伤和栓塞。采用螺旋CT可更清晰地显示复杂肾损伤的生理解剖学图像。CT检查应包括全腹及盆腔,必要时口服对比剂或灌肠以排除胃肠道的破裂,达到了解腹膜内脏器有无合并伤的目的,为重度肾损伤患者是否能采用非手术治疗提供更多信息,避免过多开放手术导致肾切除的风险,尤其是孤立肾及双肾损伤患者。

CT平扫对创伤部位、深度、肾血管损伤,有无尿外渗及肾功能的判断效果差,常需增强扫描补充。临床经验认为无论是闭合性还是贯通性损伤常常以CT作为首选,减少过多地搬动患者,并能为医师对病情判断提供更快更有价值的信息。

(二)分级

肾损伤的分级在肾损伤的诊断与治疗中意义重大,对肾损伤严重程度的正确评估是制订合理的进一步检查和处理措施的基础。而根据肾损伤的分级判断患者能否进行进一步检查,选择何种治疗手段,最大限度地达到救治患者及保护患肾的目的。

最初肾损伤按其损伤机制进行分类,即分为闭合性损伤及贯通性损伤,其中包括医源性损伤及自发性肾破裂等。肾创伤有多种分类,而其中被广泛接受和使用的分类是美国创伤外科协会提出的(表7-1)。

表7-1 美国创伤外科协会肾创伤分级

级别	分型	临床表现
Ⅰ	挫伤	肉眼或镜下血尿,其他泌尿系统检查正常
	血肿	无肾实质裂伤的包膜下血肿
Ⅱ	血肿	腹膜后肾周血肿
	撕裂伤	<1 cm 的肾皮质裂伤,无尿外渗
Ⅲ	撕裂伤	>1 cm 的肾皮质裂伤,无尿外渗及集合系统裂伤
Ⅳ	撕裂伤	肾皮质、髓质及集合系统全层裂伤

续表

级别	分型	临床表现
	血管	肾动脉或静脉主干损伤,伴出血
V	撕裂伤	肾碎裂
	血管	肾蒂撕脱伤,肾无血供

为了临床诊治的方便,有学者提出肾损伤只分轻度和重度。轻度损伤为肾挫伤、被膜下少量血肿、肾浅表裂伤。重度损伤为肾深层实质裂伤、裂伤深达髓质及集合系统、肾血管肾蒂损伤、肾破碎、肾周大量血肿。并认为轻度损伤占70％,破碎肾和肾蒂损伤占10％～15％。也有学者将肾损伤分为轻度、中度、重度。轻度为肾挫伤和小裂伤占70％,中度为较大裂伤,约占20％,重度为破碎伤及肾蒂损伤,约占10％。

然而,这些分级及分类方法只是根据肾脏本身的损伤程度限定的,并不完全反映伤者的整体状况。创伤患者的特点和整体状况密切相关,如肾损伤常常同时合并多脏器的损伤。然而,目前关注更多的问题是对肾损伤的评估应该建立在对患者全身状况正确评估的基础上,尤其是合并多脏器损伤的患者,在进一步的临床检查和治疗过程中常常需要多个科室医师的密切配合。因此,不论何种肾损伤的分级方法都不能替代对患者全身状况的评估。

三、肾脏损伤的治疗

在肾损伤的临床治疗中,如何选择手术时机和手术方法一直都是泌尿外科医师关注的问题。在决定治疗方式之前,更重要的一点就是需要判断患者是否具有手术适应证。而手术适应证的判断主要是根据患者的创伤史、损伤的种类与程度、送入急诊室后的临床表现及全面检查的结果决定。

(一)急诊救治

实际上,对送入急诊室的创伤患者来讲,临床治疗和检查是同步进行的。通过对血压、脉搏、呼吸及体温等生命体征的监测,需要立即决定患者是否需要输血、输液或复苏处理。在询问创伤史的同时,完成各项常规检查。根据创伤的分类即闭合性或开放性损伤,初步判断患者是单纯肾损伤还是多脏器损伤。对于仅怀疑为单纯肾损伤的患者,应该根据患者有无血尿及血尿常规检查和B超等辅助检查的结果决定患者进一步的治疗计划。如果是多脏器损伤需要与相关科室的医师取得联系,共同决定下一步临床检查的内容和救治方案。

(二)保守治疗

肾脏闭合性损伤的患者90％以上可以通过保守治疗获得治疗效果。近年来随着影像技术的进展与普及,尤其是CT检查,对闭合性肾损伤患者肾脏损伤的程度能够获得明确的判断,手术探查发生率明显下降。手术探查往往会出现难以控制的出血而导致患肾切除,因此,需要严格把握手术探查的适应证。一般认为接受保守治疗的患者应该具备以下条件:①各项生命体征平稳;②闭合性损伤;③影像学检查结果显示肾损伤分期为Ⅰ、Ⅱ期的轻度损伤;④无多脏器损伤的发生。

在保守治疗期间应密切观察各项生命体征是否平稳,采取输液,必要时输血补充血容量和维持水电解质平衡等支持疗法,并给以抗生素预防感染。注意血尿的轻重腹部肿块扩展及血红蛋白、血细胞比容的改变。患者尿量减少,要注意患者有无休克或伤后休克期过长发生急性肾衰竭可能。患者有先天性畸形或伤前有病理性肾病如先天性孤立肾,对侧肾有病理性肾功能丧失而发生肾血管栓塞,尿路血块梗阻等均可导致尿量减少或无尿。必要时进行影像学检查或复查,随时对肾损伤是否出现进展或并发症进行临床判断和救治。在观察期间病情有恶化趋势时应及时处理或手术探查。

接受保守治疗的患者需要绝对卧床2周以上,直到尿液变清,并限制活动至镜下血尿消失。因伤后损伤组织脆弱,或局部血肿,尿外渗易发生感染,因此往往在伤后1～3周内因活动不当常可导致继发出血。

(三)介入治疗

随着血管外科介入治疗的发展,越来越多的肾损伤患者可以通过介入治疗获得明确的效果。当肾损伤合并出血但血流动力学平稳,由于其他损伤不适合开腹探查或延迟性再出血,术后肾动静脉瘘及肾动脉分支损伤,均可采用选择性动脉插管技术,在动脉造影的同时栓塞出血的肾动脉。由于介入治疗失败后还存在外科治疗的可能,因此对暂时不具备外科治疗适应证,同时存在出血风险的患者可以考虑进行血管造影及介入治疗。目前介入治疗可以达到超选择性血管栓塞的效果,对止血及保护肾功能都具有临床意义。介入治疗尤其适用于对侧肾缺如,或对侧肾功能不全的肾损伤患者。肾损伤患者介入治疗后需要卧床休养和观察,在此期间一旦病情发生变化需要外科治疗时应该积极准备下一步外科治疗的实施。

(四)外科治疗

对于肾损伤患者,在决定外科治疗时应该考虑的几个问题是该患者是否需要手术治疗,手术治疗的目的是外科探查还是目标明确的肾修补术。在外科治疗之前一定要明确对侧肾脏的状况,同时要告知患者及其家属伤侧肾脏有切除的可能。因为不论是手术探查还是肾修补术,手术前都很难判断伤侧肾脏的具体情况,必要时术者需要术中和向患者家属交代病情,决定手术方式。

1.外科探查

外科探查主要见于下列几种状况。

(1)难以控制的出血:由于肾外伤导致大量的持续性显性出血或全身支持疗法不能矫正休克状态的患者,应立即手术止血挽救生命。可以在手术中进行静脉尿路造影了解双肾功能。

(2)腹部多脏器损伤:腹部脏器损伤是手术适应证。肾损伤往往伴有腹部多脏器损伤。腹部多脏器损伤采用CT、超声波等综合诊断后可以进行手术,同时探查肾脏损伤状况。

(3)大量尿外渗:尿外渗是由于肾损伤导致肾脏集合系统包括肾盂、输尿管连接部损伤断裂所致。少量的尿外渗大部分可以自然愈合,大量的尿外渗可形成尿性囊肿,若继发感染后导致脓肿及肾出血。肾损伤后出现大量尿外渗的患者,应该积极进行手术探查尽早修补集合系统的损伤。

2.外科探查原则

(1)外科探查前或打开腹膜后血肿前未做影像学检查者应手术中行大剂量静脉尿路造影,了解肾损伤严重程度及对侧肾功能。对侧肾脏有病理性改变及先天缺如者应尽力保留伤肾。对侧肾功能正常者原则上也需尽力保留,不能轻易切除伤肾。

(2)在打开后腹膜清除肾周血肿暴露肾脏前必须控制肾脏的血液循环,以避免出现难以控制的出血而导致生命危险及患肾切除。

(3)探查时肾血管控制温缺血时间不应超过60分钟,如超时需用无菌冰降温并给予肌苷以保护肾功能的恢复。

（4）暴露整个肾脏并仔细检查肾实质、肾盂、输尿管及肾血管，并评估损伤程度，注意有无失去活力组织及尿外渗。

（5）需彻底清创，尤其是因枪伤所致的肾损伤。清除因子弹爆炸效应出现的组织缺血坏死，可减少术后感染、出血及高血压等并发症。

（6）腹膜后留置导管引流。因肾损伤常累及集合系统，术后尿外渗及渗血可经引流管导出，避免术后尿性囊肿及感染等并发症。

3.外科探查手术入路

（1）急性肾创伤的手术探查最好采取经腹途径，以便探查腹腔脏器和肠管。通常取剑突下至耻骨的腹正中切口，此入路能在打开肾周筋膜清理血肿前较易游离并控制双肾的动脉及静脉。

（2）迅速进入腹腔，在出血不严重时探查腹腔脏器并可修补。在探查肾脏之前，如有必要，应先对大血管、肝脏、脾脏、胰腺和肠管创伤进行探查及处理。当出血证实主要来自肾脏时，应尽快暴露肾血管及肾脏控制出血。

（3）由于腹膜后有大量血肿使正常解剖关系破坏变形，需仔细辨别标志。可提起小肠暴露后腹膜，在肠系膜下动脉、主动脉前壁向下剪开后腹膜。血肿过大难以辨认主动脉时，可以肠系膜静脉作为标志，祛除血肿找到主动脉前壁向下剪开后腹膜。

（4）从左肾静脉与下腔静脉连接处提起左肾静脉较易暴露双侧肾动脉和腹主动脉。游离双肾的动脉静脉，注意约25％患者双侧有多个肾动脉而15％患者有多个肾静脉。多个肾静脉者约80％发生在右侧肾脏。

（5）将游离的肾脏血管分别用橡皮带提起或用无损伤血管钳夹住。确保肾血管已得到控制后，提起伤肾侧结肠，剪开侧腹膜并打开肾周筋膜清理肾周血肿并完全暴露肾脏，观察肾脏损伤程度及范围。也可分别从升结肠或降结肠外侧腹膜处剪开上至肝区或脾区，将结肠推向中线，暴露肾脏血管。

4.肾修补缝合术和肾部分切除术

当肾裂伤比较局限时可行肾脏修补缝合术控制出血。在肾上极或下极有严重裂伤也可采用肾部分切除术。在控制肾血管及暴露肾脏之后，剥离肾包膜并尽可能保留肾包膜，锐性清除破碎及无活力组织。肾创伤断面有撕裂肾盏或肾盂及较大血管可用蚊式钳夹住并以4-0可吸收铬制线间断缝扎关闭破碎集合系统及止血。再以2-0铬制缝线通过肾包膜贯穿褥式缝合裂开肾实质，以游离的包膜遮盖肾裂伤处，避免术后出血。结扎缝线时应松紧适度，于裂伤及缝线处置垫备好的脂肪或可吸收的明胶海绵，避免结扎缝线用力过度，撕裂肾实质。包膜短缺也可用带蒂网膜或邻近裂伤处腹膜遮盖创面并缝合止血。网膜中间切开勿损伤主要血管。将其网膜片由外侧裹向前方，可用1-0可吸收肠线绑扎数道避免大网膜滑脱。开放肾循环观察无出血后，冲洗伤口并腹膜后留置引流管一根，缝合伤口。大网膜包裹伤肾，取材方便，能增加伤肾血供，可促进其恢复。

肾脏损伤后的修复技术可影响损伤的愈合。过多的缝合肾实质可能导致局部压迫性坏死，破坏肾实质的结构。因此尽可能缝合肾包膜而少缝肾实质。包膜不够时可用腹膜或大网膜移植皮片或特殊结构网套（聚乙醇酸网）包绕肾脏。应用该网套60天可完全吸收。肾被膜重建完整而用肠线缝合3个月仍有肠线残留且伴炎性反应。因此采用合成缝线较铬制肠线更佳。

5.肾切除术

术中发生难以控制的出血、肾蒂损伤、集合系统断裂无法修复与吻合，或肾栓塞时间过长、功能难以恢复时，在对侧肾功能良好的情况下可考虑肾切除术。以肾蒂钳双重钳夹肾蒂，剪断肾蒂血管,用 10 号丝线双重结扎及缝扎肾蒂血管,钳夹及剪断上段输尿管,以 7 号丝线结扎输尿管远端。切除伤肾后清除血肿并冲洗肾窝,如止血充分可不置引流管。如放置引流可于术后 1～3 天祛除。

6.肾切除术的适应证

肾创伤修补术受很多因素影响。体温低、凝血功能差的病情不稳定患者,如果对侧肾脏功能良好则不应冒险进行肾修补术。如前所述,24 小时内有计划的紧急处理(包扎伤口、控制出血和纠正代谢和凝血异常)为治疗提供了选择机会。对于广泛肾创伤,如行肾修补术危及患者生命时,应立即采取完整肾切除术。Nash 和同伴回顾由于肾创伤行肾切除术的病例时发现,77% 的肾切除是因为肾实质、血管创伤和严重的复合伤,其余的 23% 是在肾修补术中因血流动力学不稳定而被迫施行肾切除术。

7.肾损伤外科治疗术后观察要点

(1)注意观察生命体征,包括血压、脉搏、体温、尿量、尿颜色、伤口出血、血红蛋白、血细胞比容等变化,必要时可用止血药物。

(2)保持卧床 2 周以上,直到尿液变清。

(3)引流管无血性液体或尿外渗等分泌物排出可于术后 5～10 天祛除。

(4)采用抗感染治疗一个月。

(5)定期检测肾功能及影像学检查。

(6)观察可能发生的并发症,如延迟性出血、局部血肿、尿性囊肿、脓肿形成及高血压等,必要时应用超声及 CT 检查。根据不同情况选用穿刺引流,选择性肾动脉栓塞或再次手术肾切除等方法治疗。

(五)医源性损伤的救治

在医源性损伤的救治过程中,及时明确诊断非常重要。由于医源性损伤主要是由于各种腔镜操作不当引起,因此规范化的腔镜操作是预防医源性损伤的唯一途径。一旦发生医源性损伤,应该及时进行治疗,以免延误最佳治疗时机。

1.肾血管损伤引起的大量出血

腔镜操作引起肾血管或腔静脉损伤并继发的大量出血往往来势迅猛,突然之间腔镜的视野全部被出血掩盖。这时就需要迅速判断可能的出血部位。经过迅速的腔内处理仍然达不到止血效果时应该及时改开放手术,在清晰的视野下完成损伤血管的修复手术。腹腔镜操作引起肾静脉或腔静脉损伤的另一个特点是由于气腹的高压状态,即使发生了损伤也有可能无明显的出血。当解除或降低气腹压力后,才能表现出明显的出血。对于这类状况最好的处理也是及时发现出血,可以在降低气腹压力后再次观察,或及时观察引流管的引流液,一旦确认有活动性出血应该积极处理。

2.肾周血肿、肾裂伤或尿外渗

腔镜操作引起的肾周血肿、肾裂伤或尿外渗一般通过手术中的缝合处理都能够达到救治的目的,但是需要引起重视的是手术后应该按照肾外伤的处理原则观察引流液的状况、必要的卧床休息和追加的抗感染治疗。

四、肾脏损伤的并发症

(一)尿外渗和尿性囊肿

国外报道闭合性肾损伤尿外渗发生率为 2%～18%,而贯通伤为 11%～26%。未处理的尿外渗一般伤后 2～5 天可在腹膜后脂肪组织蓄积,随着尿液蓄积增多,周围组织纤维化反应,形成纤维包膜或囊壁而成尿性囊肿。尿性囊肿可在伤后数周内形成,也可在数年后形成,尿外渗或尿性囊肿的出现表明肾的集合系统损伤,也可能因血块、输尿管壁及周围血肿压迫导致尿液引流不畅而外渗。持久的尿外渗可以导致尿囊肿、肾周感染和肾功能受损。这些患者应早期给予全身抗生素治疗,同时严密观察病情。在多数情况下,尿外渗会自然消退。如果尿外渗持续存在,那么置入输尿管支架常常可以解决问题。尿性囊肿可采用在超声或 CT 引导下的穿刺引流,将 22 号穿刺针,经腰部皮肤进入囊腔,抽取液体标本做常规检查、培养,用扩张器逐个扩张通道,使 F12～F16 导管等进入囊内,排空渗出的尿液。长期引流尿液不能减少或消失,应考虑损伤严重或远端输尿管有狭窄或梗阻因素。尿性囊肿长期刺激和梗阻可使肾周组织纤维化,影响肾脏功能,当肾已失去功能,破坏严重,在对侧肾功能良好情况下可考虑肾切除术。

(二)延迟性出血

迟发的肾脏出血在创伤后数周内都有可能发生,但通常不会超过 3 周。最基本的处理方法为绝对卧床和补液。迟发性出血的处理应该根据患者全身状况,出血严重程度及影像学检查结果而定,大量出血危及生命应急诊手术。如果表现为持续性的出血,可以进行血管造影确定出血部位后栓塞相应的血管。

(三)肾周脓肿

肾创伤后肾周脓肿极少发生,但持续性的尿外渗和尿囊肿是其典型的前兆。肾周脓肿可有急性及慢性表现两种。急性表现可在伤后 5～7 天出现高热、腰背疼痛、叩击痛,甚至腹胀、肠梗阻症状。慢性特点仅表现为低烧、盗汗、食欲下降、体重下降,出现感染迹象时应特别注意有可能发生继发性出血。其诊断主要根据超声与 CT 检查。

早期可以经皮穿刺引流,必要时切开引流。应注意肾周脓肿往往是多房性,当引流不畅时,应手术将其间隔破坏,保证引流通畅,或切除已破坏的肾脏。根据感染细菌类型及敏感性选用相应抗生素控制感染。

(四)肾性高血压

创伤后早期发生高血压很少有报道,多数患者出现肾损伤后高血压一般在伤后一年内。然而临床发现有早在伤后一天内就有高血压表现,也有在 20 年后才出现高血压。创伤后发生肾性高血压的机制如下:①肾血管外伤直接导致血管狭窄或阻塞。②尿外渗压迫肾实质。③创伤后发生的肾动静脉瘘。在以上因素的作用下,肾素-血管紧张素系统由于部分肾缺血而受到刺激,进而引起高血压。

(刘刚成)

第二节　前列腺炎

一、急性细菌性前列腺炎

急性细菌性前列腺炎(ABP)由细菌感染引起,多为大肠埃希菌,起病急,临床症状重,前列腺液镜检有大量白细胞,细菌培养阳性。可以发生在各个年龄阶段,但青春期前期的男性患者很少见,常发生于成年男性。随着年龄的增大,其发病率有增高的趋势。

(一)病因与发病机制

1.病因

急性细菌性前列腺炎的病因是由致病微生物引起的感染性炎症,主要是革兰染色阴性菌,其中大肠埃希菌为主,其他病原菌还包括变形杆菌、克雷伯菌、葡萄球菌、铜绿假单胞菌等,偶尔也可以由其他的病原菌如沙门氏菌、淋球菌等引起。细菌感染的途径有三个。

(1)血行感染:感染从体内某一病灶经血流而传至前列腺。

(2)淋巴感染:肛门、结肠炎症及下尿路感染通过淋巴管而感染前列腺。

(3)直接蔓延:后尿道感染通过前列腺导管开口而入腺体。另外,在经直肠或经会阴前列腺穿刺活检后,有时可引起急性细菌性前列腺炎,甚至可能发生由厌氧菌引起的败血症,比如脆弱拟杆菌、梭状芽孢杆菌等。

2.病理表现

急性细菌性前列腺炎的病理改变主要为前列腺充血、肿胀,腺泡增大,腺泡及其周围组织可见多形核白细胞浸润,腺管内上皮细胞脱落,充满细胞碎屑,间质内有不同程度的淋巴细胞、浆细胞及巨噬细胞浸润,病变较弥散并可发生小脓肿。小脓肿逐渐增大,扩展到1个叶或整个腺体,可散布到前列腺旁间质中或延及输精管壶腹部或精囊。

(二)临床表现

疲劳、感冒、过度饮酒、性欲过度、会阴损伤及痔内注射药物等均能诱发急性细菌性前列腺炎。

1.全身症状

多数患者可出现全身感染中毒症状,包括高热、寒战、肌肉关节疼痛和全身不适,并可出现恶心、呕吐、厌食等。

2.局部症状

会阴或耻骨上区隐痛,久坐或排便时加重,且向腰背、下腹部放射。

3.尿路症状

尿频、尿急、尿痛,有时伴有终末血尿。排尿后尿道灼烧感持续时间长。前列腺炎症致使前列腺肿胀,造成不同程度的膀胱出口梗阻,引起排尿困难甚至出现急性尿潴留。前列腺脓肿有时破溃入尿道或会阴部,此时临床症状可能会有明显缓解。

4.直肠症状

直肠胀满,大便频数,便急和排便痛,大便时可有滴血。

5.其他

急性细菌性前列腺炎时可发生性功能异常,表现为性交时剧烈疼痛,射精痛、疼痛性勃起、勃起功能障碍、血精等。急性细菌性前列腺炎时炎症很容易扩散至精囊,引起急性精囊炎。同时细菌逆行或经淋巴管进入输精管的壁层导致附睾炎。急性细菌性前列腺炎严重时可伴有肾绞痛。

6.体征

直肠指检前列腺肿胀,触痛明显,发热,整个或部分腺体坚韧不规则。但急性期不应做前列腺按摩,以免引起菌血症或脓毒血症。

（三）诊断

1.根据临床症状及体征可以作出明确诊断

原则上，急性细菌性前列腺炎的诊断在客观上要依据前列腺分泌物化验及培养结果，但前列腺急性感染时要避免前列腺按摩，而急性细菌性前列腺炎通常伴随急性膀胱炎一起发生，所以根据膀胱尿培养的结果就可以初步确定急性细菌性前列腺炎的致病菌种。当患者症状明显好转或血清中抗生素达到一定水平时，可以谨慎地进行前列腺按摩，收集前列腺液进行常规检查、细菌培养及药敏试验。除患者的血、尿常规及前列腺液检查外，尿三杯试验对鉴别诊断非常重要。

2.细胞学改变

急性细菌性前列腺炎的前列腺液涂片，在镜下可见大量的中性白细胞、陈旧的红细胞和含脂肪的巨噬细胞。也可见到变性的前列腺上皮细胞，细胞形态不规则，有的腺上皮细胞变性坏死，细胞核溶解消失。若前列腺脓肿形成，涂片中除变性的腺上皮细胞外，以脓细胞及坏死物为主。

3.B超检查

B超显示前列腺可正常或轻度增大，形态尚对称，包膜增厚但无中断，内部回声多呈分布不均的低回声区。当出现脓肿时，脓肿区呈边缘不齐的厚壁的无回声区或低回声区，无回声区内可有分隔。彩色多普勒示前列腺血流增多。

（四）鉴别诊断

急性细菌性前列腺炎主要与急性尿道炎、急性膀胱炎、急性肾盂肾炎等其他泌尿系统的感染相鉴别。

1.急性尿道炎

急性尿道炎早期表现为尿道口红，出现尿路刺激症状，迅速出现尿道口溢脓，可伴有腹股沟淋巴结肿大及发热等全身症状，尿三杯试验仅第一杯浑浊，尿道分泌物检查可确定感染病原体。直肠指检前列腺不大，无触压痛。

2.急性膀胱炎

急性膀胱炎尿频、尿急、尿痛等膀胱刺激征明显，尿痛感在会阴部或耻骨上区。一般无明显的全身症状，肉眼可见尿浑浊，可有全程或终末血尿。

3.急性肾盂肾炎

急性肾盂肾炎早期出现高热、寒战等全身症状，双侧腰痛，进而出现膀胱刺激征，尿检出现白细胞、红细胞、细菌和少量蛋白。

（五）治疗

1.一般治疗

卧床休息，多饮水，通便，退热，止痛等对症处理。禁忌前列腺按摩以免感染扩散，排尿困难者予α受体阻滞剂口服，如那妥、特拉唑嗪等，出现急性尿潴留时首选耻骨上膀胱穿刺造瘘，因经尿道导尿患者往往难以忍受且易导致并发症的发生，现亦有学者认为可短时间留置细硅胶导尿管（F12以内）。会阴部热敷或坐浴，可用止痛剂或解痉药物；高热给予退热处理。患者在治疗期间应适当增加饮水并加强营养，除酒类、辣椒等可造成局部症状加重的辛辣食品，以及某些可影响抗生素吸收或活性的食品外，通常不必选择或拒绝食物的类别。

2.抗生素治疗

急性细菌性前列腺炎诊断一旦成立，取血、尿标本做细菌培养及药敏试验后，应立即静脉滴注抗生素。尽管正常情况下多数药物难以通过前列腺脂质包膜进入前列腺组织，但在急性炎症时通透性明显增加使大多数药物都能渗透到前列腺组织中达到有效的治疗浓度。在细菌培养及药敏结果出来以前,应根据经验选择能够覆盖革兰阴性杆菌和革兰阳性细菌的广谱抗生素,如氨苄西林与氨基苷类药物合用,如头孢类、氟喹诺酮类等。临床表明,抗生素治疗效果明显,大多数患者数天内病情明显好转而度过急性期。如用药后症状没有明显改善应怀疑是否有前列腺脓肿形成,另外应根据药敏结果调整用药。一般静脉用药至体温正常后改用口服抗生素4周左右,注意疗程不宜太短,口服抗生素可选用氟喹诺酮类或磺胺类。

3.引流治疗

并发前列腺脓肿时,应经尿道切开引流或经会阴穿刺引流。

(六)预后

大多数急性细菌性前列腺炎预后良好,治愈率可达95%左右。但有少数患者可转为慢性细菌性前列腺炎。

二、慢性细菌性前列腺炎

本病多见于性欲旺盛的青壮年,致病菌多由逆行感染引起。既往认为慢性细菌性前列腺炎(CBP)在常见的前列腺类型中发病率较高,但近年来一些资料表明,其发生率是相对较低的。Weidner 等在1976—1988 年期间对症状典型的慢性前列腺炎患者 1 461 例(分成 4 组)和 202 位健康青壮年男性进行对照,采用 Meares 和 Stamey 的定位法培养细菌,结果发现慢性细菌性前列腺炎的发生率为 5.1%～10.2%。对照组为 0。Brunner 在 1983 年统计 600 名各种前列腺炎患者,其中慢性细菌性前列腺炎患者只占 5%。

(一)病因与发病机制

慢性细菌性前列腺炎的病因与急性细菌性前列腺炎基本相同,细菌培养也具有相类似的致病菌。病原体主要为葡萄球菌属,其次为大肠埃希杆菌、棒状杆菌属及肠球菌属等。

在解剖结构上,前列腺的腺管进入前列腺的周围带,使尿液容易进入前列腺,与此同时,必然影响前列腺液的顺利引流入尿道。此外,前列腺周围带导管是经过了后叶、侧叶,然后到前部,这使得感染及炎症所引起的水肿可以压迫导管进一步阻止前列腺液的引流排出。在这种情况下,感染物质的堆积和阻塞造成了腺管内的纤维组织沉积及结石的形成,从而促进了慢性炎症的发生和发展。另一方面,前列腺分泌功能障碍也被认为是细菌性前列腺炎(特别是慢性细菌性前列腺炎)的发病机制之一。

由尿液逆流等途径进入前列腺的细菌在前列腺中停留及繁殖,进一步促进了慢性细菌性前列腺炎的发生。这些细菌通过纤毛及糖蛋白外衣等结构可以黏附于导管和腺泡壁,并且导致前列腺结石的形成。而结石的形成又为细菌的生长提供了微环境,阻碍药物及巨噬细胞对细菌的清除。通过经直肠超声检查,在慢性细菌性前列腺炎的患者中有很大一部分有前列腺结石。

前列腺内尿液反流在前列腺炎的发生及病程迁延上是一个重要因素。人们为了证实前列腺部尿道内尿液可反流至前列腺腺管和腺泡,已有许多证据:①前列腺结石的成分含尿液晶体成分,即尿酸和一水草酸钙;②对前列腺炎患者前列腺按摩液进行分析,证明 EPS 中肌酐和尿酸盐来自于尿(浓度高于血清);③以直径为 70～100 μm 的碳粉悬液通过造瘘管注入男性尸体膀胱,维持膀胱内压5.0 kPa共20 分钟,然后切除膀胱、前列腺和尿道,做肉眼和光镜观察,发现 70%的前列腺管内有碳粉。另对因排尿阻塞需做前列腺电切术和明确为慢性非细菌性前列腺炎患者做临床试验,分别从导尿管注入 400 mL 碳粉悬液,令排尿。在 72 小时后通过按摩获得的前列腺液中寻找碳粉阳性率100%；对切除的前列腺组织镜检，见前列腺组织内有黑色碳粉，且在周边组织碳粉似乎更密集。据此，Kirby得出如下结论：尿液反流是细菌性前列腺炎的感染途径，反流尿液成分能形成前列腺结石，反流的尿液导致非细菌性前列腺炎。④有学者用同位素^{99m}TC-DTPA尿路动态显像法观察慢性前列腺炎患者和正常人对照，发现患者在排尿过程中及排尿后均存在明显的尿液反流至前列腺，对照组未见明显反流现象。⑤有学者在经皮穿刺输精管精道造影中发现神经性膀胱患者中有造影剂反流至前列腺内，局部显影清楚。

（二）病理表现

慢性细菌性前列腺炎的病变主要在外周区，很少在中央区，常波及后尿道。病变组织中，主要以淋巴细胞和单核细胞浸润为主的非特异性炎症伴有不同程度的纤维组织增生。病变附近前列腺腺管和腺体常有不同程度的萎缩与增生，部分腺管和腺体可成囊状扩张，囊腔内有多数淀粉样小体（前列腺凝集体）及分泌物，有时也可看到已钙化的淀粉样小体，即前列腺结石。长时间的慢性炎症使腺体结构破坏，皱缩逐渐纤维化，纤维化波及后尿道，可使膀胱颈部硬化挛缩，也可使精囊和射精管开口因纤维化而狭窄。一般认为膀胱颈部硬化挛缩继发于后尿道炎症，因此在切片中可见平滑肌为结缔组织所替代，或伴有炎症表现。

（三）临床表现

1.病史

慢性细菌性前列腺炎的临床表现呈多样性，多数患者往往有泌尿系统感染病史。有个别患者可无任何症状，只是因为无症状菌尿而在就诊时发现患者有慢性细菌性前列腺炎。虽然慢性细菌性前列腺炎可由急性细菌性前列腺炎迁延而来，但多数患者没有急性细菌性前列腺炎病史。

2.尿路刺激症状

主诉有尿频、尿急、尿痛，夜尿增多，晨起尿道外口常有稀薄水样分泌物或有较浓厚的乳白色黏液。

3.疼痛症状

部分患者可有耻骨上、会阴区、骨盆区、下腹部、腰骶部、腹股沟区、大腿内侧不适或疼痛以排尿时为著。

4.性功能异常

不少病例还主诉性欲减退、勃起功能障碍、血精、早泄等。

5.神经系统症状

可有全身不适、疲乏无力甚至失眠等类似神经官能症。

6.前列腺直肠指检

前列腺直肠指检无特异性改变，但可有局限性压痛，质地变硬、不规则等。

（四）诊断

慢性细菌性前列腺炎的诊断要根据病史、症状、体检、前列腺液和尿液镜检以及细菌学的定位培养等方可做出正确判断。Plau认为确诊应强调两点：①病史中有反复尿路感染史。②在前列腺液中持续有致病菌存在，缺一不可。

细胞学改变：慢性细菌性前列腺炎的前列腺液涂片中，可见较多白细胞和脓细胞，其数量与病变程度有关。可见到前列腺上皮核异质细胞，细胞增大呈圆形或椭圆形，染色质颗粒较粗，核深染，核浆比例大。也可见变性的腺上皮细胞，胞浆内含有空泡或胞浆破裂，细胞界限不清。由于慢性炎症的影响，前列腺分泌功能减退，前列腺液中卵磷脂小体明显减少。

目前诊断慢性细菌性前列腺炎主要依靠细菌的定位培养技术。此四杯定位细菌培养法于1968年由 Meares 和 Stamey 提出，为男性下尿路感染定位检测的"金标准"(表 7-2)，但此细菌定位培养技术在时间上和价格上受到一定限制而不能广泛应用于临床。Fowler 推荐一种改进的方法来进行细菌学检查，也就是采用 VB 的定量培养来筛选菌尿，用 EPS 非定量培养来筛选前列腺感染(表 7-3)。如果 VB 及 EPS 的细菌培养为阴性，则 CBP 诊断不成立。若 VB 培养为阴性，EPS 为阳性则可诊断 CBP。但是，由于只有 5% 的前列腺炎为 CBP，而且若是 CBP 也很少没有泌尿系统感染的病史，因此无泌尿系统感染的患者可不做细菌学检查，这些患者可诊断为 CNP 或前列腺痛。对不能按摩出前列腺液者，可用两杯法。即用无菌试管收集中段尿(按摩前尿液)，按摩后再收集最初的 10 mL 尿(按摩后尿液)，分别做显微镜检查和细菌培养。

表 7-2 "四杯法"(Meares-Stamey 试验)鉴别诊断前列腺炎结果分析

类型	标本	VB1	VB2	EPS	VB3
Ⅱ型	WBC	−	+/−	+	+
	细菌培养	−	+/−	+	+
ⅢA型	WBC	−	−	+	+
	细菌培养	−	−	−	−
ⅢB型	WBC	−	−	−	−
	细菌培养	−	−	−	−

表 7-3 "两杯法"鉴别诊断前列腺炎结果分析

类型	标本	按摩前尿液	按摩后尿液
ⅡA型	WBC	+/−	+
	细菌培养	+/−	+
ⅢA型	WBC	−	+
	细菌培养	−	−
ⅢB型	WBC	−	−
	细菌培养	−	−

(五)鉴别诊断

慢性细菌性前列腺炎与尿路感染(UTI)关系密切，同时很容易与其他附属性腺感染(如精囊炎)相混淆；同时也应该注意与前列腺增生、肿瘤、结石等其他前列腺疾病相鉴别。

1.慢性尿道炎

慢性尿道炎表现为反复出现的不同程度的尿路刺激症状，尿道口多有晨起"糊口"现象，尿道口红，与慢性细菌性前列腺炎鉴别主要靠细菌定位培养技术。

2.精囊炎

精囊炎多同时合并慢性细菌性前列腺炎，临床表现相似，血精是精囊炎的临床特征，B超或CT检查可能发现精囊增大等炎症改变。

3.前列腺痛

前列腺痛这些患者表现为持续的尿频、尿急、尿痛，会阴、下腹、腰骶部等部位疼痛不适。直肠指检检查两侧肛提肌压痛明显,前列腺触诊正常无压痛。前列腺液检查正常,细菌培养阴性。

4.前列腺结核

前列腺结核症状与慢性细菌性前列腺炎相似,但常有泌尿系统结核或其他部位结核病史,直肠指检检查前列腺呈不规则结节状,附睾肿大变硬,输精管有串珠状结节,前列腺液结核分枝杆菌涂片检测或PCR-TB检测常阳性。

(六)治疗

1.一般治疗

禁酒及刺激性食物,鼓励正常性生活(如感染未控制,采取保护措施),热水坐浴,避免久坐于硬物上,避免长时间骑车等。定期前列腺按摩挤出前列腺液、热水坐浴等有助于炎症的消退。

2.药物治疗

这类患者多需要长期、足量的抗生素治疗。目前认为 SMZ-CO 及氟喹诺酮类药物对慢性细菌性前列腺炎的疗效最好,SMZ-CO 有效率为 15%～60%,氟喹诺酮类疗效为 50%～90%。常用剂量与方法:SMZ-CO 口服双倍量,每天 2 次;氧氟沙星 300 mg,每天 2 次;多西环素100 mg,每天 2 次,首剂 200 mg。口服抗菌药的疗程尚无定论,一般认为至少 6 周,多数患者可能需要 12 周。对于抗生素治疗无效的患者,可定期进行前列腺按摩。

近年来直接向前列腺内注射抗生素治疗慢性细菌性前列腺炎取得较佳疗效,国内外有许多报道。目前常用于注射治疗的药物为氨基苷类(阿米卡星、庆大霉素)与头孢类。注射途径常用经会阴或直肠注射法,如在 B 超引导下注射更能提高准确性。根据前列腺液细菌培养及药敏选择抗生素,每周1～2 次,1 个疗程不超过 10 次,每次前列腺两侧叶可同时注射或交替注射。但也有学者反对这种治疗方法,认为反复穿刺引起前列腺纤维化加重腺管阻塞,引流更加不畅,细菌感染易复发,而且复发后治疗更加困难。另一方面,局部用药细菌易产生耐药性,而且穿刺注射本身是带来感染的危险因素。

3.手术治疗

手术治疗的适应证是药物治疗不能治愈或不能完全控制的 CBP 患者,特别是前列腺结石患者。若手术时能成功地切除所有感染组织和结石,那么 TURP 术可达到治愈效果。但这种治疗方法很难达到这一目的,因为前列腺周围区域含有大部分的感染灶和结石。前列腺与精囊全切术是一种有效的方法,但手术创伤大,术后有性功能障碍,尿失禁等后遗症,故极少采用。Meares 报道采用经尿道前列腺大部分切除术,对抗生素治疗一年以上无效的患者取得较好疗效。具体方法是经尿道切除大部分前列腺组织至外科包膜,切除后进行抗生素治疗 6～8 周,但报道者同时也强调此法并不适用于大多数经抗生素治疗无效的慢性细菌性前列腺炎的患者。

4.中药治疗

中药治疗原则是补虚泻实或补泻兼施,对病程长者可施以活血化瘀。湿热蕴结型用二妙丸;肾阴亏损型用知柏地黄丸;肾阳亏损型用桂附八味丸;中气不足型用补中益气丸;气滞瘀阻型用桂枝茯苓丸等。

(七)预后

慢性细菌性前列腺炎易复发,这可能是因为抗生素难以弥散入前列腺腺体内,使前列腺腺体内的细菌不能完全消灭。对于慢性细菌性前列腺炎的复发尚无有效的措施,Nickel 主张长期应用低剂量的抑菌药或预防性抗生素治疗。

(刘刚成)

第三节 尿 道 狭 窄

尿道狭窄是指尿道因某种原因导致管腔变细,可发生于尿道的任何部位,以男性为多见。女性尿道因短而宽大,故不易发生损伤与狭窄。

男性尿道的结构比女性复杂,分为前尿道与后尿道两部分。前尿道被尿道海绵体和球海绵体肌所包绕,血流丰富;后尿道部分的膜部尿道位于尿生殖膈之间,是后尿道最狭小和最固定的部分,在尿生殖膈与前列腺尖部之间有一段称之为膜上部尿道的部分是最薄弱的部分,此处常在骨盆骨折时受到损伤。

正常尿道的口径:1 岁幼儿可通过 10 Fr,5 岁时可通过 15 Fr,10 岁时可通过 18 Fr,而成年男性可通过 24 Fr 的尿道探子。

男性尿道括约肌的控制与下述三部分有关:①膀胱颈部。②膜部尿道由横纹肌所构成的外括约肌。③位于外括约肌内层受 α-肾上腺素能受体控制的环形平滑肌。因此手术时要避免损伤血管神经及重要的环形括约肌,尿道嵴远端和外括约肌之间的不随意肌是在外括约肌损伤后保持括约功能的部分,术中应注意保护。

一、病因

可分为先天性与后天性两类,在后天性中以损伤及感染为常见,值得注意的是医源性尿道狭窄并不少见,应引起重视。

(一)外伤性尿道狭窄

大都为外来暴力所致,也可以是由尿道内手术器械的操作所导致,狭窄的发生与损伤程度或与损伤早期处理不当有关。狭窄是由创伤组织的纤维性变形成瘢痕挛缩所致,局部的尿外渗、血肿与感染促使了这一病理过程的形成。狭窄常在外伤后数周至数月后发生。

在当今社会中交通事故(RTA)已成为尿道外伤的主要原因。当发生骨盆骨折时并发尿道损伤的发病率很高,其并发原因除骨折碎片的直接损伤外,更为主要的原因是骨盆受伤时所发生的剪力作用。骨盆受到外来暴力时常发生扭转,使骨盆内径发生急剧变化,当侧方受压时其横径短缩而前后径被拉长,骨盆软组织也发生剧烈牵拉与错位,此时膜部尿道随三角韧带及耻骨弓向前方移动,而前列腺部尿道则随前列腺、膀胱及直肠向后上方浮动,从而使最为薄弱之前列腺尖部远端的膜上部尿道被撕裂,造成后尿道损伤,是此类创伤中最为常见的。此外尚有一定比例的骑跨伤,故球部尿道狭窄也并不少见。

(二)感染性尿道狭窄

目前常见的是非特异性细菌感染所致,大多发生于尿道损伤早期的处理不当之后。病毒性及结核性感染亦可导致狭窄,但已十分少见。而在解放初期十分常见的淋菌性尿道狭窄一度极为罕见,但鉴于近年来急性淋菌性尿道炎的发病率呈明显上升趋势,淋菌性尿道狭窄的发病率在数年内将有可能增多。尿道感染性狭窄常发生于尿道腺体分布集中的部分,因此多见于前尿道,且表现为长段的尿道狭窄。

(三)医源性尿道狭窄

常由于应用尿道器械时操作不当所致,如金属尿道探子、金属导尿管和内腔镜等,特别近年来由于腔内泌尿学的兴起,如 TURP 和 TURBT 等在临床上的广泛应用,这类医源性狭窄的发生有所增加,其好发部位以尿道外口及前尿道多见。即使是极其普通的软质导尿管的留置尤其是在长期留置的病例,如果固定方式欠妥或护理不当,特别是发生感染后未进行相应有效的处理时,常可导致尿道及尿道周围炎,最终可产生尿瘘或感染性尿道狭窄甚至闭锁。例如使用的导尿管管径过粗,使尿道内分泌物引流不畅;又如常被部分医师忽视的导尿管的正确固定位置是应将阴茎及导尿管翻向下腹部,这样可使呈 s 形的尿道的第二个弯曲点不至于因导尿管的压迫而发生阴茎阴囊交界处的"压疮"而形成尿瘘或尿道狭窄,当然选用组织相容性较好的硅胶导管对减轻感染是有利的。

(四)先天性尿道狭窄

以尿道外口为多见,多发生于有包茎的儿童及成人。在一些重复尿道、尿道下裂的畸形病例也常并发。先天性尿道狭窄由于症状不明显而易发展成严重肾积水、继发感染或肾功能受损时才被发现。女性尿道狭窄或尿瘘常与产伤、严重的会阴部或骨盆损伤、感染等有关,少见。

二、病理

尿道狭窄的病理比较简单,是由于损伤部位由纤维组织替代了正常尿道黏膜与海绵体,形成瘢痕收缩而使管腔变为窄小。Singh(1976 年)曾做了以下三个实验。

(1)对两个婴儿及两个成年男性尿道做了超薄连续切片,发现尿道腺体的分布部位与淋菌性尿道狭窄的部位相符,说明了淋菌性尿道狭窄是由于淋菌在腺体内反复感染的结果。

(2)用大白鼠做实验,将尿道造成人为损伤,又以损伤程度分为 5 组,每组又分别分为膀胱造瘘与不造瘘两部分。观察结果是尿道穿透伤组形成狭窄的机会比未穿透伤组要多;尿道损伤后未行膀胱造瘘的形成狭窄的比已行膀胱造瘘组要多。说明尿外渗与狭窄的形成是密切相关的。

(3)对 24 例尿道狭窄段组织做电镜检查,发现狭窄段组织中除纤维组织外,不同病例还有不同程度的平滑肌纤维或弹力纤维存在。因此有的瘢痕坚硬,有的较软;有的弹性大而尿道探子通过容易但扩张效果不好,此与组织学上的组成成分不同有关。

三、诊断

根据病史、体征、排尿情况、尿流率测定、试探性尿道扩张及尿道镜的检查手段,本病的诊断是不困难的。尿道造影有助于了解狭窄的部位、长度、有否瘘管或假道等。尿道 X 线造影每次宜摄两张斜位片,一张是逆行尿道造影,一张为排尿期膀胱尿道造影片,后者对了解后尿道或狭窄段以上尿道的情况是至关重要的。如排尿期膀胱尿道造影未能满意地显示后尿道情况时,在已行耻骨上膀胱造瘘的病例可以采用经造瘘口将金属探子插入后尿道,同时配以逆行尿道造影的摄片方法,往往可显示狭窄的部位与长度。以往前后尿道均采用金属尿道探子替代造影剂的方法,由于手法上易发生错位而使造影结果严重失真,故已不再推荐使用。

近年来一些学者通过应用实时超声显像技术在尿流动力学方面应用的研究中,观察到超声对尿道狭窄的诊断有较大的帮助,通过直肠探头和(或)线阵探头利用向尿道内注水或排尿动作等配合,可清楚地观察到动态的尿道声像图,不仅可观察狭窄的部位、长度,还可观察狭窄周围瘢痕的厚薄程度,此点对选择何种手术方式有很大的参考价值,如狭窄段短而瘢痕少者可首选内切开术治疗,反之则宜选择开放性手术为佳。此外超声对在X线造影时不易显示的后尿道往往可获得较好的显示,有假道者常可清楚显示为其独到之处。故超声对本病是一种颇有前途的新诊断技术。

应注意狭窄可以是节段性、多发的,当尿道造影片提示尿道可能完全闭锁时,事实上不一定全长均已闭锁,超声和尿道海绵体造影术可能有一定帮助,但最后还得依靠手术探查来明确,并据此选择最为合理的手术术式才是治疗能否成功的关键。

对上尿路的功能及形态学的检查在长期的、严重狭窄的病例是需要的。还应注意有否感染、结石等并发症。

真性狭窄是指因尿道黏膜与尿道海绵体受损后组织修复所形成的,瘢痕环状包绕尿道所致,而假性狭窄是一些因尿道黏膜的局限性病损而产生的黏膜间粘连而形成的狭窄。这种狭窄一旦探子通过,即可顺利扩张到24 Fr的正常口径,一般扩张1~3次即可痊愈,或尿扩后留置硅胶管3~4天,可防止粘连的再度形成,这类情形常见于留置导尿管时间稍久又有感染的病例。另一种类型的假性尿道狭窄见于尿道黏膜未曾受损,而尿道黏膜周围的海绵体等组织因故形成纤维瘢痕组织,压迫尿道黏膜使尿道内腔变细而形成的狭窄。在处理上只需切除或切开尿道黏膜外的瘢痕组织,即可见黏膜鼓起而狭窄解除,一般无须做狭窄段切除再吻合术。

在鉴别诊断上应注意与前列腺增生症、膀胱颈挛缩、神经源性膀胱、尿道结石及尿道异物等疾病相鉴别。

四、治疗

(一)尿道扩张术

一般尿道狭窄常首先采用尿道扩张这一简易的治疗方法,可使不少患者因而康复,这是一项物理性治疗,起到按摩软化瘢痕并促使其吸收的作用,使尿道扩大并保持通畅。扩张应定期进行,要循序渐进,扩张的幅度应视狭窄程度而定,操之过急或过度扩张是失败的原因,良好的麻醉有助于扩张的成功,丝状探子对严重狭窄的患者是有助的。

有学者在1979年曾设计了一种用不锈钢管做成的18 Fr尿道扩张器,可在窥视下进行扩张,可避免产生假道,但由于实用价值不高而未被推广。为了防止扩张引起的尿道热,术前用抗菌药物做尿道冲洗,术前术后口服抗菌药物均可有预防作用。当尿道有急性炎症时扩张是禁忌的。

(二)尿道内切开术

尿道内切开术是一种简单而有效的治疗方法,对尿扩失败的部分病例特别是狭窄周围瘢痕组织较少的病例和多发性或长段狭窄的病例,如果尚能通过丝状探子,均可采用本法治疗,有学者提出当应用电切镜或碎石镜而尿道不够大时,虽无狭窄亦可采用本法以扩大尿道,使腔内治疗得以进行。尿道内切开术分盲目和直视下进行两类,在20世纪70年代以前普遍采用的是盲目法,70年代以后因直视下尿道内切开镜的问世,使尿道狭窄的治疗发生了巨大的变化,目前已成为本病首选的手术方法。

1.盲目尿道内切开术

常用的有两种内切开刀,一种为Maisonneuve型,另一种是带有刻度盘的Otis型内切开刀。凡能通过丝状探子的病例均可采用,比较简便。一般在尿道12点处切开,切割后应留置相应口径之硅胶气囊导尿管,如遇严重出血可在阴茎周围进行加压包扎1~2小时,可帮助止血,拔管后

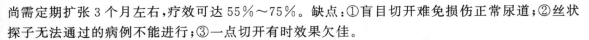

尚需定期扩张 3 个月左右,疗效可达 55%～75%。缺点:①盲目切开难免损伤正常尿道;②丝状探子无法通过的病例不能进行;③一点切开有时效果欠佳。

2.直视下尿道内切开术

有学者在 1957 年首先报道了直视下用电刀进行尿道内切开术,由于并发症较多而未能推广应用。当 Sachse 在 1977 年开始在直视下切开可准确掌握切开部位与范围和深度,使成功率已高达 80%～85%,近期疗效可高达 92%,因此有学者认为本法可作为首选术式,但对存在广泛的尿道周围病变、瘢痕多的病例和放射治疗后引起尿道狭窄的病例易导致失败,不宜采用本方法。

有学者认为做放射状多处切开比一点切开效果要好,手术成功的关键是将纤维瘢痕组织全层切开,直至松软的正常尿道周围组织为止。应注意每个环形狭窄的部位的厚度是不同的,所以要做不同深度的切开,一次切开不满意可在 2～3 周后待原切开处上皮化后再做第 2 次甚至第 3 次的切开。狭窄长度不是失败的因素。术后应留置 16～18Fr 硅胶导尿管 1～7 天,在渗血停止后即可拔除。术前、术后应用抗菌药物预防感染,近期对无法通过导管甚至已完全闭锁的病例也有切开成功的报道。采用后尿道插入探子做引导的方法曾打通了闭锁长达 2.6 cm 的病例,上海市第六人民医院也曾成功的切通了闭锁长达 3 cm 的完全闭锁的病例,近来又有学者应用冷光源置入后尿道狭窄的近端,以光做引导进行切开的技术,也有助于完全闭锁病例的成功切开。

3.直视下尿道内激光切开术

有学者于 1976 年首先在动物实验成功的基础上应用于人,激光主要是烧灼瘢痕组织使之汽化并分开,激光的切口较冷刀或电刀的创缘愈合要好,血管和淋巴管在激光照射时被封闭,减少了创面分泌物和细菌进入体内的机会,因此是清除瘢痕组织的一个较为理想的方法。在应用激光进行狭窄部位切割时,应将瘢痕全层切开,并将切口延伸至两端正常尿道组织 0.5 cm 处。并应做多点切开。将可见瘢痕尽可能汽化,以提高疗效。

(三)尿道修复术

尿道修复术是一种可能完全治愈尿道狭窄的方法,适用于尿道扩张或内切开术失败和有假道或瘘管形成的病例。尿道修复术的方法繁多,有分一期也有分二期或三期手术完成的,现分别选择几种具有代表性的手术方法简介如下。

1.尿道外口切开术

应用于尿道外口狭窄的病例。手术应将狭窄段尿道向腹侧做全长切开,切开应达正常尿道 0.5～1.0 cm处止,再分别将尿道黏膜与皮肤缝合。近来有学者介绍将腹侧的包皮做倒"V"形切开并与尿道黏膜缝合,可防止狭窄的再发生。

2.尿道对端吻合术

适用于尿道狭窄段在 3 cm 以内的病例,手术可一期完成,如吻合满意可获良好效果,是应用开放性手术治疗本病的首选方法。手术必须充分切除瘢痕,充分游离两端尿道,在无张力的条件下将两端正常的尿道组织做对端吻合,吻合口之断面应剪成斜面以防止吻合口狭小,尤其在前尿道吻合时更为必须。术后留置硅胶管一周左右,术后需应用雌激素以防止阴茎勃起造成吻合口出血或撕裂。为了使狭窄段较长的病例也能满意地完成对端吻合术,可以通过下列方法以利吻合:①充分游离远端尿道来减少张力,必要时游离段可直达舟状窝;②将阴茎根部之海绵体在中隔处予以分离或凿除部分耻骨联合或切除耻骨联合之方法,以求减少因尿道之弧形走向而带来的距离改变,为接近直行而缩短距离的方法,可大大扩大本术式的适应证和提高成功率。本法不适用于多发性尿道狭窄和狭窄段过长的病例。

3.经耻骨联合尿道修复术

Pierce 在 1932 年将本法应用于后尿道狭窄的病例,此法有暴露好、操作方便之优点,可提高后尿道狭窄手术的成功率,尤其是狭窄段长,急症手术时未将上浮的膀胱固定的病例,或有骨折片压迫尿道及伴有尿道直肠瘘的病例等。手术要点是切除 4 cm 左右的耻骨联合,充分暴露后尿道,切除病损部分的尿道做正常尿道间的对端吻合术。对狭窄段较长远端尿道游离有困难时,可同时做会阴切口以充分游离远端尿道,或同时做阴茎海绵体中隔切开有利于提高手术之成功率。曾有人提出在小儿病例中采用强行撑开耻骨联合的方法,由于可能发生骶髂韧带的损伤而遗留慢性腰背痛的后遗症,故目前已不再应用。

4.尿道套入法

尿道套入法适用于后尿道狭窄段较长,膀胱上浮近端尿道高而深,经会阴切口进行吻合有困难的病例。该手术的要点是在切除瘢痕后将远端尿道断端用可吸收线固定于导尿管上,并将该导尿管经近端尿道自膀胱切口引出,并固定于腹壁,令远端尿道套入并使两尿道断端相互对合,断端对合的要求是在不能正确对合时其相距之间隙或相重叠处均以不超过 0.5 cm 为宜,否则易形成瓣膜或因缺损段过长而再度形成瘢痕。牵引用的导尿管在术后 10～14 天时可予以拔除。

5.皮片移植尿道修复术

(1)游离皮片(管)移植尿道修复术:Devine 于 1963 年首先介绍本法,适用于球部尿道以远的尿道狭窄修复,由于手术效果较满意,其适应证在不断扩大。有学者认为自精阜以远的尿道任何部位的狭窄均可采用,特别对阴茎悬垂部尿道的对端吻合术易发生再狭窄或尿瘘,而本法可提高手术的成功率,对狭窄段较长的病例可采用游离皮管修补的方法亦可获成功。做皮片修补时先将狭窄段尿道切开,两侧均应切至正常尿道 0.5～1.0 cm 处,然后取自体组织的皮片移植之。目前被采用为自体组织材料包括包皮、口腔颊黏膜及大肠黏膜等。如果尿道已闭锁,则可切除已闭锁尿道;然后将游离之皮片缝合成一皮管移植之。提高游离皮片(管)成活率的要点:①皮片的皮下脂肪须去尽;②受移植处的组织应有良好的血供;③移植后皮片应良好的固定;④充分引流防止感染,感染是失败的主要原因。术后尿道内留置硅胶管2周,术后 3 个月可行器械检查,少数病例术后可能有假性憩室形成。

(2)岛状皮片移植术:适用于前尿道狭窄的一期修复术,手术方法是在狭窄段尿道的邻近部位取一皮下组织不予离断的相应大小的带蒂皮片进行尿道修补,由于皮片保存了血供,故成活率高,提高了手术的成功率。将此法应用于前尿道瘘的修补,取得良好的效果。

6.皮肤埋入式尿道修复术

皮肤埋入式尿道修复术是一种分期进行的修复术式,其术式颇多,现将具有代表性的两种方法介绍如下。

(1)Johnson 手术:是 Johnson 在 1953 年所介绍的,适用于狭窄段长的前尿道病例,手术分两期进行,第一期是将狭窄段尿道切开后将两侧之皮肤埋入并与其边缘缝合,在已完全闭锁病例可将病损的尿道切除,然后将两侧邻近组织缝合于阴茎白膜上,此缝合要求必须紧贴阴茎白膜,否则将影响二期手术之效果。此时在尿道狭窄段形成一尿沟和远近 2 个尿道瘘口。6 个月可进行第二期手术,采用 Browm 的方法做尿道成形术。

(2)Turner Warwick 手术:手术也分两期进行,第一期在切除狭窄的基础上将阴囊或邻近皮肤埋入形成尿瘘,再进行二期修复尿道。该方法适用于精阜远端任何部位的单一或多发性尿道狭窄,为了解决后尿道深部缝合时的困难,他设计了一套专用手术器械,包括一把类似鼻镜的张

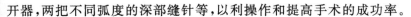

开器,两把不同弧度的深部缝针等,以利操作和提高手术的成功率。

皮肤埋入法仅适用于狭窄段过长而无法用各种方式进行一期尿道对端吻合的病例。

(四)尿道内支架管的应用

1989 年,Milroy 首先报道了将金属支架置于尿道的狭窄处来治疗本病的前尿道狭窄,此后相继有学者报道应用钛合金尿道内支架及用不锈钢合金制成的螺旋支架管置入狭窄段的尿道以治疗复杂性尿道狭窄。

用不锈钢制成的支架首先成功地应用于心血管系统,然后被应用于尿道,它可应用于前或后尿道的狭窄,术后随访最长的达 20 个月,绝大部分病例术后排尿通畅,原有尿路感染者可获治愈。该支架可以取出,取出之支架发现未被尿路上皮覆盖,如再次狭窄可重新置入,未发现有与支架直接有关的不良反应,被认为是一种对不愿接受开放性手术或复发的难治的尿道狭窄的有前途的方法,但其远期疗效尚有待于进一步的观察。

当然,尿道扩张、直视下尿道内切开术及开放性尿道修复术依然是尿道狭窄的标准术式。

总之,尿道狭窄的病情复杂多变,临床上还没有一种术式可以解决所有的各种类型的狭窄,但无论采用何种术式,其总的原则是一致的——彻底切除狭窄段尿道直至正常尿道组织充分暴露,周围瘢痕组织要充分清除,进行无张力的良好的对端吻合和预防感染是手术成功的关键。经耻骨联合的途径、凿除部分耻骨弓及劈开阴茎中隔等方法适用于狭窄段切除后吻合口有张力和后尿道暴露欠佳的后尿道狭窄的病例。游离皮片或岛状皮片修复术适用于前尿道狭窄的修复,而分期手术方法仅适用于一期手术无法解决的病例。对严重和复杂难治的病例,往往需同时采用 2 种或 2 种以上方法的联合应用,才有可能达到较好的治疗效果。因此必须结合具体病例及术者的临床经验来进行选择是成功之本。

术后需进行一个时期的尿流率测定或尿道扩张来进行随访,尤以尿流率随访的办法是无损伤的,也有学者主张用尿道造影或尿道镜来判断疗效。术后随访不应少于 3 个月。如手术失败需再次行开放手术时,应在 3～6 个月后再进行。

(刘刚成)

第八章 肛肠外科疾病

第一节 溃疡性结肠炎

一、临床

(一)病理

溃疡性结肠炎是一种局限于结肠黏膜及黏膜下层的炎症过程。病变多位于乙状结肠和直肠，也可延伸到降结肠，甚至整个结肠。炎症常累及黏膜上皮细胞包括隐窝细胞。急性期和早期浸润的炎细胞主要是中性粒细胞和嗜酸性粒细胞，慢性期和极期，则浆细胞、淋巴细胞充斥于黏膜固有层。炎细胞侵入形成隐窝脓肿，许多细小脓肿融合、扩大，就形成溃疡。这些溃疡可延结肠纵轴发展，逐渐融合成大片溃疡。由于病变很少深达肌层，所以合并结肠穿孔、瘘管形成或结肠周围脓肿者少见。少数重型或暴发型患者病变侵及肌层并伴发血管炎和肠壁神经丛损害，使肠生变薄、肠腔扩张、肠运动失调而形成中毒性巨结肠。炎症反复发作可使大量新生肉芽组织增生，形成炎性息肉；也可使肌层挛缩、变厚，造成结肠变形、缩短、结肠袋消失及肠腔狭窄，少数病例可有结肠癌变。

(二)临床表现

溃疡性结肠炎的好发年龄为 20～40 岁，临床症状差异很大，轻者仅有少量出血、重者可有显著的全身和消化道症状甚至危及生命。常见症状有腹痛、腹泻、便血等，严重病例可有发热及体重减轻。出血原因可以是溃疡、增生和血管充血所致的炎症及黏膜假息肉。腹泻多继发于黏膜损害，常伴有水、电解质吸收障碍、血清蛋白渗出。直肠炎时可使直肠的激惹性增加。腹痛常为腹泻的先兆。偶可有肠外表现，甚至掩盖了肠道本身的症状。约 10% 患者可有坏疽性脓皮病、结节性红斑、虹膜炎、口腔阿弗他溃疡和多关节炎。

(三)实验室检查

患者并无特异性检查的异常。贫血较常见，且为失血量的一种反映，但慢性患者的贫血可由慢性疾病所致。急性期、活动期或重症病例可有白细胞增多。和低钾血症、低蛋白血症一样，血沉亦为疾病严重程度的一种反映。首发病例须做寄生虫学检查及粪便培养，以除外特殊原因所致的腹泻，如阿米巴病、志贺氏菌痢疾和螺旋菌感染。

(四)内窥镜检查

溃疡性结肠炎直肠-乙状结肠镜检查适用于病变局限在直肠与乙状结肠下段者，病变向上扩展时做纤维结肠镜检查有重要价值,可赖以确定病变范围。镜检可见黏膜弥漫性充血、水肿,正常所见的黏膜下树枝状血管变成模糊不清或消失,黏膜表面呈颗粒状,脆性增加,轻触易出血。常有糜烂或浅小溃疡,附着黏液或脓性分泌物;重型患者溃疡较大,呈多发性散在分布,可大片融合,边缘不规则。后期可见炎性息肉,黏膜较苍白,有萎缩斑片,肠壁僵直而缺乏膨胀性,亦可见癌瘤。

(五)X线检查

溃疡性结肠炎应用气钡双重对比灌肠检查,有利于观察黏膜形态。本病急性期因黏膜水肿而皱襞粗大紊乱;有溃疡及分泌物覆盖时,肠壁边缘可呈毛刺状或锯齿状。后期纤维组织增生,结肠袋形消失、肠壁变硬、肠管缩短、肠腔变窄,可呈铅管状。有炎性息肉时,可见圆或卵圆形充盈缺损。重型或暴发型患者一般不宜做钡灌肠检查,以免加重病情或诱发中毒性巨结肠。钡餐检查有利于了解整个胃肠道的情况,特别是小肠有无受累。

(六)诊断和鉴别诊断

溃疡性结肠炎的主要诊断依据包括慢性腹泻、脓血或黏液便、腹痛、不同程度的全身症状、反复发作趋势而无病原菌发现。内镜或X线检查有炎症病变存在,且有溃疡形成等。因本病缺乏特征性病理改变,故需排除有关疾病(包括慢性痢疾、克罗恩病、结肠癌、血吸虫病、肠激惹综合征、肠结核、缺血性肠炎、放射性肠炎、结肠息肉病、结肠憩室炎等)方能确诊。

二、内科治疗原则

溃疡性结肠炎的内科治疗目标是终止急性发作、预防复发和纠正营养及水电失衡。

在着手治疗前必须考虑四种因素。

(一)病变的部位

除了偶然的例外,溃疡性结肠炎只累及结肠。在结肠范围内,病变可累及局部或全部结肠(全结肠炎)。病变的范围与预后相关,并是决定疗效的一个重要因素。

(二)疾病的活动性

急、慢性溃疡性结肠炎有着不同的临床表现,其治疗效果也各有不同。治疗方案也必须与病情严重程度相适应。

(三)病程的长短

病程长短也是影响疗效的一项重要因素。

(四)全身状况

患者一般状况较差时,其疗效亦稍逊。某些病例常有心理因素存在,可能成为疾病慢性化的因素之一。

此外,在策划治疗方案时还有一些其他因素应当考虑,如起病年龄超过50岁时,多呈轻型经过并可伴发另外系统的疾病。患者既往发作的严重性也与患者可能出现的治疗反应有关。

如果已经确诊,医师须进一步确定治疗目标及与之相关的生命质量。由于存在着少数患者不能彻底治愈的可能性,医师与患者还应就"治疗失败"问题达成共识。不切实际的奢望可构成制约疗效的重要因素,并可损害医患之间的友善关系,妨碍治疗计划的实施。

三、治疗方式

(一)营养

患者的营养状况与疗效息息相关,良好的营养状况可以增进疗效。但实际上许多患者的体

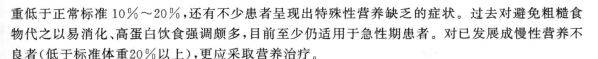

重低于正常标准10％～20％,还有不少患者呈现出特殊性营养缺乏的症状。过去对避免粗糙食物代之以易消化、高蛋白饮食强调颇多,目前至少仍适用于急性期患者。对已发展成慢性营养不良者(低于标准体重20％以上),更应采取营养治疗。

(二)对症治疗

对症治疗既可改善患者的一般状况和营养,又可减轻症状。临床上常可遇到这样的情况,患者为减轻症状而过度或过久地用药,一旦药物成瘾又对健康构成新的危害。再者麻醉药品可影响肠道运动甚至诱发中毒性巨结肠。非麻醉性镇痛药可酌情使用,但也应随时警惕毒副反应,少数溃疡性结肠炎患者服用阿司匹林后促发了消化性溃疡。

抗胆碱能药物也有促发中毒性巨结肠之虞,而且对缓解腹部痉挛不一定有效。一般来讲,对溃疡性结肠炎患者最好不用这些药物,除非对非活动期或轻、中型患者做短时间的应用。

对症治疗的关键是抗腹泻制剂,尤其是地芬诺酯和氯苯哌酰胺(易蒙停)。虽然两者均属"局限药品",且后者很少毒副反应。但抗腹泻制剂的成瘾性仍不容忽视。有些患者为急于控制腹泻常自行超量服药。从某种程度上讲,这类药物的效力要基于不间断地服用。因此,对于控制腹泻所需的剂量及用药指征都应有一个严格的标准,以保无虞。

在支持治疗中多种维生素和铁剂常被应用,患者亦常诉服用上述药品后症状有所改善,但是维生素、矿物盐和其他补品(除已出现缺乏症外)仍属经验用药,几乎没有证据支持"大剂量维生素"疗法。

急性期或危重患者可能需要输液、输血或静脉滴注抗生素。但对溃疡性结肠炎患者来讲,抗生素并不常用,而且也无证据表明溃疡性结肠炎患者须长期使用抗生素。抗生素应用的主要指征是:存在或疑有腹腔内感染或腹膜炎,后者可见于中毒性巨结肠病例。当有败血症和营养不良存在时,由中毒性巨结肠而致死的病例增加。在这种情况下,适当地使用抗生素可能会挽救生命。McHenry指出:大多数腹腔内感染是由需氧和厌氧菌混合性败血症所致,因此所选用的抗生素应能兼顾这两类细菌。一般公认氨基糖甙类抗生素对需氧的革兰阴性杆菌有效,而氯霉素、林可霉素、头孢噻吩、甲硝唑或羧苄西林等则可针对厌氧菌群。业经证实庆大霉素与林可霉素联用对腹腔内感染的有效率为68％～93％,可谓安全有效。庆大霉素与甲硝唑联用或托布霉素与甲硝唑联用也有良好的效果。Harding等通过前瞻随机对照性研究发现林可霉素,氯霉素分别与庆大霉素联用治疗腹腔内感染同样有效。

静脉高营养或全胃肠道外营养(TPN)在以下情况时十分有价值:①严重营养不良者或需切除结肠者的一种术前辅助治疗;②已做过结肠切除术者的术后治疗。一般来讲,TPN应连续进行2～3周,长期应用的价值不大。目前认为:TPN作为一种主要治疗手段时很少有效,而作为一种辅助治疗则具有一定价值。

(三)机能锻炼

溃疡性结肠炎患者,每天坚持一定的体力或脑力活动十分重要。因为慢性疲劳、不适、抑郁、忧虑等症状可能都很突出,而坚持机体的功能活动则可减轻这些症状。值得指出的是:当患者一般状况欠佳时,医师和患者家属均有鼓励患者休息的倾向,但实际上那些坚持功能锻炼的患者却更常获得症状改善,甚至治疗效果会更好。

(四)住院治疗

下列原因适于住院治疗。

(1)轻型病例经1个月治疗未见显著改善者。住院可实现两个目标:摆脱加重病情的环境、给医师提供进行更有效的强化治疗的条件。

（2）伴厌食、恶心、呕吐、发热和腹泻难控制的严重病例（急性暴发型）。这类患者立即住院不仅可及时提供必要的治疗措施，还可预防并及时识别并发症（如中毒性巨结肠）。

（3）发生了全身或局部并发症：如严重出血及贫血、严重的低清蛋白血症或疑有癌变等。外科治疗的指征不仅针对结肠的并发症（中毒性巨结肠、行将发生的穿孔），也包括多种内科治疗无效的顽固性病例，这些病例均须住院治疗。

（4）为了排除来自家庭或工作环境中的心理负担。

（五）心理治疗

保持医患之间长期友谊十分重要，但偶尔也需要心理科或精神科医师的会诊。安定药或抗抑郁药的应用只限于那些有显著忧虑或抑郁症的患者，它能帮助年轻患者克服他们自己过于简单的想法，并使其病情好转。

（六）局部治疗

对远端溃疡性结肠炎，尤其是直肠炎和直肠-乙状结肠炎，氢化可的松灌肠（100 mg 氢化可的松加于 60 mL 生理盐水之中）已证实无论对缓解症状或减轻炎症反应均十分有效。每天用药连续三周之内不致引起肾上腺的抑制。虽然尚无一项有关类固醇局部治疗与安慰剂或口服类固醇治疗的对照性研究，但在临床上常用氢化可的松灌肠以治疗溃疡性直肠炎或直肠-乙状结肠炎，取得一定疗效。氢化可的松灌肠还可对全结肠炎型溃疡性结肠炎伴显著里急后重和直肠出血的患者有一定的辅助治疗价值。

柳磺吡啶及其各种衍生物局部灌肠已引起医家注目。已经证实，5-氨基水杨酸（5-ASA）灌肠或制成栓剂可有效地治疗远端结肠炎或直肠炎，与皮质激素不同，这一疗法虽长期应用亦不会发生肾上腺抑制。

某些患者对 5-ASA 的反应迅速，症状可于 1～2 天内消失。大多数患者病情在 1～3 周内逐渐改善，也有经 1～3 个月治疗后好转者，足见敏感性和有效率在人群中有很大差异。一般来说，取得乙状结肠镜下的改善常需较长时间，而取得组织学的改善则需更长时间。

用 5-ASA 灌肠所达到的缓解大部分在停药几个月之内复发，尽管柳磺吡啶（SASP）还在维持用药。Allen 认为这种高复发率应归结为接受治疗者多是顽固病例或经安慰剂对照实验证实为耐药的病例。因为在许多使用 5-ASA 局部灌肠治疗的研究中，大多数患者都有对各种疗法失效的历史。

由于 5-ASA 局部灌肠治疗的费用昂贵，"疗程以多长为宜？是否须坚持到组织学上的炎症消失？"成了人们关注的问题。许多经验表明：如只达到临床症状缓解就停止灌肠，短期内即可复发；如能达到乙状结肠镜下或组织学上的缓解，则疗效较为持久。

停用灌肠后有些病例又有急性发作，此时可再行灌肠治疗 BiddLe 等用 1 mg 5-ASA 维持保留灌肠使得 12 例患者 9 例 1 年没有复发。而 13 例随机对照病例中有 11 例在平均 16 周内复发。隔天或每 3～4 晚维持灌肠一次的疗法正在评估之中，虽也有成功的报道，但最理想的维持疗法尚未确立。

虽然持续维持治疗或隔天灌肠治疗已显著降低了恶化的可能性，但这一结论并非完全正确。有时某些未知因素可以破坏已取得的成果。据 Allen 的经验：病变范围超过 45 cm，尤其是在同一时期病变范围＞60 cm 的病例即使在灌肠治疗中也有病情恶化的可能。如果肠壁的全层已受累及、伴有肥厚、狭窄或瘘管存在时，仅作用于黏膜层的局部疗法难以奏效。

(七)难治性直肠-乙状结肠炎的处理

约15％的远端溃疡性结肠炎患者有复发倾向且对多种疗法不起反应。患者可有直肠出血，却常无腹泻或其他症状。难治的焦点有二：①频发性直肠出血和里急后重；②持续性直肠出血。这些症状如已持续多年，其扩散的危险性很低；据 Richard 报道，多数患者的病情扩散发生在起病的两年之内。

对难治性病例，澄清下列情况特别重要。①确认无其他感染(如螺旋菌、难辨性梭状芽孢杆菌)的存在；②如有可能，通过结肠镜检查确定肠管内炎症损害的范围及其上界。

几乎所有的难治性病例均已接受过某种形式的治疗，但仍可重新使用这些药物，尤其是联合用药。因此，定期氢化可的松灌肠3周、类固醇栓剂局部治疗与 SASP 口服治疗就构成了针对这种情况的最常应用的方法。此外，有的患者夸大病情，此时应鼓励他恢复信心。

四、特异性药物治疗

(一)柳磺吡啶(SASP)

SASP 是治疗溃疡性结肠炎时最常使用的药物。许多临床试验已证实了它的应用价值，但其确切的作用机制还不十分清楚。

1.体内过程

SASP 是 5-ASA 和磺胺吡啶(SP)以偶氮键相互结合的产物。摄入量大部分自小肠吸收，约10％经肾脏排泄，其余部分经胆汁无变化地返回肠道。在靠近结肠部位，SASP 被细菌分解为5-ASA 和磺胺吡啶，以原型存留于粪便中者极少。偶氮键可在结肠菌丛的作用下分离，释放出的磺胺吡啶大部分被吸收并由尿中排泄，而约占半数的 5-ASA 滞留于结肠并经粪便排泄。若将抗生素与 SASP 同服，就会因结肠菌丛的变化而影响到菌丛对 SASP 的分解。IBD 的腹泻加速了肠道排空过程也会影响到对细菌 SASP 的分解。

2.作用机制

多年来有关 SASP 作用机制的研究颇多，仁智各见，尚无一个系统完整的理论。据已发表的资料，SASP 的作用机理可归纳为以下几方面：①SASP 可做为其活性代谢产物——5-ASA 的运输工具，使后者以口服难于达到的浓度运抵结肠，从而在结肠局部发挥抗感染作用。②SASP 及其代谢产物的局部和全身免疫作用。体外实验证实 SASP 和 SP 均可抑制有丝分裂所致的淋巴细胞毒；溃疡性结肠炎患者服用 SASP 后，可使异常的免疫功能恢复正常，这一免疫学变化并与临床症状的改善相符；进一步研究证实：SASP 和 SP 可抑制自然性 T 细胞介导细胞毒，而5-ASA 则可抑制免疫球蛋白的分泌。③SASP 及5-ASA 对IBD 的治疗作用主要是它影响了花生四烯酸代谢和一个或几个环节。研究表明：有两种花生四烯酸的代谢产物可能是肠道炎症的重要调节者，这两种代谢产物是环氧化酶产物(主体是前列腺素)和脂氧化酶产物(主体是白细胞三烯)。在活动性溃疡性结肠炎患者的直肠黏膜、门静脉血和粪便中前列腺素含量的增加已得到证实。体外实验也证实了 SASP 与 5-ASA 能抑制前列腺素的合成与释放，并抑制前列腺素合成酶的活性。④有些学者注意到一些非甾体抗炎药如吲哚美辛、氟吡咯酚均比 SASP 和 5-ASA 有更强的前列腺素合成抑制作用，服用此类药物后虽血清和直肠黏膜中前列腺素水平下降，但临床情况并未随之改善。这表明前列腺素并非肠道炎症的主要调节者，也表明 SASP 和 5-ASA 的治疗作用并非源于前列腺素含量的下降。进一步研究发现：5-ASA 的确可促进前列环素的合成、SASP 也的确可抑制前列腺素-F_2 的破坏，于是又有人提出一种对立的理论即：前列腺素对结肠黏膜行使着一种细胞保护作用。⑤新近的几项研究又指出了 SASP 和 5-ASA 的另一作用——反应性氧气清除剂作用可对 IBD 的疗效有重要的影响。

3.临床应用

(1)初始治疗:轻症病例第一周内 SASP 按每天 4 g 的剂量服用,第二、第三周按每天 2 g 剂量服用,三周后 80％患者症状改善,25％患者完全缓解(依临床和乙状结肠镜的标准)。重症病例多联用其他药物,原则上并不单用 SASP 治疗。

(2)维持治疗:1965 年 Misiewicc 等对 34 例溃疡性结肠炎患者进行了前瞻、随机、对照性观察,追踪 12 个月后发现:每天服 SASP 2 g 维持治疗者的复发率是 28％,而对照组复发率竟达72％。其他几项研究表明:约 86％处于临床静止期患者每天服用 2 g SASP 后仍然没有症状,而不足 20％的对照组患者则复发。这些研究充分证明了维持治疗的必要性。在一项 172 例的随机试验中,复发率与维持量的大小有关,每天服 1 g、2 g、4 g SASP 患者的复发率分别是 33％、14％和 9％(随诊时间 12 个月)。无论在初始治疗或维持治疗阶段,剂量越大疗效越高,但不良反应也越多。权衡起来,每天 2 g SASP 当属耐受性最佳的维持剂量,也是复发率较低的维持剂量。如遇严重复发,此剂量可酌增至每天 3～4 g。

维持治疗所需的时间还存有争议。多数学者认为:在主要症状缓解后,持续至少一年以上的维持治疗是适宜的。

(3)药物间的相互作用:因为 SASP 的代谢取决于正常肠道菌群,如同时服用抗生素就会延缓此药的代谢。对人类的观察表明:由壅塞症、盲襻综合征或憩室病所致的菌群失衡可导致药物更快的代谢和吸收。

如将硫酸亚铁与 SASP 同时服用可导致血中 SASP 含量的下降。这是由于 SASP 与铁离子螯合,从而干扰了铁的吸收。

此外,SASP 还可加强抗凝剂、口服降糖药和保太松类的作用。SASP 而非 SP 或 5-ASA 还可竞争性地抑制叶酸轭合酶来抑制叶酸的吸收。考来烯胺与 SASP 联用会妨碍后者在肠道的吸收。同时服用SASP 及地高辛,可使后者的生物利用度减少 25％。

(4)SASP 的主要毒副作用:文献报道在治疗 IBD 过程中,SASP 不良反应的发生率为20％～45％。

(二)肾上腺皮质激素

肾上腺皮质激素(简称激素)是治疗急性期、重型或暴发型溃疡性结肠炎的首选药物,而泼尼松则是最常应用的激素类型。其作用机理是激素有助于控制炎症、抑制自身免疫过程、减轻中毒症状。具体剂量、用药途径和疗程依病变部位、范围及严重程度而定。

1.直肠炎

如炎症只局限于直肠且硬式乙状结肠镜可以界定其上限时,可局部应用激素治疗,亦常与口服SASP 联用。栓剂或泡腾剂最为理想。但有的病例无效,其中有些严重病例须静脉点滴激素或做外科手术。

2.轻型发作

轻型发作是指每天腹泻少于四次,伴有或不伴有血便,无全身症状而炎症范围超出直肠以外的病例。此类患者同时口服激素及激素保留灌肠。疗程至少需 3～4 周,如病情缓解,再用 3～4 周后可将泼尼松减量。如在疗程中或减量期中病情恶化,应按中度发作处理甚至住院静脉输液治疗。

3.中型发作

中型发作的表现介于轻、重型发作之间。每天腹泻超过四次，但一般状况好，无全身症状。这类患者也需在口服泼尼松龙(40 mg/d)的同时给予激素灌肠治疗。第二周口服激素剂量减至30 mg/d、第三周减至20 mg/d维持1个月。此疗法可令大多数患者达到缓解，口服激素剂量可以减少到0。如患者未获缓解，则应住院、按重型发作治疗。

4.重型发作

此型发作的表现为伴有全身症状的严重发作(伴发热、心动过速、贫血、低蛋白血症或血沉增快等)。重型患者均须住院治疗，可予输液的同时加用激素(氢化可的松400 mg或泼尼松龙64 mg/d)，并加用局部灌肠治疗(氢化可的松100 mg加于100 mL生理盐水中保留灌肠，1天2次)。静脉输液期间除饮水外，禁用其他食物，但营养不良者需给静脉高营养。

尽管静脉滴注氢化可的松对严重发作是有效的，但仍有1/4的患者需做紧急结肠切除术。

与安慰剂相比，无论可的松(50 mg/d×一年)或泼尼松龙(15 mg/d×6个月)均未显示其维持缓解的作用，因此，肾上腺皮质激素无须用做维持治疗。

(三)免疫抑制药

由于多数溃疡性结肠炎病例可用SASP和(或)肾上腺皮质激素治愈，外科手术对溃疡性结肠炎的疗效也很好，所以临床医师并不经常使用免疫抑制药来治疗溃疡性结肠炎。但若遇到下列情况则可考虑使用免疫抑制药：①疾病转为慢性且经激素和SASP治疗无效者；②出现激素的毒副作用如高血压、骨质疏松、糖尿病和精神病时；③激素剂量>15 mg/d，用药超过6个月而仍未获缓解者；④直肠-乙状结肠炎患者对常规口服和局部治疗[SASP、5-ASA和(或)激素]无效者。

免疫抑制药如6-MP、硫唑嘌呤、甲氨蝶呤可使70%的溃疡性结肠炎获得缓解，一旦达到缓解，这类药物须维持治疗2～3年。

(四)其他药物

鉴于复发性溃疡性结肠炎患者常有主细胞数量的增加，有人提出主细胞稳定剂——色甘酸钠可有治疗作用，但还未被公认。

五、外科治疗

切除病变的结肠或直肠可治愈大多数的溃疡性结肠炎。为此患者须经受一定的手术风险。十余年前几乎没有术式选择的余地，多主张行"短路"手术，认为这种手术操作简单，对患者打击小，效果同样可靠。但经长期随诊观察发现这类"短路"手术不仅会引起"盲襻综合征"，而且多数在术后复发。今天，已有多种术式开展成功，临床上可根据病变性质、范围、病情及患者全身情况加以选择。

(一)手术指征

肠穿孔或濒临穿孔；大量或反复严重出血；肠狭窄并发肠梗阻；癌变或多发性息肉；急性结肠扩张内科治疗3～5天无效；结肠周围脓肿或瘘管形成；活检显示有增生不良；长期内科治疗无效，影响儿童发育。

(二)术前准备

全面的斟酌在过去的数十年中，外科治疗溃疡性结肠炎的方式比较恒定，患者多需接受并非情愿的回肠造口术。至今，直肠结肠切除术与末端回肠造口术仍是溃疡性结肠炎外科治疗中最常应用的方法。

医师在与患者谈论手术问题时,首先要取得患者的信任。向患者详细介绍回肠造口术的相关资料,以求最大限度地增强患者对这一造口术的心理承受能力。一般来讲,术前病情越紧急、病体越虚弱者,其心理承受力越强。如有可能,向患者提供图解资料并安排患者与性别相同、年龄相近、康复较好的回肠造口病友会面。

尽管做了这些努力,仍有些患者不愿或拒绝外科手术。此时有两种选择:①节制性回肠造口术;②盆腔内贮藏的回肠-肛门吻合术。明智的做法是在外科会诊前将这两种选择余地告知患者。患者可能对手术提些问题以及可能出现哪些并发症等。医师所做的答复可能因人而异,Victo的意见是应当告诉患者,术后伤口愈合不良、阳痿及某些回肠造口术的并发症可能出现。

全身的准备有贫血时可输全血或红细胞来纠正。电解质紊乱也需纠正。结肠炎急性发作时可发生严重的低钾血症。低清蛋白血症则反映了慢性营养不良状态或继发于急性暴发型结肠炎所致的大量蛋白的渗出。术前输注清蛋白可恢复正常水平,也可考虑给予全胃肠道外高营养(TPN)。TPN适用于严重营养不良有可能帮助患者渡过急性发作的险关并于术前改善患者的一般情况,凝血障碍可用维生素K纠正。

如果患者已用皮质类固醇半年以上,术前或术后仍需使用。

抗生素可注射和口服同时应用。术前日,于下午1点、2点和晚上10点钟各服红霉素及新霉素1 g。对需氧或厌氧的革兰阴性杆菌敏感的抗生素,应于术前即刻静脉滴注并维持到24小时之后,如发生手术污染,抗生素应延长到5天以上。实践证实,联用妥布霉素与克林霉素或甲硝唑特别有效。

判断结肠炎的活动性可用导泻法。在某些病例中,小剂量(100 mL)枸橼酸镁或10%甘露醇常能较好耐受。

术前安排2~3天的要素或半要素饮食也有一定的价值。

造口处的标记对将做回肠造口术者应于术前做好腹壁造口处的标志。定位是否得当关系到患者能否长期恢复工作,因此可视为决定手术是否成功的关键。Frank主张切口位置选定于左正中线旁为宜,此切口便于放置结肠造口袋。如切口过低或太靠外侧,会给回肠造口的照顾和功能带来严重问题。造口处应位于腹部脂肪皱襞的顶峰,并避开疤痕和皮肤的皱褶。

(三)手术方法

如果选择应根据患者年龄、病程、病变范围及患者意愿予以综合考虑。具体可供选择的术式如下。

1.回肠造口术

不做结肠切除或结肠-直肠切除术的单纯回肠造口术目前已很少施行,因病变结肠仍在,大出血、穿孔、癌变和内瘘等并发症仍可发生。但在下列特殊情况下仍可采用:①患者营养不良而不可能实施全身或胃肠道高营养者,通过单纯回肠造口术可使结肠得到休整,为二期手术做准备;②作为中毒性巨结肠治疗程序中的一个步骤;③结肠炎性质未定,有逆转可能性者。但所有这些理由都存有争议。

2.全直肠-结肠切除术及回肠造口术

这是目前治疗溃疡性结肠炎患者的标准术式之一。术后可消除所有的结肠症状、复发的威胁和癌变的危险并恢复健康,手术可选择最佳时机进行。紧急手术却有较高的病死率,尤其是在那些极少见过这种严重病例的医院,病死率达7%~15%。当患者情况允许时,可先行一期手术。对急腹症患者、极度虚弱患者或已做了次全结肠切除及回肠造口术的患者,可于数月后再做二期的直肠切除术。某些有经验的外科医师认为,即使在急症情况下,也能安全完成全直肠-结肠切除术:保留直肠所招致的不良影响更甚于疾病自身(存在着癌变的危险)。

虽尚无外科手术方法能有效地逆转肝胆或脊柱关节的并发症,但大多数病例,经直肠-结肠切除术后溃疡性结肠炎的肠外表现可以缓解。

全结肠切除术后回肠造口术的要点是切除病变肠管,远端闭合,取回肠末端于腹壁造瘘,形成永久性人工肛门。造口肠段的长度也很关键,应拉出皮肤表面 13.2 cm,这样当肠段顶端本身反折时在皮肤表面还留有 6.6 cm。这样反折可防止浆膜发炎,并保证回肠"乳头"有较多的组织突出腹壁,从而使回肠内容物排入回肠造口袋时不致污染皮肤。回肠造口袋用来收集肠内容物。

此简易装置不仅可防止术后皮肤发炎,还便于患者适应新的生活。

3.Kock 氏内囊袋手术

切除病变结肠,游离出一段带系膜的末端回肠,长约 45 cm,将近侧 30 cm 长肠管折叠,并在系膜对侧行浆肌层侧侧缝合。距缝合线 0.5 cm 纵行切开肠壁,然后行全层缝合,使成一单腔肠袋,再将远端15 cm 长肠管向近端套叠,成一人工活瓣,使长约 5 cm,于其周围缝合固定瓣口,将内囊袋固定于壁层腹膜上,其末端行腹壁造瘘。

这种术式的并发症主要与活瓣的机械结构有关。套叠而成的活瓣沿着肠系膜方向有滑动或脱出的倾向。由此可造成插管困难、失禁和梗阻。

并非所有内科治疗无效的溃疡性结肠炎均可接受这一手术。凡有精神病倾向者均不宜行此手术。次全结肠切除术伴回-肛肠内囊袋吻合术者也不宜做此手术,因为内囊袋周围的粘连会给继后的直肠切除术造成很大的困难。

4.直肠黏膜剥脱、回-肛肠吻合术

切除全部结肠及上 2/3 的直肠,保留 5~8 cm 的一段直肠。在直肠黏膜与肌层之间,从上向下或自齿线向上将黏膜剥去,留下肌性管道,将游离的回肠(注意保留良好血运)在没有张力情况下自扩张的肛门拉出,与直肠肛管交界处的直肠黏膜残缘进行吻合。吻合旁放置引流管自会阴部戳创引出,然后进行腹壁回肠造瘘。术后 2~4 天拔去会阴部引流,术后 10 天行肛门扩张,并开始做肛门括约肌练习,每周一次,3~6 个月后,回-肛肠吻合完全愈合,再关闭腹壁回肠造瘘口。

之所以将直肠黏膜剥脱,意在消除暴发型炎症和癌变的危险,这两种情况均可发生于回-肛肠吻合术后。而且,与保存肛管手术相比较,此术式可相应减轻某些持续存在的未完全消除的肠外表现。

此种术式的并发症有盆腔脓肿、出血、瘘管及括约肌障碍。

5.直肠黏膜剥脱、回-肛肠内囊袋式吻合术

Parks 等认为如将回肠、直肠缝合成内囊袋形,会有比回-结肠切除兼回-肛吻合术更理想的功能改善。具体方法是:全结肠切除、直肠黏膜剥脱后,游离回肠,将其末端折叠成 S 型,再将系膜对侧的三排折叠肠襻剪开,行侧侧吻合,形成 S 形内囊袋,长约 6 cm,容量大约 100 mL,游离端与肛管吻合。术后4~6 周内囊袋扩张,平均容量约 245 mL。

(四)术后护理

任何重要的肠管手术之后都有相似的护理常规。在肠功能恢复之前应予静脉输液并记录24 小时液体出入量。肠蠕动恢复前应行胃肠减压术。回肠功能的恢复一般须 2~4 天,但仍须随时密切观察肠功能的状况。当有稀薄而淡蓝色流出物伴白色物质出现时,常提示着回肠或高

位小肠梗阻。胃肠减压术应继续维持。术后抗生素治疗应维持 24 小时,如有术后感染,应延长应用抗生素 5～7 天。回-肛吻合术后的早期阶段可有腹泻,一般无须服药,但若腹泻持续 2～3 天,则应想到反跳的因素,由此还可引起肠梗阻。

如术中包括直肠切除,则须保留尿管一周,提前拔管会引起尿潴留。拔除尿管的同时应做尿液细菌培养。对连续用类固醇激素的患者要安排一个减量方案,减药剂量和速度须参照术前用药情况。

做过 Kock 氏内囊袋手术者需特别护理。囊袋中须留置一导管,以利于术后 48 小时内每隔 2 小时用少量盐水冲洗囊腔。导管周围的固定缝线于术后第三天剪除,另附一护板将导管随体位固定,使患者更觉舒适。出院前教会患者如何做囊袋内插管,如何佩戴腿袋,以保证患者在行走中能得到满意的连续引流。

腹部造口处应安放一种 Karaya 橡胶垫并与一种清洁塑料袋相联结。安息香酊因可刺激皮肤而不宜使用。塑料造口袋应用简便、效果佳良。术后第 6～7 天开始学习造口的护理,经过 3～4 天学习,熟练掌握了造口护理的专门技术后始可出院回家。出院前最好能把造口医师的电话号码告诉患者,以便及时咨询。

六、预后

溃疡性结肠炎的长期预后取决于下列四种因素。

(一)病变部位

病灶较局限者预后较病灶广泛者为好。

(二)疾病活动性

本病活动程度各有不同(急性、重型、暴发型、慢性复发型、慢性持续型等),预后各异。即使非活动期,其潜在的癌变危险亦不容忽视。

(三)病程

罹病时间长短除与临床类型有关外,还与患者营养状况、疗效、不良反应有关。此外病程长短也是决定应否手术的重要参考因素。

(四)疾病对患者的总体影响

这些影响包括患者参与社会、经济活动的能力、心理状态、家族史、患者对溃疡性结肠炎的适应能力以及生命质量等。

直肠炎或直肠-乙状结肠炎患者中 90% 以上的预后良好。这些患者病情稳定、很少或全无症状、无须连续治疗。另外的 10% 病例炎症扩散、波及全部结肠,其预后与全结肠型患者相似。

如将直肠炎与直肠-乙状结肠炎两组病例的预后相比较,就会发现前者的预后较后者略好。追踪观察还表明:即使大多数患者的预后良好,确定其中个例的预后仍有困难。

(王晓东)

第二节 结 肠 扭 转

结肠扭转是以结肠系膜为轴的部分肠襻扭转及以肠管本身纵轴为中心扭曲。其发病在世界各地很不一致,以非洲、亚洲、中东、东欧、北欧和南美等地多见,西欧和北美少见,Halabi 等报道,在美国结肠扭转约占所有肠梗阻的 1.9%;在巴基斯坦占 30%;巴西占 25%;印度占 20%。国内报道其发生率为 3.6%～13.17% 不等,以山东、河北等地多见。本病可发生于任何年龄,乙状结肠扭转多见于平均年龄大于 70 岁的老年人,男性居多,男与女之比为 1:1～9:1,平均发病年龄 40～69 岁,而盲肠扭转多见于年轻女性。乙状结肠是最常见的发生部位,约占 90%,其次是盲肠,偶见横结肠和脾曲。该病发展迅速,有较高的病死率 9%～12%,术后并发症多,应早期诊断,早期治疗。

一、病因

结肠扭转常由于肠系膜根部较窄,且所属肠段冗长,活动度大,如乙状结肠。冗长的肠段随着年龄的增长而延长 。此外,Kerry 和 Ransom 归纳了 4 个诱发因素:①肠内容物和气体使肠襻高度膨胀,如长期慢性便秘等;②肠活动的增强和腹内器官位置的变化,如妊娠和分娩;③有过腹腔手术病史而使腹腔内粘连;④先天性异常如肠旋转不良或后天因素造成远端肠管梗阻。盲肠正常固定在后腹壁,正常盲肠可以旋转 270°,不会发生扭转,但有 10%～22% 的人群在胚胎发育期间盲肠与升结肠未完全融合于后腹膜,形成游动盲肠,因活动范围大,其中有 25% 的人会发生盲肠扭转。此外,东欧与非洲扭转多与高纤维饮食有关,西欧与北美多与慢性便秘、滥用泻药与灌肠有关。

二、病理

乙状结肠扭转多为逆时针方向,但也有顺时针方向扭转,扭转程度可由 180°～720°。旋转少于180°时,不影响肠腔的通畅,尚不算扭转,有自行恢复可能,特别是女性,盆腔宽大,更易恢复,当超过此限,即可出现肠梗阻。肠扭转造成的主要病理改变是肠梗阻和肠管血运的改变。乙状结肠扭转后,肠襻的入口及出口均被闭塞,因此属闭襻性梗阻,肠腔内积气、积液、压力增高,也会影响肠壁血运。除扭转的肠襻外,扭转对其近侧结肠也造成梗阻。乙状结肠扭转后发生肠管血运障碍来自两个方面:一是系膜扭转造成系膜血管扭转不畅,另一方面是肠襻的膨胀,压力高而影响肠壁血循环,先影响毛细血管,然后是静脉,最后是动脉,引起肠腔内和腹腔内出血,肠壁血管发生栓塞、坏死和穿孔。大致可分为以下 3 个阶段。①肠淤血水肿期:淤血水肿致肠壁增厚,常发生在黏膜和黏膜下层。②肠缺血期:在肠壁血运受阻时,肠壁缺血缺氧致张力减低或消失而扩张,除肠腔内大量渗液外,常伴有腹腔游离液体。③肠坏死期:肠缺血时间过长,导致组织缺氧、变性、黏膜面糜烂坏死。但由于肠腔内大量积气,高压气体常能循糜烂面溢出,溢出的气体可仅存留在黏膜下层或浆膜下层,此少量气体呈线状围绕肠壁排列,形成肠壁间积气。

盲肠扭转常以系膜为轴呈顺时针方向扭转,也偶见逆时针方向扭转。盲肠扭转是由于盲肠没有固定而具有高度活动性,这种高度活动性更有利于肠管迅速而又过紧地扭转,血管突然闭塞,扭转后盲肠迅速膨胀,压力增高,引起浆膜破裂、血运障碍,出现高比例的肠坏死。肠扭转不包括盲肠折叠,后者又称盲肠并合。是游离盲肠向前向上翻折,虽可发生梗阻,但不影响系膜血管,也不发生盲肠坏死。

三、临床表现

乙状结肠扭转的表现多样化,可呈急性发作,也可呈亚急性或慢性发作。早期肠坏死出现腹膜炎、休克等严重表现,亚急性、慢性发作发病缓慢,多有发作史,腹痛轻,偶为痉挛性,但腹胀严重,以上腹明显,常偏于一侧。腹部体征除明显腹胀外,可有左下腹轻压痛及肠鸣音亢进,有时可扪及腹部包块且有弹性。指诊直肠空虚。

盲肠扭转的临床症状、体征与小肠扭转基本相同,而且病情进展更为迅速,发病急,腹中部或右下腹疼痛,为绞痛性质,阵发性加重。并可有恶心、呕吐,开始尚可排出气体和粪便。查体见腹部膨隆,广泛触痛,肠鸣音亢进并有高调,叩诊鼓音。在腹中部或上部可摸到胀大的盲肠,如发生肠系膜血循环障碍,短时间内可发生肠壁坏死,腹膜刺激征明显。

四、诊断

结肠扭转的诊断并不困难,腹痛、腹胀、便秘或顽固性便秘为 扭转三联征。盲肠扭转或急性结肠扭转常出现恶心、呕吐。查体有腹胀,腹部压痛、腹部包块、肠鸣音亢进、体温升高、休克、腹膜炎体征。再结合病史、诱发易患因素,腹痛、腹块的部位,一般可做出结肠扭转的诊断。Stewardson选择"持续腹痛""发热""心动过速""腹膜炎体征""白细胞计数增高"5个经典表现作观察,发现约90%的肠绞窄患者同时具有2种或2种以上的表现。

腹部 X 线片对诊断帮助很大,应作为怀疑结肠扭转的常规检查,乙状结肠扭转的典型 X 线表现是显著充气的孤立肠襻,自盆腔至上腹或膈下,肠曲横径可达 10～20 cm,立位片可见两个巨大且相互靠拢的液平面。其他各段小肠和结肠也有胀气与液平,钡灌肠见钡剂止于直肠上端,呈典型的鸟嘴样或螺旋形狭窄。盲肠扭转时腹部 X 线片显示单个卵圆形胀大肠襻,有长气液平面,如位于上腹可误诊为急性胃扩张,但胃肠减压无好转,可以此鉴别。后期在盲肠扭转上方常可见小肠梗阻的 X 线征象。并可在盲肠右侧见到有气体轮廓的回盲瓣。钡剂灌肠充盈整个左侧结肠和横结肠,可与乙状结肠扭转鉴别。当怀疑有坏疽时,严禁做钡灌肠,因为有坏死段肠管穿孔的危险。横结肠扭转扩张,肠曲于中上腹呈椭圆形扩张,中间也可见双线条状肠壁影,降结肠萎陷。

CT 也是急腹症常规的检查,也是目前诊断结肠扭转最有意义的诊断方式,Delabrousse 等认为,随着螺旋 CT 不断应用于急腹症的检查,使肠梗阻的诊断准确性明显提高,在明确结肠扭转的病因、梗阻位置及病情的严重程度方面具有极其重要的作用。结肠扭转 CT 表现主要有以下特征:①"漩涡征"。"漩涡征"为肠曲紧紧围着某一中轴盘绕聚集,大片水肿系膜与增粗血管同时旋转,漩涡中心尚见高密度系膜出血灶,CT 上呈"漩涡"状影像。若 CT 片示漩涡征出现在右下腹,多提示盲肠扭转。②"鸟喙征"。扭转开始后未被卷入"涡团"的近端肠管充气、充液或内容物而扩张,其紧邻漩涡缘的肠管呈鸟嘴样变尖,称之为"鸟喙征",盲肠扭转时,其鸟嘴尖端指向左上腹。③肠壁强化减弱、"靶环征"和腹水。④闭襻型肠梗阻常见肠管呈 C 字形或"咖啡豆征"排列。现在增强 CT 及 CT 的三维重建也逐步推广于临床,使得结肠扭转的诊断更准确,更直观。

对于肠梗阻的诊断,虽然超声的敏感性及特异性低于腹部 CT 检查,但因其实施动态、诊断快速,也是常规检查方法之一。急性肠梗阻的超声表现为:①一般表现为近端肠管扩张(93.7%),明显的内容物反流,远端肠管多空虚。②并发症表现为当肠管发生坏死、穿孔时,穿孔近端肠壁明显增厚,腹水增多,并可探及游离气体。且超声对判断肠系膜血管有无血流以及有无栓塞都有较高的准确率。

低压盐水灌肠即是治疗手段之一,也是一种重要诊断方法,如不能灌入 300～500 mL 盐水,则提示梗阻在乙状结肠。此外,随着内镜技术的发展,乙状结肠镜和纤维结肠镜也日益成为结肠扭转常规的诊断及治疗方法。

五、治疗

结肠扭转的治疗,除禁食、胃肠减压、输液等肠梗阻的常规治疗措施外,根据病情进展程度的不同、有无并发症等情况而采取非手术治疗或手术治疗。

(一)非手术治疗

非手术治疗一般用于乙状结肠扭转,且为发病初期,而盲肠扭转和晚期病例怀疑有肠坏死时禁用这种疗法。具体方法如下。

1.高压盐水灌肠和钡剂灌肠

温盐水或肥皂水均可,灌肠时逐渐加压,如有气体和粪便排出腹胀消失,腹痛减压,表示扭转复回,成功率分别可达 66.7%～78.6%。

2.乙状结肠镜或纤维结肠镜插管减压

由于镜管细,镜身软,光源强,视野清晰,不易损伤肠壁,可清晰地观察黏膜水肿程度,且患者耐受性好,故多采用纤维结肠镜复位。内镜循腔经直肠进入乙状结肠,如发现黏膜出血、溃疡或由上方流出脓血,提示肠壁已部分坏死,不宜继续插管,如检查无异常,将软导管通过结肠镜,缓慢经梗阻处远端,进入扭转肠襻,若顺利可排出大量气体和粪便,扭转自行复回,症状好转,插管全程要细致轻柔,不可用力过猛,注意此软管不要立即拔出,要保留 2～3 天。以免扭转短期内复发,还可通过观察导管引出物有无血性物质,以判断扭转肠襻有无坏死。内镜检查作为一种微创治疗,能够有效缓解梗阻症状,避免急诊手术,使外科医师获得充分时间全面评估和判断患者病情,选择最佳的个体化治疗方案,以达到更好的疗效。

尽管非手术疗法复位成功率高达 77%,病死率和并发症率均较手术治疗为低,但由于发生扭转的根本原因依然存在,复发率高达 46%～90%。因此,国内外学者近年均主张,若患者无手术禁忌证,在非手术疗法复位后,短期内应行根治性的手术治疗。

(二)手术治疗

如果非手术疗法失败,或出现弥散性腹膜炎并怀疑有肠坏死、穿孔时,均应及时手术,术中根据有无肠管坏死、腹腔污染情况及患者自身状况,再决定做姑息性手术,还是根治性手术。主要手方术式包括固定术、造口术和切除吻合术等。

1.固定术

由于单纯乙状结肠扭转复位术后复发率可达 28%,单纯盲肠复位术有 7% 的复发率,故术中逆扭转方向复位后,若肠管血运良好,肠壁色泽正常,有蠕动,多加以固定术。手术方法有乙状结肠腹壁固定术、乙状结肠系膜固定术、乙状结肠横结肠固定术,乙状结肠腹膜外被覆术。盲肠扭转多采用后腹膜盲肠固定术。

2.结肠造口术

结肠造口术一般用于手术时发现肠壁明显水肿、肠腔过度扩张、腹腔污染严重、肠壁已坏死、穿孔或全身情况较差的病例。可将坏死肠管切除吻合后在其近侧造口;也可行 Hartmann 手术即坏死肠管切除,近端造口,远端缝闭放回腹腔内旷置;或者做双腔结肠造口术,坏死肠管可切除或暂不切除而外置。以上手术都需要行二期手术。

3.切除吻合术

切除吻合术一般用于肠管有坏死或血运不好,腹腔污染较轻。或者乙状结肠特别冗长,估计行固定术效果不佳,则可将乙状结肠切除行根治性治疗。由于两断端管腔内径差别较大,在切除肠管后,多行一期端侧吻合。在非手术治疗有效后,为防复发也可择期行肠道准备后,可行肠切除吻合术。

扭转性结肠梗阻是急性闭襻性肠梗阻,易发生坏死穿孔,应以急诊手术为主。对于右侧大肠梗阻的术式选择意见较为一致,可行梗阻病变的一期切除吻合术。对左侧大肠梗阻的术式选择则有分歧。传统的治疗方法是分期手术,即先行病灶切除和肠造口,然后再择期关闭造口的二次手术方案。这种方法虽能减少腹腔感染和肠漏发生的机会,但却需要二次手术创伤,使术后恢复期延长、整体治疗费用增加。近年来,随着抗生素发展、手术进步,以及对结肠梗阻病理生理认识的提高,越来越主张行一期切除吻合术。为提高一期切除吻合术的成功率,要求术中肠道排空、灌洗,但延长了手术时间,术后肠功能恢复慢,术后并发症发生率高达 40%～60%,因此,当出现急性大肠梗阻时,如果用非手术的方法缓解肠梗阻并改善一般状况,就可以变"急诊手术"为"限期手术",从而最大限度降低手术风险,显然是治疗急性大肠梗阻的最理想方案。

六、评述

扭转性肠梗阻有较高的发病率,其发病急,病情进展快,病死率高。通过询问病史、详细体格检查和辅助 X 线、CT 检查可明确诊断。此病保守治疗大部分可以复位,病情得到缓解,但复发率较高。对于保守治疗无效的患者,应及早进行手术治疗。手术方法有两种:①术中复位后行结肠及系膜进行固定,但术后疗效并不确切。②术中结肠灌洗及一期结肠切除肠吻合术,此手术方式可以达到根治目的,但可能出现一定的术后并发症如吻合口漏、腹腔感染等。当扭转的肠管出现坏疽、穿孔,并发腹膜炎或高龄患者有严重伴随疾病或肠管缺血、水肿明显,而且远近端肠管口径相差悬殊时,应行扭转肠管切除,同时行临时性近端肠管造口术,待病情稳定,度过危险期后,在充分进行术前准备后可择期进行二期手术。

(王晓东)

第三节　结肠憩室

一、概述

结肠憩室病是一种获得性、多发性结肠黏膜经环肌突出的小疝。其发病与西方饮食习惯相关,是结肠内压力增高的结果,乙状结肠是最高发的部位。正常情况下并无症状,仅在出现并发症后才有症状。

二、临床表现

(一)急性憩室炎

腹痛主要位于左下腹,呈钝痛或绞痛伴腹胀、排便习惯改变,往往是便秘但也有腹泻者,并可有恶心。

约有 20% 已知有憩室病的患者有一次以上憩室炎发作史。

体检时局部有压痛,甚至反跳痛,当憩室炎发生穿孔时可产生局限性腹膜炎或弥漫性腹膜炎的体征,直肠指检盆腔有触痛。

(二)憩室出血

突发性大量出血,主要为褐红色粪便,但70％会自行停止。

体检时往往无阳性发现。

三、诊断要点

(1)CT扫描可确定病变在肠腔外的范围,特别在诊断伴局部脓肿、结肠膀胱瘘等并发症时有帮助,还可通过CT引导对局限性积脓进行穿刺引流。

(2)B超扫描可提供与CT扫描相同的结果,同时也可经B超引导进行脓肿引流,然而在急性憩室炎伴局部肠段充气扩张时,超声图像可能不清晰。

(3)炎症完全消退后气钡双重对比造影,可清晰显示多发性结肠憩室的存在。

(4)在炎症完全消退后进行纤维结肠镜检可见多数憩室开口。

(5)在急性出血期,可通过肠系膜血管造影(肠系膜下动脉造影)显示出血部位的憩室。

四、治疗方案及原则

(一)非手术治疗

(1)及时进高纤维和粗麦麸饮食(20～30 g/d)可预防并发症的发生,其作用为增加粪便总量,减少传递时间和降低结肠内压力。

(2)轻度憩室炎时可给广谱抗生素,包括甲硝唑和头孢类,约需7天。开始2～3天流食,之后给予淡的软食,直至症状消失。

(3)重度憩室炎时需住院治疗,禁食、补液、胃肠减压、广谱抗生素等,症状应在48小时内(开始治疗后)减轻、消退,然后在3周后可行纤维结肠镜或气钡双重对比造影检查。约有1/5的病例在初次住院时需手术治疗。

(二)手术治疗

1.手术适应证

(1)虽然给予高纤维和粗麦麸饮食,炎性症状(疼痛)持续不消失。

(2)反复发作的急性憩室炎。

(3)持续有触痛性肿块。

(4)结肠病变无法与癌肿区分:选择性手术主要适宜于年龄较轻(＜55岁)、免疫抑制(例如肾移植者)、X线显示有造影剂外渗或乙状结肠狭窄的病例。

(5)重度憩室炎经保守治疗3～5天不见效。

(6)伴弥漫性腹膜炎。

2.手术处理

(1)选择性手术最好在最近一次憩室炎发作消退后8周施行,只需切除有炎性反应的憩室,通常包括整个乙状结肠和直肠、乙结肠。近端应切除所有炎症浸润的结肠系膜,远端则应切至肌层增厚以下,故近端相当于降结肠,远端则在直肠上段,然后行一期吻合。

(2)局限的结肠周围或盆腔脓肿可在CT或B超引导下引脓,留置引流管需保持通畅,定期用生理盐水冲洗,直至脓腔完全瘪陷才停止引流,必要时可通过窦道造影确定有无残腔,然后在完全愈合后至少6周行切除手术。

（3）对穿孔伴腹膜炎的病例,可行 Hartmann 式结肠切除。4～6 个月后二期恢复肠道连续性。对局部污染轻微、炎症水肿、气胀均不太明显的高选择性病例,亦可在手术台上对近端结肠进行彻底灌洗后一期吻合,对结肠灌洗清洁程度不够满意的病例可加做近端横结肠造口,2～3 个月后经肛门注入造影剂证实吻合口愈合良好、通畅后,可予关闭造口。

（4）对发生结肠膀胱瘘的病例,可行病变结肠切除和瘘口（膀胱）修补术。

（5）对出血的病例在明确出血来源上常有一定难度,除非证实出血确实来自憩室,但必须考虑往往同时存在结肠癌或结肠息肉,因此手术前必须通过全面检查再决定手术方式。

（孙　伟）

第四节　结直肠息肉

一、概述

肠息肉(polyp)是指一类从黏膜表面突出到肠腔内的隆起状病变。肠息肉是一类疾病的总称。1981 年,全国大肠癌病理专业会议参考了国外对大肠息肉的分类,结合我国病理学家的实践经验,按照病理性质的不同分为:①腺瘤性息肉:包括管状、绒毛状及管状绒毛状腺瘤;②炎性息肉:黏膜炎性增生、血吸虫卵性及良性淋巴样息肉;③错构瘤性息肉:幼年性息肉及色素沉着息肉综合征(Peutz-Jeghers 综合征,P-J 综合征);④其他:化生性息肉及黏膜肥大赘生物。不同性质的息肉,其预后和处理亦不相同。息肉在形态上可分为有蒂、无蒂、广基、扁平状等。在数目上又有单发与多发两类(图 8-1)。息肉病是指息肉数目在 100 枚以上(仅 P-J 综合征除外),反之,则称散发性息肉。本节仅限于讨论单发的各种息肉。

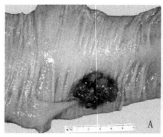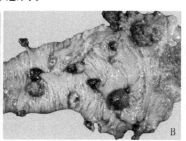

A.结肠单发息肉;B.结肠多发息肉

图 8-1　单发与多发肠息肉

二、病因

结直肠息肉的病因及发病机制目前仍不清楚。研究证明,影响腺瘤性息肉与结直肠癌发病的危险因素基本一致。目前初步证实:腺瘤的发生是多个基因改变的复杂过程,而环境因素改变致基因表达异常或突变基因在环境因素作用下表达形成腺瘤;而增生性息肉或炎性息肉则与感染和损伤相关。有研究已经证实,息肉与 CD44 基因 mRNA 的表达明显相关。散发性结直肠肿瘤中,结直肠息肉和癌组织 APC 基因突变率无显著差异,而在正常结直肠黏膜、炎性息肉和增生性息肉中均无突变。

三、发病

结直肠息肉的发生率各国不同,总的肠镜检出率为 10％左右。其发病率随年龄的增长而增加,30 岁以上结直肠息肉开始增多,60～80 岁的发病率最高,尤以腺瘤增加显著,女性略低于男性。以腺瘤性息肉为多见,约占 70％,其次是增生性息肉和炎性息肉,错构瘤性息肉主要见于幼年性息肉和 P-J 综合征(Peutz-Jeghers息肉)。我国肠息肉发病率较低,成人多为腺瘤性息肉,好发于乙状结肠、直肠,占全结直肠息肉的 70％～80％。大小一般为 0.5～2.0 cm。

四、组织学分类

(一)腺瘤性息肉

腺瘤是息肉中最常见的一种组织学类型。腺瘤在病理切片中除可见管状腺体结构外,还常伴乳头状成分,亦即绒毛状成分,根据组织学中两种不同结构成分所占比例决定腺瘤的性质。Appel 提出管状腺瘤中绒毛状成分应＜5％,当绒毛状成分达 5％～50％时属混合性腺瘤,＞50％者则属绒毛状腺瘤。Shinya 则认为管状腺瘤中绒毛状成分应＜25％,在 25％～75％者属混合性腺瘤,＞75％者属绒毛状腺瘤。鉴于标准不同,各家报道腺瘤中各种腺瘤的比例可有较大差异,且无可比性。为此,1981 年我国第一次大肠癌病理会议上建议统一标准为:绒毛状成分＜20％者属管状腺瘤,＞80％者为绒毛状腺瘤,介于20％～80％者则属混合腺瘤。

1.管状腺瘤(图 8-2)

管状腺瘤是最常见的组织学类型,占腺瘤的 60％～80％,发病率随年龄增加而增加,在小于 20 岁的年轻人中极少存在。多为带蒂型(占 85％),亚蒂、无蒂少见。常多发,小于 0.5 cm 的小腺瘤多由正常的黏膜覆盖,多数管状腺瘤为 1.0～2.0 cm 大小,少数大于 3 cm,腺瘤的恶变与其大小直接相关。常有蒂、呈球状或梨状,表面光滑,可有浅沟或分叶现象,色泽发红或正常,质地软。活检组织学检查管状腺瘤由密集的增生的腺体构成,腺体大小、形态不一致,常见有分枝和发芽。多数管状腺瘤仅表现为轻度不典型增生。然而,可以有高达 20％的表现为重度非典型增生、原位癌或浸润性癌,仅 5％管状腺瘤是恶性的。

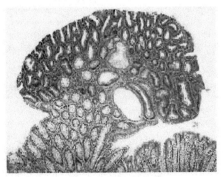

图 8-2 管状腺瘤

2.绒毛状腺瘤(图 8-3)

较少见,又称乳头状腺瘤,这是一种癌变倾向极大的腺瘤,一般癌变率为 40％,故被认为是一种癌前病变,其发病率仅为管状腺瘤的 1/10,好发于直肠和乙状结肠,临床所见绝大多数为广基型,呈绒毛状或粗颗粒状隆起,伴有宽广的基底,有时可侵占肠周径的大部分,其表面可覆盖一层黏液,质地较管状腺瘤为软。在少数病例中绒毛状腺瘤可以有蒂,活动度极大。体积大,一般直径大于 3.0 cm,可达 10～20 cm。活组织检查见绒毛结构占据腺瘤的 80% 以上。

3.绒毛状管状腺瘤(图 8-4)

这类息肉兼有管状腺瘤和绒毛状腺瘤两种组织学特点。即有分支状的腺体,同时也有像手指一样突起的长长的腺体。绒毛状管状腺瘤是 10～20 mm 息肉中最常见的一种。其恶变率介于管状腺瘤与绒毛状腺瘤之间。

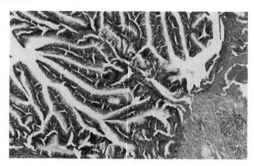

图 8-3　绒毛状腺瘤

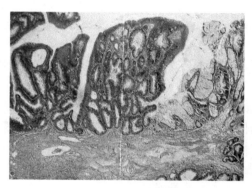

图 8-4　绒毛状管状腺瘤

(二)炎性息肉

炎性息肉是由对炎症反应的再生上皮组成。可以继发于任何一种炎症反应,但是最常见的原因是溃疡性结肠炎。炎性息肉也可以继发于感染性疾病,如阿米巴性结肠炎、慢性血吸虫病或细菌性痢疾。炎性息肉没有恶变倾向,但是,对溃疡性结肠炎患者,可以有某些部位的异型性改变或恶性变同时存在。

1.假息肉病

主要发生于慢性溃疡性结肠炎或克罗恩病,由于慢性炎症刺激,形成多发性肉芽肿。在其形成的早期,如炎症能获控制,肉芽肿有可能随之消失。但如慢性炎症不能得到有效的控制,而呈持久的慢性刺激,肉芽肿就有恶变的可能。癌变率与病程长短往往呈正相关。病程超过 30 年时癌变率高达 13%～15%。慢性溃疡性结肠炎具有极高的癌变率,是公认的癌前病变之一。因此,对这些假息肉病应慎重处理。

2.炎性息肉

指单发的非特异性炎症所引起的息肉,组织结构与上述相同,但不会癌变。往往炎症消退后,息肉可自行消逝。

3.血吸虫性息肉

在慢性血吸虫病时,大肠黏膜下常有血吸虫卵沉着,其周围伴纤维组织增生,或形成虫卵结节。当虫卵多时,固有膜内亦可有虫卵沉着,并破坏腺管和引起增生。一般血吸虫卵结节体积不大,呈小球状或条索状,并常呈簇状分布,外观中央呈橘黄色,周围呈灰白色。在长期慢性、反复感染的病例,这类息肉可进一步发展成炎性肉芽肿,具有很大癌变倾向,也是一种癌前病变。

4.良性淋巴样息肉

直肠具有丰富的淋巴组织,在肠道炎症时,直肠黏膜下的淋巴滤泡即可增生并形成息肉而突入肠腔。因此,所谓息肉实质上是增生的、高度活跃的淋巴样组织。细胞分化成熟,其上覆盖有正常的直肠黏膜上皮,是一种良性病变,应与恶性淋巴瘤区分。因为本病不会恶变,无须做肠段切除。

(三)错构瘤性息肉

幼年性息肉是一种错构瘤,属大肠黏膜上皮的错构瘤,又称先天性息肉,主要发生于儿童,以10岁以下多见,尤以5岁左右为最多。息肉好发于直肠和乙状结肠,多数发生在距肛缘5 cm以内的直肠内。

息肉多呈圆球形或椭圆形,鲜红、粉红或暗红色,表面光滑,如继发感染可呈现粗糙颗粒状或分叶状。其大小平均1 cm左右,多数有蒂。组织学上息肉蒂为正常结直肠黏膜,当形成息肉时,结直肠黏膜上皮即转为慢性肉芽组织,由大量结缔组织、血管组织、单核细胞和嗜酸性细胞浸润,其中还有许多黏液腺增生和含有黏液囊肿组成。因此,组织学上这不是肿瘤,也不属肿瘤性质,而是正常组织的异常组合,故称为错构瘤。

关于错构瘤形成的机制尚不清楚。有人认为其发生与黏膜慢性炎症、腺管阻塞、黏液滞留相关,故又有滞留性息肉之名。肠道错构瘤有恶变可能。为进行组织学检查和去除症状,应当切除。多数可以经内镜切除,需特别小心将其富含血管的蒂处理好。在直肠下端或从肛门脱垂的病变可以经肛门切除。切除后复发非常少见。

(四)增生性息肉

增生性息肉是在结肠和直肠内发现的最常见的非肿瘤性息肉,常常是多发的,多无蒂,直径多小于5 mm;大于10 mm的增生性息肉非常罕见。在无症状患者的结肠镜检查中,可以发现增生性息肉约占10%。这些病变一般可以保持大小不变和无症状。然而,由于它们从外表与肿瘤性息肉不能区分,因此常常将其切除并活检。

组织学方面,增生性息肉表现为黏膜隐窝拉长的正常乳头状的表现。没有细胞异型表现。隐窝基底可见有丝分裂,表现为正常的成熟过程。其发生机制尚不清楚,可能与正常细胞在成熟过程中未脱落有关,演变成了一大的增生区。对这些病变不需要特殊的治疗。仅仅有增生性息肉存在也不需要进行结肠镜随访。

五、临床表现

大多数息肉并无任何自觉症状,而在纤维结肠镜检查或X线钡剂灌肠造影时无意中发现。大肠息肉约半数无临床症状,仅当发生并发症时才被发现,其表现为:①肠道刺激症状,腹泻或排便次数增多,继发感染者可出现黏液脓血便;②便血可因部位及出血量而表现不一,高位者粪便中混有血,直肠下段者粪便表面附有血,出血量多者为鲜血或血凝块;③肠梗阻及肠套叠,以盲肠息肉多见;④位于直肠内较大的有蒂息肉可随排便脱出肛门外,甚至需反复手法帮助回纳。偶尔,蒂细长的息肉可发生蒂部扭转,坏死而自行脱落。

炎性息肉主要表现为原发疾病如溃疡性结肠炎、肠结核、克罗恩病及血吸虫病等的症状,炎性息肉乃原发疾病的表现之一。

六、诊断

发生在直肠中下段的息肉,直肠指检可以触及,发生在乙状结肠镜能达到的范围内者,也易确诊,但国内已较少开展这种简便、经济的乙状结肠镜检查方法,这可能与当前社会的医患关系紧张、恐漏诊引起纠纷有关。位于乙状结肠以上的息肉需做钡剂灌肠气钡双重对比造影,或纤维结肠镜检查确认。结直肠息肉明确诊断并无困难,重要的是应认识结直肠腺瘤呈多发性者及与癌肿并存者并不少见,临床检查时切勿因在某一段结肠或直肠内发现病变后,忽视全面的结肠检查。

结直肠腺瘤性息肉被认为是结直肠癌的癌前病变,但并非所有腺瘤都会癌变。一般认为腺瘤的大小对癌变的可能性具有很大影响。<1.0 cm 的腺瘤未见有发生浸润性癌者,>1.0 cm 者癌变机会增大,1～2 cm 腺瘤的癌变率在 10% 左右,>2 cm 腺瘤的癌变率可高达 50%。息肉数目越多,越密布,癌变率越高。有文献认为,多发性息肉患者体内可能存在基因突变,因此,即使息肉切除仍易癌变。统计表明,息肉数目少于 3 枚,癌变率为 12%～29%;等于或超过 3 枚,癌变率增至 66.7%。腺瘤中绒毛状成分的多少对确定癌变的可能性则是另一个重要因素。绒毛状腺瘤的癌变率明显高于管状腺瘤,绒毛状管状腺瘤(混合腺瘤)的恶变率则居于两者之间。另一个因素是腺瘤的形态,广基腺瘤的癌变率比有蒂腺瘤高,而且广基腺瘤发展为浸润型癌的机会也比有蒂腺瘤为高,因为有蒂腺瘤癌变罕有侵入其蒂部者。

七、治疗

肠镜下息肉电切术安全、有效、简单,已经基本取代了传统的开腹手术。其中高频电息肉切除术是最成熟也是最普及的肠镜治疗方法,还可以选择行内镜下黏膜切除术或内镜下黏膜剥离术。腺瘤肠镜下治疗的关键是保证治疗的彻底性。对于广基或巨大息肉,有条件的单位可以双镜联合(内镜与腹腔镜)行息肉切除,以保证切除彻底性并减少并发症。术后应行全瘤病理检查并特别注意观察标本边缘有无癌组织浸润。对腺瘤癌变的处理应根据癌变浸润深度和腺瘤部位来决定,凡符合下列情况者应追加外科根治性切除术:①腺瘤基底部发生癌变已浸润至黏膜下层者;②癌细胞分化程度包括低分化与未分化癌;③癌细胞已浸润淋巴管、血管、神经周围或血管内发现癌栓;④切缘有癌组织。

如息肉位于腹膜反折下直肠内时(距肛缘 6～8 cm 内,直肠指检可触及范围内),可经肛门直视下予以局部切除。对位于黏膜内的局灶性癌或原位癌,局部切除已经足够。黏膜下癌则在局部切除后可加做术后辅助性放疗,对已经浸润至肌层的病例,则应追加根治性经腹直肠切除术。对位于腹膜反折以上直肠或结肠内的广基腺瘤癌变,因为不涉及切除肛门和永久性结肠造口的问题,多以经腹病变肠段切除为首选。现在有条件的医院对距肛缘 16 cm 以内的适合局部切除的肿瘤可采用经肛内镜显微手术(TEM)。

八、随访

由于腺瘤性息肉具有复发和恶变的潜能,息肉切除术后必须进行结肠镜随访。腺瘤性息肉术后的复发往往与腺瘤的数目、大小、病理类型及不典型增生程度相关。息肉数目大于 3 个、直径≥10 mm、绒毛状结构、重度不典型增生是息肉复发和癌变的高危因素。对已经进行了结肠镜下腺瘤切除的患者进行随访要遵循个体化的原则。息肉进行内镜下切除后,在 3～6 个月内要进行结肠镜随访检查,以确保切除干净。所有残留的息肉应当切除,同时再随访 3～6 个月。在经过 2～3 次随访后,仍没有切除干净的患者,多数应行手术切除。在完全切除后,多数患者应在 1～3 年后重复结肠镜检查。随访中没有发现异常的患者可以自此每 5 年检查一次。

（孙　伟）

第五节　结　肠　癌

结肠癌是发生于结肠部位的常见的消化道恶性肿瘤,占胃肠道肿瘤的第 3 位。好发部位为直肠及直肠与乙状结肠交界处,占 65％。发病多在 40 岁以后,男女之比为 2～3：1。以 40～50 岁年龄段发病率最高。据世界流行病学调查,发现结肠癌在北美、西欧、澳大利亚、新西兰等地的发病率最高,但在亚、非、拉美等地发病率则很低。在中国的发病率与死亡率低于胃癌、食管癌、肺癌等常见恶性肿瘤,但随着人民生活水平的提高和饮食结构的改变,其发病率呈逐年上各趋势。

一、病因

对于结肠癌的病因目前尚未完全明确。近年来多采用队列及配对调查方法对饮食、生活习惯及体格素质等因素与结肠癌的发病关系进行分析,同时也注意了环境影响、遗传、结肠腺瘤、慢性炎症等癌前状态及免疫功能缺陷因素的影响。

(一)饮食及环境因素

其在北美、西欧和澳大利亚发病率相对高,在非洲和亚洲相对低。根据这个发现提出了 Burkitts 假说:不同人群中的饮食差异,特定的纤维素和脂肪摄入导致了世界各地不同区域的结直肠癌的发病率的差异。

脂肪和红色肉类:饮食中肉类及脂肪含量高时,刺激肠道大量分泌胆汁,导致肠道中胆汁酸和胆固醇的含量增加,而高浓度的胆汁酸具有促癌作用。其促癌机制为:①促进肠黏膜细胞、癌细胞增生;②致 DNA 损伤及干扰 DNA 代谢;③抑制肠黏膜固有层淋巴细胞增生,减弱免疫功能等。同时,在胆汁酸增高的情况下摄入高蛋白,会被肠道细菌降解产生致癌性的氨基酸产物。无论在试验性结肠癌或临床结直肠癌病例中,粪便中胆汁酸和胆固醇代谢产物的含量均明显高于对照组或正常人。进食高脂饮食国家的人群的结直肠癌的发病率要高于进食低脂饮食的国家的人群。而同时目前多项研究指出红色肉类的摄入与结、直肠癌存在相关。红色肉类富含铁元素,一种促氧化剂。食物中的铁会增加肠道内的自由基产物,而这些自由基会导致肠黏膜的慢性损伤或增加致癌物。在人类,红色肉类的摄入以剂量响应模式刺激 N-亚硝基化合物的产物。因为许多 N-亚硝基化合物的产物是公认的致癌物,所以这是红色肉类与结直肠癌相关的潜在机制。经过明火烹调或加热完毕的肉类会产生杂环胺和多环芳烃等产物,这些产物在动物试验中是存在致癌性的。已有多篇 Meta 分析指出红色肉类的摄入与结、直肠癌的发生存在关系。

膳食纤维:饮食中另外一个重要的因素是纤维素的含量。饮食中膳食纤维的含量也是结直肠癌发病的重要因素,高膳食纤维可降低结直肠癌发病机制的可能原因是其可吸收水分,增加粪便体积,稀释粪便中致癌物浓度,纤维可以加快肠道传输,便于其排出。但是目前关于膳食纤维对预防结肠癌的发生仍存在很多争论,两项美国的大宗队列研究发现,并没有证据证实膳食纤维能减少结肠癌的发生。而有的学者指出全谷物纤维可能对结直肠癌有预防作用,此外,纤维摄入本身可能没有预防作用,但可能与许多其他健康的生活方式以及其他健康饮食的成分有关(比如大量蔬菜,低脂肪和低肉类)。与观察试验相比,随机研究缺少试验结果显示这可能是其中的原因。然而干预试验可能因试验周期太短而无法显示其效果。

肠道菌群:随着微生态学的发展,肠道菌群与结直肠癌的发病关系得到了越来越多的重视。健康人体肠道内的细菌种类有成百上千种,这些寄生在人体肠道中的微生物在维持健康方面有重要作用,如营养、能量代谢、免疫功能等。研究表明,结肠癌患者的肠道菌群出现失调状态,粪便中的检查表现为厌氧菌与需氧菌的比值明显下降。另外,与健康人的肠道标本相比,具核梭杆菌在结直肠癌患者肠道中的比值很高。肠道菌群失调致结直肠癌发生的可能机制为:肠道菌群通过慢性炎症刺激促进结肠癌发病;肠道菌群通过酶与代谢产物致癌。同时,该学者还提出,益生菌能改善肠道菌群结构,影响肠道代谢,降低诱发结肠癌的风险。

病例对照研究表明,叶酸和维生素 D 均可降低大肠癌发病的相对危险度。长期叶酸缺乏可导致胃肠道细胞核变形,甚至发生癌前病变。国内有学者通过试验发现,叶酸缺乏可能与结直肠癌的发生有关,其可能的机制是叶酸可导致肠黏膜上皮细胞的 DNA 甲基化状态发生改变。另外,葱、蒜类食品对机体的保护作用越来越受到人们的关注,试验证实大蒜油能减少甲基胆蒽引发的大肠黏膜损伤,临床流行病研究也证实喜于进食蒜类食品者的大肠癌发病率相对较低。与此相反,进食腌制食品可以造成大肠癌发生的相对危险度增高,从高至低增高危险度的分别是直肠癌、左半结肠癌、右半结肠癌。有学者认为腌制食品的致癌作用是由于食品腌制中产生的亚硝酸类化合物有关,而高盐摄入只是一种伴随状态。油煎和烘烤食品也可以增加大肠癌的发生风险,蛋白质在高温下所产生的甲基芳香胺可能是导致大肠癌的重要物质。

(二)个体因素

由流行病学研究得到的大肠癌易患因素中,可以归因于个体因素的原因十分复杂,可能需涉及个人体态、生活嗜好、体力活动、既往手术等多个方面。

肥胖似乎会增加男性和绝经期女性的结肠癌风险。在肥胖人群中,结直肠癌风险增加了两倍,其中一项机制是许多肥胖患者存在胰岛素抵抗。胰岛素抵抗会导致外周高血糖并增加胰岛素生长因子肽活性增加。高 IGH-1 水平与细胞增生有关,并增加结肠肿瘤的风险。

文献的综述显示吸烟与结直肠腺瘤的关系存在正相关,吸烟者腺瘤的风险是非吸烟者的 2～3 倍,而流行病学研究显示烟草与结直肠癌风险存在联系,吸烟者所吸入的烟雾中富含肼类烃合物和苯并芘,这二者均可引起大肠癌的发生,特别是在动物试验中已可复制相关模型。

另外,对照分析结果表明,体力活动较大者罹患大肠癌的可能性较小。研究认为中等强度的职业体力活动有助于防止结肠癌的发生,体力活动影响结直肠癌发生风险的生物机制并不清楚,增加体育锻炼会导致胰岛素敏感性和 IGF 水平的改变,而且胰岛素和 IGF 潜在参与到结直肠的致癌过程中。其他可能的机制包括体力活动对前列腺素合成的影响,对抗肿瘤免疫防御的影响和减少活动相关的身体中的脂肪。这些机制通常可能是多因素的。

目前国内外很多学者在研究胆囊切除术与结肠癌的关系,但目前仍存在争论。胆囊切除术后,在粪便中可以检测到的胆酸盐的数量在增加,其可能在结肠致癌过程中起作用,但也可能与发生胆石症相关的饮食和生活方式因素与结肠癌风险的关系极易混淆。前期的胆囊切除术并不是腺瘤形成的危险因素。其与结肠癌的联系也是不确定的,但可能与近端结肠癌更相关。

随着心脑血管患者增多,服用阿司匹林与结肠癌之间的关系也逐渐被人们所关注。研究证据显示使用阿司匹林或其他非甾体抗炎药对所有分期的结直肠致癌过程(异常隐窝灶,腺瘤,癌症和结直肠癌的死亡)都有保护作用。非甾体抗炎药的抗肿瘤机制并不完全清楚,但可以确定的是花生四烯酸依赖和花生四烯酸非依赖途径均有所涉及。因为化疗预防药物需要在普通人群广泛应用以最终减少肿瘤的风险,应用阿司匹林或非甾体抗炎药的化学预防风险可能会超过其益处。正常服用阿司匹林或非甾体抗炎药的患者可能会发生严重的胃肠道并发症。此外,COX-2抑制剂存在潜在的心脏毒性,因此将其用于化学预防是不受支持的。有很多学者评估了用非甾体抗炎药或COX-2抑制剂预防结肠癌的成本效益,发现这些成分的化学预防作用无法有效地节省成本。

原发性免疫功能缺陷的患者恶性肿瘤发病率约为普通人群的1 000倍。脏器移植患者因长期使用免疫抑制剂,恶性肿瘤发病率也较高。将癌细胞植入健康人体一般较难生长和发展,如机体免疫功能低下或长期使用免疫抑制剂(如硫唑嘌呤、泼尼松,或在脏器移植后施行脾切除术、胸腺切除术,或投入抗淋巴血清等以增加免疫抑制治疗效果)使体内的免疫监视功能受到破坏,则恶性肿瘤发生机会大为增加。根据美国移植处的资料,脏器移植后恶性肿瘤的发病率为5%~6%,大于同龄普通人群的100倍,术后生存时间越长,恶性肿瘤发生率越高,每年递增5%,9年后可达44%。

(三)癌前病变

结肠瘤腺与结肠癌之间关系较为密切,欧美大肠癌高发地区大肠腺癌的发病率也较高。日本宫城县50岁以上的尸检标本中,有26.8%可见到大肠腺瘤,而大肠癌高发区的夏威夷,50岁以上的日本移民尸检中,63.3%可发现大肠腺瘤。与大肠癌有关的两种腺瘤是绒毛状腺瘤及管状腺瘤。Rhoad观察到有腺瘤的每平方厘米大肠黏膜上发生癌的机会要比正常黏膜高100倍。典型的绒毛状腺瘤基底广,表面呈绒毛状、有显著恶变倾向,40%~50%浸润癌蕴育于其中。管状腺瘤与结肠癌的发病年龄、性别及好发部位相同。从病理组织学上也观察到管状腺瘤有不同程度的非典型性增生,随着管状腺瘤的增大,细胞非典型性增生及浸润性癌的发生率也迅速增高。腺瘤直径<1 cm时,非典型细胞占细胞总数的3%,若直径超过2 cm,非典型细胞占28%。Ando用分子生物学方法研究大肠癌发生与腺瘤的关系:正常黏膜及伴轻度非典型增生的腺瘤无 $C\text{-}K\text{-}ras\,2$ 基因密码子12突变;伴中度非典型性增生的腺瘤突变占8.1%;伴重度非典型增生的腺瘤突变占83.3%;原发性大肠癌突变占26%;转移癌突变占23.1%,伴重度非典型性增生的腺瘤的 $C\text{-}K\text{-}ras\,2$ 基因12密码子突变率明显高于原发癌及转移癌,提示大肠癌可能并非由重度非典型增生的腺瘤发展而来。尽管如此,一般认为腺瘤恶变与其病理类型、不典型增生程度、位置、数目及大小有关。

大肠的慢性炎症也是导致大肠癌的重要因素,其主要包括炎症肠病、血吸虫性结肠炎。长期罹患炎性肠病的患者其结直肠癌风险更高,UC存在巨大的癌症风险;对于长期患病,病变广泛的患者来说,全结肠切除术是最有效的预防结直肠癌风险的方式。其他一些手段包括内镜监测异常的病变或使用一些化学预防药物。内镜检查通常适用于全结肠炎病史超过 10 年并且不希望切除全结肠的患者。有证据显示 UC 患者给予化学预防结直肠癌是可能的。5-ASA 产物可能会减低 UC 患者发生恶变的比率。其他的一些药物包括叶酸、钙,以及合并原发性硬化性胆管炎患者给予熊去氧胆酸。CD 与结直肠癌的进展存在联系的观点是有争议的。一些研究显示,结直肠癌进展的风险在罹患广泛 CD 的患者中是增加的。其增加的风险似乎与 UC 相似。然而,最近的一些基于人群的研究却显示其作用要更弱。在血吸虫病流行区,血吸虫感染与大肠癌有明显相关性。据浙江嘉兴市第一医院报道,在 314 例大肠癌患者中,有 96.1% 合并血吸虫病,在 3 678 例晚期血吸虫患者中,发现大肠血吸虫性肉芽肿 241 例,占 6.6%,其中继发性大肠腺癌者占 62.7%。苏州医学院报告的 60 例血吸虫性大肠炎手术切除标本上,53% 有Ⅰ～Ⅱ级间变,7% 发生原位癌。多数发生于乙状结肠及直肠,即虫卵沉积最多的部位,从病理组织学上尚可观察到从黏膜增生到癌变的渐进过程。

(四)遗传因素

Duke 在 1913 年就注意到结肠癌有家族性集聚现象,据估计 20%～30% 的大肠癌患者中家族遗传因素起着重要的作用。与遗传有关的病变,在一项最近的包括 59 项研究的 Meta 分析中,一个一级亲属罹患结肠癌的患者发生结直肠癌的 RR 值为 2.24,超过两个一级亲属罹患结直肠癌的患者其 RR 值为3.97。有学者曾对 2 例先后发生了 3 次及 6 次癌的患者进行了细胞遗传学检查发现其染色体结构畸变率达36.5%($P<0.01$)、二倍体数较正常人少($P<0.05$),姐妹染色单体互换率高于正常人($P<0.01$),并伴有免疫功能低下,说明对高危患者应用细胞遗传学方法进行分析,是研究大肠癌病因学的一种有效手段。

二、发病机制

癌的发生是细胞生长、更新的生理过程的病理扩展,正常的结肠黏膜上皮细胞 5～6 天更新 1 次,新生的细胞在到达黏膜表面时已停止了 DNA 的合成及细胞增殖活动。

大多数大肠癌通常发生在良性腺瘤性肿瘤基础之上。按照 Morson 的观点需经历正常上皮黏膜、异常增生、腺瘤、恶变,直至发生腺癌这样一个漫长的过程,进程长者可达 10 年以上。其发展过程中涉及多种基因的突变和甲基化的发生,癌的发生是原癌基因激活和抑癌基因失活的综合性累积效应。Ras 基因(包括 *Ha-ras*、*KI-ras*、*N-ras* 等)的点突变是伴随恶性病变的重要生物学变化,但与肿瘤的临床生物学行为无明显关系。APC 基因位于 5 号染色体(5q)的长臂上,被认为是结直肠癌致癌过程的管家基因,APC 基因的变异会导致癌症的发生。APC 基因的变异发生在 50% 散发的腺瘤和 75% 散发的结直肠癌病例中。*p*53 基因为肿瘤抑癌基因,其缺失或点突变能使该基因失活,对人类恶性肿瘤的发生可能起决定性作用,Shirasawa(1991)用体外基因扩增技术(polymeras chain reaction,PCR)及变性梯度凝胶电泳方法发现 *p*53 基因在腺瘤型息肉、家族性结肠及结肠癌标本的斑点杂交中均有突变。故 *p*53 基因突变是大肠癌发生、发展中最常见的基因变化之一。大肠癌是研究肿瘤多步发展的一个很好的模型,腺瘤型息肉是癌的前驱形式,癌家族综合征的特点是结肠上有许多息肉,可利用它做连续分析。第 5 号染色体长臂 2 区 1 带(521)上有 2 个基因:APC、MCC,以及另外一种抑癌基因 DCC 的突变或缺失也与腺瘤向腺癌转变密切相关。

由腺瘤转变为腺癌可能是大肠癌发生的重要途径,但并不能囊括所有大肠癌发病机制。从正常肠黏膜不经腺瘤阶段,直接恶变生成腺癌也是一不容忽视的发病机制。使用微卫星标志物可以证明存在于 HNPCC 患者的 *FCC* 基因决定着大肠癌的易感性,与 DNA 频繁发生复制误差有关。

三、病理

结肠癌的发病部位以乙状结肠癌为最高,以下依次为右半结肠、横结肠、降结肠。多为单发,但在结肠不同部位同时发生、在不同时期先后发生或合并其他脏器癌瘤者亦非鲜见。

(一)形态学分类

根据 1982 年全国大肠癌病理研究协会组讨论决定,将大肠癌分为早期癌及中晚期癌两大类,结合其大体形态再分为若干不同类型。

1.早期结肠癌分类

(1)息肉隆起型(Ⅰ型):多为黏膜内癌(M 癌),又可分为有蒂型(Ip)及广基型(Is)。

(2)扁平隆起型(Ⅱa 型):多为黏膜下癌(SMV 癌),形似盘状。

(3)扁平隆起溃疡型(Ⅲ型):也有称为Ⅱb+Ⅱc 型,呈小盘状隆起,中央凹陷为一浅表溃疡,亦属于黏膜下层癌。

2.进展期结肠癌分类

(1)隆起型:瘤体较大,呈球状、半球状、菜花样或盘状突起,向肠腔内生长,表面易发生溃疡、出血及继发感染,多见于右半结肠。较少累及周围肠壁,肠腔狭窄较少见。临床常见贫血、毒素吸收后的中毒症状及恶病质等。一般生长缓慢,浸润性小,局部淋巴转移也较晚,预后较好。

(2)浸润型:肿瘤沿肠壁周径浸润生长,常见于左半结肠,因含结缔组织较多质较硬,故又称为硬癌。多伴纤维组织反应,引起肠腔狭窄。一般生长较快,易导致急性肠梗阻,淋巴转移较早,恶性度高,预后较差。

(3)溃疡型:50%以上的结肠癌属于溃疡型,可以在肿块型基础上瘤体表面坏死脱落形成溃疡,也可以从开始即表现为溃疡型病变。周围浸润较广,早期侵犯肌层,易发生穿孔、出血等并发症。此型根据溃疡的外形和生长情况又可以分为两类,一类是局限溃疡型,由不规则的溃疡形成,貌似火山口状,边缘隆起外翻,基底为坏死组织,肿瘤向肠壁深层浸润性生长,恶性程度较高;另一类是浸润溃疡型,肿瘤向肠壁深层浸润性发展,与周围组织分界不清,中央坏死,为底大的深在溃疡,边缘黏膜略呈斜坡状抬高,形状与局限性溃疡明显不同。

(二)组织学分类

根据 2010 年 WHO 对结肠肿瘤的组织学分类,结肠癌可分为:①腺癌;②黏液腺癌;③印戒细胞癌;④鳞癌;⑤腺鳞癌;⑥髓样癌;⑦未分化癌;⑧其他;⑨不能确定类型的癌。

(三)恶性程度

根据 Broders 分级,将结肠癌分为 4 级,其中:Ⅰ级指 2/3 以上癌细胞分化良好,属高分化,恶性程度低;Ⅱ级指 1/2～2/3 癌细胞分化良好,属中分化,恶性程度较高;Ⅲ级指癌细胞分化良好者不足 1/4,属低分化,恶性程度高;Ⅳ级指未分化癌。细胞学本身的分化程度虽然是肿瘤恶性程度重要标志,但并不完全,组织结构的异型程度、肿瘤组织浸润能力和血管生成能力都在不同的程度上影响着肿瘤的恶性程度。

(四)播散途径

结直肠癌有多种播散、转移方式,主要包括直接浸润、淋巴转移、血行转移及种植转移等 4 种途径播散。

1.直接浸润

肿瘤可向 3 个方向上发生局部浸润与扩散：①沿肠管纵向扩散，速度较慢，一般局限于 5 cm 范围内，很少超过 8 cm；②沿肠管水平方向环形浸润，一般浸润肠管周径 1/4 需 6 个月，浸润 1/2 周径需 1 年，浸润一周约需 2 年；③肠壁深层浸润，从黏膜向黏膜下、肌层和浆膜层浸润，最后穿透肠壁，侵入邻近组织器官，肠壁深层浸润深度是目前常用结肠癌分期的基础，如 Duke 或 TNM 分期。

2.淋巴转移

淋巴转移是扩散和转移的主要方式，结肠的淋巴引流一般通过 4 组淋巴结，即结肠上淋巴结、结肠旁淋巴结、中间淋巴结及中央淋巴结。结肠壁存在淋巴管，因此淋巴管浸润与肿瘤肠壁浸润深度有相关性。T_1 肿瘤淋巴管浸润率为 9％，T_2 上升至 25％，T_3 则达到 45％。大多数分期系统都包含了对 T 分期和淋巴结转移的评价，并且预后与总分期有相关性。结肠淋巴回流与静脉相伴行，最终汇入门静脉流入肝脏。因此结肠癌常出现肝转移。

3.血行转移

结肠癌通常较少侵入动脉，但侵入静脉却十分常见。结肠的静脉回流分别经上、下静脉汇入门静脉。癌细胞继续经门静脉进入体循环，进而播散至全身，如肺、骨、脑等脏器转移。但在极少数病例中也发现了首先出现肺或骨转移的现象。

4.种植播散

浆膜阳性的肿瘤有可能会出现腹膜种植，肿瘤细胞通过盆腔腹膜种植到各种器官组织。最常出现种植的有卵巢，网膜，浆膜或腹膜表面，可形成 12 mm 大小的白色硬质结节，外观酷似粟粒性结核，广泛的腹膜种植常伴有血性腹水。

此外，还有极少数肿瘤通过浸润神经周围间隙或神经鞘，沿着结肠的神经播散。多项试验证实出现神经侵犯的患者预后变差。

四、分期

最初的直结肠癌分期是由 Cuthbert Dukes 在 1930 年提出的，后经过不断地修订，该系统将直结肠癌分为 A、B、C、D 4 个阶段。

(1)Dukes 分期。

A 期：癌细胞局限于肠壁内。

B 期：癌细胞浸出肠壁，其中 B_1 期肿瘤浸润部分肌层，B_2 期肿瘤渗透全层，均无淋巴结转移。

C 期：在 A、B 的基础上淋巴结有转移，其中癌灶邻近淋巴结转移属 C_1 期，肠系膜淋巴结或肠系膜血管根部淋巴结转移属 C_2 期。

D 期：远处有癌细胞转移。

而目前 TNM 分期是首选的结直肠癌分期标准；TNM 分期系统是 1950 年由国际抗癌联盟(UICC)首先提出，1978 年美国癌症分期和疗效总结联合委员会(AJC)建议在人肠癌分期中使用的。其中 3 个字母分别代表 3 个系统的首字母，即 T 为肿瘤浸润深度，N 为淋巴结受累，M 为远处转移。基于 T、N、M 的组合，能够对给定肿瘤以相应的 Ⅰ 至 Ⅳ 分期。以下为 2009 年 AJCC 第七版 TNM 分期。

原发肿瘤(T)如下。

T_x:原发肿瘤无法评价。

T_0:无原发肿瘤证据。

T_{is}:原位癌:局限于上皮内或侵犯黏膜固有层。

T_1:肿瘤侵犯黏膜下层。

T_2:肿瘤侵犯固有肌层。

T_3:肿瘤穿透固有肌层到达浆膜下层,或侵犯无腹膜覆盖的结直肠旁组织。

T_{4a}:肿瘤穿透腹膜脏层。

T_{4b}:肿瘤直接侵犯或粘连于其他器官或结构。

区域淋巴结(N)如下。

N_x:区域淋巴结无法评价。

N_0:无区域淋巴结转移。

N_1:有1~3枚区域淋巴结转移。

N_{1a}:有1枚区域淋巴结转移。

N_{1b}:有2~3枚区域淋巴结转移。

N_{1c}:浆膜下、肠系膜、无腹膜覆盖结肠或直肠周围组织内有肿瘤种植,无区域淋巴结转移。

N_2:有4枚以上区域淋巴结转移。

N_{2a}:4~6枚区域淋巴结转移。

N_{2b}:7枚及更多区域淋巴结转移。

远处转移(M)如下。

M_0:无远处转移。

M_1:有远处转移。

M_{1a}:远处转移局限于单个器官或部位(如肝脏、肺、卵巢和非区域淋巴结)。

M_{1b}:远处转移分布于1个以上的器官或部位或腹膜转移。

(2)T_{is}包括肿瘤细胞局限于腺体基底膜(上皮内)或黏膜固有层(黏膜内),未穿过黏膜肌层到达黏膜下层。

(3)T_4的直接侵犯包括穿透浆膜侵犯其他肠段,并得到镜下诊断的证实(如盲肠癌侵犯乙状结肠)。或者位于腹膜后或腹膜下肠管的肿瘤,穿破肠壁固有基层后直接侵犯其他脏器或结构,例如降结肠后壁的肿瘤侵犯左肾或侧腹壁,或者中下段直肠癌侵犯前列腺、精囊腺、宫颈或阴道。

(4)肿瘤肉眼上与其他器官或结构粘连则分期为cT_{4b}。但是,若显微镜下该粘连处未见肿瘤存在则分期为pT_3。V和L亚分期用于表明是否存在血管和淋巴管浸润,而PN则用以表示神经浸润(可以是部位特异性的)。

五、临床表现

结肠癌多见于中老年人,30~69岁占绝大多数,男性多于女性。早期症状不明显,中晚期患者常见的症状有腹痛、消化道刺激症状、腹部肿块、排便习惯及粪便性状改变、贫血及慢性毒素吸收所致的全身症状,以及肠梗阻、肠穿孔等。

(一)腹痛和消化道刺激症状

多数患者有不同程度的腹痛及腹部不适,腹痛的类型、定位以及疼痛强度多有不同,如结肠肝曲癌可表现为右上腹阵发性绞痛,类似慢性胆囊炎。一般认为,右半结肠癌疼痛常反射至脐上部;左半结肠癌疼痛常反射至脐下部。当出现肿瘤较大出现梗阻时,此时腹痛多为绞痛,并与进食相关,常在餐后出现,多为脐周或中腹部,而当癌瘤穿透肠壁引起局部炎性粘连,或在慢性穿孔之后形成局部脓肿时,疼痛部位即为癌肿所在部位。

(二)排便习惯和粪便性状改变

其为癌肿坏死形成溃疡及继发感染的结果。首先表现为排便次数增加或减少,有时腹泻与便秘交替出现,排便前可有腹部绞痛,便后缓解,有时出现便中带血,血的颜色则与肿瘤的位置相关。特征性的改变还包括粪便变细,形状不规则,稀便。这一变化主要取决于肿瘤位置,右半结肠肿瘤因管腔大、粪便含水量多故出现症状较晚;但左半结肠因管腔狭小、粪便成形故出现时间较早。

(三)腹部肿块

一般形状不规则、质地较硬、表面呈结节状。横结肠和乙状结肠癌早期有一定的活动度及轻压痛。升、降结肠癌如已穿透肠壁与周围脏器粘连,慢性穿孔形成脓肿或穿破邻近脏器形成内瘘时,肿块多固定不动,边缘不清楚,压痛明显。但要注意的是,有时梗阻近侧的积粪也可表现为腹部肿块。

(四)贫血和慢性毒素吸收症状

癌肿表面坏死形成溃疡可有持续性少量渗血、血与粪便混合不易引起患者注意,从而导致出现贫血。同时也因毒素吸收及营养不良出现贫血、消瘦、乏力及体重减轻。晚期患者有水肿、肝大、腹水、低蛋白血症、恶病质等现象。如癌肿穿透胃、膀胱形成内瘘也可出现相应的症状。

(五)肠梗阻和肠穿孔

肠梗阻和肠穿孔多为肿瘤中晚期症状,因肠腔内肿块填塞、肠管本身狭窄或肠腔外粘连、压迫所致。多表现为进展缓慢的不完全性肠梗阻。梗阻的早期患者可有慢性腹痛伴腹胀、便秘,但仍能进食,进食后症状较重。经泻药、洗肠、中药等治疗后症状多能缓解。经过较长时间的反复发作之后梗阻渐趋于完全性。当结肠癌发生完全性梗阻时,因回盲瓣阻挡结肠内容物逆流至回肠而形成闭襻性肠梗阻。从盲肠至梗阻部位的结肠可以极度膨胀,肠腔内压不断增高,迅速发展为绞窄性肠梗阻,甚至肠坏死穿孔,引起继发性腹膜炎。位于盲肠、横结肠、乙状结肠的癌肿在肠蠕动剧烈时可导致肠套叠。

六、诊断

(一)疾病史和家族史

(1)结直肠癌发病可能与以下疾病相关:UC、结直肠息肉病、结直肠腺瘤、CD、血吸虫病等,应详细询问患者相关病史。

(2)遗传性结直肠癌发病率约占总体结直肠癌发病率的6%,应详细询问患者相关家族病史:遗传性非息肉病性结直肠癌、家族性腺瘤性息肉病、黑斑息肉综合征、幼年性息肉病等。

(二)体格检查

腹部体征与病程进展关系密切。早期患者无阳性体征;病程较长者腹部可触及肿块,也可有消瘦、贫血、肠梗阻的体征。对于怀疑结肠癌的患者也应常规行肛门指诊,可明确是否合并有距肛门 8 cm 以内的病变,同时可明确有无盆腔种植转移。

（三）实验室检查

血常规检查可了解有无贫血。粪常规检查应注意有无红细胞、脓细胞。结肠癌大便潜血试验多为阳性，大便潜血试验简便易行可作为大规模普查的方法，如消化道癌肿行根治术后，大便潜血试验呈持续阳性反应，应高度怀疑癌肿复发或在消化道其他部位又发生新的癌肿。血清肿瘤标志物测定，结肠癌患者在诊断、治疗前、评价疗效、随访时必须检测癌胚抗原（CEA）和糖链抗原 19-9（CA19-9）；有肝转移患者建议检测 AFP；疑有卵巢转移患者建议检测 CA125。目前 CEA、CA19-9 在对术后复发监测和预后判定方面的作用得到较好的认可。

（四）内镜检查

乙状结肠镜及纤维结肠镜是诊断结肠癌的重要方法。乙状结肠镜镜身长 30 cm，75%～80% 的直肠、乙状结肠癌均能通过乙状结肠镜检查发现，而纤维结肠镜检查可观察整个结肠，对诊断钡灌肠不易发现的较小病变甚为重要，可明确肿物大小、距肛缘位置、形态、局部浸润范围。同时结肠镜可以进行病理活检进行确诊。但要注意的是结肠肠管在检查时可能出现皱缩，因此，内镜所见肿物远侧至肛缘的距离可能存在误差，建议结合 CT、MRI 或钡剂灌肠检查明确病灶部位。

（五）影像学检查

1.结肠钡剂灌肠检查

特别是气钡双重造影检查是诊断结直肠癌的重要手段，可了解全结肠情况。钡灌肠的 X 线表现与癌肿大体形态有关：肿块型表现为肠壁充盈缺损、黏膜破坏或不规则；溃疡型较小可见龛影，较大时该处黏膜完整性遭到破坏；浸润性累及部分肠壁一侧缩小、僵硬，如病变浸润肠管全周则呈环形狭窄。但疑有肠梗阻的患者应当谨慎选择。

2.超声检查

超声检查可分为经腹壁超声检查和内镜超声检查（EUS）。经腹部超声检查可了解患者有无肿瘤复发转移，具有方便快捷的优越性。EUS 可以清晰显示肠壁黏膜、黏膜肌层、黏膜下层、固有肌层和浆膜层，有助于对肿瘤浸润深度的判定，其正确率可达到 80% 左右。

3.CT 与 MRI 检查

CT 检查可以帮助临床医师了解肿瘤的位置、对周围组织、器官有无侵犯，是否合并远处转移，进行术前分期。MRI 检查可以弥补 CT 检查的不足，能更易于了解肿瘤对周围脂肪组织的浸润程度。近年来，CT 或 MRI 检查进行的消化道重建成像，被称为"放射内镜"，可以清晰显示肿物的主体状态和向深层的浸润情况。

4.PET/CT 检查

不推荐常规使用，但对于病情复杂、常规检查无法明确诊断的患者可作为有效辅助检查。术前检查提示为Ⅲ期以上肿瘤，为了解有无远处转移，推荐使用。

5.排泄性尿路造影检查

不推荐术前常规检查，仅适用于肿瘤较大可能侵犯泌尿系统的患者。

6.病理组织学检查

病理学活组织检查仍为明确占位性病变性质的"金标准"，组织病理学检查能对恶性细胞的分化程度、组织结构进行进一步的确认，有助于治疗方案的确定。病理活检诊断为浸润性癌的患者进行规范性结直肠癌治疗。而确定为复发或转移性结直肠癌时，推荐检测肿瘤组织 *Ras* 基因及其他相关基因状态以指导是否可采取靶向药物治疗。

7.开腹或腹腔镜探查术

当出现下述情况时,则建议行开腹或腹腔镜探查术:①经过各种诊断手段尚不能明确诊断且高度怀疑结直肠肿瘤;②出现肠梗阻,进行保守治疗无效;③可疑出现肠穿孔;④保守治疗无效的下消化道大出血。

七、筛查

目前有明确证据证明,筛查及切除结直肠腺瘤可预防结直肠腺癌,并且监测早期的肿瘤可减低此病的病死率。腺瘤和早期肿瘤通常没有症状。而当肿瘤生长足够大并引起症状时将导致不良预后。因此,对无症状人群的筛查更加重要。而在国外和国内的多地已开展了相关工作。

美国癌症协会建议对平均风险的人群从 50 岁(黑人应在 45 岁开始)开始进行筛查。筛查建议包括以下几点:①每年 1 次高灵敏度的粪便潜血试验或粪便免疫试验;②每 5 年 1 次乙状结肠镜检查;③每 5 年1次气钡双重造影检查;④每 5 年 1 次 CT 检查;⑤每 10 年 1 次结肠镜检查;⑥粪便 DNA 测试(没有指定的时间间隔)。

八、治疗

以手术切除癌肿为主的综合治疗法仍是当前治疗结肠癌的主要而有效的方法,化学治疗、放疗治疗、生物治疗的效果有待于进一步评价,近年来推崇了术前化疗、术前放疗等新辅助治疗增加了对晚期大肠癌根治切除机会,但对早期和进展期大肠癌是否值得贻误手术时机去完成术前治疗亟待商榷。

(一)治疗原则

就结肠癌的临床治疗水平而言,结肠癌治疗方案各地区或不同等级医院仍难能统一,但以下治疗原则已为多数学者认同,并证实可有效减少患者痛苦,提高生存率。

(1)对于 T_1 期的结肠癌建议局部切除。而直径>2.5 cm 的绒毛状腺瘤癌变率高,推荐行结肠切除联合区域淋巴结清扫。

(2)肿瘤局限于肠壁,且无明显淋巴结转移时,进行标准的结肠癌根治性手术就可达到根治目的。而当癌肿侵破肠壁浆膜或已伴有区域淋巴结转移时,在施行根治性手术的基础上还要在术中及术后使用辅助治疗,以除去难以避免的微转移灶或脱落的癌细胞。

(3)对晚期结肠癌,如果患者一般情况允许,也需要采取积极的治疗态度。对局部癌肿比较固定,手术切除比较困难,但无远处转移者,应采用新辅助化疗等方法使局部肿瘤降期,争取完成比较彻底的根治手术,对已有远处转移但原发灶尚能切除的患者,应争取尽量切除原发肿瘤,对癌肿局部情况较好,但伴有单发性远处转移灶者,可力争行转移灶的一期或二期切除;伴有多发性转移灶者,应进行综合治疗。

(4)对于确实无法根治性切除的肿瘤,应争取切除主要瘤体进行姑息性手术;对于无法切除的患者为解除或预防梗阻进行短路手术或造瘘手术等减症性手术。

(二)手术治疗

1.手术适应证和禁忌证

(1)适应证:①全身状态和各脏器功能可以耐受手术;②肿瘤局限于肠壁或侵犯周围脏器,但可以整块切除,区域淋巴结能完整清扫;③已有远处转移(如肝转移、卵巢转移、肺转移等),但可以全部切除,酌情同期或分期切除转移灶;④广泛侵袭或远处转移,伴有梗阻、大出血、穿孔等症状应选择姑息性手术。

（2）禁忌证：①全身状态和各脏器功能不能耐受手术和麻醉；②广泛侵袭和远处转移，无法完整切除，无梗阻、穿孔、大出血等严重并发症。

2.术前准备及术后处理

（1）术前准备：一般性准备，应了解有无出血倾向及药物过敏史，检查及纠正贫血、低蛋白血症以保证吻合口愈合；检查并纠正水、电解质及酸碱失衡；全面了解心、肝、肾等重要脏器功能；对合并高血压、心脏病、糖尿病、甲状腺功能亢进等患者必须使并发症迅速控制后再进行手术治疗。

肠道准备一直以来被认为是患者术前准备必不可少的一部分。机械清肠和口服抗生素能够降低结肠内厌氧菌和需氧菌的浓度，保证术后吻合口一期愈合，并降低伤口感染的发生率。但近年对这种观点存在很多争论甚至是全盘否定。多篇近期前瞻性随机试验质疑，与适时静脉应用恰当的抗生素相比，肠道准备无额外的获益。Bucher 等所做的一项 Meta 分析对比了 565 例进行机械肠道准备的患者和 579 例未行肠道准备的患者，除一项研究外其他所有研究均证实机械肠道准备组有更高的吻合口漏发生率。但在国内外尚未完全一致认同时，仍应重视术前肠道准备。对于无梗阻的患者术前不必禁食，可于术前 2 天起进食流质，同时给予静脉补液，维持水电解质平衡。术前一天口服泻药，如聚乙二醇电解质散等。对伴有不全性梗阻或慢性梗阻的患者不宜使用泻药。

（2）术后处理，包括胃肠减压、饮食、抗生素应用、引流管的处理和结肠造口的处理。

胃肠减压：胃肠减压应持续进行，直到术后 2～3 天，患者无腹胀，肠鸣音已恢复，已有肛门排气为止。在应用胃肠减压期间，每天应经静脉补充必要水、葡萄糖、电解质、维生素，保持水、电解质平衡，补充血容量，注意各重要脏器功能状态。

饮食：肛门排气后可开始进流质，如无腹胀再改为半流质，一般在两周后可进少渣普通饮食。

抗生素应用：已有许多临床试验证明，术前预防性使用全身抗生素后，术后没有必要再继续应用抗生素。如确实术中发生肠内容物沾染，可在术后极短时间内再应用抗菌药物 1～2 次，但切忌过长时间应用。在选择抗生素时，应根据细菌流行学情况，抗生谱应覆盖革兰阴性杆菌和厌氧菌。

引流管的处理：腹部引流一般留置 48～72 小时，如渗液量少，非血性、无感染迹象，即可予以拔除。

结肠造口的处理：对单腔造瘘应注意造口处肠黏膜的血运情况，有无出血、缺血、坏死、回缩及周围感染等情况现象。造口周围皮肤用氧化锌软膏保护。术后以低渣饮食为主，防止腹泻，训练患者养成定时排便习惯。

3.手术方式

结肠癌的手术方式和切除范围应根据癌肿的部位、病变浸润和转移的范围以及有无肠梗阻等情况而定。就手术方式和手术效果而言，结肠癌手术分为局部切除、根治性手术和包括减荷手术、减症手术在内的姑息性手术。

（1）局部切除：对于 $T_1N_0M_0$ 结肠癌，建议局部切除。术前检查属 T_1 或局部切除术后病理提示 T_1，如果切除完整且具有预后良好的组织学特征（如分化程度良好，无脉管浸润），则无论是广基还是带蒂，均不推荐再行根治性手术。如果是带蒂，但具有预后不良的组织学特征，或者未完整切除，或标本破碎、切缘无法评价，则推荐行结肠切除术加区域淋巴结清扫。

（2）根治性手术：应将原发性病灶与所属引流淋巴结整块切除。为了减少及防止肿瘤复发，应遵循以下原则：①切缘应保证足够的无瘤侵犯的安全范围，切除肿瘤两侧包括足够的正常肠段。如果肿瘤侵犯周围组织或器官，需要一并切除，同时要保证切缘足够以清除所属区域的淋巴结。切除肿瘤两侧 5～10 cm 正常肠管已足够，但为了清除可能转移的肠壁上、结肠旁淋巴结，以及清除系膜根部区域淋巴结，结扎主干血管，故实际切除肠段的范围应根据结扎血管后的肠管血运而定。②完全清除区域淋巴结。③避免挤压肿瘤。④防止肠腔内播散。

根治性右半结肠切除术：适用于盲肠、升结肠、结肠肝曲癌。切除范围包括回肠末端 10～15 cm、盲肠、升结肠、横结肠肝曲和部分横结肠，连同有关的肠系膜及其中的淋巴结。在肠系膜根部切断回盲肠动脉、右结肠动脉、结肠中动脉右支或主干，暴露肠系膜上静脉外科干以清扫肠系膜根部淋巴结，然后做回肠与横结肠对端吻合术。根据具体切除肠段情况和离断血管情况，根治性右半结肠切除术也有一些变形。如针对盲肠癌可不切断结肠中血管，并保留肝曲，此术式有学者称为右侧结肠切除术。而在肝曲癌时往往要离断结肠中血管主干，于近脾曲切断肠管，被称为扩大右半结肠切除术。

根治性横结肠切除术：适用于横结肠癌。切除范围包括肝曲、脾曲的整个横结肠，连同系膜及其中淋巴结、胃结肠韧带及其淋巴结一并切除。在根部切断结肠中动脉，然后做升结肠与降结肠对端吻合术。

根治性左半结肠切除术：适用于结肠脾曲、降结肠。切除范围包括横结肠左半、降结肠、部分乙状结肠，自根部切断左结肠动脉、乙状结肠动脉。在乙状结肠全部切除时，也可从根部切断肠系膜下支脉，然后做横结肠与直肠对端吻合术。和结肠肝曲癌手术类似，在处理脾曲癌时可离断结肠中血管左支，近肝曲离断肠管，实行扩大左半结肠切除术。

根治性乙状结肠切除术：适用于乙状结肠癌。切除范围包括降结肠远端、乙状结肠和乙状结肠直肠曲，自根部离断肠系膜下动、静脉，以更方便清扫肠系膜下血管根部淋巴结。做降结肠直肠吻合，如降结肠张力较大，可游离脾曲以保证吻合口处于无张力状态，防止发生吻合口漏。

在实际操作中，如肠襻切除不充分，肠系膜保留过多，或未从血管干根部切除等，都会影响手术的疗效。另一方面，当淋巴管被癌细胞栓塞后，随着淋巴流向的改变可出现逆向性转移或累及邻近肠襻的结肠旁淋巴结，因此必须按照根治性手术的要求去操作才能达到根治目的。在升、降结肠切除时，必须在 Toldt 筋膜深面游离结肠系膜才能保证根治性手术的彻底性，但要十分注意后腹壁血管和输尿管，以防发生损伤，标本的整块切除、Turnbull 等提出的无触瘤手术、顺行结肠切除、术中局部化疗等手段无疑提高了根治性手术的质量，确保了根治的彻底性。凡结肠癌与周围脏器有炎性粘连、癌性浸润、穿破到其他脏器或肝脏有局限性转移时，只要有可能切除均应与原发病灶一起切除。近年来，结肠癌的同时性或异时性肝转移采用肝切除手术积累了许多经验，成绩斐然，患者术后生存时间与 Dukes C 期的预期生存时间相仿，从而改变了长期以来对结肠癌肝转移治疗上的消极态度和预后上的悲观观点。

腹腔镜技术在结直肠手术中应用已超过 15 年。2004 年多中心前瞻性随机试验 COST 结果的发表开始，它才广泛应用于结直肠癌的治疗。许多研究证实了腹腔镜技术的短期获益，比如肠道功能的快速恢复、住院时间的缩短，以及麻醉用药的减少。同时 2007 和 2009 年，英国 CLASICC 和欧洲 COLOR 试验均报道结肠癌腹腔镜和开腹结肠切除的各分期生存率和复发率相当。CLASICC 试验包括生存质量评分，而且再次证明腹腔镜与开腹结肠切除术二者无差异。两项试验均证实存在与腹腔镜结肠切除相关的明显的学习曲线。因此在经验充足的情况下，腹腔镜结肠切除术应用于右侧或左侧的结肠癌是安全的，而且提供了与开腹结肠切除术相似的预后。目前尚无关于横结肠癌腹腔镜切除的数据。最新的机器人手术在结直肠癌手术中也逐渐应用,但需要更多的数据。

(3)姑息性手术:如结肠癌已浸润到盆壁、已有腹膜广泛种植、弥漫性肝或肺转移等,均属晚期已无根治的可能。其中95%以上的患者在3年内死亡。姑息性手术只能减轻症状、延长生存时间。姑息性手术包括局部切除、短路手术以及近端结肠造瘘等,应根据患者的不同情况加以选用。

(4)紧急性手术:结肠癌所致的完全性肠梗阻或肠穿孔等,应在适当准备(补充血容量、纠正脱水、纠正酸中毒及电解质紊乱、胃肠减压)后紧急手术治疗。

梗阻性结肠癌的手术处理:急性结肠梗阻导致梗阻近端肠管膨胀,其内大量排泄物堆积。与之相关的近端肠管菌群过度繁殖及可能存在的血运破坏,是典型的需要切除和近端造瘘的主要因素。有条件的医院可首先使用内镜下放置自扩张金属支架处理急性结肠梗阻的患者,能作为择期手术的桥梁,使可手术癌症患者的急诊手术转变为择期手术。试验显示支架作为手术的桥梁,有助于减少吻合口漏的发生率、减少伤口感染率,缩短住院时间。

对于无法进行放置肠道支架或放置失败的患者应在胃肠减压,补充容量、纠正水电解质紊乱和酸碱平衡失调后,宜早期进行手术。盲肠癌如引起梗阻时,临床上常表现为低位小肠梗阻的征象。虽然发生坏死穿孔的危险性似乎较小,但梗阻趋向完全性,无自行缓解的可能,故亦以早期手术为宜。在手术处理上可遵循下列原则:①右侧结肠癌并发急性梗阻时应尽量争取做右半结肠切除一期吻合术;②对右侧结肠癌局部确已无法切除时,可选作末端回肠与横结肠侧侧吻合术-内转流术(短路手术);③盲肠造口术由于减压效果不佳,目前已基本被废弃;④左侧结肠癌引起的急性梗阻在条件许可时应尽量一期切除肿瘤。切除手术有3种选择,一是结肠次全切除,回肠乙状结肠或回肠直肠吻合术;二是左半结肠切除,一期吻合、近端结肠失功性造口术,二期造口关闭;三是左半结肠切除,近远端结肠造口或近端造口,远端关闭,二期吻合;⑤对肿瘤已无法切除的左侧结肠癌可选作短路手术或横结肠造口术。

结肠癌穿孔的处理:结肠癌并发穿孔大多发生在急性梗阻后,少数亦可发生在癌肿穿透肠壁溃破。不论其发生的机制属哪一种都是极其严重的临床情况,急性梗阻时发生的穿孔大多发生在盲肠,由于肠腔内压力过高导致局部肠壁缺血、坏死而穿孔,此时将有大量粪性肠内容物进入腹腔,产生弥漫性炎性粪性腹膜炎,并迅速出现中毒性休克。因此感染和中毒将成为威胁患者生命的两大因素。至于癌肿溃破性穿孔则除粪汁污染腹腔外,尚有大量癌细胞的腹腔播散、种植。因此即使闯过感染和中毒关,预后仍然不佳。在处理上首先强调一旦明确诊断即应急诊手术,同时加强全身支持和抗生素治疗。手术原则为不论哪一类穿孔,都应争取一期切除癌肿,右侧结肠癌引起穿孔者可一期吻合,左侧结肠癌并发穿孔者切除后,宜近侧造口。对癌肿溃破而不作切除的病例,结肠造口宜尽量选在肿瘤近端,并清除造口远端肠腔内粪便,以免术后粪便随肠蠕动不断进入腹腔。

4.转移灶的处理原则

(1)肝转移:完整切除必须考虑肿瘤范围和解剖部位。切除后,剩余肝脏必须能够维持足够功能。不推荐达不到 R_0 切除的减瘤手术。无肝外不可切除病灶。新辅助治疗后不可切除的病灶要重新评估其切除的可能性。当所有已知的病灶均可做消融处理时可考虑应用消融技术。全身化疗无效或化疗期间肝转移进展,可酌情选择肝动脉灌注化疗及栓塞化疗,但不推荐常规应用。当确定原发灶能够得到根治性切除时,某些患者可考虑多次切除转移灶。

（2）肺转移：原发灶必须能根治性切除（R$_0$）；有肺外可切除病灶并不妨碍肺转移瘤的切除；完整切除必须考虑肿瘤范围和解剖部位，肺切除后必须能维持足够肺功能；某些部分患者可考虑分次切除；无论肺转移瘤能否切除，均应考虑化疗；不可手术切除的病灶，可以消融处理（如能完全消融病灶）；必要时，手术联合消融处理；肺外可切除转移病灶，可同期或分期处理；肺外有不可切除病灶不建议行肺转移病灶；推荐多学科讨论后的综合治疗。

5.影响吻合口愈合的因素

为使根治性手术获得成功，除加强术前准备、术后处理、控制感染外，吻合口的安全性尚依赖于保持肠管良好的血运、正确的操作技术及吻合口无张力。结肠由垂直进入肠壁的终末血管所供应，右侧结肠因有回结肠动脉、右结肠动脉及结肠中动脉的右支相互连接成网，故血运较好。左结肠动脉与结肠中动脉左支因联络线太长，与乙状结肠动脉、痔上动脉间侧支吻合更少，在行根治性手术时因结扎血管干及清除动脉旁淋巴结进一步破坏了肠壁的血液供应。由于左半结肠血运较差，在采用离断肠系膜下血管的乙状结肠根治术及直肠癌根治术时，尤应妥善保护降结肠的边缘血管弓，必要时可使用动脉夹实验性暂时阻断肠系膜下动脉30分钟，如降结肠近端无缺血表现，再行血管断离。手术时对颜色苍白发暗、终末血管无搏动的肠管应予以切除，肠管的对系膜缘亦多切除些。操作应轻柔，吻合口缝线的疏密应适度，不宜缝扎过紧。

6.手术过程中癌细胞扩散途径及预防

在手术操作过程中，癌细胞可经肠壁、肠腔、静脉、淋巴扩散，也可脱落种植于腹膜及吻合口，因此需要采取必要的预防措施，以提高手术效果。

（1）操作宜轻柔，避免挤压触摸癌肿。先用布带结扎癌肿两端肠管，如技术上可能，在解剖及分离受累肠段之前，先结扎其于根血管，吻合前用抗癌液冲洗肠腔。

（2）肠管切缘应距癌肿10 cm，以保证断端无癌细胞残留，避免局部复发及肠壁内扩散。

（3）从探查开始即给予抗癌药静脉滴注，可用氟尿嘧啶10 mg/kg体重，以减少经血行扩散。

（4）术中所用之针线用抗癌药液浸泡，减少创面种植，局部以抗癌药或低渗液（无菌水）冲洗以破坏脱落的癌细胞，关闭腹腔前应更换器械手套。

术中严格遵守癌外科原则可显著提高结肠癌根治术的5年生存率。

7.术后并发症及其预防和处理

（1）切口裂开及感染：常见于营养不良、贫血及低蛋白血症患者。切口有积血也是导致切口裂开和感染的常见原因，多发生于术后5～14天。切口一旦裂开多有粉红色液体渗出或肠管膨出，此时应消除患者的恐惧心理、以无菌纱布垫覆盖伤口防止肠管进一步大量膨出，立即将患者送手术室在适当麻醉下对腹壁皮肤及外露肠管进行消毒，将肠管送回腹腔以张力缝线全层缝合腹壁。如切口部分裂开可将肠管送回后在腹壁无张力的情况下使两侧对合以宽胶布固定。无论缝合或固定切勿将肠管或网膜夹于两侧切缘内。术后应补充全血或清蛋白，用抗生素有效地控制腹腔感染。

切口感染多与切口被肠内容物污染、脂肪或肌肉集束结扎或电刀应用造成坏死有关。术中妥善保护切口、操作细致轻柔、术前规范预防应用抗生素是防止感染发生的关键，一旦发生切口感染，应尽早拆除缝线，敞开伤口充分引流，使用碘伏纱条覆盖被感染的创面有助于伤口的愈合。

（2）非吻合口性肠梗阻：可发生于肠切除、肠造口术时对肠系膜关闭不全，小肠进入孔隙形成的内疝。乙状结肠切除过多时膀胱后出现较大的空腔，如小肠坠入与周围粘连则可形成梗阻。因此，术中注意缝合肠系膜空隙以防小肠脱出。一旦确诊应立即手术探查并矫正。

（3）吻合口漏：为结肠癌手术的严重并发症。多见于结肠癌合并肠梗阻术前肠道准备不充分；患者有贫血或低蛋白血症；吻合口血运不良，吻合口张力过大或缝合不够严密等。常发生于术后 4～9 天。如吻合口漏发生在腹腔内，表现为弥漫性腹膜炎，全身中毒症状十分明显，应立即引流，同时作吻合口近侧结肠造口。如漏发生在盆腔，则出现明显的直肠刺激症状，引流处有粪便排出，但腹痛、发热等症状可不明显。时间较长的可形成盆腔脓肿甚至直肠阴道瘘。处理时应加强局部引流，控制感染，根据破口大小决定是否需要作横结肠造口术。

（4）吻合口绞窄：在结肠癌手术中并不多见，多源于吻合口术后水肿、机体低蛋白性营养不良，一般需 2～3 周多能在水肿消退后自行缓解。吻合手术操作对吻合口绞窄的产生也具有一定的作用。使用断端对合型吻合可有效防止肠壁断端内翻过多，加之水肿造成吻合口绞窄。

（5）结肠造口并发症：由于术中损伤了结肠边缘动脉，腹壁切口太小或拉出肠管及系膜太短，张力太大，均可发生结肠造口坏死。如坏死范围较大，应再次手术切除坏死肠管重新作结肠造口。如腹壁切口太小，或该处感染后瘢痕挛缩可引起造口绞窄。如绞窄处能通过小指可定期扩张造口，如不能通过小指则需要新造。

（6）假膜性肠炎：多发生于术后 2～5 天。临床表现为剧烈腹泻排出大量暗绿色浑浊的稀薄液体，有时含坏死的黏膜组织。因肠液及电解质大量丢失，患者很快进入脱水、酸中毒、休克。治疗时首先补充血容量；维持水、电解质平衡，纠正酸中毒；停止原来使用的抗生素改用对难辨梭状芽孢杆菌、金黄色葡萄球菌有效的抗生素，如万古霉素和甲硝唑等；严重时可插肛管注入正常人粪便混悬液以恢复肠道内的菌群比例。

8.手术死亡率

近年来因对结肠癌的认识不断提高，术前准备比较充分，手术操作的改进及加强术后管理，手术死亡率已大为下降。在肿瘤专科医院病死率为 $1.7\%～1.8\%$。在综合性医院因患者病情较复杂（如有合并症的紧急手术较多，合并心脑血管疾病、高血压、糖尿病等），患者对手术的耐受能力低下，手术死亡率可高达 $6\%～7\%$。

（三）化学治疗

作为结肠癌综合性治疗的一部分，化疗亦常被采用，能提高根治术后患者的生存率。化学治疗应根据患者肿瘤原发部位、病理学分期、分子指标及术后恢复状况来决定。推荐术后 8 周内开始。

辅助化疗的原则如下。

1.Ⅰ期（$T_{1-2}N_0M_0$）或者有化疗禁忌的患者

不推荐辅助化疗。

2.Ⅱ期结直肠癌的辅助化疗

Ⅱ期结直肠癌患者，应当确认有无以下高危因素：组织学分化差（Ⅲ或Ⅳ级）、T_4、血管淋巴管浸润、术前肠梗阻或肠穿孔、标本检出淋巴结不足（<12 枚）。

（1）Ⅱ期结直肠癌，无高危因素者，建议随访观察，或者单药氟尿嘧啶类药物化疗。

（2）Ⅱ期结直肠癌，有高危因素者，建议辅助化疗。化疗方案推荐选用氟尿嘧啶/LV、卡培他滨、氟尿嘧啶/LV/奥沙利铂或 CapeOx 方案。

（3）建议有条件者检测组织标本 MMR 或微卫星不稳定性（microsatellite instability，MSI），如为错配修复缺陷（dMMR）或微卫星不稳定性（MSI-H），不推荐氟尿嘧啶类药物的单药辅助化疗。

3.Ⅲ期结直肠癌的辅助化疗

Ⅲ期结肠癌患者,推荐辅助化疗。化疗方案推荐选用氟尿嘧啶/CF、卡培他滨、FOLFOX或FLOX(奥沙利铂＋氟尿嘧啶＋醛氢叶酸)或CapeOx方案。

氟尿嘧啶:是结直肠癌中应用最广,疗效较为可靠的国际公认药物,但单剂治疗的反应率仅为10％～20％,有效时间持续<1年,对生存率并无影响。大量资料显示肿瘤细胞如果暴露在大剂量高浓度氟尿嘧啶中或长时间持续暴露在氟尿嘧啶中,氟尿嘧啶的抗癌活性会明显提高,这些资料支持延长肿瘤细胞暴露于氟尿嘧啶中的给药方法是合理的,但持续静脉滴注的方法仅在欧洲被广泛接受,而美国则由于静脉推注较之更为方便和花费较低而未被接受,此外,持续静脉滴注还有需留置中央静脉导管,从而产生相关的并发症等缺点。目前国内采用经外周静脉留置导管便携式化疗泵的方法,避免了住院、卧床静脉滴注和留置中心静脉导管及由此引起的并发症。

亚叶酸钙(leucovorin,LV)具有使氟尿嘧啶增效作用,其作为生物化学调节剂的作用愈来愈为人们所重视,通过对一项包括9个临床试验、1 400例患者的综合分析,表明氟尿嘧啶/LV联合治疗的反应率为23％,明显较单用氟尿嘧啶(反应率11％)高,但二者的中位生存期并无差异。当用于辅助治疗时,氟尿嘧啶/LV联合治疗可明显提高术后5年生存率。故氟尿嘧啶/LV联合治疗被国际第一个公认作为结直肠癌术后辅助化疗的标准方案和进展期结直肠癌的一线化疗方案。

具体应用时有许多方案,最广泛的为美国Mayo Clinic方案和欧洲的DeGramont方案。①Mayo Clinic方案:LV 20 mg/(m² · d)静脉推注,氟尿嘧啶425 mg/(m² · d)静脉推注,每天1次,每4周连用5天为1个疗程。可以将5天药量溶解于5％葡萄糖溶液或生理盐水中至240 mL,然后灌注在250 mL化疗泵中,以2 mL/h的速度自动滴注。②De-Gramont方案:LV 200 mg/(m² · d)静脉滴注2小时,氟尿嘧啶400 mg/(m² · d)静脉推注,然后氟尿嘧啶600 mg/(m² · d)静脉滴注24小时,每2周连续给药2天,作为1个周期,2个周期为1个疗程。也可以灌注于250 mL化疗泵中,以5 mL/h的速度自动滴注,但应调整药物剂量,LV应按20 mg/(m² · d)给予,因为如果按200 mg/(m² · d)会引起严重的口腔溃疡,氟尿嘧啶的总剂量也应由原方案中的1 000 mg/(m² · d)改为750 mg/(m² · d),避免发生严重的毒副作用。

卡培他滨商品名为希罗达,是新一代的氟尿嘧啶前体(氟尿嘧啶氨基甲酸酯),口服后可以迅速吸收,在肝脏内被代谢成5′脱氧-5-氟胞苷(5′-DFCR)和5′脱氧-5-氟尿苷(5′-DFUR)两种没有细胞毒性的中间代谢产物,它们进入肿瘤细胞后,通过胸腺嘧啶磷酸化酶(TP)的作用,迅速转化成氟尿嘧啶,而正常细胞缺乏TP酶,不会产生氟尿嘧啶,因此具有选择性产生和发挥作用的特点。此外,卡培他滨还具有模拟持续滴注的作用,疗效高、耐受性好,使用方便,其单药疗效可以与氟尿嘧啶媲美。卡培他滨的给药方案有:①卡培他滨2 000 mg,每天2次,服用14天停7天为1个疗程;②卡培他滨1250 mg/(m² · d),分2次口服,相当于1 000 mg,每天2次,连服4周,为1个疗程。目前美国FDA已经批准卡培他滨作为Ⅲ期结肠癌术后辅助化疗的标准方案之一。

第3个被国际批准的是MOSAIC的FOLFOX方案,即奥沙利铂＋氟尿嘧啶/LV,采用De-Gramont的两周方案。两周为1个周期,两周期为1个疗程,术后应用6个疗程。鉴于卡培他滨已被证明不但疗效不比氟尿嘧啶/LV差,更具毒副作用轻、使用方便等优点,故也可用XELOX方案。

化疗注意事项:治疗期间加强营养,配合用升血小板及白细胞的药物,加用激素,如泼尼松以动员处于静止状态的癌细胞(G₀期细胞)进入细胞增殖周期,增强抗癌药的杀伤能力。配合免疫

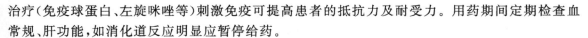

治疗(免疫球蛋白、左旋咪唑等)刺激免疫可提高患者的抵抗力及耐受力。用药期间定期检查血常规、肝功能,如消化道反应明显应暂停给药。

(四)靶向性药物

在过去的几年中,对于转移性结肠癌患者的治疗可以采用针对特定的肿瘤蛋白的单克隆抗体。这些抗体也能用于辅助治疗。已有多处中心进行了表皮生长因子受体抗体(西妥昔单抗)和血管内皮生长因子抗体(贝伐珠单抗)的研究,并取得一定了阳性结果。尤其是对于晚期结直肠肿瘤患者,靶向治疗正发挥着重要的作用。多项Ⅱ、Ⅲ期临床试验结果表明,针对 EGFR 通路的抗 EGFR 单克隆抗体和针对 VEGF 通路的贝伐单抗为代表的两类靶向药物应用于晚期结直肠癌患者,可以延长 PFS 及 OS。应用前应监测相关基因表达及突变情况,如 KRAs、EGFR、BRAF 等。

(五)放射治疗

当前,辅助放疗在结肠癌治疗中的确切作用仍不确定。目前尚无数据支持把辅助放疗确定为一个公认的结肠癌治疗辅助疗法。放射治疗仅限于以下情况:局部肿瘤外侵固定无法手术;术中局部肿瘤外侵明显,手术无法切净;晚期结肠癌骨转移或其他部位转移时的姑息止痛治疗;术中发现肿瘤无法切除或切净时,可考虑术中局部照射配合术后放疗;除晚期结肠癌姑息止痛治疗外,结肠癌的放疗应基于氟尿嘧啶之上的同步放化疗。结肠癌辅助放疗的潜在风险,特别是辐射损伤周围器官(如小肠)的风险很大。对存在局部复发高风险的结肠癌患者,根治术后可采用个性化的治疗方案。

(六)生物治疗

所谓生物治疗包括免疫治疗和基因治疗两部分。基因治疗是指用正常或野生型基因矫正或置换致病基因的一种治疗手段,达到基因置换、修正或修饰、失活的目的。基因治疗是目前肿瘤治疗的最为理想方式,但将其应用于临床尚待许多问题的解决。

免疫治疗是以细胞免疫或体液免疫的方法消灭癌细胞,监护癌肿复发,从理论上讲也是治疗癌症的理想方法。它没有手术切除所带来的破坏性及功能障碍,也不像化疗、放疗对正常细胞的普遍杀伤力,因而是一种相对无损伤性治疗。但实践中免疫疗法的效果是有限的,因机体的抗癌能力只能消灭少量的癌细胞$(1 \sim 10) \times 10^5 (1\ 000\ 000 \sim 1\ 000\ 000/mm^3)$,如临床发现直径 1 cm 的癌肿,其癌细胞数大约为 $10 \times 10^7 (10 亿)$,早已超过机体免疫所能控制的范围。因此免疫治疗只能配合手术切除、放疗、化疗以消灭残余的癌细胞。目前多以非特异性免疫佐剂刺激免疫系统,增强患者对自身癌肿的免疫反应。常用的卡介苗(BCG)、棒状杆菌属、卡介苗的甲醇提取残渣(MER)、levamisole、多核苷酸。也可用被动免疫获得抗血清、免疫活性细胞及单克隆抗体等,如 LAK 细胞、白细胞介素、干扰素,甚至血管生成抑制因子等。

(七)中医中药

目的在于扶正祛邪,配合手术、化疗以增强机体抵抗力。半枝莲、白花蛇舌草、山蘑菇也有抗癌作用。

九、预后

重视结肠癌的高发因素、提高早期结肠癌诊断率,改善进展期结肠癌的发现时间,拓宽晚期结肠癌的治疗手段,是延长结肠癌患者生存时间的关键,随着诊断水平的提高、治疗手段的拓宽,结肠癌患者生存时间多年徘徊的局面即将改变。结肠癌的预后较食管癌、胃癌等为佳。其生长较缓慢,恶性程度较低,转移发生较晚,且肠管游离度大切除率高。不经治疗的结肠癌,自症状出现后平均生存期为 9.5 个月(4 周到6 年)。在影响预后的诸多因素中,以癌细胞分化程度及扩散范围最为重要。分化程度较好的腺癌比黏液癌预后好;低分化癌因病程进展快、淋巴结转移率高,预后最差。有学者统计:Ⅰ 期癌根治切除术后 5 年生存率 92.5%,10 年生存率 53.6%;Ⅱ 期癌 5 年生存率 61.7%,10 年生存率 31.7%;Ⅲ 期癌 5 年生存率33.3%,10 年生存率 29.2%。影响预后的其他因素,如患者年龄、癌肿部位、单发或多发、治疗方式及患者的免疫功能等。

十、预防

(一)改变饮食习惯

减少食物中肉类及脂肪含量,食物不宜过于精细,要多吃蔬菜、水果及含粗纤维、维生素 A、维生素 C 的食物。同时保持规则排便习惯,忌烟及减少环境污染也有助于大肠癌的预防。

(二)早期处理结肠腺瘤

Gilbertsen 对 45 岁以上无症状的人群,每年做 5 次乙状结肠镜检查并切除所发现的腺瘤,25 年中共检查 18 158 人,结果低位大肠癌的发病率比预期的减少了 85%。Lee 报道美国结肠镜发病率上升,但直肠癌的发病率在近 25 年中下降了 26%,这与广泛开展乙状结肠镜检查及积极治疗有关疾病密切相关。

(三)加强对结肠癌高发人群的定期检查

对结肠癌高发人群定期检查有助于降低结肠癌的发病率和病死率。2%～7.8%的大肠癌患者同时或异时性大肠多发源癌,常见于消化道的其他部位及泌尿生殖系统,可同时发生,也可以先后发生。近年来随着手术病死率的下降及术后生存期延长异时性多发源大肠癌的发生率亦随之增加。结肠癌术后在剩余结肠上发生癌的机会较正常人群增加 3 倍。Pok 报告一组 2157 例大肠癌患者,其中生存期超过 5 年的约 1/3 继发结肠或结肠以外的恶性肿瘤,发生次数有的达4～5 次(1 例患者在先后施行手术的两位外科医师都已故去而他还健在)。因此不能忽视大肠癌患者的术后定期随访工作。

(四)积极治疗血吸虫病

在血吸虫病流行地区约 10.8%的大肠癌合并血吸虫病,因此积极防治血吸虫病是预防大肠癌的有效措施。

(解西菁)

第六节　直肠肛管损伤

一、病因与发病学

直肠、肛管是为消化道的终末部分,紧贴盆腔的骶骨凹,有坚实的骨盆保护,所以临床上单独的直肠肛管损伤比较少见。在战争的时候占腹部外伤的 5.5%～12.9%,平时为 0.5%～5.5%。在普通的穿刺性损伤、医源性损伤和异物损伤中,伤情单一,并发症和病死率较低。但是,在现代战争、恐怖爆炸、交通工业事故、自然灾害中所发生的损伤,合并伤很多,伤情复杂,且容易被忽略或漏诊,临床处理困难,由此导致的并发症和病死率较高。

正如在前面所描述的损伤原因一样,按照致伤物可分为穿刺伤、火器伤和钝性暴力伤,按照物理能量释放强度可分为高能量暴力伤、低能量暴力伤,按照发生地点可分为重大事故伤、治安事故伤和医源性伤。弄清楚致伤物、致伤的能量特性、受伤地点等,对于判断伤情、决定诊治处理策略具有重要的意义。常常按照致伤因子的物理特性分为如下三类。

(1)穿透伤:①各种锐器的刺伤和火器伤,可以看到会阴或下腹部有外伤的入口,伤口小,伤道深;②肛门插入伤,从高处坠落、跌坐时,地上的木棍、酒瓶、铁条等棒状物直接从肛门插入直肠内,多伴有肛门括约肌的损伤;③直肠异物伤:多见于有精神障碍、被违法伤害和性游戏的人。

(2)钝性暴力伤:高速、高能量外界钝性暴力所导致的挤压、冲击、牵拉性损伤,如爆炸、自然灾害、重物挤压、工业交通事故等。这类损伤伤情严重而复杂,多伴有骨盆骨折、盆腔内多脏器损伤。骨盆骨折的碎片可戳穿直肠;腹部钝性暴力的冲击可将结肠内的气体瞬间挤压入直肠内,导致直肠爆裂,大便污染重;骑跨性损伤,可导致会阴撕裂并延及肛管直肠。

(3)医源性伤:多见于结、直肠镜检查、直肠内局部肿物切除或活检手术等,盆腔会阴手术、妇科手术及膀胱镜手术等均可导致直肠肛门损伤。

95％的直肠肛门损伤属于穿透性损伤,其中在西方国家70％为枪弹伤,在我国多为事故性伤和刀刺伤,约4％的为钝性暴力伤,1％为其他原因导致的。但是,近年来,医源性和性游戏导致的直肠损伤逐渐增多。

二、病理

如上所述,从致伤因子的物理特性上导致的损伤主要包括穿透性损伤和钝性损伤,引起的组织损伤类型包括刺伤、挫伤、挫裂伤等。不同原因所导致的直肠肛管及周围组织损伤类型不一样,但一个致伤因素可能会合并多种不同的组织损伤类型。直肠肛管部位的损伤具有以下特点:直肠内容物细菌多,直肠周围间隙疏松组织的血液循环差,损伤后极容易感染;钝性暴力损伤或复杂性穿透伤等,常伴有骨盆骨折、泌尿生殖系统损伤和大出血等,紧急处理上极为复杂;复杂性损伤的后期并发症很多,如畸形、内外瘘、大小便失禁和肛门、尿道狭窄等,严重影响生活质量。

病理变化随损伤原因、程度、性质、累及的范围和器官、时间等各不相同。简单的刺伤、医源性损伤、直肠异物伤等的损伤轻微,范围局限。复杂的刺伤、火器伤、肛门插入伤等,可以导致盆腔内的膀胱、尿道、阴道等穿透性损伤,甚至盆腔内的大血管、骶前静脉丛等破损。钝性暴力导致的直肠肛门区域的损伤性质复杂,穿刺伤、挫伤和挫裂伤等多种组织损伤并存,往往伴有骨折、多器官伤和大血管破裂等,甚至出现组织的毁损,发生大出血、休克,盆腔内巨大血肿,粪便和尿液严重污染等。腹膜返折以上的直肠损伤,粪便、血液、尿液等可以进入腹腔,导致腹膜炎。腹膜返折以下的直肠损伤可以导致直肠周围间隙感染、脓肿,很容易导致蜂窝织炎、坏死性筋膜炎、脓毒血症等。会阴肛管损伤可以导致肛门括约肌损伤,出现肛门失禁。直肠外瘘、直肠膀胱瘘或直肠阴道(尿道)瘘是直肠损伤后的常见并发症。

三、诊断

对于直肠肛管损伤患者,特别是有盆腔受到钝性暴力损伤的重危患者,在初期诊断评估的时候,同样需要按照"高级创伤生命支持(advanced trauma life support,ATLS)"所推荐的流程进行紧急抢救和详细的分析评估,"四边"原则(边复苏、边调查、边评估、边处置)贯穿整个外伤患者的紧急救治全程,选择各种创伤评分系统对整体或局部的损伤严重程度进行量化评定。腹膜返折以下的开放性损伤,诊断不难。但是闭合性的损伤或伴有骨盆内其他脏器的损伤,往往容易被其他脏器的损伤症状所掩盖,容易忽略而延误诊治。

(一)病史及临床表现

在询问收集病史的时候,要尽可能了解清楚致伤的原因、地点,有利于分析受伤的程度、范围和严重程度。腹膜返折以上的直肠损伤有腹膜炎的表现,而局限在腹膜返折以下的直肠、肛门部位的损伤一般表现为肛门区域所谓疼痛、伤口内流血或流出粪便。有大出血的时候,并可能伴有休克,有合并伤的时候可有相应脏器损伤的表现。

(二)伤情检查

伤情检查包括下腹部和会阴骶尾区域的视诊、检查伤口和伤道、直肠指检等。伤道的入口、出口、方向、大小和行径等可以帮助判断有无直肠伤和损伤程度,还有助于了解膀胱、尿道、阴道等有无损伤。直肠指检是最有价值的检查方法,可以发现直肠损伤的部位、伤口大小、周围间隙的积血积液情况,可以初步了解有无合并骶尾骨骨折、膀胱和前列腺的损伤及其程度。

(三)肛门直肠镜检查

在患者情况允许的情况下,可以用直肠镜或乙状结肠镜等直视下检查,可以看清损伤的部位、范围及严重程度。

(四)影像检查

腹部立位平片可以查看腹腔内游离气体。超声探查腹腔内和盆腔陷凹内的积液。骨盆的X线平片可以判断骨盆骨折的情况、存留的金属异物等。平扫加增强的CT检查可以发现骨折部位、盆腔间隙和软组织内的气体影、血肿或积液等。MRI检查对诊断肠壁、膀胱、前列腺、尿道等的破损等具有重要意义。

(五)其他

局限在腹膜返折以上的直肠损伤,可以选择腹腔穿刺、腹腔灌洗,甚至腹腔镜和剖腹探查。

(六)伤情评估

直肠肛管损伤,尤其是合并有其他脏器损伤的重症患者,同样需要进行整体的和局部的伤情评估。选择各种评估工具进行量化评分,包括 PHI、CRAMS、AIS-90、TRISS、ASCOT、APACHE II 等。针对直肠的损伤,常用的评估系统有:器官损伤记分(organ injury scaling,OIS)。每一个损伤的器官都有相应的评估标准,如果合并骨盆骨折的也有相应的评价工具。

四、治疗

(一)直肠肛管损伤手术治疗概论

相对于结肠损伤来说,直肠损伤比较少见,所以这方面的研究资料比较少,仅有的十余篇研究文献,也多为回顾性分析,样本量少,证据水平低。治疗原则、治疗方法的理念更新没有结肠损伤的变化大。过去对于直肠损伤手术总结出了"4D"原则:粪便转流(diversion),引流(drainage),直接修补(direct repair),直肠冲洗(distal washout)。现在有学者对早期的造口转流提出了质疑,主张非造口的直接修补。但是因为研究少,大多报道的还属于个人经验,没有被广泛接受。会阴造瘘挂线加一期缝合修补术治疗创口位置不高,创缘较整齐,创道失活组织不多,就诊及时,局部炎症反应轻的直肠阴道穿透伤是一种比较理想的手术方法,该术式作为非造口直接修补术的改良,弥补了前者无局部引流的弊端,可以规避修补失败的风险,本节稍后将专门介绍这一改良术式。一般认为,伤情简单的穿透伤可以做非造口的修补缝合,位于腹膜返折以上的直肠损伤可以按照结肠损伤的处理原则和方法,但是腹膜外的复杂性直肠损伤,因为发生感染后所导致的并发症严重、病死率高,所以还是应该遵循原来的"4D"手术原则,尤其是强调早期造口的重要性。在4D的手术方法中,针对每一个患者的具体情况进行选择运用,如很多直肠的损伤,做粪便转流以后,并不需要缝合修补直肠的破口,旷置损伤部位待其自行愈合。对于重症直肠肛管损伤患者,运用损伤控制技术的理念,可以减低并发症和病死率。患者病情危重、休克,紧急情况下控制大出血和粪便污染,患者稳定后才进行二次彻底性手术。

(二)手术处理原则

腹膜返折以上的直肠损伤,原则上同结肠损伤的处理原则。腹膜返折以下的直肠肛门损伤,手术原则:①积极进行早期彻底手术,而对于复杂重症患者,遵循损伤控制外科的理念,选择损伤控制性的分次手术;②清除失活或失能的组织,干净彻底的冲洗污染,充分引流;③手术方式的选择要考虑到所有的高危因素,存在高危因素的患者要积极施行粪便转流手术(造口),而直肠修复、引流和冲洗可以根据患者情况、医师经验选择。

(三)手术方法

累及腹膜返折以上的直肠损伤,采用结肠损伤的手术和处理方式。这里仅介绍在腹膜返折以下损伤(没有腹膜炎和感染)的手术选择。

1.损伤的处理

(1)对毁损性的直肠会阴损伤,这种患者的病情往往比较危重,多伴有骨盆骨折、盆腔内大出血和多个器官的损伤,所以要选择损伤控制手术,紧急情况下止血、并控制大便的继续污染,经复苏抢救后,延迟12~48小时再次进行二次手术,毁损组织要予以清除或切除,可选择Hartmann手术方式。

(2)对比较严重的直肠穿透性损伤,存在高危因素和盆腔内多个器官损伤(如膀胱、尿道、阴道等),要考虑粪便转流(造口),减少术后并发症,损伤局部可以修补或旷置。

(3)对较轻的直肠穿透性损伤,如医源性损伤,可以经肛门进行修补。

(4)单纯性的肛管括约肌的断裂或撕裂,可以一期将断端缝合、置引流,一般效果满意。

(5)如果括约肌损伤严重、挫裂,将局部清创以后,行乙状结肠造口,为二期修补创造条件。

2.粪便转流

直肠和会阴的损伤,多选择乙状结肠造瘘,并且是严重损伤的成败关键措施。也有人选择横结肠和回肠造口。粪便转流的指征有:严重的直肠毁损伤;严重的会阴肛门括约肌损伤;存在高危因素(休克、输血量大、重度污染、受伤时间已较长、有合并疾病、高龄等)的直肠肛门部损伤;骨盆有骨折、盆腔内大血肿、膀胱及阴道等损伤并与直肠相交通等。

3.骶前引流

当有直肠及周围组织器官严重损伤、骨盆骨折、粪便污染重,除了要彻底清洗、祛除坏死组织,良好的引流也很重要,可以预防盆腔脓肿、感染坏死性筋膜炎、脓毒血症等严重并发症。可以从两侧的坐骨直肠窝戳开,置入2~3根引流管到骶前间隙内,紧邻直肠破损修补的地方。

4.冲洗

术中的直肠冲洗和术后的骶前间隙的冲洗,可以减少感染的机会。直肠冲洗的方法:从乙状结肠造口的远端置入一根冲洗管,扩肛后用肛门镜撑开肛门,在术中将直肠内的粪便彻底冲洗干净。在安置骶前引流管的时候,可以置入负压双套管,术后持续用生理盐水冲洗污染的间隙。

(王洪峰)

第七节　直肠内脱垂

直肠内脱垂(internal rectal prolapse,IRP)是出口梗阻型便秘的最常见临床类型,31%~40%的排便异常患者排便造影检查可发现直肠内脱垂。直肠内脱垂指直肠黏膜层或全层套叠入远端直肠腔或肛管内而未脱出肛门的一种疾病。直肠内脱垂又称不完全直肠脱垂、隐性直肠脱垂。由于直肠黏膜松弛脱垂,特别是全层脱垂,可导致直肠容量适应性下降、排便困难、大便失禁和直肠孤立性溃疡等。最早在1903年由Tuttle提出,由于多发生于直肠远端,也称为远端直肠内套叠。虽然国内外文献对该疾病有不同的名称,但所表达的意思相同。

一、病因与发病机制

(一)直肠内脱垂与直肠外脱垂的关系

直肠脱垂可分为直肠外脱垂和直肠内脱垂。顾名思义,脱垂的直肠如果超出了肛缘即直肠外脱垂,简称为直肠脱垂。影像学及临床观察结果等均表明直肠内脱垂和直肠外脱垂的变化相似;手术中所见盆腔组织器官变化基本相似;因此,多数学者认为两者是同一疾病的不同阶段,直肠外脱垂是直肠内脱垂进一步发展的结果。

但对此表示异议的研究者认为,排便造影检查发现20%以上的健康志愿者也存在不同程度的直肠内脱垂表现,却很少发展成为直肠外脱垂。

(二)直肠内脱垂的病因和可能机制

试图用一个公认的理论来解释直肠内脱垂的发生机制是困难的,因为目前关于直肠内脱垂的分类缺乏国际标准,不同系列的研究缺乏可比性。中医认为直肠脱垂多因小儿元气不实、老人脏器衰退、女性生育过多、肾虚失摄、中气下陷等导致大肠虚脱所致。从解剖学的角度看,小儿骶尾弯曲度较正常浅,直肠呈垂直状,当腹内压增高时直肠失去骶骨的支持,易于脱垂。某些成年人直肠前陷窝处腹膜较正常低,当腹内压增高时,肠襻直接压在直肠前壁将其向下推,易导致直肠脱垂。老年人肌肉松弛、女性生育过多和分娩时会阴撕裂、幼儿发育不全均可致肛提肌及盆底筋膜发育不全、萎缩,不能支持直肠于正常位置。综合目前的研究,引起直肠脱垂的可能机制有如下几方面。

1.滑动性疝学说

早在1912年,Moschcowitz认为直肠脱垂的解剖基础是盆底的缺陷。冗长的乙状结肠堆积压迫在盆底的缺损处的深囊内,使得直肠乙状结肠交界处形成锐角。患者长期过度用力排便,导致直肠盆腔陷窝腹膜的滑动性疝,在腹腔内脏的压迫下,盆腔陷窝的腹膜皱襞逐渐下垂,将覆盖于腹膜部分之直肠前壁压于直肠壶腹内,最后经肛门脱出。根据这一理论,可以通过修补Douglas陷窝达到纠正盆底的滑动性疝从而达到治疗目的。然而,术后较高的复发率证明这一理论并不是直肠内脱垂的主要因素。

2.肠套叠学说

最早由Hunter提出,认为全层直肠内脱垂实际上是套叠的顶端。这一理论后来被Broden和Snellman通过X线造影所证实。正常时直肠上端固定于骶骨岬附近,由于慢性咳嗽、便秘等引起腹内压增加,使此固定点受伤,就易在乙状结肠直肠交界处发生肠套叠,在腹内压增加等因素的持续作用下,套入直肠内的肠管逐渐增加,由于肠套叠及套叠复位的交替进行,致直肠侧韧带、肛提肌受伤,肠套叠逐渐加重,最后经肛门脱出。肛管直肠测压的研究支持这一理论,但临床患者的排便造影研究并不支持。

3.盆底松弛学说

一些研究者认为直肠缺乏周围的固定组织,如侧韧带松弛、系膜较游离,以及盆底、肛管周围肌肉的松弛是主要原因。正常状况下压迫于直肠前壁的小肠会迫使直肠向远端移位从而形成脱垂。

4.妊娠和分娩的因素

一些学者认为妊娠期胎体对盆腔压迫、血流不畅、直肠黏膜慢性瘀血减弱了肠管黏膜的张力,使之松弛下垂。直肠内脱垂80％以上发生于经产妇,也是对这一理论的支持。脱垂多从前壁黏膜开始,因直肠前壁承受了来自直肠子宫陷窝的压力,此处腹膜反折与肛门的距离女性为8～9 cm。局部组织软弱松弛失去支持固定作用,使黏膜与肌层分离,是发生此病的解剖学基础。前壁黏膜脱垂进一步发展,将牵拉直肠上段侧壁和后壁黏膜,使之相继下垂,形成全环黏膜内脱垂。病情继续发展,久之则形成直肠全层内脱垂。分娩造成损伤也可导致直肠内脱垂,相关因素有大体重婴儿、第二产程的延长、产钳的应用,尤其多胎,产后缺乏恢复性锻炼,易导致子宫移位。分娩损伤在大多数初产妇可很快恢复,但多次分娩者因反复损伤,则不易恢复。

5.慢性便秘的作用

便秘是引起直肠黏膜内脱垂的重要因素,且互为因果。便秘患者粪便干结,排出困难。干结的粪便对直肠产生持续的扩张作用,直肠黏膜因松弛而延长,随之用力排便时直肠黏膜下垂。下垂堆积的直肠黏膜阻塞于直肠上方,导致排便不尽感,引起患者更加用力排便,于是形成恶性循环。

二、临床表现

(一)性别与年龄

直肠内脱垂多见于女性,国内外文献报道的女性发病率占70％以上。成人发病率高峰在50岁左右。

(二)临床表现

由于直肠黏膜松弛脱垂造成直肠或肛管的部分阻塞现象,直肠内脱垂的症状以排便梗阻感、肛门坠胀、排便次数增多、排便不尽感为最突出,其他常见症状有黏液血便、腹痛、腹泻以及相应的排尿障碍症状等。少数患者可能出现腰骶部的疼痛和里急后重。严重时可能出现部分性大便失禁等。部分性大便失禁往往与括约肌松弛、阴部神经牵拉损伤有关。但这些症状似乎并无特征性。Dvorkin等对排便造影检查的896例患者进行分组:单纯直肠内脱垂、单纯直肠前突和两者兼有。对这三组患者的症状进行统计学分析发现:肛门坠胀、肛门直肠疼痛的特异性最高

在8％～27％的患者中,直肠内脱垂只是盆底功能障碍综合征的其中之一,患者往往可能同时伴有不同程度的子宫、膀胱脱垂以及盆底松弛。盆腔手术史、产伤、腹内压增高、年龄增加和慢性便秘都可以成为这一类盆底松弛性疾病的诱因。有研究发现这类盆底脱垂的患者存在盆底肌肉的去神经支配改变。类似的现象也表现在马方综合征患者,因为盆底支持组织的松弛,发生盆底器官脱垂和尿失禁。有报道手术治疗的直肠内脱垂患者伴有较高比率的尿失禁(58％)和生殖

器官脱垂(24%)。

三、分类

1997年,张胜本等依据排便造影对直肠内脱垂的分类进行了详细的描述。直肠内脱垂分为套入部和鞘部。按照套入部累及的直肠壁的层次,分为直肠黏膜脱垂和直肠全层脱垂;按照累及的范围,分为直肠前壁脱垂和全环脱垂;按照鞘部的不同,分为直肠内直肠脱垂和肛管内直肠脱垂,肛管内脱垂一般为全层脱垂。

通过排便造影和临床观察,发现直肠内脱垂多发生在直肠下段,也可发生在直肠的上段和中段,直肠全层内脱垂多发生在直肠的下段。

四、诊断

根据典型的症状、体征,结合排便造影等辅助检查结果,直肠内脱垂的诊断并不难。但在直肠内脱垂的诊断过程中,必须值得注意的问题是:临床或影像学诊断的直肠内脱垂是否能够解释患者的临床症状,是否是引发出口梗阻型便秘系列症状的主要因素。特别是伴随有其他类型的出口梗阻型便秘时,区分主次就显得非常重要,与治疗方法的选择和预后密切相关。

(一)临床症状

典型的临床症状是便意频繁、肛门坠胀、排便不尽感,有时伴有排便费力、费时。多数无血便,除非伴有孤立性直肠溃疡。但包括直肠肿瘤在内的许多疾病都可能出现上述表现,因此直肠内脱垂的诊断必须排除直肠肿瘤、炎症等其他常见器质性疾病。

(二)肛门直肠指诊和肛门镜检查

指诊时可触及直肠壶腹部黏膜折叠堆积、柔软光滑、上下移动,内脱垂的部分与肠壁之间可有环行沟。也有学者报道直肠指诊只能发现括约肌松弛和直肠黏膜堆积,部分患者可触及宫颈状物或直肠外的后倒子宫。典型的病例在直肠指诊时让患者做排便动作,可触及套叠环。肛门镜检查一般采用膝胸位,内脱垂的黏膜往往已经还纳到上方,因此肛门镜的主要价值在于了解直肠黏膜是否存在炎症或孤立性溃疡以及痔疮。

(三)结肠镜与钡灌肠

检查的主要目的是排除大肠肿瘤、炎症等其他器质性疾病。但肠镜退镜至直肠中下段时,适当抽出肠腔内气体后,可以很容易地看到内脱垂的黏膜环呈套叠状,提示存在直肠内脱垂。肠镜下判断孤立性直肠溃疡必须非常慎重,应反复多次活检排除肿瘤后才能确定,而且应该定期随访,切不可将早期直肠癌性溃疡当作直肠内脱垂所引起的孤立性溃疡。

(四)排粪造影

排粪造影是诊断直肠内脱垂的主要手段,而且可以明确内脱垂的类型是直肠黏膜脱垂还是全层脱垂;明确内脱垂的部位:是高位、中位还是低位;并可显示黏膜脱垂的深度。排粪造影的典型表现是直肠壁向远侧肠腔脱垂,肠腔变细,近侧直肠进入远端的直肠和肛管,而鞘部呈杯口状。并常伴有盆底下降、直肠前突和耻骨直肠肌痉挛等。根据严重的临床症状和典型的排便造影而无器质性疾病,其诊断不难。直肠内脱垂的排便造影有以下几种影像学改变。

(1)直肠前壁脱垂:肛管上方直肠前壁出现折叠,使该部呈窝陷状,而直肠肛管结合部后缘光滑延续。

(2)直肠全环内脱垂:排便过程中肛缘上方6～8 cm直肠前后壁出现折叠,并逐渐向肛管下降,最后直肠下段变平而形成杯口状的鞘部,上方直肠缩窄形成锥状的套入部。

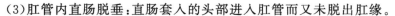

（3）肛管内直肠脱垂：直肠套入的头部进入肛管而又未脱出肛缘。

（五）盆腔多重造影

传统的排粪造影检查不能区别直肠黏膜脱垂和直肠全层内脱垂，也不能明确是否存在盆底疝等疾病。为此，张胜本等设计了盆腔造影结合排粪造影的二重造影检查方法，即先腹腔穿刺注入含碘的造影剂，待其引流入直肠陷窝后再按常规方法行排粪造影检查。如果直肠陷窝位置正常，说明病变未累及肌层，为直肠内黏膜脱垂。如果盆底腹膜反折最低处（正常为直肠生殖陷窝低点）下降并进入套叠鞘部，则说明病变已累及腹膜层，为全层脱垂，从而可靠地区分直肠黏膜脱垂或直肠全层内脱垂。

（六）肌电图检查

肌电图是通过记录神经肌肉的生物电活动，从电生理角度来判断神经肌肉的功能变化，对判断括约肌、肛提肌的神经电活动情况有重要参考价值。

五、治疗

直肠内脱垂的治疗包括手术治疗和非手术治疗。研究表明，直肠内脱垂的发生、发展与长期用力排便导致盆底形态学的改变有关。因此，除手术治疗外，非手术治疗也相当重要，很多患者经过非手术治疗可以改善临床症状。

（一）非手术治疗

1.建立良好的排便习惯

让患者了解直肠内脱垂发生、发展的原因，认识到过度用力排便会加重直肠内脱垂和盆底肌肉神经的损伤。因此，在排便困难时，应避免过度用力，避免排便时间过久。

2.提肛锻炼

直肠内脱垂多伴有盆底肌肉松弛，盆底下降，甚至阴部神经的牵拉损伤。坚持定期提肛锻炼，可增强盆底肌肉及肛门括约肌的力量，从而减轻症状。特别是在胸膝位下进行提肛锻炼效果更好。

3.调节饮食

提倡多食富含纤维素的水果、蔬菜等，多饮水，每天 2 000 mL 以上；必要时每晚可口服芝麻香油20～30 mL，使粪便软化易于排出。

4.药物治疗

针对直肠内脱垂并无特效药物，但从中医的角度来讲，直肠内脱垂属于中气下陷，宜补中益气、升举固脱，可采用补中益气汤或提肛散加减等。临床上应根据患者的症状个体化选择用药。

（二）手术治疗

迄今为止文献报道的针对直肠脱垂的手术方法接近百种，手术的目的是控制脱垂、防止大便失禁、改善便秘或排便障碍。手术往往通过切除冗长的肠管和（或）将直肠固定在骶骨岬而达到目的。按照常规的路径，直肠内脱垂的手术方式可分为经腹和经肛门手术两大类。但是，目前评价何种手术方法治疗直肠内脱垂效果较好是困难的，因为缺乏大宗的临床对照研究结果。临床上应根据患者的临床表现，结合术者的经验个体化选择手术方案。

1.直肠黏膜下和直肠周围硬化剂注射疗法

手术适应证：直肠黏膜脱垂和直肠内脱垂，不合并或合并小的直肠前突、轻度的会阴下降。

手术方法：患者取胸膝位，该体位利于操作，使脱垂的黏膜和套叠的直肠复位，以便于将其固定于正常的解剖位置。黏膜下注射经肛门镜，直肠周围注射采用直肠指诊引导。肛周严格消毒后，经肛旁 3 cm 进针，进针 6 cm 至肠壁外后注射。硬化剂采用 5% 鱼肝油酸钠，用量 8～

10 mL。一般 2 周注射一次,4 次为 1 个疗程。

手术机制:是通过药物的致炎作用和异物的刺激,使直肠黏膜与肌层之间、直肠与周围组织之间产生纤维化而粘连固定直肠黏膜和直肠,以防止直肠黏膜或直肠的脱垂。

手术疗效:有医院报道了 85 例直肠内脱垂行注射疗法的结果,大多数患者临床症状明显改善。国外 Tsiaoussis 等(1998 年)报道了 162 例直肠前壁黏膜脱垂行硬化剂注射治疗的结果,有效率为 51%。硬化剂注射疗法治疗后不满意的原因是会阴下降和合并直肠前突。

并发症:如果肛周皮肤消毒不严格,可发生肛周脓肿。

2.直肠黏膜套扎法

手术适应证:直肠中段或直肠下段黏膜内脱垂。

手术方法:患者采用折刀位或左侧卧位。局部浸润麻醉。充分扩肛,使肛管容纳 4 个手指以上。在齿状线上方进行套扎,先用组织钳钳夹齿状线上方 1 cm 左右的直肠松弛的黏膜,用已套上胶圈的两把止血钳的其中一把夹住被组织钳钳夹的黏膜根部,然后用另一把止血钳将胶圈套至黏膜的根部,为防止胶圈的滑脱,可在套扎前在黏膜的根部剪一小口。使胶圈套在切口处。

3.直肠黏膜间断缝扎加高位注射术

手术适应证:直肠远端黏膜脱垂和全环黏膜脱垂,以及直肠全层内脱垂。

(1)体位:取左侧卧位。

(2)钳夹折叠缝合直肠远端松弛的黏膜:先以组织钳夹持齿状线上方 3 cm 处的直肠前壁黏膜,提拉组织钳,随后以大弯血管钳夹持松弛多余的直肠前壁黏膜底部,稍向外拉,以 2-0 铬制肠线在其上方缝合两针,两针的距离约 0.5 cm,使局部的黏膜固定于肌层。以 7 号丝线在大弯血管钳下方贯穿黏膜,然后边松血管钳边结扎。将第一次缝合的组织稍向外拉,再用组织钳在其上方 3 cm 处夹持松弛下垂的黏膜,再以大弯血管钳在其底部夹持,要夹住全部的黏膜,但不能夹住肌层。继以 2-0 可吸收缝线在上方结扎 2 针,再如第一次的方法用丝线结扎黏膜。

(3)硬化剂注射:距肛门缘约 8 cm,在其相同的高度的左右两侧以 5 号针头向黏膜下层注入 1:1 消痔灵液 5~8 mL,要求药液均匀浸润,然后,再将消痔灵原液注射于被结扎的黏膜部分,2 分钟后,以血管钳将被结扎的两处黏膜组织挤压成坏死的薄片。至此,对直肠前壁黏膜内脱垂的手术完毕。如果属于直肠全周黏膜脱垂,则在直肠后壁黏膜内再进行一次缝扎。

(4)直肠周围注射法:药物以低浓度大剂量为宜,用左手示指在直肠做引导,将穿刺针达左右骨盆直肠间隙,边退针边注药,呈扇形分布。然后穿刺针沿直肠后壁进针 4 cm 左右,达直肠后间隙,注入药物。每个部位注入药物总量 10~15 mL。

手术原理:手术的要点在于消除直肠黏膜的松弛过剩,恢复肠壁解剖结构。本手术方法中的间断缝扎,能使下垂多余的黏膜因结扎而坏死脱落,消除其病理改变。另外肠线的贯穿缝合,能使被保留的黏膜与肌层粘连,有效地巩固远期疗效;同时也有效地防止了当坏死组织脱落时容易引起的大出血。间断缝扎可以直达直肠子宫(膀胱)陷窝的底部,加固了局部的支持结构。经临床观察,凡直肠黏膜脱垂多起于直肠的中、下瓣,尤以下瓣为多,下瓣的位置正好距离肛缘 8 cm 左右。在其两侧壁注射硬化剂,能使两侧的黏膜与肌层粘连,局部纤维化,与间断缝扎产生协同作用,加强固定,增强疗效。

手术疗效:本手术具有方法简单、容易掌握、创伤小、疗效佳、设计符合解剖生理学要求等优点。有报道 32 例,经 3 个月至 1 年的随访,疗效优者 16 例(50%),良者 8 例(25%),中等者 5 例(15.6%),差者 3 例(9.4%),总有效率 90.6%。

4.改良 Delorme's 手术

Delorme's 手术是 1900 年第一次报道用于治疗直肠外脱垂的一种手术方法。

(1)手术适应证:直肠远端黏膜脱垂、直肠远端和中位内脱垂。特别适应于长型内脱垂(4~6 cm)。

(2)手术方法:①术前准备同结肠手术,最好采取行结肠镜检查的肠道准备方法。②两叶肛门镜(带有冷光源)牵开肛门,在齿线上 1.5 cm 处四周黏膜下注射 1:20 万单位去甲肾上腺素生理盐水,总量约 50~80 mL,使松弛的黏膜隆起。③环行切开直肠黏膜:用电刀在齿线上 1~1.5 cm 处环形切开黏膜层。④游离直肠黏膜管:组织钳夹住远端黏膜边缘,一边向下牵拉一边用组织剪在黏膜下层做锐性分离,显露直肠壁的肌层。环形分离一周,一直分离到指诊发现直肠黏膜过度松弛的情况消失,无脱垂存在,整个直肠黏膜呈平滑状态时为止。一般游离下的黏膜长度为 5~15 cm。黏膜管游离的长度主要依据术前排便造影所显示的直肠内脱垂的总深度而定。注意切勿分离过长,避免黏膜吻合时张力过大。⑤直肠环肌的垂直折叠缝合:Delorme's 手术要求将分离后的黏膜下肌层做横向折叠缝合,一般用 4 号丝线缝合 4~6 针。如果将黏膜下肌层做垂直折叠缝合一方面加强盆底的功能,另一方面可以减少肌层出血,同时关闭无效腔。⑥吻合直肠黏膜:切断黏膜行黏膜端吻合前须再用硫柳汞消毒创面,用 0 号铬制肠线做吻合,首先上、下、左、右各缝合 4 针,再在每两针间间断缝合,针距 0.3 cm 左右。⑦吻合完毕后:用油纱条包裹肛管,置入肛管内,可起到压迫止血的作用。⑧术后处理:术后 3~5 天进普食后常规应用缓泻剂以防止大便干燥。患者正常排便后即可停用缓泻剂。

(3)手术注意事项:①Delorme's 手术强调剥离黏膜为 5~15 cm,有时手术操作困难,黏膜容易被撕破。对重度脱垂者剥离 15 cm,一般剥离到黏膜松弛消失为止,如果过多黏膜剥离可导致吻合处张力过大,发生缺血坏死,近端黏膜缩回等严重并发症。②Delorme's 手术强调折叠直肠肌层,在剥离黏膜长度<15 cm 时,可以不做肌层折叠缝合。这样可简化手术步骤,术中行黏膜吻合前彻底止血,加上术后粘连,同样起到肌层折叠的作用。肌层折叠还有导致折叠处狭窄的可能。③若合并直肠前突,在吻合直肠黏膜前,用 4 号丝线间断缝合两侧的肛提肌,加强直肠阴道隔。④本手术严重的并发症为局部感染,因而术前肠道准备尤为重要,术中严格无菌操作,彻底止血,防止吻合口张力过大。

(王洪峰)

第八节　直肠外脱垂

一、病因和发病学

直肠外脱垂是指肛管、直肠,甚至乙状结肠下段向外翻出脱垂于肛门之外。直肠全层脱出,因括约肌收缩,直肠壁静脉回流受阻,不及时回纳,可发生坏死、出血,甚至破裂。

(一)发病率

各种年龄均有发病,小儿 1~3 岁高发,与性别无关,多为直肠黏膜脱垂,5 岁内常常自愈。男性 20~40 岁高发,女性 50~70 岁多见,多次妊娠女性及重体力劳动者多发,临床并不常见。

（二）病因

直肠脱垂与多种病因有关。

1.解剖因素

年老衰弱，幼儿发育不全者，盆底组织软弱，不能支持直肠于正常位置；小儿骶骨弯曲度小、过直；手术外伤损伤肛管直肠周围肌肉或神经。

2.腹压增高

发病多与长期腹泻、习惯性便秘，排尿困难，多次分娩等因素相关，腹内压增高，促使直肠向外推出。

3.其他

内痔或直肠息肉经常脱出，向下牵拉直肠黏膜，造成直肠黏膜脱垂。

目前多数学者赞同直肠脱垂的肠套叠学说。该学说认为正常时直肠上端固定于骶骨岬附近，由于慢性咳嗽、便秘、腹泻、重体力劳动等引起腹内压增高，使此固定点作用减弱，就易在直肠、乙状结肠交界处发生肠套叠，在腹内压增强因素的持续作用下，套入直肠内的肠管逐渐增加，由于肠套叠及套叠复位的交替进行，致使直肠侧韧带、肛提肌受损，肠套叠逐渐加重，直肠组织松弛，最后经肛门脱出。

二、病理学

脱垂的黏膜常形成环状，色紫红，有光泽，表面有散在出血点。脱出时期长，黏膜增厚，呈紫色，可伴糜烂。如脱出较长，由于括约肌收缩，静脉回流受阻，黏膜红肿及糜烂。如在脱出后长时间未能回复，肛门括约肌受刺激收缩持续加强，肠壁可因血循不良发生坏死、出血及破裂等。

三、临床表现

排便时直肠由肛门脱出，便后自行回缩到肛门内，以后逐渐发展到必须用手托回，伴有排便不尽和下坠感。严重时不仅大便时脱出，在咳嗽、喷嚏、走路等腹压增高的情况下，均可脱出。随着脱垂加重，病史延长，引起不同程度的肛门失禁。常有大量黏液污染衣裤，引起肛周瘙痒。当脱出的直肠被嵌顿时，局部水肿呈暗紫色，甚至出现坏死。

检查时令患者蹲位用力，使直肠脱出。不完全性脱垂仅黏膜脱出，可见圆形、红色、表面光滑的肿物，黏膜皱襞呈"放射状"。指诊只是两层折叠黏膜。完全性脱垂为全层肠壁翻出，黏膜呈同心环状皱襞，肿物有层层折叠，如倒"宝塔状"。

四、诊断和鉴别诊断

根据病史，让患者下蹲位模拟排便，多可做出诊断。内脱垂常需排便造影协助诊断。黏膜脱垂和全层脱垂的鉴别方法有扪诊法和双合指诊法。扪诊法是用手掌压住脱垂直肠的顶端，稍加压做复位动作，嘱患者咳嗽，有冲击感者为直肠全层脱垂，否则为黏膜脱垂。双合指诊法是用示指插入脱垂直肠腔，拇指在肠腔外作对指，摸到坚韧弹性肠壁者为全层脱垂，否则为黏膜脱垂，同时注意检查脱垂直肠前壁有无疝组织。与环形内痔鉴别较容易，除病史不同外，环形内痔脱垂呈梅花状，痔块之间出现凹陷的正常黏膜，括约肌收缩有力，而直肠脱垂则脱出物呈宝塔样或球形，括约肌松弛无力。此外，肛门手术后黏膜外翻易与之混淆，但该病一般有痔、肛瘘等手术史，脱出黏膜为片状或环状，可有明显的充血、水肿和分泌物增多，用手不能回纳，色鲜红。

五、外科治疗

(一)注射疗法

直肠黏膜下注射硬化剂,治疗部分脱垂患者,按前后左右四点注射至直肠黏膜下,每点注药1~2 mL。注射到直肠周围可治疗完全性脱垂,造成无菌炎症,使直肠固定。常用药物有5%甘油溶液等。

(二)手术疗法

1.脱垂黏膜切除

对部分性黏膜脱垂患者,将脱出黏膜做切除缝合。

2.肛门环缩术

麻醉下在肛门前后各切一小口,用血管钳在皮下绕肛门潜行分离,使二切口相通,置入金属线(或涤纶带)结成环状,使肛门容一指通过,以制止直肠脱垂。

3.直肠悬吊固定术

以重度的直肠完全性脱垂患者,经腹手术,游离直肠,用两条阔筋膜(腹直肌前鞘、纺绸、尼龙布等)将直肠悬吊固定在骶骨胛筋膜上,抬高盆底,切除过长的乙状结肠。常用术式包括以下几种。

(1)Ripstein 手术:经腹切开直肠两侧腹膜,将直肠后壁游离到尾骨尖,提高直肠。用宽5 cm Teflon 网悬带围绕上部直肠,并固定于骶骨隆凸下的骶前筋膜和骨膜,将悬带边缘缝于直肠前壁及其侧壁,不修补盆底。最后缝合直肠两侧腹膜切口及腹壁各层。该手术要点是提高盆腔陷凹,手术简单,不需切除肠管,复发率及病死率均较低。但仍有一定的并发症,如粪性梗阻、骶前出血、狭窄、粘连性小肠梗阻、感染和悬带滑脱等并发症。

(2)Ivalon 海绵植入术:此术由 Well 医师首创,故又称 Well 手术,也称直肠后方悬吊固定术。方法:经腹游离直肠至肛门直肠环的后壁,有时切断直肠侧韧带上半,用不吸收缝线将半圆形 Ivalon 海绵薄片缝在骶骨凹内,将直肠向上拉,并放于 Ivalon 薄片前面,或仅与游离的直肠缝合包绕,不与骶骨缝合,避免骶前出血。将 Ivalon 海绵与直肠侧壁缝合,直肠前壁保持开放2~3 cm宽间隙,避免肠腔狭窄。最后以盆腔腹膜遮盖海绵片和直肠。本法优点在于直肠与骶骨的固定,直肠变硬,防止肠套叠形成,病死率及复发率均较低。若有感染,海绵片成为异物,将形成瘘管。本术式最主要的并发症是由植入海绵薄片引起的盆腔化脓。

(3)直肠骶岬悬吊术:早期 Orr 医师用大腿阔筋膜两条将直肠固定在骶岬上。肠壁折叠的凹陷必须是向下,缝针不得上,每条宽约2 cm,长约10 cm。直肠适当游离后,将阔筋膜带的一端缝于抬高后的直肠前外侧壁,另一端缝合固定骶岬上,达到悬吊目的。近年来主张用尼龙或丝绸带或由腹直肌前鞘取下两条筋膜代替阔筋膜,效果良好。

(4)直肠前壁折叠术:1953 年沈克非根据成人完全性直肠脱垂的发病机制,提出直肠前壁折叠术。方法:经腹游离提高直肠。将乙状结肠下段向上提起,在直肠上端和乙状结肠下端前壁自上而下或自下而上做数层横形折叠缝合,每层用丝线间断缝合5~6针。每折叠一层可缩短直肠前壁2~3 cm,每两层折叠相隔2 cm,肠壁折叠长度一透过肠腔,只能穿过浆肌层。由于折叠直肠前壁,使直肠缩短、变硬,并与骶部固定(有时将直肠侧壁缝合固定于骶前筋膜),既解决了直肠本身病变,也加固了乙、直肠交界处的固定点,符合治疗肠套叠的观点。有一定的复发率(约10%),主要并发症包括排尿时下腹痛、残余尿、腹腔脓肿、伤口感染。

(5)Nigro 手术：Nigro 认为，由于耻骨直肠肌失去收缩作用，不能将直肠拉向前方，则盆底缺损处加大，"肛直角"消失，直肠呈垂直位，以致直肠脱出，因此他主张重建直肠吊带。Nigro 用 Teflon 带与下端直肠之后方及侧位固定，并将直肠拉向前方，最后将 Teflon 带缝合于耻骨上，建立"肛直角"。手术后直肠指诊可触及此吊带，但此吊带无收缩作用。此手术优于骶骨固定的地方是：盆腔固定较好，由于间接支持了膀胱，尚可改善膀胱功能。此手术难度较大，主要并发症为出血及感染，需较有经验的医师进行。

4.脱垂肠管切除术

(1)Altemeir 手术：经会阴部切除直肠乙状结肠。Altemeir 主张经会阴部一期切除脱垂肠管。此手术特别适用于老年人不宜经腹手术者，脱垂时间长，不能复位或肠管发生坏死者。优点是：从会阴部进入，可看清解剖变异，便于修补；麻醉不需过深；同时修补滑动性疝，并切除冗长的肠管；不需移植人造织品，减少感染机会；病死率及复发率低。但本法仍有一定的并发症，如会阴部及盆腔脓肿，直肠狭窄等。

(2)Goldberg 手术（经腹切除乙状结肠、固定术）：由于经会阴部将脱垂肠管切除有一定的并发症，Goldberg 主张经腹部游离直肠后，提高直肠，将直肠侧壁与骶骨骨膜固定，同时切除冗长的乙状结肠，效果良好。并发症主要包括肠梗阻、吻合口瘘、伤口裂开、骶前出血、急性胰腺炎等。

（王洪峰）

第九节　直　肠　癌

一、病因

直肠癌是指直肠齿线以上至乙状结肠起始部之间的癌肿。病因与直肠腺瘤、息肉病、慢性炎症性病变有关，与饮食结构的关系主要是致癌物质如非饱和多环烃类物质的增多，以及少纤维、高脂肪食物有关。少数与家族性遗传因素有关，如家族性直肠息肉病。近 20 年我国结直肠癌的发病率由低趋高，结直肠癌占全部癌症的约 9.4%。直肠癌占大肠癌约 70%。2005 年我国的发病数和死亡数已经超过美国。结直肠癌男多于女，但女性增加速度较快，男女比例由 1.5：1 增加至 1.26：1，且发病年龄提前，并随年龄增加而增长。有资料表明合并血吸虫病者多见。在我国直肠癌约 2/3 发生在腹膜反折以下。

二、病理

乙状结肠在相当于 S_3 水平处与直肠相续接。直肠一般长 15 cm，其行程并非直线，在矢状面有一向后的直肠骶曲线，过尾骨后又形成向前会阴曲。在额状面上形成 3 个侧曲，上下两个凸向右面，中间一个凸向左面。由于上述特点，直肠癌手术游离直肠后从病灶到直肠的距离可略有延长，使原来认为不能保留肛门的病例或许能做保留肛门的手术。直肠于盆膈以下长 2～3 cm 的缩窄部分称为肛管，肛管上缘为齿状线，其上的大肠黏膜由自主神经支配，无痛觉；齿状线以下的肛管由脊神经支配有痛觉。直肠肠壁分为黏膜层、黏膜肌层、黏膜下层、肠壁肌层及浆膜层（腹膜反折下直肠无浆膜层）。黏膜下层有丰富的淋巴管和血管网。齿状线上的淋巴管主要向上引流,经直肠上淋巴结、直肠旁淋巴结以后注入肠系膜下动根部淋巴结。淋巴管分短、中、长 3 类,其中大部分为短的,它们直接引流至直肠旁淋巴结。而中、长两类淋巴管则可直接引流至位于肠系膜下动脉分出的左结肠动脉或乙状结肠动脉处的淋巴结。所以临床上可见有些患者无直肠旁及直肠上动脉旁淋巴结转移,但已有肠系膜下动脉旁淋巴结转移。在淋巴结转移的患者中约有12％的病例可发生这种"跳跃性转移",所以直肠癌手术应考虑高位结扎和切断肠系膜下动脉,以清除其邻近之淋巴结。

腹膜反折下的直肠淋巴引流除上述引流途径外,还存在向两侧至侧韧带内的直肠下动静脉旁淋巴结,然后进入髂内淋巴结的途径,以及向下穿过肛提肌至坐骨直肠窝内的肛门动静脉旁的淋巴结再进髂内淋巴结的途径。

(一)病理分型

1.大体分型

(1)肿块型(菜花型、软癌):肿瘤向肠腔内生长、瘤体较大,呈半球状或球状隆起,易溃烂出血并继发感染、坏死。该型多数分化比较高,浸润性小,生长缓慢,治疗效果好。

(2)浸润型(缩窄型、硬癌):肿瘤环绕肠壁各层弥漫浸润,使局部肠壁增厚,但表面无明显溃疡和隆起,常累及肠管全周,伴纤维组织增生,质地较硬,肠管周径缩小,形成环状狭窄和梗阻。该型分化程度较低,恶性程度高,出现转移早。

(3)溃疡型:多见,占直肠癌一半以上。肿瘤向肠壁深层生长并向肠壁外浸润,早期可出现溃疡,边缘隆起,底部深陷,呈"火山口"样改变,易发生出血、感染,并易穿透肠壁。细胞分化程度低,转移早。

2.组织分型

(1)腺癌:结直肠癌细胞主要是柱状细胞、黏液分泌细胞和未分化细胞。主要是管状腺癌和乳头状癌,占 75％～85％,其次为黏液腺癌占 10％～20％。还有印戒细胞癌以及未分化癌,后两者恶性程度高预后差。

(2)腺鳞癌:亦称腺棘细胞癌,肿瘤由腺癌细胞和鳞癌细胞构成。其分化程度多为中度至低度。腺鳞癌主要见于直肠下段和肛管,临床少见。

直肠癌可以在一个肿瘤中出现两种或两种以上的组织类型,且分化程度并非完全一致,这是结直肠癌的组织学特点。

(二)临床分期

临床病理分期的目的在于了解肿瘤发展过程,指导拟订治疗方案以及估计预后。国际一般沿用改良的 Dukes 分期以及 TNM 分期法。

1.我国对 Dukes 补充分期

癌仅限于肠壁内为 Dukes A 期。穿透肠壁侵入浆膜和(或)浆膜外,但无淋巴结转移者为 B 期。有淋巴结转移为 C 期,其中淋巴结转移仅限于癌肿附近如直肠壁及直肠旁淋巴结者为 C_1 期;转移至系膜淋巴结和系膜根部淋巴结者为 C_2 期。已有远处转移或腹腔转移或广泛侵及邻近脏器无法手术切除者为 D 期。

2.TNM 分期

T 代表原发肿瘤,T_x 为无法估计原发肿瘤;无原发肿瘤证据为 T_0;原位癌为 T_{is};肿瘤侵及黏膜下层为 T_1;侵及固有肌层为 T_2;穿透肌层至浆膜下为 T_3;穿透脏腹膜或侵及其他脏器或组织为 T_4。N 为区域淋巴结,Nx 无法估计淋巴结;无淋巴结转移为 N_0;转移至区域淋巴结 1～

3 个为 N_1；4 个及 4 个以上淋巴结为 N_2。M 为远处转移，无法估计为 M_x；无远处转移为 M_0；凡有远处转移为 M_1。

（三）直肠癌的扩散与转移

1.直接浸润

癌肿首先直接向肠管周围及向肠壁深层浸润生长，向肠壁纵轴浸润发生较晚，癌肿浸润肠壁 1 周需 1～2 年。直接浸润可穿透浆膜层侵入邻近脏器如子宫、膀胱等，下段直肠癌由于缺乏浆膜层的屏障，易向四周浸润，侵入前列腺、精囊腺、阴道、输尿管等。

2.淋巴转移

此为主要转移途径。上段直肠癌向上沿直肠上动脉、肠系膜下动脉及腹主动脉周围淋巴结转移。发生逆行转移的现象非常少见。如淋巴液正常流向的淋巴结发生转移且流出受阻时，可逆性向下转移。下段直肠癌（以腹膜反折为界）向上方和侧方发生转移为主。大量的现代研究表明，肿瘤下缘 2 cm 淋巴结阳性者非常少见。齿状线周围的癌肿可向上、侧、下方转移。向下方转移可表现为腹股沟淋巴结肿大。淋巴转移途径是决定直肠癌手术方式的依据。

3.血行转移

癌肿侵入静脉后沿门静脉转移至肝脏；也可由髂静脉至腔静脉然后转移至肺、骨、脑等。直肠癌手术时有 10％～15％已有肝转移，直肠癌梗阻时和手术中挤压易造成血行转移。

4.种植转移

十分少见，上段直肠癌时偶有种植发生。

三、临床表现

直肠癌早期无明显症状，癌肿破溃形成溃疡或感染时才出现症状。一般为症状出现的频率依次为便血（80％～90％）、便频（60％～70％）、便细（40％）、黏液便（35％）、肛门疼痛（20％）、里急后重（20％）、便秘（10％）。

（一）肿瘤出血引起的症状

1.便血

肿瘤表面与正常黏膜不同，与粪便摩擦后容易出血。尤其是直肠内大便干硬，故为常见症状。

2.贫血

长期失血超过机体代偿从而出现。

（二）肿瘤阻塞引起的症状

肿瘤部位因肠蠕动加强，可发生腹痛，侵及肠壁或生长到相当体积时可发隐痛。肠管狭窄时可出现肠鸣、腹痛、腹胀、便秘、排便困难。大便变形、变细。

（三）肿瘤继发炎症引起的症状

肿瘤本身可分泌黏液，当继发炎症后，不仅使粪便中黏液增加，还可出现排便次数增多腹痛，病灶越低症状约明显。

（四）其他原发灶引起的症状

当肿瘤位于直肠时常无痛觉，当肿瘤侵及肛管或原发灶起于肛管时可出现肛门疼痛，排便时加剧，有时误认为肛裂。

（五）肿瘤转移引起的症状

1.肿瘤局部浸润引发症状

直肠癌盆腔有较广泛浸润时，可引起腰骶部酸痛、坠胀感；肿瘤浸润或压迫坐骨神经、闭孔神经根，可引起坐骨神经痛及闭孔神经痛；侵及阴道或膀胱可出现阴道流血或血尿；累及两侧输尿管时可引起尿闭、尿毒症。

2.肿瘤血行播散引起的症状

距肛门 6 cm 以下的直肠癌其血行播散的机会比上段直肠癌高 7 倍。相应的出现肺、骨、脑等器官的症状。

3.种植引起的症状

肿瘤穿透浆膜层进入游离腹腔，种植于腹膜面、膀胱直肠窝或子宫直肠窝等部位，直肠指检可触及该区有种植结节。当有腹膜广泛种植时，可出现腹水及肠梗阻。

4.淋巴转移症状

左锁骨上淋巴结转移为晚期表现。也可有腹股沟区淋巴结肿大。

（六）某些特殊表现

1.肿瘤穿孔

可出现直肠膀胱瘘、直肠阴道瘘。可有尿路感染症状或阴道粪便流出等。

2.晚期肿瘤

体重下降、肿瘤热等。肿瘤坏死、感染、毒素吸收引起的发热一般在38 ℃左右。腹水淋巴结压迫髂静脉可引起下肢、阴囊、阴唇水肿。压迫尿道可引起尿潴留。

四、诊断

直肠癌的诊断根据病史、体检、影像学、内镜检查和病理学诊断准确率可达95％以上。临床上不同程度的误诊或延误诊断，常常是患者或医师对大便习惯或性状的改变不够重视，或警惕性不高造成的。通常对上述患者进行肛门指检或电子结肠镜检查，发现有直肠新生物的结合活检病理检查即可明确诊断。

（一）直肠肛门指检

简单易行，是直肠癌检查最基本和最重要的检查方法。一般可发现据肛门 7～8 cm 的直肠内肿物，若嘱患者屏气增加腹压则可达更高的部位。检查前先用示指按摩肛门后壁，使肛门括约肌松弛，在嘱患者张嘴哈气的同时将示指缓慢推进。检查时了解肛门是否有狭窄，如有肿块应注意其位置、大小、硬度、基底活动度、黏膜是否光滑、有无溃疡、有无压痛、是否固定于骶骨、盆骨。如病灶位于前壁，男性必须查明与前列腺的关系，女性应查明是否累及阴道后壁。直肠完全固定的患者由于会阴部受侵袭，其各部位检查时都有狭窄的感觉。了解肿瘤下缘距肛门的距离有助于手术方式的选择。对于肥胖或者触诊不佳的患者可采用膝直位（站立屈膝）。

（二）实验室检查

1.大便隐血试验

简便易行，可作为直肠癌普查初筛方法。

2.血红蛋白检查

肿瘤出血可引起贫血。凡原因不明的贫血应建议做钡剂灌肠或电子结肠镜检查。

3.肿瘤标志物检查

目前公认最有意义的是癌胚抗原 CEA,主要用于预测直肠癌的预后和监测复发。

(三)内镜检查

凡有便血或大便习惯性状改变、经直肠指检无异常发现者,应常规行电子结肠镜检查。内镜检查可直接观察病灶情况并能取活体组织做病理学诊断。取活检时要考虑不同部位的肿瘤细胞分化存在差异,所以要多点性活检。如果活检阴性,应重复活检,对有争议的病例,更需了解病变的大体形态。

(四)影像学检查

1.钡剂灌肠检查

钡剂灌肠检查是结肠癌的重要检查方法,对直肠癌的诊断意义不大,用以排除结、直肠癌多发癌和息肉病。

2.腔内 B 超检查

用腔内探头可检查癌肿浸润肠壁的深度及有无侵犯邻近脏器,可在术前对直肠癌的局部浸润程度进行评估。

3.腹部超声检查

由于结、直肠癌手术时有 10％～15％同时存在肝转移,腹部 B 超应列为常规。

4.CT 及磁共振(MRI)检查

可以了解直肠癌盆腔内扩散情况,有无侵犯膀胱、子宫及盆壁,是术前常用的检查方法。腹部的CT 或 MRI 检查可扫描有无肝转移癌。对肿瘤的分期以及手术方案的设计均有帮助。

5.正电子发射计算机断层显像(PET)

PET 是一种能够检查功能性改变的仪器。它的显像技术分别采用了高科技的医用回旋加速器、热室和 PET 扫描仪等,是将极其微量的正电子核素示踪剂注射到人体内,然后采用特殊的体外测量装置探测这些正电子核素在体内的分布情况,通过计算机断层显像方法显示人的大脑、心脏及人体其他主要器官的结构和代谢功能状况。其原理是将人体代谢所必需的物质,如葡萄糖、蛋白质、核酸、脂肪酸等标记上短寿命的放射性核素(如^{18}F)制成显像剂(如氟代脱氧葡萄糖,简称 FDG)注入人体后进行扫描成像。因为人体不同组织的代谢状态不同,所以这些被核素标记了的物质在人体各种组织中的分布也不同,如在高代谢的恶性肿瘤组织中分布较多,这些特点能通过图像反映出来,从而可对病变进行诊断和分析。PET 是目前唯一可在活体上显示生物分子代谢、受体及神经递质活动的新型影像技术,是一种代谢功能显像,能在分子水平上反映了人体的生理或病理变化。现已广泛用于多种疾病的诊断与鉴别诊断、病情判断、疗效评价、脏器功能研究和新药开发等方面。其特点是灵敏度高、特异性高、全身显像、安全可靠,对微小癌灶有较高的检出率。但由于其费用昂贵目前尚不能在临床上普及。

(五)其他检查

低位直肠癌伴有腹股沟淋巴结肿大时应行淋巴结活检。肿瘤位于直肠前壁的女性患者应做阴道检查及双合诊检查。男性患者有泌尿系统症状时应行膀胱镜检查。

五、鉴别诊断

直肠癌过去易被误诊为痔疮、菌痢、阿米巴痢疾、血吸虫病和慢性直肠炎,主要原因是患者和医师忽视病史及直肠指检。对于经久不愈的肛瘘需注意恶变的可能性,钳取活体组织病理检查

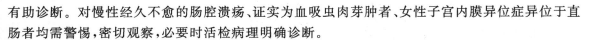

有助诊断。对慢性经久不愈的肠腔溃疡、证实为血吸虫肉芽肿者、女性子宫内膜异位症异位于直肠者均需警惕,密切观察,必要时活检病理明确诊断。

(一)类癌

可见于胃底至肛门整个消化道。起于近肠腺腺管底部之嗜银细胞。癌细胞大小、形态、染色较均匀一致,典型的类癌细胞呈多边形,胞质中等,核圆,染色不深,常见巢团状、缎带状、腺泡状和水纹状 4 种结构。类癌侵入黏膜下层时,一般认为不致转移,可以局部切除治疗,但当侵入肠壁肌层时,则可发生转移。肿瘤<2 cm常无转移,超过 2 cm 可有转移。

类癌综合征:由于 5-羟色胺水平异常而表现为皮肤潮红、腹泻、哮喘、发绀、呼吸困难、指间关节疼痛、精神失常及心内膜纤维病变。临床上出现类癌综合征十分罕见。直肠癌和直肠类癌可通过病理诊断鉴别。

(二)腺瘤

直肠黏膜上任何可见的突起,不论其大小、形状及组织学类型,均称为息肉,与直肠癌发病有关的仅为新生物性息肉,即腺瘤。直肠腺瘤为一重要的癌前病变。对于早期的直肠癌需要与之鉴别。主要是内镜下的鉴别。

1.管状腺瘤

以直肠和乙状结肠内最为多见。腺瘤大多有蒂,呈球状或椭圆形,表面光滑,色泽较红,0.2~2.5 cm 大小,绝大多数在 1 cm 以内,有的似米粒或绿豆大小,在内镜下可活检整个咬除或圈套器电烧切除。其癌变率为 10%～15%。

2.绒毛状腺瘤

表面有一层绒毛和乳头状突起,伴有黏液附着。外形似草莓或菜花状,有的呈分叶状结构,基底通常较宽,有的可有蒂,大小为 0.6~0.9 cm,组织松软塌附在肠壁,较脆,触之易出血,癌变率约50%。

3.混合性腺瘤

即管状-绒毛腺瘤,具有管状和绒毛状腺瘤的两种特征。可有蒂或无蒂,一般体积较大,50%超过1.5 cm。癌变率为 30%～40%。

4.多发性腺瘤

腺瘤呈多发散在各个肠段,2 个以上 100 个以下,绝大多数是在 50 个以下,大小为 0.2～1.5 cm。有时腺瘤密布一处,伴有溃疡、坏死,常提示有癌变,癌变率为 25%～100%。

5.家族性多发性腺瘤病

又称遗传性息肉病,是一种遗传基因失常引起的疾病,有明显的家族史。腺瘤在 100 个以上,呈弥漫性分布,左半结肠为多,其次为盲肠,大小从 0.2～2 cm,大多有蒂似葡萄样悬挂在肠壁,多可达上千或上万个无法计数,如腺瘤呈巢状分布在一处极易发生癌变,癌变率 25%～100%。家族性多发性腺瘤病术前应做电子结肠镜检查全结肠和末端回肠,若末端回肠内有腺瘤,全结直肠切除就失去根治的意义。

六、治疗

直肠癌的治疗方法目前公认的为外科手术、化疗、放疗、生物学治疗,采取外科综合疗法直肠癌的5 年生存率已大为提高。

(一)手术治疗

手术切除仍然是直肠癌的主要治疗方法。凡是能切除的直肠癌如无手术禁忌证都应尽早实施直肠癌根治术,切除的范围包括癌肿、足够的两端肠段、已侵犯的邻近器官的全部或部分、四周可能被浸润的组织及全直肠系膜和淋巴结。如不能进行根治性切除时,也应该进行姑息性切除,使症状得到缓解。如伴发能切除的肝转移癌应该同时切除。外科治疗的目标已经从最初单纯追求手术彻底性转向根治和生活质量兼顾两大目标。通过对直肠癌病理解剖的研究,手术操作技术的改进和器械的发展,直肠癌可行保肛手术的比例明显提高,一度被认为是直肠癌的"金标准手术"——腹会阴切除术已被直肠系膜全切除(TME)所取代。近年的临床实践表明,TME 的操作原则为低位直肠癌手术治疗带来了 4 个结果:降低了局部复发率;提高了保肛手术成功率;保全了术后排尿生殖功能;提高了术后 5 年生存率。

Heald 等在 1982 年提出全直肠系膜切除术(total mesorectal excision,TME)或称直肠周围系膜全切除术(complete circumferential mesorectal excision,CCAQ)。TME 正得到越来越广泛的认可和应用,并已成为直肠癌手术的"金标准"。

TME 技术的关键是在直视下沿脏层筋膜和壁层筋膜之间的无血管间隙进行锐性分离,分别距主动脉和脾静脉 1 cm 处结扎肠系膜下动静脉。清扫附近淋巴结,然后在直视下用剪刀沿盆腔壁、脏层筋膜之间进行解剖,将左右腹下丛内侧的盆脏筋膜、肿瘤及直肠周围系膜完全切除,下端至肛提肌平面。切除时沿直肠系膜外表面锐性分离,分离侧方时,在直肠系膜和盆腔自主神经丛(pelvic autonomic nerve plexus,PANP)之间进行锐性分离,使光滑的盆脏筋膜完好无损,就能避免损伤盆壁筋膜,也保护了 PANP。分离"直肠侧韧带"时要尽可能远离肿瘤,避免损伤PANP,否则可能导致副交感神经的损伤。分离后方时,沿骶前筋膜进行,其中只有细小血管,电凝处理即可。在 S_3 平面之下,可遇到直肠骶骨筋膜,它由盆筋膜壁层和脏层在后中线融合而成,将其剪断,使既前间隙充分暴露,然后锐性解剖至尾骨尖。分离前方时,在直肠膀胱/子宫陷窝前1 cm 处将盆腔腹膜切开,腹膜切口应包括全部腹膜反折。在膀胱后方正中,可辨认出分离层次。沿 Denonvilliers 筋膜前面锐性解剖至触及前列腺尖端或至直肠阴道隔的底部,将筋膜和其后方的脂肪组织与标本一并切除。该步骤因此处间隙狭窄颇为困难,须使用深部骨盆拉钩、牵引和对抗牵引。一般在肛提肌上方的肿瘤很少侵犯该肌,因此多可紧贴该肌筋膜分离至肛门;将直肠周围组织松解后,肿瘤远端常可延长出 4～5 cm 的正常肠壁。目前认为直肠癌远端系膜切除 5 cm肠管是安全的,对低分化癌灶,若远端切除少于 2 cm 或术中有怀疑的患者应将远端吻合圈行术中冷冻切片检查,以保证远端无癌细胞。吻合器技术的进步使得低位吻合变得更加容易,直肠残端在肛提肌以上保留 2～4 cm(吻合口一般距肛门缘 5～8 cm)即能安全吻合,如果做腹会阴切除,应待盆腔解剖至肛提肌的肛缝时再开始会阴组手术。TME 切除了包裹在盆脏筋膜内的全部直肠系膜,其目的在于整块地切除直肠原发癌肿及所有的区域性播散。若在正确的平面中进行操作,除直肠侧血管外无其他血管,直肠侧血管剪断后可用纱布压迫,一般无须结扎。(图 8-5、图 8-6)

临床上将直肠癌分为低位直肠癌(距齿状线 5 cm 以内),中位直肠癌(距齿状线 5～10 cm);高位直肠癌(距齿状线 10 cm 以上)。手术方式的选择根据癌肿所在部位、大小、活动度、细胞分化程度以及术前的排便控制能力等综合因素判断。

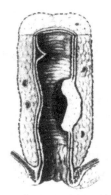

图 8-5　TME 示意图

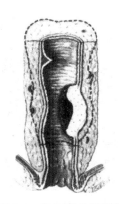

图 8-6　传统手术示意图

1.局部切除术

适用于早期瘤体＜2.5 cm、局限于黏膜或黏膜下层、分化程度高的直肠癌。手术方式主要有：①经肛局部切除术；②借助专门的直肠腔内手术器械电视下完成切除。

2.腹会阴联合直肠癌根治切除术(Miles 手术)

适用低位直肠癌无法保留肛门者。①癌肿下缘距肛缘 5 cm 以内；②恶性程度高；③肛管、肛周的恶性肿瘤。切除范围包括乙状结肠远端、全部直肠、肠系膜下动脉及其区域淋巴结、全直肠系膜、肛提肌、坐骨直肠窝内脂肪、肛管及肛门周围 3～5 cm 的皮肤、皮下组织及全部肛门括约肌，于左下腹永久性乙状结肠单腔造口。

3.经腹直肠癌切除、结肠直肠骶前吻合术(Dixon 手术)

经腹直肠癌切除、结肠直肠骶前吻合术(Dixon 手术)是目前最多的直肠癌根治术式，适用于中高位直肠癌。遵循 TME 原则。由于吻合口位于齿状线附近，在术后一段时间内大便次数增多，排便控制较差。

4.腹腔镜直肠癌切除术(腹腔镜 Miles 或 Dixon 手术)

为近年来逐渐成熟的术式。利用腹腔镜专门的器械如电刀、超声刀、智能电刀、结扎锁、切割闭合器、吻合器等进行，据有创伤小，解剖精密清晰，术后恢复快等优点。使得患者总体保肛可能性扩大，改善了术后生存质量。遵循 TME 原则。需要掌握适应证。

5.经腹直肠癌切除、近端造口、远端封闭手术(Hartmann 手术)

适用全身一般情况很差，不能耐受 miles 手术或急性梗阻不宜行 Dixon 手术的直肠癌患者。

6.其他

晚期直肠癌当患者发生排便困难或肠梗阻时，可行乙状结肠双腔造口。

(二)化学治疗

化疗作为根治性手术的辅助治疗可以提高 5 年生存率，对于不能手术切除癌肿的患者亦能有效。给药途径有动脉灌注、门静脉给药、术后腹腔灌注给药及温热灌注化疗等。通常采用联合化疗，静脉给药亦即全身化疗。主要的方案有：FOLFOX4 或 mFOLFOX6(奥沙利铂＋亚叶酸钙＋氟尿嘧啶)；FOLFIRI(伊立替康＋亚叶酸钙＋氟尿嘧啶)；CapeOX(奥沙利铂＋卡培他滨)等。为提高疗效可根据病情采用"三明治"方案即手术前辅助放化疗＋手术＋手术后放化疗。

(三)放射治疗

放疗作为手术切除的辅助疗法有提高疗效的作用。对于无法手术的患者也可单独或联合化疗使用。术前的放疗可以令癌症降期，提高手术切除率，减低术后的复发率。术后放疗仅适用于晚期或手术未达到根治或术后复发的患者。

（1）放疗野应该包括肿瘤或者瘤床及 2～5 cm 的安全边缘、骶前淋巴结、髂内淋巴结。T_4 肿瘤侵犯前方结构时需照射髂外淋巴结，肿瘤侵犯远端肛管时需照射腹股沟淋巴结。

（2）应用多野照射技术（一般 3～4 个照射野）。应采取改变体位或者其他方法尽量减少照射野内的小肠。

（3）腹会阴联合切除术后患者照射野应包括会阴切口。

（4）当存在正常组织放疗相关毒性的高危因素时，应该考虑采用调强治疗（IMRT）或者断层治疗。同时也需要注意覆盖足够的瘤床。

（5）治疗剂量。盆腔剂量 40～50 Gy，用 25～28 次。对于可切除的肿瘤，照射 45 Gy 之后应考虑瘤床和两端 2 cm 范围予加剂量。术前追加剂量为 5.4 Gy/3 次，术后放疗为 4.3～9 Gy/3～5 次。小肠剂量应限制在 45 Gy 以内。肿瘤切除后，尤其是 T_4 或者复发性肿瘤，若切缘距肿瘤太近或切缘阳性，可考虑术中放疗（IORT）作为追加剂量。如果没有 IORT 的条件，应尽快在术后、辅助化疗前，考虑予局部追加外照射 10～20 Gy。对于不可切除的肿瘤，放疗剂量应超过 54 Gy。

（6）放疗期间应同期使用以氟尿嘧啶为基础的化疗。可以每天 1 次持续灌注，也可以静脉推注。

（四）生物学治疗

直肠癌的生物治疗目前主要为分子靶向治疗。分子靶向治疗是现在肿瘤治疗领域的突破性和革命性的发展，代表了肿瘤生物治疗目前的最新的发展方向。

靶向治疗分为三个层次，器官靶向、细胞靶向和分子靶向。分子靶向是靶向治疗中特异性的最高层次，它是针对肿瘤细胞里面的某一个蛋白质的分子，一个核苷酸的片段，或者一个基因产物进行治疗。肿瘤分子靶向治疗是指在肿瘤分子细胞生物学的基础上，利用肿瘤组织或细胞所具有的特异性（或相对特异的）结构分子作为靶点，使用某些能与这些靶分子特异结合的抗体、配体等达到直接治疗或导向治疗目的的一类疗法。

分子靶向治疗是以病变细胞为靶点的治疗，相对于手术、放化疗三大传统治疗手段更具有"治本"功效。分子靶向治疗具有较好的分子选择性，能高效并选择性地杀伤肿瘤细胞，减少对正常组织的损伤，而这正是传统化疗药物治疗难以实现的临床目标。

分子靶向治疗在临床治疗中地位的确立源于 20 世纪 80 年代以来的重大进展，主要是对机体免疫系统和肿瘤细胞生物学与分子生物学的深入了解；DNA 重组技术的进展；杂交瘤技术的广泛应用；体外大容量细胞培养技术；计算机控制的生产工艺和纯化等。特别是 2000 年人类基因组计划的突破，成为分子水平上理解机体器官以及分析与操纵分子 DNA 的又一座新里程碑，与之相发展并衍生一系列现代生物技术前沿：基因组学技术、蛋白质组学技术、生物信息学技术和生物芯片技术。除此之外，计算机虚拟筛选、组合化学、高通量筛选都加速了分子靶向治疗新药研究进程。1997 年 11 月美国 FDA 批准 Rituximab 用于治疗某些 NHL，真正揭开了肿瘤分子靶向治疗的序幕。自 1997 年来，美国 FDA 批准已用于临床的肿瘤分子靶向制剂已有十余种，并取得了极好的社会与经济效益。

针对直肠癌的分子靶向治疗药物目前有爱必妥、贝伐单抗、西妥昔单抗。目前分子靶向治疗药物必须与化疗药物一起使用方能起效。

（王洪峰）

第九章　血管外科疾病

第一节　颈动脉狭窄

颈动脉是血液由心脏通向脑和头颅其他部位的主要血管,颈动脉狭窄(carotid artery stenosis,CAS)多是由于颈动脉的粥样斑块导致的颈动脉管腔的狭窄性病变甚至可能逐渐发展至完全闭塞性病变。颈动脉狭窄性病变和脑缺血性卒中的关系非常密切。脑卒中目前已经成为继心肌梗死和恶性肿瘤的第三大致死性疾病。在缺血性脑卒中患者中,近1/3的发生与颅外颈动脉病变尤其是颈动脉狭窄有关。颈动脉狭窄造成的脑卒中包括以下几方面:一是严重的狭窄造成的直接脑灌注减少;二是颈动脉粥样斑块脱落或斑块破裂形成的微血栓脱落。(图9-1)

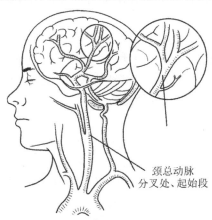

颈总动脉
分叉处、起始段

图 9-1　颈动脉狭窄的好发部位

一、解剖和生理

颈动脉与颈静脉、迷走神经一起被包围在颈动脉鞘内,颈动脉分为颈总动脉、颈外动脉和颈内动脉,颈总动脉是主干,颈内动脉和颈外动脉是其发出的分支。左颈总动脉直接起源于主动脉弓,右颈总动脉与右锁骨下动脉共起源于无名动脉。两侧颈总动脉发出后经过胸锁关节后方,沿气管和喉外侧上升,在甲状软骨上缘分出颈内、外动脉。颈内动脉在外后侧继续上行,经颅底颈动脉孔入颅内。颈动脉在颈部的特点为垂直上行,颅外一般没有分支,是目前颈动脉外科治疗中最常涉及的区域。颈外动脉走行于颅内动脉的前内侧,其在颈部发出甲状腺上动脉、舌动脉、面动脉、枕动脉、耳后动脉和咽动脉。颈动脉窦是位于颈内动脉起始处的膨大部分,窦壁有压力感受器,受刺激后可引起反射性心率减慢、血管扩张和血压降低,颈动脉球是颈动脉分叉处后方一椭圆形小体,属化学感受器,是血液中 CO_2 浓度感受器。在颈动脉鞘内,颈动脉位于颈总动脉外侧,迷走神经位于颈总动脉与颈内静脉中间后侧。在颈动脉鞘下缘及深处有副神经、舌下神经、交感神经干通过。

二、病因

(1)主要病因:颈动脉狭窄的病因主要有动脉粥样硬化、大动脉炎及纤维肌性发育不良等,其他病因如外伤、动脉迂曲、先天性动脉闭锁、肿瘤、夹层、动脉炎、放疗后纤维化等较少见。

(2)常见病因:在西方,约 90% 的颈动脉病变是由动脉粥样硬化所致。在我国,除动脉粥样硬化外,大小动脉炎也是颅外颈动脉狭窄的常见病因。

(3)动脉粥样硬化所致的颅外颈动脉狭窄多见于中、老年人,常伴存着多种心血管危险因素。

(4)动脉粥样硬化狭窄在颈动脉系统最好发的部位为颈总动脉分叉处,其次为颈总动脉起始端,此外还有颈内动脉虹吸部、大脑中动脉及大脑前动脉等部位。

(5)头臂型大动脉炎造成的颈动脉狭窄多见于青少年,尤其是青年女性。

(6)损伤或放射引起的颅外颈动脉狭窄,发病前有相应的损伤或接受放射照射的病史。

三、发病机制

动脉狭窄理论和微栓塞理论是目前关于颈动脉斑块如何诱发脑梗死的发病机制的两种理论观点。

(一)动脉狭窄理论

该理论认为,颈动脉硬化狭窄导致了血流动力学改变,颈动脉血流减少,导致大脑相应部位的低灌注。也就是说,由于颈动脉病变导致的机械性狭窄引起脑血流灌注缺乏、脑组织缺血而发生脑卒中,外科干预的目的就是解除机械性梗阻。

(二)微栓塞理论

有人观察到,一侧颈动脉即使完全梗阻,某些患者也没有引发神经症状。这是由于人的颅颈部血管的侧支循环非常丰富,只要侧支循环建立及时,依靠完善的自我调节机制,某些颈动脉完全闭塞的患者可以长期处于相对稳定的状态。1955 年,Millikan 报道来自颈动脉的栓子可以导致短暂性脑缺血发作,当动脉粥样斑块发生溃疡病变时,此处常聚集血小板,形成血栓,血栓脱落可形成脑梗死。斑块下出血引起斑块破裂也可致斑块脱落,导致脑卒中。

目前,关于这两种机制何者更占优势的问题尚存在争议,但多数认为斑块狭窄度、斑块形态学特征均与脑缺血症状之间密切相关,两者共同作用诱发神经症状,而狭窄度与症状间关系可能更为密切。

临床上一般通过测定颈动脉狭窄度和斑块形态学这两个指标对脑卒中的风险进行评价。狭窄度是目前制定颈动脉狭窄外科干预的主要依据,因其为评价斑块危险程度的最主要指标。国际上常用的测定方法有两种,即北美有症状颈动脉内膜切除术试验协作组(North American Symptomatic Carotid Endarterectomy Trial Collaborators, NASCET)标准为(B － A)/B × 100%;欧洲颈动脉外科试验协作组(European Carotid Surgery Trial Collaborators Group,

ECST)标准为(C-A)/C×100％,式中A为狭窄处残留管腔内径或彩色血流宽度,B为狭窄远端正常动脉管腔内径或彩色血流宽度,C为狭窄处原血管内径。推荐采用北美有症状颈动脉内膜切除术试验协作组标准:轻度(0～29％)、中度(30％～69％)、重度(70％～99％)。

斑块形态学:斑块溃疡和斑块下出血是颈动脉斑块两个重要的形态学特征。低回声斑块易诱发脑梗死症状,有溃疡的斑块也属危险病变,斑块的钙化程度也是反映局部斑块稳定性的一个标志。

四、临床表现

部分轻至中度颈动脉狭窄患者可无临床症状。对于临床出现与狭窄相关的症状者,称为"症状性颈动脉狭窄",临床表现主要与血管狭窄导致的脑缺血相关。

(1)颈动脉狭窄引起脑部缺血:可表现为单眼失明或黑蒙、单侧肢体或偏侧肢体无力、麻木、语言障碍、偏盲、霍纳综合征等。

(2)临床最为常见的体征是颈动脉区域的血管杂音。

(3)一般认为,根据症状持续时间把颈动脉狭窄引出的脑缺血分成4种类型。①短暂脑缺血发作(transient ischemic attacks,TIA):只突然发生了局灶神经功能障碍,症状持续时间小于24小时,不遗留神经系统症状。②可逆性神经功能缺损(reversible ischemic neurologic deficit,RIND):类似卒中的神经功能障碍较轻,往往在3周内完全恢复。③进展性卒中(stroke in evolution,SIE):卒中症状逐渐发展、恶化。④完全性卒中(complete stroke,CS):突然出现卒中症状,快速进展恶化,之后症状持续存在,症状时轻时重。前两型均为可逆性,经积极及时的治疗预后较好;后两型则为不可逆性脑梗死,预后较差。

(4)短暂性脑缺血发作(TIA):是脑暂时性的血液供应不足。①表现为突然发生的,持续几分钟至几小时的某一区域脑功能的障碍,可在24小时内完全恢复正常。如:一侧上、下肢瘫痪,无力,轻度感觉减退或异常,失语,有时因眼动脉缺血而出现一侧视力障碍、眼痛。②发作频率因人而异,可24小时内发数十次,也可以几个月发作一次,每次发作的临床表现大多相似。可能是由于同一脑动脉供应区的反复缺血所致,缺血的原因大多认为和脑小动脉的微栓、血管痉挛有关,栓子破碎溶解后,缺血症状即得到改善。③未经治疗的短暂性脑缺血发作患者部分可以发展成为脑梗死,导致严重的功能障碍。短暂性脑缺血发作短期内多次发作,是发生严重脑梗死的警报。因此,及时诊断和治疗短暂性脑缺血发作是预防脑梗死的重要手段。

(5)亚临床卒中:从英文名字中我们可以看到对这一类型卒中的定义有一个认知的过程。最早定义为静止性卒中,往往指临床上无症状,只是在其他检查中发现有脑梗死迹象,如"腔隙性脑梗死"。然而,实际上静止性卒中并不是不带来任何临床症状,它可以直接影响到人们的思维、情绪和性格,或称之为血管性认知能力障碍。

五、辅助检查

(一)多普勒超声检查

多普勒超声检查是目前首选的无创性颈动脉检查手段,不仅可显示颈动脉的解剖图像,进行斑块形态学检查,如区分斑块内出血和斑块溃疡,而且还可显示动脉血流量、流速、血流方向及动脉内血栓等。整段颈动脉狭窄程度的准确性在95％以上,是重要的筛查手段和干预后随诊评估手段。

(二)经颅多普勒超声检查

经颅多普勒超声检查是另一项无创检查手段。可以检测颅内外动脉的病变,观察血流动力学改变,临床符合率在90％以上。

(三)磁共振血管造影

磁共振血管造影(magnetic resonance angiography,MRA)是一种无创性的血管成像技术,能清晰地显示颈动脉及其分支的三维形态和结构,并且能够重建颅内动脉影像,对诊断确定方案极有帮助。MRA的突出缺点是缓慢或复杂的血流常会造成信号缺失,夸大狭窄度。

(四)CT血管造影

CT血管造影(computer tomography angiography,CTA)是经血管注射对比剂,当循环血中或靶血管内对比剂浓度达到最高峰期间进行容积扫描,然后再行处理,获得数字化的立体影像。CTA已广泛应用于诊断颈动脉狭窄,可以作为术前诊断和制订治疗方案的重要依据,在某种程度上已有取代血管造影的趋势。

(五)数字减影血管造影(DSA)

尽管无创伤性影像学检查手段越来越广泛地应用于颈动脉病变的诊断,但DSA仍被认为是整段颈动脉狭窄的金标准。颈动脉狭窄的DSA检查应包括主动脉弓造影、双侧颈动脉选择性正侧位造影、颅内段颈动脉选择性正侧位造影。DSA可以详细评价病变的部位、范围、程度以及侧支形成情况(图9-2)。

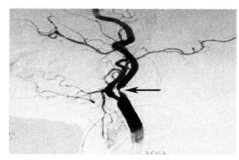

图 9-2　颈内动脉狭窄

六、诊断要点

(一)颈动脉狭窄的高危因素和高危人群

年龄＞60岁的男性,有长期吸烟史、肥胖、高血压、糖尿病、高血脂和高同型胱氨酸血症等多种心脑血管疾病的危险因素也是颈动脉硬化狭窄的高危因素。动脉硬化是一种全身性疾病,缺血性脑卒中(特别是TIA)患者、肢体动脉硬化闭塞患者、冠心病患者及体检时发现颈动脉血管杂音的患者均是颈动脉硬化狭窄的高危人群。

(二)颈动脉狭窄的影像学诊断

影像学检查是明确颈动脉狭窄诊断的重要依据,通常情况下,多普勒超声是最好的筛选手段,而CTA则可以用于诊断和治疗策略的选择。通常颈动脉狭窄的影像学诊断包括多普勒超声检查、经颅多普勒超声检查、磁共振血管造影、CT血管造影、数字减影血管造影等。

(三)颈动脉狭窄患者的临床评价

动脉粥样硬化所致的颈动脉狭窄患者临床评价包括以下内容:①危险因素的评价;②心脏检

查;③周围血管检查;④脑功能评价要有专职神经内科医师参与,应包括系统的神经系统体检和颅脑影像学检查。神经系统体检包括意识状态、脑神经、运动、感觉和协调性试验等方面。颈动脉狭窄程度分级方法通常参照 NASCET 或 ECST 标准:轻度(0～29%)、中度(30%～69%)、重度(70%～99%)。颅脑影像学检查包括颅脑 CT 和 MRI。

七、治疗

目前对于经颈动脉狭窄的治疗方法在于改善脑供血、纠正和缓解脑缺血的症状;预防 TIA 和缺血性脑卒中的发生。大致包括非手术治疗、手术治疗和介入治疗。

(一)非手术治疗

非手术治疗是基本的治疗方法,主要采用药物治疗预防控制动脉硬化高危因素,降低缺血性脑血管疾病的发生率。很好地控制现患的疾病,如高血压、糖尿病、高脂血症及冠心病等。非手术治疗包括以下几方面。

(1)减轻体重。

(2)戒烟。

(3)限制酒精摄入。

(4)抗血小板凝聚治疗:大型临床试验证实,抗血小板聚集药物可以显著降低脑缺血性疾病的发生率,临床上常用的药物为阿司匹林、氯吡格雷、西洛他唑等。

(5)改善脑缺血的症状。

(6)抗凝血治疗:低分子量肝素用于预防 TIA 和缺血性脑卒中的研究已有报道。

(7)他汀类药物:可起到降低血脂水平、恢复内皮功能和稳定斑块的作用。对无禁忌证患者应给予他汀类药物,无脂质代谢紊乱的患者亦能获得益处。

(8)应常规给予定期的超声检查,动态监测病情的变化。

(二)外科手术治疗

颈动脉狭窄标准的手术方式为颈动脉内膜切除术(carotid endarterectomy,CEA),已经被多数临床研究证明是治疗颈动脉狭窄安全、有效的手段,可以有效地预防和降低脑卒中的发生。动脉粥样硬化斑块通常仅局限于颈动脉分叉近端和远端数厘米处,这是适宜手术的部位,为颈动脉内膜提供了可能。手术治疗的目的是预防脑卒中的发生,其次是预防和减缓 TIA 的发作。

欧美关于颈动脉内膜切除术的临床试验结果证实:①CEA 治疗对有症状的颈动脉狭窄疗效优于内科药物治疗。颈动脉狭窄度为 70%～99%的患者行 CEA,可明显获益。②狭窄度为 0～29%的患者 3 年内发生脑卒中的可能性很小。CEA 的危险性远远超过获益,不宜行 CEA。③狭窄度为 30%～69%的患者初步认为不宜行 CEA,但有待进一步验证。

1.颈动脉内膜切除术的适应证

(1)绝对指征:6 个月内一次或多次短暂性脑缺血发作,且颈动脉狭窄度≥70%;6 个月内一次或多次轻度非致残性脑卒中发作,症状和体征持续超过 24 小时且颈动脉狭窄度≥70%。

(2)相对指征:无症状性颈动脉狭窄度≥70%;有症状性狭窄度 50%～69%;无症状性颈动脉狭窄度<70%,但血管造影或其他检查提示狭窄病变处于不稳定状态。

2.手术方法

全身麻醉和局部麻醉后,做胸锁乳突肌前缘切口。游离动脉后,颈动脉窦用 1%利多卡因浸润封闭以防颈动脉窦反射,注意避免损伤舌下神经、迷走神经、面神经下颌缘支,全身肝素化后,分别阻断颈内动脉、颈外动脉和颈总动脉。纵行切开颈总动脉和颈内动脉,颈内动脉远端切开超过狭窄平面,测颈动脉残端反流压≤4.0 kPa(30 mmHg),应放置颈动脉转流管,剥离并切除内膜斑块,颈内动脉远端切断的内膜可间断固定3~4针,以防术后出现夹层产生内膜活瓣影响血流,用肝素盐水(12 500 U 肝素∶500 mL 生理盐水)冲洗内腔后,颈动脉偏细者采用颈动脉人工血管补片,术后沙袋压迫切口 1 小时协助止血,8 小时后开始抗凝血治疗。术后控制血压在术前水平范围的 10%左右。使用甘露醇、地塞米松减轻脑水肿。

3.手术的并发症

脑卒中、死亡、脑神经损伤、伤口血肿感染、术后高血压、术后高灌注综合征等,心肌梗死、低血压的发生率很低。

(三)介入治疗

颈动脉狭窄血管成形和支架植入术(carotid angioplasty and stenting,CAS)的成功率在80%~90%,使用脑保护装置实施颈动脉血管支架成形术需要经验丰富的术者,良好的器械设备和正确适当的患者选择。

1.适应证

(1)充血性心力衰竭和(或)各种已知的严重左心功能不全。

(2)6 周内需行开胸心脏手术。

(3)近期的心肌梗死史(4 周以内)。

(4)不稳定型心绞痛。

(5)对侧颈动脉阻塞。

(6)继发于肌纤维发育不良的颈动脉狭窄。

(7)特殊情况:①对侧的喉返神经麻痹;②颈部放疗史和颈部根治术后;③CEA 术后再狭窄;④外科手术难以显露的病变,颈动脉分叉位置高/锁骨平面以下的颈动脉狭窄;⑤严重的肺部疾病;⑥年龄>80 岁;⑦患者拒绝行 CEA 术或颈动脉经皮腔内血管成形术。

2.介入治疗方法

术前 3~5 天给予抗血小板准备,术中常规监护,视病情采用局部麻醉和全身麻醉,一般情况下均采用局部麻醉,右股动脉穿刺成功后植入 8F 鞘,全身肝素化后行主动脉弓上造影及颈动脉、锁骨下或椎动脉造影,评估造影结果,确认所要进行治疗的血管是患者症状的血管,撤出造影管,将导引管放入患侧颈总动脉,在路线图(Roadmap)下将过滤伞通过狭窄处到达远端正常血管,至少距离正常血管处 4 cm;释放保护伞后,在过滤伞微导丝的同一轨道上将所选定的支架跨过狭窄部位,透视下将支架安放在选定部分;如支架扩张不满意,可选取合适球囊行后扩张,使支架能充分扩张到和狭窄远端正常需要血管直径接近(大致即可,因支架术后还有自膨功能),回收保护伞。术后常规给予低分子量肝素钠 0.4 mL 肌内注射,每 12 小时一次,疗程 3 天。同时口服氯吡格雷及阿司匹林抗血小板治疗。术后 3 个月任选一种抗血小板治疗至少 6 个月以上,严密随访。还有经肱动脉和经颈动脉途径实施 CAS 的方法。

3.介入治疗并发症

穿刺部位血肿、假性动脉瘤、急性脑梗死、过度灌注性损伤、动脉夹层、血管痉挛、心动过缓、高血压或低血压等。

(王洪峰)

第二节 锁骨下动脉狭窄

锁骨下动脉狭窄是指动脉硬化或动脉炎症造成锁骨下动脉管腔变细,影响远端血流,一般最容易发生在双侧锁骨下动脉的起始部位,往往都在分出椎动脉之前。锁骨下动脉盗血是指由于锁骨下动脉近端狭窄或闭塞,其远端供血由椎动脉自上而下反向流动,经 Willis 环"盗取"颅内血液供给上肢,导致脑缺血,主要表现为椎-基底动脉供血不足。

一、病因

动脉粥样硬化是头臂动脉疾病最常见的病因,动脉管腔直径狭窄率超过 75% 称为重度病变,管腔内深的溃疡型斑块和血栓也被列入重度病变范畴。动脉粥样硬化病变可为单发或多发,可累及单支或多支血管,由于左锁骨下动脉是由主动脉弓直接发出,所以病变多位于左侧。感染性疾病(梅毒、结核等)可导致头臂动脉的动脉瘤样退行性改变,最常见于锁骨下动脉。多发性大动脉炎常同时累及头臂动脉三分支,好发于各支动脉起始段,其病程可分为急性炎症期和血管损伤硬化期。炎症病程逐渐出现动脉壁的纤维化增厚,当病程进展导致多支血管闭塞时可表现为明显的椎-基底动脉供血不足症状。同时先天性动脉畸形(主动脉弓狭窄,锁骨下动脉发育不良),外伤以及牵涉到锁骨下动脉的血管手术、放射性血管损伤、动脉瘤和夹层等也是常见病因。锁骨下动脉闭塞后,在基底动脉和锁骨下动脉之间存在着一种逆向压力差,当压力差相当于体循环收缩压的 10% 时,椎动脉血液停止并逆流向锁骨下动脉,以至于不仅上肢而且脑部供血有不同程度的下降。

二、解剖和生理

锁骨下动脉右侧起自头臂干,左侧起自主动脉弓,出胸廓上口弯向外,在锁骨与第 1 肋之间通过,到第 1 肋外缘处移行为腋动脉。以前斜角肌为标志,将其分为 3 段:第 1 段位于前斜角肌的内侧,越过胸膜顶前方,其前面的内侧有迷走神经,外侧有膈神经越过;第 2 段位于前斜角肌后方,其上方紧靠臂丛,下方为胸膜顶;第 3 段为前斜角肌外侧缘至第 1 肋外侧缘之间的部分,其外上方有臂丛、前方为锁骨下静脉。

三、病理生理

动脉粥样硬化是最常见的闭塞性病因,极少数属于先天性,罕见于胸部外伤、无脉症、巨细胞动脉炎、栓塞或瘤栓。

(一)动脉粥样硬化性

锁骨下或头臂干粥样硬化常同时在颅外颈部其他血管也有同样的损害。如一组 168 例患者中,经血管造影证实,80% 同时存在着颈总、颈内、颈外或椎动脉损害。另一组 74 例成人患者中,37 例(50%)同时有其他颈部血管损害,并以颈内动脉者最常见,这是由于动脉粥样硬化是一种全身性血管损害的缘故。

(二)先天性

Pieroni 报道一例经血管心脏 X 线造影证实的先天性锁骨下动脉盗血,该例锁骨下动脉近心段闭锁。先天性患者常同时有心血管缺陷,即本综合征如发生在主动脉弓左位或主动脉弓有缩窄时,则同时多存在着动脉导管未闭和室间隔缺损;如为主动脉弓右位,则常有法洛四联症。主动脉弓为右位,亦可见主动脉弓正常,锁骨下动脉呈局限性发育不良、闭锁或孤立。罕见的报道还有双侧锁骨下动脉近心段发育不良,同时有主动脉缩窄而出现双侧盗血者。

(三)医源性

有报道对 12 例法洛四联症施行 Blalock Taussig 手术时,当将锁骨下动脉近心段和肺动脉吻合后,血管造影证实有"锁骨下动脉盗血";其中 7 例出现了基底动脉供血不足的症状。此外,由于右锁骨下动脉起于主动脉,且并行于食管的后面,对患畸形性吞咽困难者进行血管手术矫正时,也能引起本综合征。

(四)外伤性

车祸使胸部受伤,在锁骨下动脉上,椎动脉起始处的近心侧发生挫伤性血栓形成,从而导致本综合征。

(五)其他

如风湿性心脏病并发左锁骨下动脉第一段栓塞,无脉症,转移性癌栓和巨细胞动脉炎。

四、病因与发病机制

(一)"盗血"是虹吸作用所引起

在正常生理情况下,颅内动脉的动脉压低于主动脉弓或其分支的压力,以保持正常的颅内供血。当这种压力梯度发生颠倒,血液则可由头部向心脏方向逆流或流往上肢。"锁骨下动脉盗血"就是由于病变使锁骨下动脉的压力低于基底动脉的结果。动物实验发现,当急性闭塞犬的右锁骨下动脉近心侧时,引起右椎动脉血流逆行,这种血流逆行取决于全身血压和右椎-锁骨下动脉联结处的血压差,当血压差增加时,即引起血流逆行。

(二)引起锁骨下动脉盗血的因素

在锁骨下动脉或头臂干近心侧有闭塞,但并不都发生"盗血"现象。产生椎动脉血流逆行,要有许多生理或解剖上的因素,其中最重要的是锁骨下动脉狭窄的程度,这在有盗血的患者,其两上肢收缩压差常较不发生盗血者要大。此外,还要看侧支循环的情况。

(三)"盗血"的方式

(1)一侧锁骨下或头臂干近心段闭塞时,血液流动方向为对侧椎动脉→基底动脉→患侧椎动脉→患侧锁骨下动脉的远心段。

(2)头臂干闭塞时,除按上述方式外,同时血液经由后交通动脉→患侧颈内动脉→颈总动脉→患侧锁骨下动脉的远心段。

(3)左锁骨下动脉和右侧头臂干同时狭窄,血液经两侧后交通动脉→基底动脉→两侧椎动脉→两侧锁骨下动脉的远心段。Vollmer 等将所见 40 例分为:椎动脉-椎动脉(占 66%);颈动脉-基底动脉(占 26%);颈外动脉-椎动脉(占 6%);颈动脉-锁骨下动脉(占 2%)。

(四)"盗血"时侧支循环的意义

当锁骨下动脉盗血时,侧支循环的出现是对阻塞的一种反应。脑血管造影常见下列 5 种侧支循环:①椎动脉和椎动脉;②甲状腺动脉和甲状腺动脉;③颈升动脉和同侧椎动脉及椎前动脉的分支；④同侧颈升动脉和椎动脉的分支；⑤颈外动脉的枕支和同侧椎动脉的肌支（枕椎吻合）。

从理论上来看，基底动脉环是一个良好的侧支循环系统，但它受先天发育的限制，尤其是后交通动脉发育不良（占 22%），在颅外有大血管阻塞时，能严重影响血液循环。有人对 42 例本综合征患者的血管造影观察，发现在出现椎-基底动脉供血不足的患者中，其大脑后动脉血流来自颈内动脉（正常由基底动脉而来）；大脑后动脉呈胚胎型（即该动脉由颈内动脉向后方直行）及后交通动脉和大脑后动脉的联结处有一角度（表示发育不良）者，较不出现椎-基底动脉供血不足的患者发生率高。

五、临床表现

（1）单侧锁骨下动脉起始段闭塞可引起锁骨下动脉-椎动脉盗血表现，同侧椎动脉的逆向血流为该侧上肢动脉供血，导致椎-基底动脉供血不足，表现为眩晕、恶心、呕吐、复视、构音障碍、吞咽困难、共济失调、交叉性瘫痪等症状。

（2）上肢动脉缺血表现：疼痛、无力、苍白、发凉等症状，活动后加重。患侧桡动脉搏动减弱或消失，收缩期血压较正常对侧降低≥2.7 kPa（20 mmHg），在锁骨上窝可听到血管杂音。

（3）既往曾使用内乳动脉行冠状动脉旁路移植术的患者，同侧锁骨下动脉起始段闭塞可出现内乳动脉桥的逆向血流导致心肌缺血并再发心绞痛，被称为锁骨下动脉-冠状动脉盗血。

六、辅助检查

（一）体格检查

如患者出现无力、麻木、肢体发凉等上肢缺血症状，或出现头晕、眩晕等椎-基底动脉缺血症状，应引起注意。如发现一侧脉搏减弱或消失，双侧血压不对称，差异超过 2.7 kPa（20 mmHg）提示一侧锁骨下动脉狭窄或闭塞，有时听诊可闻及血管收缩期杂音。

（二）超声多普勒检查

对于闭塞性病变，多普勒检查可以发现远端锁骨下动脉血流流速减慢及椎动脉的反向血流，提示椎动脉盗血。对于狭窄性病变，可发现狭窄远端血流流速加快，有时亦可通过压力试验诱发椎动脉盗血。彩色多普勒诊断椎动脉盗血的准确性超过 95%。另外，介入治疗术后也应该做超声多普勒检查对患者进行随访，观察血管的通畅性及椎动脉血流。

（三）CTA 及 MRA

CTA 和 MRA 检查是明确诊断的重要手段，其可以清晰判断病变部位、狭窄程度及闭塞远端血管的情况，对于钙化病变的诊断优于 DSA 动脉造影，其诊断的特异性达到 99%，同时对椎动脉的发育情况可做出明确判断，为下一步治疗方案的制订提供重要参考。

（四）DSA 动脉造影

DSA 可以检查局部病变，明确诊断，同时可以进行颅内血供的详细评估，但由于其有创性，患者常不易接受，一般不作为常规诊断手段。但在可疑的病例及介入术前判断证实椎动脉盗血逆流有重要价值，应进行检查。

七、诊断要点

（1）头臂动脉疾病的首要筛查方式是体格检查，包括仔细评估上肢动脉搏动情况，测量并比较双上肢血压，听诊锁骨下动脉有无血管杂音等。双功超声主要用于观察椎动脉有无逆向血流及颅外段颈动脉的狭窄、闭塞等病变。

（2）怀疑有头臂动脉病变存在时，无创影像学检查如磁共振成像（MRI）或计算机断层扫描（CT）可对主动脉及其分支清晰地成像。一些有幽闭恐惧症的患者或体内有金属植入物的患者不能进行 MRI 检查；患者的身体形态也会影响 CT 和 MRI 的成像质量；患者体内如果存在金属植入物，可产生假象而影响 CT 和 MRI 对血管的精确成像。在进行头臂动脉各支血运重建手术前应行脑 CT 或 MRI 检查，如明确发现存在近期梗死灶应慎重，因为这些病灶更易出现缺血再灌注损伤。

（3）动脉造影检查仍是动脉疾病诊断的金标准。当无创影像学检查不能明确病变时，应进行动脉造影检查。其不足包括局部动脉损伤、卒中风险、造影剂相关性肾损害等。由于头臂动脉疾病合并冠状动脉粥样硬化改变者发生率约为 40%，因此应对患者进行心脏方面的相关检查，尤其是在经胸血运重建术前应准确地评估心功能。

八、治疗

（一）内科治疗

目的是减轻脑缺血的症状，降低脑卒中的危险，很好地控制现患的疾病，如高血压、糖尿病、高脂血症及冠心病等。

（二）外科治疗

1.血运重建手术

（1）适应证：头臂动脉血运重建术的适应证包括引起临床症状的各种头臂动脉病变，临床症状主要包括大脑缺血症状、椎-基底动脉供血不足症状和上肢缺血症状。大脑缺血症状主要表现为卒中和短暂性脑缺血发作；椎-基底动脉供血不足由颅内持续低血流量状态引起，表现为眩晕、恶心、失衡等；无名动脉和锁骨下动脉起始段闭塞引起的盗血综合征可导致椎-基底动脉供血不足、心肌缺血、大脑前循环缺血症状（如偏瘫、失语）等；上肢缺血症状可表现为活动后上肢疼痛、远端动脉栓塞可出现指端缺血等。

（2）手术方式的选择。①解剖学血运重建术（经胸入路）：预后较好的多头臂血管病变患者首选。人工血管旁路术-左锁骨下动脉起始段同时存在病变，可建立人工血管侧臂方式重建血运。术后 24 小时患者应在监护室密切观察。纵隔引流量低于 200 mL/d 时拔出引流管。患者出院时应给予严格的开胸术后宣教。除术后早期随访外，每 6 个月需行颅外颈动脉及人工血管双功超声检查，1 年后每年复查双功超声。②非解剖学血运重建手术（经颈入路）：适用于单一锁骨下动脉病变患者或存在开胸手术禁忌证的患者。常用手术式有锁骨下动脉-颈动脉转位术、颈动脉-锁骨下动脉旁路术、腋-腋动脉和锁骨下-锁骨下动脉旁路术、颈-颈动脉旁路术、颈动脉-对侧锁骨下动脉旁路术。术后管理：非解剖学血运重建术后的血流生理压力低于解剖学血运重建术。术后早期应重视有无神经系统并发症（尤其是术中曾阻断颈动脉者）。应在手术室内对所有患者各种运动功能的恢复情况进行观察，然后再送至麻醉恢复室进行至少 1 小时的观察。如果患者无神经系统改变，应在遥测监护式病房监测 24 小时。除早期随访外，术后每 6 个月需行血管移植物双功超声检查评价通畅情况，1 年后每年复查双功超声。

2.经皮腔内血管成形术

目前多采用经皮腔内血管成形术（percutaneous transluminal angioplasty，PTA）来治疗，是指应用球囊导管、支架等介入器材，采用球囊扩张技术或植入支架，对各种原因所致的血管狭窄

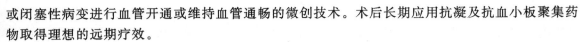

或闭塞性病变进行血管开通或维持血管通畅的微创技术。术后长期应用抗凝及抗血小板聚集药物取得理想的远期疗效。

（王洪峰）

第三节　肾动脉狭窄

肾动脉狭窄（renal artery stenosis，RAS）常由动脉粥样硬化及纤维肌性发育不良及大动脉炎引起，并不是一种罕见疾病，肾动脉狭窄是导致继发性高血压最常见的原因之一。

一、解剖和生理

（一）肾的解剖

肾是实质性器官，位于腹腔后上部，脊椎两旁，左右各一。肾实质分为皮质和髓质两部分，皮质位于表层，富含血管，主要由肾小体和肾小管构成。髓质位于深部，血管较少，由 15～25 个肾椎体构成。椎体的底朝向皮质髓质交界，而顶部伸向肾窦，终止于肾乳头。在肾单位和集合管生成的尿液经集合管在肾乳头处开口进入肾小盏，再进入肾大盏和肾盂。最后经输尿管进入膀胱。肾盏、肾盂和输尿管内含有平滑肌，其收缩运动可将尿液驱向膀胱。在排尿时，膀胱内的尿液经尿道排出体外。

（二）肾功能

正常情况下，肾是维持血容量与成分的主要器官。因此，肾具有 3 种基本的生理功能：肾小球过滤、选择性的肾小管分泌和重吸收。

二、病因与发病机制

动脉粥样硬化、纤维肌性结构发育不良（fibromuscular dysplasia，FMD）、大动脉炎（Takayasu arteritis，TA）为肾动脉狭窄的相对常见病因。其中动脉粥样硬化为最常见疾病，主要累及中大动脉，基本病变是动脉内膜的脂质沉积、内膜灶状性纤维化、粥样斑块形成，致血管壁变硬，管腔变窄，并引起一系列继发性病变。

肾动脉狭窄是引起肾血管性高血压（renal vascular hypertension，RVH）的重要原因。这是由于肾缺血刺激肾素分泌，体内肾素-血管紧张素-醛固酮系统（RAAS）活化，外周血管阻力增高和水、钠潴留，导致血压升高。这种状况持续下去会导致心血管系统的顺应性重构，造成慢性肾血管性高血压的持续性加重。

三、临床表现

肾动脉狭窄由动脉粥样硬化或大动脉炎引起者，常有肾外系统表现，前者可出现脑卒中、冠心病及外周动脉硬化，后者可出现无脉病。

（一）肾血管性高血压

常呈如下特点：血压正常者（特别是年轻女性）出现高血压后即迅速进展；原有高血压的中、老年患者血压近期迅速恶化，舒张压明显升高。重症患者可出现恶性高血压（舒张压超过

17.3 kPa(130 mmHg),眼底呈高血压 3 或 4 期改变),不应用抗 RAAS 药物高血压常难以控制。此外,约 15% 的本病患者因血浆醛固酮增多,可出现低钾血症。单侧肾动脉狭窄所致肾血管性高血压,若长久不能良好控制,还能引起对侧肾损害(高血压肾硬化症)。

(二)缺血性肾脏病

可伴或不伴肾血管性高血压。肾脏病变主要表现为肾功能缓慢进行性减退,由于肾小管对缺血敏感,故其功能减退常在先(出现夜尿多,尿比重及渗透压减低等远端肾小管浓缩功能障碍表现),然后肾小球功能才受损(患者肾小球滤过率下降,进而血清肌酐增高)。尿改变常轻微(轻度蛋白尿,常<1 g/d,少量红细胞及管型)。后期肾脏体积缩小,且两肾大小常不对称(反映两侧肾动脉病变程度不等)。另外,部分肾动脉狭窄患者腹部或腰部可闻及血管杂音(高调、粗糙收缩期或双期杂音)。

四、辅助检查

(一)超声检查

RAS 的超声诊断指标可分为形态学和血流动力学两大类。由于肾动脉位置较深,易受肥胖、肠气等因素的影响,二维超声常不能满意显示肾动脉,故形态学指标较少应用于临床。目前主要应用血流动力学指标分析诊断 RAS,血流动力学指标又分为直接和间接指标。

1.直接指标

直接指标包括肾动脉杂色血流信号、肾动脉峰值流速、肾动脉舒张期末流速、肾动脉峰值流速与腹主动脉流速比值(renal-aortic ratio,RAR)、肾动脉和段动脉峰值流速比值(renal-segmental ratio,RSR)、肾动脉和叶间动脉峰值流速比值(renal-interlobal ratio,RIR)。

2.间接指标

间接指标是通过观察肾内叶间动脉或段动脉的流速曲线形态改变,并进行相关参数的测量来诊断肾动脉狭窄。间接指标包括流速曲线形态、峰值流速、收缩早期加速时间(acceleration time,AT)、收缩早期加速度(acceleration,AC)、阻力指数(RI)和双侧肾脏 RI 差值(△RI)。在间接指标中,以 AT、AC 和 △RI 最为重要。

(二)放射性核素检查

分侧肾功能可以通过量化特异的放射性分子,如^{99m}Tc 分子标记巯基乙酰三甘胺酸的吸收和排泄来衡量。如果吸收和排泄异常聚集在有肾动脉狭窄一侧的肾,则提示肾功能受损。高血压患者在从血管重建中受益后,一般肾图显示正常。此外,对于存在氮质血症的单侧 RAS 患者,对侧肾肾图通常和存在狭窄病变的肾图同样显示为异常。

(三)磁共振或螺旋 CT 血管造影

肾动脉 CTA 是一种无创性检查方法,可以通过三维重建多方位地观察血管及血管周围情况,提供血管内外影像信息,显示血管与邻近结构的关系,以及血管本身的病变、管壁钙斑、血管畸形及肾脏病变等,可对 RAS 做出可靠而全面的评估。

(四)肾动脉血管造影

需经皮经腔插管做主动脉-肾动脉造影(以免遗漏肾动脉开口处粥样硬化斑病变)及选择性肾动脉造影,适用于非侵入性检查不能明确诊断而临床又高度怀疑肾动脉狭窄的患者,能准确显示肾动脉狭窄部位、范围、程度及侧支循环形成情况,是诊断金标准。

五、诊断与鉴别诊断

(一)诊断要点

诊断肾动脉狭窄主要依靠超声检查、放射性核素检查、磁共振或螺旋 CT、肾动脉血管造影检查,前两项检查仅为初筛检查,后三项为主要检查手段,尤其肾动脉血管造影常被认为是诊断的"金指标"。

(二)鉴别诊断

(1)嗜铬细胞瘤:患者的"面红"、血压迅速的变化和不稳定性,有时使人联想到嗜铬细胞瘤。但嗜铬细胞瘤发作时出现面色苍白、心慌、出汗等症状;组胺激发试验呈阳性反应,24 小时尿儿茶酚胺(VMA)含量增高,CT 及腹部超声检查有助于诊断。

(2)肾血管性高血压可继发醛固酮增多并可出现低血钾,故需与以下疾病鉴别:①原发性醛固酮增多症;②肾小球旁细胞瘤。

(3)当发现两肾大小不对称时,需与以下疾病鉴别:①慢性肾盂肾炎;②创伤后肾瘢痕形成也可表现高血压及伤侧肾脏缩小;③先天性肾发育不全。

(4)肾下垂:下垂肾脏若牵拉肾蒂亦可致高血压,往往有腰痛及消化道功能紊乱症状。血尿亦属常见,采取平卧后症状可减轻或消失;立位及平卧位尿路造影或超声检查肾脏位置明显变化。

六、治疗

肾动脉狭窄的治疗目标包括两方面,有效控制血压,改善或延缓患侧肾功能损伤。具体方法有以下 4 种。

(一)药物治疗

积极控制血压适用于所有肾血管性高血压患者,虽然药物治疗不能阻止肾动脉狭窄进展,但能帮助控制高血压,改善症状。单侧肾动脉狭窄呈高肾素者,现常首选 ACEI 或 ARB,但是必须从小量开始,逐渐加量,以免血压下降过快过低。双侧肾动脉狭窄者应禁服上述药物。可选择的药物包括利尿药、β 受体阻断剂、钙通道阻滞剂等。

(二)经皮肾血管成形术

经皮肾血管成形术(PTRA,用球囊扩张肾动脉)尤适用于纤维肌性发育不良患者。对于无临床症状但血流动力学改变明显的双侧或孤立肾动脉狭窄的患者,或单侧狭窄而肾功能进展性下降的患者,也可考虑行 PTRA。FMD 患者动脉狭窄病变通常位于肾动脉主干远侧段,因而非常适合行 PTRA。

(三)安置支架

由于动脉粥样硬化及大动脉炎患者在单纯的扩张后易发生再狭窄而使治疗失败,故这些患者扩张术后应放置血管支架,同时需要积极控制基础疾病。绝大多数的病例通过 PTRA 治疗效果良好,压力梯度消失,而不需要支架植入。相对年轻的患者禁忌行支架植入。复杂的肾动脉狭窄病变一旦行支架植入会使病变更加难以处理,此类患者更适合开放手术治疗。

FMD 患者肾动脉支架植入的适应证包括 PTRA 严重并发症(血管破裂、夹层等)、反复血管成形术后仍存在明显的肾动脉压力梯度或小肾动脉瘤。

(四)外科手术治疗

外科手术适用于肾动脉狭窄介入治疗无效、多分支狭窄或狭窄远端有动脉瘤形成等复杂肾动脉狭窄，年轻的纤维肌性发育不良患者也可以考虑手术治疗。手术方式包括血管重建、动脉内膜切除、自身肾移植等。如上述治疗无效的顽固性高血压患者，可行患肾切除术。

开放手术目前仅限用于治疗那些行 PTRA 后出现严重并发症且靠腔内技术无法处理者，如血栓形成、穿孔或夹层等。发生上述并发症时，多数情况可选择应用支架或覆膜支架。对具体治疗方法的选择要根据病变范围和当时的肾动脉血流情况而定。实施 RTPA 的医疗中心应具备能够熟练处理上述并发症的能力，对于特别复杂的 FMD 应该集中在这些医疗中心来治疗。当 PTRA 技术失败、狭窄血管段回缩、狭窄血管无法扩张或血管腔内治疗后再狭窄时，应考虑开放手术治疗。

1.主动脉-肾动脉旁路术

动脉粥样硬化病变多位于动脉起始段开口处，对此类病变的开放手术，血管吻合应超过病变部位吻合到正常血管壁。FMD 病变多位于主干动脉的远侧，且经常合并有分支动脉狭窄，这些病变通常可通过原位手术技术来修复。多选择肋骨下横切口，根据对主动脉暴露的要求程度来选择腹膜外入路。大多数 FMD 患者可选择主动脉或髂动脉作为旁路的近端吻合部位，没有动脉粥样硬化病变那样的限制。

2.自体肾移植

FMD 患者行自体肾移植治疗适用于以下情况：肾动脉开放手术失败后再次手术、多次尝试腔内治疗失败、多阶段肾动脉发育异常和孤立肾且多根肾动脉狭窄。

由于血管腔内技术的进步，自体肾脏移植及体内修复的适应证目前已有所改变。PTRA 治疗肾动脉分支狭窄的疗效满意。目前，FMD 患者很少需要手术治疗。需要手术治疗的患者中，很大一部分具有复杂病变，不仅在肾动脉的一级分支，而且在其二级分支广泛分布多阶段病变。此种情况下，就需要进行体外修复和自体肾移植，类似于同种异体肾移植那样将移植肾放入髂窝。

成人肾动脉 FMD 行开放手术的死亡率很低。其中尿路感染和术后肺炎是主要的非严重的并发症。肾动脉 FMD 行开放手术后早期闭塞率为 3.8%～13%，自体静脉移植血管比自体动脉更容易闭塞。肾动脉管径较小时或血流量较小的肾动脉分支重建术后更容易发生闭塞。血管重建术中进行恰当的评估极其重要，以避免产生技术操作失误，导致移植血管血栓形成。如果术后短期内发生了肾区疼痛加重、尿量减少（由于应用甘露醇及缺血时间的不同，常导致尿量减少，较难评估）或血压急剧升高，要高度怀疑移植血管堵塞的可能。高质量的超声检查、常规的血管造影及目前常作为首选的 CTA 或 MRA 检查有助于明确诊断。然而，有些患者发生移植血管闭塞时症状可以是轻微的。即使是移植血管闭塞发生数天之后，如果患肾肾实质能被造影剂强化，仍可考虑行血管重建术。因为血管常被扩大为卵圆形，所以远期再狭窄目前已不常见。FMD 患者在开放手术后再手术率是不同的，这取决于初次手术时病变的复杂程度及手术方式。再次手术治疗移植血管再狭窄更易发生纤维变性，所以通过血管腔内技术治疗再狭窄的效果更好。

（王洪峰）

第四节　主髂动脉闭塞

主髂动脉闭塞(aortoiliac occlusive disease,AIOD)是指因动脉粥样硬化或血栓形成等原因导致的主动脉-髂动脉闭塞性疾病,是最常见的外周动脉闭塞性疾病。根据病情进展的快慢,可分为急性闭塞和慢性闭塞。

一、病因

目前主髂动脉硬化性病变属于全身动脉粥样硬化病变的一部分,病因尚未明确,主要的危险因素包括吸烟、高血压、高脂血症、糖尿病、饮酒等。有研究显示这些高危因素与病因呈正相关或负相关性(图 9-3)。

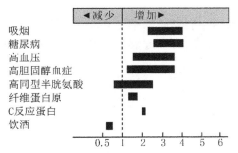

图 9-3　高危因素与主髂动脉狭窄发生的相关性

(一)吸烟

主动或被动吸烟是参与本病发生和发展的重要环节,下肢动脉硬化性疾病发病率吸烟者为不吸烟者的 3 倍。烟碱能使血管收缩,烟草浸出液可致实验动物的动脉发生炎性病变。

(二)高血压

高血压是目前公认的心脑血管系统疾病及动脉粥样硬化性疾病的重要危险因素。高血压是促进动脉粥样硬化发生、发展的重要因子,而动脉因粥样硬化所致的狭窄又可引起继发性高血压。

(三)高脂血症

多种脂蛋白的升高可致血脂升高,尤其是低密度脂蛋白的升高。低密度脂蛋白是一种运载胆固醇进入外周组织细胞的脂蛋白颗粒,可被氧化成氧化低密度脂蛋白,当低密度脂蛋白,尤其是氧化修饰的低密度脂蛋白(OX-LDL)过量时,它携带的胆固醇便积存在动脉壁上,久了容易引起动脉硬化。因此低密度脂蛋白被称为"坏的胆固醇"。

(四)糖尿病

血糖增高是动脉硬化的重要危险因素之一。

(1)糖尿病患者高血糖、脂质代谢紊乱等可加重炎症反应,炎症反应的一些炎症因子可使血管内皮受损、血管壁通透性增高及血管平滑肌细胞增生,促进动脉粥样硬化斑块形成。

(2)糖尿病患者存在脂质代谢异常可导致血中载脂蛋白升高,载脂蛋白通过与纤溶蛋白结合,抑制纤溶系统,延缓血栓溶解,促进斑块形成及发展。

(3)糖尿病患者糖化血红蛋白水平升高,发生非酶糖基化反应,产生大量氧自由基并可形成糖基化终产物,进而影响血管壁功能和结构,促进粥样斑块形成。

(五)年龄

年龄与动脉粥样硬化之间亦存在明显的相关性,动脉粥样硬化性疾病发病率随年龄增长而增加,因为随着年龄增长,动脉壁弹力逐渐减弱,对血流压力的缓冲能力逐渐下降,血管内皮损伤后易引发动脉粥样硬化性斑块形成。

(六)性别

国内男性动脉粥样硬化性疾病的发病率高于女性,原因在于绝经前的女性雌激素水平明显高于男性,有研究表明雌激素对血管系统具有明确的保护作用,可以使低密度脂蛋白在血管壁的沉积减少,并可减少脂蛋白 A 在循环血液中的浓度。

(七)纤维蛋白原

纤维蛋白原是动脉粥样硬化的独立危险因素,是一种参与生理性止血过程的蛋白质,由肝脏分泌合成,纤维蛋白降解产物在血管壁沉积参与动脉粥样硬化斑块形成,因此积极控制纤维蛋白原的水平可以同时预防颈动脉硬化斑块形成。

(八)血同型半胱氨酸

动脉粥样硬化程度与血同型半胱氨酸水平密切相关,有研究发现随动脉粥样硬化程度的增加,血同型半胱氨酸水平也明显升高,并引起和加速动脉粥样硬化改变。

二、病理生理/发病机制

动脉硬化闭塞症的主要发病机制可有下列几种学说。

(1)损伤及平滑肌细胞增殖学说。

(2)脂质浸润学说。

(3)血流动力学学说。

(4)炎症反应学说。

(5)血栓形成和血小板聚集学说。

三、临床表现

发病的急慢、病变的分布和范围,明显影响闭塞过程中的症状和自然病程。

(一)急性闭塞的特点

发病急骤、病情凶险、常出现典型的"5P"症状,截肢率高,如处理不及时,易发生严重并发症,如再灌注损伤,筋膜室综合征,电解质紊乱、酸碱平衡失调,多器官功能衰竭等,病死率可高达30%～50%。

(二)慢性闭塞的特点

有不同程度的间歇性跛行,通常涉及大腿、髋部或臀部肌肉,双下肢可同时出现症状,常常一侧肢体症状较严重,有时可能掩盖另一侧肢体的症状,30%～50%的男性患者发生不同程度的阳痿,病程晚期出现静息时缺血性疼痛或不同程度的缺血性组织坏死。

四、辅助检查

(一)实验室检查

1.血脂检查

血脂增高或高密度脂蛋白下降常提示有动脉硬化性病变的可能,但血脂及高密度脂蛋白正

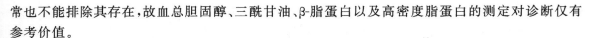

常也不能排除其存在,故血总胆固醇、三酰甘油、β-脂蛋白以及高密度脂蛋白的测定对诊断仅有参考价值。

2.血糖、尿糖、血常规和血细胞比容测定

目的在于了解患者有无伴糖尿病、贫血或红细胞增多症。

(二)其他辅助检查

1.踝肱指数

踝肱指数(ankle brachial index,ABI)是血管外科最常用、最简单的一种检查方法,通过测量踝部胫后动脉或胫前动脉及肱动脉的收缩压,得到踝部动脉压与肱动脉压之间的比。正常人休息时踝肱指数的范围为 0.9～1.3。异常结果:低于 0.8 预示着中度疾病,低于 0.5 预示着重度疾病。间歇性跛行的患者踝肱指数多在 0.35～0.9,而静息痛的患者踝肱指数常低于 0.4,一般认为这样的患者若不积极治疗将可能面临截肢的危险。当踝肱指数＞1.3 则提示血管壁钙化及血管失去收缩功能,同样也反映严重的周围血管疾病。

2.阴茎肱动脉压力指数

阴茎肱动脉压力指数为阴茎背动脉收缩压与肱动脉收缩压比值,是筛查阴茎动脉血流是否正常的常用检查方法。当患者存在勃起功能障碍时可行此项检查,当 PBI＞0.75 时阴茎血流正常,PBI＜0.6 时提示阴茎动脉血流异常。

3.多普勒超声

将多普勒血流测定和 B 超实时成像有机结合,为目前首选的无创性检查手段,具有简便、无创、费用低的特点。超声检查诊断准确率高,可较清晰地显示斑块大小、位置、斑块形态学特征、血管走行、狭窄程度、血流速度等。

4.磁共振血管造影

磁共振血管造影(magnetic resonance angiography,MRA)为无创性血管成像技术,流入性增强效应和相位效应是基本成像原理,可清晰地显示髂内动脉及其分支的三维形态和结构,并且能够进行血管影像的三维重建,对诊断动脉狭窄和制订进一步治疗方案极有帮助。

5.CT 血管造影

CT 血管造影(CT angiography,CTA)是在螺旋 CT 基础上发展起来的经血管注射造影剂的血管造影技术,受解剖及血流因素影响相对较小,当循环血流或靶血管内对比剂浓度达最高峰期间进行容积扫描,然后行后处理得出数字化立体影像。CTA 影像直观,可清楚地观察到血管走行、血管狭窄程度、斑块形成、溃疡、血管壁厚度、动脉硬化程度。

6.数字减影血管造影

数字减影血管造影(digital subtraction angiography,DSA)一直是公认的当今诊断下肢动脉粥样硬化性狭窄的金标准。

五、诊断与鉴别诊断

(一)诊断

急性主髂动脉闭塞的初步诊断主要靠症状和体征,根据急性病史如突发双下肢疼痛、双下肢无脉、肢体苍白、感觉异常、肢体运动功能障碍等急性缺血症状,基本可以初步考虑急性主髂动脉闭塞。初步考虑该病后,为了进一步明确诊断,主要应从以下几点考虑:①考虑缺血的严重程度,判断肢体是否坏死;②主髂动脉急性血栓形成和主动脉骑跨血栓的鉴别;③了解患者既往是否有慢性下肢缺血性疾病,并判断此次患病是在原有慢性下肢缺血性疾病基础上的急性加重还是血栓栓塞造成的急性缺血;④是否伴有其他能引起该病的内科疾病。问诊过程应全面、仔细,根据患者有无间歇性跛行病史、有无房颤病史等,可以对诊断提供很大帮助。患者应常规行彩色多普勒超声检查,有助于判断造成堵塞的原因是栓子还是原位的血栓形成,但是并不应常规行动脉造影或 CTA 检查,因为此类患者多有肾脏损伤,碘造影剂会加重肾脏损伤,且动脉造影和 CTA 检查费时,可能因此错过最佳手术时机。

慢性主髂动脉闭塞主要是因动脉硬化、大动脉炎或纤维肌性发育不良等引起的慢性主髂动脉狭窄或闭塞及在狭窄或闭塞基础上的血栓形成。临床症状主要是有不同程度的间歇性跛行,疼痛常累及髋部、臀部或大腿肌群,双下肢可同时出现症状,但严重程度常有不同,常常一侧肢体缺血症状较另一侧严重,从而导致较轻一侧肢体的症状被掩盖,后期出现静息痛,如不进行临床干预,将出现不同程度的组织丧失。根据典型的症状体征,结合全面的询问病史,仔细的体格检查,一般很容易做出慢性主髂动脉闭塞的诊断。在一些动脉闭塞的患者中,腿部、臀部、髋部的疼痛,有时被错误地诊断为腰椎管狭窄或腰椎间盘突出引起的神经根刺激、脊柱或髋关节病变、糖尿病神经病变或其他神经肌肉病变。但是对于那些典型的沿坐骨神经分布的疼痛,出现或加重与体位有关,而不是行走一段距离后产生,休息后缓解(间歇性跛行),即可认为非动脉性疾病。

(二)鉴别诊断

1.腰椎管狭窄

腰椎管狭窄是多种原因所致的椎管、神经根管、椎间孔的狭窄,并使相应部位的脊髓、马尾神经或神经根受压的病变。主要表现是神经性间歇性跛行,疼痛多为腰骶部或臀部向小腿后外侧或足背、足底放射的疼痛,伴有麻木症状,伸展或弯曲腰部可使症状加重或缓解,与行走距离无关,下肢动脉搏动正常,可通过腰椎 CT 及磁共振进行鉴别。

2.髋关节炎

髋关节炎是指由于髋关节面长期负重不均衡所致的关节软骨变性或骨质结构改变的一类骨关节炎性疾病。其主要表现为臀外侧、腹股沟等部位的疼痛(可放射至膝)、肿胀、关节积液、软骨磨损、骨质增生、关节变形、髋的内旋和伸直活动受限、不能行走甚至卧床不起等。内旋或外旋髋部可诱发或加重疼痛。可通过髋关节的 X 线、CT 等进行鉴别。

3.多发性大动脉炎

多发性大动脉炎多见于年轻女性,主要侵犯主动脉及其分支的起始部,如颈动脉、锁骨下动脉、肾动脉等。病变引起动脉狭窄或阻塞,出现脑部、上肢或下肢缺血症状。临床表现有记忆力减退、头痛、眩晕、晕厥,患肢发凉、麻木、酸胀、乏力、间歇性跛行,但无下肢静息痛及坏疽,动脉搏动可减弱或消失,血压降低或测不出。肾动脉狭窄即出现肾性高血压,如合并双侧锁骨下动脉狭窄,可有上肢低血压,下肢高血压;胸腹主动脉狭窄,产生上肢高血压,下肢低血压。在动脉狭窄附近有收缩期杂音。病变活动期有发热和血沉增快等现象。根据患者的发病年龄及症状、体征、动脉造影等,较易与 ASO 相鉴别。

六、治疗

(一)非手术治疗

一般慢性动脉闭塞患者均须经过一段时间的非手术治疗,有助于限制病变的发展,建立侧支循环。主要措施有禁烟、减轻体重、控制高血压、治疗糖尿病和纠正异常血脂水平,有规律地活动下肢,注意足部局部护理特别重要,因为足趾损伤和感染常常是坏疽和截肢的突发原因。虽然有许多可选择的药物,其中血管扩张药物疗效较显著,如前列地尔、西洛他唑等,但可能仅对25％间歇性跛行患者有效。经过适当的非手术治疗,一些患者症状可自发性改善,然而大多数患者的症状都将预期缓慢地发展,最终需要行血管重建手术。

(二)手术治疗

1.急性闭塞治疗

确诊为急性闭塞后,必须采取积极的治疗措施,应尽可能争取早期施行取栓术。主要方法:为 Fogarty 球囊导管取栓术或导管吸栓、溶栓术。另外,还需辅以抗凝、镇痛、扩血管等综合治疗。

2.慢性闭塞治疗

根据指南,TASC B 级病变建议采用腔内介入治疗,TASC C/D 级病变包括长段和多节段的狭窄和闭塞性病变建议采用开放性手术治疗。当患者出现影响生活工作的间歇性跛行症状甚至出现静息痛、肢体缺失等症状,结合患者病史及辅助检查确诊为主髂动脉病变后,常需手术治疗。

3.腔内介入治疗

血管腔内介入手术技术经十几年的发展,日渐成熟,其具有微创、安全、操作简便、恢复快、患者易于接受等优点,3 年通畅率可达 90％左右,已成为公认的治疗动脉闭塞性疾病的首选方法之一。主要适用于病变较为局限的 I 型和部分 II 型病例,而 III 型病例成功率低。较适合腔内介入治疗的主髂动脉病变:①短段＜2 cm 没有钙化的狭窄;②中等长度 2～5 cm 无钙化的不复杂狭窄,短段＜2 cm 有钙化的狭窄;③长段 5～10 cm 的单纯狭窄,中等长度有钙化的狭窄或闭塞。如长段＞5 cm 的复杂狭窄,＞10 cm 的狭窄或闭塞,导丝难以通过,易形成夹层或破裂等则须行开放手术。

血管腔内治疗新技术包括低温冷凝成形术、切割球囊、激光辅助血管成形术、应用药物涂层球囊和药物洗脱支架、自体骨髓干细胞移植、基因疗法、血管内超声消融等。

(三)术后治疗

1.抗凝治疗

围术期继续应用普通肝素静脉泵入抗凝治疗,根据活化部分凝血活酶时间(APTT)来调节静脉肝素的用量,维持 APTT 在 60～80 秒,以防止治疗部位术后继发血栓形成。根据病变程度及手术情况,出院时给予口服华法林短期抗凝治疗(1～6 个月)或长期口服抗血小板药物(阿司匹林及氢氯吡格雷)治疗。

2.扩血管药物治疗

包括应用前列腺素 E_1(凯时)、贝前列腺素钠等扩张血管,改善患肢血运治疗。

3.术后检查

于出院前、术后 6～12 个月及此后每年行 CT 血管造影(CTA)和踝肱指数(ABI)测定,复查腹部及下肢动脉,以了解腹主动脉及髂动脉通畅情况。

(王晓东)

第五节　急性下肢动脉栓塞

急性动脉栓塞是指来源于心脏、近端动脉壁,或者其他来源的栓子随动脉血流冲入并栓塞远端直径较小的分支动脉,继而引起此动脉供血脏器或肢体的缺血坏死。由于该类疾病在发病期间较为迅速、进展较快,如不尽快实施早期治疗,会导致患者出现截肢现象,严重者将导致患者生命受到威胁,因此对该类疾病应进行早期诊断及早期治疗。急性动脉栓塞多见于下肢,其特点是起病急骤、进展迅速、后果严重,严重者将最终导致截肢。

一、病因

急性下肢动脉栓塞是引起腿部急性缺血的主要病因之一,其他病因还包括动脉内急性血栓形成、急性动脉创伤及急性动脉夹层等,统称为急性下肢缺血性疾病。此类血管急症常与截肢和死亡等重大威胁密切相关。如患者年龄偏大,在某种程度上急性下肢缺血性疾病可危及其生命。

动脉栓塞栓子可由血栓、动脉粥样硬化斑块、细菌性纤维素凝集物、空气、肿瘤组织、异物(如弹片)、折断的导丝或导管、羊水或脂肪等组成,以左心房血栓最常见。血栓来源有以下几方面。

(一)心源性

最常见的栓子来源,心脏疾病以风湿性心脏疾病、二尖瓣狭窄、心房纤颤和心肌梗死占多数,其中以风湿性心脏病最常见。

(二)血管源性

相对少见。动脉瘤、动脉粥样硬化、动脉壁炎症或创伤时,病变部位常有血栓形成,血栓、斑块或碎片脱落便形成栓子。当右心房压力超过左心房时,静脉系统血栓可经未闭的卵圆孔到达体循环形成动脉栓塞,称为"反常栓塞"。

(三)医源性

随着心血管手术和介入治疗的进展,医源性因素也成为动脉栓塞的一个重要原因。

(四)肿瘤性

较罕见。多为恶性肿瘤浸润血管后形成,由于患者自身情况较差,甚至可能忽略由动脉栓塞引起的症状。

(五)不明来源栓子

尽管进行非常详细的检查,仍然有 5%～10% 的动脉栓子找不到来源,通常称为不明来源栓子。

二、病理生理

动脉栓塞的预后主要取决于受累血管的大小、阻塞程度,特别是侧支循环的数量。如果栓塞发生在正常动脉,由于无法迅速建立侧支循环,可以导致严重的远端缺血;如果栓塞发生在已经狭窄或者既往慢性缺血的血管,由于已经形成侧支血管,也可以表现为原缺血症状加重。

(一)栓塞动脉的变化

动脉分叉部管径突然变窄,解剖形态呈鞍状,因此栓子几乎总是停留在动脉分叉部或分支开口处。在肢体动脉栓塞中,90％以上发生在下肢,以股动脉发病率最高,其次是髂总动脉、腹主动脉和腘动脉。栓塞发生后,动脉腔呈部分性或完全阻塞,其远端动脉及侧支血管发生痉挛,通过交感神经舒缩中枢反射,引起远端血管及其邻近侧支动脉强烈痉挛,使患肢缺血加重。痉挛程度愈剧烈,缺血愈严重。动脉本身的滋养血管也可发生痉挛,造成动脉壁血供障碍,内弹力层发生水肿、增厚、断裂,血管内皮细胞损伤、脱落,血小板、纤维蛋白黏附于动脉内膜,导致继发性血栓形成。此种血栓与动脉内膜粘连较紧密,摘除时容易损伤内膜。血栓蔓延能破坏侧支循环,有时动脉栓子裂解,碎片进入远端循环,形成复杂的动脉栓塞,可迅速加重病情。另外,动脉长时间缺血,相应静脉血流速度缓慢,缺血导致相应静脉内膜损伤,可以发生静脉血栓形成。由于栓塞近端动脉血流滞缓,正常轴流发生紊乱,血液中有形成分沉积,血液发生凝固而形成继发性血栓,这种血栓与动脉内膜粘连疏松,较易摘除。继发性血栓常发生于栓塞后 8～12 小时。伴行静脉继发血栓形成,提示肢体循环障碍严重,预后不佳。

(二)受累肢体的变化

由组织缺氧所致,周围神经对缺氧最敏感,其次是肌肉组织,因而疼痛和麻木为肢体动脉栓塞的最早临床表现。感觉消失时,肌肉组织同时发生坏死,释放肌酸激酶(CK)和溶菌酶等物质,加剧组织溶解破坏。厌氧代谢引起组织酸中毒和细胞钠泵障碍,使细胞外及血液中钾浓度升高。通畅缺血 4～8 小时后开始发生组织坏死,栓塞部位、受累动脉痉挛程度、形成继发性血栓的范围和侧支循环可以影响病程进展。少数病例发病后可不发生坏疽,由缺血所致的功能障碍则很明显。

(三)心血管系统和全身影响

动脉栓塞加重了原来的心血管功能紊乱,严重者可导致血压下降、休克、严重心律失常甚至心脏骤停。单纯动脉栓塞可引起较严重的缺血表现,但不足以危及患者生命,因而缺血引发的代谢症是非常重要的致死原因。Haimovici 估计,由外周动脉栓塞导致死亡的病例,有 1/3 是由血管再通后的代谢并发症引起的。由于动脉栓塞造成组织缺血,发生骨骼肌溶解、坏死,细胞内物质如高浓度的钾、乳酸、肌红蛋白、血清谷草转氨酶、各种细胞酶、代谢产物等释放。肢体缺血的病例中,外科血栓切除术后 5 分钟,平均静脉血 pH 为 7.07,血清钾升高到 5.77 mmol/L。血管再通后,积聚的代谢产物突然释放到静脉血液循环中,造成严重的缺血再灌注损伤,表现为高钾血症、代谢性酸中毒及肌红蛋白尿,酸性条件促进肌红蛋白沉积于肾小管,造成肾小管坏死,形成肌源性代谢性肾病,可迅速发展为急性肾衰竭。

三、临床表现

动脉栓塞的肢体表现为特征性的"5P"征:疼痛、动脉搏动消失或减弱、苍白、麻木和运动障碍。

(一)疼痛

患肢剧烈疼痛是大多数患者就诊的主要症状。疼痛的主要原因是组织缺血,局部血管压力骤增和血管痉挛等均为疼痛原因,疼痛部位开始位于栓塞水平,逐渐向远侧延伸,疼痛部位可以随栓子移动而改变。

(二)动脉搏动消失或减弱

栓塞部位的动脉有条索感和压痛,栓塞远侧动脉搏动消失,栓塞近侧动脉因流出道受阻,可出现弹跳状强搏动(水冲脉)。当动脉痉挛严重或形成继发性血栓时,栓塞近端动脉搏动也可减弱。如果为不完全性栓塞,血流仍可通过,远端动脉可探及微弱的动脉搏动。

(三)苍白、厥冷

由于组织缺血,皮肤乳头层下静脉丛血流排空呈蜡样苍白。若血管内尚积聚少量血液,则在苍白皮肤间呈现散在的青紫斑块。肢体周径缩小,浅表静脉萎瘪,皮下出现蓝色线条。皮肤厥冷,肢端尤甚,皮肤可降温 3~4 ℃,皮温改变平面位于栓塞平面下 10 cm 左右。

(四)麻木、运动障碍

麻木、运动障碍是判断疾病进程最重要的临床表现,常表示已经或者即将出现肌肉坏死。在少数病例,发病后首先出现的症状是患肢麻木,患肢呈阶段性感觉异常,近端可有感觉过敏区,感觉减退区平面低于动脉栓塞平面,远端呈袜套型感觉丧失区,这是由于周围神经缺血所致的功能障碍,患肢还可有针刺样感觉。如果出现肌力减弱,甚至麻痹,表现为不同程度的手足下垂,提示为桡神经或腓总神经缺血性损伤。

四、辅助检查

(一)多普勒超声检查

了解栓塞部位,下游动脉通畅情况。凭借其无创、简单、便携的独特优势,在急诊情况下对血栓的明确诊断及定位,为临床尽快安排手术及溶栓提供了极大帮助,是诊断急性下肢动脉血栓的理想方法。

(二)踝肱指数

踝肱指数即踝压(踝部胫前或胫后动脉收缩压)与同侧肱动脉压之比,正常值>1.0,若>0.5或<1,为缺血性疾病;<0.5,为严重缺血。显像仪可显示动脉的形态、直径和流速等;血流仪可记录动脉血流波形。波形幅度降低或呈直线状,表示动脉血流减少或动脉闭塞。同时还能做节段动脉压测定,了解病变部位和缺血的严重程度。

(三)CTA、MRA

了解栓塞部位、栓子形态,下游远侧动脉是否通畅、侧支循环情况。

(四)动脉造影

动脉造影可以明确患肢动脉阻塞的部位、程度、范围及侧支循环建立的情况,为诊断的金标准,但属于有创检查,一般不作为首选。

五、诊断要点

急性下肢动脉栓塞患者进行诊断并不困难,其主要根据患者临床病症及彩超诊断,可以对患者进行确定,如运动受阻、无力、苍白、无脉搏迹象、疼痛感等。如出现动脉狭窄病变,以及血管变形的现象时,此类现象会给诊断带来一定困难。相关数据显示动脉栓塞手术治疗之前患者诊断正确的概率为 80%(其中动脉血栓患者占 50%),此外有 20% 的患者在进行手术治疗前期无法确定诊断。血液流动缓慢、斑块爆破及处于凝固状态都是属于动脉栓塞的原因,其中还包含功能衰竭、流血、脱水等现象。栓塞发病较为隐蔽,也会形成严重性疾病,所以在治疗前期对其进行准确诊断较为困难。

有器质性心脏病、动脉粥样硬化,尤其是有心房纤颤、急性心肌梗死、动脉栓塞病史者,如果突然发生肢体剧烈疼痛、肢端苍白和无脉,急性动脉栓塞的诊断基本成立。

皮温降低的平面比栓塞平面低,出现感觉和运动障碍表明已经出现不可逆性组织坏死。临床判断栓塞的部位相对简单,超声多普勒血流仪可以更准确判断动脉栓塞的部位,病变近侧动脉可闻及明确的血流音,而其远侧血流音立即消失或明显减弱。此外,栓塞远侧节段性动脉收缩压明显降低或者测不到,血流波幅明显低平。选择性肢体动脉造影可以了解栓塞远侧动脉是否通畅,侧支循环状况,有无继发性血栓形成,有无动脉粥样硬化性病变,特别是有慢性动脉粥样硬化病变的患者,术前应尽可能行血管造影检查。

血管造影有助于鉴别栓塞及血栓形成。典型栓塞征象是在正常血管内突然出现截断,有时表现为凸起或凹陷的充盈缺损。由于栓子栓塞为急性病史,所以侧支血管形成不足是栓子栓塞的另一个特点。动脉系统其他部位无病变提示为栓塞,数个动脉床内多数充盈缺损是栓塞的病理学基础,栓子栓塞最常见的栓塞部位是动脉分叉处。相反,急性血栓形成的病例通常有明显的弥漫性动脉粥样硬化性改变,以及良好的侧支循环。闭塞部位通常呈不规则尖细状,出现于易发生动脉粥样硬化的部位,如 Hunter 管(收肌管)。

六、治疗

(一)非手术治疗

目前仅用于不适合手术或者不能手术的病例。

1.肢体局部的处理

肢体置于低于心脏平面的位置,一般下垂 15°左右,以利于动脉血液流入肢体。室温保持27 ℃左右,局部不可用热敷,以免组织代谢增强,加重缺氧;局部冷敷可引起血管收缩,减少血供,也属禁忌。

2.抗凝和溶栓

动脉栓塞后应用肝素和双香豆素类衍生物等抗凝剂,可以防止栓塞的远、近端动脉内血栓延伸,心房附壁血栓再生或发展,以及深静脉继发性血栓形成。在急性期应持续泵入肝素,维持一定的抗凝活性。溶栓剂仅能溶解新鲜血栓,一般对发病 6～10 天的血栓效果最好,对 10 天以上者效果较差。

给药途径:①直接穿刺给药;②经导管注入;③持续灌注溶栓剂于栓塞近端的动脉腔内;④以多孔喷雾式导管向血栓内作持续滴注;⑤经静脉滴注给药,每天用尿激酶 50 万～100 万 U,总量不超过 2 万～4 万 U/kg。必须严密监测纤维蛋白原、优球蛋白溶解时间和纤维蛋白降解产物(FDP),注意皮肤、黏膜、泌尿道等部位有无出血。纤溶剂对于纤维性栓子本身难以发挥作用。

3.解除血管痉挛

0.1％普鲁卡因静脉滴注,罂粟碱或妥拉唑林直接注入栓塞动脉腔内,或静脉滴注;交感神经阻滞或硬膜外阻滞也可采用,以解除动脉痉挛,促进侧支循环建立。

4.高压氧舱治疗

高压氧舱治疗可以增加血氧饱和度,对改善肢体缺血有一定帮助。

(二)手术治疗

主要术式为栓子和血栓切除术。

1.适应证

(1)发生动脉栓塞后,急性缺血症状严重,无明确手术禁忌证。

(2)栓塞平面位于指(趾)动脉以上。

(3)为已经发生坏疽的病例进行取栓手术,目的在于降低截肢平面或有助于残端愈合,可以采取取栓后即刻开放截肢的方法,避免严重并发症的发生。

2.禁忌证

(1)肢体已经出现明确的感觉和运动障碍,肌肉坏死,栓子摘除也不能挽救肢体。

(2)患者一般情况严重恶化,出现多器官功能衰竭。

3.术前准备

检查血常规、血生化、凝血功能等,尽量减少检查时间,在基本纠正重要脏器功能的基础上争取尽早手术。原则上均可采用局部麻醉,但是估计手术困难,或者有可能行血管旁路移植术时,应当考虑用连续硬膜外阻滞麻醉或全身麻醉。

4.手术方法

(1)取栓术:治疗的目的在于恢复血供,减轻或避免组织坏死,如果发生严重组织坏死,应及时清除坏死组织以保全生命。

(2)溶栓术:导管定向溶栓法由 Dotter 在 20 世纪 70 年代推广。溶栓治疗具有以下优点:①能溶解侵及微循环和侧支血管的血小板-纤维素血栓,这些部位是导管达不到的地方;②溶栓治疗能够显露潜在的动脉狭窄,而这有可能通过腔内治疗得到解决。

(3)取栓术衍生手术:包括在切取栓子的同时进行内膜剥脱术、动脉旁路重建术等。

(4)经皮血栓切除术:现代医疗技术的发展可以完成在细小的血管腔内装备各种复杂装置。

(5)截肢术或取栓术+截肢术:当肢体已经发生坏疽,必须防感染扩散,改善患肢血液循环。待坏疽与健康组织间的界限明确后行截肢(趾)术。但是已经有湿性坏疽,或者虽然无坏疽平面形成,但是肢体缺血已经导致全身情况恶化而威胁生命时,也应立即截肢。手术时若先行动脉取栓术,使血流尽可能得到恢复后,紧接着行截肢术具有两个优点:①可有效降低截肢平面;②有助于增加残端血供,促进残端愈合。

(王晓东)

第六节　下肢浅静脉曲张

下肢浅静脉曲张(superficial varicose veins of the lower extremities,SVVLE)是指隐静脉、浅静脉伸长、迂曲呈曲张状态,浅静脉内压力升高,管壁相对薄弱,在静脉压作用下可以扩张,瓣窦处的扩张导致原有的静脉瓣膜无紧密闭合,发生瓣膜功能相对不全,产生血液倒流(图 9-4)。

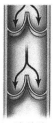
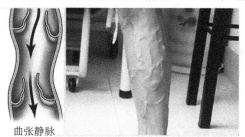

正常静脉　　曲张静脉

图 9-4　下肢浅静脉曲张

该病在持久站立工作、体力活动强度高、久坐者多见。单纯性下肢浅静脉曲张指病变仅局限

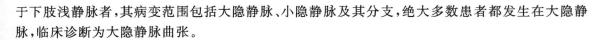

于下肢浅静脉者,其病变范围包括大隐静脉、小隐静脉及其分支,绝大多数患者都发生在大隐静脉,临床诊断为大隐静脉曲张。

一、解剖和生理

(一)大隐静脉系统

大隐静脉自足背静脉弓的内侧开始直向上行,经内踝前方沿胫骨缘而抵达股骨内侧髁后部,向上外行,在腹股沟韧带下穿过卵圆窝注入股静脉。在大隐静脉进入股静脉之前的 5～7 cm 一段中接纳许多属支,它们分别有以下几种。①旋髂浅静脉:接受腹壁下外侧和大腿外侧近端皮肤的血液。②腹壁浅静脉:接受腹壁下内侧皮肤的血液。③阴部浅静脉:引流男性阴囊与阴茎部血液及女性大阴唇血液。④股外侧浅静脉:位于大隐静脉的外侧。⑤股内侧浅静脉:位于大隐静脉的内侧。

(二)小隐静脉系统

小隐静脉系统起自足背静脉弓的外侧,在跟腱和外踝后缘之间上行,在小腿下 1/3 段,位于深筋膜的浅面处受皮肤和浅筋膜覆盖;在小腿中 1/3 段,在腓肠肌肌腱覆盖下进入筋膜下组织;在上 1/3 段,穿过深筋膜,进入腘窝注入腘静脉。上段小隐静脉处于较深位置,受筋膜支持,一般无明显曲张静脉。

(三)交通静脉支

交通静脉在下肢静脉曲张中占有重要地位,这是因为交通静脉破坏必然导致浅静脉曲张。下肢浅、深静脉之间和大、小隐静脉之间,都有许多交通支相互沟通。大腿部浅、深静脉之间的交通支,主要位于缝匠肌下,内收肌管和膝部 3 处;小腿部以内踝交通静脉和外踝交通静脉最为重要,内踝交通静脉有 3 支,引流小腿下 1/3 内侧面的静脉血;外踝交通静脉引流小腿下 1/3 外侧面的静脉血。它们的瓣膜功能不全,往往与大、小隐静脉曲张的发生和静脉淤滞性溃疡的形成有密切关系。大、小隐静脉之间最重要的一个交通支位于膝部附近。

二、病因与发病机制

(一)病因

单纯性下肢浅静脉曲张多由于浅静脉第一对瓣膜(隐股静脉瓣膜)关闭不全导致的浅静脉血流反流,增加下肢静脉的压力而引起。再有,重要原因是先天性的静脉壁薄弱。患者常合并有周身或局限性的静脉壁缺陷,在静脉压力增加的情况下,便产生静脉的扩张、迂曲。最后,长期站立、肥胖和腹腔压力等因素因可增加静脉压力,均会增加静脉曲张发生发展的可能。

据统计,我国 25％～40％女性、20％男性均表现有静脉曲张症状。外科医师、护士、教师等需长时间站立的职业均是高危人群。此外,静脉曲张与遗传、口服避孕药及妊娠也有关联。

1.静脉壁薄弱和静脉瓣膜缺陷

静脉壁相对薄弱,在静脉压作用下扩张,瓣窦处的扩张导致原有的静脉瓣膜不能紧密闭合,发生瓣膜功能相对不全,血液倒流。瓣膜发育不良或缺失,不能发挥有效防止倒流的作用,导致发病。

2.静脉内压持久升高

静脉血本身由于重力作用,对瓣膜产生一定的压力,正常情况下对其不会造成损害,但当静脉内压力持续升高,瓣膜会承受过重的压力,逐渐松弛、脱垂、使之关闭不全。多见于重体力劳动、长期站立工作,妊娠、慢性咳嗽、长期便秘等。

3.年龄、性别

由于肢体静脉压仅在身高达最高时才达最高压力,青春期前身体正在发育,故静脉口径较小,可防止静脉扩张,所以尽管30岁前有患严重静脉曲张,大多数随年龄增长,静脉壁和瓣膜逐渐失去张力,症状加剧。

(二)发病机制

(1)正常情况下,下肢静脉回流是依靠心脏搏动而产生的舒缩力量,在深筋膜内包围深静脉的肌肉产生泵的作用,以及呼吸运动时胸腔内负压吸引三方面的协同作用。静脉瓣膜起着血液回流中单向限制作用。若有瓣膜缺陷,则单向限制作用就会丧失,引起血液倒流对下一级静脉瓣膜产生额外冲击,久之就会导致下级静脉瓣膜的逐级破坏。静脉瓣膜的破坏使倒流的血液对静脉壁产生巨大的压力,可引起静脉相对薄弱的部分膨胀。重体力劳动、长期站立、妊娠、慢性咳嗽、长期便秘等可使静脉内压力增高,进一步加剧了血液对瓣膜的冲击力和静脉壁的压力,导致静脉曲张。长期的静脉曲张,血液淤滞,最终产生淤积性皮炎,色素沉着和慢性硬结型蜂窝织炎或形成溃疡。

(2)静脉曲张的病理变化主要发生在静脉壁的中层。在初期,中层的弹力组织和肌组织都增厚,这种变化可视为静脉压力增大所引起的代偿性反应。晚期,肌组织和弹力组织都萎缩、消失,并为纤维组织所替代,静脉壁变薄并失去弹性而扩张。静脉瓣也发生硬化、萎缩。病变静脉周围组织的微循环由于静脉压的增高而发生障碍,引起营养不良,导致纤维细胞的增生。病变部位的皮下组织弥漫性纤维变性伴水肿,水肿液内含大量蛋白质,蛋白质又可引起纤维组织增生。静脉淤滞使淋巴管回流受阻,淋巴液中含有大量的蛋白质又加重了组织纤维化。如此恶性循环的结果是局部组织缺氧,抗损伤能力降低,而容易发生感染和溃疡。

三、病理生理

下肢静脉曲张的血流动力学改变主要表现为主干静脉和毛细血管压力增高。浅静脉扩张主要由前者引起,而毛细血管压力升高造成皮肤微循环障碍,引起毛细血管扩张,毛细血管周围炎及通透性增加,纤维蛋白原、红细胞等渗入组织间隙及毛细血管内微血栓形成。由于纤溶活性降低,渗出的纤维蛋白积聚、沉积于毛细血管周围,造成局部代谢障碍,导致皮肤色素沉着、纤维化、皮下脂质硬化甚至皮肤萎缩,最后形成静脉性溃疡。由于血清蛋白渗出和毛细血管周围纤维组织沉积,引起再吸收障碍,淋巴超负荷,导致下肢水肿。小腿下内侧区域的深静脉血柱重力最大,肌泵收缩时该区域所承受的反向压力也最高,因此,静脉性溃疡常特征性地出现在该区。

四、临床表现

下肢前静脉曲张多以大隐静脉曲张多见,单独的小隐静脉曲张较少见;以左下肢多见,但双侧下肢可先后发病,主要临床表现为以下几种。①初起可无明显症状,有些患者常感患肢酸感、沉重、胀痛、易疲劳、乏力,休息后可缓解。②患肢小腿浅静脉渐现隆起、扩张、变曲,有时可迂曲成团或囊状,尤以站立时明显,抬高腿后消失。③病程长者,小腿下端、踝部的皮肤有营养的变化,皮肤变薄、色素沉着、瘙痒、湿疹。部分患者可有瘀血性皮炎特点:皮肤萎缩、干燥、脱屑、渗液,湿疹样皮炎和溃疡。④出血:由于外伤或曲张静脉或小静脉自发性破裂,引起急性出血。

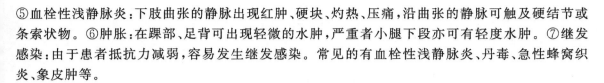

⑤血栓性浅静脉炎:下肢曲张的静脉出现红肿、硬块、灼热、压痛,沿曲张的静脉可触及硬结节或条索状物。⑥肿胀:在踝部、足背可出现轻微的水肿,严重者小腿下段亦可有轻度水肿。⑦继发感染:由于患者抵抗力减弱,容易发生继发感染。常见的有血栓性浅静脉炎、丹毒、急性蜂窝织炎、象皮肿等。

五、下肢静脉曲张的 CEAP 分级

(1)0 级:无可见或触及的静脉疾病体征。

(2)1 级:有毛细血管扩张、网状静脉、踝部潮红。

(3)2 级:有静脉曲张。

(4)3 级:有水肿,但无静脉疾病引起的皮肤改变,如色素沉着、湿疹和皮肤硬化等。

(5)4 级:有静脉疾病引起的皮肤改变。

(6)5 级:有静脉疾病引起的皮肤改变和已愈合的溃疡。

(7)6 级:有静脉疾病引起的皮肤改变和正发作的溃疡。

六、体格检查

(一)一般情况

应注意患者的发育、营养状况、体质强弱等。

(二)肢体检查

1.皮肤颜色及温度

有无皮肤变色、色素沉着、皮肤散在的红色皮疹、红肿热痛,伴有瘙痒、渗出及溃疡。

2.皮肤营养变化

下肢静脉曲张早期,肢体皮肤无明显营养障碍,随着病情加重,主要表现足靴区皮肤变薄、干燥、脱屑、色素沉着、渗出、瘀血性皮炎等。

3.浅静脉曲张

患肢浅静脉扩张、隆起、弯曲,甚至迂曲成团块状或成蚯蚓状,站立时更为明显。并伴有小腿肿胀。

4.血栓性浅静脉炎

曲张静脉处呈红肿、硬结节和索状肿物,压痛,局部皮肤温度增高。

5.下肢溃疡

下肢静脉曲张的晚期,常伴有瘀血性皮炎,瘙痒,由于患者搔抓或外伤,皮肤破损和继发感染,可致经久不愈的溃疡。溃疡多发生在内踝附近,继发感染。

(三)下肢静脉功能试验

(1)深静脉通畅试验:阳性者不适合行大隐静脉剥脱手术。

(2)大隐静脉瓣膜功能试验。

(3)交通静脉瓣膜功能试验。

七、辅助检查

根据临床表现,选用超声多普勒检查或彩色超声多普勒检查、容积曲线、下肢静脉压测定和静脉造影等辅助检查,以更准确地判断病变性质。

（1）化验室检查。

（2）X 线检查。

（3）无创伤性检查。

（4）超声多普勒检查：简单方便，为临床首选。

（5）彩色超声多普勒检查。

（6）CT 静脉血管成像检查：适应于复杂性静脉病变。

（7）血管造影。

八、诊断与鉴别诊断

（一）诊断要点

下肢浅静脉曲张具有明显的形态特征，通过一般体格检查即可明确诊断。站立后，下肢浅静脉突起，即提示静脉曲张的可能。若要进一步全面了解病情，则需进一步进行详细体格检查，了解静脉瓣膜功能及深静脉通畅情况，必要时需进行静脉超声或造影检查。如下肢有足靴区溃疡、重度皮炎等，需要注意交通静脉是否受累。

单纯性下肢静脉曲张诊断并不难，根据临床实践总结诊断标准如下。

（1）有长期站立及能够导致腹压增高的病史（妊娠及盆腔肿瘤史、慢性支气管炎、习惯性便秘等），多有下肢静脉曲张的家族病史。

（2）患者下肢静脉明显迂曲扩张，站立时更为明显；常伴有血栓性浅静脉炎，晚期可发生足靴区皮肤色素沉着、纤维化、溃疡等。

（3）深静脉通畅试验：大隐静脉瓣膜功能不全，可能有交通支静脉瓣膜功能不全。

（4）超声多普勒检查或静脉造影示：大隐静脉瓣膜功能不全，大隐静脉迂曲扩张，或同时伴有深静脉瓣膜功能不全。

（5）伴有色素沉着、溃疡、血栓性浅静脉炎、出血、渗液等并发症。

（二）鉴别诊断

1.下肢静脉血栓形成

患者有突发性下肢粗肿、肿胀病史。在深静脉血栓形成后期出现下肢浅静脉曲张，以小腿分支静脉及小静脉曲张为主。患肢肿胀明显，伴有肢体沉重、胀痛不适，活动、站立后加重，卧床休息后不能完全缓解，胫前、足踝部呈凹陷性水肿，皮肤营养障碍较明显。多普勒超声检查提示深静脉血液回流不畅，同时存在血液倒流。下肢静脉造影显示深静脉管壁毛糙，静脉管腔呈不规则狭窄，部分静脉显示扩张。交通支静脉功能不全和浅静脉曲张。

2.布加综合征

布加综合征是指肝静脉和（或）肝段下腔静脉部分或完全阻塞，导致静脉血液回流障碍引起的脏器组织淤血受损的临床症状。主要临床表现为脾大，大量而顽固性腹水，食管静脉曲张常合并出血，胸腔壁静脉曲张，双下肢水肿及静脉曲张，皮肤色素沉着、溃疡等。B 超检查显示肝体积和尾状叶增大，肝脏形态失常、肝静脉狭窄和闭塞。临床中根据患者的病史，仔细进行体格检查以及 B 超检查，必要时进行腔静脉插管造影，以明确诊断。

3.静脉畸形骨肥大综合征

其特征是肢体增粗、增长，浅静脉异常粗大并曲张，皮肤血管瘤三联征，下肢静脉造影可以发现深部静脉畸形呈部分缺失，分支紊乱，浅静脉曲张等。临床中根据患者的病史及其特征，较易鉴别。

4.原发性下肢深静脉瓣膜功能不全

原发性下肢深静脉瓣膜功能不全症状相对较重,超声或下肢静脉造影,观测到下肢深静脉瓣膜不全的特殊现象。

5.下肢深静脉血栓形成后综合征

下肢深静脉血栓形成后综合征有深静脉血栓形成病史,浅静脉扩张伴有肢体明显肿胀。

九、治疗

下肢浅静脉曲张绝大多数是大隐静脉曲张(少数为小隐静脉曲张或大、小隐静脉曲张),临床上极为常见,主要表现为下肢尤其在小腿,浅静脉隆起、扩张弯曲甚至迂曲成团、酸胀、乏力,久站后出现足部水肿,晚期小腿和踝部皮肤常有褐色色素沉着和湿疹。如时间过长或治疗不当均可导致下肢水肿,局部组织缺氧,引起皮肤角化、脱屑,轻微外伤可导致愈合不良,迁延为经久不愈的慢性溃疡,俗称"老烂腿"。20%～25%或以上的下肢静脉性疾病合并下肢溃疡形成。

由于下肢静脉曲张是一种常见病,医师也会由于认识水平的不同作出不同的治疗方案。

选择下肢浅静脉曲张的正确治疗方法应该结合不同的病因、发病机制、临床表现和患者的全身情况以及治疗要求,不同的诊断,其治疗方法是不同的。明确诊断后,采取相应正确的治疗方法,可以减少误诊误治。

(一)治疗原则

下肢静脉曲张的治疗原则是:①促进下肢血液回流,消除瘀血状态;②清热抗炎,控制肢体感染;③保护患肢,防止外伤。

(二)治疗方法

1.非手术治疗

姑息治疗仅能改善症状,适用于妊娠期发病,鉴于分娩后症状有可能消失。早期临床表现轻微、高龄、手术耐受力极差或全身情况差者,应适当卧床休息,间断抬高患肢和避免长期久站、久坐。医用弹力袜(循序减压袜)具有良好的弹性和约束力,可以减少活动时因肌肉收缩产生的浅静脉高压,使静脉曲张处于萎瘪状态,配合适当地增加静脉壁弹性、减少渗出。但合并下肢动脉硬化闭塞症的患者慎用弹力袜,并且弹力袜应白天穿,夜晚脱去并采用下肢稍抬高的体位睡眠。

2.单纯硬化剂治疗

(1)硬化剂注射和压迫疗法:利用硬化剂注入排空的静脉曲张后引起的炎症反应使之闭塞。也可以作为手术的辅助治疗,处理残留的曲张静脉。硬化剂注入后,局部用纱布卷压迫,自足踝至注射处近侧穿弹力袜或缠绕弹力绷带,立即开始主动活动。大腿部维持压迫1周,小腿部6周左右,应避免硬化剂渗漏造成组织炎症、坏死后进入深静脉并发血栓形成。

(2)局部硬化剂注射:即所谓的"打针""注射疗法""液体刀"等,是一种非针对病因的治疗手段,复发率高,并发症较多(如硬化剂过敏,损伤周围神经而引起肢体顽固性疼痛,硬化剂漏入皮下导致皮肤及皮下脂肪坏死而形成难愈性溃疡,甚至造成深静脉血栓形成),仅作为手术后局部轻度复发患者的辅助治疗。目前国内血管外科学者在适当的患者治疗中,推广使用国产新型泡沫硬化剂,疗效有待观察。

3.手术治疗

下肢静脉曲张若不及时治疗,至晚期可并发血栓性浅静脉炎、血管破裂出血、瘀血性皮炎、小腿溃疡等。因此，应及时手术治疗，避免并发症的发生。临床上常用的手术方式有以下几种。

（1）大隐静脉高位结扎剥脱术＋激光或电凝腔内成形术：该手术是下肢静脉曲张性疾病最常用的根治方式。手术关键在于高位结扎大隐静脉或小隐静脉主干，全部剥出大、小隐静脉主干，全部结扎大隐静脉高位属支，结扎深浅静脉交通支。若伴有小腿溃疡，应在以上手术的基础上结扎交通支，并于溃疡周围经皮环形缝扎。术后应捆绑弹性绷带，否则仍有复发的可能。优点：小切口，美观，效果好，不复发。

（2）高位结扎剥脱术和经皮缝扎术：适用于大隐静脉瓣膜和交通支瓣膜功能不全所引起的静脉曲张、小腿溃疡等。优点：小切口，美观，效果好，不易复发；缺点：经皮缝扎处疼痛明显，影响术后活动。

（3）下肢静脉曲张点式戳口抽剥术：适用于单纯大、小隐静脉曲张，术后复发的静脉曲张等患者。特点：伤口小而美观，并发症少，术后伤口愈合快。

（4）创面植皮术：并发大面积溃疡，难以自行愈合者，患肢血液循环改善，患部炎症控制，创面干净，肉芽新鲜，可施行邮票状或点状植皮术。促进创面愈合，缩短疗程。注意：一定掌握植皮时机，重视术前和术后处理，术中取透亮的薄皮片，植皮可获得成功。

（5）股浅静脉瓣膜环缩术：又称股浅静脉瓣膜带戒术。适用于股浅静脉瓣膜结构、形态正常，静脉管径扩大造成瓣膜关闭功能不全者。手术操作简单，损伤小，并发症少。

4.腔内治疗

大隐静脉高位结扎＋剥脱术＋（腹腔镜下）穿通静脉离断术，适用于穿通支瓣膜功能不全患者，单纯高位结扎和剥脱术后仍有下肢顽固性溃疡者。

（1）静脉腔内治疗：是近年来发展起来的大隐静脉曲张的微创治疗方法，是利用激光能量在静脉腔内产生血液气泡，以其独特的方式将热能传递给血管壁，血管壁纤维化收缩、关闭，皮肤却保持完整无损。手术在局部麻醉下进行，创伤很小，仅有微小的皮肤穿刺点，恢复快，住院时间短，仅适宜部分患者。但有神经损伤、皮肤损伤、浅静脉闭合不全、深静脉血栓、静脉炎等并发症。

（2）血管外激光或脉冲光：和去除斑点的激光美容原理一样，优点是只需局部麻醉，治疗时间短，疼痛低，伤口小，不留难看的瘢痕，可立刻行走。但只针对微细的蜘蛛状静脉曲张，要自费且需数次疗程才有效果。

（3）血管内烧灼治疗：在膝盖或足踝内侧做小切口，放入极细的导管，用高频波（或称射频）或激光光束烧灼、阻断曲张的静脉血流。单纯的血管内烧灼治疗手术有可在局部麻醉情况下进行、不必住院、瘢痕与疼痛较少、治疗后绑上弹绷可走动回家、成功率高等优点。且大多数患者可能不仅单用此法解决，需辅以其他方式如微创静脉曲张旋切，才可有较完整的治疗。

（4）微创静脉曲张旋切内视镜系统：使用内视镜及抽吸旋切方式将蚯蚓般的静脉绞碎吸出，伤口比传统手术小，美观。

（5）静脉曲张激光闭合术（静脉 EVLT 技术）：应用半导体激光传导的特性，将细细的光导纤维穿刺进入血管内，通过传导激光，从而达到精确损毁血管内膜，使静脉纤维化达到血管闭合的目的。迄今为止，EVLT 激光治疗术治疗静脉曲张损伤最小、操作最简便、方法最安全，是名副其实的微创技术。

5.中药治疗

中药物理治疗法是利用药物渗透性，通过皮肤直达病灶，是最安全的治疗方法。治疗静脉曲张,一般口服药物难以到达患处,药物分子几乎被分解,而脉管舒、脉溃康这类药物,就是通过外用贴敷,药物靶向进入病灶,保证药物充分利用,改善血液高凝状态、血液淤滞的情况,有效缓解静脉曲张引起的酸、沉、肿、胀等症状,对静脉曲张具有良好的治疗作用。

十、预防

(1)该病有遗传倾向,一般在 30 岁左右发病,因此在儿童和青少年时期应勤于运动,增强体质,有助于防治。

(2)肥胖者应该减肥,保持正常体重不能超重。肥胖虽不是直接原因,但过重的分量压在腿上会使腿部静脉负担增加,可能会造成腿部静脉回流不畅,使静脉扩张加重。

(3)长期从事重体力劳动和站立工作者,建议穿弹力袜套。避免提超过约 10 kg 的重物。

(4)女性经期和孕期等特殊时期要给腿部特殊的关照,多休息,要经常按摩腿部,帮助血液循环,避免静脉曲张。

(5)戒烟,因吸烟能使血液黏滞度改变,血液变黏稠,易淤积。口服避孕药也有类似作用,应尽量少服用。

(6)抬高腿部和穿弹力袜,应养成每天数次躺下将腿抬高过于心脏的姿势,如此可促进腿部静脉循环。抬高双腿使体位改变,帮助静脉血液回流。弹力袜要选择弹性较高的医用袜,在每天离床前,将双腿举高慢慢套入。弹力袜的压力能改善且预防下肢静脉曲张。

(7)每天坚持一定时间的行走,行走可以发挥小腿肌肉的"肌泵"作用,防止血液倒流的压力。应养成每天穿弹力袜运动腿部 1 小时的习惯,如散步、快走、骑脚踏车、跑步等,适量运动可以促进下肢静脉血回流。

十一、健康宣教

对于腿部的"青筋",可以做一些简单的小活动,舒缓静脉曲张,阻止病程恶化。

(一)锻炼小腿肌肉

小腿肌肉是一个辅助血泵,帮助静脉把血液泵回心脏,可减慢静脉曲张恶化。当小腿长期缺乏运动,便失去了这个功能。骑脚踏车、步行和游泳都有助于强化小腿肌肉。

(二)生活上缓解下肢静脉曲张

(1)每晚睡觉前,要养成用热水洗脚的习惯,并自我检查小腿是否有肿胀情形。忌用冷水洗脚。用热水洗脚能消除疲劳,有利于睡眠,更能活血化瘀。但不可使用 40 ℃以上的热水长时间泡脚。保持脚及腿部清洁,并避免受外伤造成皮肤破溃。

(2)经常游泳可使机体压力得到减轻,而水的压力则有助于增强血管弹性。常进行腿部按摩,两手分别放在小腿两侧,由踝部向膝关节揉搓小腿肌肉,帮助静脉血回流。

(3)饮食宜清淡而富有营养,多吃新鲜蔬菜、水果等,可选食山楂、油菜、赤豆等活血之品,还可选食牛肉、羊肉、鸡肉等温性食物,以温通经络。

(4)每晚睡前,将腿垫高约 6 cm 并保持最舒适的姿势,即可促进双足血液流动,舒缓静脉的压力,但不要因此而让腿部僵直,适得其反。

(5)坚持穿循序减压弹力袜,并每天早起下床前即穿上弹力袜,因腿部肿胀,通常于下床后站立几分钟就会发生。注意弹力袜的弹性功能是否改变,当失去弹性时应立即更换。

（三）老年人腿足保健七法

1.足浴

用热水泡脚,特别是生姜或辣椒煮水泡脚,使腿部的静脉血液及时向右心回流,有利于减轻腿部的静脉淤血,防治下肢静.脉曲张。另外,临睡前用热水泡脚,有助于安神除烦,进入深度睡眠。

2.按摩脚

洗脚后,双手搓热,轻揉搓相关部位或穴位,全脚按摩,也可局部按摩,多按摩涌泉穴(足心)或太冲穴(一、二足趾关节后)或太溪穴(内踝高点与跟腱之间凹陷中)。对头晕、失眠、厌食、面色晦暗、疲劳、高血压、便秘等有防治作用。

3.高抬脚

每天将双脚翘起 2～3 次,平或高于心脏,此时脚、腿部血液循环旺盛,下肢血液流回肺和心脏的速度加快,得到充分循环,头部可得到充足而新鲜的血液和氧,同时对脚部穴位、反射区也是一个良性刺激。

4.搓揉腿肚

以双手掌紧夹一侧小腿肚,边转动边搓揉,每侧揉动 20 次左右,然后以同法揉动另一只腿,能增强腿力。

5.扳足

取坐位,两腿伸直,低头,身体向前弯,以两手扳足趾和足踝关节各 20～30 次,能锻炼脚力,防止腿足软弱无力。

6.扭膝

两足平行靠拢,屈膝微向下蹲,双手放在膝盖上,膝部前后左右呈圆圈转动,先向左转,再向右转,各 20 次左右。可治下肢乏力、膝关节疼痛。

7.甩腿

一手扶物或扶墙,先向前甩动小腿,使腿尖前向上翘起,然后向后甩动,使脚尖用力向后,脚面绷直,腿亦尽量伸直。在甩腿时,上身正直,两腿交换各甩数十次。此法可预防半身不遂、下肢萎缩无力及腿麻、小腿抽筋等。

（王晓东）

第十章 骨科疾病

第一节 肩胛骨骨折

肩胛骨骨折是指肩胛盂、颈部、体部、肩胛冈、肩峰、喙突的骨折。肩胛骨位置浅表,为扁平骨,肩胛冈、肩峰内侧缘及肩胛下角部均易于触摸。肩胛体部呈三角形,形似锹板,扁薄如翅,内侧缘和上缘有菲薄的硬质骨,外侧缘较厚且坚固。肩胛颈从肩胛切迹伸至腋窝缘的上部,几乎与关节盂平行。肩胛骨位于背部第2～7后肋的后面,前后两面和内外缘均被肌肉覆盖包裹。肩胛骨参与肩部的活动,其本身可沿胸壁活动,有一定的活动范围,从而大大地增加了上肢的活动范围。肩胛区皮肤较厚,肩胛骨被肌肉覆盖较深,前方又有胸廓保护,其活动较其他四肢关节和脊柱活动范围小,故肩胛骨通常不易发生骨折,其骨折发生率远较长管状骨和脊柱为低。骨折多发生于肩胛体和肩胛颈,其他部位少见。肩胛骨周围肌肉丰厚,血运丰富,骨折较易愈合。

一、病因病理与分类

肩胛骨骨折由直接暴力或间接暴力所致。按骨折部位一般分为肩胛体骨折、肩胛颈骨折、肩胛盂骨折、肩峰骨折、肩胛冈骨折和喙突骨折。临床上,常见的为混合骨折,如肩胛体骨折伴肩胛盂骨折,或肩胛体骨折伴喙突或肩峰骨折。由于猛烈的外力作用,还可在肩胛骨骨折的同时,伴有单根肋骨骨折或多根肋骨骨折。

(一)肩胛体骨折

多由直接挤压、钝器撞击肩胛部或跌倒时背部着地所致。骨折可为横断、粉碎或斜形骨折,但多为粉碎骨折,有多个粉碎性骨块。有的骨折只限于肩胛冈以下的体部,多在肩胛冈以下与肩胛下角附近,有的骨折线呈"T"形,或呈"V"形。由于肩胛骨被肌肉、筋膜紧紧包裹,骨折后一般无明显移位。但若肩峰、肩胛冈和肩胛体多处骨折,则常有肩胛骨的外缘骨折片被小圆肌牵拉向外、向上移位,或骨折片发生旋转。暴力严重者,有时合并第2～3后肋骨骨折,甚至合并胸内脏器损伤。

(二)肩胛颈骨折

多因间接暴力所致。跌倒时肩部外侧着地,或肘部、手掌着地,暴力冲击至肩部而发生肩胛颈骨折。其骨折线自关节盂下缘开始向上至喙突基底的内侧或外侧,也可延伸至喙突、肩胛冈和肩胛体。骨折远端可与骨折近端嵌插。若骨折远端与体部分离,因胸大肌的牵拉,骨折远端可向下、向前移位,并向内侧旋转移位。若合并同侧锁骨骨折,则有"漂浮肩"征。

(三)肩胛盂骨折

多为肱骨头的撞击所致。跌倒时肩部着地或上肢外展时手掌着地,暴力经肱骨头冲击肩胛盂,可造成肩胛盂骨折,骨折块发生移位。有时,此种骨折为肩胛体粉碎骨折所累及。骨折线横过肩胛盂上 1/3 者,骨折线多往体部延续,或沿肩胛冈上方横向走行;骨折线在盂中或盂下 1/3 者,骨折线多往体部横行延续,或有另一折线向下纵行达肩胛骨外缘处。尚可由于肩关节前脱位时,肱骨头撞击肩胛盂前缘而发生骨折。

(四)肩峰骨折

肩峰位置表浅,容易遭受自下而上的传达暴力,以及肱骨强力过度外展而产生的杠杆力,均可造成肩峰骨折。当骨折发生于肩峰基底部时,其远端骨折块被三角肌和上肢重量的牵拉而向外下方移位;当骨折发生于肩锁关节以外的肩峰部时,远端骨折块甚小,移位不多。

(五)肩胛冈骨折

为直接暴力所致,常合并肩胛体粉碎骨折,骨折移位不多。

(六)喙突骨折

多并发于肩关节前脱位或肩锁关节前脱位时,由于喙突受喙肱肌和肱二头肌短头牵拉而造成喙突撕脱骨折,骨折块向下移位;或由于肱骨头对喙突的冲击而造成喙突骨折。肩锁关节脱位时,由于锁骨向上移位而喙锁韧带向上牵拉,造成喙突撕脱骨折,骨折块向上移位。喙突骨折在临床上较少见。(图 10-1)

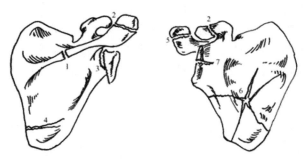

1.肩胛冈骨折;2.肩峰骨折;3.肩胛颈骨折;4.肩胛角骨折;5.喙突骨折;6.肩胛体骨折;7.肩胛颈骨折

图 10-1　肩胛骨骨折的分型

二、临床表现与诊断

骨折后,肩胛部周围疼痛、肿胀、瘀斑,患肩不能或不愿活动,患肢不能抬高,活动时疼痛加剧。患者常用健侧手托持患侧肘部,以固定、保护患部。肩胛体骨折,局部皮肤常有伤痕或皮下血肿,压痛范围较广泛,有移位骨折者可扪及骨擦音,合并肋骨骨折时有相应症状。肩胛颈骨折,一般无明显畸形,移位严重者肩部塌陷、肩峰隆起,外观颇似肩关节脱位的"方肩"畸形。肩胛盂骨折,腋部肿胀青紫,肩关节内、外旋转时疼痛加剧。肩峰骨折,局部常可扪及骨擦音和骨折块异常活动,肩关节外展活动受限。肩胛冈骨折,常与肩胛体骨折同时发生,临床症状与肩胛体骨折难以鉴别。若肩胛颈骨折并同侧锁骨骨折,则有"漂浮肩"的表现。喙突骨折,局部可扪及骨折块和骨擦音,肩关节外展或抗阻力内收屈肘时疼痛加重。

X 线片可以了解骨折类型和移位情况。轻微外力造成的肩胛体骨折,因骨折分离移位不明显,菲薄的硬质骨互相重叠,骨折线表现为条状致密白线,诊断时应注意防止漏诊。肩胛体骨折呈"T"形或"V"形时,骨折线常常看不到,但肩胛骨外缘、上缘有皮质断裂,内缘失去连续性和表现出阶梯样改变。肩胛颈骨折,正位片可见肩胛盂向内移位,肩部穿胸位照片可显示盂前之游离骨折块。

根据受伤史、临床症状、体征和X线片,可作出诊断。在诊断肩胛体骨折时,还必须仔细地检查有无合并肋骨骨折和血气胸。

三、治疗

(一)手法复位

根据不同部位的骨折,可采用以下手法复位。

1.肩胛体横断或斜形骨折

患者侧卧位或坐位,术者立于背后,一手按住肩胛冈以固定骨折上段,另一手按住肩胛下角将骨折下段向内推按,使之复位。(图10-2)

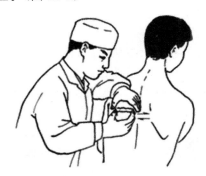

图10-2　肩胛体骨折复位法

2.肩胛颈骨折

患者仰卧或坐位,患肩外展70°~90°,术者立于患者外后侧,一助手握其腕部,另一助手用宽布带在腋下绕过胸部,两助手行拔伸牵引。然后术者一手由肩上偏后方向下、向前按住肩部内侧,固定骨折近端;另一手置于腋窝前下方,将骨折远端向上向后推顶,矫正骨折远端向下、向前的移位;再将肩关节放在外展70°位置,屈肘90°,用拳或掌叩击患肢肘部,使两骨折端产生纵向嵌插,有利于骨折复位后的稳定和骨折愈合。(图10-3)

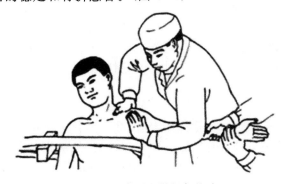

图10-3　肩胛颈骨折复位法

3.肩胛盂骨折

患者坐位，助手双手按住患者双肩，固定患者使不动摇。术者握患侧上臂将肩关节外展至70°～90°，借肌肉韧带的牵拉，即可使骨折复位。整复时应注意不可强力牵引和扭转。

4.肩峰骨折

肩峰基底部骨折向前下方移位者，患肢屈肘，术者一手按住肩峰，一手推挤肘上，使肱骨头顶压骨折块而复位。

5.肩胛冈骨折

移位不多，一般不须手法复位。

6.喙突骨折

主要以整复肩锁关节脱位和肩关节脱位为主，随着关节脱位的整复，喙突骨折块也可随之复位。若仍稍有移位，用手推回原位。

（二）固定方法

无移位、轻度移位及嵌插移位的各种肩胛骨骨折，用三角巾悬吊患肢2～3周。不同部位的有移位骨折，复位后采取不同的固定方法。

1.肩胛体骨折

《救伤秘旨》云："用纸裹杉木皮一大片，按住药上，用绢带一条，从患处胁下绑至那边肩上"。固定时，可用一块比肩胛骨稍大的杉树皮夹板放置患处，用胶布条固定于皮肤上，然后用绷带从患处胁下开始，在患处敷药，压住上面的夹板，至健侧肩上，再经胸前至患侧胁下，逐渐绕到健侧胁下，经胸背回缠5～10层。（图10-4）

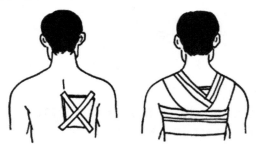

图 10-4　肩胛体骨折固定法

2.肩胛颈及肩胛盂骨折

在患侧腋窝内垫以圆柱形棉花垫或布卷、竹管，使患肢抬起，用斜"8"字绷带进行固定，再用三角巾将患肢悬吊于胸前。亦可用铁丝外展架将上肢肩关节固定于外展80°～90°，前屈30°的位置上，固定3～4周。骨折移位者，复位后还可将上臂置于外旋及外展70°位皮肤牵引，牵引重量2～3 kg，必须使患肩稍抬起离床，牵引3～4周。牵引时必须注意患肢血运情况，血运较差者可适当将患肢放低。

3.肩峰骨折

骨折远端向下移位者，用三角巾兜住患侧上肢，减少肢体下垂的重量，或采用宽胶布自肩至肘向上托起固定，颈腕带悬吊患肢。骨折远端向上移位者，用肩锁关节脱位的压迫固定法固定。必要时，让患者卧床，肩外展90°作上肢皮肤牵引，2～3周后，改用三角巾悬吊。

4.喙突骨折

复位后可仅用三角巾悬吊。骨折固定后，要定期检查固定的松紧度，因三角巾较易松动，应

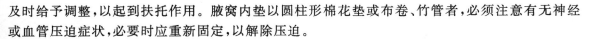

及时给予调整,以起到扶托作用。腋窝内垫以圆柱形棉花垫或布卷、竹管者,必须注意有无神经或血管压迫症状,必要时应重新固定,以解除压迫。

(三)医疗练功

肩胛骨骨折为临近关节骨折或关节内骨折,应强调早期练功活动。肩胛骨与胸壁之间虽无关节结构,但活动范围较广,与肩关节协同作用而增加肩部活动,因此早期进行练功活动,可以避免肩关节功能障碍发生。固定后即应开始进行手指、腕、肘等关节的屈伸活动和前臂旋转的功能锻炼。肩胛颈骨折严重移位者,早期禁止做患侧上肢提物和牵拉动作。3周后,用健手扶持患肢前臂作肩关节轻度活动。对老年患者,应鼓励积极进行练功活动。若固定时间延长或过迟进行练功活动,可使肩胛骨周围软组织发生粘连,影响肩关节功能恢复,老年患者尤为明显。肩胛盂粉碎骨折,常易造成肩关节功能障碍。肩胛骨骨折,只要经过恰当处理,早期进行练功活动,即使严重的骨折,仍可恢复较好的功能。

(四)手术治疗

肩胛骨骨折多数情况下采用手法复位或外展牵引治疗,极少需内固定治疗,但对于以下5种情况,均可采用切开复位内固定:①关节盂骨折,盂肱关节不稳定,即关节盂骨折损害关节表面1/4以上时;②肩峰骨折移位明显,向下倾斜或侵入肩峰下间隙,影响肩外展功能;③喙突骨折晚期可致疼痛,合并肩锁关节脱位或臂丛神经损伤;④肩胛颈骨折移位,肩盂倾斜角度大,易致脱位或半脱位;⑤肩胛冈及其下方肩胛骨骨折,骨突顶压胸壁者。

根据骨折部位和类型,采用内侧缘切口、肩胛冈切口或"L"形切口,避免损伤肩胛上神经和动脉、肩胛背神经和颈横动脉降支。对喙突、肩峰部骨折多采取克氏针固定,对肩胛颈、冈部基底及外侧边缘骨折,可采用接骨板、克氏针或钢丝固定。采用重建钢板治疗不稳定性肩胛骨粉碎骨折可取得较好的疗效,采用后侧弯形切口,起自肩峰,平行于肩胛冈外侧2/3,再弧形弯肩胛骨下角,将三角肌起点处切断,沿冈下肌与小圆肌间隙分离,横行切开关节囊,显示骨折处,直视下将骨折复位,AO重建钢板固定,术后3周开始功能锻炼。

(五)药物治疗

早期骨折,气滞血瘀较甚,治疗宜活血祛瘀、消肿止痛,内服药可选用活血止痛汤或活血祛瘀汤加川芎、钩藤、泽兰,外敷消肿止痛膏或双柏散。中期宜和营生新、接骨续损,内服药可用生血补髓汤或正骨紫金丹,外敷接骨膏或接骨续筋药膏。后期宜补气血、养肝肾、壮筋骨,内服药可选用肢伤三方或右归丸等,外敷坚骨壮筋膏或万灵膏。解除固定后宜用舒筋活络中药熏洗或热熨患处,选用海桐皮汤或五加皮汤。

四、并发症

(一)神经血管损伤

较为常见,因肩胛上神经绕行通过冈上切迹、腋神经和血管绕过肱骨颈,所以术中易伤及此血管神经束。但只要术中注意探清冈盂切迹,钢板不超长以免侵入冈盂切迹压迫或磨损肩胛上神经即可。

(二)骨折延迟愈合

均发生于体部骨折,主要与血运障碍有关。预防方法为术中尽量少剥离骨膜,移位者予可吸收线缝合;内固定不可靠时,吊带保护3周后辅助被动锻炼,而主动锻炼应推迟到12周以上。

(赵培龙)

第二节 肱骨髁间骨折

肱骨髁间骨折是肘关节的一种严重的关节内骨折,好发于青年及壮年。由于骨折移位、粉碎,关节的完整性遭受到破坏,使其复位较困难,固定容易发生再移位和关节粘连,严重影响治疗效果和肘关节的功能。尽管目前已有多种的治疗方法与相关研究,肱骨髁间骨折的治疗仍然是具有很大挑战性的临床课题。

一、病因病理与分类

损伤机制与肱骨髁上骨折相似,是由于尺骨的滑车切迹撞击肱骨髁所致。在屈肘位和伸肘位都可发生,可分为屈曲型和伸直型两类。在屈曲型损伤中,大多数情况下,作用在肘后方的外力相当大,如车祸伤等,此时肱骨髁常常位于肱骨干的前方。在伸直型损伤中,外力沿尺骨传导到肘部,尺骨半月切迹就像一个楔子一样嵌入肱骨滑车而将肱骨髁劈裂,使得肱骨髁及髁上部分发生严重的骨折。此种损伤中,肱骨髁常常在肱骨干后方,常合并皮肤等软组织的损伤。按骨折线可分为“T”型和“Y”型,有时肱骨髁部碎成 3 块以上,呈粉碎性骨折。

1969 年,Riseborough and Radin 根据此类骨折的 X 线表现,提出将骨折分为 4 型。(图 10-5)

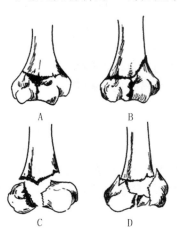

A. Ⅰ型;B. Ⅱ型;C. Ⅲ型;D. Ⅳ型

图 10-5 肱骨髁间骨折的分型

Ⅰ型:骨折发生在肱骨小头和肱骨滑车之间,但骨折无移位。
Ⅱ型:肱骨小头与滑车分开,但骨折在冠状面上无明显旋转。
Ⅲ型:骨折块之间发生明显分离和旋转。
Ⅳ型:关节面严重粉碎,肱骨髁明显变宽、分离。

二、临床表现与诊断

肘关节肿胀、疼痛、活动受限。由于髁间移位、分离致肱骨髁变宽,尺骨向近端移位使得臂部变短。有骨擦音出现,肘后三角关系发生改变。明显移位者,肘关节在所有方向上均呈现不稳定状态。血管和神经有时受到损伤,检查时务必予以注意。

X线片可以帮助判定骨折的移位和粉碎情况。骨折明显移位者,容易诊断。需要注意的是,骨折的真实情况常常比X线片表现的还要严重。由于大多数骨折呈明显粉碎状态,故很难判断许多小骨折块的原始位置。若对骨折粉碎情况的判断有怀疑,建议行多方向拍片或行CT扫描检查。对无移位或轻度移位者,必须仔细阅读X线片,以便将纵向的肱骨髁间骨折与肱骨髁上骨折区别开来。

三、治疗

由于肱骨髁间骨折是关节内骨折,且常属粉碎性,骨折多有移位,不易获得解剖对位,稳定性差,难以使多数病例的关节活动功能得到完全的恢复。对于肱骨髁间骨折的治疗,由于各学者治疗经验的不同,尚无统一的意见。总的治疗要求应该是使骨折有良好的复位、有效的固定和早期的功能锻炼,防止形成骨性阻碍和关节粘连而影响肘关节功能。目前临床上对这类骨折的治疗方法较多,但不可一味追求某单一的治疗方法。为提高骨折的治疗效果,必须根据患者具体伤情,选用适当的治疗方法,如手法复位夹板外固定、骨牵引复位、撬拨复位钢钉内固定、骨外固定器固定、手术切开复位内固定等。有的还需选用多种治疗方法综合应用,而且功能疗法贯穿在各种治疗方法的始终,有时药物治疗也是不可缺少的一个方面,只有这样才有可能提高治疗效果。

(一)外固定功能锻炼疗法

对肱骨髁间Ⅰ型和Ⅱ型中无移位或仅有轻度移位的骨折,可不必复位,仅用上肢屈曲型杉树皮托板加"8"字绷带固定,根据伸直型或屈曲型成角的程度,调节肘关节固定的角度,伸直型肘关节固定于90°,或>90°,屈曲型者<90°固定。在医师的指导下分期进行医疗练功,以保证骨折的愈合与肘关节功能的恢复齐头并进。

对有些老年骨质疏松患者,骨已支离破碎,肱骨髁已有许多小的骨块分离,即使是手术内固定效果也会很差,最好还是顺从不可避免的关节活动受限,而不要去作手术整复内固定,也不作手法整复,而是以选择上肢屈曲型杉树皮托板固定配合积极的功能锻炼为佳。早期肿胀严重者可配合短期的尺骨鹰嘴骨牵引,争取获得一个能满足日常生活需求的肘关节。

(二)手法复位和夹板固定

适用于各型移位骨折,但粉碎型骨折整复后缺乏稳定性,易发生再移位,必要时可配合尺骨鹰嘴牵引治疗。

1.手法复位

患者仰卧位,前臂中立位。两助手行患肢上臂纵轴方向徐徐顺势拔伸牵引,术者立于患肢前外侧,用两手掌在肘部两侧抱髁向中心挤压,逐步矫正两髁的分离移位。两助手在顺势牵引的情况下,将肘关节慢慢地牵引至50°(屈曲型)或90°(伸直型)左右以矫正重叠移位。术者在继续抱髁的情况下,用挤按手法整复骨折远端的尺偏移位或桡偏移位,如桡偏移位,轻者可不必整复。最后矫正骨折的前后移位。伸直型者,术者两手仍为抱髁状,两手四指上移,环抱肘前,两手拇指推骨折远端向前,两手四指拉骨折近段向后,两手虎口同时对向挤压两髁,握持并牵引前臂的助手同时徐徐进一步屈曲肘关节,使四方面的力量联合一致,以矫正前后移位。(图10-6)屈曲型将肘关节置于伸直位整复。复位成功后,术者应临时固定骨折端,以待进行夹板固定。

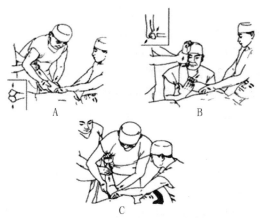

A.抱髁；B.矫正侧方移位；C.矫正前后移位

图 10-6　肱骨髁间骨折复位手法

手法整复的要领：原则上应先整复髁间部移位，再整复髁上部移位。抱髁手法贯穿着骨折整复的全过程，从手法牵引开始，即应施行抱髁，牵引时不要用暴力猛牵，以防加重损伤和造成两髁旋转。在手法牵引的前提下，通过抱髁手法使相互分离和旋转移位的内外髁两骨片向中部挤压复位，把髁间骨折变成髁上骨折，然后按照肱骨髁上骨折手法复位的原则进行操作。

2.固定方法

用上臂超肘关节夹板固定，夹板规格以及固定垫的放置和包扎方法与肱骨髁上骨折相同。如两髁旋转分离移位较重者，在内、外上髁部可加一空心垫。伸直型骨折肘关节屈曲位固定，三角巾悬吊，固定 5～6 周。屈曲型骨折肘关节先伸直位固定 3 周，再换成短夹板屈肘位继续固定 2～3 周。（图 10-7）

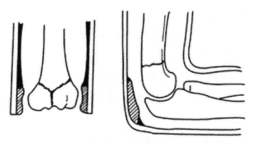

图 10-7　肱骨髁间骨折夹板固定加垫法

3.医疗练功

练功活动应贯穿于骨折整复固定后治疗整个过程，及时正确的功能锻炼，能整复骨折端残余移位，对损伤的关节面有模造塑形作用，且能防止关节囊粘连及韧带、肌肉的挛缩，有利于骨折的愈合和关节功能的恢复。在骨折复位固定后，即可开始做伸屈手指、腕关节及握拳活动。1 周以后即可开始练习肘关节的自主伸屈活动，一般先从 10°～20°活动范围开始，以后逐渐加大活动范围，2～3 周活动范围可逐渐增加至 30°～50°，5～6 周解除外固定后进行全面的功能锻炼。

（三）骨牵引治疗

此法最适用于经手法复位夹板固定不稳定性骨折、严重粉碎性移位骨折或开放感染性骨折等。一般采用尺骨鹰嘴骨牵引，牵引中必要时可配合手法整复，肿胀消退后给予夹板加压垫外固定和医疗练功,使外力通过内动力作用于骨折端起到自动复位的作用。

患者取仰卧位,上臂外展与躯干成 70°～80°,前臂中立位,肘关节屈曲 90°,麻醉、穿针方法与肱骨髁上骨折的尺骨鹰嘴牵引法相同,但穿针部位应严格要求在尺骨鹰嘴下 2 cm,若穿针点不正确,产生偏心力,骨折也随之移位。穿针时切忌摇晃,保持力线与上臂纵轴一致。术后尺骨鹰嘴部的牵引重量为 2.5～3.0 kg,前臂皮肤牵引为 0.5～1 kg,24 小时内行床边 X 线拍片,待骨折重叠移位矫正后,尺骨鹰嘴部的牵引重量改为 1.5～2.0 kg。

一般卧床牵引 4 周左右,经 X 线检查位置良好,即可解除牵引,改用夹板固定 2～3 周。

(四)骨外固定器治疗

我国自 20 世纪 80 年代已设计有按肱骨髁间骨折移位特点和固定需要的肱骨髁间骨折复位固定器。它的结构为近端穿 1 枚克氏针,骨折远端用 2 枚骨针分别插在肱骨内、外髁上。克氏针固定栓与骨折由螺杆连接,两骨针由可伸缩的半环形钢架连接。调节螺杆,加大克氏针固定栓与骨针之间的距离,对骨折两端起牵引作用,缩短二者之间的距离,对骨折端起加压作用。内外两骨针各有两个活动关节,由两个可调节的螺丝控制,调整螺丝,可使内、外髁骨块前后移动或旋转,由于两骨针的特殊形状,拧紧骨针可使内、外髁分离的骨块靠拢,因而能获得良好的复位效果。当复位满意后,旋紧各个螺丝,固定螺杆距离,一般不需其他外固定。(图 10-8)

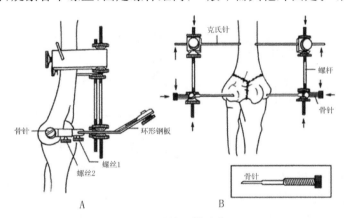

A.正面观;B.侧面观

图 10-8　髁间复位固定器结构作用示意图

应用髁间复位固定器须先用中医传统手法复位,纠正过多的重叠移位和侧方移位,以免近端穿克氏针时定位困难。在电视 X 线机透视或拍片对位基本满意后,在良好的麻醉和无菌操作下进行。为避免神经损伤,近端在骨折线上 2～3 cm 处穿 1 枚克氏针,由桡侧穿向尺侧。将两枚骨针分别插入肱骨远端的内、外髁,进针的方向与关节面的方向相平行。固定半环形钢架时将骨针拉到适宜的位置,骨针对旋转移位的骨块有撬拨复位的作用,同时调整螺丝 1 和 2 移动骨针,以纠正骨块的掌、背、上、下及旋转移位,旋紧两枚骨针使分离的骨块靠拢,从而达到满意的复位。最后将螺杆及各螺丝拧紧,即可进行功能锻炼。髁间骨折复位固定器安装后的几天内,要注意针道内瘀血的引流,做到经常换药,保持敷料干燥,随着局部血肿的吸收机化,针道周围形成包裹,换药间隔时间可适当延长。

(五)钢针撬拨复位和经皮内固定

国内自 20 世纪 80 年代马元璋报道应用钢针撬拨复位和钢钉经皮内固定,或钢丝经皮缝合治疗肱骨髁间骨折以来,随着影像学的进步,临床应用已逐渐增多。马氏认为这种方法能在尽量减少组织创伤的前提下,使髁间部能获得较好的整复和内固定力量,使髁上部较容易用手法复位和小夹板固定。手法较易整复髁间部分离和髁上移位,但难于整复髁间旋转移位。作者采用钢针经皮进入内上髁和外上髁,撬拨整复旋转移位,再用手法整复髁间部分离和髁上部移位,用两枚钢钉穿入两髁进行内固定。亦有学者在上述穿针的基础上,由内、外髁分别向近端穿针固定,或者采用两种固定形式联合应用。钢丝经皮缝合法,是采用4针孔缝合法,此法固定虽较牢,但操作较为麻烦。

钢钉经皮撬拨复位和内固定法:皮肤常规消毒铺无菌巾,局部麻醉,做好骨牵引,在内上髁和外上髁各用一钢钉穿过皮肤和穿入内外髁两骨折片,旋转两钢钉,整复旋转移位。手法整复髁间部的分离和髁上部移位。电视X线检查整复良好后,在肱骨髁的内外两侧用手法保持向中部挤压,选择其中的一根钢钉作内固定,用冲头击入,或锤子击入均可,使穿入对侧骨折片,直至皮质骨。如果内固定尚不够牢固,亦可将另一钢钉击入,作相互交叉或平行的内固定(图10-9)。将钢钉埋入皮下,无菌包扎,石膏托屈曲肘关节固定,用小夹板固定,或短期骨牵引后改小夹板固定。

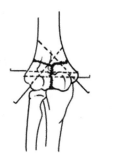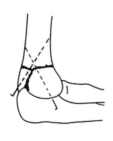

图 10-9　钢钉固定示意图

(六)手术切开复位内固定

适应于经手法复位失败、某些新鲜开放性骨折及陈旧性骨折可行手术切开复位内固定者。手术治疗的关键是要重建破碎的肱骨滑车和肱骨小头,手术应选肘后侧切口,将三头肌及腱膜做舌瓣切开后翻向远端显露骨折部,亦有横断尺骨鹰嘴的上1/3翻向近端显露肱骨远端。尺神经作常规显露并牵开予以保护。对肱骨髁间骨折有两个部位需要复位和固定,其一是髁间骨折,其二是髁上骨折,重点应先施行好髁间部的复位和固定,使肱骨滑车和肱骨小头解剖复位,达到重建目的,先将内外髁用长螺丝钉作拉力固定,或用骨栓作加压固定,这样髁间骨折变为髁上骨折。最后将髁部与肱骨近端依骨折粉碎程度和设备条件,选用克氏针、螺丝钉或钢板进一步固定。术后依据骨折固定后的稳定程度应用外固定短期固定,争取术后早期进行肘关节功能锻炼。

四、并发症

(一)骨折畸形愈合

有移位的骨折,如果早期未得到及时治疗,或经手术治疗、非手术治疗复位固定不满意,晚期可导致骨性阻挡影响关节功能,甚至关节僵直,如果对功能影响较大,应适当治疗以使功能有所改善。若为伤后2～3个月,骨折块较大,肘关节僵直在非功能位,此时可行开放复位内固定,术后固定肘关节于功能位,争取早期功能锻炼,以保证获得一个较稳定又有一定活动度的关节,满

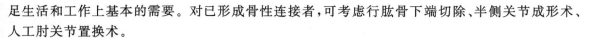

足生活和工作上基本的需要。对已形成骨性连接者,可考虑行肱骨下端切除、半侧关节成形术、人工肘关节置换术。

(二)肘关节功能障碍

关节粘连是导致肘关节功能障碍的主要原因,临床上很少发生骨性僵直。肱骨髁间骨折愈合后关节四周易形成广泛粘连,故髁间骨折鲜有完全功能恢复者。早期恰当的功能锻炼是预防肘关节粘连的重要措施,功能锻炼应以主动锻炼为主,禁止被动粗暴的练功。经过锻炼肘关节功能仍然很差,且纤维性强直不在功能位,可作肱骨下端切除、半侧关节成形术。

(赵培龙)

第十一章 整形外科疾病

第一节 鳃囊肿及瘘管的整形修复

一、临床表现和诊断

鳃囊肿及瘘管位于颈侧部,较甲状舌囊肿及瘘少见。鳃囊肿及瘘管是由于部分鳃咽囊、颈突、胸腺咽管等未完全退化的胚胎组织发育而成。起源于第 2 鳃裂者多见,故过去称鳃裂囊肿或瘘。胚胎第 3~4 周,在头端腹面的两侧各出现 5 个鳃弓,每相邻鳃弓之间的凹陷称鳃裂。鳃裂的内侧相对处为凸出的袋形,名为咽囊。咽囊与鳃裂之间仅有一层薄膜相隔,称为鳃板。鳃弓、鳃裂、咽囊共同构成鳃器。在发育过程中,第 2 鳃裂正常情况下应在 6~8 周时消失,相应的咽囊则形成扁桃体窝,如果位于第 2、第 3 鳃裂与相对的咽囊之间的鳃板发育异常穿破,则外胚层上皮形成颈鳃管通向皮外,内胚层上皮形成咽鳃管通入咽内,形成内外完全相通的完全性瘘管。如果内外不通,则形成囊肿,也可形成只向外或向内的窦道。

鳃囊肿及瘘管的内层覆以单纯复层鳞状上皮和柱状上皮,或具上皮结构的鳞状上皮和柱状上皮,或纤毛上皮。上皮层外附有一层结缔组织基质包膜。囊腔内会有脱落上皮、黏液,常有胆固醇结晶。本病虽属先天性异常,但多数在 20 岁左右或 20 岁以上的青年时才被发现。囊肿的位置可在从下颌骨角至胸骨上缘,沿胸锁乳突肌前缘的任何部位,一般比瘘管开口处为高。在颈上部处于胸锁乳突肌中上1/3与颈内、外动脉之间,肿块呈圆形,质地柔软,而且有弹性,有时可现波动感,边界分明,无压痛,不能移动,病史甚长,发展缓慢,无疼痛,肿块体积可长期无变化。如囊肿较大,可影响颈部活动,咽下困难,异感或神经痛。如伴发感染则肿块出现疼痛、压痛,且迅速增大。瘘管较囊肿多见,常为单侧,位于胸锁乳突肌前缘,耳垂至胸锁关节的颈侧斜线上,胸锁乳突肌前缘下 1/3 的部位最常见。瘘口多数细小,有的如针尖,偶见瘘口大的颈侧裂隙,时而可见间歇地流出黏液性透明液体。在继发感染时可排出脓性液体,周围皮肤有炎性反应。完全性瘘管自外口上行,穿过颈内外动脉叉,进入扁桃体窝,开口于咽部,较常见。患者有时可感到口内有异味,此乃鳃瘘分泌物经咽部瘘口排入口腔之故。鳃瘘管诊断较鳃囊肿容易,可经瘘口插入细塑料管进行探查,如注入糖水或有味溶液,则患者口内知味;如注入有色溶液亚甲蓝,则见咽部染色;如注入碘剂摄片,可得确诊,并可据以查知瘘管行径。

颈鳃囊肿和瘘管应与其他颈部肿块或瘘管性疾病相鉴别,鉴别并非容易,常见颈部肿块的鉴别诊断见表 11-1。

表 11-1　颈部肿块鉴别诊断

疾病	性别、年龄	部位、大小、形态	软硬度、活动度	其他
甲状腺舌骨囊肿	青少年,男女均见,生长缓慢	颈前正中舌骨下方圆形,单个,小于 3 cm	囊性硬块,伸舌时肿块回缩是其特点	感染破溃后形成甲状腺舌骨瘘
甲状腺肿瘤	中老年,女性多见,生长缓慢	甲状腺部位,圆形,单个,结节性多见	质较硬,随吞咽上下移动	有的伴有甲状腺功能改变症状,同位素扫描为温、冷、热、结节
腮腺囊肿	青少年多见,男女相当,生长缓慢,无症状	胸锁乳突肌内侧上缘 1/3 处多见,单个,椭圆形,散在	囊性硬块,可移动,无粘连	可形成腮瘘
颈部囊肿	男性婴儿多见,生长缓慢	多在胸锁乳突肌外方,圆形或椭圆形,单个或多个,可能很大	柔软囊性,有波动感,透光试验阳性	
颈动脉体瘤	青壮年、女性多见,生长缓慢	颈动脉上三角区肿块较小,部位较深	坚实或硬,触之有搏动感,可向两侧移动,不能上下移动	颈动脉体反射敏感
淋巴结炎	任何年龄	颌下至锁骨上窝颈侧区	肿块较硬,初为单发,可推动,晚期可数个融合,压痛,呈结节状	结核性可形成脓肿,破后成瘘
转移瘤	中、老年	颈侧区	质较硬,固定	注意寻找原发病灶

二、治疗

瘘管和囊肿均应行手术切除治疗。如能将瘘管或囊肿的上皮彻底清除,则很少复发。为了避免沿胸锁乳突肌前缘的斜长切口,术后形成明显的瘢痕,主张行阶梯式横切口,视瘘口的高低,在该颈侧设计2～3个阶梯式横切口。第 1 切口沿外瘘口周围呈横梭形,便于清除瘘口;第 2 切口在舌骨与外瘘口连线的中点,便于分离瘘管内段;第 3 切口在舌骨之上,自此分离瘘管直达咽部。如外瘘口较高,则只做两个横切口即可。(图 11-1)术前自瘘口注入亚甲蓝液或插入钝头探针,以示跟踪剥离。围绕外瘘口做横梭形切口,切开浅筋膜和颈阔肌,纵行分离胸锁乳突肌前缘的筋膜,将胸锁乳突肌牵向外后侧。浅短的瘘管摘除并无困难,如果瘘管深长,上抵扁桃体窝,则将分离的瘘管自第 2 切口中拉出,继续向上分离瘘管,可遇到颈动脉分叉处,颈内静脉及迷走神经、舌下神经与其紧邻且粘连,瘘管通常在二腹肌后腹之下进入深处,穿过咽侧壁,到达扁桃体窝,此时助手经口腔,用手指顶起扁桃体处口腔壁,有利于瘘管末端之暴露充分。距咽壁2～3 mm处,贯穿结扎并切断瘘管。整个过程十分细致,慎勿损伤重要血管神经组织。

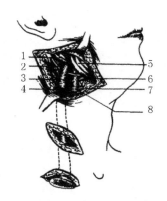

1.二腹肌；2.舌下神经；3.迷走神经；4.第 2 鳃裂瘘管；5.茎突舌骨肌；6.舌动脉；7.甲状腺上动脉；8.颈外动脉

图 11-1　第 2 鳃器瘘管切除术

（任珊珊）

第二节　甲状腺舌管囊肿及瘘管的整形修复

一、临床表现和诊断

颈部肿块中约 10％为先天性畸形，常见的有甲状腺舌管囊肿及瘘、鳃裂囊肿及瘘、囊状水瘤等。先天性甲状腺舌管囊肿及瘘又名颈前正中囊肿及瘘，较位于颈侧区的先天性腮源囊肿及瘘多见。囊肿或瘘是同一先天发育异常两个临床阶段的病变，肿块部皮肤完整，虽或有过感染，但未破溃者称为囊肿。反之，向外破溃或切开引流后而有皮肤开口者称瘘。甲状舌管囊肿绝大多数位于颈部正中线，自舌盲孔到甲状腺下缘的任何部位均可遇见。一般以舌骨前下方，甲状舌骨膜或甲状软骨部位为常见。大小、深浅不一，呈半圆形肿块，突出，边界清楚，表面光滑坚韧而有弹性，与皮肤无粘连，肿块可随吞咽或伸舌运动而上下移动，内含黏液状分泌物。继发感染时，腔内有脓性分泌物，经皮肤破溃或经切开引流后，原颈前囊肿部位留下反复流脓、经久不愈的瘘口。自瘘口注入亚甲蓝，可见从盲孔流出，或自盲孔注入可见从皮肤外口流出。此法不仅有助于诊断，而在术中有助于追踪瘘管及其分支。如改用碘剂造影更可确诊。应该指出，此症虽为先天性，并非都在儿童期来就诊，有些患者囊肿较小，临床症状不显，待成年囊肿增大，或发生感染而求治者也不少见。

甲状腺舌管囊肿应与颈部正中的皮样囊肿、皮脂囊肿、淋巴结、结核性淋巴瘤、异位甲状腺等仔细鉴别。肿块随吞咽或伸舌运动而上下移动，扪及条索状带连接舌骨是其特征。囊肿穿刺造影也有助于诊断，窦道注入亚甲蓝或造影剂更有助于确诊。甲状腺舌管囊肿可反复感染或破溃成瘘；还有报道指出甲状腺舌管囊肿有演变成癌的可能。

胚胎时期的甲状腺舌管残留是甲状舌管囊肿及瘘管发生的起因。甲状腺舌管在胚胎发育第 3 周出现，当甲状腺原基循中线沿喉之前向下沉降，经过舌骨左右两端之间，构成一条细长的导管，即甲状腺舌管（图 11-2）。舌骨的发育在颈部由两侧向中线融合，在其左右两半部大多数情况舌骨将导管包围其中,导管穿过舌骨中央,少数情况导管经过舌骨中央的前方或后方,紧密附着于舌骨。甲状腺舌导管上端与咽部保持连接,即为后来形成舌根部的盲孔所在地。下端衍变成甲状腺。在胚胎第 2 个月末甲状腺舌管由于管壁上皮细胞逐渐变性、萎缩,自行锁闭消失。当导管未能按时完全闭锁,则残留的开放部分管壁所衬的上皮细胞发育成长,并分泌黏液,如此在出生后不久即形成囊肿,而后感染破溃形成瘘管。

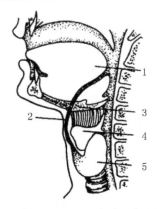

1.舌;2.甲状腺舌管;3.舌骨;4.甲状软骨;5.甲状腺

图 11-2　甲状腺舌管

二、治疗

甲状腺舌管囊肿唯一有效的治疗是外科手术切除(图 11-3)。如囊肿有继发感染存在,需先用抗生素控制炎症,待炎症完全消退后择期切除;如囊肿已形成脓肿时,需先切开引流,待感染控制形成瘘管后手术。术时,先在囊内或瘘管窦道内注入亚甲蓝溶液少许,在舌骨下缘做 3～4 cm 长的横切口或沿瘘口外做梭形切口。切开皮下组织和颈阔肌,分离舌骨下肌,将胸骨舌骨肌向两侧牵拉,显露囊肿,解剖囊肿或窦道的四周,囊肿蒂部或瘘管多与舌骨相连,分开附着于舌骨的肌肉,将与囊肿或瘘管相连的舌骨部分,用骨剪切下。随后沿与切下的舌骨相连并向口腔底延续的条索状组织顺瘘管向后上方分离,切断下颌舌骨肌及部分纤维组织,分开颏舌骨肌,直达盲孔,追踪分离舌管与盲孔间的瘘管,可借助手用示指顶起舌根部而完整地切除全部瘘管,切断的舌骨无须固定。分层缝合切开的肌肉,放置橡皮引流条,全层缝合皮肤。

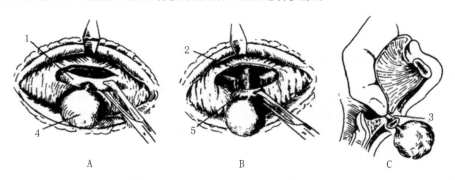

1.舌骨;2.甲状腺舌管瘘管上端;3.舌盲管;4.甲状腺舌管囊肿;5.切除舌骨中部

A.显露舌骨;B.切除一段舌骨;C.顶起舌根

图 11-3　甲状舌骨囊肿和瘘管切除术

瘘管的上皮残留,未切除与瘘管相连的舌骨中段,或未切除舌骨上到舌根可能存在的未退化瘘管常导致复发,因此连同囊肿、瘘管、舌骨中段及位于舌骨至盲孔间中线的肌肉组织完整彻底切除是手术成功的关键,术中亚甲蓝溶液的引导有助于辨认瘘管的方向和位置。

(任珊珊)

第三节 先天性肌性斜颈的整形修复

斜颈的特点是头持续性向一侧倾斜,患侧乳突与胸锁关节靠近。由于病因不同,斜颈首先分为先天性和继发性两类。先天性斜颈又有肌性和骨性之分,继发性斜颈可因斜视、听力障碍、炎症、痉挛、创伤等引起。其中先天性肌性斜颈相当多见,本节仅就先天性肌性斜颈予以讨论。

一、临床表现和诊断

先天性肌性斜颈的病因尚不完全清楚,因多数发生在难产、臀产和剖宫产的小儿。因此有人认为是分娩时产伤造成一侧胸锁乳突肌出血,血肿机化所引起;也有人认为是由于胎儿胎位不正,使胎儿头颈部姿态异常造成一侧胸锁乳突肌的血液循环障碍,引起肌肉缺血、萎缩、发育不良、挛缩而致。还有人认为胸锁乳突肌的营养动脉栓塞,静脉回流受阻,导致肌纤维退行性变,最后形成挛缩的纤维结缔组织,引起斜颈。组织学检查,早期在退化性肌肉肿块内有多量幼稚纤维组织;后期肌肉组织为纤维结缔组织所替代。

先天性肌性斜颈一般在出生后两周内发现,婴儿头部横向一侧倾斜,颌部也随之向对侧及其前方扭转,当搬动头颈部使呈正中位时,该侧较紧,受到牵制,此即为斜颈的患侧。检查时在患侧胸锁乳突肌中部可触到圆形硬质的肿块。可逐渐增大,持续发展2~3个月后肿块开始缩小,最后完全消失,而该肌即成为无弹性的纤维索。随着患儿的成长,头逐渐被牵拉而倾向患侧,颈部扭转,面部倾斜,下颌偏向健侧。如未得矫正,患侧面部发育较慢,形成颜面和头颅继发变形,两侧不对称,患侧面部短小,外观较扁平,外眦与口角间距离较对侧小,耳郭增大,乳突部突出,患侧锁骨及肩部耸起。长期未治者,患侧颈部的其他肌肉也发生相应的挛缩,颈椎逐渐发生形态和结构上的改变,出现明显脊柱侧弯。这种严重的肌性斜颈,即使把胸锁乳突肌的挛缩矫正也难恢复其颜面的正常形态。

先天性肌性斜颈根据患儿的出生情况、临床症状和体征,诊断并不困难,但应拍摄颈椎X线片,以排除骨质异常,并需与其他原因引起的斜颈相鉴别。

(一)骨性斜颈

为先天性颈椎发育异常,胸锁乳突肌无挛缩,X线片检查示颈椎骨质异常。

(二)眼肌异常

眼外肌的肌力不平衡,以致患儿视物时需采取斜颈姿势,以避免复视。有上斜视或下斜视等眼部症状,而胸锁乳突肌无短缩,斜颈可自动或被动矫正。

(三)听力障碍

由于一侧听力障碍,患儿倾听时常表现为斜颈姿态,但无固定性斜颈畸形,无胸锁乳突肌短缩或颈椎异常。

（四）继发于感染、外伤后的斜颈

可追溯到相应的咽部、颈部软组织或颈椎的感染、外伤病史，发病急促，颈部活动受阻，疼痛明显，X线可显示颈椎半脱位，或颈椎破坏和椎前脓肿等。

二、治疗

先天性肌性斜颈越早得到治疗，效果越好，因年龄不同可采取不同方法，在婴儿期如坚持采用非手术疗法，部分患者可以治愈；在儿童期或胸锁乳突肌挛缩不严重者，经手术治疗，可以治愈；胸锁乳突肌挛缩严重，颜面不对称很明显，且年龄较大者，也可有明显效果，但不能达到正常水平，有时改善了颈斜畸形，而颅面部畸形反觉明显。

（一）非手术方法

非手术方法包括训练、按摩、推拿、热敷、强制性头位等。要求手法应轻柔，时间要持久，家长需配合。最简单的训练方法是将患儿床放置在向门或可引起婴儿产生兴趣的位置，以便使患儿的头部时常偏向健侧，颌部转向患侧，这样可以使胸锁乳突肌时常被拉长。按摩的方法是将患儿头偏向健侧，颌部转向患侧，使患侧胸锁乳突肌拉直，然后按摩肌肉每天3～4次，每次10分钟。对较大的患儿可辅以热敷理疗，牵引等措施。经过半年左右的治疗多数患儿头部姿势和活动可以恢复正常。

（二）手术治疗

发病6个月以后胸锁乳突肌多已纤维化，牵引效果不佳，因此被动牵拉6个月以上无效者，以及2岁以上的患儿均需做胸锁乳突肌切断术。12岁以上者，若颈椎无结构改变，脸部畸形不严重，手术矫正也可获得明显疗效。对年龄较大，且合并脸部严重畸形者，手术矫正颈部歪斜可明显矫正，但脸部畸形不可能恢复正常。常用的手术是直视下切断胸锁乳突肌在锁骨和胸骨部的肌腱。解除胸锁乳突肌的挛缩。手术在全身麻醉或基础麻醉加局部麻醉下进行，患儿仰卧位，头偏向健侧，在胸锁关节和锁骨内侧端的上方1 cm处做长4～5 cm的与锁骨平行的横切口。切开挛缩的颈筋膜和颈阔肌，露出胸锁乳突肌在胸骨和锁骨部的肌腱。用一长弯止血钳，自该肌腱下部外侧分开其下的软组织后，将止血钳置于该肌腱后侧，于锁骨上2 cm处横行切断胸骨和锁骨部肌腱，任其回缩（图11-4）。挛缩严重者，经上述处理后畸形尚不能矫正，则在乳突部于外耳道下缘平面做一稍向上的弧形切口，切开皮肤组织，露出胸锁乳突肌的上部（图11-5），用骨膜剥离器自乳突分离胸锁乳突肌的上止点，或切除部分该肌肉，解除挛缩牵拉，自然回缩。在处理该点时，要注意保护耳大神经、面神经和颌神经。在少数年龄较大的病变严重的患者，需同时将受累挛缩的深层筋膜、软组织、前斜角肌、斜方肌等一并切断松解，方能获得更好的效果。术中不断活动头颈部，判断需要松解的范围，有助于松解的彻底性。

（三）手术后处理

4岁以下的患儿不用石膏绷带固定，术后仰卧，用沙袋放在头部两侧，将头固定于头偏向健侧，下颌转向患侧的过度矫正位。尽量使患侧胸锁关节与乳突间保持最大距离。1周后拆线，然后练习头部动作，使面部常转向患侧。年龄较大的患儿，应采用头胸石膏绷带固定在过度矫正的位置4～6周。固定解除后，尚须每天多次做手法扳正和向过度矫正方向做自主活动。

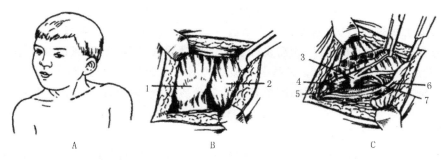

1.胸锁乳突肌胸骨头;2.胸锁乳突肌锁骨头;3.颈内静脉;4.颈
总动脉;5.锁骨下静脉;6.颈深筋膜及血管鞘;7.锁骨下动脉
A.切口设计;B.切开皮肤组织;C.胸锁乳突肌下端后侧解剖关系

图 11-4 胸锁乳突肌下端切断术

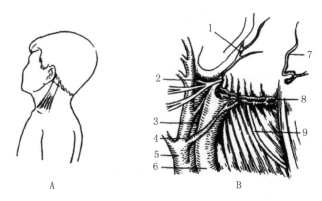

1.耳后动脉;2.面神经;3.颈内动脉;4.颈外动脉;5.颈总动脉;
6.颈内静脉;7.枕动脉;8.胸锁乳突肌断端;9.副神经
A.切口设计;B.解剖关系

图 11-5 胸锁乳突肌上端切断术

（任珊珊）

第四节 先天性颈蹼的整形修复

一、临床表现和诊断

婴儿出生后,在颈部两侧,自乳突尖部向下到肩峰之间,各有由两层皮肤间夹皮下组织和筋膜构成的蹼状皱襞,名为颈蹼,也称蹼颈,属少见的先天性畸形。以女性多见。

1938 年,Turner 曾报道一组包括蹼颈、痴呆、外翻肘等多种发育异常现象的女性患者,称为Turner 综合征。后来又发现这类患者的卵巢有发育不完全或缺如,染色质阴性或缺乏典型的染色质,缺少一对性染色体,即只有 45 对染色体,性染色体为 XO,常伴有内眦赘皮、唇腭裂,小颌畸形、耳畸形、肢体淋巴水肿、蹼肘、蹼膝、月经延迟、身材矮小等。此病也偶见于男性,但染色体数目和性染色体均属正常46XY。故有人认为男女蹼颈的发生原因可能并不一样。

颈蹼患者看上去颈短而宽,两侧自乳突至肩峰形成蹼状皱襞,颈项部发际低下,并向前方延伸,部分蹼颈皮肤上也可生长头发,颈后发际线向下可达第1胸椎处,蹼颈的深层含有筋膜组织带,头颈的左右旋转可能略受限制。X线片检查颈椎骨质并无异常,以此与颈椎引起的短而宽的颈部畸形相鉴别。需仔细进行全面的系统检查和染色质检查,以发现伴随的畸形和症状。

二、治疗

颈蹼的治疗,主要是运用Z成形术原则,消除蹼状皱襞,松解筋膜组织带的牵拉,改善颈部外形和恢复旋转自如的功能。翼蹼部无毛发生长者,可按常规Z成形手术方法,以蹼的游离缘为轴线自乳突尖部直达肩峰纵行剖开两侧皮肤皮下组织,两端附加切口切开,在蹼的两面各形成一方向和位置互相对应的三角形皮瓣,Z形臂的附加切口线与轴线切口的夹角一般在60°为宜,也可作成不对称形。掀起皮瓣,剥离切除皮瓣下的纤维结缔组织带,彻底松解后,将皮瓣互易位置,在无张力下缝合。两侧蹼颈可在同一次手术中完成治疗。对一些翼蹼皱襞较短,牵拉明显,短颈十分严重,则可横行切开皱襞组织,创面移植全厚皮片,而使翼蹼消失,消除颈部活动的限制。

部分蹼颈患者,颈项部发际很低,翼蹼上常生长很多毛发,此时,可先在翼蹼的后侧颈部切除一大块梭形带发皮肤,然后于剖面的上下两端设计成夹角不等的斜行附加切口,形成不对称的两个对偶三角形皮瓣,易位后尽量使创面前方的无毛发部皮瓣向颈后旋转,使后侧皮瓣向前上方旋转至耳后,抬高发际,松解翼蹼(图11-6)。

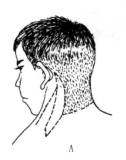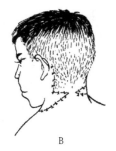

A.设计;B.修复后

图11-6　先天性蹼颈蹼翼修复术

（任珊珊）

第五节　头皮缺损的整形修复

一、头皮缺损的病因、分类与治疗原则

(一)病因

1.损伤

损伤是头皮缺损最常见的原因。深度烧伤、冻伤、强酸或强碱烧伤、电击、切割伤、撕脱伤、大

剂量放射线照射等,均可使局部软组织缺损和坏死。

2.肿瘤

头皮的恶性肿瘤、良性肿瘤及斑痣在切除后可造成软组织缺损。如神经纤维肉瘤、皮肤癌、血管瘤、色素痣等,均需整形外科方法修复缺损。

3.感染

细菌感染可引起广泛软组织破坏,继而产生不同程度软组织缺损。

4.先天性软组织缺损

由于遗传因素或胚胎发育过程障碍,致患儿出生时头皮有不同程度的缺损。临床少见,常合并有颅面部器官畸形。这类缺损严重影响外貌及生理功能。

(二)分类

1.原发性缺损

因发育障碍所致的头皮缺损。

2.继发性缺损

因肿瘤等病变切除或外伤、感染等后遗的继发性头皮缺损。

(三)治疗原则

(1)根据软组织缺损的大小、深度、功能和美观的要求选择修复方法,以就近、从简、效果好为原则。首先要保证缺损的修复;其次在选择修复方法和材料时,应兼顾功能和形态的修复。

(2)修复时机的选择:①损伤所致瘢痕形成,一般在伤后 6 个月,以瘢痕软化、稳定后手术修复为宜;②感染致软组织缺损,需经换药或清创,感染基本得到控制后,方能施行缺损修复术;③肿瘤病变手术切除后的缺损,可立即修复。

(3)头皮血液循环丰富,修复过程中尽量保留和利用残存的正常组织或间生态组织,不可任意切除、摒弃。

(4)颅面部为暴露部位,易污染,感染是影响术后能否一期愈合及修复效果的重要因素。头皮毛发丛生,常夹杂污垢及致病微生物,故术前必须剃光头发,彻底清洗、消毒。术中的无菌操作,术后的正确护理、预防感染,也是重要的措施。

二、头皮缺损的修复

头皮缺损的修复方法,根据其缺损的范围、深度、损伤性质而定。

(一)部分头皮缺损的修复

1.直接缝合法(图 11-7)

头皮缺损较小在 1 cm 左右者,可在潜行游离创口周围头皮后,直接拉拢缝合。在缝合有张力时,可在创面两侧距离创缘 3～4 cm 处做减张切口,或在助缝器牵引下缝合。

2.局部皮瓣法(图 11-8)

头皮较小区域的缺损,不能用直接缝合法闭合创面者,可在头皮缺损附近的正常头皮组织部分,根据缺损的大小、形状、部位,设计一个或多个乃至整个头皮的皮瓣。在帽状腱膜下掀开各皮瓣,充分展开,反复以旋转-推进-交错方式,进行试转移,直至最佳覆盖缺损,无张力缝合。

由于头皮血液循环丰富,设计局部皮瓣可超过肢体传统皮瓣,设计长、宽为 1.5∶1 的比例。蒂部应位于颞部、耳后、额部或枕部,以保证皮瓣内含知名动脉。旋转后的皮瓣缝合应无张力。缝合后,皮瓣下应放置引流条并加压,以避免血肿形成。

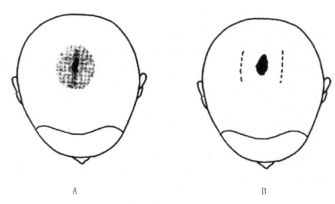

A.潜行剥离;B.松弛切口

图 11-7　头皮小范围缺损的修复

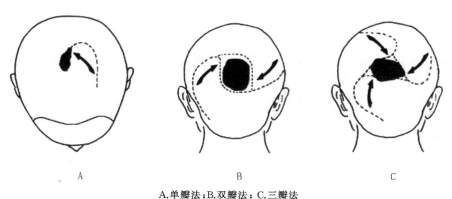

A.单瓣法;B.双瓣法;C.三瓣法

图 11-8　头皮局部皮瓣转移修复头皮缺损

3.游离皮片移植

缺损过大,无法用局部皮瓣修复者,只要缺损区骨膜存在,可切取中厚或刃厚度片,制成大张或邮票状的皮片,平铺于缺损区,将皮片缝合固定于创缘,或用网眼纱布固定皮片加压包扎。术后 10 天皮片成活后拆线。

(二)全头皮缺损的修复

1.颅骨钻孔后肉芽创面植皮

在颅骨外板每隔 0.5 cm 钻孔至板障层,见出血为度,用油纱布加压包扎。术后隔天换药,抗生素盐水纱布湿敷包扎,待板障肉芽组织长满后,取自体刃厚或薄中厚皮片移植覆盖创面。这是最简单方便、最有效的手术修复方法。缺点是需时较长,无头发生长。

2.游离大网膜移植中厚植皮

头皮缺损面积大且形状不规则,有颅骨或硬脑膜外露,或已有轻度感染征象者,可行血管吻合大网膜游离移植覆盖创面。

剖腹后,在胃大弯侧,自左向右逐一结扎右胃网膜动、静脉向胃大弯缘发出的分支,切断大网膜附着于横结肠的网膜蒂和左胃网膜动、静脉。取出含右胃网膜动、静脉为供区血管的大网膜。将大网膜平铺于头部创面,在手术显微镜下行右胃网膜静脉与颞浅静脉,右胃网膜动脉与颞浅动脉端端吻合。网膜血液循环重建后,在股部取中厚皮片覆盖于网膜上,间断缝合固定,适当加压包扎。

切取大网膜面积应较创面大 1/4 为宜,以保证既无张力又不折叠。游离大网膜,结扎胃-网膜血管应紧贴胃大弯进行,保证血管结扎牢固,避免出血。手术操作宜轻柔,避免腹内过多操作导致术后腹腔粘连。尽可能使切取的大网膜血管蒂够长,以便于无张力吻合血管,并使皮片与网膜紧贴,不留无效腔。对皮片的加压包扎松紧度适中,避免过紧压迫血管,影响大网膜血液循环。

大网膜游离移植中厚植皮由于手术难度较大,对身体创伤也较大,且修复后效果并不优于颅骨钻孔植皮法,故不作为修复全头皮缺损的首选方法,仅在有大块颅骨坏死、需行颅骨修补时选用。

3.游离皮瓣移植

游离皮瓣移植适用于较大面积的头皮缺损,有颅骨或脑膜外露,不能接受游离植皮或皮瓣转移术的治疗者。彻底切除头皮的病变组织,切开颞侧耳前皮肤,解剖出颞浅动、静脉。根据缺损范围,可选用肩胛皮瓣、背阔肌皮瓣、腹股沟皮瓣、前臂皮瓣和股前外侧皮瓣等作为供区。以皮瓣营养血管束为轴,按略大于缺损区的皮瓣轮廓线切取皮瓣。将游离皮瓣平铺于头部创面,皮瓣缘与创缘缝合数针固定。在显微镜下,皮瓣的静脉、动脉与颞浅静脉、动脉行端端吻合。血管接通后彻底止血,缝合创缘。

供区宜选择较为隐蔽的部位。移植皮瓣在血管吻合成功后,常渗血较多,应注意止血和防止失血性休克,并在皮瓣下放置引流条。术后严密观察血液循环情况,若出现血管危象,应即时处理。

(三)头皮撕脱伤

头皮撕脱伤常发生于女性工人,常因违反安全生产操作规程,头发披卷入车轮或皮带中,而致头皮全部或部分撕脱,严重的可连同耳、额部皮肤甚至连同部分眉毛、上睑及面侧部皮肤等一并撕脱。通常皮肤、皮下组织和帽状腱膜一起撕脱,严重时连同颅骨骨膜也一起撕脱,甚至伴有颅骨损伤。由于头皮血液丰富,受伤后有大量失血,加之疼痛,伤者易发生休克,有的还伴有颅脑损伤,接诊时应仔细检查。头皮撕脱后如未能得到妥善处理,可造成严重感染,以致颅骨骨髓炎、颅内感染和败血症等,或造成慢性溃疡,长期不愈,最后发生严重挛缩,导致上睑外翻及面部其他严重畸形,并遗留永久性秃发。头皮撕脱伤的治疗按受伤后早期、晚期和后期 3 个不同阶段进行不同的处理。

1.早期处理

(1)抗休克:大片或全部头皮撕脱伤,患者常因疼痛及大量失血而发生休克,故首先应测定其血压、脉搏、呼吸等,并仔细检查其头皮撕脱区有无活跃的出血点,如有应立即结扎。同时检查头颅骨有无骨折,脑损伤的症状、体征及身体其他部位的合并伤。若患者已处于休克状态,则应予输血、输液,以纠正其血容量的不足,并给以镇静止痛药物,使其能配合治疗。在休克被纠正前严禁行头颅清创术。

(2)清创缝合:一般应争取在受伤后 12 小时以内行清创治疗,伤口可望一期愈合。如超过 12 小时,但创面较为清洁,仍可按早期治疗原则处理;如头皮未完全脱离,则尽可能保留其相连处的头皮;如果与头皮相连的蒂部较宽,并有知名血管相连接时,虽大块撕脱,也可保留;如头皮完全撕脱,则应用游离皮片覆盖;若有较大的骨膜缺损(大于 3 cm),则应考虑皮瓣或其他方法修复之。

（3）处理步骤及方法：手术宜在全身麻醉下进行。先彻底清创，剃净头发。有油污的头皮应用汽油或肥皂洗净后，按以下方法进行处理。①部分撕脱：如被撕脱的头皮仍有部分与头部相连，而无严重挫伤，可观察头皮远端血运情况，逐步修剪，直至出血旺盛为止，然后将撕脱的头皮缝回原处。②完全性撕脱：国外曾有人报道将完全撕脱的头皮于清创后缝回原处，加压包扎可重新成活。但在绝大多数情况下，包括帽状腱膜的全层头皮，在撕脱时常伴有挤压与挫伤或撕裂伤，原位缝合后，很难重新建立血运，结果将导致头皮坏死、继发感染，反而延误了创面早期愈合。故除游离头皮中知名动、静脉可与受区血管作吻合者外，目前一般不主张将撕脱的头皮进行简单的回植。有人主张将撕脱的头皮修去皮下组织和帽状腱膜后作为全厚皮片进行移植，以期能使毛发重生，但因组织仍然过厚、不易成活或成活后毛发难于再生致效果不佳，若头皮挫伤严重更不易采用该法，否则将导致头皮坏死和感染。目前临床上对全头皮撕脱伤常采用下列方法处理。

游离皮片移植法：游离头皮无挫伤或擦伤，可以考虑将其切为中厚皮片再回植于头部创面上，如仍嫌不足可再在其他部位切取皮片移植修复。该法在骨膜完整时效果较好；如果撕脱的骨膜面积较小，则植皮片也有可能存活；如果骨膜大片撕脱，邻近可形成筋膜或肌肉瓣，可将其转移覆盖裸露的颅骨，再在其上植游离皮片；如无组织瓣可转移时，可凿去一层骨外板或骨皮质，直至有较密的出血点时，再在其上植游离皮片也有可能存活。

血管吻合法：若撕脱的头皮有一定完整性，其上又可分离出知名动、静脉者，则具有显微外科手术的条件可采用此法。方法为先对撕脱的头皮组织块剃发，用0.1％苯扎溴铵（新洁尔灭）和生理盐水反复清洗头皮，再在其相应的颞部、耳后、枕部皮下组织与帽状腱膜之间解剖出颞浅血管、耳后血管和枕部血管断端，用肝素和生理盐水冲洗，修整断端。头部创面常规清创后，解剖显露颞浅动、静脉，耳后动、静脉，枕动、静脉等受区血管。将撕脱的头皮组织块原位放回头部创面，端端吻合颞浅静脉和颞浅动脉，间断缝合头皮创缘。如血管过短也可用静脉移植的方法补救。再植头皮一般选择颞浅血管吻合，成功率高。接通血管后，若部分头皮血运不良，应在相应部位再吻合一组耳后或枕动、静脉。用此种显微外科吻接血管的方法，将撕脱的头皮再植成功后头发能再生，是一种理想的修复方法，国内外均有成功报道。但临床多见撕脱的头皮毁损严重，失去了再植条件。

游离皮瓣法：在身体适当的部位，设计大小合适的带蒂皮瓣，待头部清创完毕，并将一侧颞浅动、静脉蒂部解剖后，再将皮瓣血管蒂切断，与受区（颞部）血管吻合。

大网膜游离吻接血管移植皮片移植法：若有大片骨膜撕脱，无法移植游离皮片时，如患者条件允许，可考虑用大网膜血管吻合加皮片移植的方法覆盖头部创面。

上述几种血管吻合的方法必须首先考察创区血管情况，若切取皮瓣后无法取得良好血管重建效果，无疑将增加患者的伤痛，贻误治疗。颞部受区动、静脉应避免使用有撕裂或挫伤的部分，如有损伤应切去已损伤的部分，选择血液循环良好的动脉端进行吻合；若血管蒂长度不足，可行静脉移植术。有条件时应力争多吻接1~2条静脉，以保证皮瓣的血液循环。全头皮血管吻合再植时，动静脉吻合比率宜为1：2~2：3。另外，为尽量缩短手术时间，保证手术的成功率，可分两组人员同时进行头颅清创和头皮（皮瓣）准备。

2.晚期处理

早期患者未能得到合适的治疗，如将撕脱的头皮原位缝合，可致头皮坏死，进一步引起创面感染，患者有疼痛、发热、食欲缺乏等全身症状，治疗时应首先控制感染，给予必要的抗生素，再输液或输血维持体液平衡，并加强营养。但最主要的还是要除去感染源，切除坏死或感染的头皮，创面进行湿敷引流,以控制局部感染。待创面出现鲜红肉芽组织时,即可用中厚皮片覆盖,以封闭创面。在头皮植皮应以大块移植为主,而不应用小块或邮票状植皮,因这种植皮后,皮片间隙处常有较多的瘢痕组织,其上为一层极薄的上皮,由于基底血液供应较差,表皮容易受损而溃破,从而形成慢性溃疡。

在有颅骨外露时,待感染控制后,可凿除骨外板直达出血的创面,或用密集钻孔的方法,达到出血的骨松质即可,但不可钻入内板。肉芽逐渐从钻孔处长出,待肉芽布满创面,即可植以薄皮片。有时可等待坏死的骨外板脱落后再行植皮,这往往要等待较长的时间。

3.后期修复

头皮缺损修复的目的包括创面的消除和头发的恢复。头皮撕脱伤有头皮缺损的患者经早期植皮,皮瓣修复,创面愈合后就可装配假发,一般可达到满意效果。但在未经妥善处理的患者中,如皮片移植后有部分坏死或以小块(邮票)皮片移植的患者,经过很长时间,虽然创面最后愈合,但往往出现一种不稳定性的瘢痕,反复发生慢性零星溃疡,脓痂积滞,并有瘢痕挛缩,造成上睑外翻等畸形。对于这种遗留的瘢痕,无论有无溃疡,都宜再做整复手术,将瘢痕全部切除,重新行组织移植。对部分头皮缺损患者,特别是缺损部位位于额颞区者,而残留头皮面积足够,可采用头皮转移瓣或头皮扩张术后头皮移位的方式修复缺损区,以达到恢复暴露区头发、改善外形的目的。

(四)头皮和颅骨的烧伤

头皮是烧伤的常见部位,颅骨烧伤则多见于电击伤。两者的治疗原则与身体其他部位的烧伤处理原则相同。头皮由于厚实,血运丰富,又富于毛囊、皮脂腺等上皮结构,故大部分浅度烧伤创面愈合迅速。通常采用暴露疗法,保持创面干燥,促进干痂形成。

Ⅰ度烧伤创面争取痂下愈合,如继发痂下感染或积脓时,应及时湿敷,脱痂引流。

Ⅱ度烧伤者由于早期深度不易辨认,且头面部血运丰富、毛囊多而深,故不宜早期切痂。头皮Ⅱ度烧伤创面在保持局部清洁后,其愈合时间较其他部位烧伤短。

头皮Ⅲ度烧伤的处理较复杂。单纯头皮Ⅲ度烧伤,应尽早争取切痂,然后在健康的骨膜上进行植皮,如能行局部皮瓣或吻合血管的游离皮瓣转移修复,效果更好。头皮全层烧伤时,需待界限清楚后方可进行坏死头皮切除和植皮消除创面,待二期再应用带发头皮瓣作秃发区修复。

头皮和颅骨同时烧伤的患者,传统的治疗多趋向于保守。钻孔或凿除颅骨外板或等待坏死的颅骨分离脱落,创面生长肉芽组织后再行植皮,不仅拖延时间,而且愈合的瘢痕和皮片常因轻微的创伤而反复破溃,常需多次手术整复使创面愈合稳定。近二十年来,对头皮合并有颅骨烧伤患者多采用积极的治疗方法,即早期切除坏死的头皮,用邻近的头皮皮瓣一期覆盖失去活力的颅骨,以保护颅骨。在缺乏局部皮瓣利用的患者,则争取应用远处皮瓣或借小血管吻合游离皮瓣、肌皮瓣、肌肉瓣、筋膜瓣或大网膜的移植覆盖颅骨。裸露或烧伤的颅骨如能及时应用带血运的软组织覆盖,即使是全层颅骨烧伤,仍可作原位骨移植而保存下来,使之重建血运,形成新骨,避免了颅骨因裸露继发感染、坏死或因早期切除死骨的危险性,以及由于颅骨缺损带来的并发症和后遗症。

(五)先天性头皮发育不全

先天性头皮发育不全以女性多见,80％发生在顶枕部中线或中线附近。通常为一个部位,多部位的占 28％。部分患儿合并有身体其他部位的畸形,如先天性心脏病、唇腭裂、手指畸形等,若合并有脑积水或脑脊膜膨出则预后较差。其发病原因至今未明,可能与染色体异常、胎盘梗死或羊膜粘连等因素有关。

临床表现为患儿出生时头皮存在秃斑或溃疡,大小不等,直径一般小于 2 cm。常合并有相应大小的颅骨缺损,此时基底可见脑膜。小面积的头皮缺损经缺损边缘的上皮爬行可自行愈合。缺损较大时常因感染、出血而导致死亡。

治疗以保守为主。保持头皮溃疡湿润,用生理盐水或抗生素溶液纱布湿敷,以防感染和出血,促进溃疡边缘上皮生长,使创面自行愈合。合并有颅骨缺损的患者,如面积不大,可以用局部头皮瓣覆盖者,可考虑早期手术。新生儿的头皮薄而娇嫩,血运较差,手术时应注意皮瓣血运。在头皮缺损自行愈合或经手术修复后,较小的颅骨缺损常能自行闭合。较大的颅骨缺损常难以自行闭合,应依据缺损大小择期行缺损的修复术。

(六)瘢痕性秃发

头发的缺损严重影响人的容貌和仪表,尤其对中青年,秃发会造成精神上的巨大痛苦。

瘢痕性秃发是指由各种原因,如头皮烧伤、创伤、病损切除植皮或远位皮瓣转移修复后遗留瘢痕,而产生的秃发畸形。瘢痕性秃发的治疗主要采用手术疗法,治疗原则是将残存的健康有发区进行重新分布,尽量缩小和消除秃发区,或将明显暴露部位的秃发区转移至隐蔽的部位,以达到美容的效果。

1.头皮再植术

头皮完全断脱或部分断脱有严重血液循环障碍、撕脱的头皮有一定完整性、有可供吻合血管者,可接受头皮再植术。

2.游离皮片回植术

无条件行头皮再植术者,可将撕脱的头皮,用鼓式取皮机制成中厚或刃厚大张皮片,回植于头皮缺损区,与创缘间断缝合固定,加压包扎。术后10天皮片可成活。

3.局部皮瓣转移

对于较小的瘢痕性秃发,可先切除瘢痕,再在其两侧作S形切口,形成2个头皮瓣,沿切口切至帽状腱膜下间隙,掀起皮瓣旋转至秃发区。供瓣区可直接拉拢缝合。

4.带毛囊全厚头皮游离移植术(插秧法)

对秃发区广泛,而其深层有较丰富的皮下组织,即有良好的受植床,而正常头皮头发生长茂密者可用此方法。手术方法如下所述。

在秃发区切割边长4 mm的方形受植床,以左右间距2 mm,前后间距4 mm为宜,深达皮下组织层。在耳后枕部头发茂密区帽状腱膜浅面,沿毛囊生长方向,切取1～2 cm宽的头皮条,肉面朝上,分割成边长4 mm的小方块,平整嵌入已形成的受植床内,缝合固定1针。(图11-9)用油纱布覆盖、加压包扎。供区直接拉拢缝合。

近年来有用毛发再植器械,在秃发区作出受植床,在供发区进行束状毛发切取。每束毛发5根左右,插入受植床,不缝合,油纱布加压包扎,其头皮成活率较上述带毛囊全厚头皮游离移植略差,但操作简单,无供发区创面暴露为其优点。

5.带蒂轴型皮瓣移位法

对于额顶部秃发,可以颞枕部较隐蔽区的皮瓣来修复秃发。手术方法为:以颞浅动脉顶支、枕动脉主干为轴心线,自颞侧耳上经顶结节弧形转向枕部粗隆外侧,设计皮瓣宽3 cm、长15 cm,蒂在颞侧耳上的头皮瓣。从远端向蒂端掀起皮瓣,旋转至额顶部,修复无发区,供瓣区直接缝合。若秃发区宽,在对侧可用同样方法形成皮瓣,覆盖残余无发区。此法为有血供的头皮移植术,由于移植全层皮片小,容易成活,并有毛发再生。但移植皮片的数量及再生毛发的数量均有限,对严重秃发者难以满足毛发再生的需要。为使植皮成活,适当固定皮片十分重要。

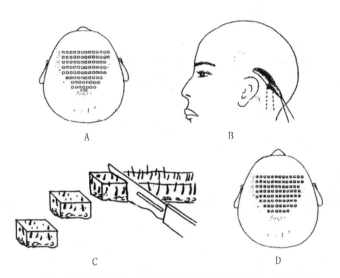

A.秃发区受植床的准备;B.切取带头发的全厚头皮条;C.修剪头皮
条,切割成边长 4 mm 的方形;D.移植于准备好的受植床

图 11-9 全厚头皮游离移植术修复秃发畸形

6.头皮扩张法

任何原因引起的秃发,在秃发区周围有生长良好的头发区、无颅骨缺损或病变者可用该法修复。手术方法为在与正常头皮交界的秃发瘢痕侧做小切口,向正常头皮方向钝性分离帽状腱膜下间隙,形成一略大于扩张器的腔隙,置入扩张器。切口愈合拆线后 3 天开始注水,每周 2 次,每次注水量为扩张器容量的 10%~20%。达到预期扩张容积后,行二期手术。在瘢痕与正常头皮交界处切开头皮,直达扩张器留置间隙,取出扩张器,切除无发区。将扩张的头皮掀起,以推移、旋转、交错方式移位,覆盖无发区,形成平整自然的发际线。供瓣区直接缝合。

该方法要选择好合适的扩张器,一般 3 mL 容量可修复 1 cm² 的缺损。要求被扩张的头皮面积一半用于修复缺损,一半用于覆盖供区。一个扩张器不够,可放置两个,甚至多个。在扩张过程中,若发生头皮坏死,扩张囊外露,应停止注水,取出扩张器,提前行修复手术。头皮是扩张术适用的特区,是治疗效果最好的部位。正常头皮经扩张后,可获得额外头皮,既修复了缺损区,又避免了供瓣区继发秃发。一次扩张不一定能完全修复缺损,可行多次扩张,直到完全消灭秃发。

（任珊珊）

第六节 颅骨缺损的整形修复

一、颅骨缺损的病因和治疗原则

颅骨缺损多由严重外伤、深度烧伤和电击伤、手术切除和先天畸形等引起。颅骨缺损使脑组织失去重要保护,而且严重影响容貌。而颅骨的再生能力极为有限,常需要手术整复。

(一)病因

1.外伤

火器伤、车祸伤、锐器伤和工伤等均可导致颅骨的骨折甚至缺损。这是颅骨缺损畸形最常见的病因,并常伴有头面部其他部位软、硬组织的损伤和缺损。

2.烧伤

颅骨的烧伤一般与头皮烧伤伴发。因颅骨主要为骨膜供血,颅骨烧伤后常因营养不良、不易恢复而发生坏死;若继发感染,可致颅死骨分离,形成缺损。一般热烧伤较少引起颅骨的缺损,而电击伤则常伴有颅骨的损伤。

3.其他

因病变侵犯或根治需要,常需要切除部分颅骨而造成颅骨缺损。该类缺损术前应有充分准备,尽量争取同期修复。头颅的先天畸形常伴有颅骨缺损畸形。

(二)修复原则

颅骨板的外层缺损一般可自愈,且对容貌和功能影响轻微,不需手术修复。但颅骨较大范围的全层缺损使局部脑组织失去了骨骼保护,易受外伤,故必须予以修复。

(1)局部应有健康的软组织覆盖。颅骨缺损往往合并有头皮等软组织的损害,造成瘢痕粘连和坍陷等畸形。因此在进行颅骨修复前,必须首先检查局部软组织情况。如局部头皮或皮肤组织瘢痕较少,且历时较久,已变得柔软,术中可与基底硬脑膜分离者,可考虑做一次性颅骨缺损修复;反之,如局部头皮或软组织缺损,或有瘢痕形成并与深部组织粘连时,应先做头皮修复。采用局部头皮瓣、头皮扩张、远位皮瓣或血管吻合游离组织移植等方法,使颅骨缺损部位有健康的软组织覆盖,同期或后期再行颅骨缺损修复。

(2)局部软、硬组织应无感染。如有炎症必须在炎症控制、局部情况稳定后 3 个月才能手术。

(3)皮肤切口应尽量位于颅骨缺损区以外。采用冠状或瓣状切口,避免直接在缺损区表面做切口,因一旦皮肤切口裂开或感染,可招致颅骨修补物质感染、外露而致手术失败。

(4)勿损伤脑组织,如伴有脑膜缺损应设法用筋膜组织修复。

(5)修复材料应有良好的固位,目前用钛合金微型夹板行坚固内固定可取得良好效果。但重要的是缺损区边缘应尽量制备成颅骨内板小于外板的坡形,以免修补材料陷入颅内。(图 11-10)

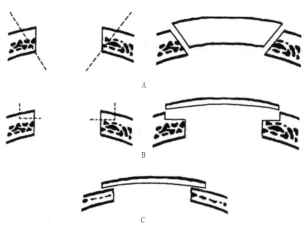

A.坡形法;B.嵌贴法;C.平铺法

图 11-10　颅骨修补物的固定方法

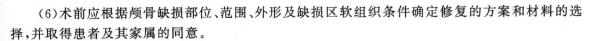

（6）术前应根据颅骨缺损部位、范围、外形及缺损区软组织条件确定修复的方案和材料的选择，并取得患者及其家属的同意。

二、颅骨缺损的修复

（一）修复材料

与全身骨骼缺损修复一样，颅骨缺损的修复有众多可供选择的支架材料，其中采用骨移植修复骨缺损是临床应用最早和最常用的方法。早在 1878 年，Macewen 首先报道传统的骨移植成功。此后，骨移植在临床广泛使用，促进了基础研究的不断发展，其中移植骨植入后如何成活并和宿主骨愈合是研究的核心问题。1893 年，Barth 从自己实验中观察到，植入的移植骨大部分已坏死，然后被新骨所代替，两骨端骨松质的广泛紧密接触，有利于这种代替过程的进展。1912 年，著名学者 Phemister 经过实验观察，认为植入的骨被宿主骨逐渐吸收，同时被宿主植骨床中骨和骨膜的成骨细胞形成的新骨所代替，并提出了爬行替代学说来解析植骨后骨愈合的机制。1965 年，Clrist 在大量实验的基础上，提出诱导成骨学说，认为移植骨具有诱导成骨作用，即移植骨通过宿主的蛋白和酶类的生化过程，可诱导宿主的间充质细胞转化成为具有成骨能力的成骨细胞。此外，移植骨作为再血管化的支架，破骨细胞、成骨细胞活动的场所，将宿主骨功能传导到移植骨，即移植骨成活的骨传导学说。总之，移植骨的成活与重建，是一个极其复杂的生理过程，许多基础理论和临床技术尚在深入研究之中。

目前用于颅骨缺损修复的材料大致可分为活体组织、非生物性材料和组织工程化材料三大类。

1.活体组织

活体组织包括自体和异体的骨骼、软骨。以自体骨移植最为理想，它抗感染能力强，术后吸收少，移植后可保持正常发育。缺点是需增加手术范围，且提供的组织量有限。可供骨移植常用的有肋骨、髂骨与颅骨。

（1）肋骨：肋骨移植修复颅骨缺损特别适用于小儿和年轻患者。其优点：①肋骨切取后只要骨膜完整，肋骨能迅速再生，供区可保持正常发育，因而减轻了畸形。②肋骨作为供骨区能够提供的量较大，可修复较大范围的缺损。移植时通常将肋骨劈成两半，平铺在缺损部位以增加覆盖面积。肋骨移植因移植后的表面凹凸不平，术后产生搓板样外形，故多用在有头发覆盖的颅骨部位。前额骨缺损以髂骨移植较为理想。

（2）髂骨：髂骨移植适用于成人的颅骨缺损，小儿患者易破坏髂骨生长中心而导致继发畸形。因髂骨结构、形态及弧度与颅骨相似，特别适用于中小型前额骨或眶上缘缺损的修复，修复后表面较平整、光滑，外形恢复效果好。

（3）颅骨：颅骨移植修复颅骨缺损，优点是取材方便，供、受区外形弧度接近，修复效果好，不产生继发畸形，术后疼痛及功能障碍也不明显。缺点是提供的量有限，适用于小面积缺损修复。移植方式有颅骨外板、内板的游离移植和带血管蒂软、硬组织颅骨复合瓣移植。其中，采用颅骨外板带血管蒂颅骨复合瓣适用于受植区局部软组织情况不佳、愈合能力较差的缺损修复。

2.非生物性材料

非生物性材料有金属板、不锈钢、合金和合成材料，如有机玻璃、丙烯酸甲酯、硅橡胶、钛合金等。与活体组织相比，非生物性材料存在不同程度的异物反应和抗感染能力差的缺点，术后如发生感染或创缘裂开等并发症，则必须取出植入物而致手术失败。此外，由于植入材料不能与周围颅骨发生骨性愈合,日后可能发生移位。而金属类材料因能导热,可产生各种局部反应。有时由于异物反应,还可导致严重纤维增生而引起癫痫。此外,非生物性材料不能随年龄的增大而增长,故不适用于幼年患者。虽然非生物材料存在诸多缺点,但由于取材方便,塑形简单,又不增加患者取材供区新的创伤,在临床上仍不失为可供选择的方法之一。

在各种非生物性材料中,患者应用打孔有机玻璃材料修复面积最大达14 cm×16 cm的颅骨缺损,均获成功。由于有机玻璃塑形方便、承受外力强度高,修复效果均较满意。但由于均存在异物反应,术后植入物周围有不同程度渗液,必要时需在无菌条件下抽吸,故有发生感染的可能,术后1周内使用类皮质激素有明显减少渗出的效果。目前采用甲聚四氟乙烯材料修复较合适,它的组织相容性好,性质稳定,造型简便,自体组织能长入微孔中,从而增强修复材料的稳固性。而钛合金材料具有强度好、成型和固定方便、抗感染能力较好等优点,一般预制成网孔状板材应用。

3.组织工程化骨

组织工程是生物工程学方面取得的令人瞩目的成就,是应用细胞生物学和工程学的原理,对病损组织结构、功能的修复与重建进行研究开发的一门新兴科学,代表着新世纪整形外科的发展方向。其方法是将分离到的自体高浓度细胞(种子细胞)经体外培养扩增后种植于一种天然或人工合成的、具有良好生物相容性的可降解的细胞支架[又称细胞外基质(ECMs)]上。这种生物材料细胞支架可为细胞提供生存的三维空间,有利于细胞获得足够的营养物质,使细胞按预制形态的三维支架生长。然后将这种细胞-生物材料复合体植入组织缺损部位,在生物材料逐步降解的同时,种植的细胞不断增殖分化,从而实现组织缺损的修复和功能重建。目前在颅骨缺损的修复方面已有成功报道,是值得临床医师今后努力钻研的重点技术。

(二)活体组织移植术

1.自体肋骨或髂骨移植术

通常采用气管内插管,静脉复合麻醉。为使躯体略向对侧偏转,可将手术台摇斜向对侧,或在手术一侧的臀、腰部垫以沙袋或软布垫。

临床上常切取第六至九肋,切口自肋软骨的前端,沿需切取的肋骨向后作弧形切开,其长度较切取的肋骨长2 cm左右,女患者可在乳房下做切口,以使瘢痕隐蔽。肋骨切取后对剖劈成两片备用。髂骨一般按缺损区的大小及形状取用髂内板。颅骨缺损部头皮呈瓣状切开,剥离后翻转,显露骨缺损边缘,并凿成斜坡状,然后用劈开的肋骨片两端平铺于缺损部,皮质面与骨髓面呈相间排列。若为髂骨块,则修塑成适当大小,骨皮质面向外,移植于缺损部位,其边缘与骨缺损缘的坡度应相叠。用细不锈钢丝拴扎或小夹板和螺钉固定,固定时注意螺钉切勿过长伸入颅内,否则易导致癫痫等后遗症。如移植骨与颅骨间有空隙,可用咬下的骨松质充填。将已剥开及翻转的骨膜和头皮瓣复位覆盖植骨区。最后严密缝合头皮伤口,安置引流条,术后加压包扎。

2.自体颅骨移植术

手术操作基本同自体肋骨或髂骨移植术。在同侧或对侧的顶骨部凿取颅骨外板。先用亚甲蓝标出取骨范围,在其四周凿一骨槽,用弯凿沿板障层小心掀起外板,注意勿伤内板,将取下的颅骨块移植于颅骨缺损部。若需带血管蒂,可先于取骨侧颞部切开皮肤,分离解剖颞浅动、静脉,由颧弓后至取骨区形成包括颞浅筋膜的血管蒂,根据取骨线切开血管蒂侧骨膜,按上法凿骨,使骨瓣与血管筋膜蒂通过骨膜相续,然后移位修复缺损区。供骨创面用骨蜡止血。缝合头皮切口,加压包扎。

(三)非生物材料的植入术

将成品材料医用有机玻璃、聚四氟乙烯材料、钛合金板或硅橡胶颅骨模型消毒备用。手术操作基本同活体组织移植术。在颅骨缺损区显露后,按缺损形状和大小进一步修整材料,周缘按制备骨缺损缘形态修塑成相反斜坡,使置于颅骨缺损部,其周缘与骨缺损缘紧贴,呈镶嵌状,且平整光滑。相对缘钻孔,用粗丝线、细钢丝固定。依次缝合头皮切口。皮瓣下放置橡皮片引流,加压包扎。48 小时后取出橡皮片,并检查皮瓣下有无积液,若有发生,可抽吸后继续加压包扎,常可自行消失。

(四)组织工程化骨在颅骨缺损修复中的应用

因组织工程化骨需预进行组织细胞培养,故适用于择期修复手术。由于受组织培养周期的限制,目前一般仅用于较小范围骨缺损的修复,也可与其他修复方法联合使用。手术方法则与上述非生物材料的修复方法类似。

综上所述,颅骨缺损根据缺损大小、形态、部位、局部条件和患者意愿有众多修复材料和方法可供选择。但由于缺损部位的特殊性,在保证缺损修复的功能和外形效果的前提下,术中应警惕颅内并发症发生的可能性,要求术者具有神经外科的基本知识和技能,避免制备骨植入床时硬脑膜撕裂未予妥善修补所致的脑脊液漏、大型骨缺损修复术中牵拉或压迫导致的脑挫裂伤、骨缺损周缘硬脑膜剥离过宽又未予以彻底止血和硬脑膜颅骨外悬吊缝合而继发术后硬脑膜外血肿形成等并发症,以免影响骨缺损修复效果,甚或出现严重后果。

(任珊珊)

第七节　鞍鼻的整形修复

一、定义

鞍鼻指鼻背的骨和软骨向内呈现程度不等的凹陷,鼻尖上翘,鼻孔朝前,形如马鞍而得名,是鼻部最常见的畸形之一。鞍鼻主要系构成鼻支架的鼻骨和中隔破坏所致或还有鼻腔内壁黏膜损伤的原因,有鼻外伤、鼻中隔偏曲矫正手术不当或由梅毒、麻风等特异性感染或严重化脓性感染等,也可因先天性鼻骨、中隔软骨发育不良所致。

二、分型

鞍鼻按其原因分为先天性和后天性鞍鼻,国内以先天性鞍鼻多见;按畸形的程度分为单纯性和复杂性鞍鼻。

三、临床表现与诊断

单纯性鞍鼻:仅表现为鼻梁平坦或轻度凹陷,可伴有鼻尖圆钝低平,鼻腔多无生理功能障碍。

复杂性鞍鼻:多由外伤、鼻部组织切除或感染引起,表现为鼻梁部的骨和软骨明显内陷,形如马鞍,鼻中轴短缩,鼻尖上翘、后仰,鼻前孔朝前上方,出现碟状脸畸形。鞍鼻畸形多只有损容貌,但伴有严重中隔弯曲增厚变形或内壁严重瘢痕挛缩,也可妨碍鼻呼吸和发音。

X线检查可确定鞍鼻的程度和范围,有助于诊断和治疗。

四、治疗

单纯性鞍鼻由于没有明显的皮肤、黏膜组织缺损,因此,可通过隆鼻术充填适当的材料,来达到垫高鼻梁、抬高鼻尖的目的。复杂性鞍鼻由于同时存在鼻骨和皮肤软组织等不足,不能实施简单的隆鼻术,手术的重点和难点是选用适当的组织,以增加皮肤、黏膜等软组织量,并可覆盖填充组织。

目前,矫治鞍鼻常选用的充填材料有自体骨、自体软骨,医用硅橡胶和膨体聚四氟乙烯(e-PTFE)等。单纯性鞍鼻多采用医用硅橡胶。但对伴有鼻尖圆钝低平或复杂性鞍鼻患者来说,选用L形硅橡胶充填鼻部易造成鼻尖部皮肤张力过大,出现皮肤穿孔、破溃等并发症,应慎重。建议选用自体软骨或自体骨移植。

需要说明的是,正常人的鼻梁也有高、中、低之分,后者表现为从鼻根至鼻尖均显低平,为先天发育不良所致。国内要求隆鼻者除鞍鼻外,有相当一部分的低鼻梁和中鼻梁者,仍希望通过隆鼻术来改善容貌,增加鼻部的立体感。鞍鼻与低鼻梁者是隆鼻的绝对适应证,而中鼻梁者则是隆鼻的相对适应证。

(一)单纯性鞍鼻矫正术

1.适应证

适用于单纯性轻、中度鞍鼻,无明显的鼻中隔偏曲者。

2.操作要点

(1)假体定位:画出眉间至鼻尖的纵轴线,两眉头与内眦连线中点的水平线,两线相交处为鼻假体的上缘,假体的宽度应根据患者鼻的长宽度及脸型而定。

(2)假体选择:常用的充填材料有医用硅橡胶、自体骨及软骨、e-PTFE等。

(3)假体准备:根据设计需要雕塑假体。消毒后备用。

(4)麻醉:在鼻头、鼻小柱和鼻背筋膜处注入局麻药。

(5)切口:一般选用侧鼻孔缘切口、飞燕状切口等。①鼻内切口:切口隐蔽,无明显瘢痕,术中出血少。②鼻外切口:手术操作方便,可抬高鼻尖皮肤,远期瘢痕不明显。切口选择以隐蔽且利于操作为佳。

(6)分离:用细长剪刀经切口沿鼻背软骨表面潜行分离至鼻骨下端,然后,用骨膜剥离器将鼻骨骨膜分离形成相应的假体植入腔隙,以保证假体位于鼻背筋膜的深层。分离范围上达鼻根部,下至鼻尖,两侧根据假体宽度而定,应稍大于假体宽度,以植入后软组织无过大张力为度。若为L形植入物,则需将鼻翼软骨内侧脚后方分离直至鼻前棘。

(7)植入假体:压迫止血后,将雕塑好的鼻假体放入腔隙内。确认无误后,缝合切口。

(8)术后24～48小时换药,术后6～7天拆线。

3.并发症

(1)感染及血肿。

(2)排斥反应或鼻假体下移造成皮肤破溃外露。

(3)鼻假体偏斜、松动、两端翘动。

(4)鼻假体显露透亮影。

（二）复杂性鞍鼻矫正术

1.鼻横断延长法

（1）适应证：鞍鼻畸形明显，鼻下端结构完整。

（2）操作要点。①鼻下端复位：在鼻翼及鼻头上方做弧形切口，切开鼻全层组织，形成一个与鼻腔相通的洞穿性缺损，将鼻下端向下复位，延长鼻中轴。②修复洞穿缺损：在鼻根部翻转一个适当大小的皮下组织蒂瓣，四周与鼻腔黏膜创缘缝合，修复鼻衬里缺损，然后，以一侧滑车上血管为轴的额部岛状皮瓣旋转覆盖鼻部创面，供瓣区直接缝合或取全厚皮片移植覆盖或在两侧鼻唇沟处各掀起一适当大小的皮瓣或岛状皮瓣，以一瓣翻转为衬里，另一瓣旋转修复鼻部皮肤缺损，两瓣瓦合。两侧鼻唇沟供区创面直接缝合。

2.皮肤、黏膜松解延长植骨法

（1）适应证：严重鞍鼻畸形、皮肤及黏膜完整者。

（2）操作要点。①延长鼻部皮肤：于鼻翼缘及鼻小柱做 U 形切口，紧贴软骨及骨膜表面做广泛的皮下剥离，上至眉间，两侧至上颌部、颧部，下至上唇，使得皮肤松动，向鼻部牵移。②延长鼻部衬里：牵开切口，显露鼻骨及软骨，在梨状孔上缘约 1.5 cm 处弧形切开骨膜，向下剥离并掀起骨膜瓣，至梨状孔上缘。将鼻骨骨膜与鼻中隔黏膜分开，并横行切开中隔黏膜，梨状孔上部与鼻腔相通。沿梨状孔两侧继续向下剥离，使骨膜瓣连同鼻下部一并向下转移，将骨膜瓣覆盖在洞穿性缺损上，其创缘与梨状孔上缘缝合。③矫正鞍状畸形：切取自体髂骨或肋软骨，雕刻成"L"形支架，将其置于鼻梁位置，其深面与鼻骨紧密贴合，鼻小柱基部抵于鼻前棘。④矫正碟面畸形：在龈颊沟做切口，在骨膜下沿梨状孔两侧向上剥离，形成骨膜下间隙，将切取的骨块修成与梨状孔弧度一致的形态，植于梨状孔两侧及上牙槽凹面，用钢丝固定。关闭龈颊沟切口。

3.额部皮瓣矫正严重鞍鼻、臭鼻症

（1）适应证：严重鞍鼻、臭鼻症患者，鼻部皮肤完整。

（2）操作要点：①从鼻孔内鼻侧软骨上缘做切口，两侧贯通，用剪刀向鼻背及鼻尖部做广泛分离，充分松解挛缩，将粘连、移位的组织复位，延长鼻部。②再按鼻延长后留下的创面大小，切取以一侧或两侧滑车上血管为蒂的额部岛状皮瓣，在额部、鼻腔之间打一隧道，将皮瓣由其中引入鼻腔内，向内翻转，边缘与鼻腔内创面的黏膜对应缝合。在鼻中隔处，可将皮瓣中间皮肤剖开向两侧掀起，与中隔部黏膜缝合。供瓣区稍加分离即可直接缝合。③术后鼻腔内应适当填塞碘仿纱条，7～10 天拆除缝线。

（任珊珊）

第八节　唇裂和腭裂的整形修复

一、分类与治疗原则

（一）唇裂和腭裂的分类

唇腭裂的分类方法很多，有些分类法复杂，实用价值不大，一般习惯于将唇裂和腭裂作为两个单独的畸形加以分述，在临床上有较实际的应用价值。

1.唇裂的分类(图 11-11)

(1)单侧唇裂:完全性唇裂和不完全性唇裂。

(2)双侧唇裂:完全性双侧唇裂,不完全性双侧唇裂及混合性双侧唇裂。

(3)正中裂:极少见(见面中裂)。

(4)隐裂:常为单侧或双侧唇裂中的某一侧。

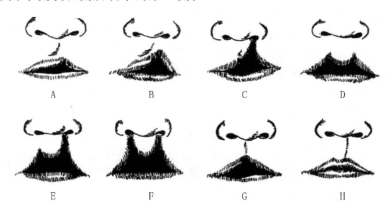

A、B.单侧不全唇裂;C.单侧完全唇裂;D.双侧不全唇裂;E.双侧混合性
唇裂;F.双侧完全性唇裂;G.正中裂;H.单侧隐裂

图 11-11　唇裂分类

唇裂可发生在单侧或双侧。唇裂畸形发生率男性大于女性,而单侧唇裂中左侧较右侧为多见,在单侧唇裂中裂隙可仅为唇红部小缺口到整个上唇全部裂开,直到鼻底裂开,并合并同侧齿槽嵴裂开。在不完全性唇裂中,实际上存在的畸形情况常超过表面所见,仔细观察时可发现未裂开的上唇组织常有沟状凹陷,该处肌肉层也存在裂开或鼻翼平坦、鼻底宽大,仅皮肤连续。在隐裂时,虽正上方皮肤完整连续,但有一沟状凹陷,其实有肌层畸形,在上唇活动时更为明显,该处色泽与正常皮肤不同,且无毛囊及汗腺。整复时将该皮肤切除,并需做肌肉修补。大多数唇裂患者伴有腭裂,有时还伴有其他面裂或四肢畸形。

单侧唇裂通常伴有同侧鼻翼、鼻底及鼻小柱畸形。一般裂隙越大,鼻畸形也越严重。在完全性唇裂伴腭裂患者中,畸形就更严重,还伴有同侧上颌骨的发育不全,两侧牙槽嵴远离,裂侧的牙槽嵴向后方塌陷,这样就加重了鼻畸形。鼻中隔也常弯曲及歪斜。侧鼻软骨受中隔移位的影响,在健侧形成一个隆凸,大翼软骨完全变位,以致裂侧和健侧的内脚分离,内、外脚间的角度增大。鼻翼外脚因牙槽突后陷而被拉向外下方。鼻尖、鼻小柱也斜向裂侧。

在双侧唇裂中,特别在双侧完全性唇裂中,两侧鼻翼位置都很平塌,鼻中隔前塌与前唇及前颌骨紧贴在一起,鼻端向前上方翘起。鼻小柱短或几乎消失。前唇部的皮肤和红唇虽都存在,但皮肤无毛囊,其下缺乏肌层,为未分化的结缔组织所代替。前颌部的骨组织中常含有 3～4 个牙胚,但牙胚的位置和方向异常。

2.腭裂的分类

通常根据裂隙的程度进行分类(图 11-12)。

(1)软腭裂:裂隙范围仅限于软腭,常单独发生,腭长度变短,裂隙较宽,通常不伴有唇裂。

(2)软硬腭裂:全部软腭和后部硬腭裂开,较少见,不包括牙槽嵴和唇裂,但二者可同时存在,即在腭裂和牙槽嵴裂间还有部分完整的硬腭存在。

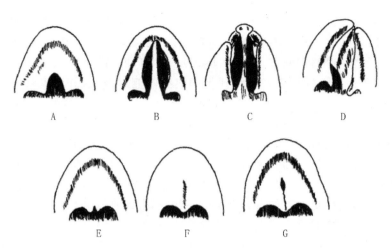

A.软腭裂;B.软硬腭裂;C.双侧完全性腭裂;D.单侧完全性腭
裂;E.悬雍垂裂;F.隐裂;G.软硬腭交界裂

图 11-12　腭裂分类

（3）单侧完全性腭裂:最多见的腭裂。裂隙自悬雍垂起直抵门齿孔,然后斜向外侧,约在侧切牙部与前颌骨分离。有时两侧齿槽相互接触,但各有其表面黏膜。有时互相距离很远,这时往往有同侧完全性唇裂。鼻骨与裂侧的上颌骨腭板分离,在此可清楚地看到下鼻甲。整个硬腭、软腭和悬雍垂均较健侧短小。

（4）双侧完全性腭裂:常与双侧完全性唇裂同时发生。裂隙在侧切牙部斜向两外侧,鼻中隔孤立地游离在中央,所以裂隙呈 Y 形。前颌骨与两侧切牙槽嵴不连而呈现不同程度的前突,严重者可突过鼻尖。两侧腭突游离,与鼻中隔不相连,因而鼻中隔、下鼻脚均外露,鼻中隔的长度多较正常短而位置高,双侧腭板有从水平位移向垂直位移的趋势,使裂隙增大及鼻腔缩小。有时在一侧或双侧悬雍垂及软腭裂隙边缘有类似瘢痕挛缩的情况,加重了组织缺损,这种情况年龄越大而越加显著。

（5）悬雍垂裂:少见,病变虽在悬雍垂,但也具有腭裂发音音质,修复后效果差。

（6）黏膜下裂(隐裂):腭部表面上无裂隙,但肌肉有裂开,腭骨裂开。用手指可扪出裂隙。有时可清楚见到该处仅为半透明薄膜存在。其发音完全为腭裂患者的音质。

（7）软硬腭交界处裂:极为少见。患者发音不清,表示软腭部肌肉也有缺陷。

（二）唇、腭裂综合治疗概况

唇腭裂是一种先天性腭弓发育畸形,病变累及皮肤、肌肉、黏膜、骨和软骨。所以畸形的修复也较复杂,不但要使外形尽量恢复到正常,还更重要的是要恢复唇腭部的正常功能(如吞咽、发音等)。所以评价唇、腭手术效果的标志是包括形态和功能两个方面,特别是语音功能的评价。

什么时候是唇、腭裂手术的最佳时间,对此学者们尚有分歧。对早期修补唇裂的观点,已基本统一,但对腭裂手术时间的分歧就较大。早期修复腭裂,无疑将可获良好的语音,这已被普遍承认(但有学者认为早期手术会影响面中部发育),认为腭裂患者的面中部畸形,主要是由于先天性腭裂畸形的潜在因素随发育而逐渐显示出来,而手术的影响并不是重要的原因。故目前大多数学者还是采用早期腭裂修补原则。DR Millard 在唇腭裂的综合治疗上做了许多研究,制订了一整套治疗方案。现介绍如下。

完全性唇裂患者的齿槽已失去正常的马蹄形,不但齿槽断裂,而且患侧裂端向内、向后移位,而健侧裂端向前、向外移位。为了再造鼻底,关闭裂隙,必须有一个良好的齿槽,宜出生后第2周就开始接受治疗。治疗方案:①先取上颌模,应用加拿大口腔科 Latham 教授介绍的方法,制作一个长的螺丝和铜条的托板(图 11-13),将托板固定在两侧腭板上,并嘱家长每天2次旋转螺丝180°;如为双侧腭裂,则托板固定在两侧腭板和前颌骨上(图 11-14),靠弹力牵拉使裂隙变小,最终形成相互靠拢紧贴、外形正常的齿槽嵴。②3个月后取出腭托板,第2天做齿龈整形及唇粘连术(图 11-15),使齿槽成为整块组织(不需植骨),移位的牙胚也将逐渐长入正常位置,同时由于将完全性唇裂粘连成为不完全唇裂,这将对齿槽起到一个压迫约束的作用。③在婴儿6~8个月时按旋转推进法修补唇裂。④1岁半时修补腭裂。⑤4岁时由整形外科、口腔科、五官科、小儿科、心理科医师们一起会诊复查。如有异常则进行治疗,并定期随访。特别对语音异常者进行分析,如不正常语音是由于腭咽闭合不全等器质性病理变化而引起的,则需做腭、咽成形术。如不正常语音是由于习惯性的舌部活动不到位所致,则作语音训练进行纠正。对唇鼻部异常外形可分别在4岁、学龄前、发育成熟后或随时进行修整。⑥如有牙侧不齐可做正畸治疗,一般13~15岁时治疗效果最好。⑦患者发育后伴有较明显的面中1/3发育不良者,可作Le Fort扩大Ⅰ型截骨前移术来纠正。

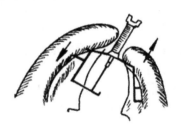
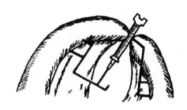

图 11-13　单侧腭裂 Latham 托板原理

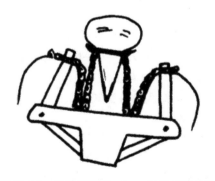

图 11-14　双侧腭裂 Latham 托板应用原理

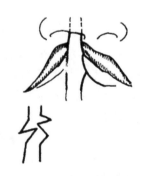

图 11-15　齿龈整形示意图

(三)唇、腭裂治疗时间及条件

1.单侧唇裂修复

单侧唇裂修复主张在婴儿3个月时进行为宜。虽也有人主张出生后即时修复,但大多数学者并不主张这么做,因为新生儿唇部组织极娇嫩,极易撕裂,再则新生儿唇部小,结构特征很难做到准确对合,以致只能达到粗糙的缝合,以后外形不会理想必定要再行整复手术。当然,在3个月的唇裂婴儿术前体重必须超过 5 kg,血红蛋白>100 g/L,白细胞总数<$10×10^9$/L。以及注意胸腺是否退化。

2.双侧唇裂修复

双侧唇裂同时修复时出血相对多,一般手术修补宜在 6～8 个月时进行。这时患儿的唇部组织已长得相对丰满便于修补,如果患者术前前颌骨前突严重,宜于术前 1 个月用保守治疗法进行持续加压,使前颌骨后退(图 11-16),这样在缝合时可大大减少张力,避免术后裂开。当然术前还要注意体重、血红蛋白、白细胞及胸腺退化情况。

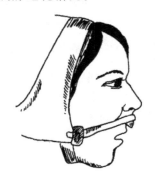

图 11-16　弹力加压使前唇后退

3.腭裂修补

有学者主张在 1～3 岁进行腭裂修补。因为腭裂修补手术是 2 个相对失血量较多的手术,故应重视患儿的全身情况。如有呼吸道感染及中耳炎发作等情况则暂缓手术。如伴慢性扁桃体炎反复发作而出现瘤样扁桃体者,宜手术前或手术同时做扁桃体摘除手术,避免手术修补后,两侧增大的扁桃体向中靠拢,加上手术创伤造成局部水肿,可引起局部堵塞而发生窒息。对摇动的龋齿要加以重视或术前拔除,以免术中碰掉而误入呼吸道。

(四)术前准备及术后处理

唇、腭裂修补手术,前者由于年龄小,后者手术出血量相对多,故手术前必须重视患儿的全身情况及感染情况,否则极易引起并发症或导致伤口裂开。当全身营养、发育情况较差时要增加营养,提高其体重和血红蛋白。如有感染情况及时治疗并巩固稳定后再进行手术。

对唇裂修补者,必须术前养成用汤匙喂养习惯。否则术后一吸吮会立即导致伤口裂开。对于双侧唇裂前颌骨前突者要进行保守治疗使之后退,这样便于修复,也可避免术后伤口裂开。

对腭裂修补者术前要备血。临床证明,即使术中出血量并不太多,术中输血后可明显缩短恢复过程。也要重视龋齿、扁桃体及中耳炎的病史及当前状况。

唇裂修补术后当天伤口覆盖敷料,第 2 天开始采用暴露疗法,以便保持清洁,减少感染机会。为了减少创缘张力,防止伤口与外物接触,可使用唇弓。唇弓可用 18 号钢丝自制(图 11-17)。婴幼儿术后需固定双肘部,使其不能弯曲,以免无意识的抓搔及污染创口。术后防止感冒流涕,如有血痂、鼻分泌物及食物附着,立即用 3%硼酸乙醇混合液或过氧化氢轻轻拭擦干净。因为婴幼儿皮肤十分娇嫩,一旦线头上附有分泌物,干燥后会变得很硬,持续压迫皮肤后引起皮肤糜烂,轻者会留有瘢痕,严重者会引起感染以致伤口裂开。

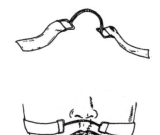

图 11-17　唇弓的应用

术后用汤匙或滴管喂饲，切忌吸吮。常规术后肌内注射普鲁卡因青霉素 40 万单位，每天 2 次。如伤口无感染，一般术后 6～7 天拆除全部缝线。如个别线头周围有感染现象，则应及早拆除。婴儿拆线时如躁动严重则极易造成创伤，故必要时可在基础麻醉下拆线。如伤口张力高，则可在术后第 4～5 天间隔拆线，余线于第 7～8 天拆除。唇红及口腔缝线可更迟些拆除或让其自然脱落。

（五）麻醉和手术时体位

在国外，唇、腭裂手术均在全麻插管下进行，而国内唇裂手术大多在基础麻醉加眶下神经阻滞麻醉下进行，因为气管插管麻醉后较易导致婴儿喉头水肿。腭裂手术均在全麻插管下进行。

手术均取仰卧位，抬高双肩，使头部后仰。这样术中出血就会积聚在咽腔内，便于及时吸除，以免流入气管导致吸入性肺炎，而在腭裂修补手术时肩部垫高要比修补唇裂时高，这样才能使头充分后仰，便于手术操作。

在唇裂修补时可在患侧鼻翼沟、鼻小柱根部、唇红缘注射含有肾上腺素的 1％利多卡因，目的是减少出血。腭裂手术时为同一目的，在裂缘双侧松弛切口，腭大动脉和门齿动静脉部黏膜下注射加有肾上腺素的局麻药，直到整个腭根发白，这样还有一个好处即便于剥离腭黏骨膜瓣。

二、唇裂修复术

（一）唇裂手术的要点及操作步骤

唇裂修复术方法很多，但定点、切开、剥离及缝合 4 个基本步骤都是相同的。只是不同的手术方法在设计定点上有差异。故先就这 4 个方面予以叙述，以后介绍各种修复方法时，仅介绍设计方法。

1.定点

定点是将所采用的各种不同手术方法的切口设计在鼻唇部上并画出来，作为切口的依据。然后用蘸有亚甲蓝溶液的注射针头刺在切口线的几个关键点的皮内。注意勿刺入过深而引起血。在测间距时勿用手过力牵拉而造成定点距离的失真。在唇弓上定点时尤需仔细，因稍有偏差日后随着生长发育的增长就会出现明显的畸形。故定点时要么两侧都在红线上，要么都在柱状线上。

2.切开

切开前可在两侧口角使用唇夹或缝扎,以压迫唇动脉而减少出血,当然也可用手指捏紧该部位,这样还可使组织紧张便于切开。助手协助随时吸去切口上的血液,以便术者准确无误地继续切开。切开时用 11 号尖头刀片垂直切透皮肤。在裂隙缘的切口以尽量保留肌肉和口腔黏膜。在唇动脉处出血点用止血钳钳夹止血,必要时可电凝或结扎。

3.剥离

为了减少伤口缝合时的张力,可在双侧牙槽做松弛切口,并在骨膜上做钝性剥离。剥离范围患侧比健侧大。包括颊部软组织和裂侧鼻翼,在完全性唇裂应将鼻翼底和下鼻甲下方的联系切断。这样才能使鼻翼得到充分游离,术后得到较好的复位,达到两侧鼻翼对称。鼻小柱根部也应分离,必要时将鼻翼内脚与前鼻嵴分离,使偏于健侧的鼻小柱恢复到正中位。在不完全唇裂或裂隙很小的完全性唇裂,不需如上作广泛剥离,仅将上唇系带切断,稍分离后肌肉复位缝合即可。此外在患侧要做皮肤、肌层和黏膜 3 层间的剥离,特别在肌层和黏膜层之间的分离范围要达到鼻唇沟,这样才能达到口轮匝肌的功能性复位,以及鼻唇沟三角的再造。

4.缝合

缝合由内向外,先缝合鼻底使鼻翼复位,然后缝合唇黏膜、口轮匝肌的功能性复位,肌肉缝合不宜过多,而鼻底部一针尤为重要,此针不但能达到口轮匝肌的功能性复位,又可达到纠正鼻小柱根部偏斜的目的。所以这针必须将肌肉挂在前鼻嵴或鼻小柱根部。皮肤缝合时必需两侧组织对齐平整,对齐唇弓缘这针尤为重要,如稍有错误,患儿长大后就会变成显著的畸形。缝合过程中,特别是缝合唇红时,凡多余的组织,不必保守地切除。

(二)修复单侧唇裂常用方法的设计

1.三角瓣法

在 1952 年 Tennison 第一个在患侧设计一个三角瓣插入到健侧来改变直线瘢痕,并增加了患侧的高度。此设计法是单侧完全性唇裂修补中的经典手术方法。其优点是保留了原始自然唇弓的形态;由于从患侧设计了一个三角瓣插入到健侧,使唇红嵴处显得丰满接近正常形态;切除组织量少,健侧几乎无正常组织被切除,而患侧仅在鼻底部切除部分组织,故特别适用于裂隙宽的单侧完全性唇裂。

其缺点是瘢痕深入人中部位,破坏了自然形态;术后双侧唇部有不对称生长的倾向,特别当插入的三角瓣较大时,后期患侧唇部明显长于健侧,以致不得不做第 2 期修整。故此方法目前在国外已基本淘汰,而国内也较少被应用。但其设计原则仍被应用,并被改进、创造应用于新的修补方法中。

切口设计(图 11-18):"9"为健侧唇峰点,"8"为唇弓中凹点,"8"—"9"="8"—"6","0"和"10"分别为两侧口角。"0"—"9"="10"—"3",以后"3"与"6"缝合形成患侧唇峰点。"1"和"2"分别位于裂隙两侧,鼻底高度,皮肤与黏膜交界处,以后这两点缝合形成鼻底宽度,所以要注意调节到与健侧鼻孔等大。测"1"—"6"为患侧唇高,"7"—"6"垂直于"1"—"6","7"—"6"加上"1"—"6"的长度等于健侧唇高。"2"—"4"等于"1"—"6",将来将此两线相缝合,"4"—"5"等于"5"—"3"等于"3"—"4"等于"6"—"7"。以后角"3""4""5"将插入到切开的"6"—"7"裂隙中,将来患侧的唇高等于"1"—"6"加"6"—"7"等于"2"—"4"加"3"—"4"等于"2"—"4"加"4"—"5"等于"2"—"4"加"3"—"5"。由"1"和"2"向鼻腔内延长切口,将来相互缝合形成鼻底部,将裂隙两侧的唇组织切开缝合。

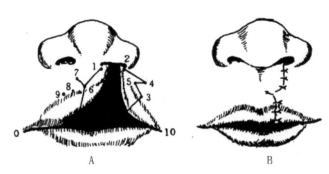

A.切口设计;B.手术后状况

图 11-18　三角瓣法

2.旋转推进法

Millard 认为,单侧唇腭裂是一个复杂而又不对称的畸形,其修复必需包括齿槽(使形成一个正常唇、鼻部骨性支架)。就像任何一个牢靠的建筑物一样,都需要有一个良好的地基,所以手术前的口腔正畸对再造鼻底和关闭裂隙是至关重要的。因此,他设计了一系列的治疗方案(前已描述)。

其优点:设计简单,方法灵活;适用于轻、中度唇裂;几乎未切除正常组织,不但保留了唇弓,也保留了人中,因切口设计沿自然标志线进行,故术后瘢痕就在人中嵴上,Ⅱ期修复时也较容易;手术后很少发生两侧不对称现象。

其缺点:不适用于裂隙宽大的完全性唇裂;在宽大的唇裂时,由于在患侧要设计一个大的推进瓣,这时唇红切口设计上会偏外侧,这样会牺牲较多的患侧唇红组织,可引起唇红的不对称。

切口设计时先定健侧唇峰及唇弓中央凹点(图 11-19),测健侧唇高(即唇峰到鼻底的高度)。取"1"—"2"="1"—"3"来定出再造的患侧唇峰点,再测"3"到鼻底的高度,此为修复前患侧的唇高。两侧唇高之差即为旋转推进后患侧要放长的距离。"4"为患侧鼻小柱根部旁,"5"为鼻小柱根部靠近健侧边缘,弧形连接"3"—"4"和"4"—"5"。如这两弧形长度之和还短于健侧唇高,相差距离即为将作侧切开的长度。所以通过"5"作平行于但不超过健侧人中嵴的侧切口,其长度等于上述的相差距离。这时3个弧线线段之和等于健侧唇高。"7"和"8"分别为两侧口角,"7"—"2"="8"—"9"。"9"将与"3"缝合形成患侧唇峰点。"10"为鼻底高度靠近裂缘。"11"为患侧鼻翼沟中点。"12"为鼻底高度裂缘旁。

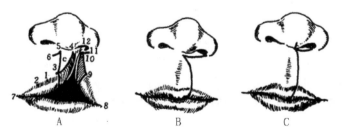

A.切口设计;B.1968 年前"c"瓣旋转修复鼻底;C.1968 年后"c"瓣用来延长患侧鼻小柱

图 11-19　旋转推进法

切开"c"瓣后,在鼻小柱旁沿中隔软骨前方向上延长切口,松解患侧鼻翼软骨与皮肤、黏膜的粘连(在东方民族,由于鼻翼软骨薄、小、软弱,婴幼儿期更未发育,所以很难做到这点,但与皮肤间的粘连松解还是可以的）。然后将"c"瓣向上提推以延长患侧较短的鼻小柱,多余部分的"c"瓣插入到"5"—"6"的倒切口内(1968 年以前 Millard 将"c"瓣旋转插入到鼻底"10"—"11",来丰满鼻底,但术后鼻底部瘢痕明显)。延长鼻底部切口到鼻腔,并缝合以形成鼻底的管形结构。

3.鬼冢法

Onizaka 认为,各种唇裂修补法均有其优缺点。许多方法只注重切口设计,而未重视黏膜怎么切开、利用,肌肉又怎样复位缝合及鼻底怎么再造。他总结了 17 年的经验,在 Millard 手术切口的基础上,加上了改良 Tennison 切口设计法,创造了自己的新方法。他认为,Tennison 法的插入三角瓣后唇红部显得丰满,但 Tennison 法的三角瓣太大,日后会使患侧唇部过长。Millard 曾在皮肤、黏膜交界处也设计过一极小的组织瓣(相当于移行区部位)。由于太小,极难正确操作缝合,也不能达到修补缺陷的目的。所以 Onizaka 在沟状线以内设计一个小三角瓣。由于小三角瓣的大小被限制,所以不致使以后该侧上唇过长。此外修补后两侧沟状线连续,达到了唇红微翘的效果。此手术法另一个优点是利用健侧边缘、往往被其他手术方法所丢弃的皮肤黏膜组织来再造鼻底,使鼻腔成为一管形结构。而且又利用常被切除的裂侧边缘瓣来修补齿槽裂和硬腭。由于 Onizaka 手术方法复杂,同时修补部位较多,创伤大,故须在全麻插管下进行为妥。

定点设计如下(图 11-20):"1"为健侧唇峰,"2"为唇弓正中凹点,当不显时可通过上唇系带来寻找,"1"—"2"="2"—"3"来得出"3"。通过"3"做"1"—"2"的平行线,并与沟状线相交得出"4",所以"4"位于沟状线上。"5"位于鼻底高度,鼻小柱基部旁。"6"为鼻小柱根部中点,"7"和"8"位于鼻底高度、裂隙两侧皮肤和黏膜交界处。

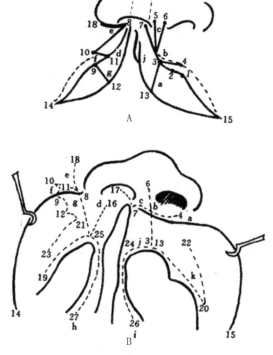

A.正面观切口;B.口腔黏膜上切口

图 11-20　鬼冢法切口设计

如唇裂病理解剖中所述,在裂缘上红线与沟状线交界消失处为d,由d向外退3 mm为"9",这特定的3 mm是Onizaka从几千例的经验中所得出。而不是用常规"1"—"15"="9"—"14"的方法来得出"9",否则日后唇弓会发现两侧不对称畸形。"10"位于"9"上方沟状线上。"11"是由"9"—"11"="10"—"11"="3"—"4"来定出,但"13"和"12"是在唇红黏膜和唇黏膜交界线上。而"14、9、12"加上"13—3—2"="2—1—15"约为160°角。"14"和"15"分别为两侧口角。"16"和"17"是"7"和"8"向鼻腔内延伸切口5 mm的终点。"18"位于裂侧鼻翼沟中点。"19"和"20"位于唇颊沟上2~3 mm第1磨牙处。"21"和"23"位于上唇沟上10 mm,"24"和"25"是齿槽裂的裂缘。"26"和"27"是裂缘软、硬腭交界处。

切开后在骨膜上做广泛游离直至梨状孔周围,使鼻和唇组织充分游离,这样才能达到移位组织正确复位固定,先缝合犁骨黏膜和鼻黏膜来关闭硬腭前部,然后以"7"—"24"为蒂部将"7—3—13—24"的皮肤黏膜瓣向裂侧90°角旋转来关闭鼻底,鼻翼外脚e瓣推进到鼻小柱根部。将以"19"—"23"为蒂部的g瓣向健侧方向270°角旋转来关闭齿槽裂和硬腭前端。

用尼龙线将患侧口轮匝肌复位并缝到前鼻嵴或鼻小柱根部上,并使鼻翼外脚复位,最后缝合皮肤。

(三)双侧唇裂常用修补法的设计

1.前颌突的处理

当前颌突出不很明显,缝合时虽有一点张力,但手术修补还是能较顺利地进行。如前颌骨严重突出时,即使勉强修补完毕,但术后极易出现明显瘢痕及伤口裂开。为了使突出的前颌骨后退,常用方法:①应用带有弹力加压于前唇部的帽子进行持续性加压。注意弹力加压不能过度,否则会使婴儿娇嫩的皮肤破溃,但又必须有适度的压力,当加压后前颅骨有所后退时,则又略紧缩弹力带使维持一定压力。②分两次分别修补左、右裂隙,先做裂隙较宽的一侧,使手术修补后的唇部对前颌骨产生压力而渐后退。一般第1次修复后隔3~6个月做另一侧修补。③如保守治疗弹力加压无效时可采用唇粘连术,通过唇粘连后对前颌骨部产生持续压力使之后退。一般待粘连术后瘢痕软化后即可进行唇修补。④口腔内腭板牵引(Latham托板)可使前颌骨后退,两侧腭板向外前方移位。⑤手术后退前颌骨。此法仅用于以上方法都失效时。虽然术中凿断犁骨后加压使之后退起到"立竿见影"的效果,但手术也破坏了犁骨的生发中心而影响其日后的发育,以致将来会出现严重的反咬合畸形,故此法要慎重使用。

2.直线闭合法(Vean Ⅲ手术)

直线闭合双侧唇裂是最简单而又能得到良好效果的方法。所以常是手术者们的首选法。虽然有些患者会出现轻微的瘢痕收缩,但是由于两侧对称,故这类收缩往往不引起人们的注意。

Berkely在1961年曾提醒大家注意,由于患者鼻小柱较短,所以定"a"时不要太高,建议用皮钩提起双侧鼻翼,使鼻翼内侧出现正常弧度,而"a"就定在这弧点的垂直下方前唇上,但大多数医师认为,双侧完全性唇裂以后都要作鼻小柱延长手术,故上述方法仅适用于鼻小柱已达到正常长度的患者。

两侧"a"间距为5~6 mm,小于下端"b—b"的距离,这样可避免术后出现上唇下部过紧现象。"c"位于前唇中线唇红嵴上,将成为唇弓中央凹点。"b"位于"c"两侧旁开3 mm的唇红嵴上,所以整个前唇将成为人中部。"a"位于两裂侧鼻翼外脚旁,"b"位于裂侧唇红最高点的唇红嵴上(图11-21)。如"a—b"稍短于"a'—b+'"时,则在缝合时用皮钩轻轻牵拉使"a—b"伸展;如二者差距较大,则可在鼻外脚下切除相当于多出部分的楔形皮肤三角。如前唇较大,可将前唇两侧边组织形成分叉瓣转到鼻底,以便将来用于延长鼻小柱。如前唇极小可用 1960 年 Millard 或 Wynn 介绍的方法来修补裂隙。手术时一般都需通过龈颊沟切口作鼻翼外脚和颊部组织自上颌骨充分游离,这样使两裂侧在缝合时不会有过大张力,并能将双侧鼻翼外脚放置到正常位置上,垂直切开"$a-b$"皮肤,使形成"X"瓣,去除该瓣的皮肤使形成附着在唇黏膜上的"X"肌纤维瓣(保留"X"瓣下的唇红嵴、唇红黏膜及肌肉组织),以此来丰满前唇及形成唇珠。

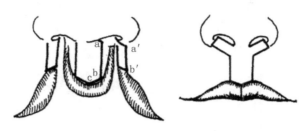

图 11-21　直线闭合法

手术时用示指、拇指捏紧唇部,便于手术切开及减少切开时出血,切开前唇"$b-b$"可在唇红缘上,也可在唇红嵴上。如前唇部发育良好则可在唇红缘上切开;如发育不良则要在唇红嵴上切开"$b-b$",这时两侧"X"瓣上的切口正好相反,前者在唇红嵴上。后者在唇红嵴上。并将前唇黏膜向下翻转形成"Z"瓣,将两侧唇红组织与前唇及"Z"瓣相缝合,这样形成一个较深的齿龈沟,也避免了与唇红黏膜色泽不同的唇黏膜暴露在外。

向鼻底延长切口"$a-b$",以备修复鼻底。如同时修复硬腭,则切口继续转向前腭骨直至犁骨中线。同样"$a-b$"继续沿硬腭边缘切开。尽量保留裂隙两侧鼻底部的皮肤,以备以后用做延长鼻小柱,或将前唇部两侧分叉皮瓣 90°角向上旋转储存于鼻底,以备二期修复时延长鼻小柱。

通过鼻小柱根部将两侧鼻翼外脚下肌肉缝合在一起,打结时注意鼻翼和鼻小柱外形是否满意。如不满意则重新缝合,先缝合鼻底,如鼻底皮肤过多,宁可保留而不做修除,这样在缝合皮下组织时鼻底会形成突出的嵴,以后也可用此延长鼻小柱。接着缝合鼻翼外脚和鼻小柱根部及唇红嵴(注意一定要对齐)。随后缝合唇部肌肉和前唇部皮下组织,6—0 线缝合皮肤。缝合两侧带肌肉的唇红瓣来改善前唇部的唇红外形和唇珠,这样可防止以后口哨样畸形。

本方法不做在前唇部皮下将两裂侧肌肉缝合,其目的是避免唇部过紧现象出现。

3.Black 手术法

本方法最大优点是在做双侧唇裂修复时再造了唇齿沟。其他修补方法因未做出唇齿沟的整形,以后当需安装托牙时,由于唇齿沟浅或几乎消失,这样必须做唇齿植皮来加深之。

当患儿 6 个月后,全身情况良好时就可用此手术方法来修补。术前弹力加压前唇部使之后退。手术切口设计(图 11-22)。在前唇部做"PL"瓣和两侧各一个"c"瓣,并在前颌骨骨膜上向鼻底、鼻小柱根部游离这 3 个舌形瓣。做双侧"b"瓣,并自骨膜上游离,它们的蒂部位于前颌骨二侧,游离完毕,将 2 个"b"瓣相互缝合覆盖前颌骨前裸露的骨面,形成类似前颌骨的龈部。切开双侧鼻底、鼻翼外脚沟的全层,将移位的口轮匝肌从鼻翼外脚部分离下来。并切开、游离以口腔黏膜为蒂部的两个"a"瓣,拉拢缝合两侧"a"瓣,以此形成前唇部的口腔黏膜面。复位缝合两侧游离后的口轮匝肌,使口轮匝肌形成环形,达到功能性复位的目的。做双鼻翼外脚游离、复位、固定、缝合。将两个"c"瓣转向外侧修复鼻底。将前唇"PL"瓣放回原位,并与两侧"L"瓣相缝合,做唇红修复及唇珠再造。

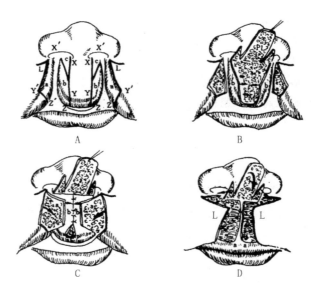

A.切口设计；B.分离两侧"b"瓣相互缝合覆盖前颌骨创面；C.分离两侧"a"瓣相互缝合形成唇部口腔面；D.两侧口轮匝肌复位缝合，"c"瓣转向鼻底，前唇皮瓣复位

图 11-22　Black 手术法

4.加长法

当双侧唇裂的前唇部特别小时，可用两裂侧唇组织来加长前唇。方法有矩形瓣法和三角瓣法。术后前唇放长，早期手术效果满意，但日后往往出现前唇过长的缺点，需再进行二期修复。

(1)三角瓣加长法：此法术后唇红、唇珠部分丰满，而唇弓上的组织略显紧张，这样侧面观时唇红略显上翘，较接近正常生理情况，但上唇往往会有较明显的锯齿状瘢痕，而且这些瘢痕在二期修复时又较难处理。在前唇部较大时可一次性作双侧裂隙的修补。前唇小时，对两侧唇裂分两次加长修复才较安全，故不少学者认为此法不十分理想，应用较少。

切口定点如图 11-23。"a'"位于鼻小柱根部，小心别将此点定得过高；"b"位于前唇部唇红黏膜变窄部位的唇红缘上，以后为唇峰点。"a'"和"b'"之间距离 4～6 mm。"c"距"b"为 3 mm，而"$b'-c'$"与前唇中心唇红缘交叉角为锐角。"$b'-c'$"不宜过长，否则会与对侧"$b'-c'$"相交而影响前唇部远端的血供。而且过长也会增大由患侧插入的三角瓣，以致增长前唇的长度。在裂侧鼻翼外脚内侧，鼻底高度定"a"，"d"位于患侧唇红黏膜开始变窄的唇红缘上，将来与"d'"相缝合形成唇峰点。在唇红缘上定"c"，使"$c-d$"="$c'-d'$"。设定"b"点位于"$a'-b'$"="$a-b$"；"b'"－"c'"="$b-c$"和"$c'-d'$"="$c-d$"这一点上。另一侧同样定点。如前唇过小，双侧"$c'-d'$"会相遇、相交，则必需分两次修补双侧裂，否则前唇远端组织有可能发生缺血性坏死。两侧"X"瓣的含肌肉的唇红瓣向下旋转用来再造唇珠，但皮肤组织必需切除干净。彻底切开"$a'-b'$"的皮肤和皮下组织，保留黏膜层并向外侧旋转与外侧裂部唇黏膜相缝合。"Z"瓣游离后翻转做为前唇部的唇黏膜。从"a"和"a'"向鼻底延长切口，并互相缝合来修复鼻底裂隙。

(2)矩形瓣加长法：此方法能有效地加长前唇，但日后整个上唇会显得明显过长，且上唇下端又显得过紧，外形欠佳，故很少应用。

按图 11-24 设计切口线，"a'"位于前唇鼻底高度、鼻小柱根部旁。"b'"位于前唇唇红缘，唇红黏膜变窄处，"a"位于裂侧鼻底高度裂缘皮肤、黏膜交界处。"$a'-b'$"="$a-b$"以后相缝合。

"c"为以后唇峰点,"$b-c$"为前唇要加长的距离,"$b-c$"="$c-d$","$b'-c'$"="$b'-b''$"长度的一半。所以当两侧"c"相缝合后,两侧 X"瓣向中心旋转 90°角,使两侧"$b-c$"广加起来等于"$b'-b''$"。上唇加长距离就是"$c-d$"。

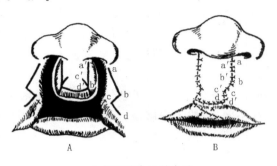

A.切口设计;B.缝合后
图 11-23　三角瓣加长法

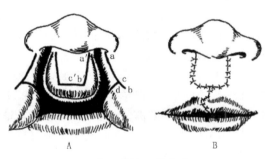

A.切口设计;B.缝合后
图 11-24　矩形瓣加长法

(3)直角三角瓣加长法:此方法是术后有外形良好的唇弓,虽是加长法,但将来上唇不会产生明显过长现象。不过仍有上唇下端过紧现象存在,此法临床应用不多。

如图 11-25 设计切口。前唇部设计同矩形瓣加长法。"a'"定位也同上法。"b'"为裂侧唇红缘上以后为唇峰点。"d'"位于唇红缘上,"$b'-c'$"="$b'-b''$"长度的一半。将两 X 瓣向中线旋转 90°,并缝合两侧"$c-d$","$a-b$"="$a'-b'$","b"与"b''"相缝合,"$c-d$"为前唇正中所加长的长度,而双侧唇峰部位并没加长,缝合两侧唇红黏膜并再造唇珠。

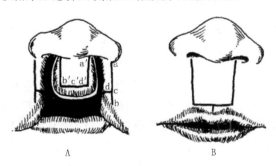

A.切口设计;B.缝合后
图 11-25　直角三角瓣加长法

（四）唇裂术后二期修复

1.单侧唇裂术后二期修复

唇裂修补术后，随着患者的生长发育，一般都又会出现新的不同程度的唇鼻部畸形，而且唇鼻部畸形要直到患者发育停止后才稳定。故常需要做畸形再整复手术。随着生活水平的提高，对纠正畸形的要求越来越高，希望达到正常形态。但由于唇裂是一个复杂的腭弓发育畸形，病变不但累及软组织，还影响到骨和软骨，所以必须让患者和家长了解到二期整复只能使外形尽量接近正常，而难以做到完全正常。

造成唇裂术后继发畸形的常见原因：①施行唇裂修补时患儿年龄过小，一般为3～6个月，故当对某些畸形的构成因素还尚不明显，故无法修整。②唇裂修补手术不够精细，当时微小的误差在发育后会变成明显的畸形。③每种唇裂修补术式的设计都有其优缺点，其缺点在修补后会随着时间增长而明显地暴露出来。④由于手术后切口糜烂、感染，甚至裂开，都会留下明显的瘢痕或裂痕，则需要整复。⑤先天性唇裂本身是一种胚胎发育畸形，畸形累及皮肤、肌肉、黏膜、骨和软骨，像这样复杂的畸形，不可能在婴幼儿时一次手术纠正，这只有以后再整复使之接近正常。

唇裂术后继发畸形的表现为唇、鼻部及上颌骨的畸形，但又因人而异，而且同一种畸形的程度又各不相同，所以再整复手术十分复杂而又需要灵活操作。首先要找出所有存在的畸形，然后逐一加以纠正，这样最终才能得到较满意的效果。

当对比正常人和唇裂患者（已做唇裂修补术）的唇部就会发现，前者生动、富有立体感，而后者却平坦，缺少丰满、微翘、轮廓分明的外形，所以单纯使唇两侧对称，减少瘢痕对唇裂二期修复来讲是绝对不够的。必须将移位的组织彻底游离复位，口轮匝肌做功能性修复，再造凹陷的人中和隆起的人中嵴及加深鼻唇沟旁的鼻唇沟三角，并使患侧侧面观时唇红微翘，使唇弓上凹陷的沟状线连续，将塌陷的鼻翼软骨复位，还要注意到鼻小柱、鼻底及鼻阈的形态纠正。

如畸形较明显，医师主张在学龄前做一次整复，这并不能根本解决畸形，因患儿这时年龄还小。这次手术主要是心理上的治疗，免除患儿过分畸形而到学校受到不懂事的同学的嘲笑，以致影响心理上的正常发育。另外，由于东、西方的差异，此时鼻翼软骨的发育还很不完整，很难在分离后放置到正常位置。如手术不慎反会影响后鼻软骨的发育，因此，只能做一般简单的纠正。所以在这次二期修复时要向家长说明这些情况。待患儿发育完成后再做彻底而定型的修复手术。

（1）上唇瘢痕修复：如局部皮肤较多，可行简单的瘢痕切除缝合术。如同时伴有畸形，可用Onizaka二期修复切口设计法切除瘢痕，同时做口轮匝肌功能性复位，人中再造及鼻唇沟三角再造，同时调整患侧的唇长。Onizaka认为，除少数患者外，一般都要做一次彻底的继发畸形整复。虽然瘢痕情况各异，但设计切口时必须掌握以下原则：①确定唇弓的两个高点和中央凹点；②据畸形条件决定术后唇弓形态是弓形、平台形还是三角形；③尽量去除所有瘢痕组织而保留正常组织。

应用公式 $B=A+(H-H')-3$ 来计算出唇红上2个三角瓣的大小（A 为健侧根据瘢痕边缘设计的等腰三角瓣底边长度，H 为健侧唇峰到内眦联线的距离，H' 为患侧的距离）。A、H 和 H' 都可测得，根据公式计算得出 B（B 为患侧要设计的等腰三角瓣的底边长度），而三角瓣 b 的两腰与三角瓣 a 的腰等长，以后三角瓣 b 将插入三角瓣 a 内。由于两个三角瓣的底边大小不同，这样也就可以缩短过长的上唇或加长长度不足的上唇，起到调节作用。切开皮肤后做患侧口轮匝肌与黏膜间的广泛分离，直至鼻唇沟，而口轮匝肌与皮肤间的分离要小得多。然后将口轮匝肌功能性复位后悬吊在前鼻嵴或鼻小柱根部上。由于力的作用与反作用，鼻小柱将由偏向健侧的位置而被拉正。由于肌肉上、下分离范围不同,肌肉向中心拉紧后,仍与皮肤粘连的部位出现形似鼻唇沟三角的凹陷。必要时再造人中。由于"c"瓣的旋转丰满了鼻底,同时使唇弓上的沟状线连续起来。(图 11-26)

(2)唇红厚度不对称:正常上唇两侧厚度相等,都为下唇的 4/5(图 11-27)。当出现两侧唇红厚度不对称时,可根据此数据做上唇黏膜条切除或做不足处的口腔黏膜的 V-Y 推进使之对称。

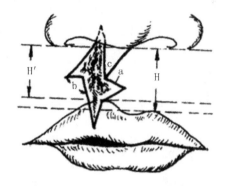

图 11-26　鬼冢法上唇瘢痕修整(Onizaka)

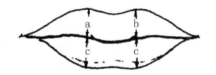

图 11-27　上、下唇厚度之比例

(3)人中不显:要取得较完美的唇裂术后外形,人中再造是必不可少的,此处仅介绍目前日本广泛应用的 Onizaka 人中再造法。在上唇瘢痕不明显,唇部各方面的外形已被纠正,这时可在鼻底做横行切口,操作均在横切口中进行,故难度较大。如同时做瘢痕修整,则创口敞开,手术进行方便多了。首先在人中部位做口轮匝肌上、下与皮肤及黏膜的分离,两侧均分离到人中嵴,切开健侧人中嵴部位的口轮匝肌、唇弓上中央凹陷部位的口轮匝肌及患侧瘢痕组织,形成一个以鼻小柱根部为蒂的长方形瘢痕口轮匝肌组织瓣。当患侧口轮匝肌功能性复位后,将长方形瓣旋转重叠固定在患侧肌肉上形成患侧人中嵴,在人中凹处做皮下和黏膜缝合或加皮外加压固定使之粘连,形成人中凹。因手术部分口轮匝肌肌纤维被切断,故必需严密止血,以防术后形成血肿,影响手术效果(图 11-28)。

(4)上唇过长:凡用矩形瓣或三角瓣修补的唇裂,术后患侧唇部必然较健侧为长,这时可通过 Onizaka 的公式计算来调整。因为患侧上唇过长,故 H' 必大于 H,所以 $(H-H')$ 为负数。这样 B 必小于 A,可以想象到在大的三角空隙中插入一个小的三角瓣,缝合后必会使低的唇峰被上提。同样,在患侧上唇过短的患者中情况相反,即在小的三角空隙中插入一个大的三角瓣,而使较高的唇峰推向下,以达到纠正畸形的效果。

(5)上唇过紧:表现为上唇横径不足,外观窄小,退缩于下唇后方,同时伴有红唇内翻。但需与上颌骨发育不良或失去门齿、失去骨性组织支撑而引起塌落状形似上唇过紧相区别。后者唇组织量还是足够的,所以当配戴适当的托牙时,或做 Le Fort Ⅰ型截骨前移上颌骨时即能纠正。上唇过紧采用 Abbe 法将下唇正中组织(其量为上、下唇组织量差的一半),交叉转移到上唇正中,来调节上、下唇间的组织量及解剖关系(图11-29)。如上唇过紧同时伴红唇过薄或内翻时,可用十字形下唇交叉瓣来纠正(图11-30)。

(6)唇红缘切迹状缺口或口哨样畸形:唇红缘切迹状缺口或口哨样畸形常由唇红部线状瘢痕收缩或在做唇裂修补时过多保留唇红组织而引起。此类畸形可在唇红黏膜上或唇黏膜上切除切迹,以此为轴心做Z改形术来纠正(图11-31)。设计时切忌将Z形的两个瓣分别设计在唇黏膜和唇红黏膜上。因这两种黏膜组织的结构、色泽均不同。交叉后相互镶嵌将十分难看。如切迹较宽或口哨样畸形,则可做唇黏膜上一个宽大的V-Y推进来纠正(图11-32)。

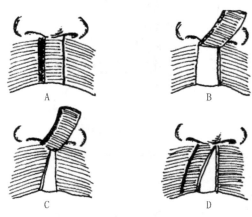

A.在口轮匝肌人中部位设计一个舌形肌肉瘢痕瓣;B.游离舌形肌肉瘢痕瓣;C.口轮匝肌(患侧)功能性复位;D.舌形肌肉瘢痕瓣重叠在患侧人中嵴部位

图11-28　Onizaka法人中再造

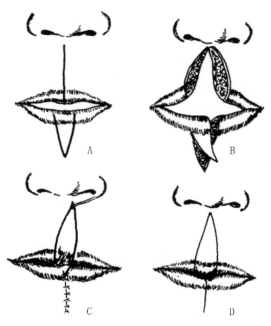

A.切口设计;B.下唇瓣下唇;C.下唇瓣转移至上唇;D.断蒂后成形

图11-29　Abbe瓣

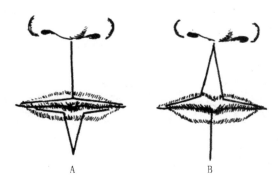

A.设计;B.术后

图 11-30　下唇十字交叉瓣

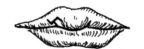 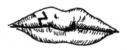

图 11-31　纠正切迹 Z 改形法

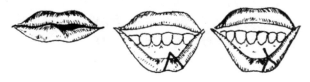

图 11-32　纠正口哨样畸形 V-Y 推进法

　　(7)唇弓参差不齐(图 11-33):在唇裂修补时,由于设计上或缝合上偏差,随着日后发育必会出现此畸形。这时可沿错位的皮肤、唇红缘做两个对偶三角瓣,交叉后即能解决。

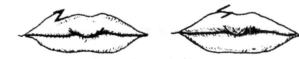

图 11-33　唇弓参差不齐 Z 改形纠正

　　(8)鼻翼塌陷:由于唇裂患侧的鼻翼软骨发育不良,呈薄而狭小伴内脚卷曲,因其无足够力量来支撑达到正常外形,出现鼻尖双侧软骨分离现象。西方学者主张在 5 岁到学龄前来纠正此畸形。如单纯简单地将两侧鼻翼软骨缝合在一起,并不能解决问题,必须将患侧鼻翼软骨大部分(除部分鼻翼外脚外)与皮肤、黏膜分离出来,将内脚切断上提与对侧缝合,既解决内脚分离现象,又抬高了鼻尖,但还要将该软骨与同侧侧鼻软骨和中隔软骨固定。这样才能获得较理想的效果(图 11-34)。如健侧鼻翼软骨也不够厚、硬时,可用中隔软骨或耳甲软骨支撑在鼻翼软骨内脚之间以增加其力量(图 11-35)。由于东、西方民族的差异,东方民族正常的鼻翼软骨远比西方民族的小而薄,儿童时代发育更差。所以在学龄前很难分离,甚至找不到完整成片状的鼻翼软骨。因此,东方学者主张在学龄前仅用埋线法悬吊患侧鼻翼软骨,而不主张做分离后悬吊,以免损伤而又不能分离出鼻翼软骨。这样不但效果不佳,还影响其发育,给以后再手术带来困难。因而主张患者到发育完成后再做彻底的鼻翼软骨分离悬吊。必要时也可用 L 形硅胶假体充填,并将其短臂埋在双侧鼻翼软骨内脚之间。

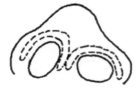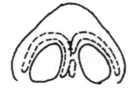

图 11-34　纠正鼻翼软骨塌陷与皮肤黏膜分离患侧鼻翼软骨,并与对侧软骨缝合

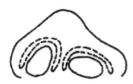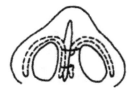

图 11-35　严重鼻翼塌陷在双鼻翼内脚间加软骨支撑

（9）鼻孔过小（图 11-36）：通常可作鼻孔缘新月状皮肤切除缝合。Onizaka 提出,在鼻小柱及鼻翼缘作1～2 个 W 改形,其效果也很满意,并能防止直线瘢痕挛缩。手术时先画出与健侧鼻孔相对称的鼻孔缘(虚线)。在现鼻孔缘画一实线,两线相交形成一新月形。在其中央设计一个底在虚线上的等腰三角形,切除新月内等腰三角形两侧的组织。在等腰三角形的顶端向鼻黏膜内作一垂直切口,其长度等于三角形的高。将等腰三角形插入这切口内。缝合余下的新月形两边,此法实用、效佳。

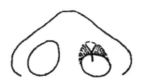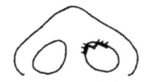

图 11-36　鼻孔过小鬼冢法鼻孔缘 W 改形修复

（10）鼻前庭皱襞（图 11-37）：裂隙越宽的唇裂患者,当鼻孔缩小缝合后,由于鼻翼软骨受到皮肤牵制而向鼻腔内突出,形成的前庭皱襞也严重。轻者可作鼻翼软骨与皮肤间充分剥离后即能改善,而严重者必须以皱襞为纵轴作 Z 改形,但交叉后鼻前庭内三角形瓣很难缝合,则可用全层褥式缝合来固定。如作鼻翼软骨、皮肤、黏膜分离后悬吊软骨也可纠正此畸形。术毕鼻前庭内填塞纱条,使鼻黏膜与复位后的软骨重新愈合。

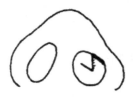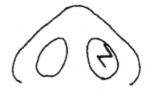

图 11-37　鼻前庭皱襞,Z 改形纠正

2.双侧唇裂术后二期修复

单侧唇裂修补术后往往都留有较明显的畸形,双侧完全性唇裂术后畸形更严重,鼻畸形的程度往往与修复前裂隙的宽度成正比。所以双侧唇裂术后继发畸形二期修复,除可应用单侧唇裂修复的原则外,还需要用其特有的方法进行唇、鼻畸形的整复。

双侧唇裂术后最常见的继发畸形为,唇中部唇红过短或口轮匝肌修复不良及瘢痕粘连而引起口哨样畸形、前唇部过短或过宽、唇红不对称、口轮匝肌修复不良、前唇部唇龈沟过浅、上唇过紧或过长及鼻畸形。

如果做一次彻底的修整,则切除所有瘢痕,前唇缩小到宽为 15 mm,用分叉皮瓣来延长鼻小柱或留置于鼻底,以备后用。分离出两侧口轮匝肌并在前唇皮下相互缝合,如果由于前唇部黏膜量不足而引起的口哨样畸形,则可应用 1971 年 Kapetansky 提出的以唇红黏膜为蒂部的上三角 V-Y 推进瓣可获得较满意的效果。而鼻畸形在纠正鼻小柱时或以后进行整复。

(1)局部瘢痕:可做单纯的切除缝合进行整复。如前唇过宽,在修整瘢痕同时缩小过宽大的前唇(图 11-38)。如鼻小柱同时过短,可利用前唇瘢痕瓣相互缝合来延长鼻小柱,得到一举两得的目的(图 11-39)。如上唇过长,也可通过瘢痕修整同时进行调整(图 11-40)。Onizaka 认为,双侧唇裂两侧均有瘢痕,肯定较单侧唇裂的一条瘢痕的外形差,所有设计了双侧唇裂瘢痕一线化的方案(图 11-41)。但此方法仅适用于成人,并且上唇组织量富裕者,否则术后会使人感到上唇过紧。

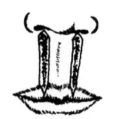 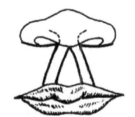 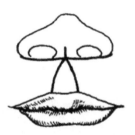

图 11-38　上唇瘢痕明显,单纯切缝　　　　图 11-39　利用上唇瘢痕延长鼻小柱

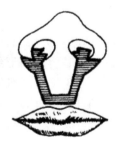 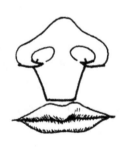 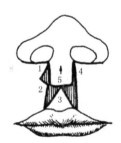 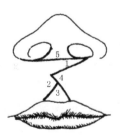

图 11-40　通过瘢痕修整同时缩短上唇　　　　图 11-41　鬼冢法瘢痕一线化

(2)上层过长:此畸形常见于加长法修补双侧唇裂术后(如 Barsky 手术,Skoog 手术,Baner、Trusler 与 Tonda 手术及 Tennison 手术修补后)。如同时伴有上唇瘢痕明显,则可做瘢痕修整时缩短上唇(图 11-42)。如上唇外形满意但就是过长,则可在鼻底部仅做横行全唇组织切除缝合,即可达到纠正的目的(图 11-42)。

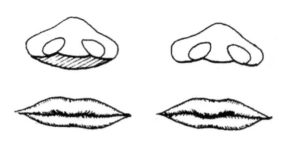

图 11-42　鼻底部全层组织切除缩短上唇

（3）上唇过短：此畸形常见于早期前唇过小而又没有做延长手术的患者。如畸形不严重而上唇组织较丰富者，做瘢痕切除及 Z 改形术即能纠正。如畸形较重，则完全切除瘢痕，重新调整皮肤，唇红即能得到一个满意的外形。如前唇部过分小而引起严重的口哨样畸形，则干脆用整块切除组织来延长再造鼻小柱，而同时用 Abbe 瓣来修复上唇（图 11-43）。

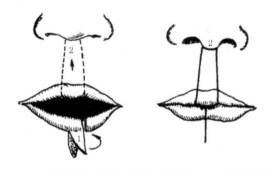

图 11-43　利用前唇延长鼻小柱（同时用 Abbe 瓣修复上唇）

（4）上唇过紧：此畸形可用 Abbe 下唇复合组织瓣转移来纠正。

（5）口轮匝肌畸形：双侧唇裂的前唇部是没有口轮匝肌的，而早期修补双侧唇裂的手术方法大多没有考虑到做口轮匝肌的修复，以致口轮匝肌未功能性复位，故在两侧唇红上能看到鼓出的肌肉。纠正此肌肉畸形先要将垂直附着在鼻翼外脚的口轮匝肌分离出来，并做口轮匝肌广泛分离，甚至分离到鼻唇沟，然后在前唇部皮下做隧道，将两侧口轮匝肌纤维转成水平向后，再在皮下相互缝合，形成一个环形的有正常功能的口轮匝肌环。

（6）人中不正常：双侧唇裂患者无人中，即使在做口轮匝肌复位后仍没有人中嵴和人中凹，整个上唇显得平坦。为了使上唇外形接近正常，有立体感，这时需做人中再造。这也是唇部畸形纠正的最后步骤。手术方法是在人中部位设计两个等腰长方形肌瓣（图 11-44），切开长方形肌瓣的底和高，以腰为轴心做两个相反方向的外旋，形成人中嵴，而中间无肌肉部分形成人中凹。

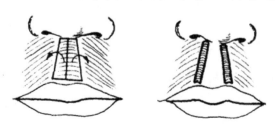

图 11-44　前唇正中肌瓣向两侧旋转形成人中嵴

（7）唇红畸形：双侧唇裂早期修补法的设计往往没考虑到唇弓的形态，所以术后唇弓的形态常呈弧形、梯形甚至三角形。此可在唇红黏膜上方设计一个弓形切口，切除皮肤条，将唇红黏膜翻出缝合即可（图11-45）。也可同时利用切除皮肤处的肌肉转移再造人中（图11-46）。

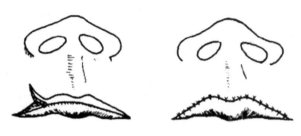

图 11-45　唇弓再造

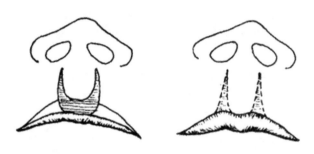

图 11-46　唇弓再造同时再造人中嵴

（8）唇龈沟畸形：双侧唇裂修补时除 Black 等极少方法考虑到做唇颊沟的修复外，其他手术方法均未考虑到这点，因此术后前唇沟很浅，给以后再佩戴义齿带来困难。如要佩戴义齿就必须通过植皮加深该部位的唇沟。1966 年，Falcone 报道了用前颌骨前面作 U 形切开黏膜，在骨膜层做该黏膜的游离，并推进直到新的唇沟高度，并固定，前颌骨前方的创面任其自行愈合（图11-47）。

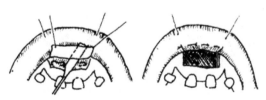

图 11-47　利用前额骨黏膜加深齿龈沟

（9）鼻畸形：双侧唇裂术后最大的特征之一就是鼻部不同程度的畸形，表现为鼻小柱短，双侧鼻翼软骨分离，鼻翼软骨角变钝，鼻翼外脚向外上移位，鼻底宽大，而畸形往往又两侧对称。如为混合性双侧唇裂则会出现两侧不对称畸形。所以鼻部畸形整复是双侧唇裂术后二期修复的主要目标之一。通过将鼻翼整复到正常位置，抬高鼻尖和延长鼻小柱为主要手段，以达到接近正常的鼻外形。

首先沿鼻翼外脚沟鼻底切开，将整个鼻翼外脚充分游离，并整复到正常位置，使两侧对称，同时根据需要将鼻底缩小，并延长鼻小柱和抬高鼻尖。方法很多，但须注意在抬高鼻尖软组织的同时,还需做鼻尖部支架的支持(用自体骨或假体),否则手术后软组织和(或)瘢痕的收缩会影响外形。常用有效的方法:①轻度的畸形最简单的修复可做鼻尖、鼻小柱部 V-Y 皮瓣推进(图 11-48)。也可用鼻槛部推进皮瓣来延长鼻小柱(图 11-49)。②Cronin 的双侧推进皮瓣也能延长鼻小柱及缩小鼻底(图 11-50)。③ Trefoil 皮瓣来延长抬高鼻小柱的手术效果也不错(图 11-51)。④Millard 的上唇瘢痕瓣、鼻底部的储存皮瓣是较好的手术方法(图 11-52)。⑤如上唇过紧,干脆用整块前唇组织来延长再造鼻小柱,同时用 Abbe 瓣来增加上唇组织量,这也是 MIllard 常用的手术方法之一。⑥为加强鼻尖支撑组织的修复,可将双侧鼻翼软骨的内脚及大部分外脚与皮肤、鼻黏膜分离开,并相互缝合,达到纠正鼻翼软骨分离和抬高鼻尖的目的。如还不能达到要求,则可用自体软骨移植(侧鼻中隔软骨、耳甲软骨、肋软骨条)。甚至用"L"型硅胶鼻假体来支撑,并将其短臂插入鼻翼软骨双内脚之间,以此抬高支撑鼻尖软组织。

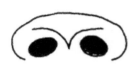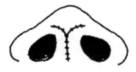

图 11-48　鼻小柱 V-Y 推进瓣延长鼻小柱

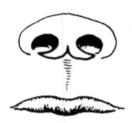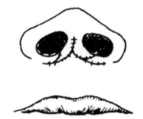

图 11-49　利用鼻槛部组织延长鼻小柱

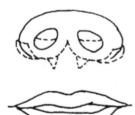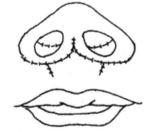

图 11-50　Cronin 法延长鼻小柱

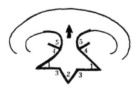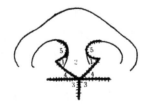

图 11-51　Trefoil 法延长鼻小柱

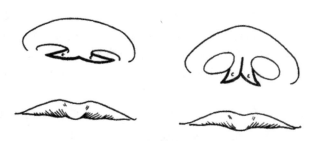

图 11-52　Millard 法鼻底储存皮瓣延长鼻小柱

（10）上颌骨畸形：如在早期唇裂修复时用凿断犁骨，后推纠正前突的前颌骨，日后必有明显的反咬合畸形。当患者发育后可用扩大 Le Fort Ⅰ型手术前移整个上颌骨来纠正。但术前必须做齿槽裂植骨，使上颌由 3 块骨组织联成整块组织，而便于前移和固定。

三、腭裂修复术

（一）腭裂修复要求

对腭裂修补效果的评价，不仅是修补裂隙，无裂孔或无再裂发生就已满足，然而，更重要的是语言功能修复的评价。要有正常的语音必须有足够长度的软腭，还需要良好的软腭活动度，这样才能达到良好的腭咽闭锁。对面中部的发育受影响，有人认为是由于腭裂手术时破坏了腭部骨的生发中心而引起的，但也有人认为与手术关系不大，而是由于腭裂本身的畸形发育所致。所以什么时候是腭裂修补的最佳时间还有分歧，但早期手术能获得一个良好的语音，这一点倒是统一的。所以目前腭裂修补时间普遍认为在幼儿开始学讲话前后为好，这样使开始学习语言时就创造了一个正常的腭部条件，将来必会有良好的语音。所以目前国外大多数学者都主张在 1～2 岁时手术修补腭裂为好。也有人主张在 3 岁左右为宜。

一般腭裂患儿出生后即出现哺乳困难，因口腔与鼻腔相通，口腔内不能形成负压吸乳，而须用滴管、汤匙或大孔奶瓶喂奶。由于寒冷刺激鼻腔和咽腔的黏膜，以及咽鼓管咽口食物的积存，在冬、春季易发生咽鼓管、中耳和上呼吸道感染。患儿开始学话时，由于腭咽不能闭合，气流大部由鼻腔逸出，因而出现典型的腭裂音质。遇此类患者，仔细检查软腭活动和腭咽闭合情况，并排除大脑疾病造成的语言障碍，同时应检查有否其他先天性畸形存在。腭裂患儿的智力多正常，但约 60% 患儿有中耳炎而听力障碍，也应予治疗，以免影响腭裂修复后语音的矫正。

先天性腭裂患儿的功能障碍较畸形为重。修复时应按整复组织移位和组织缺损的原则设计，修复目的是恢复腭的解剖形态，分隔口、鼻腔，以发挥腭的生理作用，恢复腭咽闭合功能，因而在患儿安全、不影响上颌骨发育的原则下，用简单的手术方法修复腭部裂隙，增加腭长度，使软腭活动灵活为宜。

（二）腭裂的术前处理、麻醉及手术体位

腭裂儿童应在健康条件下接受手术，否则宁可推迟手术。患儿的体重应在正常范围内，营养状态良好，血红蛋白在正常范围，否则术前应予治疗，增加营养，提高血红蛋白（包括内服铁剂，必要时可做少量多次输血）。术前应对耳、鼻、喉、牙及心肺等器官做详细检查。如有上呼吸道感染特别有咳嗽症状要及时治疗，待炎症消退、全身情况稳定后再做手术。否则可由于麻醉药物的刺激而引起炎症复发或加重感染。对中耳炎及扁桃体炎反复发作者（由于腭部裂开也影响到咽鼓管开口处敞开，故腭裂患儿常有中耳炎和扁桃体反复发作史）要仔细检查，发作期暂缓手术。

扁桃体肥大或咽部增殖腺对腭咽闭合有利,但发作期不宜手术。对反复发作而引起瘤样扁桃体患儿,可于术前或腭裂修复术的同时摘除之,否则由于裂隙关闭将两侧扁桃体向中拉拢,加上咽腔缩小和手术创伤引起咽腔局部水肿等多个方面因素,可引起咽腔呼吸道堵塞而致窒息。但在摘除扁桃体手术时必需妥善保护咽腭肌、舌腭肌和咽侧壁组织,以免形成瘢痕,影响软腭的功能恢复。

腭裂手术不宜在盛夏进行。因气候炎热加上进食量少易发生术后脱水、高热等症状。冬季如室内保温条件不佳,术后也易发生上呼吸道感染,应注意预防。

准备术中输血。幼童100 mL,成人术中出血量常较多,一般可输血200 mL。有时术中出血量并不多,可以不必输血。但如条件许可,建议还是适量输血,实践证明,这对术后恢复有明显帮助。术前6～8小时禁水禁食。如禁食时间过长可静脉补充水和糖,这些情况对婴幼儿更要考虑到。如有条件,成人术前做洁牙治疗,杜贝尔液漱口。术前半小时皮下注射阿托品,剂量按年龄而定,目的减少呼吸道分泌物。

手术在全麻插管下进行。术时抬高双肩使头部充分后仰,这样便于手术操作,且术中出血时可积聚在咽腔内,以便及时吸除。如患者术前经过训练,在患者愿意和必要时也可做腭前神经和鼻腭神经阻滞麻醉下进行手术。

(三)腭裂手术修补法

腭裂修补手术的目的包括修补上腭裂隙,更重要的是使手术后具备正常的发音。良好的发音必须具有足够长度的软腭和正常活动的肌肉,软腭的后缘及悬雍垂须能与咽后壁肌肉组织协同收缩和接触,来构成腭咽闭合。手术方法的选择主要看是否能达到这个目的。腭裂修复手术方法很多,但许多方法在实践中逐步被淘汰,现归纳国内外较常见的、能带来较好效果的手术介绍如下。

1.双侧减张缝合法

双侧减张缝合法是修复腭裂的基本手术,它包括了腭裂修复术的基本操作步骤。手术过程包括两侧减张松弛切口、剥离黏骨膜组织瓣、凿断翼钩、切开腭裂边缘、剪断腭腱膜和缝合裂隙(图11-53)。

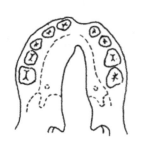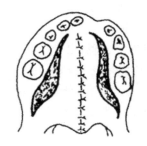

图11-53 双侧减张缝合法

先自裂隙前端到悬雍垂纵行切开骨膜和黏膜,稍事分离显露软腭肌层,沿两侧牙龈缘2 mm处自前牙部向后直到上颌结节部位弯向外侧,绕过磨牙转向后方,到舌腭弓外侧做松弛切口。切口需切透整层黏骨膜瓣。然后用剥离器从切口插到骨膜下徐徐撬动,使整个组织瓣与骨面分离。分离动作应轻柔,慎勿撕裂组织瓣。手术时如出血较多可用左手示指按压硬腭可减少或达到止血目的。在上颌结节后方能触及并撬断翼钩(在儿童十分容易撬断,在成人则较为困难,必要时用小骨凿将其凿断），这样可使腭帆张肌减张。用特殊剥离器松解腭大血管神经束，使两侧黏骨膜瓣充分游离。注意勿损伤腭大血管神经束，如此时有活动性出血则必须结扎或电凝，如为渗血则可用肾上腺素纱条进行垫塞。在腭帆张肌的处理上，日本学者不主张撬断翼钩，而主张将扣紧在翼钩上的腭帆张肌完全剥离下来，以达到减张目的。用剪刀剪断腭腱膜，将松弛的黏骨膜瓣向中央推拢时达到完全无张力为度。操作中尽量不损伤鼻黏膜。用小分离器插入黏膜下方分离硬腭鼻侧的鼻黏膜，备用于消灭鼻侧创面。

一侧切开分离结束后，接着进行另一侧相同的切开及分离黏骨膜瓣手术，然后进行拉拢缝合。缝合时宜用 3-0 到 0 号线，先缝鼻侧黏膜，由前向后，并使缝结位于鼻侧面，鼻黏膜和犁骨黏膜均较脆弱，在分离和缝合过程中避免过度牵拉而造成黏膜破碎。在缝合软腭鼻黏膜时可包括少许肌层以免黏膜被撕裂。继而进行软腭肌层缝合，缝合后应达到两软腭能密切对合。一般只需 3～4 针足够。为了加强黏骨膜瓣的对合，可做褥式或褥式与单纯间断相交替缝合。为加强软腭的对合，可用双圈式褥法（图 11-54）缝合。在缝合悬雍垂时要防止黏膜内翻而造成术后裂开，且忌用镊子钳夹悬雍垂，因该组织十分娇嫩极易造成撕裂。

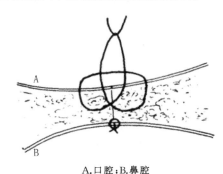

A.口腔；B.鼻腔

图 11-54　双圈法缝合

缝合完毕，检查两侧减张切口有无渗血，检查为止血而填塞的肾上腺素纱条是否被遗忘并取出，然后用碘仿油纱条填塞两侧松弛切口，达到减张及止血双重目的。该手术法适用于各种腭裂，但不能达到延长腭部目的，术后腭部仍短，腭咽闭合不全，不少患者由于组织缺损多，鼻侧黏膜无法完全拉拢缝合，故常有创面裸露，术后形成瘢痕，因此，该手术并不能达到恢复正常发音的功能目的。多年来在这一手术基础上创造了各种改进的术式。

该手术成功的关键：①手术时两侧黏骨膜瓣必须充分松弛，要在无张力下缝合，翼钩撬断及充分松解其周围组织；②撬断翼钩，充分游离腭大血管神经束，利于软腭后退及向中央靠拢；③腭腱膜附着于硬腭后缘处必须充分松解、切断或剥离，尤以裂隙较宽的患者更为重要。

2.犁骨瓣形成术

将患侧犁骨黏膜组织分离后翻转与同侧腭骨鼻黏膜缝合在一起，以此来修复硬腭鼻腔面。此方法适用于各种情况下的完全性腭裂。先沿鼻中隔黏膜和正常腭黏膜交界处自切牙部直抵鼻中隔后方切开，然后切开转向颅底 1 cm 左右。用扁平剥离器插入黏膜下，将其与犁骨轻轻分开，将此黏膜瓣旋转 90°与同侧腭板鼻腔面黏膜相缝合，缝结留于鼻腔面。在双侧完全性腭裂患者，则同时进行两侧犁骨黏膜分离和缝合。

3.两瓣后退术（图 11-55）

由于 Langenbeck 手术未能达到良好的后退效果，所以将松弛切口和裂隙边缘这两个切口连接起来,每侧形成一个大瓣,充分游离后将整个大瓣向后推进达到后退目的。在不同类型的腭裂手术时,大瓣的设计也不同。在完全性腭裂时,充分利用整个腭板的黏骨膜,甚至包括部分齿槽嵴黏膜,以达到更好的后退和整个裂隙包括齿槽裂隙的关闭或缩小。在软硬腭裂时可将裂隙最高点和尖牙联线做切开,形成一个较小的腭大瓣,这足以关闭裂隙。

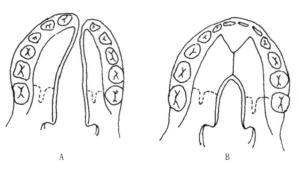

A.完全性单侧腭裂的两大瓣;B.软硬腭裂的两大瓣

图 11-55　两大瓣后退手术切口

在两瓣后退后,两瓣的前端要与腭板或鼻腔面固定,以防直立时腭瓣脱垂。也可应用术前已准备的腭护板保护或用碘仿纱布包扎加压,用丝线固定在两侧牙龈上。

4.Dorrance 后退法(图 11-56)

在前牙槽嵴与腭骨后缘间做弧形切口,直至上颌结节后方,剥离黏骨膜瓣,分离腭大血管神经束,凿断翼钩,剪断鼻侧黏膜和腭腱膜,将腭侧黏膜后退。剖开裂隙边缘,按层缝合鼻侧黏膜、肌层和口侧黏膜,将黏骨膜瓣前缘与硬腭边缘或后缘遗留的软组织固定。

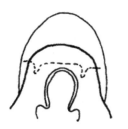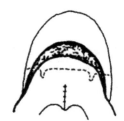

图 11-56　改良 Dorrance 半后退法

5.双侧对偶 Z 改形术(图 11-57)

早期手术修补腭裂无疑会带来良好的语音。足够的腭部长度、良好的软腭活动对正常的腭咽闭合至关重要,这是公认的。但不少学者认为早期采用 Langenbeck 手术或两瓣后退手术会损伤上颌骨的生发中心,影响面中部的发育,影响面容。1986 年 Furlow 提出功能性腭裂修补术,同时指出,腭弓是个穹隆,所以当两侧弧形的穹隆部黏骨膜瓣放平后,完全可以相互缝合而不必做两侧减张松弛切口。这样就创造了双侧对偶 Z 改形术来修补腭裂。其方法是沿双侧裂缘剖开,在硬腭部口腔面做广泛的黏骨膜瓣剥离,直到齿缘,这样就可将弧形的穹隆黏骨膜瓣放平,缝合关闭硬腭部口腔面。同时作型骨瓣关闭鼻腔面。在整个软腭部的鼻腔面和口腔面各做一个方向相反的 Z 改形,以裂缘为纵轴,凡蒂部在远端的瓣带肌层,即为黏膜肌瓣,而蒂在近端的瓣仅为黏膜瓣。当鼻腔面和口腔面二个 Z 改形瓣交叉后,不但关闭了裂隙还修复了肌层,而且 Z 改形后放长了纵轴,也延长了软腭。所以从理论上讲是一个有效的方法。但也有部分学者认为,由于两侧软腭的 Z 瓣广泛分离成黏膜瓣和黏膜肌瓣,几乎达到软腭部 100% 的剥离,将来整个软腭会形成瘢痕,以致影响软腭的正常活动,最终仍影响语音的正常化。

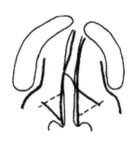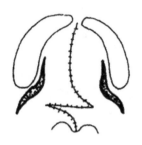

图 11-57 双侧对偶 Z 改形瓣法

(四)腭裂术后处理

腭裂术后常规应用抗生素。术后 3 周内需绝对进食凉流质,注意加强热量和足够的蛋白质摄入。由于术后早期吞咽时疼痛,往往患儿不肯进食,故必须鼓励多食,必要时静脉补液以补足能量和液体量。第 4 周时进食半流质,第 5 周软食,第 6 周恢复正常饮食。每次进食后饮些凉开水以清洁口腔,口腔较脏时可用棉签轻轻擦拭缝线部位,使口腔保持清洁,因残留食物极易黏附在线头上,易引起感染甚至裂开。如果幼儿躁动严重则应避免擦洗口腔,以免损伤而裂开。口腔缝线不必拆除,约 1 个月后会自然脱落,如手术时两侧松弛切口内放置纱条,于术后 8 天拔除。成人可嘱杜贝尔液漱口。术后 2 周内尽量防止不必要的口腔检查,除非必要时清除黏附在线头上的残渣。谨防儿童触弄口内伤口。由于气管插管后呼吸道分泌物较多,可服稀释化痰药水或加用抗生素的蒸气吸入。在术后 1 周左右时,由于坏死组织脱落,新鲜肉芽组织还十分娇嫩,常会引起创缘出血,这时仅需清除积血,用肾上腺素纱布压迫出血点 5~10 分钟即能止血,如实在无效可做缝扎。

术后 1 个月开始语音训练。先练习吹喇叭、吹气球等方法训练软腭活动。同时用汉语拼音来逐字纠正异常发音,改变舌尖偏位的习惯,直至每个发音时都能做到正常的舌腭接触,达到正常的语音。如患儿到学龄后仍有较严重的鼻音,检查时腭咽闭合不良,软腭长度不足或软腭肌肉活动差时,需要再次手术予以纠正。

(五)腭裂二期手术

腭裂术后通过语音训练、检查,确诊由于软腭长度不足、软腭活动不良、腭咽闭合不全引起的腭裂音质时,就需做腭裂二期手术。或者由于腭裂术后复裂,那也需要做裂孔修补术。

1.再后退术

再后退术是纠正软腭长度不足时所采用的方法。可采用两瓣后退法,也可采用 Dorrance 后退法,根据具体情况来选择术式,方法如前述,只是这时腭黏骨膜含有大量瘢痕组织,所以剥离时特别困难,也特别易出血,一不小心就会引起瓣的尖端部分坏死,所以手术时要加倍小心。

2.咽后壁瓣术(图 11-58)

咽后壁瓣术适用于 8 岁以后有明显腭咽闭合不良者,往往在后退术的同时再加上咽后壁瓣。手术方法是在咽后壁正中做蒂在上(派氏点高度)的黏膜瓣,其长、宽分别为 4 cm 和 2 cm,黏膜瓣深达椎前筋膜,黏膜瓣供区直接拉拢缝合,然后将该瓣与软腭鼻腔面形成的新创面缝合。术后往往鼻音会明显改善。但患者吞咽或颈部活动时会很痛苦,随着时间的推移,软腭的不断活动牵拉及咽后壁瓣创面瘢痕收缩会使瘢痕瓣变细,甚至在咽腔镜检查时仅呈丝状存在而鼻音又有加重趋向。

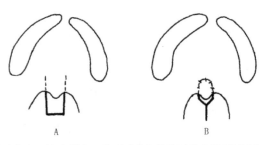

A.在咽后壁设计蒂在上的舌形瓣;B.将舌形瓣与鼻腔面形成创面相缝合,舌瓣供床缝合

图 11-58 咽后壁瓣术

3.咽侧壁瓣术(图 11-59)

咽侧壁瓣术利用两侧咽腭弓形成两个瓣与咽后壁粘连,以此来缩小咽腔。

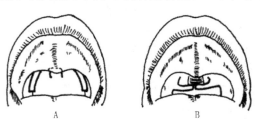

A.切口设计;B.缝合后

图 11-59 咽侧壁瓣术

4.前推咽后壁

在派氏点部位做咽侧壁切口,于咽腱膜深面分离,形成所需大小的腔穴,植入硅橡胶块缝合之。硅胶块的大小视软腭与咽后壁之间距而异。但有时植入物会沿腱膜下腔隙下滑移位而失败,故剥离腔隙不宜过大,植入体放置后,下缘最好做褥式缝合固定,以防移位。

于派氏点做横切开,在切口两端做两个咽后壁纵行瓣,此瓣含有咽上缩肌,将此两瓣在横切口内交叉重叠缝合,以形成派氏垫嵴(图 11-60)。在发育时由于咽上缩肌收缩而但此法术后常回缩而降低效果。引起隆起横嵴,与软腭靠拢以达到腭咽闭合,但此法术后常回缩而降低效果。

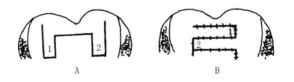

A.切口设计;B.缝合后

图 11-60 用咽后壁形成派氏垫嵴

5.腭部小裂孔的修复

较小的手术后裂孔,常可随创口愈合而自行缩小闭合,特别在同时做犁骨瓣手术或咽后壁瓣手术,鼻侧创面逐渐愈合后,口腔部的瘘口也就可自行愈合封闭。较大的裂孔,或久未闭合的小

孔则需做第 2 次手术来闭合。

　　修补时可以 Langenbeck 手术为原则,在裂孔一侧或两侧做松弛切开,然后做黏骨膜瓣充分剥离,切开及剥离区域的长度至少比裂孔长一倍以上,过小切开和保守剥离反会引起再次术后裂开。裂口边缘组织都为较坚硬的瘢痕组织,因此在剖开裂孔边缘时,必须尽可能将它切除,并形成足够的创面,以利于缝合。此外尽可能做鼻侧创面修补。无法做鼻侧面修补时,也可单纯缝合。(图 11-61)

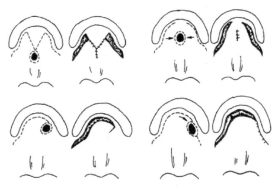

图 11-61　各种腭裂裂孔修补设计

　　在修补较大裂孔时,犹如做第 1 次腭裂修补术一样进行广泛剥离,彻底松弛切开,检查腭帆张肌是否松弛,翼钩是否撬断。只有这样才能保证修复成功。

　　6.巨大、反复性裂孔修补

　　在反复性裂孔周围为严重的瘢痕组织,如用常规的局部黏骨膜瓣转移及两侧松弛切口来修复,成功的可能性极小。这时较有把握的修补方法是用舌瓣来修补。用裂隙周围 5 mm 的黏骨膜瓣翻转作为鼻腔面衬里,但由于反复形成裂孔,这些组织是坚硬的瘢痕组织,故很难翻转。也可干脆去除这一范围内的黏骨膜瓣的黏膜上皮,作为舌瓣转移覆盖的移植床。在舌正中做一舌形瓣,其蒂部在舌尖部,瓣的尖端不超过舌根部乳头区,宽度不大于舌体的 1/2,其厚度包括舌黏膜及黏膜下薄薄一层舌肌。将此舌形瓣 180°翻转覆盖在裂孔及周围去上皮后的裸区,缝合并打包加压,使舌瓣与创面紧贴。两周后断蒂,并修整舌尖部舌瓣蒂部及裂孔后端边缘。此方法成功率高,但断蒂前患者进食和讲话均不方便。此法术后开始舌外形较窄,但对味觉及语言无任何影响,以后舌外形可基本恢复到原状。(图 11-62)

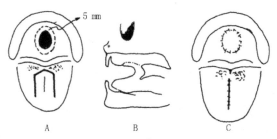

A.裂孔周围去除 5 mm 黏膜,舌瓣蒂部位于舌尖,瓣的远部不超过乳头区,宽度不超过舌体 1/2;B.侧面图;舌瓣紧贴创面;D.舌瓣断蒂后

图 11-62　舌瓣修补巨大腭部裂孔

(任珊珊)

第九节　面正中裂的整形修复

面正中裂是很少见的先天性面裂畸形,约占各种面裂总数的 4‰。可表现为上唇正中裂、鼻裂或双重鼻。此症是胚胎第 6 周时两侧球突部分或全部未联合,或球突未发育所致。属 Tessier 的"0"号裂。其裂隙程度轻重不一,可仅为上唇红裂,也可伴有鼻裂。如裂继续向上到眉间、颅部,则为"14"号裂。如为下唇正中裂和舌裂,则是胚胎第 3～7 周时,两侧下颌突因故部分或全部未连接所致,属 Tessier"30"号裂。

早在 1823 年 Bechard 第 1 个报道了上唇正中裂,1935 年,后 Davis,Weaver,Braith-waite,Kazan jian,Millard,Benton 等相续报道了同样患者。在 70 年代初发现了正中鼻额部的畸形,并开始对"14"号裂进行了研究。而下颌正中裂("30"号裂)是 1819 年 Couronne 第 1 个报道,以后在 1966 年、1969 年、1970 年相继有人报道计 50 余例。

一、临床表现

"0"号裂可仅表现为上唇正中唇红裂口,裂口也可累及整个上唇正中直到鼻小柱,故人中消失,前颌骨也可裂开,但很少会影响到门齿孔以后的腭板。这时前鼻嵴分列于裂两侧,牙齿与正中线成角(图 11-63)。鼻小柱变宽,中有一沟状凹陷,鼻尖呈分裂状。鼻阈无什么变化,但两侧可能不对称。鼻翼及鼻软骨向外移位,发育不良,甚至破坏。鼻中央可见宽沟状凹陷。1972 年,Krikum 发现,在发育不良的鼻翼软骨和鼻骨之间有一条皮下纤维化肌束将鼻小柱向上牵拉,如早期切除此束条,将有利于鼻尖的发育。鼻背部变宽而平坦,鼻骨变厚而大,鼻中隔可变厚,变成两块或者消失。1970 年 Convers 指出这时筛窦前面的窦腔数量增加并变大。一般双内眦间距没明显变化,而眼眶的容量增大,这时从"0"号裂进展到"14"号裂了。

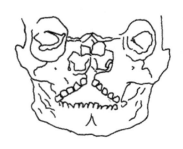

图 11-63　"O"面裂

"14"号裂,向上正中裂开,两侧上唇变小且斜向鼻底。鼻小柱发育不良或缺损,鼻中隔很小,并和腭部毫无联系。这时往往伴有完全性腭裂。鼻尖中央凹陷,有的患者鼻骨和中隔软骨不存在。正中骨上有凹陷,并可延伸到筛窦,引起眼眶发育不良,这样常伴有眼畸形。头顶部皮肤缺损,前脑特别嗅球部位可有畸形,这种患儿往往很难成活。"30"号裂患者的裂隙可仅为下唇正中软组织裂,也可发展到下颌骨、舌、口底,甚至累及颈部、舌骨及胸骨。舌前端常分裂,裂缘附着到下齿槽裂隙上,也可出现小舌或无舌。舌骨常缺如。常同时有甲状软骨发育不良。颈前肌常萎缩,代之为密集挛缩的纤维束,类似瘢痕条索,并牵拉颌使之移位。在严重患者,胸骨柄消失,锁骨头间距变宽。下颌骨裂有时也可影响到面上半部,如出现软腭裂、唇裂、上齿槽裂、颅面发育不良等。

二、修复时间的选择、术前准备和术后处理

同先天性唇裂。

修复的目的主要是外形,但也不能忽视功能的修复,所以有时为了功能的修复,有的部位可推迟到发育较好后再做修复。原则上早期仅做人中修复,手术时要切除不正常组织,直抵正常缘,这样有利于对合。超过中线的修复一般采用一到几个Z改形。

上唇正中裂和鼻裂根据裂隙情况以Z改形原则进行修复,以防缝合后人中部形成直线瘢痕而引起挛缩。在缝合时要按层次逐层缝合。尤其注意唇红缘的对合,以及口轮匝肌的功能性复位后缝合。

下唇正中裂可按下唇、舌系带、颈部、下颌骨的顺序分期修复。修复原则同上唇正中裂。舌系带短缩和颈部正中条索可按Z改形术原则及早纠正,以便使舌和下颌骨得到正常发育。颈部正中条索也可切除后用局部旋转皮瓣插入以做出正常的颌颈角。

下颌骨裂可于学龄前施行植骨术,骨片来自自体髂骨和肋骨,也可应用经过处理的异体骨移植。舌裂可切除裂隙后相互缝合,但注意缝合时要带入较宽的组织,以防撕脱。

(任珊珊)

第十节　面横裂的整形修复

面横裂是一种先天性第1腮弓畸形,也是Tessier颅面裂分类中的"7"号裂(见图11-64)。临床上有许多不同的称谓,1940年,Kaith称此为坏死性面部发育不良;1949年,Braithwaite和Watsor称为半面短小伴小耳畸形;1961年Longacre,Destefano和Holm-strand称之为第1、第2腮弓综合征、面侧裂或口、下颌、耳综合征。

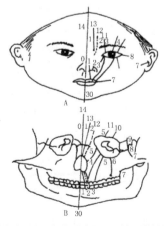

A.颅面裂(以号数命名)发生部位示意图;B.颅面裂骨骼病损部位示意图

图11-64　Tessier分类法

历史上最早记录此畸形是 1869 年,此后有许多关于此畸形的记录。Gorlin 和 Pindborg (1964)报道了巨口症的发病率在男性多于女性。1965 年,Grabb 总结了他所碰到的 102 例巨口症,证实了男性发病率高于女性,并报道了在这 102 例中,12 例为双侧性巨口症。到 1973 年 Converse 也报道了 280 例,其中 15 例为双侧性。

面横裂的发病率,Grabb(1965)报道在新生儿中为 1∶5 642,Poswillo(1974)报道为 1∶3 000。所以总的来讲,面横裂的发病率较唇腭裂为低,但多于面中裂,且以单侧男性为多见。

一、临床表现

临床表现有较大差异,轻者仅表现为面部稍不对称,外耳轻度异形,仅在头颅定位 X 线测量时才发现两侧不对称,所以在临床检查时,如发现患儿的耳垂似乎不很正常时,必须提高警惕,并进行仔细检查。口部畸形可能是极轻微的,仅口角稍向外,也可口角到外耳前全部裂开。事实上此类完全性裂开是很少见的,而大部分患者的裂隙都终于颊部,故也称为巨口症。重者可裂到嚼肌前缘,但可发现有一横行凹陷的沟越过颊部直到耳前,如超过嚼肌前缘到耳屏,则为严重的面横裂。这时常伴有同侧颜面萎缩、外耳畸形,可无腮腺及腮腺导管,面神经、三叉神经、面部肌肉都可受累。同时腭和舌也可发育不良。下颌支髁突和颧弓发育不良,甚至可部分缺如。如颞肌受累、喙突也相应改变。由于颧骨发育不良,可引起外眦下降。此外,还可伴有外眦裂(Tessier "8"裂)等第 1、2 腮弓畸形。

患儿可表现流涎,吸吮困难,发音不清,牙咬合关系异常等症状。

二、手术修复时间、术前准备及术后处理

巨口症的手术修复时间、术前准备及术后处理同先天性唇裂。

手术前首先要确定口角位置,单侧裂可以健侧口角为标准进行定位。双侧裂则在双眼平视正前方时,自瞳孔向下作垂线与口裂水平线相交点为口角。如患儿不能合作时,可以睑裂中、内 1/3 交界处向下做垂直线与口裂水平线相交点为口角点。1969 年,Boo-Chai 提出可按黏膜色泽来定位,即在出现唇黏膜处稍向近中侧皮肤、黏膜交界处定点。

自定出的口角点沿上、下缘裂隙的皮肤黏膜交界处作切口。切开皮肤、肌层,直达黏膜下层。作黏膜下分离,将上、下方黏膜瓣翻入口腔,缝合黏膜裂缘作为口腔衬里组织。将口角部的唇红组织尽量保留,相互缝合,使口角的唇红组织松弛,张口时不受牵拉限制,并尽量使口角形成圆形为度。肌层缝合至为重要,一定要有良好的对合。最后缝合皮肤。如裂隙较短小者,可仅做皮肤直线缝合;如裂口较长,则在皮肤切口上做 Z 改形缝合,以防将来直线状瘢痕牵拉口角;1962 年 May 报道了自下唇做一个小的 Estlander 皮瓣转到上唇,此瓣的蒂成为新的口角。同年也有报道沿裂隙做上(下)唇红黏膜瓣,越过口角到达下(上)唇红部位进行修复。也有报道在正常口角外侧做小三角瓣旋转插入到口角黏膜中,其目的是使口角松弛,张口时呈圆形(图 11-65)。

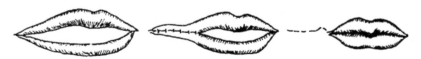

图 11-65　巨口症缩小术

对颌骨畸形及下颌部凹陷可作为第二期手术进行整复。幼年期可应用异体骨、软骨或假体

做暂时性充填,其目的是除了改善外形外,并有助于软组织的正常发育,为成年期做进一步手术创造有利条件。到发育后再进行自体肋骨移植或补充性骨移植,移植部位包括颧骨、下颌骨升支、下颌骨体等部位。移植方法仅限于局部覆贴和充填以达到外观改善。有时也可考虑做患侧升支截骨及骨移植术,以增进外貌及改善咬合功能。在严重畸形时,可做游离皮瓣或皮管移植以丰满患侧外形。此外,也可靠根据情况而选用脂肪、真皮脂肪等组织移植充填。

耳赘可在口角整复时同时切除,耳郭整复待 10 岁后进行为好。手术原则尽量利用残存耳组织。通过复位、成型、补充等方法进行再造。

(任珊珊)

第十一节 面颊部组织缺损和畸形的整形修复

唇颊部组织松软,易移动,富有弹性,血供丰富,外伤或手术后易于愈合,不易感染,因而修复手术可获得较好的疗效。

颊部形成口腔的外侧壁,共分 5 层。①皮肤。②浅筋膜包括颊脂垫、笑肌、颧肌,中有腮腺导管、颌外动脉、面前动脉、面神经和三叉神经分支等走行;颌外动脉自嚼肌前缘越过额部至口角,分出上、下唇动脉,继沿鼻侧上行;上、下唇动脉与对侧同名动脉,颌外动脉分支和颌内动脉眶下支相沟通,面神经的上、下颊支行走于腮腺导管上、下方。③位于上、下颌骨间的方形较薄的颊肌,外有颊咽筋膜;腮腺导管在腮腺前缘,约在颧骨下 1 cm,位于腮腺嚼肌筋膜浅层,在嚼肌前缘垂直穿过颊肌至黏膜。④含有黏液腺的黏膜下组织。⑤黏膜层,在上颌第一磨牙水平处,有腮腺导管开口。

下、上唇外侧和颊部淋巴液汇流入下颌淋巴结。下唇近中份的淋巴除流入颌下淋巴结外,还相互交错汇流到对侧颌下淋巴结。上唇淋巴还流入耳前、腮腺区、耳后、颌下、颈深部淋巴结等。

口唇及面颌部软组织常由于外伤(如切割伤、烧伤、火器伤等)、感染(如坏疽性口炎)及肿瘤切除而造成各种后天性畸形或缺损,也给患者带来唾液外溢,语言不清,咀嚼、张口受限等功能障碍。面颈部严重烧伤患者在创面愈合后可造成唇外翻等严重畸形。

对于这类畸形的整复,应按病因及缺陷范围不同而采用不同手术。颊部坏疽性炎症造成的畸形常有较深层的组织破坏,包括口腔黏膜及颌骨组织,并可造成颞颌关节瘢痕挛缩性强直(假性强直)。外伤所引起的畸形,常以组织错位为主,而实际组织缺损往往并不太严重。在肿瘤切除后的唇颊部其周围组织都属正常,故可供修复之用,如缺损畸形较大,宜做即时皮瓣修复,以减少术后创面裸露。

唇颊手术多与口腔相通,大部属污染手术但无菌操作仍很重要,以免发生感染后而导致严重后果。术前应注意口腔清洁,增加刷牙次数,有牙不洁者做洁牙治疗;如有残根牙,牙龈感染或脓肿,应予治疗。如有错位牙,应于术前或术中拔除。在下唇大部或全部缺损的患者,因长期流涎而造成局部皮肤糜烂或湿疹,应适当处理。这些部位的组织缺损和畸形,一般应用邻近的组织来修复,如局部缺损过大,才考虑应用远处组织来修复。

手术一般多用局部神经阻滞麻醉,上唇可用眶下神经阻滞,下唇则用颊神经阻滞。面部浸润麻醉可使组织肿胀变形,影响疗效。较广泛的手术应在全麻插管下进行,这样较为可靠。在颞颌关节强直者,宜做鼻腔清醒插管。必要时做气管造口以策安全。但全麻术后易发生呕吐而污染伤口,故要注意。唇颊部手术后创口常采用暴露法或包扎2天后再暴露。每天以75％乙醇或1‰苯扎溴铵(新洁尔灭)擦拭伤口,以保持清洁干燥。在口周及颊部做游离植皮时,须加压包扎,并尽量减少唇颊部活动,以防术后创面出血,可于术后8天换药,并再加压,拆线后仍弹力加压2～3个月,以防皮片收缩。术后加强口腔护理,给予流质饮食,必要时鼻饲。禁止张口活动以保证创口顺利愈合。常规应用抗生素以预防感染,也宜给较大剂量的维生素C。

一、颊部组织缺损

颊部组织缺损常表现为以下几种:①单纯的皮肤及皮下组织缺损。常为外伤或感染所引起,表现为局部凹陷畸形,无功能障碍,有时可伴有下睑外翻,鼻翼及口角畸形。②由于颊黏膜的感染,缺损而引起瘢痕挛缩。严重时可引起牙关紧闭,这须与颞颌关节强直鉴别。③面颊部全层洞穿性缺损。这常由外伤和感染所引起,严重时并发唇、鼻部畸形或缺损。患者可部分或全部口腔暴露,唾液外流。有时可瘢痕挛缩引起牙关紧闭、语言不清、饮食困难等情况。这3种情况各有不同的治疗方案。

面颊部皮肤及皮下组织凹陷畸形,如范围不大,可做单纯瘢痕切除,切口周围松弛后拉拢缝合,并进行皮下组织充填,如有口眼㖞斜时,可设计局部皮瓣转移,或同时进行皮下充填纠正畸形,如范围较大,无法应用局部皮瓣时,可用远位皮瓣、皮管及游离皮瓣进行修补术,待颊组织修复后再根据具体情况再考虑是否进行局部组织充填(图11-66)。

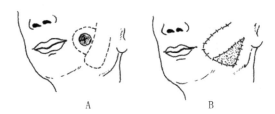

A.洞穿部设计翻转皮瓣做衬里,及邻近转移皮瓣;B.修复后情况

图11-66　颊部较小洞穿缺损的修复

单纯口腔黏膜缺损,首先彻底切除瘢痕,松解组织,使其复位。如伴有牙关紧闭时,要松解到上、下切牙间能容二横指为度。然后创面用中厚皮片覆盖,打包缝合。并用楔形木塞撑开保持张口状态,皮片成活后继续保持张口状态,以防皮片挛缩。

面颊部洞穿性缺损,因畸形复杂,需周密考虑,制订手术方案。手术原则尽量利用周围残存组织,如不够,则用远位组织移植。此类畸形常伴有组织错位,必须将组织复位后分层修复。在小范围的洞穿性缺损,可用局部翻转皮瓣做衬里,若四周组织已瘢痕化,分离过大时会发生坏死,这样需做延迟手术。当衬里组织缝合后,可做局部或颈下颌皮瓣转移覆盖创面。注意皮瓣的长、宽比例适当,以免皮瓣远端发生坏死。皮瓣供区直接拉拢缝合,或做附加切口及中厚皮片移植。旋转皮瓣的"猫耳朵"留做二期修整。如缺损较大,在面部翻转皮瓣做衬里后,可做带额部组织的颞动脉岛状瓣或颞筋膜岛状瓣(加游离植皮),通过皮下隧道转移到面颊部缺损区。额部皮肤缺损区植皮。(图11-67)

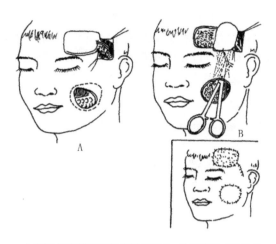

A.颊部洞穿周围翻转皮瓣做衬里，及额部岛状瓣设计

B.额部岛状瓣通过皮下隧道覆盖在颊部修复的衬里上

图 11-67　颊部较大洞穿伤用额部岛状皮瓣修复

较大洞穿性合并唇组织缺损者，常需做皮管或游离皮瓣移植来修复。皮管可单独转移，或利用皮管连接大块叶状皮瓣移植。此外，还需考虑口内黏膜和唇组织缺损修复。要注意尽量保留并利用残留的唇及唇红组织，以增加术后的效果。口腔黏膜只能用皮肤来代替，所以可用皮瓣折叠，形成两个皮肤面，其中一侧皮肤面代替黏膜。也可先将中厚皮片移植在皮瓣下，以此充当黏膜，但皮片常会收缩而影响远期效果，故较少应用。用缺损周围组织翻转做衬里，但这会大大增加皮肤缺区，故术前必须充分考虑，设计切口及皮管、皮瓣的大小。在唇颊部缺损伴有鼻缺损者，则在唇颊部修复完成后再做鼻再造。

在唇颊部缺损修复与术中的注意点：①缺损较小，尽量应用局部皮瓣一次转移修复。面部皮瓣手术简便，皮肤色泽相近，外形功能修复较好，为首选皮瓣。在选用远位皮瓣时，组织来源越近面颊部越佳，如胸部皮肤质地色泽最近似面颊部，为仅次于颜面局部的常用供区。需修复、充填组织较多时，常选用腹部供区。修复缺损需用量少而薄的皮瓣时，常选用上肢做供区。②口腔内有瘢痕组织合并牙关紧闭时，瘢痕切除松解必须彻底，术后保持开口度并进行功能锻炼，防止皮肤收缩，然后再做唇颊部组织修复。③唇部残留组织要充分保留和利用。④伴有牙咬合不正或牙残缺时，须先治疗及装镶义齿，不然组织修复后难以取模，且戴托牙后，对手术中及手术后唇部有适度支撑。⑤预先向患者及家属充分解释病情和修复情况，使患者能配合治疗，特别是修复需分期进行手术时。

二、唇外翻

唇外翻多由创伤、感染及烧伤后引起瘢痕挛缩而致。唇外翻后口唇不能闭合，牙齿暴露，下层外翻时还可引起流涎。在颈胸下颌有严重瘢痕挛缩时可引起颌胸粘连，以致下唇极度外翻。如颌颈粘连下唇外翻发生在发育前，可导致下颌骨及下切牙牙槽骨的发育畸形和开𬌗畸形。如唇组织严重外翻伴有口轮匝肌缺损，口唇的正常功能很难修复。下唇长时期的外翻，唇红和唇黏膜由于持续性牵拉而变长，在切除瘢痕组织松解复位后，常有唇组织过多情况，为了更好地恢复功能和外形，必要时将过多的唇组织做楔形切除（包括黏膜和肌层）。切除部分常选在下唇中份。

在轻度唇外翻治疗时也可发现有黏膜过多现象,整复时可考虑做黏膜横行楔形条状切除。

在口周条索状瘢痕或小块瘢痕挛缩时可引起局部轻度唇外翻。这时通过条索状瘢痕的Z改形或 V-Y 推进原则来修复。手术时切口要深达肌层。在组织缺损较多者,可用鼻唇沟皮瓣转移来修复。(图 11-68、图 11-69)所做皮瓣的长宽之比以 3∶1 为妥。

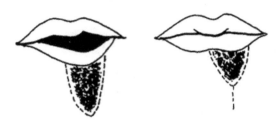

图 11-68　下唇瘢痕挛缩可用 V-Y 推进来纠正

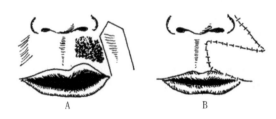

A.设计;B.转移后
图 11-69　上唇组织缺损多时可用鼻唇沟皮瓣修复

广泛的唇外翻需用全层或厚中厚皮片移植来纠正。手术时先切除瘢痕,使外翻唇组织恢复到正常解剖位,在两侧应超越并稍高于口角。如由于外翻日久而引起下唇组织松弛时,应适当楔形切除全层组织,然后分层缝合。最后在创面上进行游离植皮,并打包加压固定皮片。待植皮成活后,做局部弹力加压,以防止皮片收缩又引起唇外翻。

严重的下唇外翻包括颏部组织缺损时,游离植皮的效果往往极不理想,故必须用皮瓣转移修复,常选用胸三角皮瓣,也可用游离皮瓣来修复,前臂皮瓣是常用的游离皮瓣之一。这类患者修复时不但要纠正下层外翻,而且还要做颏部修复,故设计皮瓣时要正确估计创面的大小。在颈部也有挛缩时,则可同时进行游离植皮进行纠正。

在瘢痕挛缩引起严重上唇外翻时,所做松弛切口应上至鼻底,下至唇红,两侧至鼻唇沟并超过两侧口角。用全厚皮片修复,上唇因重力关系一般无须做过度矫正。皮片成活后弹力加压,以防皮片收缩。

三、小口畸形

小口畸形多因感染后瘢痕收缩所引起,也可发生于肿瘤切除后。口裂缩小的程度不一,严重者仅为一小孔颇似鱼口,一般口腔黏膜多未受累,但患者的饮食、语言都受到影响,整复方法很多,一般疗效均较佳。手术方法:先依据正常口角部位定位。如为单侧畸形则以健侧为标准对照,如系双侧均畸形,则以双眼平视正前方时、双瞳孔的垂直线与口裂延线的交点为新口角,从此点向上下唇红缘各做一线,并沿小口的唇红缘做切口联成一个三角形,三角形的尖端可略成圆形,切除三角形的瘢痕组织,但勿切除皮下肌层组织。然后将皮下组织及黏膜做横式 Y 形切开。

Y三角较小,其底部落在颊侧,然后将上下二块黏膜略做黏膜下分离,形成黏膜瓣,向外翻出并做适当剪裁后与上下皮肤创缘缝合,Y形的三角尖端则转向外侧口角,与口角皮肤创缘缝合,以形成口角(图11-70)。此法可防止口角缩短。也可在下唇红向上唇延伸部位设计三角切口,形成红唇组织瓣,在上红唇组织瓣内侧形成另一个三角形唇红组织瓣。将这两个红唇瓣及口角内黏膜都拉至口角,在已切除瘢痕组织后的创缘缝合(图11-71)。

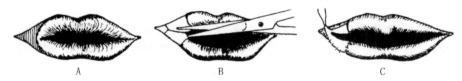

A.定口角位,切除皮肤;B.口腔黏膜上做Y形切开;C.将Y形切开后黏膜向外翻转与皮肤缝合

图 11-70　小口开大

四、唇缺损

唇组织缺损常由于创伤或肿瘤切除后所造成。这类缺损通常在创伤清创后或肿瘤切除后立即进行修复。如早期未能进行此类手术,则宜在创口愈合、瘢痕软化后进行二期修复。

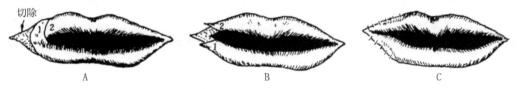

A.切除皮肤(或瘢痕)在层黏膜上设计"1""2"两瓣;B."1""2"两瓣形成;C.缝合后

图 11-71　小口开大

唇组织缺损修复最理想的方法是利用残存的唇组织,或应用对侧的正常唇组织,或者邻近的鼻唇沟、颊部组织来修复。当无法利用局部邻近组织情况下,才考虑应用远处皮瓣、皮管来移植。因为远处皮瓣组织缺乏正常唇组织的肌肉和黏膜,故术后其外形、功能都较差。唇缺损可按组织缺损的性质分为皮肤缺损、黏膜缺损、皮肤黏膜缺损及唇全层缺损。

(一)皮肤缺损

皮肤缺损多见于瘢痕及血管瘤切除后。可用保留真皮下血管网的皮片,全厚皮片或中厚皮片覆盖创面,也可用鼻唇沟皮瓣或推进皮瓣进行修复。

(二)唇黏膜缺损

唇黏膜缺损可用唇颊黏膜瓣或舌瓣来修复,后者可以舌侧或舌前端为蒂部来设计舌瓣。如以舌侧为蒂,则舌瓣不宜超越中线,以免影响血供,而蒂位于前(或后)时,舌瓣长宽之比可为(3～4):1。切开黏膜和少许肌层后进行剥离,充分止血后将舌瓣缝合于缺损面,供区直接缝合,注意消灭无效腔以防血肿形成。

(三)全层缺损

根据缺损程度可直接缝合、复合组织瓣游离移植、局部唇瓣转移、唇交叉瓣或扇形瓣、远位皮瓣等修复。

1.直接复合

直接复合适用于唇组织缺损宽度在1/4以下者。因为唇组织富有弹性,故直接复合后常得到良好的效果。

2.唇组织游离移植

唇组织游离移植适用于修复小型唇缺损。Moore 将正常唇组织(其横径宽度不超过1.5 cm)切下并立即移植于缺损部位,25 例均获成功。

3.唇组织瓣交叉转移

唇组织瓣交叉转移适用于缺损宽度已达 1/3~1/2 范围者。这种宽度的缺损虽然也能勉强缝合,但术后唇部平坦、紧张,与对侧唇部不协调,故可用对侧正常唇组织移植来修复,以增加缺损侧的组织量,同时减少正常侧组织量而达到平衡,且由于两侧唇组织解剖结构相同,术后外形、功能均佳。

手术分两期进行。第一期将缺损部位纵行切开形成以唇红为底的三角形缺损区。测量上下唇的横径,在健侧唇设计一个长为缺损部的长度,宽为上、下唇横径差的 1/2 的三角瓣。全层切开一侧,另一侧全层切开并向唇红伸展,保留唇红部为蒂,口轮匝肌大部切断,慎勿损伤唇动脉,以蒂为轴,将皮瓣 180°旋转嵌入另一侧的缺损区。分层缝合唇瓣供区和受区。注意唇组织缝合时唇红缘的整齐对合。术后流质饮食,注意口腔卫生。7 天拆线,2 周后进行第二期手术,术前做蒂部加压锻炼,二期手术断蒂时,首先应照顾缺损部应有充分组织,然后上、下唇创口修整缝合。

手术要点在于形成唇组织瓣时不可损伤唇动脉。在缺损较大患者中,常由于此手术修复后形成口裂较小,则可在第二期手术同时做两侧口角开大。

如应用此法修复口角缺损(图 11-72)。在第一期手术后蒂部即形成钝圆形口角,故第二期断蒂手术时就是口角开大。

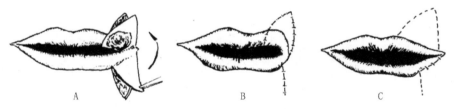

A.下唇瓣转移修复上唇缺损;B.口角成圆形,B.口角开大

图 11-72　转移瓣修复上唇

如修复下唇缺损时,可按此手术原则进行修复。如缺损位于下唇中央,用上唇正中部分来修复,必会破坏人中。故先将下唇一侧移向中央缺损区,然后从上唇外侧设计唇瓣,旋转修复(图 11-73)。

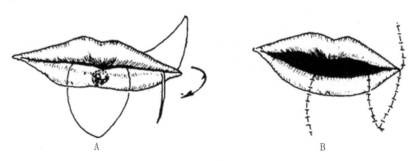

A.设计切口;B.将下唇一侧移向中央,将上唇外侧唇瓣转向下唇修复

图 11-73　下唇正中部缺损修复

唇组织瓣交叉移植法是一种疗效极佳的方法，唇瓣的形式不拘于标准三角形，也可成矩形或其他形态，蒂部位置也可按具体情况设计（图11-74）。

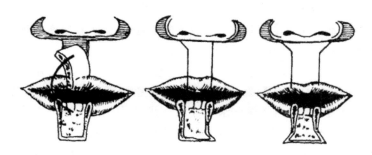

图11-74　唇组织交叉转移可根据缺损形态形成唇组织瓣

4.鼻唇沟组织瓣

鼻唇沟组织是修复上唇部分或次全缺损的良好组织来源。在唇红和口唇黏膜组织较完整，只是一侧皮肤和皮下肌层缺损，下唇向上方牵拉畸形时，可设计鼻唇沟三角形组织瓣转移到上唇，覆盖畸形区切除瘢痕后的创面，效果往往较为满意。本手术原则也适用于两侧上唇皮肤缺损，可两侧同时设计鼻唇沟皮瓣转移修复，鼻唇沟创口拉拢缝合，术后瘢痕浅淡不显著。

如缺损部的上颌牙齿过度前突时，可在术前或术中拔除，以免有张力而影响愈合。反之如缺损处牙齿脱落，或牙槽骨缺损者，应预先制备托牙，使再造上唇得到支撑。

在上唇广泛缺损，无法利用鼻唇沟，颊部皮瓣时，就需用远处皮瓣、皮管进行修复。在手术中尽量利用残留的黏膜组织或下唇唇红，以达到较理想的效果。

5.扇形组织瓣

在缺损接近口角区，上唇组织缺损不超过1/2，或下唇缺损不超过2/3时，可应用唇组织瓣交叉移植原则，设计扇形组织瓣来进行修复。例如，下唇中央全层组织缺损（图11-75）。可在上唇两外侧，唇红缘上设计斜向外上的切口，然后绕过口角，再引向下唇。皮瓣的高度即等于再造下唇的高度。切开时刀口须穿透整层唇颊组织，以上唇唇红作为唇瓣蒂部，将已形成的皮瓣向下旋转。在下唇正中部两侧皮瓣相互缝合。另外在两侧颊部做附加横切口，将皮瓣上端尖角插入其中。蒂部形成新的口角，如口角较小，则以后再做开大。

同样也可用下唇转向上唇缺损区进行修复。

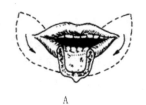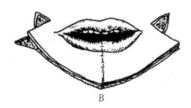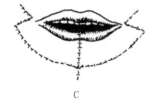

A　　　　　　　　　　B　　　　　　　　　　C

A.设计；B.切开转移；C.缝合后

图11-75　扇形瓣修复下唇缺损

五、小颌畸形

当下颌支和下颌体均发育不全时即可形成小颌畸形。但在临床上单纯由于下颌支发育不良也可形成下颌后缩,也称为小颌畸形。因两者临床表现不易区别,且治疗方法相似,因此也常混为一谈。其临床表现为下颌后缩,小颌或无颌。前牙深覆盖,深复咬合,后牙远中错咬合,下颌支或下颌体明显短小或二者均小。

小颌畸形可为先天性,但大多数小颌畸形或下颌后缩畸形是由创伤或感染破坏了下颌髁生发中心所致。根据畸形的不同可选用不同手术治疗。

正常人正面像中,自鼻小柱做水平线,其下部为整个面高的 1/3,而在这 1/3 中经口裂水平线又可分成三等份,上唇占 1/3,下唇到颌缘占 2/3。在小颌者,则此比例失调。在侧面像中,将耳屏上和眶下缘做以水平线,自前额做此水平线的垂线,向下延长,在眶下缘前方另做一同样垂线,正常颌应在这两条垂线之间,小颌患者,则颌后缩在眶下线之后。从美学角度来讲,鼻尖、唇前点及下颌点应在同一直线上。小颌患者在做 X 线头颅侧位定位片中,SNB 常小于正常,向 ANB 增大,在截骨手术时,常以此两角的度数作为截骨矫正的移动度根据,恒牙期正常汉人的 SNA 为 82.8°,SNB 为 80.1°,此两角度标准差为 ±4°,ANB 角为 2.7°,标准差为 ±2°(注:S=sella,蝶鞍;N=nasion,鼻根;A=前鼻棘下点;B=牙下点)。

(1)成形硅橡胶假体或羟基磷灰石颌前充填:此法适用于轻中度小颌畸形,其方法简单易行,效果也不错,故患者乐于被接受,手术切口有两种:口内切口和颌下切口。

口内切口:自下唇唇齿沟上 2～4 mm 处切开唇黏膜,然后在骨膜上进行分离直至下颌缘下,谨防损伤两侧颌神经,将已制备的假体放置到适当位置,逐层缝合切口,并做外固定。此法优点是在体表看不到切口,而黏膜愈合也良好。

口外切口:在距颌缘 2 cm 处的颌下做横行切口 2～3 cm,切开皮肤及皮下脂肪层抵达下颌缘骨膜前,并向两侧分离,腔隙要比假体略大,以免过高张力,也须防止假体移位。

用成形假体修复后如张力过高,作为异物的假体将对下颌骨产生慢性持久的压力,可引起骨质吸收现象,甚至齿根裸露。Robinson 曾有这样并发症的报道,对此值得注意。

(2)颌前植骨充填:先用印模胶塑成颌前植骨量及外形,按此模型切取髂骨块,雕刻成型备用,做双颌孔阻滞麻醉或局部浸润麻醉,于下唇龈沟上唇黏膜做切口,而在唇龈沟切开骨膜,使黏膜和骨膜切口,不在同一平面上,做骨膜下剥离,保护颌神经,剥离直至下颌缘下方,保留颌缘后方肌肉附着。将塑型骨贴附在颌前,钻孔、钢丝结扎固定,分层缝合切口。本方法缺点是要切取自体骨,增加手术切口,而且自体骨游离移植后,有可能发生部分吸收现象。

(3)颌部水平截骨前移法:颌面部血运丰富,故截骨手术中只要有一侧软组织与颌骨相连,就能保证血运。此术式仅适用于轻、中度小颌畸形。

在唇龈沟与骨膜上做交错切口,做骨膜下剥离,将下颌部呈脱套样暴露,在齿根下方做横行水平截骨。由颌前方向后逐渐变薄,截断的颌部骨块用钳牵拉向前移动。一般可前移 2 cm,当前移超过 1 cm 时,应把前移的骨块再横向一分为二截断,形成两个阶梯,以防颌前移过度,其上方出现明显凹陷畸形。骨前移后在截骨线的上下钻孔钢丝结扎固定,分层缝合创口。术后常规应用抗生素,复方硼砂溶液漱口。

(4)下颌支斜行截骨术:适用于矫正严重的小颌畸形和下颌后缩畸形、咬𬌗关系不佳者。术前在模型外科上将下颌前移后,咬𬌗关系可更混乱,而需调整咬𬌗或拔牙,也可待术后矫正。

术中将下颌支斜行截骨后,按需要将下颌前移,在断骨间空隙要植入相应的骨块,用不锈钢丝固定。对大幅度前移患者还需将喙突切断,解除颌肌牵拉,以保证疗效,术后如咬𬌗关系混乱者还需拔牙或矫正等法调整咬𬌗关系。

(任珊珊)

第十二节　耳郭切割伤与撕裂伤的整形修复

耳郭位置突出颅侧,易受暴力造成切割与撕裂伤。早期处理非常重要,处理不当,可导致耳郭软骨、皮肤坏死感染,造成严重的耳缺损与畸形。早期处理的要点,包括彻底、细致的清创和无创伤缝合,血肿和感染的防治,截落的耳郭组织再植和利用等。

耳郭早期挤压撕裂伤,因耳郭血管丰富,易于形成血肿,如处理不当可导致继发感染和耳软骨炎,一旦耳软骨炎发生,常需切除较多的炎症或坏死软骨方能治愈,且局部纤维组织增生,日后耳郭皱缩增厚变形,形成菜花状耳,修复非常困难。

对被截落的耳郭组织的处理,要遵循彻底的清创和无菌操作技术,爱惜每一块组织。耳郭的血供十分丰富,因此耳郭部分的切割或撕裂伤,即使面积较大,只要还有一部分皮肤组织相连,特别是耳后动脉主干未被切断时,经过彻底清创后原位缝合,一般多能成活。小块耳郭组织完全断离,如较为完整无挫伤且伤口污染不严重,长宽不超过 1.5 cm,可按复合组织游离移植,细致地缝合复位,适当包扎固定,可能成活。大块耳郭组织完全断离,如条件适当,应用显微外科技术行吻合血管的耳郭再植术。游离移植方法,在目前条件下难成活,但为了保留软骨支架,可用下述方法处理。

一、剥离断离耳郭的后侧皮肤

暴露软骨后侧面,并将软骨开多个小窗孔,制成只留前侧皮肤和软骨的复合组织片。按组织块的大小,在耳后乳突部掀起皮瓣,断耳复位缝合,使断耳后侧创面与乳突创面紧贴,断耳皮肤创缘与乳突皮瓣创缘缝合(图 11-76)。借以软骨上的小窗孔有利于血液循环的建立,使游离移植的复合组织片易于成活。2~3 个月后,再从颅侧掀起耳郭,乳突区皮瓣复位,耳后侧创面皮片移植。

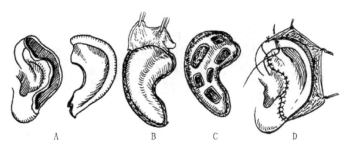

A.大块耳郭组织离断;B.剥除耳后面皮肤;C.软骨开窗;D.断耳复位缝合

图 11-76　耳郭断离,耳后皮肤切除软骨开窗再植

二、剥离断离耳郭的前后侧皮肤

暴露软骨面,保留耳轮部宽约 1 cm 皮肤,按全耳再造一期修复的方法原则,在乳突区设计一皮下蒂皮瓣,蒂在耳甲区,再在乳突掀起一蒂在耳前的乳突筋膜瓣,两瓣的面积应比缺损大些。将两瓣分别覆盖耳郭复合移植片的软骨前后面,并与耳轮部创缘皮肤缝合,筋膜瓣创面用全厚皮片移植。

三、剥去断离耳郭皮肤组织

将软骨支架缝合复位,切取同侧含颞浅动脉的颞筋膜瓣转移包裹软骨支架,在筋膜面上行全厚或中厚植皮。

四、将断离耳郭全部皮肤剥除

将其软骨埋植在耳后乳突区相应部位皮下,并与缺损缘的软骨相缝合。2 个月后将耳郭与颅侧分离,创面行皮片移植或埋入腹壁皮下为以后耳再造时用。

（任珊珊）

第十三节　招风耳畸形的整形修复

招风耳为一种常见的先天性耳郭畸形,畸形的原因,主要是由于胚胎期对耳轮发育不全,不能很好卷曲,耳甲软骨过度发育的结果。多见于双侧,但两侧畸形严重程度常有差异。

正常耳郭的耳甲与耳舟成 90°(图 11-77),耳甲壁与颅侧的距离约为 2 cm。招风耳畸形,表现为耳甲与耳舟之间的角度大于 150°,对耳轮上半部扁平,耳甲壁增宽,严重者,耳舟与耳甲间的角度完全消失成 180°,耳郭与头颅间成 90°,对耳轮及其上下脚形态消失。手术在 5～6 岁后施行,双侧同时手术。一般在局部麻醉或氯胺酮分离麻醉下进行。手术原则主要是重新形成对耳轮及其上脚,缩小耳甲壁宽度,有时还需矫正耳垂前倾。手术时应根据畸形的具体情况进行相应的矫正,方能获得良好的手术效果,而不是遵循某一特定手术模式进行手术。

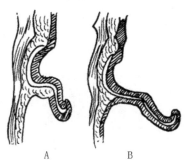

A.正常耳郭,耳舟与耳甲之间角度为 90°角;B.招风耳,耳舟与耳甲之间角度大于 150°角

图 11-77　正常耳郭与招风耳剖面图

招风耳修复方法较多,下面介绍 3 种常用的修复方法。

先将耳郭向颅侧壁轻压折叠以显现出对耳轮及其上脚的轮廓,用亚甲蓝或龙胆紫标出其轮廓,注意它的上方距耳轮缘必须留有 4 mm 软骨组织,以免因软骨过窄造成耳轮变形。用注射针头按轮廓从皮肤刺入,贯穿软骨穿出耳后皮肤,针头上涂以亚甲蓝溶液,退出针头,这样耳郭前后皮肤及软骨膜上均留有亚甲蓝标志。在耳后两排亚甲蓝点中间纵行切开皮肤及皮下组织,将皮肤和皮下组织在软骨膜表面向两侧分离,显露软骨两排染色点,依点切软骨,使两切口向下逐渐靠近,向上逐渐分离。上方切口间的上部软骨必要时可横行切开,但不可完全切断与两侧切口相连,必须保持一定间隔,如对耳轮下脚也有发育不全,可在对耳轮下脚处做一切口。用3-0丝线作内翻缝合,将切口两侧软骨缘缝合一起使软骨向前卷曲成管状。形成对耳轮及其上脚,如下脚部位也作了切口,也应缝合成管状。若因软骨太厚不易形成管状时,则应将其削薄后再缝合成管状。软骨下端狭窄部可不缝合成管状,如耳轮尾部出现突起不平时,应做切除修整。如耳甲软骨过大,可在对耳轮下方耳甲软骨缘处切除一块椭圆形耳甲软骨片,使耳轮与颅侧距离在 2 cm 左右。以矫正耳甲过宽畸形,此时软骨塑型修整手术基本完成,如耳轮下脚外侧边缘或耳郭下部出现突起不平时,应予剪除修整。切除耳后多余皮肤,有时还需在耳垂部切除较多的皮肤以矫正耳垂外翻,分层缝合皮肤,按耳郭形态加压包扎固定,7～10 天打开敷料拆线,以后继续塑型固定2～3 周(图 11-78)。

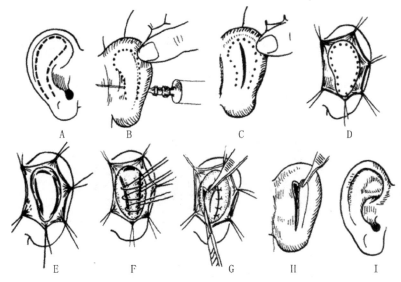

A.将耳郭向后折叠,用亚甲蓝画出轮廓;B.用注射针头依此轮廓从皮肤刺入,穿透软骨于耳后皮肤穿出;C、D.于两排染色中间纵行切开耳后皮肤;E.按点切开软骨;F.将切口两侧软骨作内翻缝合在一起;G、H.切除一块椭圆形耳软骨及多余皮肤;I.术后

图 11-78　招风耳整复术之一

另一种方法是先按前法在耳郭上画出对耳轮及其上脚的轮廓,用注射针头刺穿耳郭并涂以亚甲蓝溶液使皮肤及软骨膜蓝染定点,于耳后内侧面两排亚甲蓝点中央纵行切开皮肤及皮下组织,在软骨膜表面向两侧分离皮肤,显露软骨两排染色点,依点斜行切开软骨,将软骨切成4～5 条,向下逐渐靠近,往上逐渐分离,用3-0 丝线作内翻缝合,分别在各软骨条的一个边上缝针打结,使软骨向前呈扇形突起,形成新的对耳轮及耳轮上脚(图 11-79)。切除 1 条耳甲软骨及多余皮肤,分层缝合皮肤。耳郭包扎固定同前述。

对畸形较轻、耳郭软骨薄的招风耳,可用搔刮软骨的方法进行修复。先按前法,在耳郭前面画出对耳轮及其上脚轮廓,然后在对耳屏上方相当耳轮尾部的耳后做一小切口,切开皮下及软骨,通过软骨切口,用小弯剪刀按对耳轮及其上脚轮廓在耳前软骨膜下广泛剥离,用小锉或带小齿器械搔刮软骨,再在耳前相当于对耳轮及上脚的标记处,做 2～3 个 1～2 mm 的小切口,用 3-0丝线作穿经软骨的横行褥式缝合结扎使其形成对耳轮(图 11-80)。缝合皮肤,按前法进行包扎固定。搔刮软骨方法的原理,是认为软骨膜对维持软骨表面张力起着十分重要的作用,当一面软骨膜受到破坏及软骨面变薄时,使软骨弯向正常软骨面。此法尤其适合儿童或软骨较薄容易弯曲成形的患者。

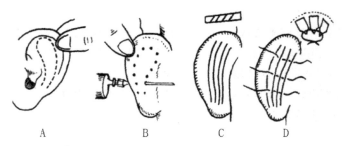

A,B.用亚甲蓝画出对耳轮及上脚轮廓并使皮肤和软骨染色;C.在软骨上做4个斜切口,
D.分别在各软骨条的一个边上缝针打结,使软骨向前面呈扇形突起

图 11-79　招风耳整复术之二

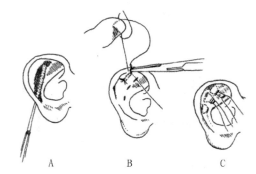

A.于对耳轮处的耳后皮肤做小切口;B.在耳前作 2~3 个小切口,作穿透软骨的横行褥式缝合;C.准备结扎缝线形成对耳轮及上脚

图 11-80　招风耳整复术之三

（任珊珊）

第十二章 外科护理

第一节 外科基础护理技术

一、备皮

(一)目的

(1)术前去除患者手术区域毛发和污垢。

(2)预防切口感染。

(二)评估

1.评估患者

(1)两人核对医嘱。

(2)核对床号、姓名、病历号和腕带(请患者自己说出床号和姓名)。

(3)评估患者病情、意识状态和配合能力。

(4)评估患者手术部位皮肤情况。

(5)了解患者病情、诊断和手术名称。

(6)告知患者备皮的目的和过程,取得患者配合。

2.评估环境

安静整洁、宽敞明亮、室温适宜,有隔离帘或屏风。

(三)操作前准备

1.人员准备

仪表整洁,符合要求。洗手,戴口罩。

2.物品准备

(1)方法一:传统剃毛备皮。治疗车上层放置一次性中单、备皮刀、棉签、温肥皂水、汽油和快速手消毒剂。以上物品符合要求,均在有效期内。治疗车下层放置生活垃圾桶、医疗废物桶。

(2)方法二:电动剃刀备皮。治疗车上层放置一次性中单、小型剪刀、电动剃刀、棉签、温肥皂水、汽油和快速手消毒剂。以上物品符合要求,均在有效期内。治疗车下层放置生活垃圾桶、医疗废物桶。

(四)操作程序

1.传统剃毛备皮

(1)携用物推车至患者床旁,核对床号、姓名、病历号和腕带(请患者自己说出床号和姓名)。

(2)备皮部位垫一次性中单,暴露备皮部位。

(3)用温肥皂水浸湿毛发,涂擦备皮范围。

(4)绷紧皮肤,用备皮刀剃除备皮范围内的毛发。

(5)需要时用棉签蘸取汽油清洁肚脐。

(6)检查备皮部位毛发是否剃除干净,皮肤有无损伤。

(7)嘱患者术前沐浴,换干净病号服。

(8)撤除一次性中单,整理用物,洗手。

2.电动剃刀备皮

(1)携用物推车至患者床旁,核对床号、姓名、病历号和腕带(请患者自己说出床号和姓名)。

(2)备皮部位垫一次性中单,暴露备皮部位。

(3)用剪刀轻轻剪备皮范围的稠密毛发。

(4)用温肥皂水浸湿毛发,涂擦备皮范围。

(5)绷紧皮肤,用电动剃刀剃去备皮范围残余毛发。

(6)需要时用棉签蘸取汽油清洁肚脐。

(7)检查备皮部位毛发是否剃除干净,皮肤有无损伤。

(8)嘱患者术前沐浴,换干净病号服。

(9)撤除一次性中单,整理用物,洗手。

(五)注意事项

(1)注意保暖,尽可能少暴露患者。

(2)备皮刀应锐利,与皮肤表面成45°,切忌刮破皮肤。

(3)皮肤松弛的地方应将皮肤绷紧,以免损伤皮肤。

(4)备皮范围应符合手术要求。

二、腹带包扎

(一)目的

减轻腹部伤口张力,固定腹部引流管,减轻伤口疼痛。临床主要用于剖腹手术后或创伤、腹壁疝加压包扎等。

(二)评估

1.评估患者

(1)两人核对医嘱。

(2)核对床号、姓名、病历号和腕带(请患者自己说出床号和姓名)。

(3)评估患者合作程度、腹围大小;患者腹部皮肤、伤口敷料、伤口渗出、引流管及造口位置;患者是否有腹带包扎经历及对操作的耐受水平。

(4)告知患者腹带包扎的目的和过程,取得患者配合。

2.评估环境

安静整洁、宽敞明亮、室温适宜,有隔离帘或屏风。

(三)操作前准备

1.人员准备

仪表整洁,符合要求。洗手,戴口罩。

2.物品准备

治疗车上层放置依患者腹围选用的腹带、快速手消毒剂。以上物品符合要求,均在有效期内。

(四)操作程序

(1)核对床号、姓名、病历号和腕带(请患者自己说出床号和姓名)。

(2)如病情允许,协助患者取平卧位。

(3)将腹带穿过患者腰部,平铺于床上。

(4)两侧腹带条,一条压一条地左右交替包扎患者腹部。

(5)将最后两根腹带条贴紧腹部打结并整理平整。

(6)快速手消毒剂消毒双手,推车回治疗室。

(7)洗手。

(五)注意事项

(1)腹带包扎松紧适宜,松紧以可伸进一指为宜,如松脱或移位,及时整理。

(2)腹带打结时避开伤口、引流管和造口部位。

(3)引流管从腹带条间穿出,避免在腹带内打结。

三、胃肠减压

(一)目的

(1)解除或者缓解肠梗阻所致的症状。

(2)进行胃肠道手术的术前准备,以减少胃肠胀气。

(3)术后吸出胃肠内气体和胃内容物,减轻腹胀,减少缝线张力和伤口疼痛,促进伤口愈合,改善胃肠壁血液循环,促进消化功能的恢复。

(4)通过对胃肠减压吸出物的判断,可观察病情变化和协助诊断。

(二)评估

1.评估患者

(1)两人核对医嘱。

(2)核对床号、姓名、病历号和腕带(请患者自己说出床号和姓名)。

(3)评估患者病情、意识状态、合作程度,有无插胃管经历。

(4)告知患者胃肠减压的目的和方法、注意事项和配合要点,以取得患者合作。

(5)有义齿或戴眼镜者操作前应取下,妥善放置。

(6)对于昏迷患者,若家属在床旁,可向其家属解释,以获得支持。

(7)使用光源充足的手电筒检查患者鼻腔状况,包括鼻腔黏膜有无肿胀、炎症,有无鼻中隔偏曲和息肉等,既往有无鼻部疾病,鼻呼吸是否通畅。

2.评估环境

安静整洁、宽敞明亮。有隔离帘或屏风。墙壁负压吸引装置完好,保证有效负压。

(三)操作前准备

1.人员准备

仪表整洁,符合要求。洗手,戴口罩。

2.物品准备

治疗车上层放置清洁盘,内放 50 mL 注射器、一次性胃管 2 根、清洁治疗巾 1 块、压舌板、无菌棉签、胶布、治疗碗(内放清洁纱布数块和镊子 1 把)、治疗碗(内盛温开水)、听诊器、弯盘(内放消毒液状石蜡纱布、无齿止血钳 1 把、安全别针 1 个)、手电筒,清洁盘外放置快速手消毒剂及胃肠减压装置 1 套。以上物品符合要求,均在有效期内。治疗车下层放置医疗废物桶、生活垃圾桶。

(四)操作程序

1.胃肠减压

(1)携用物推车至患者床旁,核对床号、姓名、病历号和腕带(请患者自己说出床号和姓名)。如戴眼镜或义齿,应取下妥善放置。

(2)协助患者取坐位或平卧位,无法坐起者取右侧卧位,头颈部自然伸直。颌下铺治疗巾,将弯盘置于口角。清洁鼻腔,将用过的棉签弃于医疗废物桶内。

(3)备胶布 2～3 条。将胃管和 50 mL 注射器(针头放入锐器桶)放入弯盘内,外包装弃于生活垃圾桶内。

(4)测量胃管插入长度,并做一标记,方法为自前额发际至剑突的距离,或自鼻尖经耳垂至胸骨剑突处的距离。或者参照胃管上刻度,保证胃管前端到达胃内,一般成人插入长度为 45～55 cm。

(5)检查胃管是否通畅。用液状石蜡纱布润滑胃管前端。用止血钳夹闭胃管的末端。

(6)一手持纱布托住胃管,另一手持镊子夹住胃管前端,沿选定的一侧鼻孔缓缓插入鼻腔至 10～15 cm(咽喉部),嘱患者做吞咽动作,同时顺势将胃管轻轻插入至预定长度。插管过程中患者出现剧烈恶心、呕吐,应暂停插管,深呼吸,胃管插入不畅时,嘱患者张口,检查胃管是否盘口在口咽部。

(7)昏迷患者插管:插管前先协助患者去枕、头向后仰,当胃管插入约 15 cm 时,左手将患者头部托起,使下颌靠近胸骨柄,将胃管缓缓插入至预定长度。

(8)验证胃管是否在胃内:①用注射器抽吸,见胃内容物;②向胃管内注入 10 mL 空气,用听诊器在左上腹部听到气过水声;③将胃管末端放入盛水治疗碗内,无气泡溢出。

(9)证实后将胃管末端封帽盖好,用胶布固定胃管于鼻翼两侧和面颊部。

(10)正确连接并用安全别针妥善固定负压装置及引流管,负压吸力不可过强,以免堵塞管口和损伤胃黏膜。

(11)撤除颌下铺巾,患者取舒适体位,整理用物。

(12)快速手消毒剂消毒双手,推车回治疗室,按医疗废物分类处理原则清理用物。

(13)洗手,记录。

2.停止胃肠减压

(1)根据医嘱决定停止胃肠减压。

(2)抬高床头取半卧位,铺治疗巾于颌下,弯盘置于患者口角旁。先关闭负压吸引装置,将吸引装置与胃管分离,用止血钳夹闭胃管的末端并放于弯盘内。

（3）戴手套，轻轻揭去固定胃管的胶布，用纱布包裹贴近鼻孔处的胃管，嘱患者深呼吸，在患者呼气时拔管，边拔管边用纱布擦拭胃管，到咽喉处快速拔除。

（4）脱去手套，用棉签清洁患者鼻腔，擦净胶布痕迹，协助患者取舒适卧位。

（5）按医疗废物分类处理原则处理用物，洗手。

（五）注意事项

（1）护患之间进行有效的沟通，可以减轻插入胃管时给患者和家属带来的心理压力。

（2）插管时动作轻柔，避免损伤食管黏膜。

（3）普通胃管每周更换 1 次，硅胶胃管每月更换 1 次。妥善固定管路，防止导管移位或脱出。

（4）留置胃管期间禁止饮水和进食，应加强患者的口腔护理，保持口腔清洁。

（5）观察引流物的颜色、性质、量，并记录 24 小时引流总量。

（6）胃肠减压期间，注意观察患者水、电解质和胃肠功能恢复情况。

四、外科洗胃

（一）目的

（1）减轻胃黏膜水肿，预防感染，解除幽门梗阻。

（2）减轻潴留物对胃黏膜的刺激。

（3）手术或某些检查前的准备，如胃部、食管下段、十二指肠手术前。

（二）评估

1.评估患者

（1）两人核对医嘱。

（2）核对床号、姓名、病历号和腕带（请患者或家属说出床号和姓名）。

（3）评估患者病情、医疗诊断、意识状况及生命体征。

（4）评估患者口鼻黏膜有无损伤，有无活动义齿，有无误吸风险。

（5）评估患者心理状态及对洗胃的耐受能力、合作程度、知识水平、既往经验等。

（6）告知患者操作目的、方法、注意事项和配合要点。

2.评估环境

安静整洁、宽敞明亮，有隔离帘或屏风。墙壁负压吸引装置完好，保证有效负压。

（三）操作前准备

1.人员准备

仪表整洁，符合要求。洗手，戴口罩。

2.物品准备

治疗车上层放置无菌洗胃包（内有胃管、一次性洗胃器、镊子、纱布、无菌手套 1 副）、无齿止血钳 1 把、一次性中单、治疗巾、量杯、水温计、压舌板、弯盘、棉签、50 mL 注射器、听诊器、手电筒、液状石蜡、快速手消毒剂、洗胃液（遵医嘱准备，一般为温生理盐水 500～1 000 mL），必要时备张口器、牙垫、舌钳。以上物品符合要求，均在有效期内。治疗车下层放置医疗垃圾桶、生活垃圾桶、锐器桶。

（四）操作程序

1.插胃管

步骤同"胃肠减压操作程序"（1）～（13）。

2.灌注洗胃液

(1)接注射器于胃管末端,先回抽,见有内容物抽出,再连接洗胃器注入洗胃液。遵医嘱缓慢灌注,灌注毕,再次用注射器抽取 20 mL 温开水冲洗胃管,将胃管末端的封帽盖好,取下治疗巾放于治疗车下层,将胃管盘好放于患者胸前兜内。

(2)观察病情并询问有无不适,告知注意事项,整理床单位。

(3)快速手消毒剂消毒双手,推车回治疗室,按垃圾分类处理原则处理用物。

(4)洗手,书写护理记录单。

3.抽吸洗胃液

(1)用注射器抽取 20 mL 温开水冲洗胃管,将胃管接于有效负压的负压吸引装置上,根据患者病情及主诉调节负压量,抽吸完毕,将胃管末端的封帽盖好,取下一次性中单放于治疗车下层,将胃管盘好放于患者胸前口袋内。

(2)快速手消毒剂消毒双手,推车回治疗室,按垃圾分类处理原则处理用物。洗手,向医师汇报吸出胃内容物颜色、性状及出入液量。遵医嘱再次洗胃或停止洗胃。书写护理记录单。

4.停止洗胃

(1)核对医嘱和患者床号、姓名、病历号和腕带(请患者自己说出床号和姓名)。

(2)抬高床头取半卧位。

(3)戴手套,弯盘置于患者口角旁,轻轻揭去固定胃管的胶布,用纱布包裹贴近鼻孔处的胃管,嘱患者深呼吸,在患者呼气时拔管,边拔管边用纱布擦拭胃管,到咽喉处快速拔除。将胃管盘绕在纱布中,置于弯盘内。

(4)脱去手套,用棉签清洁患者鼻腔,擦净胶布痕迹,协助患者取舒适卧位。

(5)按医疗废物分类处理原则处理用物,洗手。

(五)注意事项

(1)洗胃过程中应随时观察患者的面色、生命体征、意识,倾听患者主诉。

(2)护患之间进行有效沟通,可以减轻插入胃管时给患者和家属带来的心理压力。

(3)插管时动作轻柔,避免损伤食管黏膜。

(4)插管过程中,若插入不畅时,应检查胃管是否盘在口中;若插管中途患者出现呛咳、呼吸困难、发绀等情况,表示误入气管,应立即拔出。

(5)每次洗胃前应检查并确定胃管是否在胃内,并注意灌注速度、温度、容量;每次鼻饲量不超过 1 000 mL。

(6)长期洗胃者,每天进行口腔护理,普通胃管每周更换 1 次,硅胶胃管每月更换 1 次。妥善固定管路,防止导管移位或脱出。

五、肠内营养管饲

(一)目的

(1)不能经口进食的患者,从肠内营养管饲通路灌入流质食物。

(2)保证患者摄入足够的营养、水分和药物。

(3)本操作适用于鼻胃管、鼻肠管及空肠造瘘患者的管饲。

（二）评估

1.评估患者

（1）两人核对医嘱。

（2）核对床号、姓名、病历号和腕带（请患者或家属说出床号和姓名）。

（3）评估患者合作程度、营养状况。

（4）评估患者肠内营养管饲通路情况、输注方式、有无误吸风险。

（5）评估患者有无腹部不适及腹泻、便秘等并发症。

（6）告知患者操作目的及过程，取得患者配合。

2.评估环境

安静整洁、宽敞明亮、室温适宜，有隔离帘或屏风。

（三）操作前准备

1.人员准备

仪表整洁，符合要求。洗手，戴口罩。

2.物品准备

治疗车上层放置清洁治疗盘（内有 50 mL 注射器 1 个、营养管、无菌手套 1 副）、肠内营养液、营养泵、生理盐水或温开水、营养泵固定架。以上物品符合要求，均在有效期内。治疗车下层放置医疗垃圾桶、生活垃圾桶。

（四）操作程序

（1）携用物推车至患者床旁，核对床号、姓名、病历号和腕带（请患者或家属说出床号和姓名）。

（2）给予肠内营养：①如病情允许，协助患者取半卧位；②将营养泵管与肠内营养液连接并排气后，将泵管安装入肠内营养泵内，另一端与肠内营养管饲通路连接；③用适量温开水冲洗肠内营养管；④打开肠内营养泵，调节流速和输入总量，开始输注。

（3）输注中冲管：①泵入营养液过程中，每 4 小时冲管 1 次；②冲管时先暂停肠内营养泵；③抽取 10～20 mL 生理盐水或温开水；④打开肠内营养管给药口帽，反折肠内营养管近端，脉冲式冲入冲管液；⑤关闭肠内营养管给药口帽，重新启动肠内营养泵。

（4）结束肠内营养：①关闭肠内营养泵，撤除肠内营养液和营养管；②向肠内营养管饲通路注入 10～20 mL 生理盐水或温开水；③封闭肠内营养管饲通路，并妥善固定；④评价肠内营养管饲通路是否通畅、有无脱出；⑤观察患者是否有腹胀、腹泻、呕吐、电解质紊乱。

（五）注意事项

（1）如需自行配制营养液，应现用现配，粉剂应搅拌均匀，配制后的营养液放置在冰箱冷藏，24 小时内用完。

（2）妥善固定管路，防止导管移位或脱出。

（3）肠内营养液温度、输注速度适宜，浓度从低到高。

（4）留置鼻胃管患者要保持鼻腔、口腔清洁，对胃或肠造口的患者保持造口周围皮肤干燥、清洁。

（5）经肠内营养管饲通路给药前、后应用温水冲管，药片应充分研碎、溶解稀释后注入，注入不同药物之间应冲管，尽量给予液态药物。

六、引流袋更换

(一)目的

(1)引流气体、液体(消化液、腹腔液、胆汁、伤口渗出液)至体外,降低局部压力,减少粘连,促进愈合。

(2)监测、治疗。

(二)评估

1.评估患者

(1)两人核对医嘱。

(2)核对患者床号、姓名、病历号和腕带(请患者自己说出床号和姓名)。

(3)评估患者病情、年龄、意识状态和合作程度。

(4)告知患者留置引流管的目的、时间和引流管的位置和种类。

(5)评估引流液的量、颜色和性质。

(6)评估伤口处敷料有无渗血、渗液。

(7)评估患者和家属对引流管相关知识的知晓度。

2.评估环境

安静整洁、宽敞明亮、室温适宜,有隔离帘或屏风。

(三)操作前准备

1.人员准备

仪表整洁,符合要求。洗手,戴口罩。

2.物品准备

治疗车上层放置安尔碘、准备好的输液盘、引流袋、无齿止血钳、无菌纱布、一次性手套、管路标识、一次性中单、快速手消毒剂、无菌棉签、透明胶贴、量杯。以上物品符合要求,均在有效期内。治疗车下层放置医疗废物桶、生活垃圾桶。

(四)操作程序

(1)携用物推车至患者床旁,核对床号、姓名、病历号和腕带(请患者自己说出床号和姓名)。

(2)协助患者半卧位或平卧位。

(3)充分暴露引流管,将一次性中单置于引流管下方。

(4)戴手套,用纱布包裹引流管上端6～10 cm处,用止血钳夹在纱布上,分离引流管。

(5)由内向外消毒引流管口与外周,将新的引流袋与引流管相连,松开止血钳,观察引流情况,确认通畅,固定引流袋。

(6)脱去手套,弃至医疗黄色垃圾桶内。

(7)撤出引流袋外包装,整理床单位。

(8)再次核对患者床号和姓名,快速手消毒剂消毒双手,用黑色记号笔在引流袋上记录引流袋名称、换袋日期和时间,贴好管路标识。

(9)推车回治疗室,按医疗废物分类处理原则处理用物。

(10)洗手,记录引流液的颜色、性质、量,切口或引流口周围皮肤情况。

(五)注意事项

(1)消毒方法正确,严格无菌操作。

（2）检查和挤压管道方法正确,保持引流通畅。

（3）注意观察引流液的颜色、性质、量,引流口周围皮肤情况。

（4）保持引流袋低于引流部位,妥善固定,避免引流管扭曲、打折、滑脱。

（5）若更换带有负压的引流袋,注意保证引流袋的负压状态,负压压力适中。

七、T 管引流

(一)目的

（1）引流胆汁和减压,防止因胆汁排出受阻导致胆总管内压力增高。

（2）引流残余结石,使胆管内残余结石,尤其是泥沙样结石通过 T 管排出体外。

（3）支撑胆管,防止胆总管切口瘢痕狭窄、管腔变小、粘连狭窄等。

（4）观察引流液的性状、颜色和量。

（5）经 T 管溶石或造影等。

(二)评估

1.评估患者

（1）两人核对医嘱。

（2）评估患者床号、姓名、病历号和腕带(请患者自己说出床号和姓名)。

（3）观察患者的巩膜和胸口皮肤,评估患者黄疸消退情况;评估伤口引流情况,观察引流液的性状、颜色和量。

（4）告知患者 T 管引流护理的目的、方法、注意事项,以取得患者的配合。

2.评估环境

安静整洁,宽敞明亮。

(三)操作前准备

1.人员准备

仪表整洁,符合要求。洗手,戴口罩。

2.物品准备

治疗车上层放置安尔碘、准备好的输液盘、引流袋、无齿止血钳、无菌纱布、一次性手套、管路标识、一次性中单、快速手消毒剂、无菌棉签、透明胶贴、量杯。以上物品符合要求,均在有效期内。治疗车下层放置医疗废物桶、生活垃圾桶。

(四)操作程序

（1）携用物推车至患者床旁,核对患者床号、姓名、病历号和腕带(请患者自己说出床号和姓名)。

（2）T 管引流袋更换:步骤同"引流袋更换"。

（3）T 管拔管:T 管引流出的胆汁色泽正常,且引流量逐渐减少,可在术后 10～14 天试行夹管 1～2 天;夹管期间应注意病情观察,若患者无发热、腹痛、黄疸等症状,可经 T 管做胆管造影,如造影无异常发现,持续开放 T 管引流造影剂 24 小时以上,如胆管通畅无结石或其他病变,再次夹管 2～3 天,患者无不适即可拔管。拔管后残余窦道用凡士林纱布填塞,1～2 天内自行闭合。若胆管造影发现有结石残留,则需保留 T 管 6 周以上,再做取石或其他处理。

(五)注意事项

1.防止牵拉

将 T 管妥善固定于腹壁,不可固定于床单,以防翻身活动时牵拉造成管道脱出。

2.加强观察

观察并记录 T 管引流出胆汁的颜色、量和性状。胆汁过多,提示胆管下端有梗阻的可能;胆汁浑浊,应考虑结石残留或胆管炎症未被控制。

3.保持引流通畅

防止引流管扭曲、折叠、受压。引流液中有血凝块、絮状物、泥沙样结石时要经常挤捏,防止管道堵塞。必要时用生理盐水低压冲洗或用 50 mL 注射器负压抽吸,用力适宜以防胆管出血。

4.预防感染

长期带管者,定期更换引流袋。引流管口周围皮肤以无菌纱布覆盖,保持局部干燥,防止胆汁浸润皮肤引起炎症反应。平卧时引流管的远端不可高于腋中线,坐位、站立或行走时不可高于腹部手术切口,以防胆汁逆流引起感染。

八、腹腔冲洗

(一)目的
(1)对腹腔进行机械清洗,彻底清除腹腔内坏死组织、渗液、积血和脓液。
(2)减少腹腔内细菌数量,去除毒性物质。
(3)减少肠粘连和脓肿的形成因素,降低伤口感染率和死亡率。

(二)评估
1.评估患者
(1)两人核对医嘱。
(2)核对患者床号、姓名、病历号和腕带(请患者自己说出床号和姓名)。
(3)评估患者身体状态和腹腔引流管的状态。
(4)告知患者腹腔冲洗的目的、方法、注意事项和配合要点,以取得患者的合作。

2.评估环境
安静整洁、宽敞明亮、室温适宜,有隔离帘或屏风。

(三)操作前准备
1.人员准备
仪表整洁,符合要求。洗手,戴口罩。

2.物品准备
治疗车上层放置治疗盘(内置无菌手套、治疗巾、生理盐水 1 000 mL、输液器、棉签、安尔碘)、腹腔冲洗标识、快速手消毒剂。以上物品符合要求,均在有效期内。治疗车下层放置医疗废物桶、生活垃圾桶、量杯。

(四)操作程序
(1)携用物推车至患者床旁,核对床号、姓名、病历号和腕带(请患者自己说出床号和姓名)。
(2)协助患者取舒适卧位,暴露腹腔引流管置管。
(3)悬挂冲洗液,标识清楚。
(4)铺无菌治疗巾,戴无菌手套。
(5)消毒引流管旁置管,连接冲洗液。
(6)冲洗完毕,快速手消毒剂消毒双手,整理床单位。
(7)推车回治疗室,清理用物。

（8）洗手。

（五）注意事项

（1）保持引流管处敷料干燥,保护引流管处皮肤。

（2）腹腔冲洗的管路应与输液管路区别标识,切勿混淆。

（3）如连接负压吸引,保持通畅,避免压力过大。

九、肠造口袋更换

（一）目的

（1）收集排泄物,避免渗漏。

（2）保持造口周围皮肤清洁、完整。

（3）清洗造口周围皮肤或造口黏膜,减轻异味,增加舒适度。

（4）观察及处理造口并发症。

（二）评估

1.评估患者

（1）两人核对医嘱,了解患者年龄、手术日期、造口位置和类型。

（2）核对患者床号、姓名、病历号和腕带(请患者自己说出床号和姓名)。

（3）评估患者意识、病情、自理情况、合作程度、心理状态、家庭支持和经济状况。

（4）评估患者对造口护理方法和知识的掌握程度。

（5）解释操作目的和方法,以取得患者的配合。

2.评估造口

（1）评估造口位置、高度、形状、大小、颜色、是否水肿。

（2）评估造口袋的种类、稳固性、渗漏情况。

（3）造口袋内容物的颜色、性质、量、气味,是否排气。

（4）造口周围皮肤情况、并发症情况。

3.评估环境

安静整洁、宽敞明亮、室温适宜;门窗关闭、有隔离帘或屏风保护隐私。

（三）操作前准备

1.人员准备

仪表整洁,符合要求。洗手,戴口罩。

2.物品准备

治疗车上层放置治疗盘(内置盐水棉球或纱布、棉签、一次性换药包、一次性治疗巾、弯头剪刀、造口袋、夹子、一次性手套、造口量尺、卫生纸、造口粉、防漏膏、皮肤保护膜)、快速手消毒剂。以上物品符合要求,均在有效期内。治疗车下层放置医疗废物桶、生活垃圾桶、量杯。

（四）操作程序

（1）携用物推车至患者床旁,核对床号、姓名、病历号和腕带(请患者自己说出床号和姓名)。

（2）协助患者取舒适卧位,拉隔离帘保护患者隐私,注意保暖。

（3）合理暴露造口部位,注意保暖。

（4）打开治疗巾及换药盘,将打开的两个换药盘放于身旁。

（5）揭除旧造口袋和造口底盘:一手固定造口底盘周围皮肤,一手由上向下分离造口底盘,观察内容物,弃置医疗垃圾桶。

(6)盐水棉球或纱布清洁造口及周围皮肤,并观察周围皮肤及造口的情况。用纱布擦拭干净周围皮肤。

(7)用造口量尺测量造口的大小、形状。

(8)修剪造口底盘,必要时可涂防漏膏、保护膜(造口底盘裁剪的大小一般比造口大 2～3 mm,太大会造成粪水性皮炎,太小会造成黏膜受损或缺血)。

(9)撕去粘贴面上的纸,按照造口位置粘贴造口底盘,安装造口袋并夹闭造口袋下端开口。安装完毕后按压底盘 3～5 分钟。

(10)快速手消毒剂消毒双手,整理床单位,协助患者取舒适卧位,开窗通风。

(11)推车回治疗室,按要求整理用物。

(12)洗手,按要求书写护理记录。

(五)注意事项

(1)更换造口袋时注意造口与伤口距离,保护伤口,并防止造口袋内容物排出污染伤口。

(2)揭除造口袋和造口底盘时注意保护皮肤,防止皮肤损伤;粘贴造口底盘前应保证造口周围皮肤干燥。

(3)造口底盘与造口黏膜之间保持适当空隙。

(4)教会患者观察造口周围皮肤的血运情况,指导患者使用造口护理附件用品前阅读产品说明书。

(5)避免做增加腹压的运动,以免形成造口旁疝。

十、换药

(一)目的

(1)观察伤口的情况和变化。

(2)为患者更换伤口敷料,保持伤口清洁。

(3)预防、控制伤口感染,促进伤口愈合。

(二)评估

1.评估患者

(1)两人核对医嘱。

(2)核对患者床号、姓名、病历号和腕带(请患者自己说出床号和姓名)。

(3)了解患者病情、意识状态和配合能力。

(4)向患者解释操作目的和过程,取得患者配合。

(5)观察、了解伤口局部情况。

2.评估环境

安静整洁、宽敞明亮、温度适宜。关闭门窗、有隔离帘或屏风,30 分钟内无人打扫。

(三)操作前准备

1.人员准备

仪表整洁,符合要求。洗手,戴口罩。

2.物品准备

治疗车上层放置无菌换药包(内放有无菌镊子、无菌剪刀、75％乙醇棉球、生理盐水棉球、无

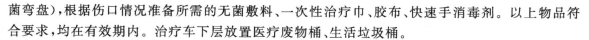

菌弯盘),根据伤口情况准备所需的无菌敷料、一次性治疗巾、胶布、快速手消毒剂。以上物品符合要求,均在有效期内。治疗车下层放置医疗废物桶、生活垃圾桶。

(四)操作程序

(1)携用物推车至患者床旁,核对患者床号、姓名、病历号和腕带(请患者自己说出床号和姓名)。

(2)协助患者改变体位,使之充分暴露伤口。铺一次性治疗巾于伤口下,放弯盘在治疗巾上。

(3)正确揭开创面敷料。揭敷料的原则是由外向里,要轻柔;手取外层敷料,用镊子取内层敷料;有粘连时,应湿敷后再揭;注意观察伤口情况。敷料置于弯盘内,用后放置治疗车下层垃圾桶内。

(4)消毒。①清洁伤口:75%乙醇棉球由创缘从内向外擦拭两遍。②感染伤口:75%乙醇棉球从外周向创缘擦拭切口周围皮肤两遍。

(5)创面用生理盐水棉球清洁,吸净分泌物或脓液。

(6)覆盖无菌纱布,分泌物多时加棉垫,胶布妥善固定敷料。

(7)快速手消毒剂消毒双手。按医疗废物分类处理原则处理用物。

(8)洗手,脱口罩。

(9)记录操作时间和伤口情况。

(五)注意事项

(1)严格执行无菌操作原则。

(2)体位要求是安全、舒适、便于操作、暴露伤口、保暖,同时注意保护患者的隐私。

(3)包扎伤口时要保持良好血液循环,不可固定太紧,包扎肢体时应从身体远端到近端,促进静脉回流。

(4)高度污染的伤口(气性坏疽、破伤风等)必须进行床旁隔离,包括穿隔离衣、物品单放、垃圾单独处理、做好器械消毒、做好手卫生、避免交叉感染。

(5)告知患者注意保持伤口敷料清洁干燥,敷料潮湿时应当及时更换。

(张东霞)

第二节　门静脉高压症

门静脉高压症指门静脉血流受阻、血液淤滞、门静脉系统压力升高,继而引起脾大及脾功能亢进、食管和胃底静脉曲张及破裂出血、腹水等一系列症状和体征的疾病。门静脉主干由肠系膜上、下静脉和脾静脉汇合而成,其左、右两干分别进入左、右半肝后逐渐分支。门静脉系与腔静脉系之间存在 4 个交通支,即胃底-食管下段交通支、直肠下端-肛管交通支、前腹壁交通支和腹膜后交通支,其中以胃底-食管下段交通支为主。正常情况下上述交通支血流量很少,于门静脉高压症时开放。门静脉血流量占全肝血流的 $60\%\sim80\%$,门静脉压力超过正常值 $0.7\sim1.3$ kPa $(5\sim10$ mmHg$)$ 或肝静脉压力梯度超过 0.7 kPa$(5$ mmHg$)$ 就可诊断为门静脉高压症。

一、病因与病理生理

门静脉无瓣膜,其压力由流入的血量和流出阻力形成并维持。门静脉血流阻力增加是门静脉高压症的始动因素。按阻力增加的部位,可将门静脉高压症分为肝前型、肝内型和肝后型3类,其中肝内型门静脉高压症在我国最常见。门静脉高压形成后发生下列病理变化。

(一)脾大、脾功能亢进

门静脉高压时可见脾窦扩张,单核-吞噬细胞增生和吞噬红细胞现象。外周血细胞计数减少,以白细胞和血小板计数减少明显,称为脾功能亢进。

(二)静脉交通支扩张

门静脉高压时正常的门静脉通路受阻,加之门静脉无静脉瓣,因而4个交通支大量开放,并扩张、扭曲形成静脉曲张。其中最有临床意义的是食管下段、胃底形成的曲张静脉,因离门静脉主干和腔静脉最近,压力差最大,因而受门静脉高压的影响最早,最明显。肝硬化患者常因胃酸反流而腐蚀食管下段黏膜,引起反流性食管炎,或由于坚硬、粗糙食物的机械性损伤,以及咳嗽、呕吐、用力排便、重负等因素使腹腔内压力突然升高,造成曲张静脉破裂,可引起致命性大出血。

(三)腹水

门静脉压力升高,门静脉系统毛细血管床的滤过压增加,肝硬化引起的低蛋白血症,血浆胶体渗透压下降及淋巴液生成增加,都是促使液体从肝表面、肠浆膜面漏入腹腔而形成腹水的原因,且中心静脉血流量降低,继发性醛固酮分泌增多,导致水、钠潴留而加剧腹水形成。

(四)门静脉高压性胃病

约20%的门静脉高压症患者有门静脉高压性胃病,占门静脉高压症上消化道出血的5%～20%。门静脉高压性胃病是由于门静脉高压时,胃壁淤血、水肿、胃黏膜下层的动-静脉交通支大量开放,胃黏膜微循环发生障碍,导致胃黏膜防御屏障的破坏而形成。

(五)肝性脑病

门静脉高压症时由于自身门体血流短路或手术分流,造成大量门静脉血流绕过肝细胞或因肝实质细胞功能严重受损,致使有毒物质(如氨、硫醇和 γ-氨基丁酸)不能代谢与解毒而直接进入体循环,对脑产生毒性作用并出现精神神经综合征,称为肝性脑病或门体性脑病。常因胃肠道出血、感染、过量摄入蛋白质、镇静药和利尿剂而诱发肝性脑病。

二、临床表现

门静脉高压症多见于中年男子,病情发展缓慢。主要表现是脾大、脾功能亢进、呕血或黑粪、腹水或非特异性全身症状(如疲乏、嗜睡、畏食)。曲张的食管、胃底静脉一旦破裂,可发生急性大出血。因肝功能损害引起凝血功能障碍,以及脾功能亢进引起血小板计数减少,因此出血不易停止。由于大出血引起肝组织严重缺氧,可导致肝性脑病。

三、辅助检查

(一)血常规

脾功能亢进时,血细胞计数减少,以白细胞计数降至 $3 \times 10^9/L$ 以下和血小板计数减少至 $70 \times 10^9/L$ 以下最为明显。

(二)肝功能检查

肝功能检查表现为血浆清蛋白降低而球蛋白升高,白、球蛋白比例倒置。血清总胆红素>51 μmol/L(3 mg/dL),血浆清蛋白<30 g/L提示肝功严重失代偿。

(三)影像学检查

腹部超声可显示腹水、肝密度及质地、血流情况;食管吞钡X线检查和内镜检查可见曲张静脉形态;腹腔动脉造影的静脉相或直接肝静脉造影,可明确静脉受阻部位及侧支回流情况,对于术式选择有参考价值。

四、治疗

(一)预防和控制急性食管、胃底曲张静脉破裂出血

肝硬化患者中仅有40%出现食管、胃底静脉曲张,其中50%～60%并发大出血。控制大出血的具体治疗方案需依据门静脉高压症的病因、肝功能储备、门静脉系统主要血管的可利用情况,以及医师的操作技能和经验来制定。

目前常用Child肝功能分级评价肝功能储备(表12-1)。Child A级、B级和C级患者的手术死亡率分别为0～5%、10%～15%和超过25%。

表12-1　Child肝功能分级

项目	异常程度得分		
	1	2	3
血清胆红素(μmol/L)	<34.2	34.2～51.3	>51.3
血浆清蛋白(g/L)	>35	28～35	<28
腹水	无	少量,易控制	中等量,难控制
肝性脑病	无	轻度	中度以上
凝血酶原延长时间(秒)	1～3	4～6	>5
凝血酶原比率(%)	>30	30～50	<30

总分5～6分者肝功能良好(A级),7～9分者中等(B级),10分以上肝功能差(C级)

1.非手术治疗

食管胃底曲张静脉破裂出血,肝功能储备Child C级的患者,尽可能采用非手术治疗。对有食管胃底静脉曲张但没有出血的患者,不宜作预防性手术。

(1)初步处理:输液、输血、防治休克。但应避免过度扩容,防止门静脉压力反跳性增加而引起再出血。

(2)药物治疗:首选血管收缩药,或与血管扩张药硝酸酯类合用。如三甘氨酰赖氨酸加压素、生长抑素及其八肽衍生物奥曲肽。药物治疗早期再出血率较高,须采取进一步措施防止再出血。

(3)内镜治疗:包括硬化剂注射疗法和经内镜食管曲张静脉套扎术两种方法。但二者对胃底曲张静脉破裂出血无效。

(4)三腔管压迫止血:利用充气的气囊压迫胃底和食管下段的曲张静脉,达到止血目的。常适用于药物和内镜治疗无效的患者。三腔管压迫可使80%的食管、胃底曲张静脉出血得到控制,但约50%的患者排空气囊后又再出血。

结构:三腔管有3腔,一通圆形气囊,充气后压迫胃底;一通椭圆形气囊,充气后压迫食管下段；一通胃腔，通过此腔可行吸引、冲洗和注入止血药。

用法：先向两个气囊各充气约 150 mL，将气囊置于水下，证实无漏气后抽出气体。液状石蜡润滑导管，由患者鼻孔缓慢插管至胃内。插入 50～60 cm，抽出胃内容物为止。此后，先向胃气囊充气 150～200 mL 后，向外拉提管直到三腔管不能被拉出，并有轻度弹力时予以固定；也可利用滑车装置，于尾端悬挂重量 0.25～0.5 kg 的物品作牵引压迫。观察止血效果，如仍有出血可再向食管气囊注气 100～150 mL。放置三腔管后，应抽除胃内容物，并反复用生理盐水灌洗，同时观察胃内有无鲜血吸出。如无鲜血，且脉搏、血压渐趋稳定，说明出血已基本控制。三腔管一般放置 24 小时，持续时间不宜超过 3～5 天。出血停止时先排空食管气囊，后排空胃气囊，观察 12～24 小时，如明确出血已停止，将管慢慢拉出。

并发症及预防：包括吸入性肺炎、食管破裂和窒息等，其发生率为 10%～20%。故应在严密监护下进行三腔管压迫止血，注意下列事项：①置管期间严密观察患者的呼吸情况，慎防气囊上滑或胃囊破裂食管囊堵塞咽喉引起窒息。②做好肺部护理，以防发生吸入性肺炎。③置管期间每隔 12 小时将气囊放空 10～20 分钟，避免食管或胃底黏膜因长时间受压而发生溃烂、坏死、食管破裂。

（5）经颈静脉肝内门体分流术（TIPS）：采用介入放射方法，经颈静脉在肝内肝静脉与门静脉主要分支间建立通道，置入支架以实现门体分流。TIPS 用于食管胃底曲张静脉破裂出血经药物和内镜治疗无效，肝功能失代偿（Child C 级）不宜行急诊门体分流手术的患者。并发症包括肝性脑病和支架狭窄或闭塞。

2.手术治疗

手术治疗包括分流手术和断流手术两种方法。此外，肝移植是治疗终末期肝病并发门静脉高压食管胃底曲张静脉出血患者的最理想方法。

（二）解除或改善脾大、脾功能亢进

对于严重脾大，合并明显的脾功能亢进者，单纯行脾切除术效果良好。

（三）治疗顽固性腹水

对于肝硬化引起的顽固性腹水，有效的治疗方法是肝移植。

五、护理措施

（一）术前护理

1.休息与活动

肝功能代偿较好的患者应适当休息，注意劳逸结合，肝功能代偿差的患者应卧床休息，避免腹压增加活动，如咳嗽、打喷嚏，用力大便，提举重物等，防止食管、胃底静脉因腹内压升高而破裂出血。

2.心理护理

对门静脉高压出血者，应稳定患者的情绪，避免恐惧，防止出血量增多或因误吸而造成窒息。

3.饮食护理

进食高热量、高维生素、无渣软食，避免粗糙、干硬及刺激性食物，以避免诱发大出血。为减少腹水形成，需限制液体和钠的摄入，每天钠摄入量限制在 500～800 mg（氯化钠 1.2～2.0 g）内，少食含钠高的食物，如咸肉、酱菜、酱油、罐头和含钠味精等。

4.维持体液平衡

定时、定部位测量体重和腹围，了解患者腹水变化情况。遵医嘱使用利尿剂，记录 24 小时出

入液量,并观察有无低钾、低钠血症。

5.预防和处理出血

择期手术患者可于术前输全血,补充 B 族维生素、维生素 C、维生素 K 及凝血因子,防止术中和术后出血。术前一般不放置胃管,断流术患者必须放置时应选择细、软胃管,插入时涂大量润滑油,动作轻巧,在手术室放置。当患者出现出血时应迅速建立静脉通路、备血,及时补充液体及输血。肝硬化患者宜用新鲜血,有利止血和预防肝性脑病;严密监测患者的生命体征、中心静脉压和尿量,呕吐物的颜色、性状、量,大便的颜色、性状、量;遵医嘱给予止血药物,注意药物不良反应。

6.预防肝性脑病

急性出血时,肠道内血液在细菌作用下分解成氨,肠道吸收氨增加而导致肝性脑病。故使用弱酸性溶液灌肠(禁忌碱性溶液灌肠)清除肠道内积血,减少氨的吸收;或使用肠道杀菌剂,减少肠道菌群,减少氨的生成。择期手术术前日口服肠道杀菌剂,术前晚灌肠,防止术后肝性脑病。

(二)术后护理

1.体位

脾切除术患者血压平稳后取半卧位;行分流术者,为使血管吻合口保持通畅,1 周内取平卧位或低坡半卧位(<15°),1 周后可逐渐下床活动。

2.引流管护理

膈下置引流管者应保持负压引流系统的无菌、通畅;观察和记录引流液的颜色、性状和量。如引流量逐日减少、色清淡、每天少于 10 mL 时可拔管。

3.并发症的预防和护理

(1)出血:密切观察血压、脉搏、呼吸及有无伤口、引流管和消化道出血情况。若 1~2 小时内经引流管引出 200 mL 以上血性液体应警惕出血的发生。

(2)感染:加强基础护理,预防皮肤、口腔和肺部感染的发生。

(3)静脉血栓:脾切除术后 2 周内隔天检查血小板,注意观察有无腹痛、腹胀和便血等肠系膜血栓形成的迹象。必要时,遵医嘱给予抗凝治疗,注意用药后的凝血时间延长、易出血等不良反应。

4.肝性脑病的观察和预防

(1)病情观察:分流术后患者按时监测肝功能和血氨浓度,观察有无性格异常、定向力减退、嗜睡与躁动,黄疸是否加深,有无发热、畏食、肝臭等肝功能衰竭表现。

(2)饮食:术后 24~48 小时进流质饮食,待肠蠕动恢复后逐渐过渡到普食。分流术后患者严格限制蛋白质摄取量(<30 g/d),避免诱发或加重肝性脑病。

(3)肠道准备:为减少肠道细菌量,分流术后应用非肠道吸收的抗菌药;采用生理盐水灌肠或缓泻剂刺激排泄;保持大便通畅,促进氨由肠内排出。

5.其他

分流术取自体静脉者需观察局部有无静脉回流障碍;取颈内静脉者需观察有无头痛、呕吐等颅内压升高表现,必要时根据医嘱快速滴注甘露醇。

六、健康指导

(一)饮食

少量多餐,养成规律进食习惯。进食无渣软食,避免粗糙、干硬及刺激性食物,以免诱发大出血。进食高热量、丰富维生素饮食,维持足够的能量摄入。肝功能损害较轻者,可酌情摄取优质高蛋白(50～70 g/d);肝功能严重受损及分流术后患者,限制蛋白质摄入;腹水患者限制水和钠摄入。指导患者戒烟戒酒。

(二)活动

逐步增加活动量,一旦出现头晕、心慌、出汗等症状,应卧床休息。避免劳累和过度活动,保证充分休息。

(三)避免腹内压升高

避免咳嗽、打喷嚏、用力大便、提举重物等活动,以免诱发曲张静脉破裂出血。

(四)维持良好心理状态

避免精神紧张、抑郁等不良情绪,保持乐观、稳定的心理状态。

(五)注意自身防护

避免牙龈出血,用软毛牙刷刷牙,防止外伤。

(六)观察病情和及时就诊

指导患者及家属注意避免出血的诱因及掌握出血先兆。掌握急救电话号码、紧急就诊的途径和方法。

(张东霞)

第三节 脾 破 裂

一、概述

脾脏是一个血供丰富而质脆的实质性器官,脾脏是腹部脏器中最容易受损伤的器官,发生率占各种腹部损伤的40%左右。它被与其包膜相连的诸韧带固定在左上腹的后方,尽管有下胸壁、腹壁和膈肌的保护,但外伤暴力很容易使其破裂引起内出血。以真性破裂多见,约占85%。根据不同的病因,脾破裂分成两大类:①外伤性破裂,占绝大多数,都有明确的外伤史,裂伤部位以脾脏的外侧凸面为多,也可在内侧脾门处,主要取决于暴力作用的方向和部位。②自发性破裂,极少见,且主要发生在病理性肿大(门静脉高压症、血吸虫病、淋巴瘤等)的脾脏;如仔细追询病史,多数仍有一定的诱因,如剧烈咳嗽、打喷嚏或突然改变体位等。

二、护理评估

(一)健康史

了解患者腹部损伤的时间、地点以及致伤源、伤情、就诊前的急救措施、受伤至就诊之间的病情变化,如果患者神志不清,应询问目击人员。患者一般有上腹火器伤、锐器伤或交通事故、工伤等外伤史或病理性(门静脉高压症、血吸虫病、淋巴瘤等)的脾脏肿大病史。

(二)临床表现

脾破裂的临床表现以内出血及腹膜刺激征为特征,并常与出血量和出血速度密切相关。出血量大而速度快的很快就出现低血容量性休克,伤情十分危急;出血量少而慢者症状轻微,除左

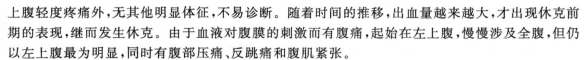

上腹轻度疼痛外,无其他明显体征,不易诊断。随着时间的推移,出血量越来越大,才出现休克前期的表现,继而发生休克。由于血液对腹膜的刺激而有腹痛,起始在左上腹,慢慢涉及全腹,但仍以左上腹最为明显,同时有腹部压痛、反跳痛和腹肌紧张。

(三)诊断及辅助检查

创伤性脾破裂的诊断主要依赖:①损伤病史或病理性脾脏肿大病史。②临床有内出血的表现。③腹腔诊断性穿刺抽出不凝固血液等。④对诊断确有困难、伤情允许的病例,采用腹腔灌洗、B超、核素扫描、CT或选择性腹腔动脉造影等帮助明确诊断。B超是一种常用检查,可明确脾脏破裂程度。⑤实验室检查发现红细胞、血红蛋白和血细胞比容进行性降低,提示有内出血。

(四)治疗原则

随着对脾功能认识的深化,在坚持"抢救生命第一,保留脾第二"的原则下,尽量保留脾的原则已被绝大多数外科医师接受。彻底查明伤情后尽可能保留脾脏,方法有生物胶黏合止血、物理凝固止血、单纯缝合修补、部分脾切除等,必要时行全脾切除术。

(五)心理、社会因素

导致脾破裂的原因均是意外,患者痛苦大、病情重,且在创伤、失血之后,处于紧张状态,患者常有恐惧、急躁、焦虑,甚至绝望,又担心手术能否成功,对手术产生恐惧心理。

三、护理问题

(一)体液不足

体液不足与损伤致腹腔内出血、失血有关。

(二)组织灌注量减少

组织灌注量减少与导致休克的因素依然存在有关。

(三)疼痛

疼痛与脾部分破裂、腹腔内积血有关。

(四)焦虑或恐惧

焦虑或恐惧与意外创伤的刺激、出血及担心预后有关。

(五)潜在并发症

出血。

四、护理目标

(1)患者体液平衡能得到维持,不发生失血性休克。

(2)患者神志清楚,四肢温暖、红润,生命体征平稳。

(3)患者腹痛缓解。

(4)患者焦虑或恐惧程度缓解。

(5)护士要密切观察病情变化,如发现异常,及时报告医师,并配合处理。

五、护理措施

(一)一般护理

1.严密观察监护伤员病情变化

把患者的脉率、血压、神志、氧饱和度(SaO_2)及腹部体征作为常规监测项目,建立治疗时的数据,为动态监测患者生命体征提供依据。

2.补充血容量

建立两条静脉通路,快速输入平衡盐液及血浆或代用品,扩充血容量,维持水、电解质及酸碱平衡,改善休克状态。

3.保持呼吸道通畅

及时吸氧,改善因失血而导致的机体缺氧状态,改善有效通气量,并注意清除口腔中异物、义齿,防止误吸,保持呼吸道通畅。

4.密切观察患者尿量变化

怀疑脾破裂患者应常规留置导尿管,观察单位时间的尿量,如尿量>30 mL/h,说明患者休克已纠正或处于代偿期。如尿量<30 mL/h甚至无尿,则提示患者已进入休克或肾衰竭期。

5.术前准备

观察中如发现继续出血(48 小时内输血超过 1 200 mL)或有其他脏器损伤,应立即做好药物皮试、备血、腹部常规备皮等手术前准备。

(二)心理护理

对患者要耐心做好心理安抚,让患者知道手术的目的、意义及手术效果,消除紧张恐惧心理,还要尽快通知家属并取得其同意和配合,使患者和家属都有充分的思想准备,积极主动配合抢救和治疗。

(三)术后护理

1.体位

术后应去枕平卧,头偏向一侧,防止呕吐物吸入气管,如清醒后血压平稳,病情允许可采取半卧位,以利于腹腔引流。患者不得过早起床活动。一般需卧床休息 10~14 天。以 B 超或 CT 检查为依据,观察脾脏愈合程度,确定能否起床活动。

2.密切观察生命体征变化

按时测血压、脉搏、呼吸、体温,观察再出血倾向。部分脾切除患者,体温持续在 38~40 ℃ 2~3 周,化验检查白细胞计数不高,称为"脾热"。对"脾热"的患者,按高热护理及时给予物理降温,并补充水和电解质。

3.管道护理

保持大静脉留置管输液通畅,保持无菌,定期消毒。保持胃管、导尿管及腹腔引流管通畅,妥善固定,防止脱落,注意引流物的量及性状的变化。若引流管引流出大量的新鲜血性液体,提示活动性出血,及时报告医师处理。

4.改善机体状况,给予营养支持

术后保证患者有足够的休息和睡眠,禁食期间补充水、电解质,避免酸碱平衡失调,肠功能恢复后方可进食。应给予高热量、高蛋白、高维生素饮食,静脉滴注复方氨基酸、血浆等,保证机体需要,促进伤口愈合,减少并发症。

(四)健康教育

(1)患者住院 2~3 周后出院,出院时复查 CT 或 B 超,嘱患者每月复查 1 次,直至脾损伤愈合,脾脏恢复原形态。

(2)嘱患者若出现头晕、口干、腹痛等不适,均应停止活动并平卧,及时到医院检查治疗。

(3)继续注意休息,脾损伤未愈合前避免体力劳动,避免剧烈运动,如弯腰、下蹲、骑摩托车等。注意保护腹部,避免外力冲撞。

(4)避免增加腹压,保持排便通畅,避免剧烈咳嗽。

(5)脾切除术后,患者免疫力低下,注意保暖,预防感冒,避免进入拥挤的公共场所。坚持锻炼身体,提高机体免疫力。

(张东霞)

第四节　小肠破裂

小肠是消化道中最长的一段肌性管道,也是消化与吸收营养物质的重要场所。人类小肠全长 3~9 m,平均 5~7 m,个体差异很大。分为十二指肠、空肠和回肠三部分,十二指肠属上消化道,空肠及其以下肠段属下消化道。

各种外力的作用所致的小肠穿孔称为小肠破裂。小肠破裂在战时和平时均较常见,平时多见于交通事故、工矿事故、生活事故(坠落、挤压、刀伤和火器伤)。小肠可因穿透性与闭合性损伤造成肠管破裂或肠系膜撕裂。小肠占满整个腹部,又无骨骼保护,因此易受损伤。由于小肠壁厚,血运丰富,故无论是行穿孔修补术或肠段切除吻合术,成功率均较高,发生肠瘘的机会少。

一、护理评估

(一)健康史

了解患者腹部损伤的时间、地点及致伤源、伤情、就诊前的急救措施、受伤至就诊之间的病情变化,如果患者神志不清,应询问目击人员。

(二)临床表现

小肠破裂后在早期即产生明显的腹膜炎的体征,这是因为肠管破裂导致肠内容物溢出腹腔。症状以腹痛为主,程度轻重不同,可伴有恶心及呕吐,腹部检查肠鸣音消失,腹膜刺激征明显。

小肠损伤初期一般均有轻重不等的休克症状,休克的深度除与损伤程度有关外,主要取决于内出血的多少,表现为面色苍白、烦躁不安、脉搏细速、血压下降、皮肤发冷等。若为多发性小肠损伤或肠系膜撕裂大出血,可迅速发生休克并进行性恶化。

(三)辅助检查

1.实验室检查

白细胞计数升高说明腹腔炎症;血红蛋白含量取决于内出血的程度,内出血少时变化不大。

2.X 线检查

X 线透视或摄片检查有无气腹与肠麻痹的征象,因为一般情况下小肠内气体很少,且损伤后伤口很快被封闭,不但膈下游离气体少见,且使一部分患者早期症状隐匿。因此,阳性气腹有诊断价值,但阴性结果也不能排除小肠破裂。

3.腹部 B 超检查

对小肠及肠系膜血肿、腹水均有重要的诊断价值。

4.CT 或磁共振检查

对小肠损伤有一定诊断价值,而且可对其他脏器进行检查,有时可能发现一些未曾预料的损伤,有助于减少漏诊。

5.腹腔穿刺

有混浊的液体或胆汁色的液体,说明肠破裂,穿刺液中白细胞、淀粉酶含量均升高。

(四)治疗原则

小肠破裂的诊断一旦确诊,应立即进行手术治疗。手术方式以简单修补为主。肠管损伤严重时,则应做部分小肠切除吻合术。

(五)心理、社会因素

小肠损伤大多在意外情况下突然发生,加之伤口、出血及内脏脱出的视觉刺激和对预后的担忧,患者多表现为紧张、焦虑、恐惧。应了解其患病后的心理反应、对本病的认知程度和心理承受能力,了解患者家属及亲友对其支持情况、经济承受能力等。

二、护理问题

(一)有体液不足的危险

危险与创伤致腹腔内出血、体液过量丢失、渗出及呕吐有关。

(二)焦虑、恐惧

焦虑、恐惧与意外创伤的刺激、疼痛、出血、内脏脱出的视觉刺激及担心疾病的预后等有关。

(三)体温过高

体温过高与腹腔内感染毒素吸收和伤口感染等因素有关。

(四)疼痛

疼痛与小肠破裂或手术有关。

(五)潜在并发症

腹腔感染、肠瘘、失血性休克。

(六)营养失调

低于机体需要量与消化道的吸收面积减少有关。

三、护理目标

(1)患者体液平衡得到维持,生命体征稳定。

(2)患者情绪稳定,焦虑或恐惧减轻,主动配合医护工作。

(3)患者体温维持正常。

(4)患者主诉疼痛有所缓解。

(5)护士密切观察病情变化,如发现异常,及时报告医师,并配合处理。

(6)患者体重不下降。

四、护理措施

(一)一般护理

1.伤口处理

对开放性腹部损伤者,妥善处理伤口,及时止血和包扎固定。若有肠管脱出,可用消毒或清洁器皿覆盖保护后再包扎,以免肠管受压、缺血而坏死。

2.病情观察

密切观察生命体征的变化,每 15 分钟测定脉搏、呼吸、血压一次。重视患者的主诉,若主诉心慌、脉快、出冷汗等,及时报告医师。不注射止痛药(诊断明确者除外),以免掩盖伤情。不随意搬动伤者,以免加重病情。

3.腹部检查

每 30 分钟检查一次腹部体征,注意腹膜刺激征的程度和范围变化。

4.禁食和灌肠

禁食和灌肠可避免肠内容物进一步溢出,造成腹腔感染或加重病情。

5.补充液体和营养

注意纠正水、电解质及酸碱平衡失调,保证输液通畅,对伴有休克或重症腹膜炎的患者可进行中心静脉补液,这不仅可以保证及时大量的液体输入,而且有利于中心静脉压的监测,根据患者具体情况,适量补给全血、血浆或人血清蛋白,尽可能补给足够的热量和蛋白质、氨基酸及维生素等。

(二)心理护理

关心患者,加强交流,讲解相关病情、治疗方式及预后,使患者了解自己的病情,消除患者的焦虑和恐惧,保持良好的心理状态,并与其一起制定合适的应对机制,鼓励患者,增加对治疗的信心。

(三)术后护理

1.妥善安置患者

麻醉清醒后取半卧位,有利于腹腔炎症的局限,改善呼吸状态。了解手术的过程,查看手术的部位,对引流管、输液管、胃管及氧气管等进行妥善固定,做好护理记录。

2.监测病情

观察患者血压、脉搏、呼吸、体温的变化。注意腹部体征的变化。适当应用止痛药,减轻患者的不适。若切口疼痛明显,应检查切口,排除感染。

3.引流管的护理

腹腔引流管保持通畅,准确记录引流液的性状及量。腹腔引流液应为少量血性液,若为绿色或褐色渣样物,应警惕腹腔内感染或肠瘘的发生。

4.饮食

继续禁食、胃肠减压,待肠功能逐渐恢复、肛门排气后,方可拔除胃管。拔除胃管当日可进清流质饮食,第 2 天进流质饮食,第 3 天进半流质饮食,逐渐过渡到普通饮食。

5.营养支持

维持水、电解质和酸碱平衡,增加营养。维生素主要是在小肠被吸收,小肠部分切除后,要及时补充维生素 C、维生素 D、维生素 K 和复合维生素 B 等维生素和微量元素钙、镁等,可经静脉、肌内注射或口服进行补充,预防贫血,促进伤口愈合。

(四)健康教育

(1)注意饮食卫生,避免暴饮暴食,进易消化食物,少食刺激性食物,避免腹部受凉和饭后剧烈活动,保持排便通畅。

(2)注意适当休息,加强锻炼,增加营养,特别是回肠切除的患者要长期定时补充维生素 B_{12} 等营养素。

（3）定期门诊随访。若有腹痛、腹胀、停止排便及伤口红、肿、热、痛等不适，应及时就诊。

（4）加强社会宣传，普及劳动保护、安全生产、安全行车、遵守交通规则等知识，避免损伤等意外的发生。

（5）普及各种急救知识，在发生意外损伤时，能进行简单的自救或急救。

（6）无论腹部损伤的轻重，都应经专业医务人员检查，以免贻误诊治。

（张东霞）

第五节　急性腹膜炎

腹膜炎是指发生于腹腔壁腹膜与脏腹膜的炎症，可由细菌、化学、物理损伤等因素引起。按病因分为细菌性和非细菌性两类，按发病机制分为原发性和继发性两类，按临床经过分为急性、亚急性和慢性三类，按累及的范围分为弥漫性和局限性两类。临床所称急性腹膜炎多指继发性化脓性腹膜炎，是一种常见的外科急腹症。

一、护理评估

（一）术前评估

1.健康史

了解患者既往史，注意有无胃十二指肠溃疡。腹部是否受过外伤，有无阑尾炎、急性胰腺炎、女性生殖器官化脓性感染及近期是否做过腹部手术。儿童近期有无呼吸道、泌尿系统感染及其他导致机体抵抗力降低的因素，如胃肠道疾病、营养不良、猩红热等。

2.症状与体征

了解患者腹痛发作的方式、诱因、性质、部位、程度、范围及伴随症状，注意有无腹膜刺激征。有无全身感染中毒症状，生命体征变化，电解质紊乱及休克表现。

（二）术后评估

（1）手术、麻醉方式及术中情况。

（2）生命体征、切口、引流情况，腹部症状、体征，有无并发症发生及康复状况。

二、护理诊断（问题）

（一）疼痛

疼痛与相应脏器病变及腹膜炎症刺激有关。

（二）体温升高

体温升高与腹膜炎毒素吸收有关。

（三）体液不足

体液不足与腹腔内广泛渗出、禁食、呕吐、腹泻有关。

（四）组织灌注量改变

组织灌注量改变与炎症渗出、有效循环血量降低有关。

三、护理目标

(1)疼痛缓解或减轻,患者能够忍受。

(2)体温得以控制或恢复正常。

(3)保持水、电解质平衡。

(4)血容量维持在正常范围。

四、护理措施

(一)严密观察病情

必要时每1～2小时测体温1次,15分钟测1次血压、脉搏和呼吸。病情稳定后改常规测量。注意患者表情、神志、皮肤、颜色,如有休克发生,按休克护理。

(二)体位

如无休克等特殊情况,取半卧位使腹腔炎性渗出液流入盆腔,以减少毒素的吸收,利于炎症局限于盆腔,避免膈下脓肿。

(三)腹痛的护理

观察、评估腹痛的程度、性质,伴随症状和体征,对比治疗前后疼痛的变化,为医疗提供详实可靠的客观资料,向患者及家属解释滥用止痛药物的危害,取得其理解。术后可遵医嘱给予止痛药物。

(四)胃肠减压、输液者按常规护理

急性腹膜炎的患者有随时手术的可能,做好相关的解释、准备工作。

(五)手术护理

1.术前护理

(1)体位:半坐卧位可以促使腹内渗出液积聚于盆腔,以减少吸收、减轻中毒症状并利于引流,同时使膈肌下移,腹肌松弛,减轻腹胀对呼吸和循环的影响。鼓励患者经常活动双腿,防止下肢静脉血栓形成。休克患者采取平卧位或头、躯干和下肢均抬高20°的体位。

(2)禁食、胃肠减压:胃肠道穿孔患者必须禁食,留置胃肠减压。胃肠减压可吸出胃肠道内容物和气体,减轻胃肠内积气,改善胃肠壁的血液循环,有利于炎症局限,促进胃肠功能恢复。

(3)纠正水、电解质紊乱。

(4)抗生素治疗:继发性腹膜炎多为混合性感染,抗感染治疗时需考虑致病菌的种类,根据细菌培养出的菌种及药敏结果选用合理的抗生素。

(5)补充热量和营养支持。

(6)镇静、止痛、吸氧:已确诊、治疗方案已定和手术后的患者,可用哌替啶类止痛剂,以减轻患者的痛苦。诊断不明或病情观察期间,暂不用止痛药物,以免掩盖病情。

2.术后护理

(1)病情观察:密切监测生命体征和腹部体征的变化,有无膈下或盆腔脓肿的表现等,及时发现异常予以处理。

(2)体位:全麻清醒后或硬膜外麻醉患者平卧6小时后,若血压、脉搏平稳可改为半坐卧位,并鼓励患者多翻身、多活动,预防肠粘连。

(3)饮食:继续禁食、胃肠减压,定时予以口腔护理。肠蠕动恢复后逐步恢复正常饮食。

（4）应用抗生素和营养支持。

（5）切口引流的护理：术后患者观察其切口敷料有无渗液，发现渗出时，应及时更换。向患者和家属解释引流的目的是将腹腔内的渗液排出体外，使残留的炎症得以局限、控制和吸收。妥善固定腹腔引流管，观察记录引流液的量、性状，防止引流管折叠、扭曲或受压，保持引流通畅。

五、健康教育

向患者介绍疾病相关知识，如半卧位的意义、滥用止痛药的后果，教会患者注意腹部症状和体征的变化。做好饮食指导，讲解术后随着肠蠕动的恢复，饮食应由流质、半流质逐步过渡为正常饮食。为患者提供康复指导，说明术后早期活动的重要性，教会患者床上活动的方法及其下床活动时的注意事项。

（张东霞）

第六节　腹　外　疝

一、概述

(一)概念

体内某个脏器或组织离开其正常解剖部位，通过先天或后天形成的薄弱点、缺损或孔隙进入另一部位，成为疝。疝多发生于腹部，腹部疝分为腹内疝和腹外疝。腹内疝是由脏器或组织进入腹腔内的间隙囊内形成，如网膜孔疝。腹外疝是腹腔内的脏器或组织连同壁腹膜，经腹壁薄弱点或孔隙，向体表突出所形成。常见的有腹股沟疝、股疝、脐疝、切口疝等。临床上以腹外疝多见。

(二)相关病理生理

典型的腹外疝由疝环、疝囊、疝内容物和疝外被盖等组成。

1.疝环

也称为疝门，是疝突出体表的门户，也是腹壁薄弱点或缺损所在。各类疝多以疝门而命名，如腹股沟疝、股疝、脐疝、切口疝等。

2.疝囊

疝囊是壁腹膜经疝门向外突出形成的囊袋。一般分为疝囊颈、疝囊体、疝囊底三部分。疝囊颈是疝囊与腹腔的连接部，其位置相当于疝环，常是疝囊比较狭窄的部分，也是疝内容物脱出和回纳的必经之处，因疝内容物进出反复摩擦刺激易产生瘢痕而增厚，若疝囊颈狭小易使疝内容物在此处受到嵌闭和狭窄，如股疝和脐疝等。

3.疝内容物

疝内容物是进入疝囊的腹内脏器和组织，以小肠多见，大网膜次之。比较少见的还可有盲肠、阑尾、乙状结肠、横结肠、膀胱等。卵巢及输卵管进入则罕见。

4.疝外被盖

疝外被盖是指疝囊以外的腹壁各层组织，一般为筋膜、皮下组织及皮肤。

(三)病因与诱因

1.基本病因

腹壁强度降低是腹外疝发病的基本病因。腹壁强度降低有先天性和后天性两种情况。

(1)先天性因素:最常见的是在胚胎发育过程中某些组织穿过腹壁的部位,如精索或子宫圆韧带穿过腹股沟管、腹内股动静脉穿过股管、脐血管穿过脐环等处;其他如腹白线发育不全等。

(2)后天性因素:见于手术切口愈合不良、外伤、感染造成的腹壁缺损,腹壁神经损伤、年老、久病、肥胖等所致肌萎缩等。

2.诱发因素

腹内压力增高易诱发腹外疝的发生。引起腹内压力增高的常见原因有慢性咳嗽、慢性便秘、排尿困难(如前列腺增生症、膀胱结石)、腹水、妊娠、搬运重物、婴儿经常啼哭等。正常人因腹壁压力强度正常,虽时有腹内压增高的情况,但不致发生疝。

(四)临床表现

腹外疝有易复性、难复性、嵌顿性和绞窄性等临床类型,其临床表现各异。

1.易复性疝

最常见,疝内容物很容易回纳入腹腔,称为易复性疝。在患者站立、行走、咳嗽等导致腹内压增高时肿块突出,平卧、休息或用手将疝内容物向腹腔推送时可回纳入腹腔。除疝块巨大者可有行走不便和下坠感,或伴腹部隐痛外,一般无不适。

2.难复性疝

疝内容物不能或不能完全回纳入腹腔内,但并不引起严重症状者,称为难复性疝。此类疝内容物大多数为大网膜,滑动性疝也属难复性疝的一种。患者常有轻微不适、坠胀、便秘或腹痛等。

3.嵌顿性疝

疝环较小而腹内压突然增高时,较多的疝内容物强行扩张疝环挤入疝囊,随后由于疝囊颈的弹性回缩,使疝内容物不能回纳,称为嵌顿性疝。此时疝内容物尚未发生血运障碍。多发生于股疝、腹股沟斜疝等。患者可有腹部或包块部疼痛,若嵌顿为肠管可有腹痛、恶心呕吐、肛门停止排便排气等。

4.绞窄性疝

嵌顿若不能及时解除,嵌闭的疝内容物持续受压,出现血液回流受阻而充血、水肿、渗出,并逐渐影响动脉血供,成为绞窄性疝。发生绞窄后,包块局部出现红、肿、痛、热,甚至形成脓肿,全身有畏寒、发热、脱水、腹膜炎、休克等症状。

(五)辅助检查

1.透光试验

用透光试验检查肿块,因疝块不透光,故腹股沟斜疝呈阴性,而鞘膜积液多为透光(阳性),可以此鉴别。但幼儿的疝块,因组织菲薄,常能透光,勿与鞘膜积液混淆。

2.实验室检查

疝内容物继发感染时,血常规检查提示白细胞和中性粒细胞比例升高;粪便检查显示隐血试验阳性或见白细胞。

3.影像学检查

疝嵌顿或绞窄时 X 线检查可见肠梗阻征象。

(六)治疗原则

除少数特殊情况外,腹股沟疝一般均应尽快施行手术治疗。腹股沟疝早期手术效果好、复发率低;若历时过久,疝块逐渐增大后,加重腹壁的损伤而影响劳动力,也使术后复发率增高;而斜疝又常可发生嵌顿或绞窄而威胁患者的生命。股疝因极易嵌顿、绞窄,确诊后应及时手术治疗。对于嵌顿性或绞窄性股疝,则应紧急手术。

1.非手术治疗

(1)棉线束带法或绷带压深环法:适用于1岁以下婴幼儿。因为婴幼儿腹肌可随躯体生长逐渐强壮,疝有自行消失的可能。可采用棉线束带或绷带压住腹股沟深环,防止疝块突出。

(2)医用疝带的使用:此方法适用于年老体弱或伴有其他严重疾病而禁忌手术者,可用疝带压迫阻止疝内容物外突。但长期使用疝带可使疝囊颈增厚,增加疝嵌顿的发病率,易与疝内容物粘连,形成难复性疝和嵌顿性疝。

(3)嵌顿性疝的复位:复位方法是将患者取头低足高位,注射吗啡或哌替啶以止痛、镇静并放松腹肌,后用手持续缓慢地将疝块推向腹腔,同时用左手轻轻按摩浅环和深环以协助疝内容物回纳。复位方法应轻柔,切忌粗暴,以防损伤肠管,手法复位后必须严密观察腹部体征,若有腹膜炎或肠梗阻的表现,应尽早手术探查。

2.手术治疗

手术是治疗腹外疝的有效方法,但术前必须处理慢性咳嗽、便秘、排尿困难、腹水、妊娠等腹内压增高因素,以免术后复发。常用的手术方式有以下几种。

(1)疝囊高位结扎术:暴露疝囊颈,予以高位结扎或是贯穿缝合,然后切去疝囊。单纯性疝囊高位结扎适用于婴幼儿或儿童,以及绞窄性斜疝因肠坏死而局部严重感染者。

(2)无张力疝修补术:将疝囊内翻入腹腔,无需高位结扎,而用合成纤维网片填充疝环的缺损,再用一个合成纤维片缝合于后壁,替代传统的张力缝合。传统的疝修补术是将不同层次的组织强行缝合在一起,可引起较大张力,局部有牵拉感、疼痛,不利于愈合。现代疝手术强调在无张力情况下,利用人工高分子修补材料进行缝合修补,具有创伤小、术后疼痛轻、无需制动、复发率低等优点。

(3)经腹腔镜疝修补术:其基本原理是从腹腔内部用网片加强腹壁缺损或用钉(缝线)使内环缩小,可同时检查双侧腹股沟疝和股疝,有助于发现亚临床的对侧疝并同时予以修补。该术式具有创伤小、痛苦少、恢复快、美观等特点,但对技术设备要求高,需全身麻醉,手术费用高,目前临床应用较少。

(4)嵌顿疝和绞窄性疝的手术处理:手术处理嵌顿或绞窄性疝时,关键在于准确判断肠管活力。若肠管坏死,应行肠切除术,不做疝修补,以防感染使修补失败;若嵌顿的肠襻较多,应警惕有无逆行性嵌顿,术中必须把腹腔内有关肠管牵出检查,以防隐匿于腹腔内坏死的中间肠襻被遗漏。

二、护理评估

(一)一般评估

1.生命体征(T、P、R、BP)

发生感染时可出现发热、脉搏细速、血压下降等征象。

2.患者主诉

突出于腹腔的疝块是否可回纳,有无压痛和坠胀感,有无肠梗阻和腹膜刺激征等。

3.相关记录

疝块的部位、大小、质地等;有无腹内压增高的因素等。

(二)身体评估

1.视诊

腹壁有无肿块。

2.触诊

疝块的部位、大小、质地、有无压痛,能否回纳,有无压痛、反跳痛、腹肌紧张等腹膜刺激征。

3.叩诊

无特殊。

4.听诊

无特殊。

(三)心理-社会评估

了解患者有无因疝块长期反复突出影响工作和生活并感到焦虑不安,对手术治疗有无思想顾虑。了解家庭经济承受能力,患者及家属对预防腹内压升高等相关知识的掌握程度。

(四)辅助检查阳性结果评估

了解阴囊透光试验是否阳性,血常规检查有无白细胞计数及中性粒细胞比例的升高,粪便潜血试验是否阳性等,腹部 X 线检查有无肠梗阻等。

(五)治疗效果的评估

1.非手术治疗评估要点

(1)有无病情变化:观察患者疼痛性状及病情有无变化,若出现明显腹痛,伴疝块突然增大、发硬且触痛明显、不能回纳腹腔,应高度警惕嵌顿疝发生的可能。

(2)有无引起腹内压升高的因素:患者是否戒烟,是否注意保暖防感冒,有无慢性咳嗽、腹水、便秘、排尿困难、妊娠等引起腹内压增高的因素。

(3)棉线束带或绷带压深环的患者:注意观察局部皮肤的血运情况;棉束带是否过松或过紧,过松达不到治疗作用,过紧则使患儿感到不适而哭闹;束带有无被粪尿污染等应及时更换,防止发生皮炎。

(4)使用医用疝带的患者:患者是否正确佩戴疝带,以防因疝带压迫错位而起不到效果;长期戴疝带的患者是否因疝带压迫有不舒适感而产生厌烦情绪,应详细说明戴疝带的作用,使其能配合治疗。

(5)行手法复位的患者:手法复位后 24 小时内严密观察患者的生命体征,尤其脉搏、血压的变化,注意观察腹部情况,注意有无腹膜炎或肠梗阻的表现。

2.手术治疗评估要点

(1)有无引起腹内压升高的因素:患者是否注意保暖防感冒,是否保持大小便通畅,有无慢性咳嗽、便秘、尿潴留等引起腹内压增高的因素。

(2)术中有无损伤肠管或膀胱:患者是否有急性腹膜炎或排尿困难、血尿、尿外渗等表现,应怀疑术中可能有肠管或膀胱损伤。

(3)局部切口的愈合情况:注意观察有无伤口渗血;有无发生切口感染,注意观察体温和脉搏的变化,切口有无红、肿、疼痛,阴囊部有无出血、血肿。术后 48 小时后,患者如仍有发热,并有切口处疼痛,则可能为切口感染。

(4)有无发生阴囊血肿：注意观察阴囊部有无水肿、出血、血肿。术后 24 小时内，阴囊肿胀，呈暗紫色，穿刺有陈旧血液，则可能为阴囊血肿。

三、主要护理诊断(问题)

(一)疼痛

疼痛与疝块嵌顿或绞窄、手术创伤有关。

(二)知识缺乏

缺乏腹外疝成因、预防腹内压增高及促进术后康复的有关知识。

(三)有感染的危险

有感染的危险与手术、术中使用人工合成材料有关。

(四)潜在并发症

1.切口感染

切口感染与术中无菌操作不严，止血不彻底，或全身抵抗力弱等有关。

2.阴囊水肿

阴囊水肿与阴囊比较松弛、位置低，容易引起渗血、渗液的积聚有关。

四、主要护理措施

(一)休息与活动

术后当日取平卧位，膝下垫一软枕，使髋关节微屈，以降低腹股沟区切口张力和减少腹腔内压力，利于切口愈合和减轻切口疼痛，次日可改为半卧位。术后卧床期间鼓励床上翻身及活动肢体。传统疝修补术后 3～5 天患者可离床活动，采用无张力疝修补术的患者一般术后次日即可下床活动，年老体弱、复发性疝、绞窄性疝、巨大疝等患者可适当推迟下床活动的时间。

(二)饮食护理

术后 6～12 小时，若无恶心、呕吐，可进流食，次日可进软食或普食，应多食粗纤维食物，利于排便。行肠切除、肠吻合术者应待肠功能恢复后方可进食。

(三)避免腹内压增高

术后注意保暖，防止受凉、咳嗽，若有咳嗽，教患者用手掌按压伤口处后再咳嗽。保持大小便通畅，及时处理便秘，避免用力排便。术后有尿潴留者应及时处理。

(四)预防阴囊水肿

术后可用丁字带托起阴囊，防止渗血、渗液积聚阴囊。

(五)预防切口感染

术后切口一般不需加沙袋压迫，有切口血肿时应予适当加压。术后遵医嘱使用抗菌药物，并注意保持伤口敷料干燥、清洁，不被粪尿污染，发现敷料脱落或污染应及时更换。

(六)健康教育

1.活动指导

患者出院后生活要规律，避免过度紧张和劳累，应逐渐增加活动量，3 个月内应避免重体力劳动或提举重物等。

2.饮食指导

调整饮食习惯，多饮水，多进食高纤维食物，养成定时大便习惯，保持排便通畅。

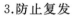

3.防止复发

减少和消除引起腹外疝复发的因素,并注意避免增加腹内压的动作,如剧烈咳嗽、用力排便等。防止感冒,若有咳嗽应尽早治疗。

4.定期随访

若疝复发,应及早诊治。

五、护理效果评估

(1)患者自述疼痛减轻,舒适感增强。

(2)患者能正确描述形成腹外疝的原因,预防腹内压升高及促进术后康复的有关知识。

(3)患者伤口愈合良好,使用人工合成材料无排斥、感染现象。

(4)患者未发生阴囊水肿、切口感染;若发生,得到及时发现和处理。

（张东霞）

第七节　气性坏疽

一、概述

(一)概念

气性坏疽是由梭状芽孢杆菌引起的一种以肌肉组织广泛坏死和肌炎为特征的严重的急性特异性感染。

(二)相关病理生理

梭状芽孢杆菌的致病因素主要为多种外毒素和酶,可引起溶血并损害心、肝、肾等器官。部分酶能引起糖类和组织蛋白分解,糖类分解可产生大量气体,气体积聚于组织间引起组织膨胀;组织蛋白分解可产生恶性水肿和硫化氢气体,引起组织严重水肿、气肿和广泛性坏死,伤口恶臭;坏死组织产物和毒素吸收后,可引起全身严重中毒反应,甚至发展为感染性休克和多器官功能障碍综合征。

(三)病因和诱因

致病菌为梭状芽孢杆菌,它是一类革兰染色阳性的厌氧芽孢杆菌,引起本病常为多种致病菌的混合感染,主要有产气荚膜梭菌、水肿杆菌、腐败杆菌和溶组织杆菌等。梭状芽孢杆菌广泛存在于泥土和人畜粪便中,尽管伤后污染此菌的机会很多,但发生感染者却很少,因其仅能在无氧环境下生存。人体是否发生气性坏疽不仅取决于有无梭状芽孢杆菌侵入伤口,还取决于人体的抵抗力和伤口是否具备无氧条件。在人体抵抗力降低,同时存在开放性骨折伴血管损伤、挤压或碾轧伴深部肌肉损伤、长时间使用止血带、石膏包扎过紧或肛门和会阴部的严重创伤等情况下,容易发生气性坏疽。

(四)临床表现

气性坏疽的潜伏期一般为1～4天,最短8～10小时,最长5～6天。

1.局部症状

开始出现伤处沉重不适,随之出现下列典型表现。

477

（1）患处呈胀裂样剧痛，常为最早的症状，一般镇痛药不能缓解。

（2）患处明显肿胀，且进行性加剧，压痛剧烈。

（3）伤口周围皮肤水肿、苍白、紧张、发亮，随后转为紫红、紫黑，并出现大小不等的水疱。

（4）按压伤口周围可有捻发感，伤口内可流出带有恶臭的夹杂气泡的浆液性或血性液体。

（5）伤口内肌肉坏死，呈暗红色或土灰色，失去弹性，切割时不收缩，也不出血，并有恶臭味的浆液性或血性液体流出。

2.全身表现

有头痛、头晕、烦躁不安或表情淡漠、高热、脉速、呼吸急促、出冷汗、进行性贫血等中毒症状，甚至出现感染性休克的症状和体征。

（五）辅助检查

1.细菌学检查

伤口内渗出物涂片可检出粗大的革兰染色阳性梭菌，应同时进行渗出物细菌培养。

2.X线检查

常显示伤口肌群间有气体。

3.血常规检查

多有血红蛋白迅速下降、白细胞计数升高。

4.血生化检查

严重患者可出现电解质及酸碱平衡失调改变。

（六）治疗原则

气性坏疽发展迅速，如不及时处理，患者常丧失肢体，甚至死亡。一旦确诊，应立即采取措施，以挽救患者生命，减少组织坏死，降低截肢率。

1.非手术治疗

（1）应用抗菌药物：首选大剂量青霉素，用量每天在 1 000 万 U 以上；大环内酯类（如琥乙红霉素、麦迪霉素）和硝基咪唑类（如甲硝唑、替硝唑）也有一定疗效。

（2）高压氧治疗：可提高组织和血液含氧量，破坏致病菌生长繁殖的环境，提高治愈率，降低伤残率。

（3）全身支持疗法：包括输液、输血、输注血浆和人血清蛋白、肠内或肠外营养支持等。

（4）对症治疗：如退热、镇痛等。

2.手术治疗

急诊清创，在积极抗休克和防治严重并发症的同时行清创术。患处做广泛、多处切开，彻底清除异物，切除所有坏死组织至有出血的正常组织，切口不予缝合。若整个肢体已广泛感染、病情不能控制，应行截肢术，残端不予缝合。术中、术后采用氧化剂冲洗和湿敷伤口，术后及时更换敷料，必要时可再次清创。

二、护理评估

（一）一般评估

1.生命体征（T、P、R、BP）

根据病情需要，急性期体温异常者每天测量生命体征 3～4 次，恢复期生命体征平稳者每天测量一次。

2.患者主诉

了解有无头痛、头晕、烦躁不安或表情淡漠、高热、脉速、呼吸急促、出冷汗、进行性贫血等中毒症状,甚至出现感染性休克的症状和体征。

3.相关记录

记录患处有无疼痛、肿胀;伤口周围皮肤颜色,以及是否有水肿;按压伤口周围是否有捻发感,有无流出带有恶臭的夹杂气泡的浆液性或血性液体;伤口内是否出现肌肉坏死、变色等情况。

4.健康史

了解有无开放性损伤史,伤处有无大片组织坏死、深部肌肉损伤或开放性骨折伴有血管损伤等情况;还要了解受伤的时间,伤后处理经过等。

(二)身体状况

了解有无伤处胀裂样剧痛。检查患处有无肿胀、压痛,伤口周围皮肤有无水肿、苍白、发亮或紫红、紫黑、水疱,有无捻发感等,伤口有无恶臭的夹杂气泡的浆液性或血性液体流出。测量生命体征,注意有无高热、脉速、烦躁不安或表情淡漠、呼吸急促、出冷汗、进行性贫血等症状,有无感染性休克表现。

(三)心理-社会评估

本病是在严重创伤的基础上发病,而且病情严重、疼痛剧烈、发展迅速,身体状况常在短时间内急转直下,又要面临广泛切开和组织切除或截肢等致残性治疗,患者和家属常有严重焦虑、恐惧,甚至绝望心理。

(四)辅助检查阳性结果评估

了解细菌学、X线、血常规、血生化等检查结果,以利于对病情做出较全面的估计。

(五)治疗效果评估

1.非手术治疗评估要点

(1)应用抗菌药物治疗:应观察治疗效果、药物的不良反应;应用青霉素前询问过敏史,注射前应做皮试,做好过敏性休克抢救的准备。

(2)高压氧治疗:高压氧治疗前观察伤口情况,必要时进行清创;入仓前患者换上纯棉的衣服。治疗结束再次观察伤口情况,并做好护理记录。

(3)对高热、烦躁患者应密切观察其病情变化,若发现患者出现意识障碍、体温过低或升高、脉搏和心率加快、呼吸急促、面色苍白或发绀、尿量减少、白细胞计数明显增多等感染性休克表现时,及时报告医师,并配合积极治疗和护理。

2.手术治疗评估要点

观察伤口周围皮肤的色泽、周围肿胀的程度和伤口分泌物的性质;对切开或截肢后敞开的伤口,应用3%过氧化氢溶液冲洗、湿敷,及时观察伤口敷料,保持湿润。

三、主要护理诊断(问题)

(一)疼痛

其与局部组织创伤、炎症刺激及肿胀有关。

(二)体温过高

其与细菌感染、组织坏死和毒素吸收有关。

（三）组织完整性受损

其与组织感染、坏死有关。

（四）悲伤

其与失去部分组织、截肢有关。

（五）潜在并发症

感染性休克。

四、护理措施

（一）疼痛护理

疼痛剧烈者，遵医嘱给予麻醉镇痛剂或采用自控镇痛泵。观察局部疼痛性质、程度和特点。对截肢以后出现幻肢痛者，应给予耐心解释，解除患者的忧虑和恐惧。

（二）控制感染，维持正常体温

动态观察和记录体温、脉搏等变化，高热者予以物理降温或药物降温；遵医嘱及时、准确、合理使用抗菌药物，给予营养支持，提高患者抗感染能力。

（三）配合清创

清创前遵医嘱快速补液抗休克、应用大剂量抗菌药物、注射破伤风抗毒素，并做好交叉配血、麻醉前给药等准备工作。清创时应提供3%过氧化氢溶液冲洗和湿敷伤口。清创后继续用过氧化氢溶液湿敷伤口，并应定时更换敷料。观察伤口周围皮肤的色泽、局部肿胀程度和伤口分泌物的性质；对切开和截肢后敞开的伤口，应用3%的过氧化氢溶液冲洗、湿敷，及时更换伤口敷料。

（四）高压氧疗法治疗

一般可用2.5～3个大气压，在3天内进行7次治疗，每次进行2～4小时，间隔6～8小时。应观察每次氧疗后伤处的变化，并做好记录。

（五）用药护理

遵医嘱用药，首选大剂量青霉素，应用青霉素前询问过敏史，注射前应做皮试，皮试时注意观察注射部位情况及患者反应，并做好过敏性休克抢救的准备。应用硝基咪唑类抗菌药物观察药物消化系统反应，注意观察疗效，做到准确、安全用药。

（六）观察病情

密切观察生命体征、意识、尿量、记录液体出入量，注意有无感染性休克征象；观察患处疼痛、伤口渗出及周围皮肤颜色、伤处肿胀等情况；还要观察有无抗菌药物的不良反应等。

（七）饮食与休息

补充营养和维持体液平衡，给予高热量、高蛋白、高维生素、易消化饮食；不能进食或摄入不足者，遵医嘱给予鼻饲或肠外营养，并静脉输液，维持水、电解质与酸碱平衡。保持环境清洁、通风、安静、安全，温湿度适宜。护理患者时应做到说话轻、动作轻，以保障患者休息。

（八）心理护理

解释手术的必要性和重要性，帮助患者正确理解并接受截肢术，鼓励患者正确看待肢体残障，增强其逐渐适应自身形体和日常生活变化的信心。指导患者安装和使用假肢，进行截肢后的适应性训练，教会患者自我护理的技巧，使其逐渐达到生活自理。

（九）做好消毒隔离

严格按照接触隔离的制度执行，采取消毒隔离措施，以防交叉感染。安排专人护理，谢绝探

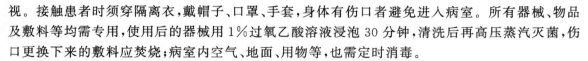

视。接触患者时须穿隔离衣,戴帽子、口罩、手套,身体有伤口者避免进入病室。所有器械、物品及敷料等均需专用,使用后的器械用1%过氧乙酸溶液浸泡30分钟,清洗后再高压蒸汽灭菌,伤口更换下来的敷料应焚烧;病室内空气、地面、用物等,也需定时消毒。

（十）健康教育

（1）加强预防气性坏疽的知识普及和宣教;教育人们加强劳动保护,安全生产,减少工伤事故。

（2）一旦发生严重创伤,要及时到医院正确处理伤口。

（3）对截肢患者,加强心理护理和社会支持,要鼓励其面对现实,指导功能锻炼,提高适应能力和生活自理能力。

五、护理效果评估

（一）患者疼痛是否减轻

伤口肿胀减轻、炎症减退后疼痛将随着减轻,否则疼痛加重应报告医师采取其他措施,必要时进行截肢。

（二）体温是否降低或恢复正常

感染、组织坏死和毒素吸收减少时,升高的体温将逐渐下降至正常,如果体温持续增高表示局部伤口感染未能控制,应报告医师进行处理。

（三）截肢患者心理评估

患者会因为失去部分组织、截肢而致情绪低落、甚至出现悲伤,护理人员应加强心理护理和健康教育,使其尽快适应假肢的生活。

（四）营养评估

患者因为体温增高、精神紧张、代谢加快、消耗增加,通过体重、BMI指数、皮下脂肪、精神状态等判断患者的营养状态,必要时增加营养的摄入。

（五）并发症评估

病情未有效控制、治疗效果不佳时,患者可能出现高热、寒战、呼吸急促等严重症状,甚至发生感染性休克、周围循环障碍和多器官功能衰竭。

（张东霞）

参考文献

［1］郝鹏.泌尿外科治疗精要［M］.北京：中国纺织出版社,2022.

［2］周辉,肖光辉,杨幸明.现代普通外科精要［M］.广州：广东世界图书出版有限公司,2021.

［3］曹政.美容外科常见并发症分析与治疗［M］.沈阳：辽宁科学技术出版社,2022.

［4］黄翼然.泌尿外科临床实践［M］.上海：上海科学技术出版社,2021.

［5］王文鹏,陈德强,李宗枝,等.外科医师临床必备［M］.哈尔滨：黑龙江科学技术出版社,2022.

［6］仲崇柏.普通外科临床实践［M］.北京：华龄出版社,2021.

［7］曾谷清,卢中秋,汤珺,等;.外科护理学［M］.长沙：中南大学出版社,2022.

［8］赵彦宁,党治军,马苏朋,等.外科疾病诊疗［M］.北京：华龄出版社,2021.

［9］程勇,吴英昌,李成林,等.外科疾病诊断与手术［M］.青岛：中国海洋大学出版社,2022.

［10］黄仁平.实用外科手术治疗要点［M］.长沙：湖南科学技术出版社,2021.

［11］龚仁蓉,许瑞华,冯金华.肝胆胰脾外科护理［M］.北京：科学出版社,2022.

［12］王文杰,谈山峰,罗洪海,等.现代神经外科疾病诊治［M］.郑州：河南大学出版社有限责任公司,2021.

［13］曹龙滨,尹永胜,欧仁杰,等.现代泌尿外科诊疗实践［M］.哈尔滨：黑龙江科学技术出版社,2022.

［14］徐冬,肖建伟,李坤,等.实用临床外科疾病综合诊疗学［M］.青岛：中国海洋大学出版社,2021.

［15］周福生,徐存东,刘大成,等.普外科疾病临床实践［M］.哈尔滨：黑龙江科学技术出版社,2022.

［16］刘西禄,王忠立,赵法军,等.精编外科常见疾病诊疗思维［M］.西安：世界图书出版西安有限公司,2021.

［17］张宏伟.骨科疾病外科处置方法［M］.北京：中国纺织出版社,2022.

［18］杨东红.临床外科疾病诊治与微创技术应用［M］.北京：中国纺织出版社,2021.

［19］王海峰,于秀月,王立霄.外科疾病诊疗与临床护理［M］.沈阳：辽宁科学技术出版社有限责任公司,2022.

［20］杨军.神经外科诊疗基础与手术实践［M］.北京：中国纺织出版社,2021.

［21］李明军.现代神经外科治疗精要［M］.北京：中国纺织出版社,2022.

［22］陈宁恒,周剑,牛文洋,等.临床普通外科疾病诊断与治疗［M］.郑州：河南大学出版社有限责

任公司,2021.

[23] 李文光.临床泌尿外科疾病新进展[M].郑州:河南大学出版社有限责任公司,2021.

[24] 袁智,周成富.泌尿外科疾病诊疗指南[M].北京:化学工业出版社,2022.

[25] 牛刚.普外科疾病诊治与治疗策略[M].郑州:河南大学出版社有限责任公司,2021.

[26] 吴金术.肝胆胰外科手术难点与攻克[M].北京:科学出版社,2022.

[27] 王利滨.普通外科疾病临床诊疗分析[M].北京:科学技术文献出版社,2021.

[28] 李亮,谢肖俊.腹部外科疾病代谢与营养支持治疗[M].广州:广东科学技术出版社,2022.

[29] 张祁,吴科敏.普外科常见病临床诊疗方案与护理技术[M].北京:中国纺织出版社,2021.

[30] 高善语,王次保,邹俊卿,等.普通外科特色技术与微创治疗[M].哈尔滨:黑龙江科学技术出版社,2022.

[31] 平晓春,李孝光,邢文通.临床外科与诊疗实践[M].汕头:汕头大学出版社,2021.

[32] 田浩.普通外科疾病诊疗方法与手术要点[M].北京:中国纺织出版社,2022.

[33] 董林波.外科疾病诊疗进展与实践[M].长春:吉林科学技术出版社,2021.

[34] 李辉正.整形外科诊疗技术与护理[M].北京:科学技术文献出版社,2021.

[35] 宋奇锋,裴秀荣,潘天生.临床普外科诊疗实践[M].沈阳:辽宁科学技术出版社有限责任公司,2021.

[36] 李军,蒋宇,韩秀红.微创引流术治疗脑外伤并发硬脑膜外血肿的临床疗效及并发症分析[J].吉林医学,2021,42(2):464-465.

[37] 汤磊,邹桂舟.外科疾病导致的胆源性肝损伤诊治现状[J].实用肝脏病杂志,2021,24(6):769-771.

[38] 董小平,陈欣菊.难治性细菌性肝脓肿患者不同时间行射频消融术的恢复进程观察[J].肝脏,2022,27(5):576-579.

[39] 吴洲鹏,马玉奎,赵纪春.泡沫硬化治疗下肢浅静脉曲张稳定性研究进展[J].血管与腔内血管外科杂志,2021,7(1):90-94.

[40] 宁勇,史佩东.腹腔镜在小肠梗阻中的应用进展[J].中国现代普通外科进展,2021,24(7):579-582.